前　　言

　　中成药历史悠久,内容丰富,是我国传统医药宝库的珍贵遗产,也是世界医药的瑰宝。绝大多数中成药品种,来源于经过长期临床实践,且疗效确切的著名方剂;也有一部分中成药来源于秘方、经验方和研制方。随着科学技术的发展,运用现代中药药理学、毒理学、中药化学等学科的研究成果,阐明中成药的药理作用及作用机制,了解其毒性及不良反应,探索临床疗效及其规律。开展中成药药理学研究,对推动剂型改革和研制新的中成药,指导临床合理用药,继承和发扬祖国医药学,开拓中成药国际市场,使中医药走向世界有重要意义。

　　目前,有关中成药药理方面的书籍大多为临床医生参考用书或药学工作者的工具用书,而很少有适用于高等中医药院校学生使用的教材。本书从中医药专业学生的教学需要出发,收集了常用的有代表性的中成药,从处方、方剂、功能与主治、药理与毒理、临床应用、不良反应等方面予以论述,使读者更好地掌握、使用中成药。

　　本书由浙江中医药大学中药药理学专业俞丽霞教授主持编写。参加编写的人员均在教学第一线,有中药药理学、中药药剂学、中医临床、中西医结合临床专家、教授。本书编写过程中得到了我国著名药理学专家沈映君教授的支持、帮助和指导,还得到了浙江大学出版社、浙江中医药大学等单位领导的大力支持,在此一并致谢。

　　由于时间仓促及编者水平有限,本书不足之处在所难免,恳请广大师生与读者指正。

编著者

面向 21 世纪高等医药院校精品课程教材

《中成药药理学》
编委会名单

主　　编　俞丽霞

主　　审　沈映君

副主编　周大兴　　李昌煜　　阮叶萍　　李范珠

　　　　　　葛卫红　　陆　红　　姚　立

编　　委　（按姓氏拼音为序）

　　　　　　常中飞　　陈红淑　　程巧鸳　　冯　健　　何国浓

　　　　　　胡秀敏　　黄　坚　　林　洁　　楼剑书　　宋利斌

　　　　　　童晔玲　　王一奇　　严继贵　　杨李军　　杨永华

　　　　　　杨元宵　　张冰冰　　张丽英

顾　　问　王泽时

目 录

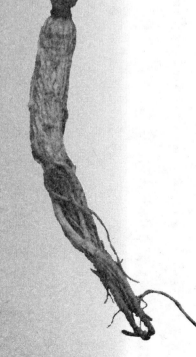

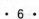

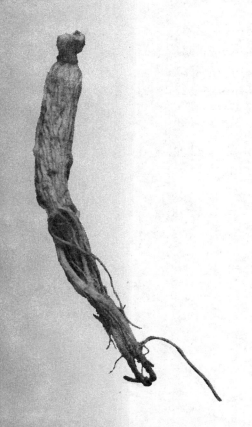

Zhongchengyao yaolixue

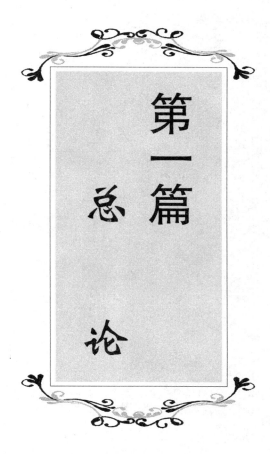

第一篇
总论

第一章

绪　论

第一节　中成药药理的概念

中成药是中医药学的一个重要组成部分,它是以中医药理论为指导,用中药材为原料,按规定的处方和标准加工制成的制剂。其特点是具备相应的名称、规格、质量标准和检验方法,以及标明功效、主治、用法和用量,并经过适当包装。其中,一部分中成药需凭医生处方配给使用,称处方药;一部分中成药可以由患者根据中成药常识及经验直接购买使用,称非处方药。中成药具有保存、使用方便,可以大规模生产的优点。

中成药极少数是由单味药构成的单方制剂,绝大多数为多味药组成的复方制剂。其来源可以是经典古方,也可以是经验方和研制方。为了保证药品的质量,中成药需经卫生行政主管部门批准,获得批准文号才能生产并投放市场,并分别收载入《中国药典》、《部颁标准》。对于医院配制的中成药即医院制剂,国家规定只能供本医院医生临床应用,不得投放市场销售。

中成药药理学是以中医药理论为指导,用现代科学技术方法研究中成药与机体相互作用及其作用原理的科学。其研究内容包括药物效应动力学和药物代谢动力学,其中,药物效应动力学是中成药药理研究的重点。中成药药理学的研究目的,主要是使医务工作者在用药时进一步认识中成药防病治病的作用原理,及其产生疗效的物质基础。

中成药和方剂学有着密不可分的联系。中药方剂包括传统使用的经典古方和临床使用的经验方以及研制方,其中一部分疗效确切、质量稳定的知名方剂制成了中成药,所以中成药是方剂学中的精华。应用现代科学方法对中成药进行药理学研究,对阐明中医药的理、法、方、药,揭示其配伍规律,了解组方的特点,说明治疗的原理,提高临床疗效,减少毒副反应,促进中医药的发展,具有重要意义。整理、继承、发扬中成药,必将促进其走向现代化、科学化、规范化、标准化,加速中医药走向世界。

第二节　中成药的分类

中成药的品种繁多,历代医家对其分类方法不一,归纳起来目前对中成药的分类方法主要有以下几种:

一、按病症分类

该法以科、系为纲,以病证为目进行分类。具体来说,将科分为为、外、妇、儿、五官、皮肤、骨伤、肿瘤等;系则把内科系分为肺系、心系、肝胆系、脾胃系、肾系、气血津液、经络肢体及其他,其他科可不分系;科(系)下设病,病下设证。病证分类法的优点是:① 便于临床以病索药。临床医生可以根据所治病证不同,找到所需的中成药。② 可用于指导新药研发。通过对中成药的病证分类,我们可以看出哪些病种的药品开发太过,哪些病种的药品开发不足甚至阙如,便于引导药厂、科研单位及个人进行新药研发,避免盲目、重复开发。

二、按功效分类

依据药物的主要功效,可分为解表剂、清热剂、泻下剂、温里剂、祛风湿剂、祛湿利水剂、消导剂、驱虫剂、化痰止咳平喘剂、理气剂、活血剂、止血剂、安神剂、息风剂、开窍剂、固涩剂、补益剂、外用剂等。功效分类法的优点是:① 概念比较清楚,便于教学和临床使用;② 由于西药多采用功效的分类方法,故该法便于与西药分类方法接轨。

三、按剂型分类法

根据中成药的剂型不同,可将其分为丸剂、散剂、膏剂、丹剂、酒剂、露剂、茶剂、锭剂、片剂、颗粒剂、注射剂、胶囊剂、糖浆剂、气雾剂、滴剂及其他等。本法最大的优点是突出剂型特点,能清楚反映我国中成药剂型改革的现状和发展趋势,对促进中药制剂现代化有所裨益。

四、按笔画分类法

中成药的笔画分类法是受国外药典英文字母分类法的启发而产生的,即根据药物名称的汉字笔画数从少到多进行分类。《中华人民共和国药典》(一部)在编写时为了保证药典的权威性与公正性,使用了该法。现代其他一些中成药书籍也借鉴了此法,如陈馥馨主编的《新编中成药学》等。笔画分类法的优点是:减少了病证、功效的交叉,较好地反映一药一方的特点,方便使用,利于检索。

五、混合分类法

混合分类法是在总结各种分类方法的基础上,将功效分类、病证分类等方法混合起来使用的一种分类方法。可采用功效加病证、功效加用途等对中成药进行分类。如将妇科制剂先按病证分为月经剂、带下剂、孕产剂,然后月经剂又按功效分为温经剂、调经剂、益经剂和摄经剂;外科则按用途不同分为疮疡剂、皮肤剂、烫伤剂、骨伤剂、肛肠剂等。混合分类法的产生丰富了中成药分类法的内容,是对科学分类中成药进行的一次积极探索。

需要说明的是,上述各种分类方法的角度和侧重点不同,各有优势,然而无论哪种方法都难以做到完全分清各类中成药,在实际工作中可根据需要选择适当的分类方法。

第三节 中成药的发展简史

一、夏商时代

该时期是中成药的起源阶段。中成药的历史悠久,它的起源是与人类同疾病斗争密切相关的,是伴随成方及其剂型的演变而形成和发展的。早在原始社会,药物治病已经开始,最初是用单味药。经过长期的医疗实践,为了更好地发挥药物的作用和适应比较复杂的病情,把几种药物配合起来用于治疗,于是产生了方剂,进而制成剂型成为成药。最早出现的剂型是"汤液"(即现在的汤剂),它的最初应用约在夏商时代。

二、春秋战国时期

此期是中成药的初步形成阶段。我国第一部医学经典著作《黄帝内经》中收载成方 13 首,其中除了汤剂 4 首外,其余 9 首成药已具备了丸、散、膏、丹、酒等多种剂型。书中提出了"君、臣、佐、使"的处方原则,为方剂学及中成药的发展奠定了理论基础。湖南长沙马王堆出土汉墓帛书载有治疗 52 种疾病的医方——《五十二病方》,据考证是春秋战国时期的著作,书中收载中成药剂型有饼、酒、丸、散、丹、油膏、药浆等 10 余种,全书 283 个处方,是我国最早的方书。

三、汉代

东汉末年,著名医学家张仲景(公元 150—219 年)撰写的《伤寒杂病论》,后世改编成《伤寒论》和《金匮要略方论》。前者收载成方 112 首,其中有成药 11 种,后者收载成方 258 首,其中有成药 50 余种。记载剂型有丸药、散剂、软膏剂、洗剂、糖浆剂等制剂 10 余种。其组成严谨、疗效确切,如理中丸、肾气丸、鳖甲煎丸、乌梅丸、麻子仁丸等许多名方及中成药至今仍沿用。后世称该书为"方书之祖",并将该书所载之方剂奉为"经方"。

著名外科大圣华佗(公元 145—208 年)首创麻醉药品"麻沸散"。据考证华氏《中藏经》中有成方 152 首,包括煎、丸、散、膏、丹、酒、洗、泥罨、滴眼、吹喉、饼等多种剂型,其中尤以丸、散两者居多。魏伯阳的炼丹专著《周易参同契》,被世界公认为炼丹术和化学发展的前身,是制药化学之祖,对推动中药丹剂的应用和发展起到了较大作用。

四、晋、唐时期

晋代葛洪(公元 261—341 年)著的《肘后备急方》,收载成方 101 首,其中成药过半,在配方、制法上又有新的发展;首开使用"成药"这一术语。

唐代出现了集大成式的大型医方著作,收唐以前大量医方汇集整理成书。孙思邈(公元 581—682 年)所著《千金要方》和《千金翼方》分别收载成方 5300 首和 2000 首,著名的成药有磁朱丸、紫雪丹、定志丸等,至今沿用不衰。

王焘(公元 702—772 年)所著《外台秘要》收成方 6000 余首,其中以苏合香为主要原料制成的苏合香丸(原名乞力伽丸),长于芳香开窍,理气止痛,近代用于治疗心绞痛卓有成效。现代研究的中成药"冠心苏合丸"、"苏冰滴丸"即源于此。

唐代的孙思邈、王焘对推动中成药的发展起到了很大的作用。

五、宋、金、元时期

宋代发明了印刷术,医药学的传播因而更加昌盛,出版了许多大型方书。中成药制备官方化,如王怀隐搜集以前方书及当时民间验方辑成《太平圣惠方》,亡载成方16834首,是大型方书之一,成为我国历史上第一部由国家组织编写方剂的集体著作。该书内容丰富,是一部具有理、法、方、药完整体系的医药书。政府组织编写的《圣济总录》收载成方近2万首,历代方书几乎全部被囊括。这个时期,官方太医局设立了"熟药所",负责制药和售药。制药者名为"和剂局",专司售药者名"惠民局",而后又合并称为"惠民和剂局"。由于活字印刷术的盛行,由官方组织编写了《太平惠民和剂局方》,该书载中成药数百种,是我国历史上由国家刊行的第一部制药规范,该书收载的牛黄清心丸、逍遥散、至宝丹、藿香正气散等成药至今还沿用不衰,收载纳气平喘的黑锡丹开创了化学制剂的先河。此外,宋代尚有一些民间方书收入了不少中成药,如钱乙的《小儿药证直诀》载方114首,成药占80%~85%,其中五味异功散、七味白术散、抱龙丸、六味地黄丸都很有验效。与此同时,严用和的《济生方》中载有归脾丸、橘核丸等。许叔微的《普济本事方》中,载有二神丸、四神丸、玉真散至今沿用。

金元时期产生了四个主要的医学流派,即金元四大家:① 刘完素著《宣明论方》等书,重在寒凉泻火,后称"寒凉派",创防风通圣散、六一散等;② 张子和著《儒门事亲》,善用汗、吐、下法,创木香槟榔丸、三圣散等;③ 李东垣著《脾胃论》等,重视脾胃功能,后称"补土派",创补中益气汤、朱砂安神丸、通关散、半夏枳术丸、香砂枳术丸等,均为后世常用的健脾消食药;④ 朱丹溪著《丹溪心法》,倡"阳常有余,阴常不足"之说,善用滋阴降火方药,后称"滋阴派",创大补阴丸、保和丸、越鞠丸、左金丸等。

六、明清时期

明清时期著书众多,内容丰富,中成药制剂的发展较为全面,方剂学理论日趋完善。

明代,朱木肃等著《普济方》几乎把明代以前所有方书的内容集在一起,收载成方61739首,是中国医学史上最大的一部方书。李时珍所著《本草纲目》载药1892种,附方11096首,剂型近40种。王肯堂(公元1549—1613年)著《证治准绳》,收载成方2000余首、载著名成方如二至丸、水陆二仙丹等。张介宾著《景岳全书》所载一些成药,如右归丸、左归丸、全鹿丸、天麻丸、河车大造丸等现仍为常用之品。外科专家陈实功(公元1555—1636年)积40余年行医的临床经验,著《外科正宗》,收成方400余首,其中成药211种,创制了很多外科成药,如冰硼散、如意金黄散、生肌散、消风散等。

清代,吴谦等著《医宗金鉴》,其中辑有《删补名医方论》专册,选方论138篇。其中有关成药61篇,对中成药的发展起到了推动作用。吴鞠通著《温病条辨》,创制桑菊饮、银翘散、安宫牛黄丸,均被后世制成成药,并广泛用于临床,尤其是医学上形成了温病学派,也促进了中成药的发展。

王孟英著《温热经纬》中收载的甘露消毒丹等,仍沿用至今。王清任《医林改错》中载的血府逐瘀汤、补阳还五汤、少腹逐瘀汤等名方被后世制成成药,并在临床广泛应用。

七、近代

经过前人几千年的不懈努力,中成药在理论阐述、生产工艺、临床应用等各方面都为后人留下了宝贵的财富。新中国成立以来,中成药有了巨大发展,过去前店后作坊的生产形式已成为半机械化、机械化的新兴工业产业。中成药在原有的汤剂、丸剂、散剂、丹剂、膏剂、酒剂等剂型的基础上,发展了片剂、颗粒剂、口服液、注射剂、气雾剂、滴丸等许多新剂型。为了加强中成药的管理,国家颁布了《药品管理法》和《新药审批办法》。为了保证药品生产质量,世界上许多国家已推行《药品生产质量管理规范》(Good Manufacture Practice for Drugs,简称 GMP)。我国也陆续颁布了《中成药生产管理规范》、《中成药生产管理规范实施细则》,对中成药生产和质量管理作出了严格的规定。

国内有许多杂志刊登中成药及中药方剂研究论文。如《中药新药与临床》、《中药药理与临床》、《中国实验方剂学杂志》、《中成药》、《中医杂志》、《中西医结合杂志》、《中国中药杂志》、《中华医学杂志》、《中国药学杂志》、《药学学报》、《中草药》以及其他刊物和各省、市中医药杂志。中成药的药理及临床应用研究论文逐渐增加。中成药研究著作不断涌现,如《中国基本中成药》、《中成药与名方药理及临床应用》、《新编中成药手册》等等。

中国传统医药研究的发展以及对中成药的研究生产与应用在国外引起了重视。张仲景的 210 种处方在日本流传很久,日本厚生省批准生产的 100 多个成方制剂,生产销售量在成倍地增长。我国及日本中药研究机构都已根据"药品实验规范"(GLP)要求在逐步装备现代化的仪器和设备。朝鲜、韩国、泰国、新加坡、越南在生产或销售中成药,德国、法国、俄罗斯、加拿大、美国医药学界也逐渐重视中医药。中成药不仅为我国人民的健康做出了贡献,同时也为世界医学做出了贡献。

第四节　中成药药理的研究意义

一、阐明中成药组方配伍理论,加深对中成药处方的认识

由黄芪、白术、防风组成的玉屏风散能明显提高机体免疫功能。拆方研究发现君药黄芪起了重要作用,而单味防风,或防风、白术两药合用能抑制细胞免疫功能,当机体免疫功能过盛时,防风等可使之趋向正常。但对免疫偏低的机体却并不呈现抑制作用,从而有利于黄芪发挥其功能。三黄汤(片)的大黄、黄连、黄柏分别作用在金黄色葡萄球菌代谢的不同环节:黄柏对细菌 RNA 合成有明显抑制作用,大黄对细菌的乳酸脱氢酶抑制最强,黄连强烈抑制细菌呼吸和核酸合成,说明了复方配伍能增强抗菌效果且不易产生抗药性。吴茱萸汤功能温中止呕,君药吴茱萸与生姜配伍,在止呕上有协同作用。方中党参、大枣无止呕活性,但对全方的止呕作用有增强效应,且能降低吴茱萸的毒性。研究证明,四味药配伍的活性最强,毒性最低,而且以原方剂量的效果最佳。补中益气汤(丸)中的升麻和柴胡对方

中其他中药恢复肠肌张力和子宫及周围组织作用有明显的协同作用。四逆汤中干姜、甘草可使附子强心作用增强、持久，而毒副作用反而降低，说明复方有的有加强协同作用，以提高疗效，有的是减少毒副反应。五苓散由泽泻 4 份、茯苓 3 份、猪苓 3 份、白术 3 份、桂枝 2 份组成时利尿效果最好，如果按照其他比例组合，则利尿作用减弱。现代药理研究，阐明了古方组成配伍有其科学性。

二、扩大治疗范围和创制新中成药

由于不断深入地发掘祖国医药学宝库，用现代科学方法进行研究，发现了一些古方及中成药的新用途，扩大了治疗范围。如黄芪建中汤治疗胃十二指肠溃疡。外用药锡类散制成胶囊，内服用于治疗胃溃疡病。补中益气汤（丸）可降低抗癌药物环磷酰胺的毒副作用和增强免疫功能。六神丸有明显强心作用，其收缩幅度随剂量增高而加大，取其强心、升压、兴奋呼吸等作用，用于治疗肺源性心脏病合并心衰患者，有很好的效具。由六神丸为基础加减研究出新的中成药，如日本的救心丹、我国的活心丹、益心丸、心益好、麝香保心丸用于治疗冠心病。

三、阐明中医药基本理论，加强中西医药间学术沟通

如药理学研究证明生脉散的强心效应是由于抑制心肌细胞膜上的 Na^+-K^+-ATP 酶，兴奋心肌的 β 受体，改善心肌的代谢，可使停搏的心脏重新跳动，有强心、升血压、抗休克作用，促进复苏。生脉液和四逆汤对比研究结果显示，其共同之处都有强心复脉，改善循环作用，都可增加心肌收缩力；不同点是生脉液可使心肌自律性降低，不应期延长，提示还可有一定的抗心律失常作用，而四逆汤增加心肌收缩力作用较生脉液稍快且持久，但对心肌自律性、兴奋性、不应期几乎无影响，提示四逆汤用于治疗急性心衰可能优于生脉液。玉屏风散可增强机体细胞免疫和体液免疫，增加免疫球蛋白和增强诱生干扰素的能力，阐明了该方"益气固表以御外邪"的原理，用于防治感冒。活血化瘀药复方丹参片、补阳还五汤（口服液）、血府逐瘀汤（颗粒）、少腹逐瘀汤（丸）等，能扩张血管、改善微循环及血液流变学，有利于组织器官的血液灌注，改善血液循环，促进微循环障碍病理过程的恢复，阐明了活血化瘀药的作用原理。大量药理实验证明，许多清热解毒剂如黄连解毒丸、葛根芩连汤（片）、香连丸、龙胆泻肝汤（丸）等，其作用原理与抗菌、抗炎和增强机体免疫功能有关。金匮肾气丸、右归丸等补肾剂有促进肾上腺皮质激素分泌的作用，说明中医"肾"与垂体-肾上腺皮质功能有关。

四、为改进剂型，提高临床疗效提供理论依据

如安宫牛黄丸制成注射剂治疗高热昏迷。生脉散、四逆汤改制成注射液、口服液，用于治疗休克。葛根芩连汤制成冲剂和微丸用于治疗小儿病毒性腹泻、菌痢泻泄效果显著。许多传统制剂改制成新剂型之后，使用与保管更为方便，临床疗效得到了提高。

第五节 中成药药理的研究方向

1. 运用现代科学方法,加强中成药基础药理和临床药理研究。随着科学的发展,应用现代科学理论和手段,采用现代医学(如生理学、生物化学、病理学及临床检验等)客观指标,将生物统计学知识应用到中成药科研中,注意随机、对照、重复等原则,这将对继续加深中成药的认识,对合理使用中成药和发展中成药,起到促进作用。开展中成药药理及中成药临床药理学研究,将进一步推动中医药学的发展。

2. 研究方法和手段要不断改进提高,特别要建立符合中医药理论和理法方药特点的实验设计、模型和方法,将基础研究与临床应用研究密切结合,使中成药研究提高到新水平,推动中医药现代化。

3. 临床药理研究和应用要辨病与辨证相结合,合理应用中成药。辨病是对疾病的病因、发病机制、临床表现、变化转归的认识;辨证是对疾病的不同个体或同一病人不同阶段,机体对致病因素的不同反应的认识。辨病与辨证相结合,合理运用中成药,必将提高治疗效果。

4. 开展中成药组方规律和有效成分的研究,阐明其作用、作用机制和作用的物质基础。既从系统、器官、细胞、亚细胞和分子水平不同层次进行研究,也重视中成药的安全性和不良反应研究。继续加强剂型改革,提高产品质量,以不断提高治疗效果。

5. 既积极研制、生产用于常见病、多发病的中成药,又积极开展防治疑难病、危重病和中医急症用药。随着社会经济的繁荣以及科学技术的发展,我国中成药的研制、开发和生产必将跟上时代的步伐和适应国际市场的需要,除了满足国内需要外,还要开拓国际市场,积极走向世界,参与国际市场的竞争。

(俞丽霞 严继贵)

第二章

中成药的组成原则与命名

第一节 中成药的组成原则

中成药是在中医药理论指导下，按中医方剂组成原则，经医生长期临床实践总结出来的有效方剂，再将此方剂的组成药物经过加工生产制成一定的制剂，因而中成药的组成即其方剂的组成。

一、组成目的

中成药大多数是由两味或两味以上药物配伍组成的复方，其目的首先在于提高临床疗效，其次是扩大治疗范围和消除对人体的不利因素。归纳起来，中成药的组成目的主要有以下几点：

（一）增强药物的作用，提高临床疗效

所谓"药有个性之特长，方有合群之妙用"即是此意。例如，茵陈蒿汤的茵陈配大黄、栀子则促进胆汁分泌和排出的利胆作用明显增强，单味药则不如复方作用强。麻黄汤中的麻黄配桂枝发汗作用明显增强。大承气汤中大黄配芒硝泻下作用明显增强。炙甘草汤中炙甘草配人参抗心律失常作用明显增强。

（二）全面兼顾，扩大治疗范围

如四君子汤（丸）主治脾胃气虚，如兼气滞者，则加陈皮以行气名异功散；若兼痰湿者，可再加半夏以燥湿化痰名六君子汤（丸）；如有呕吐痞闷，再加砂仁、木香名香砂六君子汤（丸）；如属脾胃气虚挟湿由四君子汤加山药、扁豆、莲肉、砂仁、苡仁、桔梗成参苓白术散；如脾气虚又见血虚者，则四君子汤加四物汤成为八珍汤（丸）。八珍汤再加入黄芪、肉桂成为十全大补丸，则益气健脾、温补气血。

（三）兼顾药物的烈性或毒性，消除药物的副作用

如四逆汤中干姜、甘草，可加强附子的强心作用，而使附子的毒性明显降低。生姜与半夏同用，可消除半夏之毒性。槟榔和常山配伍，可以降低常山的致呕作用

二、组成原则

中成药的组成有一定的规律性，就是"君、臣、佐、使"的配合，这是组成方剂和中成药的基本原则。

（一）君药

君药是针对主病或主证而起主要治疗作用的药物，是一个方中之主药，以解决疾病的

主要矛盾。一般方剂的君药只有1～2味，用量比较大。如生脉散中人参为君药，玉屏风散中黄芪是君药，麻黄汤中麻黄为君药，银翘散中金银花、连翘为君药，大承气汤中大黄为君药。

（二）臣药

臣药有两种意义，一是协助君药以加强治疗主病或主证作用的药物，二是针对兼病或兼证起主要治疗作用的药物。它的药力小于主药，药味可多于主药。如生脉散中的麦冬，玉屏风散中的白术，麻黄汤中的桂枝，桂枝汤中的芍药，银翘散中的荆芥、薄荷、牛蒡子、淡豆豉等，这些均为臣药。

（三）佐药

佐药的意义有三点：

1. 佐助药，即协助君药、臣药以加强治疗作用，或直接治疗兼证或次要症状的药物。如麻黄汤中的杏仁助麻黄宣肺平喘为佐药。生脉散中的五味子敛肺止汗而生津，收耗散之气，以加强人参补肺益气之功效。玉屏风散中防风走表而祛风邪，合黄芪、白术以益气散邪，且黄芪得防风，固表而不致留邪；防风得黄芪，祛邪而不伤正，实为补中有疏，散中寓补之意。故李东垣说："黄芪得防风而功益大。"

2. 佐制药，即用以消除或减缓君药、臣药毒性，或制约君、臣药之烈性的药物。如十枣汤中的甘遂、大戟、芫花皆有毒，且性峻烈，故用大枣能缓和峻药之毒并加强其疗效。

3. 反佐药，即病重邪甚，可能拒药时，配用与君药性味相反但又能在治疗中起相成作用的药物。如温热剂中加入少量寒凉药，或于寒凉剂中加入少量温热药，以消除寒热相拒，服药后致吐的现象。如左金丸，以药性温热的吴茱萸佐主药黄连之苦寒，用以平肝和胃。

（四）使药

使药意义有两点：

1. 引经药，即对一定脏腑、经络导向性较强，能引导方中诸药至病变部位，起"向导"作用的药物。

2. 调和药，即具有能调和组方中诸药作用的药物。一些方中常用甘草，这是因为甘草有缓和药物烈性和刺激性的作用，配热药能缓和其热，配寒药能缓和其寒。

综上所述，每一方剂中君药是首要的，必不可少的。在一般的中成药复方中，通常只有1味君药；在较复杂的复方中，由于是针对较为复杂的病情，其主药可能有2味。在每一个中成药复方中，臣、佐、使药不一定都具备，也不一定每味药只起一种药理作用。例如，有些中成药、中药方剂主要用于病情较单纯的病症，只用1味（单方）或2味药即可奏效；或君药与臣药无烈性、毒性，无需配入佐药；或君药、臣药本身就兼佐药或使药的作用，也就不再配入其他佐药或使药。因此，在简单的复方或方剂中只有君药和臣药，或仅有君药和佐药（或使药）。有些方剂组成比较复杂，则按药物的不同作用，或以主要、次要来区别，而不分君臣佐使。如紫雪丹的石膏、滑石、寒水石甘寒清热，羚羊角清肝息风以解惊厥，犀角（现用水牛角）清心解毒，麝香芳香开窍，以上各药均为方中主要部分；玄参、升麻、甘草清热解毒，玄参并能养阴生津，朱砂、磁石重镇安神；青木香、丁香、沉香行气宣通，朴硝、硝石泄热散结，以上均为方中辅助部分。总之，中成药、中药方剂中臣药、佐药、使药是否齐备，药味多少，不应呆板规定，而应根据不同的病情，按辨证立法的需要决定。

现以主治脾胃气虚证的四君子汤（丸）为例，说明中成药的组成原则：

君药——人参，功效：大补元气，养胃健脾；药理：调节神经内分泌，增强物质代谢和免疫功能。

臣药——白术，功效：健脾燥湿；药理：增强免疫和消化功能。

佐药——茯苓，功效：渗湿健脾；药理：抗溃疡，增强免疫功能。

使药——干草，功效：干温调中；药理：抗炎，保护胃黏膜。

第二节　中成药的命名

中成药由于品种繁多，来源复杂，命名也多样化。科学的命名，应是对中成药最精炼的说明和提示。

一、中成药的传统命名

传统的中成药命名没有统一的规定，根据命名角度的不同，可大致归纳为以下几个方面：

（一）按成方功效命名

1．直接以功效命名　如补肺丸、大补阴丸、祛暑丸、补中益气丸、养血安神糖浆。

2．以形容功效特点命名　如逍遥丸、舟车丸、失笑散、缩泉丸等。

3．依方中主药和功效联合命名　如银翘解毒片、艾附暖宫丸、柏子养心丸、人参败毒散等。

（二）按成方药物组成命名

1．依处方组成的主要药物命名　如木香槟榔丸、大黄度虫丸、桂枝茯苓丸、知柏地黄丸等。

2．依处方组成药物味数及主要功效命名　如十全大补丸、八宝光明散、五子衍宗丸等。

3．依处方组成药物味数和功效比喻命名　如六神丸、四圣散、三才封髓丹、二妙丸等。

4．依处方组成药物味数命名　如五仁丸、三黄片、二冬膏等。

5．依处方组成药物味数加主要药物命名　如六味地黄丸、九味羌活丸、五菩散等。

6．依组成药物的简称，直书其名　如良附丸、磁朱丸、香连丸等。

（三）按服用剂量、方法及方药配比命名

1．依服用剂量命名　如十滴水、九分散、七厘散等。

2．依服用方法命名　如川芎茶调散、牛黄喷化丸等。

3．依方药配比命名　如六一散、九一丹等。

（四）按成药颜色命名

按成药颜色命名，如紫雪丹、桃花散、一捻金、十灰散等。

（五）按方剂来源、发明人及产地命名

1．依原载书籍命名　如金匾肾气丸、济生肾气丸、局方至宝丹、局方牛黄清心丸等。

2．依发明人命名　如季德胜蛇药、史国公药酒、白敬宇眼药、马应龙艮药水、余良卿膏药、王氏保赤丸等。

3. 依产地命名 如云南白药、山东阿胶膏、镇江膏药等。

（六）按典故、传说命名

按典故、传说命名，如天一散、天王补心丹、青娥丸等。

（七）按中医术语和病证命名

1. 依中医术语命名 如导赤丸、归脾丸、泻白丸等。

2. 依病证命名 如白带丸、小儿惊风散、风湿骨痛酒等。

上述中成药传统命名法，并不足以概括全部，由于品种繁多、来源复杂，还有不少同名异物或同物异名，需注意辨别。

二、国家对中成药命名的新规定

新研制中成药与复方的命名，国家药监局颁布的《新药审批办法》中提出了《命名的技术要求》。要求的总则中规定：命名应明确、简短、科学，不用容易误解和混淆的名称；命名不应与已有的药品名称重复；药品一般不另起商品名，以避免一方多名，影响临床用药。具体规定为：

1. 单味制剂（含提取物）一般可采用药材名与剂型名结合 如三七片、益母草膏等。

2. 复方制剂的命名 可参照下列几种方式：

（1）采用处方内主要药材的名称缩写并结合剂型命名：如参苓白术散，由人参、茯苓、白术等十味药材组成；葛根芩连片，由葛根、黄芩、黄连等四味药材组成。

（2）采用主要药材名和功能结合并加剂型命名：如龙胆泻肝丸、阿魏化痞膏、柏子养心丸等。

（3）采用药味数与主要药材名或药味数与功能结合并加剂型命名：如十五味沉香丸、十全大补丸、六味地黄丸等。

（4）采用方内药物剂量比例加剂型命名：如六一散，由滑石粉、甘草组成，药材剂量比例为6：1。

（5）采用形象比喻结合剂型命名：如玉屏风散，本方治表虚自汗，形容固表作用像一扇屏风；泰山磐石散，本方为安胎剂，形容安胎作用固若泰山磐石。

（6）采用主要药材和药引结合并加剂型命名：如川芎茶调散，以茶水调服。

（7）采用功能加剂型命名：如补中益气合剂、养阴清肺糖浆、养血平肝丸等。

《命名的技术要求》中还指出：

1. 复方制剂不应采用主药名加剂型名的命名，避免与单味制剂混淆，如：天麻丸为十味药物组成，苏合香丸为十味药物组成，除老品种暂保留原名外，新制剂应另立名称或加复方×××丸。

2. 不应采用人名、代号命名，如××氏××丸、一七〇等。

（俞丽霞 严继贵）

第三章

中成药的剂型

第一节　中成药剂型分类

剂型是指中成药的形态，即中成药的客观存在形式和临床应用形式，并与中成药的制法和服法密切相关。根据组成药物的性质、用药目的、给药途径和临床应用的需要，将原料药加工制成具有一定质量标准的药品形态，可以最大限度地发挥中成药的临床疗效，减少其毒副作用，同时便于中成药的生产、运输、携带、贮藏和使用。任何一种药物在供临床应用前，都要先制成一定的剂型。中成药在我国已有几千年的悠久历史，我国现存最早的医药经典著作《黄帝内经》中就有汤、丸、散、膏、丹、药酒等多种剂型的记载。随着生产力的发展和长期医药实践，剂型的品种也逐渐增多。汉代张仲景撰写的《伤寒论》中记述的剂型有汤、丸、散、软膏、栓、洗、浸膏、糖浆剂及脏器制剂等10余种。明代李时珍编著的《本草纲目》中所收藏的中药剂型近40种，包括口服、外用及五官科应用的各类剂型。

关于剂型的作用特点和应用，在我国医药学著作中早有论述。如成书于秦汉时期的《神农本草经》序列中及梁代陶弘景所撰《本草经集注》中均有指出："药有宜丸者、宜散者、宜水煎者、宜酒渍者、宜膏煎者，亦有一物兼宜者，亦有不可入汤酒者，并随药性，不得违越。""又疾有宜服丸者、宜服散者、宜服汤者、宜服酒者、宜服膏者，亦兼参用所病之源，以为其制耳。"这说明我国古代医药学家已根据药物性质和疾病特点注意选用不同的剂型，并已形成选用剂型的基本原则。金元时期李东垣谓："汤者荡也，去大病用之；散者散也，去急病用之；丸者缓也，不能速去病，舒缓而治之也……"进一步阐明不同剂型的作用特点，并认识到要根据病人的不同病情，选用不同的药物剂型才能取得较好的疗效。

20世纪50年代后，特别是80年代以来，我国相继颁布了《药品管理法》和《药品生产质量管理规范》等一系列法律、规范，使中成药在剂型制备的理论和工艺上、剂型生产的规格和产量上，以及在剂型品种的数量和质量检测方法上，都有了很大的进步和提高。为数不少的中成药传统产品，通过剂型改革研制成新剂型，出现了一批疗效卓著、使用方便的新中成药，进一步扩大了中成药剂型品种，丰富了中成药剂型内容。

中成药的剂型种类繁多，各有其特点和用途。目前中成药不仅有丸、散、膏、丹、酒、露、茶、锭等传统剂型，更有片剂、颗粒剂、注射剂、气雾剂等现代剂型。中成药剂型的分类方法有以下几种：

1. 按物态分类　按剂型的物态，可以分为气体、液体、半固体、固体剂型。气体剂型如气雾剂等；液体剂型如酒剂、酊剂、注射剂等；半固体剂型如软膏剂、煎膏剂（膏滋）等；固体剂型如丸剂、散剂、片剂、颗粒剂（冲剂）等。

2. 按制法分类　按剂型的制备工艺方法,可以分为浸出制剂(如酒剂、酊剂等)、无菌制剂(如注射剂)等。

3. 按给药途径分类　按给药途径可以分为经胃肠道给药和不经胃肠道给药。经胃肠道给药的有口服给药,如合剂、糖浆剂、胶囊剂等;还有经直肠给药的栓剂等。不经胃肠道给药的有注射给药、皮肤给药、黏膜给药、呼吸道给药等。

4. 按分散系统分类　按药物的分散特性,可以分为气体分散体系,如气雾剂;固体分散体系,如丸剂、片剂、散剂等;液体分散体系,如酒剂、合剂等。

第二节　主要中成药剂型介绍

现将中成药剂型择要介绍如下:

一、丸剂

丸剂是指药材细粉或药材提取物加适宜的黏合剂或辅料制成的球形或类球形的内服制剂,分为水丸、水蜜丸、蜜丸、糊丸、蜡丸、浓缩丸和微丸等类型。丸剂是中药主要传统剂型之一,自古至今应用甚广,列为"丸散膏丹"之首。

水丸是药材细粉用水(或酒、醋、药汁等)黏合制成的丸剂。具有易崩解、吸收较快、药效较迅速等特点,多用于病程短、病位浅的一些疾病,如感冒、泻泄等症。

水蜜丸是药材细粉以蜂蜜和水为黏合剂制成的丸剂。制备工艺较简单,生产效率较高,易于吞服和贮存,多用于补益药。

蜜丸是药材细粉以蜂蜜为黏合剂制成的丸剂。具有甜味、柔软滋润、作用缓和等优点,多用于慢性病及需滋补的患者。

糊丸是药材细粉以米糊或面糊为黏合剂制成的丸剂。质地坚硬、崩解迟缓、内服后既可延长药效又能减少药物对胃肠道的刺激。因此,一些带有刺激性或毒性的药物要求在体内缓慢吸收,常制成糊丸。

蜡丸是药物细粉用熔化后的蜂蜡作黏合剂制成的丸剂。蜡丸是丸剂中崩解吸收最为缓慢的剂型。含刺激性或剧毒药较多的方剂多制成蜡丸。

浓缩丸是指药材或部分药物提取的清膏或浸膏,与适宜的辅料或药材细粉,以水、蜂蜜为黏合剂制成的丸剂。浓缩丸可以看作是丸剂的一种改进剂型,它体积较水丸及蜜丸有大幅度的减小,因此量小易服,携带及运输也较方便。

微丸是指直径在 2.5mm 以下的各类丸剂。其显著特点是体积较小,比表面积增大,有利于崩解和吸收。

总的说来,丸剂多有服用量大、小儿吞咽困难、生物利用度较低等缺点。

二、散剂

散剂是一种或多种药材混合制成的粉末状制剂,分为内服散剂、外服散剂和煮散剂。

散剂为中成药传统剂型之一。因有较大的比表面积,内服后对胃黏膜有机械性保护作用，且易吸收，奏效较快。在古代中成药剂型中尚无注射剂时，散剂可预制济急，故有"散者散也，去急病用之"的用药经验。同时，散剂剂量易控制，易伸缩，适宜于小儿服用。

一般内服散剂要求一定细度；外服散剂，特别是眼用散剂必须是细粉；煮散剂是用以煎服的中药散剂，药材宜适当粉碎，与汤剂相比具有节省原药材，便于煎服等优点。

由于散剂随着碎粉细度的增加，药物的比表面积相应增大，其臭味、刺激性和化学活性也随着增加，所以一些腐蚀性强和容易吸潮变质的药材均不宜制成散剂。某些剂量较大的散剂，也不如丸、片、胶囊等剂型便于服用。

三、膏剂

根据医疗要求和制法的不同，膏剂分为膏滋、药膏和膏药三种。

膏滋为内服膏剂，又称煎膏剂，是将药材用水煎煮，去渣浓缩后加入一定量糖或蜂蜜制成的半流体制剂。剂量小、易吸收、口感好，适用于慢性病的防治，如活血通络、滋补及抗衰老药剂常采用此剂型。常用的有益母草膏等。

药膏也称软膏，是指药物、药材、药材提取物用适宜的基质制成的半固体外用制剂。药膏主要是发挥局部作用，多用于皮肤、黏膜或创面，具有滋润皮肤、防止干燥皲裂和细菌侵入的目的，同时，对创伤或病变起防腐、杀菌、消炎、收敛以及促进肉芽生长和伤口愈合的作用。用于眼睛及烧伤的药膏还应灭菌。

膏药主要指黑膏药，是用植物油于高温下提取药材成分，去渣，再加入红丹炼制，经去除火毒后摊涂于布或纸上而成，因色黑，故名。膏药虽系外用药，却能内外兼治。外能消肿拔毒、止痛生肌，内能祛风散寒、通经消痞。膏药由于有一层布（或纸）衬，所以具有一定的保护作用，药效缓和而持久，有外用长效的特点，能适应较长时间或多次贴用，是其他剂型所不及的，且使用、携带、保存都十分方便。

四、丹剂

丹剂是汞、铅、砷及某些矿物类药物，在高温条件下烧炼而成的不同结晶形状的无机化合物制品。

丹剂历史悠久，伴随着冶炼技术的提高而发展，历来是中医外科治疗疮疡的主要药物。临床常用的丹剂有白降丹（主成分 $HgCl_2$）、红粉（主成分 HgO）、轻粉（主成分 Hg_2Cl_2）。丹剂的特点是用量少、药效确切，可直接施用于疮面，也可制成药条、药线和外用膏剂，且价廉易得。但毒性较大，一般只供外用，不宜口服。在使用时必须注意剂量和部位，以免引起中毒。

由于历史的原因，很多中成药为了显示其名贵及疗效灵验，皆冠以"丹"名，并沿用至今，但剂型上并非为丹剂。如大、小活络丹实际上是大、小蜜丸，梅花点舌丹实为水丸，九一丹、紫雪丹为散剂，玉枢丹、辟瘟丹实为锭剂，化铁丹、化癖丹为液体制剂，而红灵丹、痧气丹却因色赤而称为丹。以上均应加以区别。

五、茶剂

茶剂又名药茶，是指含茶叶或不含茶叶的药物或药材提取物用沸水泡服或煎服用的制剂。分为茶块、袋装茶和煎煮茶。

茶块是指药材粗粉、碎片与适宜的黏合剂压制成块状的茶剂。袋装茶又称袋泡茶,是指茶叶、药材粗粉或部分药材吸取药材提取液干燥后,装入包(袋)的茶剂。煎煮茶是将药材片、块、段、丝或粗粉,装入包(袋)制成供煎服的茶剂。药材粗粉制成的煎煮茶又称煮散剂。

茶剂服用方便,疗效迅速、确实,易为患者所接受。传统茶剂大多用于治疗感冒咳嗽、食积停滞等症,近年新研制的茶剂将适应范围扩大到增强体质、延缓衰老以及治疗心血管疾病等方面。

六、酒剂

酒剂又名药酒,是指药材用蒸馏酒浸提制成的澄明液体制剂。多供内服,少数作外用,也有兼供内服和外用。酒的浓度和用量因处方而异。药酒中往往添加适量的糖或蜂蜜调味。

药酒的应用在我国已有数千年历史,并从长期实践中认识到酒不但有利于药材成分的浸出,而且酒本身具有行血活络的功效,易于吸收和发散。因此,药酒通常主要用于风寒湿痹,具有祛风活血、止痛散瘀等功能,但不适于小儿、孕妇、心脏病及高血压患者服用。

七、锭剂

锭剂是药材细粉与适量黏合剂(或利用药材本身的黏性)制成规定形状的固体制剂。其形状各异,有长方形、纺锤形、圆柱形、条形、块形等,旨在应用方便,外形美观。

锭剂应用时以液体研磨或粉碎后与液体混匀供内服或外用。供内服者,多制成小纺锤形以利于下咽,如万应锭,用于中暑头眩、咽喉红肿、鼻、口疮、无名肿毒、小儿内热等。外用锭剂常制成条形或块形,以易于加液研磨、涂敷局部,如蟾酥锭,主治疔疮骨疽等。还有内外兼用的,如紫金锭内服主治吐泻、腹痛胀满、痰厥卒倒,外用治疗痈疽肿毒。

八、曲剂

曲剂是药材与淀粉混匀后,在适宜条件下经自然发酵而制成的内服固体制剂。

曲剂一般具有健脾胃、助消化、消积导滞的功能,经配伍其他药物后多作芳香健胃药。曲剂因制法简便、功效确切,历有“神曲”之美称,如六神曲等。

九、露剂

露剂又名药露,是指含挥发性成分的药材经水蒸气蒸馏制成的内服澄明水溶液。

露剂一般常作清凉解热剂用,如金银花露、荷叶露等。由于随水蒸气一起蒸馏出来的仅仅是药材中的挥发油,其余成分不能被蒸馏出来,某些挥发油组成又较复杂,容易氧化变质,因此露剂不宜大剂量制备和久贮,加上服用量较大,使应用受到一定限制。此外,某些止咳糖浆类的商品名中常冠以“露”字,实际并非露剂,应加以区分。

十、胶剂

胶剂是指以动物的皮、骨、甲、角等为原料,用水煎取胶质,浓缩成干胶状,经干燥后制成的固体块状内服制剂。

胶剂的主要成分是动物水解蛋白类物质,含有丰富的氨基酸。在制作过程中,常加入适量黄酒、冰糖、食用植物油等为矫味剂。胶剂按其原料来源的不同,分为皮胶、骨胶、甲胶和角胶等类。胶剂多供内服,有补血、止血和调经等功能,对虚劳羸瘦、吐血、衄血、崩漏、腰腿酸软等症均有疗效。可单服,也可制成丸、散或入汤药中使用,其中以阿胶最为常用。

十一、灸剂

灸剂是指将艾叶捣、碾成绒状,或加其他药料捻成卷烟状或其他形状,供熏灼穴位或其他患部的外用制剂。

灸治是我国古代发明的一种利用"温热刺激"的物理疗法。灸剂按形状可分为艾头、艾柱、艾条,均以艾绒为原料。其中艾头呈圆球形,艾柱为圆锥形,两者多由医师临用时自制。艾条又称艾卷,为圆柱形,由工厂生产供应市场。

十二、熨剂

熨剂是指用铁砂加热煅红醋淬,然后与药物拌匀,临用时加醋迅速调匀,装入袋内,待药物发热后贴熨于患部或穴位的外用制剂。

熨剂中的铁砂是化学发热的主要物质,目前应用的新型熨剂,临床时不必加醋,只要稍加揉搓、抖动,使袋中药物与空气接触,即可自行发热,固定在患处起到局部热疗作用,主用于散寒止痛。熨剂制法简便,价格低廉,发热温度适中,无不良反应。

十三、栓剂

栓剂古称坐药,是指药材提取物或药粉与适宜基质制成供腔道给药的固体制剂,其形状和重量因施用腔道不同而异。

栓剂是我国中药传统有效剂型之一,按其作用可分为两类:一类是在腔道起润滑、收敛、抗菌、消炎、杀虫、止痒、避孕等局部作用;另一类是通过腔道黏膜吸收至血液起全身作用,包括解热止痛、安眠镇静以及抗惊、平喘等。

栓剂的特点是药物吸收比口服给药快,生物利用度高,给药后药物不经肝脏直接进入大循环,既可防止或减少药物在肝内起变化,又减少了药物对肝脏的毒副作用;同时可避免药物对胃的刺激,防止胃酸及消化道的酶对药物的破坏作用;某些起局部作用的栓剂,药物可直接作用于病灶,尤其对昏迷、呕吐或不易接受口服药物治疗的患者、婴幼儿更为适宜。栓剂的主要缺点是使用不如口服药方便,生产成本较高,在炎热地区贮运不便。

十四、合剂

合剂是指药材用水或其他溶剂,采用适宜方法提取,经浓缩制成的匀服液体制剂。合剂可以看成是汤剂的一种改进,与汤剂相比,具有体积小、能成批生产、贮存时间长、便于服用和省去临时配方煎药的麻烦等优点,但不能和汤剂一样随证加减。

单剂量包装的合剂又称"口服液"。特点是服用量小,口感好,吸收快,疗效好,便于携带和保存,但工艺要求高,成本也高。

十五、糖浆剂

糖浆剂是指含有药物、药材提取物和芳香物质的浓蔗糖水溶液。除另有规定外,糖浆剂含蔗糖量不低于 60%（g/ml）。含蔗糖 85%（g/ml）的近饱和水溶液称为"单糖浆"。

糖浆剂应选用经精制的结晶蔗糖,可于提取、浓缩药液时加入单糖浆,亦可直接加入蔗糖配制。糖浆剂中的糖有掩盖某些药物的苦、咸及其他不适气味,使制剂容易服用,故深受儿童欢迎。由于蔗糖是一种营养物质,其水溶液易受微生物污染而使糖浆酸败或药物变质,因此糖浆剂中一般均加有防腐剂,以抑制微生物的生长。

十六、颗粒剂(冲剂)

颗粒剂是指药材细粉或药材提取物与适宜的辅料制成的干燥颗粒状(或压制成块状)制剂。用时以开水冲服。

颗粒剂保持了汤剂作用迅速的特点,又克服了汤剂临时煎煮的缺点,且味道可口,体积较小,服用、贮运都较方便,在内、妇、儿、五官等科的许多常见病、多发病防治中均有应用,但容易潮吸。由于某些品种含糖量过高,使许多老年患者及禁糖患者的用药受到了限制。

十七、膜剂

膜剂是指将药物溶解或混悬于成膜材料中,经涂膜、干燥、分剂量而成的一种薄膜状制剂。其厚度仅约 0.1~0.2mm,可口服、舌下、眼结膜、阴道内、体内植入、皮肤创伤、烧伤、炎症表面覆盖等多种途径给药,以在全身或局部发挥作用。

膜剂体积小、制备工艺简单,使用、贮运、携带都十分方便,若采用不同的成膜材料及辅料,还可制成不同释药速度的膜剂,也可制成多层复方膜剂,以避免药物间的配伍禁忌,但只能容纳剂量小的药物。

十八、片剂

片剂是指药材细粉或药材提取物与适宜的辅料混合后压制而成的片状或异形片状的制剂。分为药材原粉片和浸膏(半浸膏)片等,供内服或外用。

中药片剂始创于 20 世纪 50 年代,由于剂量准确、质量稳定、使用方便、生产的机械化程度高等多种原因,目前已发展成为临床应用最广、用量最大的中药主要剂型之一。

近年来,片剂的生产技术及机械设备方面有所进展,特别是新型辅料的研制和应用,使中药片剂的制备工艺、质量标准和生物效应等都有较大的提高,除一般的内服片外,还有微囊片、口含片、咀嚼片、泡腾片等。片剂也存在一些问题,有待进一步研究解决,如儿童、老年人及昏迷患者不便吞服;辅料选择或制备条件控制不当时会影响片剂的崩解或药物的溶出;含挥发性药物的片剂贮存较久时含量可能下降等。

十九、胶囊剂

胶囊剂是将药物装填于硬胶囊或软胶囊中制成的固体制剂,分为硬胶囊剂、软胶囊剂(即胶丸)和肠溶胶囊剂,一般供口服应用。我国古代已有将药物用食物包裹后服用这种类似胶囊剂的形式。

硬胶囊剂是将一定量的药材提取物加药粉或辅料制成均匀的粉末或颗粒,充填于两节嵌合的空心胶囊中制成,或将药材粉末直接分装于空心胶囊中制成。软胶囊剂是指将一定量药材提取物用滴制法或模压法制成的球形或椭圆形的胶丸,适于充填油性液体药液。肠溶胶囊剂是指硬胶囊或软胶囊经药用高分子材料处理或用其他适宜方法加工而成,其囊壳不溶于胃液,但能在肠液中崩解释放出胶囊内所装的药物。

胶囊剂外观整洁,易于识别和服用,可掩盖药物的不良臭味,提高药物稳定性,微溶性药或制成丸、片剂后崩解释放不佳的药物,制成胶囊剂后可提高生物利用度。

二十、微囊剂

微囊剂是指药物固体微粒或液体微粒滴包上一层薄膜而形成的密封囊状粒子的剂型,又称微型胶囊。微型胶囊优点很多,如可增加药物稳定性,减少药物刺激性和不良臭味,减少复方药物间的配伍禁忌,能使液体药物变成固体,便于加工、运输,可进一步制成片剂、丸剂、散剂内服,也可制成注射剂或外用制剂,但工艺复杂,药物释放不稳定。

二十一、滴丸剂

滴丸剂是指固体或液体药物与基质(常用的有聚乙二醇 6000、明胶和硬脂酸等)加热熔化混匀后,滴入不相混溶的冷凝液(常用的有液体石蜡、植物油、甲基硅油和水等)中,由于表面张力的作用,使液滴收缩成球状并冷却凝固而成的丸状制剂。

滴丸剂制造设备简单,容易操作,生产周期短,药物受热时间短,含量较准确。滴丸剂有口服、眼用、耳用等种类。但基质和冷却液种类不多,药物剂量不能大。如用于急、慢性支气管炎的满山红油滴丸等。

二十二、气雾剂

气雾剂是指药物与抛射剂一同包装于带有阀门的耐压容器中,使用时打开阀门,药物借抛射剂气化产生的压力以雾状形式喷射出来的制剂。供呼吸道吸入或皮肤和腔道外用,也可供空间消毒、除臭和杀虫等用。

气雾剂因药物可直接到达作用部位,具有定位、高效、速效的特点。加上药物处于密封状态,提高稳定性,避免污染,对创面可减少局部给药时的机械刺激,所以近年来发展较快。但因生产需特殊的设备,成本较高。

二十三、注射剂

注射剂又名针剂,是指药材中提取的有效成分,经采用现代化科学技术和方法制成的可供注入体内包括肌肉、穴位、静脉注射和静脉滴注使用的灭菌溶液,以及供临用前配制溶液的灭菌粉末或浓缩液。

中药注射剂的出现,改变了中药的传统给药方式,为中医药治疗昏迷重症和急症患者提供了新的给药途径和剂型。由于药物直接进入体内,因而药效迅速,加上剂量准确,不少中药注射剂效果确切,但由于中药材在来源、产地、采收季节、炮制加工等方面的差异,以及中药本身成分复杂,相当一部分品种有效成分尚不清楚,加上中医用药多为复方,给中药注射剂的制备工艺、质量控制等造成很大的困难。目前存在的主要问题是成品的澄明度和疗效不稳定等。

二十四、其他

其他还有一些品种较少、剂型特殊的中成药，如治疗风寒痹痛的"坎离砂"，是一种外用熨剂；治疗风湿疥癣的大枫子油，是一种外用油剂（植物油）；治疗水火烫伤的貛油也是一种外用油剂（动物油）；治疗暴发火眼的蚕茧眼药是一种外用洗剂。此外，还有糕剂、滴耳剂、滴眼剂、搽剂、滴鼻剂、海绵剂等。

（李范珠　程巧鸳）

第四章

中成药的质量控制

中成药和其他药品一样必须达到规定的质量标准。中成药的质量至关重要,直接影响到预防疾病的成效,且密切关系到人民的健康与生命安全。所以,全面控制中成药质量是确保中成药有效性与安全性的重要手段。同时,对中成药进行合理的贮存保管,又是保证中成药质量不可缺少的环节。

中成药质量控制集中表现在质量标准上,因为药品标准是国家对药品质量及检测方法所作的技术规定,是药品生产、经营、使用、检测和监督管理部门共同遵循的法定依据。质量标准分为:

1. 法定标准　是经过国家卫生行政部门及省、市、自治区卫生行政部门批准的标准,即国家标准(包括药典和部颁标准)及地方标准。

2. 企业标准　分两种,一种为检测方法尚不够成熟,但能达到某种程度的质量控制;一种为高于法定标准的要求,主要指多增加了检测项目或提高了限度标准,作为创优、企业竞争的手段,特别是对保护优质产品、严防假冒等具有重要作用。

自1985年药品管理法正式颁布执行,国家药典、卫生部门标准及省、市、自治区药品标准即成为药品生产必须遵循的法定依据。

中成药质量控制一直为人们所关注。宋代的《太平惠民和剂局方》为我国官方颁布的第一部带有中成药规范性质的专书,为后世中成药规范化奠定了基础。传统中成药质量控制,受历史条件所限主要是凭经验,即以感觉器官检查色、香、味、分量、形状等,并以"工艺规范"作为保证成品质量的重要手段,质量难以保证。建国以来,在传统经验的基础上,结合现代检测技术,对中成药逐步增订和不断完善质量控制标准,这从历版《中华人民共和国药典》的中成药质量标准的演变和发展中得到了充分的体现。《中华人民共和国药典》1953年版未见收载中成药,1963年版收载中成药197种,但标准未制定鉴别、检查及含量测定等质控项目,仅以处方及传统制作工艺对产品质量进行控制。1977年版一部收载中成药270种,开始采用显微鉴别,少数品种以化学方法进行鉴别、含量测定,个别品种以紫外分光光度法测定含量,并按制剂通则要求进行有关项目的检查,使中成药质量开始有了实质性的控制。1985年版一部收载中成药207种,除采用显微鉴别、化学方法外,开始应用薄层色谱法作为鉴别试验,并有10种采用容量法、薄层扫描法、紫外分光光度法以及气相色谱法的定量方法。1990年版一部收载中成药275种,色谱分析技术得到广泛应用,薄层色谱法鉴别增加到80种(137项),光谱分析的使用也逐步增加,尤其含量测定的品种已增加到23个。1995年版一部收载中成药398种,薄层色谱鉴别得到了更广泛的应用,如用薄层鉴别的有267个品种(414项),较以前有了大幅度的增加。光谱法、气液相色谱法、薄层扫描法进一步用于定量分析,含量测定的品种达到了 52 个,为 1990 年版药典的 2 倍多。综上所述,由于先进测试技术的应用,保证了中成药的安全性、有效性、稳定性和可控性。

第一节　中成药质量控制的内容

中成药质量标准的内容一般包括名称、处方、制法、性状、鉴别、检查、含量测定、功能与主治、用法与用量、规格与储藏等。根据中成药质量标准的要求,评价一个中成药的质量,应包括原料、半成品、辅料和成品的质量标准。

一、中成药原料的质量控制

1. 目前国内对中药材原料控制以性状鉴别为主,辅以规格优选,即药材的优良度以质检人员的经验控制为主。虽然国家药典对 20% 左右的药材规定了含量测定,但实际上多数的处方中药材定量有要求的中成药,投料前并未规定药材的含量及做浸出物测定,原因是成品及半成品的标准中没有规定含量检测,药材的含量测定无保证或认为无必要。真正测定了药材含量的仅仅是少数含有毒性成分的药材和某些在成品标准中有相应定量要求的药材,但所占的比例很小。另一方面,对药材中的杂质如灰分、重金属及砷盐等,由于成品标准没有要求,实际上也大多不测定。目前用于中成药原料质量控制方面客观的、数据性的指标较少,而以主观性较大的经验鉴别控制较多。

2. 药材原料质量控制手段的发展方向

(1) 在目前的研究水平上,还必须控制好实际投料的品种、产地、采期、采法、贮藏等,这仍是当今的重点。目前可考虑的对策有药篮子工程:① 种植培训;② 规范采集;③ 统一初加工。

(2) 使用现代手段,如显微鉴别、色谱鉴别等方法与性状鉴别相辅相成,贵重药材要用标准药材对照分析,则可控性大为增加。

(3) 逐步引入与各具体成药的治疗作用有关的各种必要的化学成分,才能体现出符合中医药理论的治疗作用,要全面进行研究,时机成熟后进行测控。作为大复方的中成药仅测 1～2 个成分是不够的。药材中有些只要测一个或两个有效成分就能说明问题了,有些药材则须考虑若干个成分或部位才真正具有科学性。需要明白的是某药材的必要成分有哪些,其含量及比例关系与治疗效果和安全用药的关系。

(4) 要弄清楚各必要的有效成分在市售药材中的变异情况。投料的标准药材应是市场上有代表性、质量中等的正品药材,以其作为参照来决定投料药材的含量情况。某些有特殊要求的成药,可能对某药材某成分的含量有特殊要求,则必须对市售的药材进行有目的的选购。

(5) 有了对成品的含量测定要求才会有对药材的含量控制,所以必须在科学技术条件趋于成熟后,由卫生行政部门提出对具体成药的含量测定的明确要求,即要测哪些成分,其含量限(幅)度是多少。

(6) 已知药材质控的另一个方面是测控杂质及有害成分的量,如重金属、砷盐、农药残留量、灰分、腐败或酸败产物量,还有更进一步控制的,如霉菌毒素限量。特定药材需测出某毒性成分的幅(限)度值等,以保证最终成药的纯度合格,以免产生毒副作用,特别是出口的成药尤其应注意。

(7)药材的含量测定将主要依靠色谱分析,无机杂质离子测定将越来越多地采用原子吸收光度法。药材的质量好坏将用越来越多的数据,依靠仪器检测来说明问题,而少依靠感官。

二、辅料的质量控制

对于辅料,第一是应优选所使用的品种,即根据具体剂型、药物的性质及临床要求进行优选;第二是对购进的辅料,应按规定的标准认真检测,且中药辅料用量要严格控制。

三、中成药生产制备工艺过程的质量控制

制备工艺过程也是控制中成药质量的关键。

(一)优选制备工艺

在购入了合格及优质的药材后,整个经优选的制备工艺是产生合格或优质成药的保证。优选出来的工艺要固定并严格按规程操作。随着科学技术的发展及对药物作用研究的深入,可能对药品的生产工艺适时地做出科学的修订,对设备进行更新换代及改造。工艺的修订与药理等基础研究与临床应用研究和质量标准的修订等同步进行,密不可分。

(二)选好剂型

选好剂型,为的是满足临床使用的要求,即在最适宜的时间内最能提供所期待的药效,生物利用度要好,安全,服用方便,有效部位比例高。药物质量稳定、可控,贮藏、运输不影响疗效。出厂后较长一段时间内,药品的质量较稳定。在国外,生产的浓缩型草药制剂,由于使用方便、疗效确切,非常受欢迎。尤其是在日本,将中药传统的复方制剂,经浓缩、精制,生产出了一系列现代中药制剂。然而,现代浓缩剂型与中药传统剂型在疗效上的一致性仍需做大量对比实验加以论证。同时,中药的品种也较为繁杂。因此,建立简便、有效的中药材和中药制剂的质量标准显得非常重要。

(三)既依法又合理地炮制药材

依据规范和规定来如法炮制原料药材,为的是尊重中医药千百年来的临床实际及其理论。实践证明,照规范炮制就基本上保证了有效性及安全性。而合理地炮制药材指的是炮制学本身在发展,炮制方法将趋于合理,即愈来愈符合临床治疗和充分利用资源,减少浪费。有些炮制的现行方法虽不尽合理,浪费太大,然而在未获得足够的科学依据之前,尚不能任意改变,只能照现有规范,将来获得足够的研究数据之后再加以修订。

(四)科学设计和优选工艺,找出并控制关键工艺

整个工艺过程中应分析处方内容,根据各味药之间的关系,即按中医药理论和临床要求,结合现代对各味药所含成分及药理作用的研究结果,再根据与治疗作用相关的有效部位、有效成分的理化性质,结合剂型制备的要求,设计并多次检验优选出最佳的生产制备工艺。工艺的优选目前使用最多的就是正交试验法,而且多将其用于设计中药提取工艺的过程中。应用正交试验时应注意的事项是:所选的因素是显著影响的,不应选影响很小的;用什么指标可评价工艺的真正优劣应当十分明确,这往往是个难点;所选的水平要在初试基

础上选定,防止最佳水平未在所定的最高至最低范围内。除正交试验外,有些情况下选用均匀设计更为适宜,均匀设计是在正交试验基础上发展起来的。

（五）提取工艺过程

现代中成药大多有提取步骤,且往往是工艺重点。浸膏工艺包括提取、固液分离、浓缩、精制、干燥等过程。中成药制备的关键工艺多在这些过程中。例如提取过程即存在着方法、时间、压力、温度、溶媒等4～5个以上的因素,每个因素又有几个水平,故科学地使用正交试验是有必要的。但评价工艺优劣以什么指标为最好? 现今认为较合理的评价指标是以处方内某药味的某个有效成分或指标成分的获得率来加以评价,有时是用有效部位的获得率来评价。但这些均只能作为过渡性的指标,因为它不与中医理论吻合,将来要以考察多个乃至全部必要成分的适当收取率来评价工艺的优劣,由于考察指标变得复杂化,设计工艺使用正交表时需更科学、更严谨。具有多个考察指标时正交试验的数据分析也趋向于复杂化,需借助于计算机。另一方面,工艺中被考察的成分指标要与成品标准中含量测定的指标相呼应或部分呼应才行。

1. 分离技术　中药提取最常用的方法一直是水提醇沉法,但发展到现在已知这样做不够科学:一是成本高;二是对某些必要成分损失大,例如对微量元素的损失达95%以上。应科学地采用新技术,如:① 超临界萃取法,极少破坏中药中易挥发组分,无溶剂残留;② 微波辐射诱导萃取法,选择性强,操作时间短;③ 分速逆流色谱技术,适用于中药有效成分的分离纯化;④ 吸附法等。又如国家中医药管理局新近推广应用的由四川省中药研究所研究的"吸附剂法提取精制中药复方有效部位的新工艺"就是树脂吸附精制法的延伸。此法精制得到的成品不吸湿,成分稳定,服用量大为减小,疗效很集中,颇能符合现代人的用药要求,待全面研究成功后,对某些类型的中成药来说是重大的进步。此外,上海中药工程中心开发的絮凝法分离技术,使成本降低4/5。

2. 干燥过程　干燥的重点就是温度。常用较理想的方法是喷雾干燥,其次是真空干燥。对于价值高、效价高或注射用的,以真空冷冻干燥更宜,冷冻干燥保存有效成分效果最好。另外,用烤房等常规干燥法,虽由于成本低被广泛使用,但随着对中药有效成分稳定性的进一步研究,常压烘干面临更新改进,众多的研究表明,常压烘干时有效成分的破坏很明显。

3. 剂型工艺须进行优选　选择合适的设备与生产线,优选辅料以使药品能最好地发挥疗效,要求用量最小,释放度好,稳定性好,按要求适时发挥疗效。对成型工艺条件诸因素和水平可考虑仍采用正交设计来优选最佳条件。上述整个工艺制备过程中应全面推行GMP 管理制度,包括:① 生产管理规范化:各环节过程、每个工序及中间体均有明确责任者,每个环节严格记录和控制。② 产品质量管理规范化:取样方法及范围、分析方法及判定、分析结果反馈、留样观察。③ 生产车间卫生管理规范化:人员、设备、器具、场所及验收内容和制度等。④ 主要生产环节自控化:充分应用新技术、新设备和新材料,如电视监视系统分析监测、计算机测控并处理等,以监控整个生产过程。对药品生产工艺管理必须严格,一经优选确定的工艺,不得随意变动,因为中成药质量好坏的稳定性、疗效的重现性,除了依赖于原料外目前还须依靠良好的受严格控制的制备工艺。直至今日,中成药的质量还是由对原辅料和工艺以定性为主的控制来保证的。

四、中成药成品质量控制

(一)鉴别

在鉴别项目中,主要有显微鉴别、理化鉴别、色谱鉴别等。中药一般药味较多,逐一鉴别有较多困难,但主药(君药)、辅药(臣药)、剧毒及贵重药材必须鉴别。各种鉴别方法应相互密切配合,以获得准确的结论。

1. **显微鉴别** 通过动植物组织细胞或内含物的形态鉴别真伪,是鉴别中成药最常用的方法之一。中成药有一部分剂型(如蜜丸、散剂、片剂等)所用之原料为中药材粉末,或部分原料为中药材粉末,保留了药粉粉末显微特征,用显微鉴别法,不但准确可靠,且操作简便,费用低廉。如石斛夜光丸,用25味中药组成,其中23味均能在显微镜下检出。中成药显微鉴别时,一般需要根据处方对各组成药物逐一进行分析比较,选用各药在该中成药中的较具专属性的显微特征,作为鉴别依据。如二陈皮中陈皮用方晶,半夏用针晶,茯苓用菌丝和团块,甘草用晶纤维的鉴别特征。

2. **一般理化鉴别** 利用化学试剂和待测样品发生反应,产生特殊的颜色和沉淀,达到鉴别的目的。如牛黄解毒片,用升华法分离出晶片,再用香草醛的硫酸溶液显色;用盐酸镁法还原检查黄酮;用碱性试液检查蒽醌类成分;安胃片用沉淀法检查白矾和海螵蛸。单味中药就是一个复方,更何况是复方制剂,试管反应常受其他成分的干扰,不利于检出,故目前以薄层色谱法取代,1995年版《中华人民共和国药典》收载的薄层鉴别占品种数的67%。

3. **薄层色谱法和薄层扫描法** 将吸附剂均匀地铺在玻璃板上制成薄层板。经点样后在密闭的容器中用适量的溶剂展开,经过一段时间后,不同成分被彼此分开,最后形成分离斑点,称薄层色谱法。将展开后的薄层色谱,置于薄层扫描仪中,根据各斑点对单色光的吸收或反射强度,通过记录绘出薄层扫描图。薄层色谱法如薄层扫描法目前已广泛用于中成药定性和成分的定量上。该方法是现阶段控制中成药质量的有效和简便的手段,在保证药品的质量上起着重要作用。用薄层色谱法鉴别中成药,一般采用对照药材或化学对照法进行对照。如七厘散中贵重药材血竭的检出;银翘解毒片中薄荷、连翘、牛蒡子、甘草的检出;生脉饮中人参皂苷的检出;九分散中有毒成分士的宁的检出;牛黄解毒片中大黄的薄层鉴别等。近年来用薄层扫描法鉴别中成药的例子也有很多,如从四君子汤薄层扫描图谱中可找出白术、茯苓、甘草三味药的存在;对六味地黄丸进行双波长薄层扫描的鉴别,可判断药丸中六味中药是否短缺,或使用了代替品。

(二)检查

检查主要指中成药制剂中可能引入的杂质或与药品质量有关的项目。它是控制中成药制剂纯度有害物质生产工艺及存储过程中存在问题的一项质控指标。根据《中国药典》要求,中成药制剂需要检查的项目可包括三种类型:

1. **质量参数类型(或称特殊杂质型)** 与质量直接有关的检测项目。原材料掺假、有毒成分的限量检查,如大黄流浸膏检测土大黄苷;川乌、草乌、乌头碱的限量等。

2. **剂型的要求类型** 不同制剂的剂型,有不同的质量要求,如固体要求测水分;酊剂测醇含量、总固体、相对密度、pH值等;片剂、胶囊剂要求测重量差异、崩解度等。有关检查项目均收载在《中华人民共和国药典》的附录中。

3. 污染的控制类型　包括异物污染（纯性异物和有害异物），检查项下规定灰分、酸不溶性灰分、重金属钾盐以及异性有机物等；昆虫及微生物污染（杂菌、霉菌、致病菌及螨虫）；化学污染，一般来自土壤、化肥、化学除草剂、农药药材、薰蒸杀虫剂、水源等。必要时，要检查农药残留量。

（三）含量测定

含量测定是在形状检查鉴别之后的一个步骤，为质量控制的重要阶段，这是中成药质量标准的关键和核心部分，它是质量控制中最能有效考察产品内在质量的项目，也是药品稳定性考察的重要依据。但难度较大，由于中成药成分复杂，有效成分也不止一个，大多数中成药的有效成分还不是很清楚，因此有效成分的含量测定还不能普遍应用，故1985年版《中华人民共和国药典》仅收载中药10种、1990年版收载23种、1995年版收载52种的重要含量测定。从众多含量测定的研究中，可见有几种情况，有效成分明确的如香连丸中黄连素的测定；中成药中某些药材已大致确定其有效成分，如生物碱、黄酮、挥发油、皂苷等，要求测定这些成分的总量；有效成分未知的，将具有生理活性的成分作为指标成分进行测定，如六味地黄丸中丹皮酚和熊果酸的测定；某些中成药中含汞、砷、乌头碱、士的宁等。为了用量的安全还必须对这些有毒成分进行控制，九一散含红粉按氧化汞计算，应为9.0%～11.0%；每包九分散按2.5g计，含士的宁应为4.5～5.5mg。现在常用的定量方法简述如下：

1. 化学定量法　一般用常量分析，准确度较高。如冰硼散中冰片的定量，用乙醚提取，待乙醚挥去，残渣称重，即得冰片量；保赤散、磁朱丸中朱砂所含有的汞离子，用硫氰酸铵滴定液滴定。

2. 可见-紫外分光光度法　本法在中成药定量分析中的应用日趋广泛。只要选择合适波长测定溶液的吸收度，即可求出溶液的浓度和物质含量。本法不仅可以用来分析单组分化合物，而且又可用来分析多组分混合物，操作简便，准确度高，重现性好，测定灵敏度高。如银黄注射液中黄芩苷和绿原酸的含量，用紫外分光光度法-联合方程式法或双波长等吸收点法，进行测定。

3. 薄层色谱-分光光度法　利用薄层进行成分分离后再用分光光度计测定含量。适用于微量成分分析，不需要大型仪器，是目前广泛采用的方法。如养阴清肺丸中梓醇的测定；戊己丸中盐酸小檗碱、巴马亭和芍药苷的测定。

4. 薄层扫描法　将分离与测定融为一体，操作简便快速。如九分散中士的宁的定量；五种中成药（二妙丸、三菇丸、金黄散、白带丸、知柏地黄丸）中小檗碱的定量。

5. 气相色谱法　以气体作为流动相的色谱分析方法，具有高效能、高选择性、高灵敏度、用量少、分析速度快的特点；应用广，还可以制备高纯度物质；适用于挥发性成分分析。如六神丸中挥发性组分麝香酮的测定；小儿金丹片中冰片的测定。本法近年来还用于非挥发性成分的定量，如抗炎风湿胶囊中苦参碱的测定。

6. 高效液相色谱法　以高压下的液体为流动相的液相色谱法，具有适用范围广、分离效率高、灵敏度高、结果重现性强等优点，目前已广泛应用于中成药的分析。如何首乌片中大黄素和大黄素甲醚等蒽醌类成分的定量。用茴香醛作内标，测定大活络丸（古方）中微量麻黄碱的含量。

中成药药理学

还有其他含量测定的方法,如朱砂安神丸、补心丸中的可溶性钙盐可用原子吸收光谱法测定。尚有电化学分析法、荧光光谱法等。在上述方法中有些操作方法比较简便,但有些需要大型仪器。在分析测定实践中,需根据成分特点和设备条件选择合适的定量分析方法,尽一切可能保证用药安全有效。

五、中成药质量标准的研究

国家应针对目前中成药行业的特点,制订相应配套的生产、流通行业质检标准,严格执行法规,以改变目前药品生产销售仍未有统一的质量标准以及各地方同一品种处方、工艺、质量标准各不相同的状况。其具体操作可以从以下方面进行:

（一）开展中成药品种整顿,使地方标准上升为国家标准

卫生部和省、市、自治区卫生厅组织中医药专家以及全国药政、药检、药典委等单位,进行系统的清理整顿及医审和药审评议,实行一药一名一方,由卫生部逐批颁布实施,使疗效确切、安全有效、质量标准较高的品种由地方标准上升为国家标准,撤销地方药品标准,为中成药的监督管理及进一步提高标准研究工作创造良好的环境,有利于中医临床准确用药。

（二）加强新药审批管理,促使中成药标准管理实现科学化、规范化

在当前急于使中成药走出国门、走向世界的时候,首先会遇到采用国际先进标准的问题。而一个药物的价值取决于它的疗效和安全性,质量稳定性的要求,则是国际惯例。因此,中药必须一方面向国际靠拢,吸收先进,为我所用;另一方面要坚持中医药特色,使中成药标准影响国际,逐步形成国际公认的传统药标准样板。卫生部从管理上对标准的研制和制订提出一系列的政策规定和技术要求,并组织撰写有关技术指南。在中药新药审批办法及有关文件中系统规定了中成药标准研制的项目内容和资料要求;明确标准检测项目必须满足方法成熟、灵敏度高、准确性大、重复性好、专属性强的要求;对同一品种,若标准不同,则采用方法先进、水平较高、择优的原则,以充分调动新药研制单位的科研力量,激励其科研积极性,重视标准的研究工作,使新药标准更上一层楼。

（三）加强对中成药标准的监督管理

随着我国经济的迅速发展,医药领域科技的进步,在社会主义市场经济形势下,中成药管理必须改变其固有的习惯管理模式,走上有法可依、有章可循的中央统一管理之路,这是必然的趋势,也是中医药发展史上的一大改革。中成药的国家药典品种和经过整顿的部颁品种及新药审批的品种均是国家药品标准。为了坚决维护和保持国家药品标准的权威性及其实施的严肃性和统一性,卫生部还需对中成药国家标准进行多层次通知,提出要求,作出一系列规定,使得任何单位和个人都必须按国家药品标准进行生产、经营和使用中成药。

六、其他方面

除从上述几个途径发展质量控制以外,还应注意综合发展:

1. 加强企业的质量意识,准确的组方,合理的工艺,先进的制剂技术,是提高中成药质量的根本。

2. 中成药作用机制独特,化学成分复杂,理化鉴别、含量测定是反映中成药质量的数据指标,疗效才是药品质量的真正体现。因此,应加强药品疗效的跟踪研究,为生产厂家提供

广泛准确的临床研究资料。

3. 提高质量检验技术,如将药典的特征鉴别方法列入量化概念,由定性向定量转变。

4. 提高质量应由各部门对生产和流通的各个环节共同把关。

七、中成药的稳定性

中成药的稳定性是其质量的重要评价指标之一,是核定新药使用期的主要依据。为此,中成药新药研究,必须进行系统、全面的稳定性考察,并根据实验结果提出科学的有效使用期限。稳定性试验包括:

1. 初步稳定性试验 它是保证新药研究阶段的用药可靠性指标之一。试验方法是:将药品在临床试验包装条件下,于常温下进行考察,不得少于三个月,如判定为稳定,则相当于药品可保存两年,但必须以常温稳定性试验为准。

2. 稳定性试验 它是制定中成药有效使用期限的重要依据。试验方法是:将药品在上市用包装的条件下,常温考察 1～2 年。此外,稳定性研究,除注意外观、物理变化外,更应注意化学变化、内在质量的变化,特别要注意含量测定的研究。

随着科学技术的发展,中成药的研究方法在逐步深化,以传统的中医药理论与现代研究方法相结合,研究面也在不断扩大。光谱新技术(如多波长光谱、导数光谱)、多维色谱、胶束色谱,以及生物、化学等分析手段日益受到从事中成药分析研究工作者的重视。近年来由于计算机应用的普及,也极大地提高了中成药分析的效率。

综上所述,中成药成分复杂,其有效成分和有毒成分大多不够清楚,故质量控制及检测技术的难度都较大。因此,中成药质量的规范化,尚有许多工作必须结合药材、炮制、制剂、化学、管理等多种学科通力协作,同时要面向生产,研究发展简便快速的分析方法,使成品质量标准水平更加提高一步,使中成药质量标准形成自己的鲜明特色。

第二节 中成药质量控制存在的问题及其原因

目前,中成药的质量控制存在许多问题,归纳起来有以下几个主要方面:

1. 质量标准不健全、不普及 首先是药品质量标准中无专属性强的鉴别方法,无有效的检查方法,无准确易行的质控指标,给假劣制造者可乘之机。其次是多数地区无该产品质量标准,特别是进口药品、新上市药品和外地区药品,标准未随产品发行,各地药检部门无法检测,建议有关部门正确处理好保密与普及的关系,使每个药品均可检测控制质量。再次是各地标准不统一,各行其事,如板蓝根冲剂现仍有许多地方按自己地方标准生产,尚未完全统一执行药典标准,还有六神丸、蛇胆川贝液、感冒清片、藿香正气水等中成药仍按地方标准执行的现象。

2. 进货渠道多 多渠道经销进货无疑给质监质检增加了麻烦,特别是非正规渠道,如走私和非法经营等。承包责任制注重指标和经济效益,忽视质量,又使质检部门难以管理,因此有些伪劣品乘虚而入。

3. 未按标准规定生产 上述板蓝根冲剂、蛇胆川贝液、藿香正气水等药品即未按法定标准生产,还发现粉散剂未按标准生产,如珍珠粉、痰咳净等为极细粉,生产的产品有许多未能通过8号筛或9号筛;冲剂制粒应均匀,并能通过1号筛但不能通过4号筛,可现有许多则为细粉或粗粒;冲剂生产中应无焦屑、黑点及沉淀等异物,但现在查到板蓝根冲剂有63.6%不合格;凡是单剂量包装者,装量应准确,不超过法定限度,可在检查中发现不合格品中多半装量差异或重量差异不符合规定;液体制剂过滤不好或不正确,一味地加热灭菌,造成许多液体类药品性状或澄清度、澄明度不符合规定;银翘解毒片本为压制素片,可有的厂包糖衣,而糖衣表面色斑多,似包糖衣有色斑者还有元胡止痛片和穿心莲片等,多数糖衣片还有裂片现象,这些除生产原因外还有包装及贮存保管不当等原因。另外,还有个普遍存在的问题是组分用量,按药典凡例规定应为净药材或炮制品粉碎后的重量,不是毛货药材之重量,同理,液体制剂成品重量也不得超重。

4. 所用原料紧缺　麝香制品中麝香原料应为纯麝香,但目前市售品几乎难找到纯货,均有不同程度掺伪,甚至还有用麝皮包裹全假货。蛇胆川贝液和各种燕窝制品产量大,根本就不可能有如此多原料。处方中书写牛黄应为天然牛黄,可现在多用人工牛黄,天然牛黄价高达每公斤数十万元。马鹿和梅花鹿之茸远不能满足人们日益增长的需求,用驯鹿、水鹿及驼鹿茸等代替已很普遍,而且茸与角之间区别于生长程度,故以次充好的现象十分严重,还有羚羊角和冬虫夏草等稀贵药材均有资源和价格限制,从而引起伪劣品泛滥。

5. 其他因素　检验项目不合格除了由上述原因造成的外,还有其他因素(节工时、节成本、促销新包装等举措)。标签、包装等方面的问题也不少。另外,检验仪器设备条件及药政管理力度不够,药检系统本身技术力量不够强、仪器设备条件不足、质量标准及资料信息欠缺、必要的管理手段不完备等原因,使一些药品无法查处、检测、追踪等。药政管理缺人、缺手段、缺力度。但从1997年开始,中国药品生物制品检定所组织的全国性药品质量抽检,对保证药品质量起了很大的促进作用。

第三节　中成药贮存保管

为了确保中成药的质量,应重视中成药的贮存保管,这直接关系到人民的用药安全和有效。中成药剂型较多,所含成分复杂,制作方法不同,性质各异。成品的质量受外界条件影响较大。如受热,成品中所含的挥发油及芳香挥发性成分,易挥发、散失,疗效降低。受潮,含糖类、淀粉多的成品易于潮解、霉变。含树脂浸润膏多的成分易于粘连。空气中氧和光照,会使某些成品变色。这些变化不仅影响药品的外观,而且引起内主成分的改变,直接影响到中成药的质量。常有不少数量的中成药因保管不善而变质。有人因为误服未被发现的长霉变质中成药而导致不幸。

一、各类剂型中成药贮存保管的特点

应根据各类剂型的特点、性质,进行妥善的贮存保管。

1. 口服固体制剂(蜜丸、水泛丸、片剂、散剂及冲剂等)　这类成品均严密包装,贮存在阴凉避光干燥通风处。若包装不严吸潮受热,会使丸片、冲剂、散剂等霉变虫蛀;冲剂和散剂还会结块；蜜丸、糖衣片会粘连；大蜜丸在贮存中由于温度过高或过分干燥会引起皱皮甚至干裂；由于吸潮，片剂、水泛丸还会出现体积膨胀、疏松易碎、松散落粉；糖衣片还会在空气中受氧、日光、温度影响而褪色和褪光，产生花斑等。凡含有细料药或芳香性药（麝香、冰片等），皆宜用玻璃瓶包装，严密封口。有些品种（如六神丸）更宜置于小玻璃瓶中。冲剂有很多品种用塑料袋包装，但对湿性强的冲剂则以玻璃瓶或锡箔包装为宜。

2. 膏剂（膏滋、膏药和橡皮膏等）　膏滋一般密闭保存于阴凉干燥处。由于含大量糖类、蛋白质等物质，贮存不当会出现酸变、霉变、反砂等现象。如雪梨膏、金樱子膏等常出现糖的结晶析出，俗称反砂，是由于贮存温度过高，水分蒸发所致。膏药和橡皮膏宜存放在室内阴凉处保管，避免日光照射和风吹；若贮存不当或长时间受热，致膏质变脆黏性降低，贴在皮肤上容易脱落。

3. 其他（注射剂、胶剂）　注射剂应盒装、避光置阴凉处保存。一般中成药注射剂稳定性差，贮存保管中受温度、pH、光的影响而出现沉淀色变等现象。如注射剂中鞣质含量超过 0.06mg/ml，放置时间过长，由于水解、氧化和缩合反应会逐渐产生沉淀。含黄酮类成分的注射液，可因 pH 值降低而析出。胶剂（阿胶、鹿角胶、龟板胶），因干燥易碎裂成块，遇热融化而粘结成饼，遇潮易生霉，因此宜贮存在木箱内严密盖好，高温多雨或湿度大的季节，宜置入石灰缸吸湿防潮。

二、中成药的有效期、厂方负责期、保存期

1. 有效期　有效期也是控制中成药质量的指标之一。有相当数量的中成药稳定性不够理想。不论采用何种贮存方法，若放置时间过久，仍会变质失效。对不稳定性的中成药必须规定有效期，即在一定的贮存条件下能够保证质量的期限。根据卫生部关于药品有效期规定的说明："药品有效期的计算从药品出厂日期或按厂批号下一个月一日算起，药品标签所列的有效期应为有效期年月。"但也有沿用失效期的例子。应知道标签上有效期和失效期的区别。如：标示有效期为 1995 年 12 月者，是指使用到 1995 年 12 月 31 号止；标示失效期为 1995 年 12 月者，是指使用到 1995 年 11 月 30 号止。由于历史原因和中成药自身的特点，多数中成药目前尚无有效期的规定。丹参注射液、鹿茸注射液、强力补等少数中成药（含中西复方制剂），部分地区规定了有效期，但各药规定的期限不统一，应以当地省、直辖市、自治区卫生行政部门的规定为准。原则上，超过有效期或已到失效期的药不能再用，若经药检部门检查合格，可酌情延长使用期限。

2. 厂方负责期、保存期　当前全国尚无统一的中成药品种厂方负责期限，很多是由各省按具体品种自行制订，负责期限通常自生产品批号的下月一日算起；目前有些中成药出厂时都标有"保存期"、"保质期"，应注意，已过"保存期"、"保质期"的品种一般不能再用，若经有关部门认可或检查合格后方可继续使用。

综上所述，中成药质量好坏和贮存保管的关系密切，保管不善，药品可提前变质，保管得当，可延长使用期限。我们必须充分了解各类中成药制剂贮存中易发生的变质现象和原因，掌握保管注意点，以确保用药的安全和有效。

（李范珠　程巧鸳）

第五章

中成药效应动力学及代谢动力学

进行中成药药理研究,阐明其作用和作用机制以及在体内的过程是中成药现代化的一个重要组成部分。药理学既研究药物对机体的作用规律,也研究机体对药物的处理规律,前者称为药物效应动力学(简称药效学,pharmacodynamics),后者称为药物代谢动力学(简称药动学,pharmacokinetics)。

中成药药效学是运用药理学的现代实验方法和指标研究药物对机体的作用及其作用机制,回答药物的有效性、作用规律、性质、强度、范围等。在研究中,应根据中医药基本理论,结合中成药特点、功能主治、临床疗效及现代研究成果,应用现代科学技术,提倡优选或建立与中医"证"或"病"相符或相近似的动物模型和试验方法,对药物的有效性做出全面、正确、科学的评价。

中成药药动学是研究中成药在体内的动态过程,对新药筛选、质量控制、用药安全有效等问题都具有重要意义。但中成药成分复杂,药动学的研究困难很多,至今还没能建立起一套完整成熟的实验方法。中成药也是化学物质,其体内过程的研究内容与一般药物可以一致,但也具有特殊性。

第一节 中成药的药物效应动力学研究

一般药理研究所采用的剂量、给药途径与主要药效学研究相同。主要是观察药物对清醒或麻醉动物的神经系统(血压、心电图,包括心率、心律、各波形及时值等)及呼吸系统(频率、节律、深度,选项用家兔)等各个系统的影响,从而更全面地评价药物的作用。中成药的药效学研究的方法和指标与化学药物的药效学研究相同。同样剂量的某一药物对不同患者不一定都能达到相等的血药浓度,相等的血药浓度也不一定都能达到等同的药效。其原因可以存在于药物产生效应的任何一个环节,包括机体方面的因素、药物方面的因素以及合理用药原则。因此,首先需明确诊断,选药不仅要针对适应证还要排除禁忌证;其次,要根据中成药药理学特点选药,同时了解并掌握各种影响药效的因素,实现用药个体化;治疗需祛邪扶正并举,在采用对因治疗的同时要采用对症支持疗法。

第二节 中成药的药物代谢动力学研究

机体对药物的吸收、分布、代谢和排泄过程称为药物体内过程。而药物的效应及血药浓度随时间而变化的规律称为药物代谢动力学(药动学),可见药动学是研究药物在体内运转及转化的动态规律的一门学科。药动学的研究将为新药研究设计,改进药物剂型,设计给药方案,评选高效、速效、长效、低毒副反应的药物及合理临床用药等方面提供科学理论依据,发挥重要的指导作用。

提供药动学研究的样品,必须是单一化学成分,并有专一性、高灵敏度的定量检测方法,一般而言,中成药或中药制剂(样品)很难满足这一要求。一种中药本身就是成分复杂的复方,中成药多数为复方(也有单方),其成分更为复杂,难以提取其有效的单一化学成分。

中成药或中药制剂的药动学研究可归纳为两类:一是有效成分明确,含有一种或多种有效化学成分,能用定量分析方法控制质量者,可以参照西药的药动学研究方案测定血、尿或其他组织中药物浓度,并计算其各项参数;另一是临床广泛应用的中成药或中药制剂,尤其是复方制剂,组成复杂,多数有效成分不明确,缺乏微量定量的检测方法,给药动学参数测定带来一定困难者,其药动学研究可针对有效成分及毒性分别进行实验,然后分别推算药动学参数。根据目前国内研究报道,测定方法有:

(1)药理效应法,此法要求选用测定准确、灵敏度高、效应强度与剂量成分相关的药理药效指标;

(2)药物累积法,包括以动物死亡率作为观察指标的"累积法"和以药物疗效作为观察指标的"累积法";

(3)微生物指标法。

以上方法在应用时各有其规定条件,各有其优缺点,应加以注意。

1. 有效成分明确的中成药药动学实验方法及其经时变化 药物入体后因体内过程(吸收、分布、代谢、排泄)诸方面的影响,机体内总药量以及各部位药物的量或浓度随着时间的变化而处于动态变化中,此即"时量关系"(T-D 关系)。药物的效应随时间由体内尤其是靶部位的药量或浓度所决定,此即"时效关系"(T-E 关系)。时量关系和时效关系可统称为经时变化,药动学的最重要任务之一就是研究药物经时变化的规律。

中成药的时效关系取决于时量关系,尤其直接取决于药物靶部位的时量关系,然而即使是已有检测方法的西药,实测靶部位的时量关系在人体几乎不可能,在动物也很困难,但定时采血检测是方便可行的,所以药动学研究多以检测血药浓度的经时变化(时量关系)为基本手段,由此间接推测药物的时量(体内药量)关系和时效关系。时效关系和时量关系一般是相对平行而非绝对平行,在某些药物两者可差异很大。中成药的药理学研究有很大的特殊性,目前绝大多数中成药及其方剂根本无法测定血药浓度,而是借助于药效或毒理手段直接探求中成药的时效关系,再间接推算药物的时量关系。

现仅就与中成药有关的几个重要的药动学概念与参数简述如下:

(1)消除动力学:药物在体内的降解(包括转化与排泄)称为消除(elimination),有两种消除动力学:① 单位时间消除率恒定(有固定半衰期)的称为一级动力学消除;② 单位时间消除量恒定(无固定半衰期)的称为零级动力学。绝大多数中成药都按一级动力学消除;少数药物用量过大时超过了机体的消除能力极限,单位时间内只能按最大速度消除恒量药物(零级动力学),但当体内药量降解到一定程度时转变为一级动力学消除。

（2）房室模型：如图 1-5-1 所示，若纵轴取对数，消除相为一直线时称为一房室模型；如果曲线下降段不能转化为一条直线而是左侧有"抬头"时则称为二房室（或多房室）模型，抬头部分为分布相，直线部分为消除相。房室数因药物不同而异，即使同一药物也可因给药途径不同、采血点时间早晚而不一样。药物静脉推注时一般呈二房室，但若分布相太快太短或采血点时间开始过晚，以及分布相太慢以致延及曲线全程时，也可呈一房室模型；药物口服时多因吸收相掩盖了分布相，一般呈一房室模型。

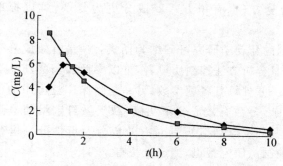

图 1-5-1　单（双）室模型血药浓度-时间曲线

（3）表观分布容积（V_d）：中成药药动学研究若能直接检测或间接求出血药浓度，则可按下式计算 V_d（式中 D 是剂量，F 是生物利用度，C_0 是初始血药浓度，C 是任意时间的血药浓度，X 是任意时间的体存量，下同）：

$$V_d(L/kg) = \frac{D \times F(mg/kg)}{C_0(mg/L)} = \frac{X}{C}$$

$$X = C \times V_d$$

V_d 除能提示分布特点外，最重要的意义是进行体存量 X 与血药浓度 C 的换算。

（4）消除速度常数（K）：本节讨论只适用于一级动力学，中成药药动学研究不论纵轴取什么单位（药效、量和浓度），都可以求得 K，若纵轴以自然对数（ln）表示，则消除相直线的负斜率就是 K，因为此斜率恒为负值，而 K 恒为正值。

（5）半衰期（$t_{1/2}$）：

$$t_{1/2} = \frac{\ln 2}{K} = \frac{0.693}{K}$$

（6）曲线下面积（AUC）：图形纵轴为真数时的时效、时量或时浓曲线下的面积即为 AUC。若为一级动力学，可对曲线方程式进行积分而求得 AUC。AUC 较重要，可用以计算生物利用度、清除率等其他参数，并且也是统计矩算法的基本参数。

（7）生物利用度（F）：可用吸收百分率或吸收速率表示，后者称为 F 值，iv（静脉注射的英文缩写）时 $F=1$，其他给药途径 F 均小于 1，计算公式为：

$$F(\text{非 iv}) = AUC(\text{非 iv}) / AUC(iv)$$

中成药制剂一般不宜 iv，可用最接近静脉用药的腹腔注射（ip）方式给药，以此为基准计算口服时的 F 值。

（8）清除率（CL）：对于中成药易求得 V_d，且二房室模型 V_d 有多个，不好选择，故宜用公式：$CL = F \times D / AUC$，此式适用于各种房室和各种曲线模型。

（9）有效水平和毒性水平：有效水平和毒性水平只有结合药效学的方法才能进行实测。体内药量或浓度低于有效水平则无效，高出毒性水平则出现中毒，非静脉用药时的经时变化曲线与有效水平相交而形成潜效期、持效期和残效期的划分，且有峰值和达峰时间的概念；静注时无潜效期。必须以此两水平为参考标准，才能设计临床合理用药方案。

2．中成药一次用药后的时量关系 获得中成药有关药动学参数后，则可用计算方法求出一次用药后任意时间的血药浓度或体存量。

3．中成药多次连续用药的时量关系 讨论仅适于一级动力学消除，多次连续用药情况千变万化，为了简化，设每次用量和用药间隔是固定不变的，并按一房室模型处理，且忽略吸收相的影响。

4．临床合理用药方案的设计 中成药临床合理用药方案设计的目的，就是最充分地发挥中成药的治疗作用，尽可能地避免不良反应的发生。中成药用药方案设计的内容应包括：选择剂型和给药途径，确定每次用量和用药间隔时间，决定疗程的长短、配伍用药等。设计时必须的参数有 5 个，即 $t_{1/2}$、V_d、F 值、有效水平和毒性水平。例如，多次连续给药时可利用该 5 个参数及有关公式，设计出每次剂量和用药间隔时间，以使稳态峰值不高出毒性水平，稳态谷值不低于有效水平。

中成药多为复方制剂，目前多数尚不能用化学测定的方法测定血药浓度以了解其在体内的变化。然而，辨证论治、复方配伍是中医用药的精髓。因此，从整体观点出发研究中成药，进一步用数学公式模拟体内过程，探索其在体内的过程，对于继承发扬祖国医药学遗产是有意义的。

药物是由物质、生物活性、适用性等三个要素构成的体系。中成药中的生物活性物质进入机体到达作用部位，呈现治疗效应，即生物有效性。中成药的生物有效性是研究制剂施于机体后药物的量变规律，以及影响的因素，进而阐明药物及其制剂与治疗效应的关系，常通过同种药物不同剂型间或同种药物同种剂型不同厂家或同一厂家生产的不同批号产品间的比较进行。制剂生物有效性量化的主要表达方式是生物利用度（bioavailability）。实践证明，同一中成药，若剂型改变，即使有效成分含量相等，临床效果也未必相同。这说明制剂中的主药含量并不是决定临床效果的唯一标准，化学等值并不一定生物等效。若选用某种生物指标（如血药浓度、组织药物浓度、尿中药物排泄量或药物在生物体内的代谢物浓度等）则可反映药物制剂在体内可能被利用的程度，从而间接地判断疗效。就口服制剂而言，只有吸收的那一部分药物才能产生药效。

中成药生物利用度系指中成药中的有效成分或其治疗的主要部分，到达大循环的相对速度和程度。生物利用度对中成药的有效性、安全性均具有重要作用。如果血药浓度超过最小中毒浓度就会导致危险，血药浓度达不到最小治疗浓度就不呈现药效。

为了能够从实验角度客观地反映中成药的疗效，近年来已开始运用药动学和药效学的理论和技术研究中成药的生物有效性，并且为生产和临床提供了重要的参考。

（李范珠 程巧鸳）

第六章

中成药的不良反应

中成药不良反应（adverse drug reaction，ADR）是指在预防、诊断、治疗疾病过程中，中成药在正常用量和用法时产生对机体有害的反应。中成药不良反应包括副作用、毒性作用、后遗作用、过敏反应、继发反应、致癌作用、致突变作用、致畸作用、特异性遗传因素等。常见的中成药不良反应有肝肾功能衰竭、急性中毒性休克、药物过敏反应等。据有关资料统计，产生不良反应的中药涉及 460 多个品种，其中单味药 239 种，中成药和制剂 221 种。

20 世纪 80 年代末 90 年代初，中国香港出口的中药制剂"苗条丸"（制剂中含有马兜铃酸），曾引起 100 多名中青年女性发生尿毒症，被称为"中草药肾病"。1994—1996 年，日本也曾报道过小柴胡汤所致的"间质性肺炎"事件，2 年期间，88 名患者因服用小柴胡汤发生间质性肺炎，其中有 10 例死亡。90 年代末期，含有关木通的知名中成药龙胆泻肝丸也被我国北京多家医院提醒慎用，原因是关木通含马兜铃酸，可能导致肾病。其中也包括其他有关木通等中药配制的成药，如八正散、冠心苏合丸、分清止淋丸、排石丸、百消丸等，需医师指导下用药。

中成药主要由天然药物经科学配伍而成，是经过千百年中医长期临床实践总结出来的，其不良反应的发生率远小于化学合成药品（西药）。但是，如果应用不当，还是会引起与治疗无关的不良反应。对于导致不良反应的情况很复杂，应进行深入的调查研究，而不能因为出现某种不良反应，就轻易完全否定某一种药。

安全、有效是对药物最基本的要求，也是中成药走向世界、走向未来的必备条件。

第一节　中成药不良反应的类型

中成药多为复方制剂，且许多有效成分本身就是大分子，具较强的抗原性，因此，中成药不良反应的临床主要表现为过敏反应，包括全身过敏反应（24.6%）、皮肤损害（23.2%）、过敏性休克（7.4%）和药物热（7.8%）。此外，呼吸系统损害中的支气管哮喘也属过敏反应。除过敏反应外，较常见的中成药不良反应是肝肾功能损害（8.3%）。中成药对肾脏的损害正逐渐引起国内外学者的广泛关注。如龙胆泻肝丸可导致肾损害的事实已于 2002 年 7 月由原国家药品监督管理局通过《药品不良反应信息通报》向有关企业、医疗机构和各地方药品监督管理局等有关单位通报，并且禁止其再在市场上销售。中成药还可引起血液系统损害（5.6%），且比较严重。各种剂型中成药不良反应的主要临床表现及构成比见表 1-6-1 所示。

表 1-6-1　各种剂型中成药不良反应的主要临床表现及构成比

临床表现	注射剂	其他剂型	合　计	构成比(%)
全身过敏反应	139	18	157	24.6
皮肤损害	121	27	148	23.2
呼吸系统损害	36	5	41	6.4
循环系统损害	27	4	31	4.9
消化系统损害	17	7	24	3.8
血液系统损害	31	5	36	5.6
药物热	40	8	48	7.5
肝肾功能损害	2	51	53	8.3
过敏性休克	39	8	47	7.4
死　亡	6	1	7	1.1
其　他	27	19	46	7.2
合　计	485	153	638	100

引自：管玫,陈泽莲,潘晓鸥等.中成药药物不良反应的临床特征及发生的相关因素分析.中国药房，2004,15(7)。

第二节　中成药不良反应的临床表现

一、中成药不良反应的临床表现(表 1-6-2)

（一）中成药所致的变态反应

此在临床上最常见，发病率也最高，其临床表现形式也呈多样性。以发热、皮肤过敏最常见，多表现为过敏性药疹或荨麻疹样皮炎，黏膜水肿，在全身或局部相继出现高出表皮、大小不等的鲜红色斑丘疹，疹面皮肤潮红、瘙痒，压之可退色，如壮骨关节丸、双黄连针剂、复方丹参针剂、刺五加针剂、脑络通胶囊、百宝丹等。有时可见全身肌肤灼热如焚，或致全身剥脱性皮炎。还可表现为过敏性紫癜和过敏性休克，如蝮蛇抗栓酶等。

（二）中成药所致的消化系统反应

可引起恶心呕吐、呕血、腹胀、腹痛、腹泻、食欲不振、便秘以及肝功能异常等消化系统反应,如消咳喘、复方甘草合剂、安络丸、鼻咽清毒剂、雷公藤片、蝮蛇抗栓酶针剂等。

（三）心血管系统反应

主要有胸闷、心悸、面色苍白、血压下降、心率加快和心律不齐,如刺五加针剂、蝮蛇抗栓酶针剂、银杏叶片等。

（四）神经系统反应

表现为头晕头痛、嗜睡、口唇麻木、言语不清、肌肉震颤、肢体抽搐,如舒筋活血丸、舒筋活络丹、川楝片、刺五加针剂等。

（五）中成药所致的心血管系统反应

引起心率减慢、心动过速伴心律不齐等，如柴胡、安痛定注射液混合肌注。

（六）呼吸系统反应

以口唇发绀、面部潮红、呼吸急促、咳嗽哮喘、呼吸困难为主要表现，如牛黄清脑丸、消咳喘、复方甘草片、复方丹参针剂、刺五加针剂等。

（七）中成药所致的其他不良反应

1. 药物热　表现为寒战、发热，如血栓通针剂、刺五加针剂、肝炎灵针剂、参芪针剂等；

2. 代谢障碍　表现为血脂升高，如脂必妥胶囊等；

3. 静脉炎　表现为注射部位血管肿胀、发热、疼痛，如刺五加针剂等；

4. 药物依赖性　表现为停药不适、病情反跳、症状加重，如地奥心血康胶囊等。

国外对中药和中成药不良反应也相当重视。据报道，从 20 世纪 80 年代中期开始，新加坡、马来西亚政府禁止黄连及其制品的种植、进口、贩卖、使用，以后扩展到含小檗碱的中药如黄柏等也在被禁之列，原因是黄连类中药（含汤剂及成药）曾引起过新生儿溶血性疾患的病例。美国加州禁止牛黄解毒片、朱砂安神丸等 40 种中成药进口销售，原因是认为牛黄解毒片可能会引起惊厥、颤抖、呕吐、头痛，甚至死亡；朱砂安神丸可能会引起肾病、肝疾、甚至会导致死亡。

表 1－6－2　有关资料对中成药临床应用的不良反应表现

中成药名	临床应用	副反应	毒性反应	过敏反应	成瘾性	备　注
牛黄解毒片	用于阳明实热证之急性咽喉炎、牙龈炎、扁桃体炎、大便秘结等病证。	腹痛腹胀、恶心呕吐，或尿频尿急，或咳嗽胸闷气急等证。	酸中毒、溶血性贫血、肝肾功能损害、神志失常等。	荨麻疹型药疹、固定型药疹、疱性药疹、多型红斑型药疹等。	出现依赖性，戒断后咽痛加重，口周、鼻翼起疱疹，兴奋失眠、食少、上腹烧灼感等。	不宜长期服用，婴幼儿、孕妇慎用，新生儿禁用。
羚翘解毒片	用于风热或温病初起的流感、扁桃体炎、腮腺炎、乙型脑炎等。	头晕胸闷、恶心呕吐、四肢麻木、发烧身痒等。	呼吸急促、血压下降、昏迷、脉微欲绝。	两膝盖发烧、红肿、片状红斑、皮肤潮红发痒。		风寒感冒者不宜服用。
板蓝根颗粒（注射液）	用于热毒蕴结或风热证之上呼吸道感染、流行性感冒、流行性乙型脑炎、流行性腮腺炎等。	疼痛，肌注部位可出现多发性肉芽肿。	上消化道出血、溶血反应，药物性肾功能损害。	皮疹、荨麻疹、皮炎，或过敏性休克等。		非实火热毒者忌服。

续　表

中成药名	临床应用	副反应	毒性反应	过敏反应	成瘾性	备　注
复方鱼腥草片（注射液）	用于外感风热，肺经风热之上呼吸道感染，扁桃体炎、咽喉炎、慢性支气管炎、肺脓疡等。	咽干、胃灼热、心悸、手抖等。		全身皮肤瘙痒、潮红、皮疹呈荨麻疹样，紫癜、红斑或过敏性休克。		肺无热者勿用，忌服辛辣、刺激性食物。
龙胆泻肝丸（颗粒）	用于肝胆实火、下焦湿热证之妇女盆腔炎、带状疱疹、急性阑尾炎、传染性肝炎、胆囊炎等	胸闷心慌	滑胎、流产、肾功能损害（主要是关木通引起）。	皮肤瘙痒、潮红，荨麻疹。		忌食辛辣之物，老年、儿童、孕妇、肝肾功能损害者慎用。
天王补心丸	用于阴虚血少、神志不安、神经衰弱、失眠，心律失常、低血压等。	消化不良或心下痞满，轻度腹泻等。		全身皮肤红疹发痒，血管神经性水肿。		心阳虚者不宜服用。
清开灵注射液	用于外感时热、火毒内盛、邪陷心包证之脑卒中、肺心病、肺脑病等。	寒颤、高热。		药疹过敏反应。		虚寒证忌用。
复方丹参片（注射液）	用于气滞血瘀证之冠心病、心绞痛、颅脑外伤后神经综合征等。	胃肠不适或恶心呕吐，全身性黄疸。	静脉炎、血压下降、心律失常、口腔溃疡、鼻或阴道出血等。	皮疹、过敏性休克、过敏性哮喘、血管神经性水肿等。		避免与低分子右旋糖酐、刺五加、多巴胺配伍应用。
云南白药	用于瘀血阻络证之各种出血，外伤炎症，术后伤口延期愈合，皮肤溃疡，妇科病。	头昏头痛、眼花、恶心呕吐、站立不稳、口舌和肢体麻木、心悸、烦躁不安。	休克、面色苍白、口唇发绀、冷汗淋漓、四肢厥冷、呼吸浅表、心衰、血压下降。	荨麻疹样药疹，或过敏性休克等。		孕妇忌用；忌鱼腥、酸冷食物；过敏者禁用；疮毒化脓者勿外敷。

中成药名	临床应用	副反应	毒性反应	过敏反应	成瘾性	备　注
大活络丹	用于气虚血瘀证引起的中风偏瘫，或用于阳痿、癫痫、小儿惊厥等。	口舌干燥或大便秘结，上腹部不适、泛酸。	头晕眼花、心慌、出冷汗、胃黏膜损伤出血。	头面浮肿、眼眶烦痒、眼结膜充血；四肢头面红色斑丘疹。		孕妇忌用；中风晚期禁用。
乌鸡白凤丸	用于妇女气血两虚之痛经、功能性出血、产后恶露带下、紫癜、贫血等。	目赤、纳呆、便溏。		皮肤潮红、灼热、全身瘙痒、呈片状斑丘疹。		
大黄䗪虫丸	用于气滞血瘀证（妇产、内外科），闭经、宫颈癌、不孕症、卵巢囊肿等。	轻度腹泻、牙龈出血、鼻出血。		皮肤潮红、发痒。		孕妇禁用；皮肤过敏者停用。
西黄丸	用于湿热毒瘀之化脓性骨髓炎、淋巴结核以及肿瘤、白血病等。			四肢面部颈部皮肤瘙痒、潮红、灼热，出现粟粒样大小丘疹。		孕妇忌用；阴虚火旺者忌用；脓溃外泄者勿用。
藿香正气丸（水、口服液、颗粒）	用于夏季伤湿感寒之胃肠型感冒、肠炎、水土不服等。	致产后多汗症。	颜面潮红、心率加快、上消化道出血、大汗淋漓等。	面颈部潮红呈醉酒貌反应、过敏性紫癜、过敏性休克。		阴虚火旺者忌用；忌食生冷食品。

引自：储水鑫，柯兆昌.中成药临床应用的不良反应.中医药学刊,2006,24(1).

第三节　产生中成药不良反应的原因

　　造成中成药主要不良反应的原因,一是人体因素：与受药者的年龄、生别、生理状态、体质、耐受性等机体条件有关；二是中药本身的因素等。

一、人体因素

（一）体质因素

1. 个体体质变化　每一个生命个体,皆因种种外界条件的变化和内部生命活动的需要而不断发生变化。不断变化着的机体生理或病理环境,直接影响机体对药物成分的吸收、分布、转化和排泄等过程,导致机体对药物的敏感性和耐受性相异,从而引发不良反应。时辰药理学和时间治疗学表明,人体昼夜间对药物的敏感性、耐受性及代谢速度不同。这是人体正常生理节律所致,临证用药应当参考遵守,否则,不仅影响疗效,甚至还会导致不良反应的发生。

2. **异体体质差别**　现代药理学发现,有些人机体应激性强,新陈代谢旺盛,对吸收的药物成分(含有毒成分)能较快地转化和(或)中和、排泄,对药物的耐受量大;有些人机体应激性弱,新陈代谢缓慢,不能较快地转化和(或)中和、排泄吸收进入人体的药物成分(含有毒成分),对药物耐受量小。有些人因反复多次使用同一种药物,其机体逐渐产生了对该药的耐受性,而高敏体质的人应用小于常用量的药物便会引起不良反应。分别处于健康和病态或患不同疾病的个体,因其机体组织和脏腑功能原本就存在差异,加之处于不同的状态下,故对药物成分的转化和(或)中和、排泄以及敏感性和耐受性差别更大。另外,有些人属于特异体质,对某种或某类药物特别敏感,无论用量大小,只要使用的药物中有此种或此类成分药,即可出现过敏反应。

(二)年龄因素

成年人机体发育成熟,脏腑功能完善,药物成分吸收后可较快地分布、转化和排泄,敏感性低,耐药性强。婴幼儿正处于生长发育阶段,脏腑功能尚未完善,寒热虚实均易变更,对药物的耐受性较低。而老年人处于身体衰老阶段,气血亏虚,脏腑功能减弱,或罹患各种慢性疾病,各系统、器官的组织形态与生理生化机理发生了变化,对药物的耐受性亦较低。因此,一般来说幼儿和老年人比成人易于发生不良反应,估计与药物代谢速度较成人慢、肾脏排泄功能较差或对药物作用的感受性较高有关。

(三)性别因素

男性和女性的体质差异很大,如男性平均体重重,女性平均体重轻;男性雄激素水平高,女性雌激素水平高;女性有月经期及妊娠之生理变化,而男性则没有,等等。这些因素均可影响机体对药物的敏感性和耐受性,从而可引发不良反应。文献报道,女性发生药物不良反应比男性多,也有报道称药物性皮炎的发生男性多于女性。

(四)种族因素

不同种族的人,在遗传和变异规律的支配下,由于先天禀赋和后天生活、工作、环境等的不同,其体质也不同,因而其对药物的敏感性、耐受性及代谢速度等亦不同。另外,即使是同一种族的人,其差异也较大。

(五)皮肤影响因素

皮肤给药是中医的重要给药途径之一。皮肤的生理与病理状况如何,与中成药不良反应的发生有着直接的关系。毛囊较大较多、汗腺较多的皮区,如前额、颅顶等部位,对药物的吸收较多;而角质层较厚的皮区,如足底等部位,则吸收较少。药物的渗透速度按足底、前下臂、脚背、颅顶盖、大腿上部及耳廓后等不同皮区依次递增。因此,以有毒之中成药外用,宜斟酌遵用,对血管丰富与脑最近的头面部尽量不用,以防不良反应的发生。破损皮肤与完整皮肤相比,前者对药物的吸收快,后者则慢。以等量同种有毒中药外用,若施于完整皮肤,因吸收速度慢、剂量小而不会损害人体;反之,施于破损皮肤,因吸收快、剂量大而易损伤人体。特别是砒石、轻粉、三仙丹等大毒之品更是如此。另外,皮肤的干湿与温度对不良反应也有影响。同一种有毒的中药外用制剂,处在湿润和(或)较高温度(60 ℃ 以下)状态下的皮肤,单位时间吸收量大,可能损伤人体;而处在干燥和(或)较低温度状态下的皮肤,则吸收剂量小,不一定损伤人体。

二、药物因素

(一)品种混用

由于中药来源广泛,品种繁多,同物异名、同名异物的品种混乱现象较为多见,加之地区习惯用药不同致使发生中毒事故。如北京一医院用山豆根配制使用感冒片曾发生200 余人中毒。北方习用北豆根(山豆根)为防己科植物蝙蝠葛的根茎,南方习用山豆根(广豆根)为豆科植物柔枝槐的根,中毒原因是错把南方的广豆根调入北方当北豆根入药。

(二)成分复杂

中成药注射剂虽然具有起效快、便于临床急症应用的特点,但由于缺少消化道及防御系统的处理,其引起过敏反应的可能性大大增加;且中药注射剂大多数是提取的混合物,没有完全定性和定量的产品,药物的相对分子质量较大,某些含蛋白质或生物大分子物质,这些决定了注射剂内在质量不稳定,导致疗效不稳定并影响安全性。

(三)中药剂型改变及炮制不当

中药新剂型不断出现,给药途径也有改变或创新,如注射针剂,药物制剂经肌肉注射、静脉注射给药迅速进入人体循环,制剂纯度问题、有效成分改变与否,以及机体利用问题等,可能会与原制剂有所不同,从而导致某些用药不良反应的出现。如清开灵注射液、双黄连注射液、丹参注射液,注射后出现毒副作用也时有临床报道。由于毒性成分有不同的理化特征,在不同的剂型中显示的毒性也不相同。例如,细辛的毒性成分存在于挥发油中,所以入汤剂比入散剂、丸剂的毒性成分要小得多。有些药物的毒性成分和有效成分并不同一成分,有些药物的毒性成分即是有效成分。乌头类药物煎煮时间过短,毒性成分不能有效地破坏,用之易引起中毒。由于制剂工艺不合理或药物不纯,如蜂蜜中含有雷公藤、博落回(三钱三)等,使用蜂蜜引起中毒。曾有报道某厂生产的当归注射液穴位注射,致 100 例患者出现局部疼痛红肿和寒战等异常反应,更换该厂生产的另一批号的同一产品,未再发生类似现象,显然与该批号药物的生产有关。

(四)给药途径不当

如丹参注射液由肌注改为静脉注射易致过敏性休克,这是因为药物直接进入血管,浓度过大,并且成分复杂。此外,还有一些口服药物制成静脉用药后,由于质量不易控制,造成稳定性差,导致不良反应。

(五)溶媒使用不当

许多中药注射液的不良反应与溶媒的种类和容量有关。如说明书规定丹参注射液20ml 溶于 250~500ml 5%葡萄糖注射液中静滴,而临床医生多数习惯将 30~50ml 丹参溶于 250ml 0.9%氯化钠注射液中静滴。研究显示,中药注射剂在生理盐水中微粒数目显著增加。这也就不难解释为什么患者容易出现注射部位疼痛、红肿等皮肤过敏反应,甚至呼吸困难、恶心、呕吐等不良反应。

（六）中西药配伍不当

一些酸性中药,如含有山楂的丸剂与磺胺类西药合用,会产生结晶尿、血尿。丹参及含丹参的中成药不宜与士的宁、麻黄碱、山梗菜碱、维生素 B_1、维生素 B_2、细胞色素 C 合用。因为丹参的水溶性成分能与这些药物结合产生沉淀,降低疗效;也不宜与抗酸药同服,它可与抗酸药中的金属离子发生络合,从而降低丹参的生物利用度,影响疗效。含鞣质的中成药与红霉素、灰黄霉素、四环素族抗生素合用会产生沉淀。小青龙汤、麻杏石甘汤、麻黄汤均含有麻黄素,与优降宁、苯乙肼合用可导致高血压危象。溴化钾、溴化钠、碘化钾、碘化钠、硫酸亚铁和亚硝酸盐,与朱砂安神丸、冠心苏合丸、磁朱丸、健脑丸等含有朱砂（Hg^{2+}）的中成药联用,可因生成溴化汞或碘化汞沉淀而引起药源性肠炎。牛黄消炎丸、牛黄解毒丸、安宫牛黄丸、六神丸等含雄黄（As_4S_4）的中成药,与硝酸盐和硫酸盐联用,可使雄黄所含的硫化砷氧化而增加毒性。异烟肼、痢特灵等单胺氧化酶抑制剂与含麻黄的中成药联用时,可因阻断去甲肾上腺素的代谢灭活而致血压升高。含有大量甘草、甘草浸膏的止咳中成药镇咳胶囊、甘草合剂等,与速尿及噻嗪类利尿剂合用时,可发生药理性拮抗和增加不良反应,并且因两者均能使钾排泄量增加而引起低血钾症。甘草合剂、镇咳宁等与 H_1 受体拮抗剂息斯敏、特非那丁同服,具有奎尼丁样作用,可使患者发生心律失常。地高辛与血栓心脉宁（含蟾酥）合用可引起地高辛样中毒,与六神丸（含蟾酥）并用能引起频发性室性早搏。维 C 银翘片与白加黑、康泰克、感冒通等同服,因其中均含有抗组胺药而加重嗜睡、头痛、头晕等抗组胺症状,甚至引起药源性再生障碍性贫血。阿司匹林与含醇的中成药风湿止痛药酒同服,可致胃出血,甚至胃穿孔。磺胺类药物能加强乙醇的中毒作用,不宜与含醇类中成药同服。异丙嗪与中药防己及其提取剂防己碱有一定毒性协同作用,不宜与含防己的中成药合用。氯丙嗪与麻黄素联用,可致血压下降。

（七）给药剂量与给药时间不当

药物达到足够的治疗剂量才能治病,如果超剂量则对机体会产生不良影响。药物的毒性与剂量成正比关系,剂量过大是引起毒性反应和死亡的主要原因。有的药物服用过久,使之在体内蓄积,可引起慢性中毒反应。如木通,药典无毒性记载,常用量为 $3\sim9g$,但一次用量超过 $60g$ 即导致肾功能衰竭 4 例,其中死亡 1 例。人参是有补益作用的上品,有人参过量引起中毒 5 例的报告,其中死亡 2 例。因此一定要掌握用药剂量和时间,使其恰到好处,病去即止。

（八）禁忌

辨证用药、因证制宜是中医治病的特点。同是感冒,风寒外感发热轻、恶寒重、无汗、不渴,宜用辛温解表的风寒感冒冲剂、麻黄桂枝汤等治疗;风寒外感发热重、恶寒轻、微汗、口渴,宜用辛凉解表的感冒冲剂、桑菊感冒片等治疗。错用与病无利,甚至加重病情。所以要注意用药的证候禁忌、妊娠禁忌和服药禁忌,以防发生不良反应。

三、食物的影响

哮喘性支气管炎、过敏性皮炎、荨麻疹等病的患者,服药时不宜吃鸡、鸭、鱼、虾、羊肉、韭菜等食物（含有异性蛋白和组胺）,以防发生过敏反应。

四、其他因素

如误服，药品污染变质，以及私自用药等。

第四节 中成药不良反应的防治

针对发生中成药不良反应的原因，其防治的主要措施在于预防，结合对症治疗。

一、预防

中医历来重视预防，在《内经》中早就提出"治未病"的预防思想，强调"防患于未然"。因此在使用中成药时，要树立未病先防和既病防变的意识。

1. 注意个体差异，可预防的，如孕妇或已告知有过敏病史者，应避免用药或重复用药，防止其不良反应的发生；难预测的，如特异体质与个体差异者，服药后所产生的不良反应，应立即停止用药，防止其不良反应的加重。

2. 严格用药指证，辨证用药，合理配伍，患者应按规定剂量服用，不应擅自加重。在用药过程中注意询问和观察用药后的反应，一有异常反应及时处理；对中成药的安全性要有足够的重视，必须纠正超过常规剂量的"重剂取效"做法。另外，还要注意中西药并用时的配伍禁忌，把不良反应的可能性尽量降到最低。

3. 广泛宣传，告诫患者不要盲目地自购中成药，应在医生的指导下用药，遵照医嘱，不能擅自加大药量、或长期服用、甚至滥用，避免发生药物所致的毒副作用；对群众进行安全用药重要性的广泛宣传，使广大病人增强自我保护意识，改变中成药"安全、无毒"的错误观念，使病人主动与医生合作，从而降低中成药不良反应的发生率。

4. 严格质量控制，药品生产厂家应精选原料，严格炮制和饮片制备，确立生产工艺规范，实行全面的质量控制管理。在药材生长、采收、加工炮制、储藏、使用等环节严格把关，实行原材料生产质量标准化、炮制工艺规范化、饮片质量标准化、饮片生产机械化、仓储养护现代化、管理科学化，并重视炮制方法和制剂生产工艺的科学研究工作。在生产企业中推广GMP认证，制订和执行保证药品质量的规章制度及其卫生要求。

5. 加强中成药不良反应监控，完善中成药不良反应监测体系。发生中成药不良反应的原因复杂多样，唯有建立完善的不良反应监测体系和逐级申报、管理和分析系统，加强对中成药不良反应的监测、监护，才能有效地解决这个问题。首先要注意收集和积累中成药不良反应的信息资料，借鉴西药不良反应监测的经验，尽快制订出适合中成药特点的不良反应监测方法和监测报告制度。其次，要建立中成药不良反应数据库，尤其是药典所载中成药的不良反应要有完善而系统的数据库。同时将其置于卫生部不良反应监测中心统一管理之下，形成具有我国特色的中成药不良反应监测系统。

6. 加强中成药流行病学研究，必须以中成药不良反应监测的数据和资料为依据。我们应重视对中成药不良反应资料的全面搜集，并运用流行病学的原理和方法进行分析研究，弄清药物与不良反应之间的因果关系，为临床合理、安全、有效用药提供科学的依据。

二、治疗

当中成药应用后产生毒副作用或药疹的诊断一经确立,不论其中致毒的药物是否明确,均应立即进行救治。治疗原则是最大限度地减轻毒物对机体的损害和维护机体的生理功能。

（一）过敏反应的治疗

对轻症过敏反应如皮肤潮红、瘙痒、皮疹等,中医在辨证论治的基础上,选用银花、紫草、蝉衣、防风、浮萍、荆芥、乌梅等抗敏药物,且多饮水;或给予抗组胺药、维生素 C 等西药治疗。必要时口服中等剂量泼尼松（30～60mg/d）。出现过敏性休克时,应迅速排除过敏原,保暖,吸氧,立即皮下注射 0.1％肾上腺素 0.5～1.0ml,肌内注射地塞米松 5mg,同时应用静脉滴注 5％～10％葡萄糖液 500ml（可加入氢化可的松150～200mg）。

（二）中毒反应的治疗

轻者按中医辨证处理,或选用甘草、黄芩、绿豆、土茯苓等解毒药,且用于多种中毒,有些解毒药特异性较强,可有针对性地使用,如生姜能解含乌头、半夏、南星的中成药之毒副作用,杏树皮解杏仁中毒、葱白解藜芦中毒等;重者西医对症处理,降温或保温、吸氧、止吐止泻、或镇静、解痉、导尿等,危急者应采取积极的抢救措施。

中成药一般以口服为主,口服 4～6h 内,可进行洗胃、催吐、导泻、灌肠,以排除残留于胃肠道内的药物,并可静脉输液,以促进有毒成分从肾脏（尿液）排泄。对含砷、铅、汞等重金属的中药中毒,重症可用特效解毒剂（静脉滴注二巯基丁二酸钠或肌内注射二巯基丙醇）。对含乌头类药物中毒所致心律失常（迷走神经强烈兴奋）的治疗,选用抗胆碱能神经类药阿托品,可解除迷走神经兴奋对窦房结的抑制,还应使用利多卡因治疗,以降低乌头碱对心脏异位节律点兴奋性增高造成的窦性心律失常。洋地黄制剂能兴奋迷走神经,促进异位节律出现,有类似乌头碱作用,应列为禁忌。

（俞丽霞　冯　健）

第七章

中成药的合理使用

第一节　中成药的选用

中成药的设方组药是根据中医药理论,按照中药的功效、药性和归经,并体现君、臣、佐、使的原则,因此每种中成药都有一定的组成、功效和主治范围。选用中成药需要根据病人表现的症状,从多种症状的综合分析中确立疾病的证候,选用相适合的药物,做到药证相当,才能取得应有的治疗效果,否则轻则造成药品浪费,重则贻误病机 以至引起不良后果。合理选用中成药应该做到以下几点。

一、药证相符

中医重视辨证论治,疾病的本质和属性,往往是通过"证"的形式表现于临床,通过辨证去认识疾病的病理基础,进而立法、选药。例如感冒属"表证",中医采月解表法(解表药)治疗,但若不加辨证(辨其寒、热),而将适用于风寒表证的辛温解表类成药用于风热感冒,或将适用于风热感冒的辛凉解表类成药用于风寒感冒,结果会出现病情不见好转,甚至可能加重。

在通常情况下,中成药并非是固定治疗某种疾病或症状的特效药 应该辨证用药。例如,因夏季着凉所致呕吐,可选用藿香正气丸(水);若因食积内停引起的呕吐,则应选用保和丸;如因脾胃虚弱产生的呕吐,宜选用香砂六君丸。

在辨证基础上可以"异病同治"。如急性黄疸性肝炎、急性膀胱炎、带状疱疹,乃至高血压病等均属西医不同系统的疾病,这些疾病若都属中医的肝胆湿热证时,选用龙胆泻肝丸治疗均能取得治疗效果。有人采用六味地黄丸,辨证治疗哮喘、功能性子宫出血、系统性红斑狼疮等也获得良好效果。这说明临床使用中成药要以中医辨证为依据,不能完全按西医病名,对号入座。

二、剂型的选择

不同剂型有不同的作用特点,要根据患者的不同病情,选用不同的中成药剂型,方能产生良好疗效。在通常情况下,中成药多以口服剂型为主。近年来结合药效与临床,开展中成药新剂型的改进、开发、研究取得了很好的成效,既方便了应用,又提高了疗效,受到了医生与患者的欢迎。

在改进中药急救新制剂方面,把继承辨证论治原理和应用现代先进制药技术结合起来，改制成功了多种给药途径的制剂，如气雾剂、注射剂、合剂、舌下含片、大输液等，其中尤以复方静脉注射剂的系列新制剂更具有优势，效果较好，如清热开闭、醒脑开窍的清开灵注射液；益气固脱、抗厥逆休克的参麦注射液；回阳救逆、益气强心的参附注射液；活血化瘀、通痹行滞的复方丹参注射液等。由于剂型和给药途径的改进，较好地发挥了方药的药效，从而收到了速效、高效的治疗或救急效果。

三、配伍用药

中成药的处方组成固定，都是针对某一证型疾病最一般的表现而设计的，但在临床上，患者的具体表现却不尽相同，如同为风寒感冒，有的以咳嗽为主，有的以发热头痛为主，因此为了适应各自不同的具体病症，除了辨证选用适当的中成药外，有时还可配伍其他药物，以期获得更佳治疗效果。中成药配伍应用的形式主要有三种：① 中成药与汤剂的配伍应用；② 中成药与药引的配伍应用；③ 中成药与中成药的配伍应用。

中成药与汤剂的配伍应用，通常用于不适合入汤煎煮的，如含有贵重的、易挥发成分的中成药，像安宫牛黄丸、局方至宝丸、再造丸、苏合香丸等，或需要用成药做辅助治疗的。

药引的使用则是中药配伍应用的另一重要形式，所谓"药无引使，则不达病所"。如用黄酒送服治疗跌打损伤、风寒湿痹成药（活络丹、七厘散），可加强通行经络、发散风寒的功效。其他作为药引的有生姜、芦根、淡盐水、红糖、米汤、葱白、大枣、蜂蜜等，视所用成药性能、功效而定。实践证明，药引的正确使用对于提高中成药的疗效是有意义的。

用疗效相近似的成药配伍，以增强效果，如治疗胃热牙痛、口臭、咽痛，可用牛黄解毒丸加清胃黄连丸。而功用不同的成药配伍后，可补充和提高效果，如外感风热而咳嗽明显的，用银翘解毒丸加通宣理肺丸。

近年在临床上，医生常将中医的辨证施治与西医的辨病治疗有机地结合起来，合理选用中西药物联合治疗，以取得比单一疗法更高的疗效，这方面取得了一定的成果。例如，中成药清热解毒注射液（含鱼腥草、板蓝根等）联合青霉素治疗慢性肺心病急性发作，有效率达 93.3％，显效率 73.3％，优于抗生素对照组且减少了抗生素的不良反应。

第二节　使用中成药的注意事项

中成药除了供医生临床选用外，广大患者常自行购买使用，故应重视正确使用，方可达到安全有效的用药目的。使用中成药应注意以下事项：

一、注意名称与功效

中成药品种繁多，在药名上颇多近似而易混淆，而且不能从药名上去揣测其功效，必须对该中成药作全面的了解，包括组成、作用与功效及其适应证，是否符合所治的病症，才不至于误用误治。例如，有人误将用于筋骨痛、四肢麻木、手足拘挛的"人参再造丸"作为补药；将驱蛔消积的"肥儿丸"当成小儿滋补品。

二、注意用量和次数

中成药不但处方组成固定,而且各种药物的用量也已按量投入制备成型,不像汤剂可以随证变更,在应用时,应按规定用法、用量服用,通常是每日 2～3 次,少数是每日 1 次;1 次用量则视剂型而不同。如口服液(10ml/瓶)每次 1 小瓶;大蜜丸(9g/丸)多数每次 1 丸。凡有剧毒药如番木鳖、朱砂等成药更应遵守剂量规定或遵医嘱,不应擅自增加用量以求速效,也不能无端减少用量。

对小儿和老人用药,更宜注意。一般 10 岁以上的儿童与成人用量相差不大;10 岁以下至 5 岁,可用成人药量的 1/2;5 岁以下至 2 岁,可用成人药量的 1/3;1 岁以内婴儿可用成人药量的 1/4(毒性、剧烈性药不在此列)。

中成药剂型不同,其中有效成分的含量也不同,剂量则应有差别。如十全大补膏,通常每次 15g,每天 2 次,方中各药用量约为一般汤剂的 1/5～1/2。中药煮散通常取用汤剂药材的 1/3 剂量,即能呈现原方的疗效。某些中药注射剂临床疗效较差,浓度低而用量不足是重要的原因之一。此外,因不熟悉剧毒药的极量而导致用药事故曾见诸报道,故而对含剧毒组分的中成药的应用剂量更应严格掌握。

三、注意给药时间

一般根据病情的轻重缓急,确定给药时间,充分发挥药物的作用,以减少不良反应为原则。一般口服药每日服 2～3 次,于早、晚或早、中、晚各服一次。制酸药宜在饭前服,以中和胃酸并增强对胃黏膜的保护作用。祛痰药饭前服可通过药物刺激胃黏膜,间接促进支气管分泌增加。健脾药、补益药、止泻药等饭前服用奏效迅速。驱虫药可于清晨空服或睡前服,镇静安眠药多在睡前 1～2 小时服用。解表药宜及时服用,以免病邪由表入里;发汗解表药于中午以前阳分时间(11 时左右)服用,可顺应阳气升浮,有助药物祛邪除病。对危急重症应及时给药,为使药效持续发挥,可在短时间内连续给予大剂量药物。外用中成药一般每日换药一次。

四、注意禁忌

当病人兼症复杂,使用一种中成药每有顾此失彼情况,此时配伍相应的成药可以达到相辅相成治疗的目的,但无论中成药之间的配伍应用,还是中成药与汤剂或药引的配伍,在未取得充分根据或实际应用经验时,应持审慎态度;特别对反药同用,在未明确其机制之前,必须注意配伍禁忌。在服用中成药治疗疾病期间要注意对某些饮食的禁忌,一般要忌食生冷、腥膻油腻及有刺激性的食物,由于病情、药性和食性的不同,具体到某些疾病,其饮食禁忌各有不同,必须取得医生指导或注意药物的使用说明。对含有毒性较强、药性猛烈的成分及会损害母体及胎儿的中药应列为妊娠禁用或慎用;慎用药包括通经祛瘀,行气破滞,辛热燥烈和滑利通窍组分的中成药。

五、注意急重病症用药

对高热持续不退、剧烈腹痛、昏迷、抽搐等危急病症,应在医生指导下选用适合的中成药和服用方法或用其他方法治疗,切不可自行盲目服用,以免延误病情,造成严重后果。

六、注意不良反应

多数中成药很少发生不良反应,但有些中成药因其含有毒性成分或用量过大,或长期服用造成过量,蓄积中毒。由于个体差异,可能有少数患者在应用治疗量范围内的中成药时引起不良反应。个别药物由于炮制、制剂工艺或服法不当,特别是患者缺乏服药常识或未在医生指导下自行服用含有毒性成分的中成药,以至发生不良反应的情况还是多见的,应引起重视,以确保用药安全。

七、注意精简用药

单用中药(中成药)或西药能治愈的疾病,应尽量避免不必要的中西药物合用。合用的效果若不比单独使用中药(或西药)优越,就没有合用的理由。如有一定的指证,确需中西药物合用,也应以尽可能少的中西药物进行治疗,以减少药物的不良反应,避免滥用和浪费。中西药合用,宜在医生指导下使用,不得擅自加服某些药物(中药或西药),以避免不良反应的发生。

八、注意保存

中成药的保存是用药安全有效的重要保证。中成药品种繁多,成分复杂,包含植物、动物或矿物的无机物质和有机物质等,剂型多样,包装不同,若保存不当,将会使中成药变质或失效。一般药物宜放置阴凉、干燥、通风处保存,避免日光直射、高温或潮湿。口服液、合剂、糖浆剂等液体制剂,要注意温度、空气、强光的影响,保存时要密封、避光、低温和通风,防止酸腐混浊和霉败等现象。丸剂、散剂、片剂、胶囊剂等固体制剂保存要防止受潮、发霉和虫蛀等。要注意产品批号(生产日期)、使用期限,如发现发霉变质或超过使用期限的药物,均不宜再服用。

第三节　中成药用药禁忌

中成药是根据治疗疾病的需要,在辨证立法的基础上,配伍适当药物,规定适当剂量,制成一定剂型的药物。一个中成药处方的组成,不是几味药物的偶然排列,也不是同类药物药效的笼统相加,而是根据一定组方原则而成的。因此,为了更好地提高临床疗效,减少毒、副反应的发生,除了掌握其处方组成原则和各种药物性能以外,也应了解其组成药物的配伍和禁忌关系。同时还要注意中成药与其他药物的配伍与禁忌关系。

中药禁忌,包括配伍用药禁忌、病情用药禁忌、妊娠用药禁忌、服药后用药禁忌、证候用药禁忌和中西药配伍(合用)禁忌等。

一、配伍用药禁忌

配伍用药禁忌包含"七情"中的"相恶"、"相反"。金元时期,人们即提出中药配伍中的

"十八反"、"十九畏",并沿用至今。对"十八反"、"十九畏"的配伍禁忌,有的经过初步动物实验,证明确会增加毒性反应。

二、病情用药禁忌

病情用药禁忌是根据药物性能及属性提出的一些临床用药原则。如解毒药忌用于多汗、津液亏损者,清热药忌用于阴虚血亏者,温里药久服伤阴,攻下药不宜于久病者等。

三、妊娠用药禁忌

妊娠用药禁忌是指某些毒性较强或药性猛烈、具有损伤胎儿以至引起堕胎流产的药物,并根据药性峻烈程度有禁用、忌用、慎用之分。毒性较强、药性猛烈的巴豆、斑蝥、大戟、芫花之属为禁用;通经祛瘀、破气行滞、辛热滑利之品,如桃仁、大黄等为忌用;半夏、枳实等应力求避免或勿用。

四、服药后用药禁忌

服药后用药禁忌俗称"忌口",往往由于治疗需要,要求患者忌食某些有碍病情的食物或药物,以免影响药效或产生副作用。服药期间,一般忌食生冷、油腻等不易消化及有刺激性的食物。热证忌食辛辣油腻;寒证忌食生冷;某些皮肤病及疮疖肿毒忌食鱼、虾、羊肉等。

五、证候用药禁忌

用药治病,目的在于取得良效,药到病除,这就要求辨证选用适当的中成药,由于中成药的处方组成固定,都是针对某一证型疾病最一般表现而设计与研制的,每一种中成药都有其特定的治疗适应证,即使为同类中成药,由于药物组成和配伍关系不同,其适应范围也有较大区别。因此,药证相符,方能收到较好疗效,否则轻则造成浪费,重则贻误病机,以至引起不良后果。要想达到最佳疗效,就要注意证候用药禁忌。

例如,适用于风寒表证的辛温解表类中成药不宜用于风热感冒,适用于风热表证的辛凉解表类中成药不宜用于风寒感冒;出虚汗的病人不宜再用发汗解表中成药,里寒病证不宜用清热中成药,瘀血阴滞不宜再用收敛止血的中成药,痰多咳嗽不宜再用敛肺止咳中成药,热毒病证不宜再用温热中成药,阴虚病证不宜再用利水、燥湿的中成药等。总之,中成药有一定的证候禁忌,尤其是对偏性较大的中成药更应注意。具体内容可参阅各论中每个中成药的禁忌内容。

六、中西药配伍(合用)禁忌

中西药并用最早见于张锡钝的石膏阿司匹林汤,处方由石膏与阿司匹林组成,治疗"温病周身壮热,心烦热而渴,苔白舌黄,脉洪滑。或尤觉头痛,周身有紧束之感者"。随着中西医结合的深入发展,中西药合用治疗疾病日趋增加。

但是若中西药配伍(合用)不当,可使药效降低或消失、不良反应增加或产生不良后果。例如,地高辛(Digoxin)和中药六神丸合用后会出现频发性期前收缩(早搏)。此外,还有干扰疾病诊断,妨碍辨证施治的弊病。例如,气虚血瘀型高血压患者,西医给予血管扩张药治疗,服药后面部潮红、灼热,此时很像中医"肝阳上亢"型,若误按"肝阳上亢"治疗就会加重病情。

药物的配伍和禁忌,是前人在长期临床实践过程中认识和总结出来的,已经得到和正在得到现代药理学的研究和证明。如主治外感风寒、发热恶寒、头疼身痛的正柴胡饮能抑制病毒性肺炎,有抗菌、抗病毒、镇静、镇痛、抗炎、解热、增强免疫等功效。以抑制流感病毒所致的小鼠肺病变为指标,拆方研究了它的配伍作用,实验表明,构成全方的单个药味,仅芍药有抑制感染动物肺病变作用,但全方减去任何一味药物,均削弱全方药效。方中诸药间有相须(柴胡—芍药、陈皮—防风、防风—生姜)、相使(柴胡—陈皮、柴胡—防风)、相恶(芍药—陈皮、芍药—防风)作用;主药柴胡,本身无明显作用,伍任何一个或全部辅药(陈皮、防风、芍药),作用显著增强;佐使药生姜,则能明显调动其他药物的效能。

药物配伍和禁忌的机制,尚待现代科学的阐明,但必有其生理、药理和化学基础,从已有的资料来看,可能与下列三种因素有关:① 诸药间药理作用的相加、互补、协同、拮抗或诱导所致;② 药物伍用后,有效活性物质间发生物理、化学变化,或相互影响彼此的体内过程;③ 药物的作用和机体的机能状态密切相关,机体的机能状态不同,可影响疗效的发挥。

【参考文献】

1. 邹节明,张家铨主编.中成药的药理与应用.上海:复旦大学出版社,2003

2. 陈奇主编.中成药名方药理与临床.北京:人民卫生出版社,1998

3. 黄泰康主编.中成药学.北京:中国医药科技出版社,1994

4. 王停,荆鲁,高学敏.中成药分类方法的现状与思考.北京中医药大学学报,2003,26(5):19-21

5. 国家药品监督管理局执业药师资格认证中心编写.中药学综合知识与技能.北京:中国中医药出版社,2003.241

6. 吴汝彪.我国36年来中草药中毒死亡144例.中医药研究,1990,(3):36

7. 张佳雯.对10年来《中国药学杂志》药品不良反应的文献综述.中国药学杂志,1997,32(5):308

8. 黄萍.国内文献有关中药不良反应的分析.中药新药与临床药理,1993,4(3):43

9. 吴伯平.必须重视中药毒副作用的研究.中药新药与临床药理,1993,4(1):11

10. 阮士军.中药不良反应.北京中医杂志,1987,(1):47

11. 侯锋,林朝来,吴忠等.当前中成药质量控制现状分析.广东微量元素科学,2001,8(1):1-10

12. 金世元.中成药的常用剂型.首都医药,2003,17:26-29

13. 张志国,胡鸿,曹臣等.我院371种医保类中成药剂型的调查与分析.中成药,2003,25(10):附8-附9

(俞丽霞 严继贵)

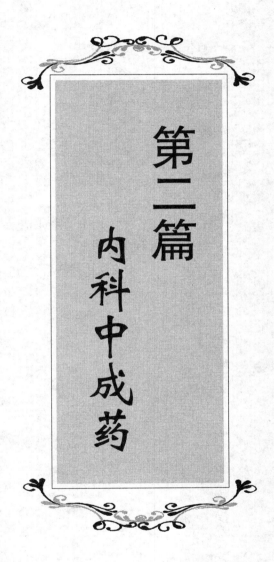

第二篇
内科中成药

第一章

解表中成药

解表中成药是以解表中药为主要组成,具有发汗、解肌、透疹等作用,可以解除表证的一类中成药。

【功能】 发汗、清热、解肌、透疹、宣肺、平喘、止咳等。

【分类】 由于外邪六淫有寒热之异,人体有虚实之别,或原有其他病症又感外邪等,所以解表中成药分为辛温解表中成药、辛凉解表中成药、表里双解中成药和扶正解表中成药四类。

【药理作用】 有发汗、解热、抗菌、抗病毒、抗炎、抗过敏、止咳平喘、祛痰等作用。

(1)发汗:小青龙合剂等有兴奋汗腺上皮细胞增加汗液分泌,或扩张体表血管促进发汗作用。

(2)解热:九味羌活丸、桑菊感冒片、银翘解毒丸等多数解表中成药都具有明显的解热作用。有些中成药能调整血液循环,使血液流向体表,有利于散热;另外有些制剂有一定的抗菌、抗病毒作用,消除外热原,亦可产生解热效应。

(3)抗菌、抗病毒:九味羌活丸、桑菊感冒片等多数解表中成药对金黄色葡萄球菌、肺炎球菌、溶血性链球菌、流感杆菌及流感病毒有抑制作用。

(4)抗炎、抗过敏:桑菊感冒片、银翘解毒片对多种实验性炎症模型有抑制作用,有的还具有一定的抗过敏作用。

(5)止咳、平喘、祛痰:小青龙合剂、桑菊感冒片、银翘散等解表中成药具有止咳、平喘、祛痰作用。

此外,还有部分解表中成药具有镇痛、镇静、抗惊厥、利尿等作用。

【临床应用】 主要用于流感、上呼吸道感染、支气管炎、肺炎、支气管哮喘、荨麻疹等。

【注意事项】 ① 解表发汗以微汗透身为准,不透表邪不去,汗出过多反而有伤正气;② 宜避风寒,外感风寒表证者,须增加衣被,以保暖发汗;外感风热表证者,则不需加衣被发汗;③ 表邪未尽,又出现里证者,一般宜先解表而后治里证;④ 邪已入里,麻疹已透,疮疡已溃,自汗盗汗,剧烈呕吐,吐泻失水以及身体极度虚弱,均不宜用;⑤ 服药期间不宜用油腻之品;⑥ 根据表证所表现的证型不同,辨证选用。否则,对病情不利,甚至加重病情。例如,风寒表证(感冒)患者应选用辛温解表中成药,不宜选用辛凉解表中成药;风热表证(感冒)患者应选用辛凉解表中成药,不宜选用辛温解表中成药。

第一节　辛温解表中成药

　　辛温解表中成药以发散风寒的作用为主,适用于外感风寒表证。症见:恶风寒、微发热或不发热(恶风寒重于发热)、头痛、项强、肢体酸痛、口渴、无汗或汗出不畅、鼻塞声重、流清涕、咳嗽痰白、舌质淡、舌苔薄白、脉浮紧或浮缓等。其处方组成以辛温解表中药(如麻黄、桂枝、荆芥、防风、茶叶、生姜等)为主,并常配宣肺止咳平喘之中药。

　　具有上述风寒表证症状的感冒、流行性感冒、上呼吸道感染等患者,可辨证选用。

九味羌活颗粒(水丸、口服液)
《此事难知》

　　【处方】羌活、防风、苍术、细辛、川芎、白芷、黄芩、地黄、甘草。

　　该方可治疗由外感风寒湿邪而内有蕴热所致的病症,为主治四时外感风寒湿邪,表实无汗而兼有里热之常用方剂。方中羌活为主药,发汗,散表寒,祛风胜湿,利关节,通痹止痛,为治疗风寒湿邪在表之要药。辅以防风祛风除湿与散寒止痛,苍术发汗除湿,两药助羌活发汗散寒除湿止痛。佐以细辛、白芷、川芎散寒祛风、宣痹,以止头身疼痛;生地、黄芩既清泄里热,又制约方中辛温药之燥烈,以免伤津。使以甘草调和诸药。诸药配伍,共起发汗祛湿、兼清里热之功。

　　【性状】本品为棕褐色的水丸。

　　【功能与主治】疏风解表,散寒除湿。用于外感风寒挟湿所致的感冒,症见恶寒、发热、无汗、头痛身痛、肢体疼痛。

　　【药理作用】实验研究表明,本品具有镇痛、解热、抗炎、抑菌、扩病毒、镇静、调节免疫等作用。

　　(1)镇痛:该方水提液和乙醇提取液能提高热板法中小鼠痛阈值,明显地抑制由醋酸引起的小鼠扭体反应,表明本品具有镇痛作用。

　　(2)解热:该品水煎液灌胃给药,对用疫苗或啤酒酵母引起的发热模型动物(家兔、大鼠)可迅速使其发热体温下降;另有实验发现,对多种热原引起的大鼠、家兔发热,九味羌活颗粒均有一定的解热作用。

　　(3)抗炎:大鼠蛋清足跖肿胀法和小鼠巴豆耳廓肿胀法的实验证明,本方水提液对动物急性炎症水肿模型有明显抑制作用。

　　(4)抗菌、抗病毒:方中单味药防风、白芷、细辛、黄芩、羌活、甘草等体外实验证明,对革兰阳性菌(如肺炎球菌、金黄色葡萄球菌)和革兰阴性菌有一定抑制作用。

　　(5)镇静:小鼠自主活动实验发现该方能减少小鼠自发活动次数,表现出一定的镇静作用。

　　(6)调节免疫:抗内毒素抗体产生实验表明,该方能明显促进抗本产生,加速机体对内毒素的清除。

　　【临床应用】主用于外感风寒湿邪表证,兼有里热证之上述症状的:① 感冒;② 急性荨麻疹、风疹、湿疹；③ 风湿性关节炎；④ 偏头痛、寒湿头痛；⑤ 坐骨神经痛、肋间神经痛；⑥ 牙痛兼见表证者；⑦ 颜面神经麻痹等；⑧ 急性肌纤维组织炎等。

【制剂与用法】颗粒剂，每袋装15g。用姜汤或开水冲服。颗粒：每次15g，每日2～3次。水丸：每次6～9g，每日2～3次。口服液：口服每次20ml，每日2～3次。

【注意事项】阴虚气弱者慎用；用药期间，暂时不吃生冷、油腻食物；孕妇慎用；对牙痛重者，须配合其他疗法。风热感冒忌用。

正柴胡饮颗粒
《景岳全书》

【处方】柴胡、陈皮、防风、赤芍、甘草、生姜。

本方主治风寒表实证。方中以柴胡为主药，透解少阳之邪，疏泄气机之郁滞，辅以防风疏风解表，发散风寒，善治外感风邪之头痛；陈皮理气宽胸；芍药柔肝止痛。佐以甘草、生姜和胃降逆止呕；甘草且能调和诸药为使。全方共奏和解少阳，护胃安中之功。

【性状】本品为黄棕色的颗粒。

【功能与主治】发散风寒，解热止痛。用于外感风寒初起发热恶寒、无汗、头痛、鼻塞、喷嚏、咽痒咳嗽、四肢酸痛等。适用于流行性感冒初起、轻度上呼吸道感染等疾患。

【药理作用】抗病毒、抑菌、解热降温、抗炎、镇痛、镇静、抗过敏、增强机体免疫等作用。

（1）抗病毒：于小鼠滴鼻感染（流感病毒）前1天至感染后第4天，连续口服本药水浸膏（5.7g/kg），结果表明，本药能降低病毒致死性感染引起的小鼠死亡率，并明显延长病鼠的存活时间（给药组死亡保护率为15.6％，平均存活天数为8.65d，对照组仅为6.5d）。对由病毒引起的小鼠肺炎病变也有明显的抑制作用。研究表明，全方中减去任何一药，则对流感病毒性肺炎的抑制作用都明显减弱。

体外细胞培养实验结果表明，本药抗病毒谱较广，当浓度为2mg/ml时，能抑制副流感病毒、呼吸道合胞病毒、肠道孤儿病毒Ⅱ型、柯萨奇B族病毒（4、5、6）型、疱疹病毒Ⅱ型的致细胞病变作用；当药液浓度提高到4mg/ml，对腺病毒Ⅲ型和疱疹病毒Ⅰ型也有抑制效果。

（2）抑菌：本药在体外对金黄色葡萄球菌、流感杆菌、肺炎链球菌、大肠埃希菌、铜绿假单胞菌、痢疾杆菌均有较强的抑制作用。给小鼠腹腔注射致死量金黄色葡萄球菌，灌服本药可明显减少动物死亡率。

（3）解热、降温：对三联菌苗引起的家兔发热和酵母引起的大鼠发热均有明显的解热作用。较大剂量的本药，也可使小鼠正常体温明显下降。

（4）抗炎：本药有较好的抗炎作用，对前列腺素、5-羟色胺引起的大鼠皮肤毛细血管通透性增高，以及蛋清所致大鼠足跖肿胀的形成和发展均有明显的抑制作用。

（5）镇痛、镇静：① 醋酸扭体法、尾根部加压法、热板法等实验表明，正柴胡饮均有提高小鼠痛阈值的作用，有明显的镇痛效果，并呈剂量依赖性关系；② 正柴胡饮无明显的催眠作用，但与戊巴比妥钠有一定的协同作用，可提高其阈下催眠剂量的小鼠入睡率，延长睡眠时间。

（6）抗过敏作用：正柴胡饮颗粒体外对组胺引起的离体豚鼠回肠收缩的研究表明，该制剂是组胺的非竞争性拮抗剂型，能明显对抗过敏反应。

(7) 对免疫功能的影响：以流感病毒感染小鼠,可引起巨噬细胞系统活性显著受抑,正柴胡饮则能提高其功能,使之恢复至正常水平。

【毒理研究】① 急性毒性：以最高允许浓度最大体积灌胃小鼠不引起死亡,最大耐受量达 70g/kg(生药);② 亚急性毒性：以相当于 20 倍以上的临床齐量灌胃小鼠和犬连续15d,对动物的一般情况、造血功能、肝肾功能均未见明显影响,亦不引起动物主要脏器的器质性病变。

【临床应用】主要用于风寒表实证的感冒、上呼吸道感染。

(1) 以正柴胡饮冲剂治疗感冒 666 例,服药后 48h 内有效 526 例,有效率 79%。对照组板蓝根冲剂作随机或双盲对照治疗 238 例,有效率 54.6%。正柴胡饮冲剂对消除或改善局部及全身症状上均取得满意的疗效,尤其对外感风寒初起。

(2) 用正柴胡饮冲剂治疗上呼吸道感染患者 238 例,结果痊愈 2 2 例,占 75%;显效 61例,占 21%;有效 10 例,占 3.6%,总有效率达 100%。

(3) 其他：见诸报道的有对肺炎、原因不明的高热、心肌炎等治疗有效。

【不良反应】极个别患者服后有胃部不适感,停药后消失。

【制剂与用法】含糖颗粒：开水冲服,每次 10g,每日 3 次,小儿酌减或遵医嘱。无糖颗粒：开水冲服,每次 3g,每日 3 次,小儿酌减或遵医嘱。

感冒清热颗粒

【处方】荆芥穗、薄荷、防风、柴胡、紫苏叶、葛根、桔梗、苦杏仁、白芷、苦地丁、芦根。

本方主治风寒表实证。方中以荆芥与防风为主药,发汗散风、解表;薄荷、柴胡解肌、退热、清热。诸药合用,具有发汗、解表、清泄里热的功效。

【性状】本品为棕黄色的颗粒。

【功能与主治】疏风散寒,解表清热。用于风寒感冒,头痛发热-恶寒身痛,鼻流清涕,咳嗽咽干。

【药理作用】实验研究表明,本方具有解热、镇痛、抗菌、消炎作用。

【临床应用】主用于外感风寒,内有蕴热引起的恶寒发热、身痛 咽喉干燥、咳嗽、鼻流清涕、周身酸懒无力、口苦等的普通风寒感冒。

【不良反应】偶致多形性红斑型药疹。

【制剂与用法】颗粒。每袋装 12g、6g(无蔗糖)、3g(含乳糖)。开水冲服,每次 1 袋,每日 2 次。

川芎茶调丸(散)

《太平惠民和剂局方》

【处方】川芎、白芷、羌活、细辛、防风、荆芥、薄荷、甘草。

【性状】本品为暗褐色的水丸。

【功能与主治】疏风止痛。用于外感风邪所致的头痛,或有恶寒、发热、鼻塞。

【药理作用】镇痛、退热、增强血流循环。

（1）镇痛：川芎茶调丸能使大老鼠炎症足、非炎症足的痛阈明显上升,显著提高炎症足的痛阈。

（2）退热：川芎茶调丸对啤酒酵母致家兔热反应具有明显的退热作用。

（3）增强血流循环：川芎茶调丸可使 SD 大鼠的脑血流量明显增加,对血液循环有增强作用。

【毒理研究】 川芎茶调丸对小鼠灌胃给药的最大耐受量为 44.76g/kg。

【临床应用】 多用于治疗感冒、头痛、流感、荨麻疹、风湿性关节炎、脑供血不足、慢性鼻炎、过敏性鼻炎、血管神经性头痛等属风邪所致者。

举验证实例如下：

（1）头痛：上海曙光医院以本品治疗上感 20 例,体温最高者 39.6℃,最低者 38.4℃,用药 24h 内退热者 12 例,24～48h 退热者 4 例,认为本品对改善头痛症状效果显著。

（2）颈椎病：川芎茶调散精丸治疗颈椎病 60 例,以每日 3 次,每次 2g,2～3 个月为一疗程,结果治愈 27 例,显效 9 例,有效 17 例,总有效率为 88.3%。

（3）急性额窦炎：川芎茶调散加减治疗急性额窦炎 12 例,11 例痊愈;鼻息肉 23 例,21 例痊愈。

【不良反应】 有时可引起麻疹、猩红热样药疹;长期内服偶有嘴唇变厚和肿胀等反应。

【制剂与用法】 饭后清茶送服,每次 3～6g,每日 2 次。

【注意】 孕妇慎服。

荆防败毒丸
《摄生众妙方》

【处方】 荆芥、防风、党参、甘草、桔梗、川芎、薄荷、前胡、柴胡、枳壳、独活、羌活、土茯苓。

方中荆芥、防风、羌活、独活同祛风寒湿邪,共为君药。柴胡助君药辛散表邪,川芎行血祛风以止痹痛,是为臣药。前胡、桔梗宣肺化痰,枳壳调畅气机,茯苓渗湿化痰,共为佐药。甘草调和诸药为使药。诸药合用,共奏发汗解表,散风祛湿之功。

【性状】 本品为黄褐色的水丸;气微清凉,味微苦。

【功能与主治】 发汗解表,散风祛湿。用于感冒风寒,头痛身痛,恶寒无汗,鼻塞流涕,咳嗽。

【药理作用】 实验表明该方有解热、镇痛、抗组胺、抗病毒的作用。

（1）解热：荆防对伤寒菌苗所致的家兔发热均显示明显的解热作用。

（2）镇痛：荆防对醋酸所致小鼠扭体反应有抑制作用。

（3）抗组胺作用：实验结果表明,荆防冲剂对组胺诱发的大鼠足跖肿和大鼠皮肤毛细血管通透性的增加具有明显的抑制作用。

（4）抗病毒作用：荆防败毒丸能抑制流感病毒在鸡胚内增殖。

【毒理研究】 急性毒性实验表明,小鼠对该药的最大耐受值为 200g/kg,为临床用量的 120 倍,提示该药比较安全。

【临床应用】应用于皮肤病、流感、发热、流行性腮腺炎、咳嗽、破伤风等。

(1)皮肤病：本方治疗皮肤病 119 例，其中接触性皮炎 67 例，治愈 64 例，好转 3 例。

(2)破伤风：以本方为主配合 TAT、抗生素治疗破伤风 78 例，痊愈 73 例，无效 5 例。

【制剂与用法】每 10 粒重 1g。口服，每次 9g，每日 2 次。

第二节　辛凉解表中成药

辛凉解表中成药以发(疏)散风热的作用为主，适用于初感风热亚温病初起的表证。症见发热、微恶风寒(发热重于恶风寒)、有汗、头痛、口渴、咳嗽、痰黄、鼻塞、涕黄浊、舌边夹红、舌苔或薄白或微黄、脉浮数等。其处方组成以辛凉解表药(如薄荷、牛蒡子、桑叶、菊花、葛根等)为主，并常配伍清热解毒或宣肺利咽之中药。

具有上述风热表证症状的感冒、流行性感冒、上呼吸道感染等患者，可辨证选用。

银翘解毒片(颗粒、蜜丸、胶囊)
《温病条辨》

【处方】金银花、连翘、薄荷、荆芥、淡豆豉、牛蒡子(炒)、桔梗、淡竹叶、甘草。

本方主治外感风热或温病初起之表证。方中以金银花、连翘为主药，辛凉解表，清热解毒，芳香避秽。辅以薄荷、牛蒡子疏散风热，清利头目，解毒利咽；荆芥穗、淡豆豉辛散表邪，透热外出。佐以淡竹叶清热生津，桔梗宣肺利咽、止咳化痰。使以甘草调和诸药。诸药配伍共起辛凉解表、清热解毒之功。

【性状】本品为浅棕色至棕褐色的片。

【功能与主治】疏风解表，清热解毒。用于外感风热，症见发热头痛，咳嗽口干，咽喉肿痛。

【药理作用】实验研究表明，本品主要有发汗、解热、抗菌、抗病毒、抗炎、镇痛、抗过敏、增强机体免疫功能、抑制肠蠕动亢进等作用。

(1)发汗：本方能促进大鼠足跖汗液分泌。

(2)解热：对啤酒酵母所致大鼠发热模型，按本方 20g/kg 灌服有明显的解热作用。给家兔静脉注入三联菌苗(0.5ml/kg)的致热模型，按本方 6.9g/kg 灌服，结果在致热后 5～6h 有明显的解热作用；本品对内生热原(EP)致热有明显对抗作用，一般给药 30min 体温开始下降，并能降至正常水平以下；本品对 EP 合成无明显影响，但能阻断 EP 产生以后的环节，并能够解除致热原敏感神经元的作用，说明本品为中枢性解热药。

(3)抗菌与抗病毒：本方对多种病菌及病毒均有抑制作用。

(4)消炎、抗过敏：本方有较强的非特异性消炎作用，对多型变态反应有明显的抗过敏作用，例如对大鼠蛋清足跖肿胀，组胺所致小鼠皮肤毛细血管通透性亢进的抑制作用较强，对天花粉所致大鼠、小鼠被动皮肤过敏反应有明显的抑制作用。

(5)增强机体免疫功能：本方能增强小鼠巨噬细胞的吞噬功能。

【毒理研究】银翘散煎剂、片剂灌服小鼠,LD_{50}分别为100、75g/kg。毒效动力学研究表明,银翘散的毒性成分呈二室模型分布,其最小有毒剂量,腹腔注射为7.28g/kg,消除半衰期为13.86h,分布半寿期为0.76h。

【临床应用】用于风热或温病初起的表证:① 感冒;② 流行性感冒;③ 急性扁桃体炎;④ 急性腮腺炎;⑤ 急性咽喉炎;⑥ 急性支气管炎;⑦ 咽峡疱疹初期;⑧ 麻疹初期;⑨ 流行性乙脑初期;⑩ 大叶性肺炎初期;⑪ 风疹;⑫ 小儿急性肾炎初期;⑬ 急性结膜炎;⑭ 产褥感染等。

【不良反应】偶有过敏反应,表现为药物性皮炎,以及右上腹隐痛、恶心、血压下降等。

【制剂与用法】薄膜衣片每片重0.52g。颗粒每袋装15、2.5g(含乳糖)。丸剂,每丸重3g。胶囊每粒0.4g。口服:① 片剂:每次4片,每日2～3次;② 颗粒:每袋装15g,每次1袋,每日3次,重症加服1次;③ 蜜丸:每丸重3g,每次1丸,每日2～3次;④ 合剂:每瓶装100ml,每次10ml,每日3次,用时摇匀;⑤ 胶囊:每次4粒,每日2～3次。

【注意事项】① 用药期间忌食油腻及生冷食品;② 极少数患者服本品后可能出现荨麻疹样皮疹;③ 风寒表证(感冒)忌用。

羚翘解毒片(蜜丸、浓缩丸、合剂、颗粒)
《温病条辨》

【处方】羚羊角粉、金银花、连翘、荆芥穗、薄荷、牛蒡子(炒)、淡豆豉、淡竹叶、桔梗、甘草、冰片。

本方主用于风热或温病初起之表证。本品比银翘解毒片组方多了一味辅药羚羊角粉。羚羊角具有平肝熄风、清解肺热、凉血、镇惊解毒等作用,因而本方除辛凉解表、清热解毒外,还有镇静、抗惊厥的功效。

【性状】本品为浅棕色至棕色的片剂;气芳香,味苦、辛。

【功能与主治】清热解毒。用于外感风热、流行性感冒、伤风咳嗽、头痛发热、咽喉肿痛等。

【药理作用】主要有解热、抗炎、镇痛、镇静、抗病原微生物及增强免疫功能等作用。

(1)解热:按本方灌胃给药1.25g/kg、0.5g/kg分别对注射大肠杆菌内毒素(20μg/kg)、伤寒菌苗致热的家兔有明显解热作用;2g/kg、4g/kg灌胃给药均能明显抑制鲜啤酒酵母所引起的大鼠体温升高。实验研究表明,单味羚羊角有良好的解热作用,因而可增强全方的解热功效。有人认为,羚羊角粉含有较丰富的元素锌,发热是引起血液中锌减少的原因之一,而本品的解热作用与此有关。

(2)抗炎:巴豆油致小鼠肿胀实验表明,羚翘解毒片灌胃给药能明显抑制耳肿胀,显示有抗炎作用;小鼠皮肤毛细管通透性实验也表明羚翘解毒片具有抗炎作用。

(3)镇痛:热板法及醋酸扭体法实验均证明本品有明显的镇痛作用。

(4)镇静:单味羚羊角能抑制小鼠自主活动,延长水合氯醛和硫喷妥钠的睡眠时间,协同戊巴比妥钠的催眠作用,并能对抗中枢兴奋药的作用,表现较强的镇静作用。

(5)抗病原微生物:体外抑菌试验表明,羚翘解毒片对溶血性链球菌、肺炎球菌、金黄色葡萄球菌、大肠杆菌、绿脓杆菌有明显的抑制作用。

（6）增强免疫功能：小鼠炭粒廓清实验表明,羚翘解毒片可增强小鼠单核巨噬细胞系统的吞噬作用。

【毒理研究】 急性毒性测定,小鼠 8g/kg 剂量灌胃,连续观察 48h 未见异常反应,无一死亡;最大耐受量相当于临床用量的 533 倍。

【临床应用】 用于风热或温病初起的流行性感冒、扁桃体炎、腮腺炎、乙型脑炎等。

（1）治疗流行性感冒：本方对流行性感冒疗效较好,对风热型普通感冒次之。治疗流行性感冒 52 例,痊愈（2～3d 症状消失）者 24 例,有效（4～5d 症状消失）者 20 例,无效（服药 6d 以上,症状无明显改善,须服用其他中西药物）者 8 例。

（2）预防扁桃体炎反复发作：46 例 3～7 岁儿童（病程 1～5 年）重急性扁桃体炎痊愈后口服本品丸剂,5～7 岁每次 2 丸,每日 3 次;3～4 岁每次 1 丸,每日 3 次;温开水送服,每月连续服用 3 天,连服 4 个月,显效（1 年内未发作）40 例,有效（半年内未发作）4 例,无效 2 例。

【不良反应】 ① 过敏反应：曾报道口服羚翘解毒丸（蜜丸）1 粒引起过敏反应 2 例,症状为小腿后部和两膝盖灼热、发痒且红肿,呈对称分布的片状红斑,稍有痛感,躯体皮肤潮红发痒;② 过量中毒：可见头晕、胸闷、恶心、呕吐、四肢麻木、发烧、周身发痒,甚至呼吸急促、血压下降、昏迷、脉微欲绝等症状。

【制剂与用法】 片剂,每片重 0.55g。① 片剂：用芦根汤或温开水送服,每次 4 片,每日 2 次;② 蜜丸：口服,每次 1 丸,每日 2～3 次;③ 浓缩丸：口服,每次 8 丸,每日 3 次;④ 颗粒：口服,开水冲服,每次 10g,每日 2～3 次。

【注意事项】 忌食辛辣油腻及生冷食物。风寒感冒者不宜服用。

柴胡口服液（滴丸）

【处方】 柴胡。

该方主治外感风热表证。柴胡透解少阳之邪,疏泄气机之郁滞,具有和解退热作用。化学成分含皂苷、挥发油,均有镇痛解热作用,并有抗炎作用。

【性状】 本品为棕红色的液体。

【功能与主治】 退热解表。用于外感发热,症见身热而赤、头痛身楚、口干而渴。

【药理作用】 主要有镇痛、解热、抗炎、中枢神经抑制作用、对免疫系统的作用和保肝作用及对脂质代谢的影响、对肠胃的作用等。

（1）镇痛和镇咳作用：灌服其水煎剂（10g/kg）对小鼠有镇痛作用。

（2）解热：给家兔肌内注射致热原（啤酒酵母菌混悬液）,待体温升高达 1℃ 以上时,灌胃给予本方（10g/kg）,给药后,每隔 1h 测肛温 1 次,与复方氨基比林注射液对照组比较,结果表明本方有明显退热作用。

（3）抗炎作用：柴胡能抑制组胺引起的血管通透性增高。

（4）中枢神经抑制作用：柴胡给小鼠灌胃,能减少其自发活动,延长环己巴比妥的睡眠时间。

（5）对免疫系统的作用：经小鼠腹腔注射柴胡多糖可显著增加卑系数、腹腔巨噬百分数及吞噬指数和病毒血清中的抗体滴度。

（6）保肝作用：柴胡对 CCl_4 中毒所致的肝损伤有保护作用,可显著降低血清中的谷丙转氨酶含量;在胆汁作用方面,有较强的促胆汁分泌作用,从而增强柴胡的疏肝解郁作用。

（7）对脂质代谢的影响：能增加大鼠经由葡萄糖-C_{14}的肝脂肪和胆固醇的形成;能降低由于喂饲胆固醇而升高的血浆胆固醇、三酸甘油酯和磷脂的水平;是降低甘油三酯的良好药物。

（8）对肠胃的作用：柴胡对兔离体肠管有增强蠕动的作用;对其胃蛋白酶的活性具有减弱作用;对应激性大鼠胃溃疡,具有明显的保护作用。

【毒理研究】 柴胡毒性很低。给小鼠灌胃柴胡总皂苷测得 LD_{50} 为 4.7g/kg。本药最大耐受量为 55g/kg（折合成生药）。

【临床应用】 适用于外感风热表证：① 感冒发热：除退热外,其他症状也可得以好转甚至消失,如上呼吸道感染、咽痛、口干苦、头痛、流涕、身乏等;② 肺部感染发热：有一定退热作用。

临床用本药治疗外感风热证 100 例,体温 38.5℃ 以下者每次 1 支,体温 38.5℃ 以上者每次 2 支（20ml）,每日 3 次,连服 7d,体温明显下降,退热时间最短为 1h,其他症状消失,显效率 65%,总有效率 90%,退热效果优于对照组柴胡注射液。

【制剂与用法】 口服液,每支装 10ml（相当于原药材 10g）。① 口服液,每次 10～20ml,每日 3 次;7 岁以上儿童服成人的 1/2 量,3～7 岁服 1/3 量;② 滴丸：创新制剂,所含柴胡有效成分（柴胡皂苷、挥发油）,具高度分散特点。口服或舌下含服,起效快速而安全。每次 15 粒,每日 3 次;儿童酌减。每袋装 10 粒。

【注意事项】 ① 口服液放置期间,会有少量振摇即散的细微沉淀产生,不影响疗效;② 滴丸室温 30℃ 以下保存。

柴胡注射液

【处方】 柴胡。

本方主用于外感风热表证之发热性疾病。柴胡透解少阳之邪,疏泄气机之郁滞,具有和解退热作用。含北柴胡或狭叶柴胡挥发油,有解热、镇痛、消炎作用。

【性状】 本品为透明、澄清的液体。

【功能与主治】 清热解表。用于治疗感冒、流行性感冒及疟疾等的发热。

【药理作用】 主要有解热、抗炎及增强免疫功能。

（1）解热：腹腔注射北柴胡总挥发油（300mg/kg）对啤酒酵母混悬液所致大鼠发热有明显退热作用。有实验证明,耳静脉注射柴胡全草制备的注射液（相当于生药 3mg/kg）对三联疫苗（百日咳、白喉及破伤风疫苗）所致家兔发热有明显的降温作用。

（2）抗炎：腹腔注射北柴胡总挥发油,对大鼠角叉菜胶性足跖肿胀具有明显的抗炎作用。

此外,实验还表明,北柴胡注射液对两次免疫小鼠抗绵羊红细胞抗体的形成有显著的促进作用。

【临床应用】 柴胡注射液临床上主要用于外感风热表证的发热性疾病：① 对风热感冒疗效最佳。② 对扁桃体炎、急性咽炎、大叶性肺炎等高热患者,总有效率为 54.5%,其降温效果与剂量密切相关。如柴胡注射液配合煎剂治疗高热 93 例,体温全部降至正常,以每次肌内注射 4ml,每 4 小时注射 1 次,退热效果最好。③ 流行性腮腺炎(痄腮),观察 28 例,效果显著;除 1 例合并颌下淋巴结炎加用青霉素肌内注射外,其余全部单用柴胡注射液。

外用:治疗单纯性疱疹病毒角膜炎,有人试用柴胡注射液加生理盐水配制成 10% 眼液滴眼,每小时 1 次,每次 1～2 滴,隔日球结膜下注射,每次 0.3～0.5nl;同时给予肌内注射(每次 2ml,每日 1～2 次)。治疗 18 例,均有效。

【制剂与用法】注射剂,每支 2ml(相当于生药 4g)。肌内注射,每次 2～4ml,每日 1～2 次。

【不良反应】柴胡注射液可引起过敏性反应,如药疹、哮喘,以至过敏性休克,宜加注意。

桑菊感冒片(颗粒、水丸、散)
《温病条辨》

【处方】桑叶、菊花、薄荷油、苦杏仁、桔梗、连翘、芦根、甘草。

本方主治外感风热(或温病)初起的表证。方中以桑叶、菊花为主药,散风热、清肺络、止咳嗽。辅以薄荷疏散风热,桔梗、苦杏仁宜宣肺止咳。佐以连翘清热解毒,芦根清热生津以止渴。使以甘草调和诸药,且配桔梗利咽喉。诸药合用,达疏风清热,宣肺止咳功效。

【性状】本品为浅棕色至棕褐色的片或糖衣片,糖衣片除去包衣后显淡棕色至棕褐色;气微香、味微苦。

【功能与主治】疏风清热,宣肺止咳。用于风热感冒初起、头痛、咳嗽、口干、咽痛。

【药理作用】实验研究表明,本品主要有解热、抗炎、发汗、镇咳-抑菌、抗病毒、抑制肠蠕动亢进等作用。

(1)解热:本方能使五联菌苗和啤酒酵母所致发热模型动物(家兔、大鼠)的体温下降,作用显著。其退热特点为起效快,维持时间较短($t_{1/2}$ 在 1.2～2.2h 之间),符合解表剂的应用特征。

(2)抗炎:本方对实验性急性炎症模型有较强的抑制作用,在大鼠身上研究结果表明,本方可兴奋下丘脑-垂体-肾上腺皮质轴。升高血浆中醛固酮和皮质醇水平,增加肾上腺中胆固醇含量等,提示其抗炎作用的产生是通过多种途径整合而实现的。

(3)发汗:本方有促进动物(大鼠)汗腺分泌,发汗作用的峰时一般在给药后 1.5～2.0h。

(4)抗菌:本方及单味药桑叶、菊花、杏仁等对金黄色葡萄球菌、溶血性链球菌、白喉杆菌、大肠埃希菌均有明显的抑制作用。

(5)抑制肠蠕动亢进:本方能显著抑制新斯的明诱发的小鼠肠道运动亢进,最低起效剂量为 0.103g/kg,相当于临床等效剂量的效应,消除半衰期为 4.20h,效应维持时间为 27.70h,效应达峰时间为 1.13h。

【临床应用】主用于外感风热(或温病)初起的表证:① 感冒;② 流感;③ 麻疹初期;④ 流行性乙型脑炎初期;⑤ 大叶性肺炎初期;⑥ 百日咳;⑦ 急性结膜炎等。

本品较银翘解毒片的解表清热之力弱,而宣肺止咳之力强,是治疗风热表证咳嗽的圣方。

【制剂与用法】片剂，每片重 0.6g。① 片剂：口服，每次 4～8 片，每日 2～3 次；② 颗粒：口服，每次 1～2 袋，每日 2～3 次；③ 水丸：口服，每次 25～30 粒，每日 2～3 次；④ 散剂：口服，每次 4.5g，每日 2～3 次，温开水送服。或每次 9g，每日 2～3 次，开水泡服。

【注意事项】风寒表证（感冒）忌用。

双黄连颗粒（口服液、片、栓剂、注射液、粉针剂、胶囊）

【处方】金银花、黄芩、连翘。

【性状】本品颗粒剂为棕黄色的颗粒。

【功能与主治】疏风解表，清热解毒。用于外感风热引起的感冒，症见发热、咳嗽、咽痛。适用于病毒及细菌感染引起的上呼吸道感染、肺炎、扁桃体炎、咽炎等。

【药理作用】具有解热、抗病毒、抑菌等作用。

【临床应用】

（1）双黄连治疗 50 例急性胃肠炎病人，治愈 49 例，有效 1 例。治疗 400 例小儿肠炎，320 例用药 1 次使大便次数明显减少，用药 3～4 次大便完全恢复。

（2）急性肾盂炎：31 例妊娠并发急性肾盂炎病人，用双黄连 2.4～3.6g/d，7～10d 为 1 个疗程，治愈率为 84%，随访无 1 例复发，对孕妇胎儿未见不良影响。

【制剂与用法】颗粒剂每袋重 5g，片剂每片重 0.53g，栓剂每粒重 1.5g，注射液每支装 10ml。颗粒：口服或开水冲服，每次 5g，每日 3 次；小儿酌减或遵医嘱。口服液：口服，每次 20ml，一日 3 次；小儿酌减或遵医嘱。片剂：口服，每次 4 片，每日 3 次；小儿酌减或遵医嘱。栓剂：直肠给药，小儿每次 1 粒，每日 2～3 次。

【不良反应】一般口服不发生过敏现象，静滴却出现过敏反应，其中以变态反应最多。

芎菊上清丸
《太平惠民和剂局方》

【处方】川芎、菊花、黄芩、栀子、蔓荆子(炒)、黄连、薄荷、连翘、荆芥穗、羌活、藁本、桔梗、防风、甘草、白芷。

【性状】本品为棕黄色至棕褐色的水丸。

【功能与主治】清热解表，散风止痛。用于外感风邪引起的恶风身热、偏正头痛、鼻流清涕、牙痛喉痛。

【药理作用】具有解热、镇痛、抗菌、抗炎等作用。

（1）解热：本方中黄芩、黄连、菊花、栀子等有解热作用。

（2）镇痛：本方中川芎、羌活、薄荷、白芷、防风有镇痛作用。

（3）抗菌：本方中黄芩、黄连、菊花、连翘等有抗菌作用。

（4）抗炎：本方中黄芩、黄连、菊花、连翘、甘草等有抗炎作用。

【临床应用】用于头痛、鼻炎、牙龈炎、牙周炎等。

（1）头痛：可用于神经性头痛、三叉神经痛及感冒头痛。

（2）鼻炎：各种鼻炎，如鼻窦炎、萎缩性鼻炎、过敏性鼻炎等。

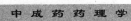

（3）牙龈炎、牙周炎：牙龈炎、牙周炎等表现为牙龈肿痛、牙齿痛，牵引头痛，并兼头晕、口苦等症状者。

【制剂与用法】丸剂，每50粒重3g。口服，每次6g，每日2次。

【注意】体虚者慎用。

第三节　表里双解中成药

凡以解表药与治里药共同组方，具有表里同治、内外双解作用，以治表里同病的，称表里双解中成药，适用于表证未解，又兼里证，或表里证同时出现的证候。此时若单用解表，则在里之邪不得去，若单治其里，则在表之邪不解，在这种情况下，就必须考虑使用表里双解中成药，使内外之邪俱解。

表里同病有表实里虚、表虚里实、表里俱实、表里俱虚以及表寒里热、表热里寒、表里俱热、表里俱寒等。因而在治法上又有解表补里（即扶正解表法）、固表攻里、解表攻里、固表补里、解表清里与解表温里等法。本节表里双解中成药主要分为解表攻里、解表清里和解表温里三法，其他解表补里等表里同病的治法则分别归属扶正解表、补益或固涩等中成药类。而且，本节表里双解中成药为解表治里并重而立，主要适用于表里同病而表证未解，里证又急，或表证与里证俱急的病证，或伤寒邪在少阳的病证，可辨证选用。

玉叶解毒颗粒（糖浆）

【处方】山芝麻、金银花、野菊花、岗梅、积雪草、菊花。

本方主治预防外感风热暑燥邪毒、或传里化热、或湿热下注表里具实之证，为解表、清热、清下结合之方。方中金银花甘淡、性凉，有清热解毒，解表凉血，清暑利湿之功，为主药。辅以山芝麻，味苦微甘，性寒，清热解毒，止咳；金银花味甘性寒，清热解毒，凉散风热；野菊花味苦辛性微寒，清热解毒；岗梅味苦甘性凉，清热解毒，生津止渴，解表祛暑；积雪草味苦性凉，清热解毒，散风清热，利湿散瘀；菊花味甘苦性微寒，清热解毒，疏风解暑，清肝明目，内佐使药。诸药合用，共奏清热解毒，辛凉解表，清暑利湿，生津利咽之功，适用于防治外感风热所致的感冒（普通感冒与流行性感冒）、上呼吸道感染以及外感暑热、燥热或传里化热或湿热下注引起的不适证。本方无论有无表证或有无里热证者皆可起作用。

【性状】本品为棕黄色至棕色的颗粒。

【功能与主治】清热解毒，辛凉解表，清暑利湿，生津利咽。用于方治外感风热引起的感冒、咳嗽、咽喉炎、尿路感染及防暑。

【药理作用】主要有解热、抗炎、抗菌、抗病毒、镇痛、利尿等作用。

（1）抗炎消肿：本品能明显对抗小鼠耳廓巴豆油所致炎症以及大鼠足跖的蛋清性肿胀。

（2）镇咳祛痰：本品能明显延长小鼠氨水致咳潜伏期，增加小鼠气管酚红排泌量。

（3）抗菌、抗病毒：① 本品对乙型溶血性链球菌、破伤风杆菌、大肠埃希菌及金黄色葡萄球菌有较强的抑制作用;② 在犬肾传代细胞的抗病毒实验表明,本品对甲型和乙型流感病毒均有明显的抑制作用。

(4)镇痛:本品能显著提高小鼠的痛阈(热板法)。

(5)利尿:给家兔灌服本品,可见尿量明显增加,与给药前比较有统计学意义($P<0.01$)。

【毒理研究】 小鼠的最大耐受剂量相当于临床用量的 555.6 倍;小鼠急性毒性及大鼠长期毒性实验未见不良反应。

【临床应用】 本品主用于治疗与预防外感风热、暑热、燥热所致感冒、流行性感冒、咽喉炎、扁桃体炎、咳嗽等上呼吸道感染,以及暑热与尿路感染等。也可用于预防和治疗风热、湿热、燥热、暑热等。临床验证 538 例,总有效率为 90.1%。其中:风热感冒 263 例,治愈(显效)率 55.6%,总有效率 93.2%;咽喉炎、扁桃体炎 51 例,治愈(显效)率 37.3%,总有效率 96.1%;风热咳嗽 58 例,治愈(显效)率 32.8%,总有效率 89.7%;疖肿、痱疹、暑热 24 例,治愈(显效)率 62.5%,总有效率 100%;尿路感染 142 例,治愈(显效)率 45.1%,总有效率 81.0%。

【制剂与用法】 颗粒剂:12、7g。糖浆:20、100ml/瓶。颗粒:开水冲服,每次 1 袋,每日 3 次。糖浆:口服,每次 20ml,每日 3 次。

【备注】 有人用于抗醉酒有一定效果。

防风通圣丸
《宣明论文》

【处方】 防风、荆芥穗、薄荷、麻黄、大黄、芒硝、栀子、滑石、桔梗、石膏、川芎、当归、白芍、黄芩、连翘、甘草、白术(炒)。

本方主治外感风邪内有蕴热、表里俱实证,为解表、清热、攻下三者结合之方。方中麻黄、防风疏风解表,使外感风邪从汗而解;大黄、芒硝泄热通便;栀子、滑石清热利湿,使里热从二便分消;石膏、黄芩、连翘、桔梗清热泻火解毒,以清肺胃之热;当归、川芎、白芍养血活血祛风;白术、甘草益气和中,且甘草调和诸药。诸药配伍,共奏疏风解表,清热通便之功。本方上下分消,表里同治,发汗不伤表,下不伤里,名曰通圣。

【性状】 本品为白色至灰白色光亮水丸。

【功能与主治】 解表通里,清热解毒。用于外寒内热,表里俱实,恶寒壮热,头痛咽干,小便短赤,大便秘结,瘰疬初起。

【药理作用】 具有抗菌、抗病毒、解热、镇痛、消炎、抗变态反应、泻下、调节免疫等作用。

(1)抗菌、抗病毒:黄芩、栀子、连翘、大黄均有较强的抗菌作用,对流感病毒也有抑制作用。

(2)解热:黄芩、荆芥、连翘、石膏均具有解热作用。

(3)镇痛:防风、白芍、大黄有明显的镇痛作用。

(4)消炎:防风、麻黄、大黄、连翘、黄芩、甘草、白芍对多种实验性炎症均有拮抗作用。

(5)抗变态反应:麻黄、甘草有较强的抗变态反应作用。

(6)泻下:大黄、芒硝有很强的泻下作用。

(7)调节免疫:防风、桔梗、当归、白芍有增强免疫功能的作用。

【临床应用】主要用于外感风邪而内有蕴热,表里俱实证的:① 头痛(顽固性头痛、偏头痛、高血压性头痛);② 面部痤疮;③ 单纯性肥胖;④ 感染性疾病(急性结膜炎、大叶性肺炎初期、盆腔炎、尿路感染);⑤ 皮肤病(荨麻疹、老年性皮肤瘙痒,以及斑秃、丹毒、扁平疣、银屑病、玫瑰糠疹、接触性皮炎与药物性皮炎等)。

举验证实例如下:

(1)感染性疾病:本方治疗急性结膜炎 200 例,均痊愈。

(2)皮肤病:本方治疗斑秃 50 例,治愈率为 98%。

(3)治疗肥胖:防风通圣丸有抑制代谢作用。肥胖病人每天口服 2 次,每次服用 3g,3个月后可见体重降低,胸围、腹围减小,对高血压和高血脂的肥胖患者,可使其血压和血脂降低。

【制剂与用法】水丸,每 20 丸重 1g。口服,每次 6g,每日 2 次。

【注意事项】体衰便溏者、孕妇慎用。

小柴胡片(颗粒)
《伤寒论》

【处方】柴胡、黄芩、姜半夏、党参、生姜、炙甘草、大枣。

本方适用于伤寒少阳证,为和解少阳之方剂。邪既不在表,又不在里,而在表里之间,非汗、下所宜,以和解少阳之法为宜。方中柴胡为主药,透解少阳之邪,疏泄气机之郁滞,使少阳之邪得以疏散;辅以半夏、生姜和胃降逆止呕;党参、大枣益气健脾,既扶正以祛邪,又能实脾以防邪内陷,甘草助参、枣以扶正为佐,且能调和诸药为使。全方共奏和解少阳,疏肝和胃之功。

【性状】本品为黄棕褐色至棕褐色的片或薄膜衣片,薄膜衣片除去包衣后呈灰棕色至黑褐色,气微,味甜,微苦。或为黄棕褐色至棕褐的颗粒,味甜。或为棕黄色的颗粒,味淡、微辛(无蔗糖)。

【功能与主治】解表散热、疏肝和胃。用于外感病,邪犯少阳证,症见寒热往来,食欲不振,胸胁苦满,心烦喜吐,口苦咽干。

【药理作用】具有解热、抗炎、保肝、利胆、免疫调节作用、抑制血小板聚集、对离体平滑肌的影响等作用。

(1)解热:本方临床常用于寒热往来及发烧病人。用伤寒、副伤寒混合引起家兔急性发热,给予本方后 2h 开始降温,而后逐渐降至正常。

(2)抗炎:本方对不同实验性炎症模型均呈现显著的抗炎作用。大鼠灌服 1.1g/kg 的本方汤剂抑制水肿的作用与泼尼松龙 1mg/kg 相当,两者合用则后者的抗炎作用明显增强。

本方的抗炎作用机制:① 通过兴奋脑垂体-肾上腺系统,促进 ACTH 分泌增加,从而促进肾上腺皮质激素大量分泌,呈现激素样抗炎作用;② 阿司匹林样抗炎作用,本方能阻断花生四烯酸为底物的环加氧酶,抑制前列腺素(PGE_2)合成;口服还能降低大鼠血浆 PGE_2,从而产生抗炎效应。本方解热与此作用有关。

(3)保肝、利胆:实验研究表明,小柴胡汤能减轻急性肝细胞的损害,还可防止转变为慢性肝硬变的进展,促进肝损害细胞的再生,具有预防或延缓肝硬化患者潜在肝细胞癌的发生。此外,本方还有明显的利胆作用,能促进胆汁分泌及排泄。

(4)免疫调节作用:本方调节免疫功能的作用表现为增强防御性免疫而抑制变态反应。

(5)抑制血小板聚集:小鼠口服小柴胡片对胶原诱导的血小板聚集有明显的抑制作用。

(6)对离体平滑肌的影响:本方对离体豚鼠回肠有明显的解痉作用。

此外,本方对胶原诱导的血小板聚集有明显抑制作用,其作用与地塞米松、阿司匹林和吲哚美辛(消炎痛)相似。尚具有镇静、镇痛、降压等作用。

【临床应用】主要用于属少阳证的:① 呼吸系统疾病:慢性支气管炎、支气管哮喘;② 肝胆及消化系统疾病,如慢性肝炎、胆汁反流性胃炎、慢性胃炎等;③ 发热:随症加减治疗很多发热症,如感冒、小儿夜热及原因不明的发热;④过敏性皮肤病。

(1)发热:本方治疗很多发热症,如原因不明发热 3 例,感冒发热 16 例,小儿夜热 15 例,治疗后皆获良效。

(2)过敏性皮肤病:本方治疗 30 例过敏性皮肤病,如急性湿疹、慢性荨麻疹均获良效。

【不良反应】有引起诱发性肺炎等。

【制剂与用法】片剂:每片 0.4g。颗粒:每袋 10、2.5g(无蔗糖)。片剂:口服,每次 4~6 片,每日 3 次。颗粒:开水冲服,每次 1~2 袋,每日 3 次。

【注意事项】① 忌生冷辛辣食物。② 上盛下虚或肝炎偏盛者,用本方若出现头晕目眩或齿龈出血等症状时不宜服用;③ 阴虚吐血或肝阳上亢之高血压病患者不宜用。

第四节　扶正解表中成药

扶正解表中成药具有解表补虚的作用,适用于体质虚弱(阴阳或气血不足)又感受外邪所致的表证。症见:恶寒、发热、头痛、身重、无汗肢冷、倦怠欲睡、面色苍白、舌淡苔白、脉浮大无力等。其处方组成以解表药配伍补益药为主,使表证得解,正气不伤而体虚得扶。

具有上述体虚而外感表证症状的感冒、上呼吸道感染等患者,可辨证选用。

表虚感冒颗粒

【处方】桂枝、葛根、白芍、苦杏仁(炒)、生姜、大枣。

该方主用于风寒表虚证。方中以桂枝为主药,温阳化饮;辅以白芍敛阴和营;葛根解肌退热、生津;生姜助桂枝以辛散部分表邪,大枣助白芍养阴血。诸药合用,共奏散风解肌,和营退热之功。

【性状】本品为浅棕色至棕色的颗粒;味甜、微苦。

【功能与主治】散风解肌,和营退热。用于感冒病外感风寒表虚证。症见:发热恶风,有汗,头痛项强,咳嗽痰白,鼻鸣干呕,苔薄白,脉缓。

【药理作用】具有解热、抑菌、镇痛等功效。

【临床应用】主用于风寒表虚证之感冒(发热)、急性鼻炎等。

【制剂与用法】颗粒剂,每袋 10g。用开水冲服,每次 10～20g,每日 2～3 次。

【注意事项】① 服药后多饮热开水或热粥;覆被保暖,取微汗,不可发大汗,慎防重感。② 忌食生冷、油腻食品。

玉屏风口服液(水丸)
《世医得效方》

【处方】黄芪、防风、白术(炒)。

该方主治气虚外感证,是治疗表虚自汗的代表方剂。本品适用于表虚不固而外感风邪的表证,具益气固表止汗而兼祛风。方中重用黄芪以补脾肺之气、固表止汗。辅以白术健脾益气,以助黄芪益气固表之力。佐以防风走表祛风邪,与黄芪相配,则固表不留邪;防风得黄芪,则祛邪不伤正,两者相畏相使。三药相配,以扶正为主,兼祛风邪,以奏益气、固表、止汗之功。

【性状】本品为棕红色至棕褐色的液体;味甜、微苦、涩。

【功能与主治】益气,固表,止汗。主用于表虚不固,自汗恶风,面色㿠白;或体虚易感风邪者。

【药理作用】药理实验研究表明,本剂主要有增强机体免疫功能、抗变态反应、增强肾上腺皮质功能、对肾炎的病理修复作用等。

本品与桂枝汤冲剂均可治表虚自汗,但本品专攻益气固表止汗,袞以祛风,用于表虚风邪表证;而后者则以解肌发表,调和营卫取效,宜用于表虚风寒表证。

(1)调节机体免疫功能:① 对小鼠脾脏抗体形成细胞数有明显的双向调节作用,基数低者用药后提高,基数高者用药后降低。拆方研究表明,该方中具有双向调节的药物主要是黄芪。② 对小鼠巨噬细胞吞噬功能有明显的促进作用。③ 能有效地预防风寒刺激导致巨噬细胞吞噬和杀菌功能的抑制。④ 能完全和部分对抗免疫抑制剂(氢化泼尼松)的免疫抑制效应(对细胞及体液免疫功能均有一定的保护和促进作用)。

(2)抗变态反应:临床观察表明,本药能使鼻黏膜血流量由治疗前每分钟(72.5±11.3)ml/100mg 升至(113.2±28.1)ml/100mg。对患者鼻黏膜超微结构的观察表明,用本方治疗后可明显改善细胞和细胞器的形态和功能,嗜酸性粒细胞浸润及脱颗粒反应减少,组织水肿减轻,并可消除基底膜免疫复合物沉积,使器官恢复正常。用牛血清蛋白致敏造成家兔实验性变态反应动物模型,用本剂治疗后,在电镜下观察其鼻黏膜超微结构的变化,也得到与上述相同的结果,说明本剂对变态反应性鼻炎确有较好的改善及治疗作用。另有动物实验证明,本剂抑制小鼠体内 IgE 的产生,抑制肥大细胞释放生物活性物质,从而对Ⅰ型变态反应性疾病有效。

(3)增强肾上腺皮质功能:对氢化可的松所致的阳虚小鼠模型,本剂可使其体重明显增加,肾上腺占体重的百分比也明显增加,与对照组相比差异显著(对血浆皮质醇含量的影响不甚明显),表明本剂能显著增加阳虚动物的肾上腺皮质功能。

(4)对肾炎的病理修复作用:在实验性肾炎模型家兔,用药组在给药 3～7 周后可见血肌酐明显下降,对照组继续上升;尿蛋白转为阴性较对照组为多(但因实验动物例数较少,统计学上无显著差异）。

（5）其他作用：① 抗病毒（流感病毒）作用；② 抗应激性（增强体力、对抗疲劳）作用；③ 抗衰老（改善微循环血流状态，改善老龄小鼠性腺功能，延缓其衰老）作用。

【毒理研究】 ① 急性毒性：给小鼠灌胃 100g/kg，24h 内动物活动正常，无一死亡，说明本药毒性甚小；② 亚急性毒性：给幼犬按 2.4g/kg 连续喂食 3 个月，除 1 只心电图出现一过性房性期前收缩外，血尿常规、肝功能、心电图及主要内脏组织学检查与对照组相比均无异常。

【临床应用】 主用于气虚外感证之感冒、咳嗽、哮喘、慢性肾炎复发、过敏性鼻炎及体虚多汗等。运用玉屏风散片剂经临床双盲对照法治疗慢性支气管炎 210 例，口服每次 7 片，每日 2 次，每 10 日为 1 个疗程，连续 6 个疗程，治疗组的流感发病例次少于对照组。治疗组各项临床症状明显改善；各项免疫指标如血清免疫球蛋白 G、T 细胞转化率、E 玫瑰花结形成率均明显增长。

【不良反应】 少数病例可出现轻度口干症状，多于服药后 10d 内出现，往后逐渐消失。

【制剂与用法】 口服液，每支装 10ml（相当于原药材 10g）。① 口服液：每次 10ml，每日 3 次。② 水丸：口服，每次 6～9g，每日 3 次，儿童每次可服 2～4g。

【注意事项】 避风寒，忌生冷、油腻饮食。

参苏丸（颗粒）
《太平惠民和剂局方》

【处方】 党参、紫苏叶、葛根、前胡、茯苓、半夏（制）、陈皮、枳壳（炒）、桔梗、甘草、木香。

本方主治脾肺气虚而外感风寒证，适用于体虚而外感风寒，内有痰饮表证，为益气解表的平和之剂。方中以紫苏叶、葛根为主药，散风寒、解肌表。辅以前胡、桔梗、半夏宣降肺气，化痰止咳。陈皮、枳壳理气宽胸。佐以党参益气，扶正祛邪。茯苓等健脾渗湿以消痰。木香行气，醒脾畅中。甘草补气安中，调和诸药，为佐使之用。诸药配伍，共奏益气解表、理气化痰之功。本方外散风寒，内化痰饮，解表扶正，两者兼顾。

【性状】 本品为棕褐色的水丸；气微香，味微苦。

【功能与主治】 疏风散寒，祛痰止咳。主用于气虚外感风寒，症见：恶寒，发热，无汗，头痛鼻塞，咳嗽，痰多而白，胸膈满闷，恶心呕吐，倦怠无力，气短乏力，舌苔白，脉浮而弱等。

【药理作用】 主要有解热、镇痛、镇咳、祛痰、抗病毒及提高免疫功能等作用。

（1）解热：对伤寒菌苗致热的家兔灌服参苏丸，于 4h 开始持续降温。热板法测定，本药可提高小鼠的痛觉反应时间。

（2）镇痛：采用扭体法，可明显抑制小鼠的扭体次数，显示其镇痛效应。

（3）止咳：给小鼠灌服参苏丸后 30min，可明显延长氨水引起的咳嗽潜伏期，并使咳嗽次数减少。

（4）祛痰：用酚红法试验结果提示，本药有祛痰作用。

（5）抗病毒：参苏丸可降低感染 A_1、A_3 流感病毒鸡胚胎尿囊液的血凝滴度，提示具有抗病毒的效果。

（6）提高非特异性免疫功能：给小鼠灌服参苏丸（4.5g/kg），连续 7d，于末次给药后用印度墨汁法测定光密度,计算碳廓清指数,提示有提高非特异性免疫功能的作用。

【临床应用】本品主用于气虚外感风寒表证的感冒、上呼吸道感染 气管炎、支气管炎等。对老幼体弱、劳倦或妊娠,而外感风寒表证之感冒者,均可应用。尤以对老年寒性感冒疗效较好。用参苏丸治疗老年寒性感冒100例,其中痊愈49例,显效33例,好转9例,无效9例。

【制剂与用法】水丸,每袋18g。丸剂:口服,每次6～9g,每日2～6次。颗粒:开水冲服,每次20g,每日2次。

【注意事项】凡是寒湿证者慎用;单纯痰热型咳嗽、气喘者不宜使用本品。

【备注】参苏丸用生姜、大枣煎汁泛丸,姜枣汁既作赋形剂,又具治疗作用;其中生姜辛温解表散寒,大枣益气补中,共同调和营卫而起扶正解表之功效。

一些解表剂的主要药理作用及临床应用见表2-1-1。

表2-1-1　一些解表剂的主要药理作用及临床应用

药　名	抗菌	抗病毒	解热	发汗	镇痛	镇静	抗炎	抗过敏	镇咳	祛痰	平喘	免疫	临床应用
								药　理　作　用					
九味羌活丸			+		+	+	+					+	感冒 风湿性关节炎、肌纤维组织炎 急性荨麻疹
正柴胡饮颗粒	+	+	+		+	+	+	+				+	主要用于风寒表实证的感冒、上呼吸道感染
感冒清热颗粒	+		+		+		+						伤风感冒头疼、普通感冒、流行性感冒
川芎茶调丸			+		+								感冒、荨麻疹、风湿性关节炎、慢性鼻炎、过敏性鼻炎、血管神经性头痛
荆防败毒丸		+	+		+		+						皮肤病、感冒、流感、流行性腮腺炎
外感风寒冲剂	+		+		+				+				风寒生感冒
银翘解毒片	+	+	+	+			+	+				+	感冒、流感、流脑、乙脑、肺炎
羚翘解毒片	+	+	+		+	+	+						流行生感冒、扁桃体炎、腮腺炎、乙型脑炎
柴胡口服液			+		+		+						外感风热表证的感冒发热、肺部感染发热
柴胡注射液			+				+					+	感冒、流行性感冒、疟疾
桑菊感冒片	+		+	+			+						上呼吸道感染、肺炎、流脑、乙脑
双黄连颗粒	+	+	+										病毒及细菌感染的上呼吸道感染、肺炎、扁桃体炎、咽炎
芎菊上清丸	+				+								头痛、鼻咽、牙龈炎、牙周炎
玉叶解毒颗粒	+	+			+				+	+			外感风热引起的感冒、咳嗽、咽喉炎、尿路感染及中暑

续　表

药　名	药理作用											临床应用
	抗菌	抗病毒	解热	发汗	镇痛	镇静	抗炎	抗过敏	镇咳	祛痰	平喘	免疫	
防风通圣丸	+	+	+		+		+					+	头痛、面部痤疮、单纯性肥胖、感染性疾病、皮肤病
小柴胡片			+				+					+	慢性支气管炎、支气管哮喘、慢性肝炎、感冒、小儿夜热、过敏性皮肤病
表虚感冒颗粒	+		+		+								风寒表虚证之感冒（发热）、急性鼻炎
玉屏风口服液		+					+					+	气虚外感证之感冒、咳嗽、哮喘、慢性肾炎复发、过敏性鼻炎
参苏丸		+	+		+				+	+		+	老年寒性感冒、上呼吸道感染、急性支气管炎

＋ 示增强作用。

【参考文献】

1. 沈映君等.解表方药研究的思路与实践.中医杂志,1992,11(2)：25

2. 蒋孟良.九味羌活汤镇静抗炎作用的研究.中成药,1992,11(2)：25

3. 贺玉琢,富杭育等.正柴胡饮的抗炎作用.中国实验方剂学杂志,1996,12(5)：25

4. 季克胜,朱千勇.正柴胡饮的药理研究及临床应用概况,上海中医药杂志,2003,37(10)：58-59

5. 许实波,赵桂玲等．川芎茶调冲剂的解热镇痛作用,中山大学学报论丛,1997,6：152-156

6. 陈淑水,孟华民等.荆防合剂的部分药效及毒性研究,四川生理科学杂志,1998,20(1)：32-33

7. 马雅娟、李芸等．羚翘解毒丸药理作用研究,中成药,1998,17(40)：31-33

8. 田义新,孟祥颖等.柴胡药理作用的研究现状.吉林农业大学学报,1998,19(增刊)33-36

9. 管宁,吴建岚.双黄连的临床应用.新药与临床,1995,14(4)：232-233

10. 梅全喜．防风通圣散的临床新用.新疆中医药,1990,(2)：6

11. 曹翠英．防风通圣散临床新用.中医药研究,2000,(16)：31

12. 陈领朝.小柴胡汤临床应用进展.陕西中医,1994,15(4)：181

（葛卫红　林　洁）

第二章

祛暑中成药

具有祛除暑邪作用,用以治疗暑病,以清热祛暑和芳香化湿药物为主组成的一类中成药,统称为祛暑中成药。

【功能】祛暑清热、祛暑除湿、祛暑解表、解暑益气。

【分类】根据暑病的不同情况和祛暑药的功效,将不同配伍的祛暑药相应地分为祛暑清热中成药、祛暑除湿中成药、祛暑解表中成药、解暑益气中成药四类。

【药理作用】根据现代药理研究资料报道,祛暑中成药及其所含药物大多具有抑菌、抗病毒、解热、抗炎、镇痛、解痉、镇吐、利胆、促进消化、利尿及补虚等药理作用。

(1)抑菌、抗病毒:大多数祛暑中成药及其所含药物具有抑菌、抗病毒作用,如四正丸、六一散、避瘟散、痧药、清暑益气汤(丸)等均有不同程度的抑菌作用。四正丸、六一散、痧药、益元散中的甘草,以及清暑益气汤(丸)中的黄芪、甘草均具有较强的抗病毒作用。

(2)解热、抗炎、镇痛:暑症片和痧药具有解热作用。六一散、益元散、避瘟散和清暑益气汤(丸)具有抗炎作用。痧药和十滴水具有镇痛作用。

(3)调整胃肠功能及解痉、镇吐、利胆、助消化:祛暑中成药及其所含药物,常具有解痉、镇吐、利胆、助消化等作用,从而对暑热证引起的胃肠机能紊乱具有调整作用。如四正丸、十滴水和暑症片具有解痉作用。四正丸具有镇吐和利胆作用。保济丸和四正丸具有助消化作用。祛暑药的这些药理作用与其缓解暑热证时出现的胸脘痞闷、吐泻腹痛、食欲不振、消化不良等症状相一致。

【临床应用】祛暑中成药主要用于治疗夏季发病的消化系统、呼吸系统和泌尿系统的感染性疾病,如夏季感冒、流感、急性胃肠炎、肾盂肾炎、膀胱炎、尿道炎等。

【注意事项】使用祛暑中成药的关键,在于掌握兼证的有无及其彼此的轻重。如暑病挟湿而暑重湿轻者,则湿从热化,用药不宜过于湿燥,以免伤液;湿重暑轻者,则暑蕴湿中,用药不宜过于凉润,以免阴柔恋邪。

第一节　祛暑清热中成药

暑为阳邪,其性炎热,多出现一系列的阳热症状。祛暑清热中成药适用于夏天感受暑热之证(身热心烦、汗多口渴等伤暑、中暑症状),可用清热解暑中成药为主组方。

仁 丹

【处方】陈皮、檀香、砂仁、豆蔻(去果皮)、甘草、木香、丁香、广藿香叶、儿茶、肉桂、薄荷脑、冰片、朱砂。

本方主用于伤暑或兼挟湿伤中证。方中藿香、薄荷清暑辟浊,化湿和中;檀香、丁香、豆蔻、木香温中化湿,理气止痛,芳香辟恶,醒神开窍;儿茶、冰片、甘草清凉祛暑、解毒;朱砂镇心安神。诸药合用,共起清热开窍、祛暑解毒之功。

【性状】本品为棕褐色的水丸,气香,味苦,有凉感。

【功能与主治】清暑开窍,辟秽排浊。用于中暑呕吐、烦躁恶心,胸中满闷、头目眩晕,晕车晕船,水土不服。

【药理作用】全方具有解热、止呕、促进消化等作用。

【临床应用】用于夏季中暑、急性胃肠炎等,症见:头痛头晕、恶心、呕吐、腹痛泄泻。

【制剂与用法】水丸,每袋重1.5g,每瓶重15g。含化或温开水送服,每次10～20粒。

暑 症 片
《急救异痧奇方》

【处方】猪牙皂、细辛、薄荷、广藿香、木香、白芷、防风、陈皮、半夏(制)、桔梗、甘草、贯众、白矾(煅)、雄黄、朱砂。

方中猪牙皂、细辛通关开窍为主药。辅以藿香、薄荷、防风、白芷解表祛暑、辟秽。陈皮、半夏、桔梗、白矾祛痰燥湿,木香行气止痛;朱砂、雄黄、贯众、甘草清热解毒、镇惊安神,共为佐使。诸药伍用,共起祛暑、开窍、辟秽之效。

【性状】本品为浅黄色的片剂;气香,味辛。

【功能与主治】祛痰辟瘟,化浊开窍。用于夏令中恶昏厥、牙关紧闭、腹痛吐泻、四肢发麻。

【药理作用】主要有解热、祛痰、抑制神经兴奋、松弛胃肠平滑肌等作用。

(1)解热:雄黄、贯众有解热作用。

(2)祛痰:猪牙皂、白矾、桔梗有祛痰镇咳作用。

(3)抑制神经兴奋:朱砂有抑制神经兴奋样作用。

(4)松弛胃肠平滑肌:陈皮、半夏等能松弛胃肠平滑肌,有防止呕吐的作用。

【临床应用】用于夏季中暑症。由于夏令感受暑温秽浊邪气而致的患者,表现为突然昏厥、牙关紧闭或腹痛、吐泻、腹闷腹胀、痞满、呕吐、脉滑等,使用本品可收效。症见:突然昏厥、牙关紧闭或腹痛、吐泻、腹痛腹胀、痞满、呕吐、脉滑等。

【制剂与用法】片剂,每片含生药0.8g。口服:每次2片,每日2～3次;必要时将药片研成细末,取少许吹入鼻内取嚏。

【注意事项】孕妇禁用。

避 瘟 散

【处方】檀香、零陵香、白芷、香榧草、姜黄、玫瑰花、甘松、丁香、木香、麝香、冰片、朱砂、薄荷脑。

本方主用于伤暑或兼挟湿伤中证。组成避瘟之药物多为芳香避秽、化浊开窍之品,对于暑邪秽浊之气引起的伤暑疾病,用之确有一定效果。

【性状】 本品为朱红色的粉末,气香,味凉。

【功能与主治】 祛暑辟秽,开窍止痛。用于夏季暑邪引起的头晕目眩、头痛鼻塞、恶心呕吐、晕车晕船。

【药理作用】 主要有兴奋中枢神经系统、调节胃肠机能、镇静、抗菌及抗炎等作用。

(1)兴奋中枢神经系统:薄荷脑、檀香均可兴奋中枢神经系统。

(2)调节胃肠功能:甘松、木香均可调节胃肠功能。

(3)镇静:薄荷、朱砂、白芷、木香均有镇静作用。

(4)抗菌:薄荷、麝香、香榧草、木香、丁香、姜黄、冰片均有抗菌作用。

(5)消炎:薄荷、麝香、丁香、姜黄、冰片均可消炎。

【临床应用】 用于中暑、日射病之头痛、眩晕、恶心呕吐,以及晕车、晕船等。亦可用于预防中暑。

【制剂与用法】 散剂,每盒装 0.84g。口服:每次 0.6g,每日 2 次,京开水送下;外用:涂入或吸入鼻孔。

第二节　祛暑除湿中成药

暑邪为病,常兼挟湿邪以侵犯人体,除常见发热、烦渴等暑热症状外,常兼四肢困倦、小便不利、大便溏泻而不爽,胸脘痞闷或呕吐腹泻等湿邪阻滞症状。祛暑除湿中成药常用祛暑药与健脾化湿、消积和胃药组方,适用于暑病挟湿。在祛除暑邪的同时,兼以利小便而出。尚可消积和胃,以治胸脘痞闷或呕吐腹泻。常用的方剂和中成药如纯阳正气丸、六一散、益元散、避瘟散等。

十滴水软胶囊(酊)

【处方】 樟脑、干姜、大黄、小茴香、肉桂、辣椒、桉油。

本方主用于伤暑或兼挟湿伤中证。方中樟脑开窍醒脑,止痛辟秽 为主药。辅以干姜、肉桂温中散寒、回阳通脉、健胃,大黄泻热通便,清化湿热。佐以小茴香、辣椒温中散寒、健胃,桉油驱风。诸药配伍,共起健胃、祛暑、调整胃肠道的功能。

【性状】 本品内容物为棕红色的软胶囊,内容物为含有少量悬浮固体浸膏的黄色油状液体;气芳香,味辛辣。酊剂为棕红色至棕褐色的澄清液体;气芳香,味辛辣。

【功能与主治】 健胃,祛暑。用于因中暑而引起的头晕、恶心、腹痛、胃肠不适。

【药理作用】 主要有镇痛,抑制胃肠运动,提高动物对高温的耐受性。

(1)镇痛:十滴水及十滴水软胶丸,口服剂量为 108mg/kg 时,采用热板法和扭体法实验,结果均表明对小鼠有显著的镇痛作用。

(2)抑制胃肠运动：十滴水及十滴水软胶丸，口服剂量为108mg/kg时，对小鼠胃排空及小肠炭末推进实验，均显示有明显的抑制作用。

(3)提高对高温的耐受性：① 本药对经受高温(46℃,35min)的小鼠，24h生存率有显著的提高作用；② 能使经受高温(45℃,30min)大鼠肾上腺组织维生素C含量显著提高，提示本品有增强肾上腺皮质功能的作用。

【毒理研究】 本药小鼠口服 LD_{50} 为 4.833g/kg。

【临床应用】 用于中暑、痱子、冻疮等。

(1)中暑：应用十滴水治疗中暑所致头晕、恶心、腹痛、胃肠不适等症，为常用药，特别是夏季旅游常备的良药。

(2)痱子：应用十滴水外搽治疗痱子，方法是先用温水洗净患部，擦干水后，将十滴水轻轻反复涂擦患处，1天1～2次，1～2天内即可痊愈，治愈率达97%。另有报道，应用十滴水治疗30例小儿痱子，方法是取十滴水2.5ml溶于3000ml温水中混匀，洗浴，每日2次，5天一疗程，一般在治疗第4～5天痱子明显减轻、消退，有效率为100%，治愈率为76.6%。

(3)冻疮：应用本药治疗冻疮43例，治愈39例，好转2例。方法是用本药每天在皮损处涂擦3～4次，对已形成溃疡或继发感染者用其稀释液(相当于原液2‰)浸湿纱布敷，每天2次，每次20～30min。

【不良反应】 有报道应用本药引起休克1例。一例出生24d的女婴，外用本药1d(约8ml)，引起血小板减少性紫癜。

【制剂与用法】 每粒装0.425g。① 胶囊：口服，每次1～2粒，儿童酌减。② 酊剂：口服，每次2～5ml。嗜酒者慎用；新生儿禁用。外用：外搽治疗痱子(轻轻反复涂擦患处)，每日1～2次，1～2d即可痊愈；冻疮，每天于皮损处涂擦3～4次，对已形成溃疡或继发感染者用其稀释液(相当于原液2‰)浸湿纱布敷，每次20～30min，每日2次。

【注意事项】 ① 孕妇忌服。② 过敏体质者慎用。

保济丸(口服液)

【处方】 钩藤、菊花、蒺藜、厚朴、木香、苍术、天花粉、藿香、葛根、茯苓、薄荷、橘红、白芷、薏苡仁、神曲茶、稻芽。

本方主用于伤暑或兼挟湿伤中证。本方以藿香、厚朴、苍术、橘红化湿和中为主药。辅以蒺藜、薄荷散风热，葛根解肌退热、止泻，天花粉清热、养胃生津，钩藤、菊花清热、熄风、止痉，白芷散风祛湿。佐以薏苡仁、神曲茶、稻芽健胃消食、和中，木香行气止痛，茯苓利水渗湿、健脾宁心。诸药伍用，共奏解表、去湿、和中之功。

【性状】 本品为朱红色的水丸；气芳香，味微苦、辛。

【功能与主治】 解表、祛暑、和中，用于暑湿感冒。症见：发热头痛、腹痛腹泻、呕吐泄泻、肠胃不适；亦可用于晕车晕船。

【药理作用】 具有抑菌、抗炎、镇痛、止泻作用，对胃肠蠕动功能紊乱有调节作用。

(1)抑菌：该药有一定程度的抑菌作用，其中对乙型溶血性链球菌、金黄色葡萄球菌和伤寒杆菌的作用较强。

(2)抗炎：该药能显著地抑制二甲苯致炎小鼠耳廓肿胀度以及毛细血管通透性。

（3）镇静：能抑制醋酸引起的小鼠扭体反应。

（4）止泻：对蓖麻油引起的小鼠腹泻有明显的止泻作用。

（5）对胃肠蠕动功能紊乱有调节作用：本方的主要作用在于促进胃肠运动；家兔离体肠管实验表明，用药后肠管收缩力增强，阿托品可阻断这种效应，提示其作用与胆碱 M 受体有关。

狗胃肠电活动测定证明，本剂能显著增加十二指肠电功能，对胃旦功能也有增加趋势，但差异不显著，且需要一定潜伏期。据此推测，其有效成分可能是经吸收进入血液后再作用于消化道平滑肌，而不是直接刺激胃肠道感受器而起作用。

【临床应用】主要用于胃肠型感冒诸症，如急性胃肠疾病、腹胀腹泻、消化不良等。

保剂丸及其口服液对感冒均有较好疗效；口服液的疗效，尤其对胃肠湿滞型与外感夹湿型比丸剂似更好些，可能与口服液吸收较丸剂来得快而完全有一定关系。

【制剂与用法】水丸，每瓶装 1.85、3.7g。丸剂：口服，每次 1.85～3.7g，每日 3 次。口服液：每瓶 10ml，每次 10～20ml，每日 3 次。儿童酌减。

藿香正气水（水丸、口服液、颗粒、软胶囊）
《太平惠民和剂局方》

【处方】苍术、陈皮、厚朴、白芷、茯苓、大腹皮、生半夏、甘草浸膏、藿香油、紫苏叶油。

本方适用于外感风寒、湿滞脾胃证或夏伤暑湿证。方中藿香油温解表之风寒，芳香化湿浊，且辟秽和中，为主药。辅以紫苏叶油、白芷辛香，助藿香发散风寒，且芳香化湿浊；半夏、陈皮燥湿和胃，降逆止呕。佐以茯苓、苍术健脾运湿、和中止泻；厚朴、大腹皮行气化湿，畅中除满。使以甘草调和诸药而和中。各药合用，具有表里双解、化湿辟秽、升清降浊、理气和中之功。

【性状】口服液为棕色的澄清液体。酊剂为深棕色的澄清液体（久储略有浑浊）。软胶囊内容物为棕褐色的膏状物。气芳香、味辛、苦。

【功能与主治】解表化湿，理气和中。用于外感风寒、内伤湿滞或夏伤暑湿所致的感冒，症见头痛昏重、脘腹胀痛、呕吐泄泻；胃肠型感冒见上述证候者。

【药理作用】全方主要具有抑制胃酸分泌、解除胃肠平滑肌痉挛等作用。

（1）解痉：本药对家兔、豚鼠离体十二指肠自动收缩有抑制作用；对组胺、乙酰胆碱、氯化钡等引起的回肠痉挛性收缩，有解痉作用；但对胆囊、膀胱平滑肌的收缩不产生影响。也可对抗垂体后叶引起的小鼠子宫收缩。

（2）镇痛：对醋酸刺激肠系膜诱发的内脏躯体反射性疼痛有镇痛的作用。

（3）抗菌：藿香所含的挥发油具有很强的抗菌作用。藿香酮对金黄色葡萄球菌、铜绿假单胞菌、大肠埃希菌、痢疾杆菌等 8 种致病菌有抑制作用。厚朴抗菌作用谱广。紫苏的挥发油具有消毒、防腐作用。

此外，药理实验结果表明，藿香正气胶囊还有镇吐、增加胃肠道的吸收功能及增加细胞免疫功能等作用。

【毒理研究】急性毒性实验表明，用 53.1％藿香正气胶囊溶液 25ml／kg（相当于人体用量的 583 倍）给小鼠灌服，每日两次，观察 7d，动物活动正常，无 1 只死亡，提示该药毒性甚低。

【临床应用】用于感冒，急性胃肠炎，急、慢性结肠炎，荨麻疹，酸中毒，体癣皮炎等。① 本品又为化湿和胃中成药，重在化湿和胃，其解表散寒之力略逊；② 本品为夏季常用成药，对夏季伤湿感寒、脾胃失和者尤为适宜；③ 适用于湿滞脾胃、外感风寒证之胃肠型感冒、肠炎、胃神经官能症（非溃疡性消化不良）、痢疾、水土不服等的治疗。

本药可作为家庭、旅行常备药，用于外感风寒、内伤湿滞病证的治疗。

(1) 荨麻疹：封氏运用藿香正气散治疗荨麻疹 32 例，服药最多者为 35 剂，最少者 3 剂，均获得临床治愈。

(2) 酸中毒：杨氏用藿香正气散治疗酸中毒 98 例，其中急性胃肠炎失水性中毒 54 例，糖尿病酮症酸中毒 21 例，急性肾炎尿毒症酸中毒 23 例，总有效率为 87.7％。

【制剂与用法】每支装 10ml。酊剂（乙醇含量应为 40％～50％），每瓶 10ml。软胶囊每粒装 0.45g。① 酊剂：口服，每次 5～10ml，每日 2 次，用时摇匀，温开水或姜汤送下。② 冲剂：口服，每次 1 袋(5g)，每日 2 次；儿童酌减。③ 水丸：口服，每次 6g，每日 2～3 次。④ 口服液：口服，每次 5～10ml，每日 2 次，用时摇匀。

【不良反应】极少数患者口服该药后可引起过敏性药疹、过敏性休克、过敏性紫癜、荨麻疹等。水剂为 40％～50％乙醇液体制剂，对小儿、妇女、老人及不饮酒者，可引起酒样反应。

【注意事项】① 阴虚火旺忌服；② 忌生冷油腻食品，小儿、妇女、老人及不饮酒的患者，常可引起酒样反应。极少数服后引起过敏性药疹，经停服或服用抗过敏药后症状很快消失。

纯阳正气丸

【处方】藿香、半夏（制）、青木香、陈皮、丁香、肉桂、苍术、白术、茯苓、朱砂、硝石（精制）、硼砂、雄黄、金礞石（煅）、冰片。

本方用于外感风寒，湿滞脾胃证或夏伤暑湿证。方中肉桂温阳散寒，藿香、苍术化湿解表共为主药。辅以半夏、茯苓、陈皮燥湿化痰、理气和中；金礞石、硝石、硼砂豁痰解毒。佐以白术健脾祛湿；丁香、青木香行气醒脾、芳香开窍；雄黄祛痰解毒、辟秽开窍；朱砂镇心安神；麝香、冰片芳香化浊、开窍止痛。诸药合用，共起温中散寒、燥湿豁痰、解毒止痛、辟秽开窍之功。

【性状】本品为棕黄色至棕红色的水丸；气芳香，味苦、辛。

【功能与主治】温中散寒。用于暑天感寒受湿、腹痛吐泻，胸膈胀满、头痛恶寒、肢体酸重等。

【药理作用】主要有抗菌、松弛胃肠平滑肌、镇吐及提高机体免疫等作用。

(1) 抗菌：藿香、青木香、陈皮、丁香、肉桂、苍术、茯苓、朱砂、硼砂、雄黄、麝香、冰片有抗菌作用。

(2) 松弛胃肠平滑肌：陈皮、丁香、肉桂、冰片有松弛胃肠平滑肌作用。

(3) 镇吐：半夏有镇吐作用。

(4) 提高机体免疫：白术、茯苓、麝香有强壮和提高机体抗病能力的作用。

【临床应用】用于外感风寒，湿滞脾胃证、夏伤暑湿证所致急性肠炎、急性肠胃炎。症见恶心、呕吐、腹胀、腹泻等。

【制剂与用法】水丸,每 200 粒重 3g。口服:每次 1.5～3g,每日 1～2 次。

【注意事项】① 孕妇禁用;小儿一般不用,必要可减量至 1/3 服月;② 忌气恼及寒凉饮食,宜清淡食品为佳。

六 一 散
《伤寒标本》

【处方】滑石、甘草。

本方用于暑湿证。六一散由六分滑石、一分甘草所组成。滑石味淡性寒,质重而滑,淡能利湿,寒能清热,滑能利窍,可引湿热从小便排出,是为主药。少佐甘草和中,以防滑石寒滑过甚。两药合用,具有清热消暑、渗湿利尿之功。

【性状】本品为浅黄白色粉末,具甘草甜味,手捻有润滑感。

【功能与主治】清暑利湿。用于感受暑湿所致的发热、身倦、口渴、泄泻,小便黄少;外用治痱子。

【药理作用】具有利尿、抗菌、保护皮肤黏膜作用。

(1) 利尿:给小鼠灌服六一散,3h 尿量明显增加,再经 3h,尿量恢复正常。本方及滑石的利尿高峰均在服药后 1h,以后便逐渐下降。

(2) 抗菌:滑石对伤寒杆菌、副伤寒杆菌有抑菌作用;对脑膜炎双菌有轻度抑制作用。

(3) 保护皮肤黏膜作用:滑石粉(含硅酸镁)细腻光滑,内服后对胃肠黏膜、外用对皮肤可起到保护作用。

【临床应用】用于中暑、腹泻;六一散加味用于尿道炎、膀胱炎等尿路感染。

【制剂与用法】散剂:每袋 9、15 或 18g。① 调服或包煎:每次 6～9g,每日 1～2 次,并多饮水;② 外用:扑撒患处。

【注意事项】① 阴亏者不宜使用;② 无湿热或小便清长者不宜使用。

午时茶颗粒(茶剂)
《经验百病内外方》

【处方】苍术、柴胡、羌活、防风、白芷,川芎、藿香、前胡、连翘、陈皮、山楂、枳实、麦芽(炒)、甘草、桔梗、六神曲(炒)、紫苏叶、厚朴、红茶。

本方适用于外感风寒、湿滞脾胃或夏伤暑湿证。方中藿香、防风、羌活解表散寒,芳香化湿,为主药。辅以紫苏、白芷辛香而发散风寒、芳香化湿浊;陈皮、枳实燥湿和胃、降逆止呕;麦芽、山楂、六神曲健脾、消食化积。佐以苍术、厚朴芳香化湿、和中止泻、畅中除满;连翘清脾,桔梗宣肺利隔,既益于解表,又助于化湿;柴胡、前胡理气降逆、散热止咳;红茶利水渗湿,收敛止泻。使以甘草和中,调和诸药。各药合用,具有表里双解、化湿辟秽、升清降浊、健脾和中之功。

【性状】本品为棕色的颗粒,气微香,味甜,微苦。

【功能与主治】祛风解表,化湿和中,用于感受风寒,内伤积食。症见恶寒发热、头身痛楚、胸脘满闷、恶心呕吐、腹泻腹痛。

【药理作用】组成本方的药味较多,其中:① 具有退热作用的有紫苏叶、连翘、防风、羌活、柴胡等;② 促进消化的有山楂、六神曲、藿香;③ 活血止痛的有川芎;④ 止咳化痰的有桔梗、前胡。

【临床应用】用于外感风寒、内伤湿滞证或夏伤暑湿证所致的:① 感冒(胃肠型感冒),表现为发热恶寒、头身疼痛、咳嗽、不思饮食、腹胀、舌苔白厚、脉濡滑;② 吐泻(急性胃肠炎),表现为恶心呕吐、腹痛泄泻、泻下清稀而不甚臭秽、腹痛喜按、喜温,口淡不渴、发热恶寒不重、舌苔白腻、脉濡缓;③ 水土不服(胃肠功能紊乱)、消化不良、过敏性肠炎,症见:食欲不振、腹胀腹痛、呕吐泄泻、倦怠畏寒等。

【制剂与用法】颗粒剂,每袋装6g。① 开水冲服,每次6g,每日1～2次。趁热饮用,盖被睡一会,使身上发汗。② 茶剂:每袋重10g或每块11.5g;每次1袋,开水泡服或水煎,趁热饮用,每日1～2次。

【注意事项】本品药物性味偏于辛温,更适用于风寒感冒;无积滞或属风热感冒者不宜用。

益 元 散
《宣明论方》

【处方】滑石、甘草、朱砂。

【性状】本品为浅粉红色的粉末,手捻有润滑感;味甜。

【功能与主治】清暑利湿。用于感受暑湿,身热心烦,口渴喜饮,小便短赤。

【药理作用】主要有利尿、抗炎、抗菌作用。

(1)利尿:有一定的利尿作用。

(2)抗炎:甘草有抗炎作用。

(3)抗菌:滑石、甘草有抗菌作用。

【临床应用】用于泌尿系统结石,腹泻。

(1)泌尿系统结石:本方加琥珀治疗泌尿系统结石4例,每服6g,每日3次,3日为一疗程。症状消失,3～6年内无复发。

(2)腹泻:① 应用本品和香砂胃苓散治疗秋季腹泻148例,小于1岁每次0.5g,大于1岁每次1.0g,每日3次,两药同时服用,5d内全部治愈。② 用益元散合消乳散治疗婴儿急性腹泻50例。1岁每次服0.5g,每日3次,两药同时服用,5d内全部治愈。

【制剂与用法】散剂,每袋装500g。每次6g,每日1～2次,调服或煎服。

【注意】忌食辛辣食物。

第三节　祛暑解表中成药

暑热内伏,兼外感风寒,致腠理闭塞,故出现恶寒发热,无汗头痛或兼内伤与湿而见腹痛吐泻。祛暑解表中成药以祛暑药和解表药配合化湿药组方,以祛暑化湿,解表散寒,适用于夏日外感风寒（暑邪兼表寒）。常用方剂和中成药如四正丸。

痧 药
《济生养生集》

【处方】丁香、苍术、天麻、麻黄、大黄、甘草、冰片、麝香、蟾酥（制）雄黄、朱砂。

本方用于中暑、暑厥证。方中蟾酥解毒止痛、开窍醒神；麝香芳香开窍、行气止痛为主药。辅以雄黄，化痰辟秽解毒；朱砂重镇安神；冰片芳香开窍、行气止痛。佐以大黄解毒、通便、泄浊；苍术燥湿解表；天麻熄风止痉；麻黄发散风寒；丁香行气止痛，辟秽醒神。使以甘草和中止呕，调和诸药。诸药合用，以奏祛暑解毒、辟秽开窍之功。

【性状】本品为朱红色光亮的包衣水丸（朱砂包衣），除去包衣后呈深黄色至黄棕色；气香，味甘、苦，有麻舌感。

【功能与主治】祛暑解毒、辟秽开窍。用于夏季贪凉饮冷、猝然闷乱烦躁、腹痛吐泻、牙关紧闭、四肢逆冷。

【药理作用】主要有抗菌、消炎、解热、镇痛、抗惊厥等作用。

（1）抗菌、抗炎：麻黄、大黄、丁香、甘草、冰片、麝香、苍术、蟾酥 雄黄均有抗菌、抗炎作用。

（2）解热：麻黄、大黄、甘草、冰片、麝香具有解热作用。

（3）镇痛：丁香、甘草、冰片、麝香、天麻、蟾酥具有镇痛作用。

（4）抗惊厥：天麻、麝香、甘草具有抗惊厥作用。

【临床应用】用于发痧、中暑、疔毒、恶疮、蝎螫和虫咬等。

（1）发痧、中暑：内服用于夏令中暑、受寒发痧等病。

（2）疔毒、恶疮、蝎螫和虫咬等：用醋化开外用本品治疗效果更佳，局部外用。

【制剂与用法】丸剂，每33丸重1g。口服，每次10～15丸，每日1次；小儿酌减，或遵医嘱。外用，研细吹鼻取嚏。

【注意事项】按规定量服用，因朱砂含HgS，有毒，不可多服；孕妇忌服。

四 正 丸
《太平惠民和剂局方》

【处方】藿香、香薷、紫苏叶、白芷、檀香、木瓜、法半夏、厚朴（姜炙）、大腹皮、陈皮、白术、桔梗、茯苓、槟榔、枳壳（炒）、山楂（炒）、六神曲（炒）、麦芽（炒）、白扁豆（去皮）、甘草。

本方是藿香正气丸处方加味，两者效用相同，其解表散寒、健脾之力得以加强。适用于外感风寒证、内伤湿滞或夏伤暑湿证，藿香正气丸（水）处方中加入了三温芳香之香薷，以加强解表散寒、祛暑利湿之功用，与藿香同为主药。方中加入了白扁豆、枳壳、檀香、槟榔、木瓜、山楂、麦芽、六神曲，以加强祛暑利湿、健脾和中之功用。各药合用，具有表里双解、化湿辟秽、升清降浊、健脾和中之功。

【性状】本品为棕褐色的大蜜丸，气香，味甜，微苦。

【功能与主治】祛暑解表、化湿止泻。用于内伤湿滞、外感风寒、头晕身重、恶寒发热、恶心呕吐、饮食无味、腹胀泄泻。

【药理作用】具有抗菌、缓解平滑肌痉挛、利胆、镇吐及促进消化功能等作用。

（1）抗菌：藿香、厚朴、白芷、香薷、紫苏叶等有抗菌作用。

（2）缓解平滑肌痉挛：枳壳、陈皮、厚朴能缓解平滑肌痉挛，陈皮、枳壳能松弛肝胰壶腹括约肌。

（3）利胆：陈皮、枳壳有利胆作用。

（4）促进消化功能：山楂、神曲、麦芽含有多种消化酶，神曲、麦芽含有丰富B族维生素，山楂含有多量维生素C，都能促进消化功能。

（5）镇吐：法半夏有镇吐作用。

【临床应用】用于湿滞脾胃、外感风寒证所致：① 感冒；② 急性胃炎、幽门痉挛、贲门痉挛、胆囊炎、消化不良等表现呕吐、腹泻为主要症状者；③慢性胃炎、胃神经官能症、消化不良等疾病所致的腹胀、痞满。

【制剂与用法】大蜜丸，每丸6g。姜汤或温水送服。每次2丸，每日2次。

【注意事项】孕妇慎用，忌辛辣滋腻食物。

第四节　解暑益气中成药

暑热为病，热蒸于内，腠理开而多汗。汗泄太多，每致伤津耗气，出现身热烦渴，倦怠少气，汗多脉虚等症。解暑益气中成药适用于暑热伤津耗气之证。常用清暑药与益气养阴药为主配伍组方。如李东垣之清暑益气汤（丸），用治元气本虚，伤于暑湿者。

清暑益气丸
《脾胃论》

【处方】人参、黄芪（蜜炙）、白术（麸炒）、苍术（米泔炙）、麦冬、泽泻、五味子（醋炙）、当归、黄柏、葛根、青皮（醋炙）、陈皮、六神曲（麸炒）、升麻、甘草。

本方用于暑热兼气虚伤津证。方中黄芪益气固表，止渴利湿；苍术芳香化湿、止泻，共为主药。辅以人参益气、健脾、止渴；白术益气、健脾燥湿；麦冬、五味子养阴生津；升麻、葛根发散表热、止痛、升提中气而止泻。佐以黄柏清热燥湿；泽泻清热利湿；青皮、陈皮理气和中，合六神曲健脾消积。使以甘草益胃和中，调和诸药。各药合用，具有清暑益气、健脾燥湿、生津、止泻之功。

【性状】本品为黄褐色的大蜜丸；气微香，味甜。

【功能与主治】祛暑利湿，补气生津。用于体弱受暑引起头晕身热、四肢倦怠、自汗心烦、咽干口渴。

【药理作用】全方具有增强机体免疫功能、抗炎、抑菌、改善胃肠功能等作用。

（1）抗疲劳作用：疲劳、倦怠的病人用本药后，疲劳倦怠感明显改善，尿液检查与疲劳度测定值也得到了改善。

（2）对在高温条件下饲养而致消化道运动功能下降、血液中水分减少而组织间含水量增加、白细胞吞噬功能降低的小鼠，给予清暑益气丸后，各项指标均恢复到正常水平。同时用本方对主诉疲劳、倦怠的门诊病人进行了治疗，用药后，疲劳、倦怠显明显改善，尿液检查与疲劳度测定值也得到了改善。

【临床应用】用于伤暑兼气虚伤津证的夏季杂病（夏季感冒、头痛眩晕、泄泻、厌食、心悸、小儿低热）、慢性疲劳综合征、肝炎、肾炎、痢疾、泌尿系统疾病等。

【制剂与用法】大蜜丸，每丸重9g。姜汤或温开水送服，每次1丸，每日2次。

【注意事项】伤暑无气虚症状者，不宜服用；如单纯暑症，高热烦渴者尤当禁用。

一些祛暑中成药的药理作用及临床应用见表2-2-1。

表2-2-1 一些祛暑中成药主要药理作用及临床应用

药　名	药理作用											临床应用
	抗菌	抗病毒	解热	抗炎	镇痛	解痉	镇吐	利胆	助消化	利尿	补虚	
仁　丹	+	+	+						+			夏季中暑、急性胃肠炎
暑症片			+			+						中暑
避瘟散	+				+							中暑、头痛眩晕、晕车、晕船
十滴水						+	+					中暑、痱子、冻疮
保济丸	+				+				+			主要用于胃肠型感冒诸症
藿香正气丸	+	+				+	+	+	+			感冒、呕吐、腹泻、急性胃肠炎
纯阳正气丸									+		+	暑天感寒受湿、腹痛吐泻、胸膈胀满、头痛恶寒、肢体酸重
六一散	+	+								+		尿路感染、腹泻、百日咳痉挛、暑湿症、皮肤过敏
午时茶颗粒			+						+			暑湿证所致的感冒、吐泻、消化不良
益元散	+	+			+					+		泌尿系统结石、腹泻
痧　药	+	+	+			+						发痧、口毒、毒疮、恶疮、蝎和虫咬伤
四正丸	+	+				+	+	+	+			感冒、呕吐、腹泻、腹胀
清暑益气汤（丸）	+	+			+						+	夏季杂病、夏月低热、眩晕、肾炎、肾盂肾炎、慢性疲劳综合征

＋示增强作用。

【参考文献】

1. 陈馥馨. 新编中成药手册. 北京：中国中医药出版社，1991：40

2. 邓国旺.十滴水或藿香正气水外搽治疗痱子显效.江西中医药,1995,(3):41

3. 韩晋等.黄连素和十滴水治疗小儿痱子疗效比较.人民军医,1992,(7):55

4. 张丹,肖柳英等.保济丸的药理作用研究.中药新药与临床药理,1998,9(4):212-213

5. 周名璐,陈芝喜.霍香正气散的实验及临床研究进展.新中医,1998,7:60-61

6. 路福顺等.香砂胃苓散及益元散治疗秋季腹泻148例临床观察.黑龙江中医药,1993,(6):35

7. 陈馥馨.新编中成药手册.北京:中国医药科技出版社,1991:515

（葛卫红　林　洁）

第三章

清热中成药

凡以清热药为主组成,具有清热、泻火、凉血、解毒等作用,以清泄里热(体内热邪)为主,主治里热证的一类中药制剂,统称为清热中成药。清热治法属中医治法中的"清"法,是对"热者寒之"、"温者清之"的治则的应用。

温、热、火三者同属性,温盛为热,热极为火,其区别只是热之程度不同,统称为热。在中医理论中,"热证"是中医病理学最基本的属性和证型,也是一个很广泛的概念。从症状看,它不仅是指发热(体温升高),而且也泛指体温不升高的一些"热"象,患者常具有某些热证症状,如口干咽燥、面红、眼赤、大便苔黄、脉数、五心烦热(两手心 两足心和心前区)等,都属中医学热证范畴。

依发病部位、性质和病情轻重,分表热与里热。外感或温病初起,热邪在肌表,属表热证;表热证的特点是发热、恶风、头痛、口渴、汗出不多、脉浮数等,当用解表中成药(参见第一章)。若表邪未解,热已入里而急或表里俱急,则宜服表里双解中成药。热邪入里化热,或内伤郁化为热,即为里热证。里热的特点是发热、口干渴、烦躁、小便短赤、苔黄、大便干结或兼有便秘、腹胀等,当用清热中成药。

清热中成药大致可用于以下各种里热证候:① 热证表邪已解且热炽盛,而内无积滞者,以及肝热目赤肿痛、羞明多泪,目生翳膜等目疾;② 脏腑火热证;③ 各种血热证;④ 热痢、热泻、湿热黄疸,以及其他多种湿热证;⑤ 温病与外疡内痈,以及咽喉、肿痛的某些耳鼻热证;⑥ 阴虚发热、骨蒸劳热等。

里热证包括了现代医学多种急性传染、感染性疾病,也包括了许多重要的非感染性疾病,如肿瘤、白血病、某些心血管疾病、内分泌性疾病等。在其发展的一定阶段内呈现热毒之象而须用清热中成药治疗。

里热证由于病因病机不同、热邪侵犯或病变部位(器官系统)与病情发展变化阶段不同,以及体质差异等情况,有针对性地选用恰当类型的清热中成药,才能获得良效。

【分类】各家分类方法不同。本书依据清热中成药的性能、功效与适应证的不同,大致将它们分为 4 类:① 清热泻火中成药;② 清热解毒中成药;③ 清脏腑热中成药,又可分为清热宣肺中成药、清肝解毒中成药、清利肝胆湿热中成药、清利肠胃湿热中成药;④ 清热凉血中成药。

【功用】清热中成药所用药物性多寒凉,具有清热、泻火、解毒、燥湿、凉血、清虚热等功效,能治血热、热泻、热痢、痈肿、疮毒等所表现的里热证。

实际上,里热证有实证与虚证之别,实证(实热)是火热亢盛(有余),治法上有"实火可泻"(泻火)之说,实证可分为:① 气郁发热;② 血瘀发热;③ 痰食积聚。虚热证常见于长期慢性发热(低热),多属阴虚发热,即是阴亏相对阳亢所致,有"虚火可补"(补阴)之说,即虚热证者阴虚是病之本,发热是病之标,治宜用清虚热中成药,此类中成药中除有清热药外,配有滋阴药物,达到标本兼治。

【现代药效学研究】清热中成药的药效广泛,临床使用频度甚大,是中药药理学研究的重要领域,近几十年来,这方面的研究取得了很大进展,清热中成药大致有下述作用:

(1)解热:许多清热药如石膏、知母、赤芍、金银花、大青叶、板蓝根、栀子、黄连、地骨皮等对不同致热原所引起的动物实验性发热模型均有明显的退热作用。近年进一步发现,用上述药物辅以其他药物组成的清热方药尤其是经典名方的解热作用更强,如白虎汤(合剂)、葛根芩连片、黄连解毒丸、牛黄解毒片等。

(2)抗炎:急性炎症是热证的主要表现,也是急性感染性疾病的重要病理过程。抗炎作用是清热药的另一个重要共性。清热药抗炎作用以抑制炎症早期的毛细血管通透性亢进、渗出和水肿为主,而对晚期炎症增生的影响一般不明显。研究表明,许多清热药对实验性炎症各个环节均有一定的作用,如连翘能抑制炎性渗出,黄连能加速炎症消退,黄芩能对抗伴有变态反应的炎症等。

(3)解毒("抗内毒素作用"):微生物毒素在感染性疾病中是引起多种症状和组织损害的重要因素,研究表明许多清热药及一些清热解毒成药具有抗内毒素效果,如抗内毒素休克死亡、发热、白细胞改变,一些方药还能直接使内毒素超微结构改变并失去毒性等。这点也可以说明有的清热成药虽抗菌力不强,但临床应用常可见到毒血症状迅速改善,可能与其减弱细菌的毒力有关。

(4)抗病原微生物:病原微生物是造成感染及温病证候的主要因素,因而抗病原微生物是实验研究的重点:清热药及其复方抗病原微生物的范围广泛,不仅对致病菌(包括真菌)、病毒有抑制作用,而且对螺旋体、阿米巴原虫及滴虫等也有作用(参见各成药的药理研究)。

清热药抗菌作用的机制、抗耐药作用,乃至对细菌超微结构的影响等研究也取得新的成果。例如,大蒜、黄连、蒲公英、土槿皮及黄柏复方等于低浓度时即可破坏细菌超微结构,从膜的损伤至核膜、线粒体的破坏;低于抑菌浓度的黄连、黄柏、知母等可明显减少金黄色葡萄球菌毒素的生成,并促进白细胞对其的吞噬等。研究还发现,八正散可抑制致病大肠杆菌在尿道上皮细胞的黏附;黄柏复方能消除白色念珠菌在卡那霉素处理小鼠肠道时的定居。这些研究对于深入揭示大多数清热药及其复方不能于体内达到抑菌浓度而在临床上却能有效地控制感染的原理将有所裨益。

(5)调节免疫功能:研究表明,常用组成清热方药的药物如金银花、连翘、黄连、黄芩、黄柏、大青叶、蒲公英、穿心莲、鱼腥草等有调节免疫功能的作用,增强白细胞和网状内皮系统的吞噬功能。有的成药对免疫呈现双向作用,如黄连解毒丸能清除抗原,抑制免疫反应,又可促进 T 细胞的转化,增强免疫器官的重量。近年以清热药单体成分进行免疫药理研究表明,穿心莲内酯、青蒿素及其衍生素、丹皮酚、苦参中的多种生物碱等具有抗变态反应作用。

(6)抗肿瘤:有些清热剂在动物体内外实验,证明有抗肿瘤的作用。例如,当归龙荟丸与方中的青黛可明显抑制白血病癌细胞中的 DNA 的合成代谢,产生抗白血病的作用。

此外,由于清热中成药配伍的不同,常显示多种有利于里热证治疗的辅助作用。例如,① 扩张血管,改善微循环,有利于重要脏器的供血;② 抑制血小板聚集,防止血栓形成及病理变化;③ 镇静、抗惊厥,可缓解或消除里热证高热时出现的某些症状,如烦躁不安、痉挛等。

【临床应用】 主要用于病原微生物(细菌、病毒、螺旋体等)所致的感染性疾病("外感热病"),也用于一些有"热象"的非感染性疾病,如中暑、出血性疾病、风湿性关节炎等。

【注意事项】 ① 清热成药多由寒凉中药组成,对身体产生不良影响,易伤脾胃,影响运化及伤阴,故"热象"消失后即不宜使用;必要时宜配用和胃药,以使祛药而不碍胃。② 本类药物勿用于表证及寒证;对体质虚弱及产后妇女应慎用。③ 应用清热药时,应该辨明热证所在部位,热证真假,属虚证还是实证,恰当应用。

第一节　清热泻火中成药

清热泻火中成药具有清热泻火作用。本书所讲的清热泻火中成药,适用于清气分、三焦、脏腑实热、实火,主治热在气分、三焦、肺、心、肝胆、胃等,常用清热泻火中成药等为主组方。由于其所含药物性多寒凉而具"寒凉折火"的性能,故能治疗温热病引起的高热、烦渴、神昏谵语;肺、心、肝胆、脾胃、大肠等实热、实火引起的各种症状;风热、风火引起的眼病等。

"气分实热证"指表邪已罢、里热渐盛、不恶寒、反恶热、多汗、口渴、小便黄赤、大便干结、舌红苔黄、脉洪大等,实即《伤寒论》的阳明经证。邪热在气分的治疗,以清热保津而立法。

从现代医学来看,清热泻火中成药具有消炎、抗菌、解热、镇静以及增强免疫等作用。

白虎合剂
《伤寒论》

【处方】 石膏、知母、甘草(炙)、粳米皮。

本方主用于阳明、气分实热证。方中石膏,味辛甘性大寒,善能清热,以制阳明气分内盛之热,并能止渴除烦,为主药;知母味苦性寒质润,寒助石膏以清热,润助石膏以生津为辅药;佐以粳米、炙甘草和中养胃,并可防主辅药之大寒伤脾胃之弊;炙甘草兼以调和诸药为使。诸药合用,以奏清热生津之功。热清则烦除,津生则渴止。邪热内盛所致之诸证自解。

【性状】 本品为棕黑色的澄清液体;味微苦。

【功能与主治】 清热生津,用于高热大汗,口干舌燥,烦渴引饮。

【药理作用】 主要有解热、止渴、抗病毒、抗炎等作用。

(1) 解热、止渴:方中石膏含有含水硫酸钙($CaSO_4 \cdot 2H_2O$),具有解热止渴;知母含有多种甾体皂苷,具有抗菌解热作用;甘草含甘草甜素、甘草次酸,具有解热、抗炎、抗病毒作用。① 本品能使伤寒菌苗引起发热家兔退热 $1.3℃$,单用石膏退热 $0.3℃$,单用知母退热 $0.7℃$,石膏与知母合用则退热 $1.2℃$;石膏退热作用发生快,但不持久,知母退热作用发生慢但持久,两药合用退热效果更加显著。实验比较白虎汤和去钙白虎汤的解热作用,结果发现去钙白虎汤无解热作用,表明钙离子对中枢神经系统,尤其对产热中枢有明显的抑制作用,白虎汤能使脑内钠/钙比例降低,而使高热消退。② 抑制口渴:对皮下注射20%蛋白胨水所致高温大鼠的饮水量有明显的抑制作用。

(2) 抗病毒:本药对实验性乙型脑炎病毒皮下注射而致感染的小鼠,能提高存活率,显著降低感染小鼠死亡率,与对照组比较有明显差异。

(3) 增强免疫功能:本药有增强家兔肺泡巨噬细胞对白色葡萄球菌及胶体金的吞噬能力,并能促进吞噬细胞的成熟。研究表明,本方所含 Ca^{2+} 可提高肺泡巨噬细胞的吞噬率,加强其吞噬活性。可以认为,对肺泡巨噬细胞的这种激活作用,可能是本药治疗肺部及其他急性感染的重要药理基础之一。

【临床应用】用于阳明气分实热证之症状的急性热病、流行性感冒、流行性脑脊髓膜炎、乙型脑炎、肺炎、流行性出血热、风湿性关节炎等。

【制剂与用法】合剂,每瓶 60ml 或 120ml。口服,每次 20～30ml,每日 3 次。

【注意事项】① 表不解而恶寒无汗,或发热而不烦渴,或汗虽多而面色白,或脉虽大而重按无力,均不宜用本药;② 阴盛格阳表现为真寒假热者忌用本药,即凡虚热或假热者不可用。

【备注】① 本品是治疗气分实热的主方,以"四大"(大热、大汗、大烦渴、脉洪大)为辨证要点,但在实际上使用中遇有高热、汗出、烦渴、脉数有力者即可使用。② 用于流行性脑脊髓膜炎、乙型脑炎、肺炎等,出现气分实热者均可使用;可酌加银花、连翘、大青叶之类;以加强清热解毒之功效。③ 以本方(多用汤剂)为主,随症加减以扩大适应范围,取得临床疗效,如白虎加人参汤(本方加人参),主治白虎汤证汗出过多,津气两伤而神疲倦怠,脉虽洪大而重按无力者。

黄连上清丸(片)
《万病回春》清肝明目散加减

【处方】黄连、栀子(姜制)、连翘、蔓荆子(炒)、防风、荆芥穗、白芷、黄芩、菊花、薄荷、酒大黄、黄柏(酒炒)、桔梗、川芎、石膏、旋覆花、甘草。

本方适用于胃火上炎证。方中黄连、大黄清热解毒,泻火通便,为主药。辅以黄芩、黄柏、石膏消实火;栀子清泄三焦之火,引火从小便而出;连翘清热解毒;菊花、荆芥穗、白芷、蔓荆子、川芎、防风、薄荷疏风散热,以解热于上;旋覆花降逆和中,以为佐药。桔梗宣肺、利咽,引药上行,甘草既能缓和大黄峻泻之力,护理胃津,又能调和诸药,为佐使之药。诸药合用,共奏清热通便、散风止痛之功。

【性状】本品为黑褐色的大蜜丸;气芳香,味苦。

【功能与主治】清热通便,散风止痛。用于上焦风热证,症见:头晕脑胀,耳痛,咽喉红肿,口舌生疮,牙龈肿痛,耳痛耳鸣,暴发火眼,大便干燥,小便黄赤,舌尖红、苔黄、脉滑数。

【药理作用】主要有解热、镇静、抗感染、降压等作用。

(1) 解热镇静:石膏成分为 $CaSO_2 \cdot 2H_2O$,具有解热、止渴的作用;栀子含栀子苷,具有抑制中枢神经系统功能的作用;连翘含连翘醇苷,具有解热、抑菌的作用;桔梗含桔梗皂苷,具有解热镇痛、抗炎、镇咳祛痰作用。黄连、黄芩、黄柏、防风、连翘、石膏有不同程度的解热镇静作用。

（2）抗感染：方中黄连、黄柏均含小檗碱，具有抗菌、抗病毒的仨用；黄芩含黄芩苷、黄芩素，具有抗菌、消炎的作用。栀子、防风、白芷、菊花、大黄对细菌、污毒、真菌、原虫有抑制作用。

（3）降压：黄连、黄芩、黄柏都有降压作用，薄荷能扩张皮肤血管。

【临床应用】 用于中医辨证属于风火上攻、三焦实热证之急性口腔炎、急性扁桃体炎、急性齿龈炎、急性结膜炎、急性中耳炎、血管神经性头痛等。

【制剂与用法】 大蜜丸：每丸重 6g。① 大蜜丸：口服，每次 1～2 丸，每日 2 次。② 片剂：口服，每次 6 片，每日 2 次。

【注意事项】 ① 忌食辛辣刺激食物；② 孕妇慎用；③ 脾胃虚寒者禁用。

牛黄解毒片
《证治准绳》

【处方】 牛黄、雄黄、石膏、冰片、大黄、黄芩、桔梗、甘草。

本方主治阳明实热证。方中以牛黄、大黄为主药，清热解毒，泻火通便。辅以生石膏、黄芩清上、中焦热毒；雄黄、冰片清热解毒，消肿散结。佐以桔梗清利咽喉。使以甘草解毒、调和诸药。诸药相配，共起清解风火热毒、消肿止痛之功。

【性状】 本品为素片或包衣片，素片或包表片除去包衣后显棕黄色；有冰片香气，味微苦、辛。

【功能与主治】 清热解毒，消肿止痛。用于阳明实热证，症见：咽喉肿痛，牙龈肿痛，口舌生疮，头晕目赤等。

【药理作用】 主要有解热、镇静、抗炎、抗菌等作用。

（1）解热：方中石膏含 $CaSO_4 \cdot 2H_2O$，具有清热、镇静作用。仁黄、桔梗均有解热作用。甘草对发热的小鼠、大鼠和家兔均有退热作用，可抑制体温调节中枢对致热原的反应，此外，甘草有皮质激素样作用，可降低机体对细菌内毒素的反应性，抑制炎症反应，也有助于退热。

（2）抗炎：牛黄含胆红素、胆酸，具有解热、抗惊、强心、扩张微血管及抗炎作用。本方具有明显的非特异性抗炎作用。实验表明，对蛋清诱发大鼠足跖水肿，巴豆油诱发小鼠耳廓肿胀及醋酸诱发腹腔炎症有明显抑制作用。

（3）抗菌：黄芩含黄芩苷，具有抑菌、抗病毒作用。本方体外对革兰阳性球菌显示较强的抑菌活性，对革兰阴性菌中除变形杆菌在一定药液浓度下呈现较强的抑菌作用外，其余对肺炎、大肠埃希菌和铜绿假单胞菌均无作用。

此外，牛黄具有镇静、抗惊厥作用。

【临床应用】 用于阳明实热证之咽喉炎、扁桃体炎、牙龈炎、大便秘结、外治带状疱疹。

【不良反应】 ① 过敏反应：常用剂量时偶见皮肤过敏反应，皮肤剧痒、潮红、粟粒样丘疹；可服氯苯那敏、维生素 C，并外擦炉甘石洗剂治疗，也有出现多例过敏性休克的报道，患者出现头晕、胸闷、恶心、心慌、瘙痒，随后昏厥，不省人事，可输氧和抗木克治疗。② 出血倾向：有报道用牛黄解毒片 2～3d 后，引致血小板减少，出现皮肤、黏膜出血，可给予利血生、维生素 C 等治疗。③ 其他：偶致支气管哮喘、肝功能损害。

【制剂与用法】片剂，大片含量相当于原药材 0.78g，小片含量相当于原药材 0.52g。本品每片含黄芩以黄芩苷（$C_{21}H_{18}O_{11}$）计，小片不得少于 0.5mg，大片不得少于 0.75mg。

口服，大片每次 2 片，小片每次 3 片，每日 2～3 次。

【注意事项】① 孕妇禁用，因易致流产；新生儿慎用，以免过量中毒。② 不宜与四环素合用，因其中所含石膏的钙离子能与四环素络合，影响疗效。也不宜与含磷酸盐、硫酸盐类药物合用。

牛黄上清丸（胶囊）
《医学入门》

【处方】牛黄、大黄、黄连、黄芩、黄柏、石膏、栀子、连翘、冰片、赤芍、地黄、当归、薄荷、菊花、川芎、荆芥穗、白芷、桔梗、甘草。

本方适用于风火上攻证。方中牛黄、黄连清热解毒，清泄心、肺、胃火，为主药。辅以黄芩、黄柏、石膏，清上、中焦实火；大黄泻火通便，引火从大便而下；栀子清泄三焦之火，引火从小便而出；连翘、冰片清热解毒，赤芍、地黄、当归清热凉血、活血消肿。佐以薄荷、川芎、荆芥穗、白芷散风清热。桔梗宣肺、利咽，引药上行，甘草护胃津，调和诸药，为佐使之药。诸药合用，共奏清热泻火，散风止痛之功。

【性状】本品为红褐色至黑褐色的大蜜丸；气芳香，味苦。

【功能与主治】清热通便，泻火止痛。用于风火上攻证，症见：头痛眩晕，目赤耳鸣，咽喉肿痛，口舌生疮，牙龈肿痛，大便燥结。

【药理作用】本品有抗菌、抗炎、解热、降血压、镇静、镇痛等作用。方中牛黄含胆红素、胆酸，具有解热、镇惊、强心、扩张微血管及抗炎作用；石膏具有清热镇静作用；大黄含蒽醌苷，其有泻下、抗感染、消炎的作用；黄连、黄柏含小檗碱，具有抗菌、消炎的作用；黄芩含黄芩苷、黄芩素，具有抑菌、抗病毒、解热、镇静及增强免疫功能的作用；桔梗含桔梗皂苷，具有解热、祛痰、镇咳的作用。全方主要具有抗菌、解热、镇静、镇咳、化痰等作用。

【临床应用】用于属里热内盛、上焦风热证的急性和慢性结膜炎、急性咽炎、急性扁桃体炎、齿龈炎、齿龈肿胀、高血压、血管神经性头痛等病；也可用于风热感冒、胃热及痢疾等。

【不良反应】有致过敏性休克、药疹等报道。

【制剂与用法】大蜜丸，每丸重 6g。本品每丸含黄芩苷（$C_{21}H_{18}O_{11}$）不得少于 15mg。① 大蜜丸：口服，每次 1～2 丸，每日 2 次，温开水送服。② 胶囊：口服，每次 2 粒，每日 2～3 次。

【注意事项】忌辛辣食物，孕妇慎用，老年、体弱、大便溏薄者慎用。

凉膈散（丸）
《太平惠民和剂局方》

【处方】大黄、石膏、连翘、黄芩、芒硝、栀子（姜汁制）、薄荷、甘草、淡竹叶。

本方适用于上、中二焦火热证。方中连翘清热解毒，为主药。黄芩清胸膈郁热；栀子通泻三焦，引火下行；芒硝、大黄泻火通便，清中焦之热，共为辅药。薄荷、淡竹叶轻清疏散，以热于上，兼有"火郁发之"之义而为佐。使以甘草和蜂蜜，既能缓和芒硝、大黄峻泻之力，又能护胃，调和诸药，清热而不伤胃津。诸药配伍清上泄下，泻火通便，可使上、中焦之热邪迅速消解。

【性状】 本品为黄褐色的粉剂；气香，味苦。

【功能与主治】 消炎解热，清火凉膈。用于上焦热盛，咽喉不利，牙齿疼痛，大便秘结，小便赤黄。

【药理作用】 本方的单味药分别具有导泻、利尿、利胆、抗炎和抗菌作用。

(1) 导泻：大黄含蒽醌类、番泻苷类，具有抑菌、泻下作用；芒硝含 $Na_2SO_4 \cdot 10H_2O$，具有阻止水分从肠道内吸收而致泻的作用。

(2) 利尿：大黄、淡竹叶均有利尿作用。

(3) 利胆：栀子、大黄均有利胆作用。

(4) 抗菌、抗炎：连翘含连翘醇苷，具有解热抑菌作用；栀子含栀子苷，具有抗菌、消炎作用；黄芩含黄芩苷、黄芩素，具有抑菌作用。

【临床应用】 用于属上、中二焦火热炽盛之发热咳嗽，如大叶性肺炎、支气管扩张症、百日咳、鼻窦炎、鼻衄等；有的宜辨证加用其他中药，以增强疗效。有报道用于病毒性脑炎、心肌炎、胆囊炎、胰腺炎和胆结石。

【制剂与用法】 ① 散剂：每袋装 15g。口服，每次 9～15g。也可加蜂蜜少许，水煎服，每日 2 次。小儿可随岁数加减服之。② 水丸剂：每 50 粒重 3g，每袋重 6g。口服，每次 6g，每日 1 次。

【注意事项】 孕妇忌服。脾胃虚寒，大便溏薄者忌用。

导赤丸（散）
《小儿药证直诀》

【处方】 连翘、黄连、栀子（姜炒）、关木通、玄参、天花粉、赤芍、大黄、黄芩、滑石。

本方适用于心经蕴热或热于小肠证。方中以黄连、连翘为主药，清心泻火以解热毒；辅以黄芩、栀子、木通、滑石清热利湿，大黄泻火通便，导火热从二便而出；佐以玄参、天花粉、赤芍养阴凉血，一则补被灼之阴，二则防诸药苦燥，泻利伤阴之弊。诸药伍用。共起清心泻火，导热下行之功。

【性状】 本品为黑褐色的大蜜丸；味甘、苦。

【功能与主治】 清热泻火，利尿通便。用于心经蕴热，症见：心胸烦热、咽喉疼痛、口舌生疮；或心热移于小肠，症见：小便短赤、大便秘结、舌红、脉数。

【药理作用】 主要有抗炎、抗菌、利尿、解毒等作用。

(1) 抗炎：生地黄、木通、甘草有抗炎作用。

(2) 抗菌：关木通含马兜铃酸，对革兰阳性杆菌及阴性杆菌有抑制作用；甘草醇提取物及甘草酸钠体外亦有抗菌作用；连翘含连翘醇苷，均具有解热抑菌作用。

(3) 利尿：木通煎剂给家兔静脉注射或灌胃均有利尿作用。

(4) 解毒：小鼠实验证明甘草浸膏及甘草酸有解毒作用。

【临床应用】主要用于属心经蕴热或移入小肠证之口腔炎症（如疱疹性口腔炎、口腔溃疡），泌尿系统疾病（如尿道炎、急性肾盂肾炎、尿路结石），眼科疾病（如眦角睑缘炎、翼状胬肉、角膜炎、带状疱疹等）。也可用本方加味治疗急性坏死性肠炎。

【用法与用量】① 蜜丸，每丸 3g。口服，每次 1 丸，每日 2 次；周岁以内小儿酌减。② 散剂：可水煎，分 2 次服下。

【注意事项】忌辛辣、刺激、油腻等食物。

夏 枯 草 膏
《证治准绳》

【处方】夏枯草。

夏枯草味苦、辛，性寒，入肝、胆经，清肝泻火，消散郁结。本品用于火热上攻证。

【性状】本品为黑褐色稠厚的半流体，味甜，微涩。

【功能与主治】清火，明目，散结，消肿。用于头痛、眩晕、瘰疬、瘿瘤、乳痈肿痛、甲状腺肿大、淋巴结结核、乳腺增生症。

【药理作用】主要有抗炎、抗菌、降压、利尿等作用。

（1）抗炎：夏枯草水煎醇提取物对巴豆油引起的小鼠耳廓肿胀及酵母液所致大鼠足跖肿胀的炎症均有一定的抑制作用。

（2）抗菌：抗菌谱较广，结果表明果穗煎剂体外试验，对痢疾杆菌、伤寒杆菌、副伤寒杆菌、大肠埃希菌、金黄色葡萄球菌、肺炎球菌、溶血性链球菌，以及铜绿假单胞菌、白喉杆菌、结核杆菌等均有抑制作用。对致病性的皮肤真菌黄癣菌、小芽胞癣菌等均有抑制作用。

（3）降压：夏枯草总皂苷（2.5mg/kg）、果穗水浸液、乙醇（30％）提取液，对麻醉动物均有降压作用；对肾性高血压动物降压作用较为明显；对外周血管呈现扩张作用。

（4）抗肿瘤：夏枯草 100％煎剂对小鼠的艾氏腹水癌及肉瘤 180 均有抑制作用。

（5）利尿：含水溶性无机盐达 3.8％（其中 68％为氯化钾）。夏枯草有利尿作用，与所含无机盐有关。

（6）其他：有兴奋肠道平滑肌、护肝、增强肾上腺皮质及免疫功能的作用。

【临床应用】用于火热上攻证之高血压病、肺结核病、细菌性痢疾、急性黄疸性肝炎、单纯性甲状腺肿等。也适用于更年期综合征、神经性头痛等。

【不良反应】服夏枯草饮片（煎剂）后可引起皮肤粟粒样丘疹、麻疹或红斑，全身瘙痒，或有胃部不适、恶心、呕吐、腹痛、腹泻、眩晕、心悸等过敏性反应症状。其不良反应机制是久服夏枯草其皂苷成分对胃有刺激性。

治疗与解救：① 出现过敏后给予抗过敏治疗，口服扑尔敏、葡萄糖酸钙等抗过敏药物。② 出现腹泻后可针对情况进行补液，注意纠正电解质紊乱，其他对症治疗。③ 宜饭后服用。

【制剂与用法】蜜膏，每瓶装 30、60、120g。口服，每次 9g，每日 2 次。

黄连羊肝丸
《太平惠民和剂局方》

【处方】黄连、胡黄连、黄芩、黄柏、龙胆草、柴胡、青皮(醋炒)、木贼、密蒙花、茺蔚子、决明子、石决明(煅)、夜明砂、鲜羊肝。

本方主用于肝火炽盛上炎证。方中黄连、龙胆草清泄肝胆实火,明目,为主药;辅以黄芩、黄柏、夜明砂、石决明、茺蔚子清肝火、明目、散瘀、退翳;佐以柴胡、青皮疏肝解郁,胡黄连清热燥湿,木贼、密蒙花、决明子疏风热、明目、退翳。羊肝益气血,补肝,引药入肝为佐使。各药合用,共奏泻火明目之功。

【性状】本品为黑褐色的大蜜丸;味苦。

【功能与主治】泻火明目。用于肝火旺盛,目赤肿痛,视物昏暗,羞明流泪,胬肉攀睛。

【药理作用】主要有抗炎、抑菌、降压作用。

(1)抗炎、抑菌:决明子、密蒙花、黄芩、黄连、黄柏、胡黄连、龙胆草等药有抗炎作用,对多种细菌都有抑制和杀灭作用。

(2)降压:决明子、黄芩、黄柏、龙胆草等有降压作用。

【临床应用】用于肝火炽盛上炎证:① 眼结膜炎、眼角膜炎等眼部感染;② 夜盲、雀盲、青光眼、内外翳障等症;③ 高血压病(证属"肝经郁火上冲")。

【制剂与用法】大蜜丸,每丸重 9g。口服,每次 1 丸,每日 1～2 次。

第二节　清热解毒中成药

在中医理论中,"毒"的范围颇广,"清热解毒"所指的"毒",泛指感染性疾病所致的发热和伴随的病理改变,包括各种毒性反应。临床上,各种化脓性感染(如疮疡、疖肿、肺痈、乳痈、肠痈)、痢疾和一部分病毒性传染病(如流行性腮腺炎、流行性感冒、乙型脑炎),均属热毒范畴。清热解毒中成药,适用于温疫、温毒与疮疡疔毒等证,常以清热解毒泻火药物为主组成。

现代研究表明,清热解毒中成药具有消炎、解热、利尿与抗感染等作用。由于成药中不同药物的合理配伍,而使其抗菌、抗病毒等抗病原微生物的作用有所增强。但多数药物在口服后,尚不能达到其在血液中杀菌、抑菌的有效浓度,因而其杀菌、抑菌作用可能是通过其他机制而间接产生的。同时一些成药对细菌毒素或外毒素有减毒解毒作用,并可拮抗或中和在热病过程中产生的各种有害物质的毒性。

栀子金花丸
《宣明论方》

【处方】栀子、黄连、黄芩、黄柏、大黄、金银花、知母、天花粉。

方中栀子清泄三焦之火,引火从小便而出,为主药。辅以黄连、黄芩、黄柏清泄胸膈、心、肺、胃之火。大黄泻火通便,使火从大便而出,金银花清气血热毒,散结消肿,疏散上焦风火热毒。知母、天花粉清热生津,除烦。诸药合用,共清泻三焦实火,凉血解毒之功。

【性状】本品为黄色至黄褐色的水丸;味苦。

【功能与主治】清热泻火,凉血解毒。用于肺胃热盛,口舌生疮,牙龈肿痛,目赤眩晕,咽喉肿痛,吐血,衄血,大便秘结。

【药理作用】主要有解热、抗炎、抗菌、抗病毒及增强机体免疫功能等作用。

(1)解热:黄连、黄芩、金银花、知母对实验性动物发热模型有退热作用。

(2)抗炎:黄连能加快炎症消退,黄芩能对抗有变态反应的炎症。

(3)抗菌:用血琼脂培养基培养炭疽杆菌和巴氏杆菌,打孔法测抑菌半径。实验显示,栀子金花液对炭疽杆菌和巴氏杆菌有抑制作用。

(4)抗病毒:金银花、黄芩、黄柏对流感病毒亚甲型有抑制作用,金银花对孤儿病毒也有抑制作用。

(5)增强免疫机能:黄连、黄芩能增强白细胞和网状内皮系统的吞噬功能,从而提高非特异性免疫力来抵御病原侵蚀,还能促进淋巴细胞转化率。

【临床应用】用于蛛网膜下腔出血、阿弗他氏口腔炎、牙周炎、牙龈炎、急性卡他性或流行性出血结膜炎、急性咽炎、急性化脓性扁桃体炎及高热引起鼻出血、外科急性炎症。

(1)蛛网膜下腔出血:用焦栀子、黄连、黄芩、黄柏、大黄为基本方。如初期火热炽盛、头痛、神昏或二便失禁,加金银花炭、菊花炭、生地炭;待痛减神清后,基本方加生地、金银花及金银花炭;头晕,呕吐,基本方加竹茹、焦栀子重用;大便秘结,小便失禁,手足麻木或便废,基本方加牛膝炭、蚕沙、金银花;烦躁及舌咽神经麻痹,语言含糊,加地骨皮、丹皮、生地。

(2)阿弗他氏口腔炎、牙周炎、牙龈炎、急性咽炎、急性化脓性扁桃体炎、鼻出血、急性卡他性结膜炎、流行性出血性结膜炎:凡具有脉数、舌红苔黄、大便秘结、小便短赤等实热证之上述疾病可用本方治疗。

(3)外科急性炎症:外科用本方治疗疖、痈、丹毒、蜂窝织炎、肛门直肠周围感染。

【制剂与用法】水丸,每100丸重6g。口服,成人每次服9g,每日2～3次,小儿酌减。

【注意事项】忌辛辣油腻食物,孕妇忌服。

复方红根草片

【处方】红根草、鱼腥草、穿心莲、金银花、野菊花。

本方主用于肺经风热、大肠湿热证。方中红根草清热解毒,散风利咽,清热燥湿,止泻止痢,为主药。辅以鱼腥草清热解毒,清泄肺经风热邪毒,宣肺止咳;穿心莲清热解毒,清热燥湿。佐以金银花、野菊花疏散风热,清热解毒。各药合用,共奏清热解毒、清热燥湿之功。

【性状】本品为糖衣(或薄膜衣)片,除去糖衣、薄膜衣后显灰褐色,味苦。

【功能与主治】清热解毒。用于急性咽喉炎、扁桃体炎、肠炎、痢疾等。

【药理作用】主要有抗菌、抗炎、解热、镇痛等作用。

(1)抗菌:红根草含红根草邻醌等8种二萜醌类化合物和β-谷甾醇,鱼腥草含挥发油(主要为癸酰乙醛),穿心莲含穿心莲内酯等多种二萜内酯化合物,金银花含绿原酸、异绿原酸,野菊花含野菊花内酯等成分,分别具有抗菌、抗炎、抗病毒、解热等作用。本药对变形杆菌、福氏及宋氏痢疾杆菌、乙型链球菌、肺炎链球菌均有不同程度的抑菌作用。

(2) 抗炎：对巴豆油所致小鼠耳廓肿胀及组胺所致小鼠皮肤毛细血管通透性增高均有一定的抑制作用。

(3) 镇痛：对小鼠腹膜醋酸致痛（"扭体反应"）有较明显的抑制作用。

(4) 解热：对酵母所致大鼠发热有一定解热作用。

(5) 止泻：对麻油所致腹泻有一定的止泻作用。

【毒理研究】① 急性毒性试验，以本品原药材干膏给小鼠灌胃给药，最大耐受量大于66.56g（原药材）/kg（为本品临床拟用日剂量的166倍），故认为本品按临床拟用日剂量口服是安全的。② 长期毒性试验，给大鼠灌服本品最大剂量相当于原药材50.89g/kg，连续4周，未见引起明显的毒性反应；停药观察2周亦未见明显的迟缓毒性反应。因此，认为本品按临床拟用给药途径、剂量、疗程应用是安全的。

【临床应用】主用于肺经风热、大肠湿热证的急性咽喉炎、扁桃体炎、肠炎、菌痢等。

【制剂与用法】片剂，每片含干膏0.12g。口服，每次4片，每日3～4次。

板蓝根颗粒

【处方】板蓝根。

本方适用于热毒蕴结证或风热证。方中由一味板蓝根组成。板蓝根味苦，性寒，清热解毒，凉血消肿，清利咽喉。

【性状】本品为棕色或棕褐色的颗粒；味甜、微苦或味微苦（无糖型）。

【功能与主治】清热解毒，凉血利咽，消肿。用于热毒蕴结证或风热证的咽喉肿痛、扁桃体炎、腮腺炎。

【药理作用】主要有抗菌、抗病毒、抗内毒素、抗炎、增强免疫作用。

(1) 抗菌、抗病毒：板蓝根含靛苷、靛玉红、多糖，以及结构未明的吲哚类衍生物，有抗菌、抗病毒等作用。板蓝根抗菌谱广。体外试验证明，板蓝根煎剂对金黄色葡萄球菌、甲型链球菌、肺炎双球菌、脑膜炎双球菌、流感杆菌、大肠埃希菌、痢疾杆菌、白喉杆菌、铜绿假单胞菌等常见致病菌均有不同程度的抑制作用。100%板蓝根煎剂有延缓京科68-1株和腺病毒-7型所致的细胞病变作用。对乙型肝炎表面抗原（HBsAg）也有一定抑制作用，其抗病毒机制可能与干扰病毒DNA合成有关。有报道，板蓝根对肾病综合征出血热病毒（HFRSV）有效，对此病毒目前尚无其他特效药。此外，对腮腺病毒、虫媒病毒等也有抑制作用。

(2) 抗内毒素：用鲎试验法作抗内毒素作用强度比较试验，用板蓝根作用过的内毒素作家兔热原试验和电镜观察内毒素结构形态变化，结果证明板蓝根水煎液（1∶1，1∶0.5）确有抗大肠埃希菌（*E. coli*）内毒素作用，可使内毒素由链状变为片状。其抗内毒素作用强度与品种产地等因素有关。

(3) 抗炎：板蓝根对致炎剂所致炎症反应有明显抑制作用。

(4) 增强免疫功能：板蓝根多糖对特异性和非特异性免疫功能均有明显促进作用。腹腔注射板蓝根多糖（50mg/kg）能明显增加正常小鼠脾重，提高白细胞数及淋巴细胞数；对氢化可的松所致免疫功能抑制有明显对抗作用。

此外，板蓝根能兴奋网状内皮系统，增加白细胞吞噬能力，提高机体防御能力，对各型肝炎有改善症状或软缩肝脾作用，所含谷甾醇有镇咳、祛痰作用。

【临床应用】用于热毒蕴结或风热证之上呼吸道感染、流行性感冒、流行性腮腺炎、流行性乙型脑炎、传染性肝炎、慢性咽炎、水痘、病毒性皮肤病,以及红眼病、单纯疱疹病毒性角膜炎(局部应用)等。

【不良反应】偶可引起溶血反应。

【用法与用量】颗粒剂。含糖型:每袋装 5、10g。无糖型:每袋装 3g。颗粒:口服,开水冲服,每次 5～10g(含糖型)或每次 3～6g(无糖型),每日 3～4 次。重症可加倍。

【注意事项】非实火热毒者忌服。

万通炎康片(炎肿化毒片)
(广西民间验方)

【处方】玄参、肿节风等。

本方适用于外感风热证。玄参滋阴降火解毒,肿节风疏风清热,解毒消肿,二药合用可以疏风清热,解毒消肿。

【性状】本品为薄膜衣片或糖衣片,除去包衣后显黄棕色至棕色;味苦。

【功能与主治】清热解毒,消肿止痛。用于外感风热所致的咽喉肿痛,急慢性咽喉炎,扁桃体炎等症。

【药理作用】主要有抗炎、镇痛、抑菌作用。

(1)抗炎:本品 10g/kg 和 15g/kg 灌胃给药 6d,能显著抑制蛋清性大鼠足肿胀;15g/kg 灌胃 5d 能显著抑制二甲苯性小鼠耳廓水肿。

(2)镇痛:本品 12g/kg 灌胃给药能显著抑制小鼠醋酸扭体反应的次数。

(3)抗菌:体外抑菌试验表明,本品对金黄色葡萄球菌、表皮葡萄球菌、乙型溶血性链球菌、绿脓杆菌及白色念珠菌均有抑制作用,稀释 640 倍对金黄色葡萄球菌尚有抑菌作用。

【毒理研究】小鼠灌胃最大耐受量为 40g/kg。

【临床应用】用于咽喉炎、扁桃体炎等。

【制剂与用法】薄膜衣片。每片重 0.35(薄膜衣大片)、0.24(薄膜衣小片)g。口服:大片,每次 2 片,重症每次 3 片,每日 3 次;小片,每次 3 片,重症每次 4 片,每日 3 次。糖衣片:每次 5 片,重症每次 6～8 片,每日 3 次,小儿酌减。

【注意事项】虚热证咽喉痛者忌用。

穿 心 莲 片

【处方】穿心莲。

本方适用于肺胃蕴热证。穿心莲味苦、性寒,归心、肺、大肠、膀胱经,有清热解毒、凉血、消肿之功。

【性状】除去包衣后片内容显灰褐色至棕褐色,味苦。

【功能与主治】清热解毒,凉血消肿。用于肺胃蕴热证的感冒发热,咽喉肿痛,口舌生疮,顿咳劳嗽,泄泻痢疾,热淋涩痛,痈肿疮疡,毒蛇咬伤。

【药理作用】穿心莲内酯及总黄酮化合物是穿心莲的主要有效成分。主要有解热、抗炎、抗病原体、抗血小板聚集及中止妊娠等作用。

（1）解热：穿心莲内酯、新穿心莲内酯均具有抑制和延缓肺炎球菌和溶血性乙型链球菌所引起的体温升高的作用。对于伤寒杆菌、副伤寒杆菌所致发热的家兔戊2,4-二硝基苯酚所致发热的大鼠，多种穿心莲内酯均有一定的解热作用，其中以脱水穿心莲内酯作用最强。

（2）抗炎：穿心莲含多种二萜内酯化合物：穿心莲内酯（穿心莲乙素）、去氧心莲内酯（穿心莲甲素）、新穿心莲内酯（穿心莲丙素）、脱水穿心莲内酯（穿心莲丁素）等，均具有抗炎作用。采用二甲苯、醋酸所致小鼠腹腔毛细血管通透性增高，灌胃给予去氧穿心莲内酯或脱水穿心莲内酯均能减少毛细血管的渗出。对大鼠用巴豆油所致的出血性坏死性渗出，去氧穿心莲内酯有明显的抑制作用。穿心莲内酯对小鼠肾上腺皮质功能具有兴奋作用，以脱水穿心莲内酯为最强。但穿心莲对炎症后期肉芽组织增生无明显影响。

（3）抗病原体：对金黄色葡萄球菌、铜绿假单胞菌、变形杆菌、痢疾杆菌及大肠埃希菌均具抑制作用。其内酯成分穿心莲素（甲、乙、丙、丁）在体外无明显抗菌作用。给实验动物以大剂量的穿心莲内酯类化合物及其衍生物后，不同时间取血测定均未发现它们在体内转变为有效抗菌物质。但体内给药，静脉注射1周穿心莲内酯成分，对家兔的肺炎球菌性角膜炎能明显控制其炎症的发展，加速炎症消退。实验证明，穿心莲能增虽人体白细胞对细菌的吞噬能力。家兔或小鼠的实验表明，也能增强巨噬细胞及中性粒细胞吞噬白色念珠菌或金黄色葡萄球菌的能力，增强小鼠外周血溶菌酶的活力。

此外，药理研究表明穿心莲有中止妊娠、抗血小板聚集、抗肿瘤等作用。

【毒理研究】穿心莲毒性较小。灌服穿心莲总内酯的半数致死量（LD_{50}）为13.4g/kg。亚急性毒性试验表明，连续灌服穿心莲乙素7d（1g/kg，1次/d），对大鼠或家兔的体重、血象、肝肾功能等，均未见有明显的影响。

【临床应用】用于肺胃蕴热证的上呼吸道感染、扁桃体炎、肠炎、痢疾、肠道滴虫感染、泌尿道感染、外科和妇科细菌性炎症、中耳炎、牙周炎等。对于毒蛇咬伤、肝炎、神经性皮炎、湿疹及带状疱疹、流行性腮腺炎、乙脑等也都有不同程度的疗效。

【不良反应】① 偶见皮肤过敏性药疹。曾报道，在服药期间（2例）出现头晕、视物不清、欲睡、手足麻木，2h后缓解；再次服药，症状又发且欲睡不能自持。② 临床上口服穿心莲，每次0.5g，每日4次，首次加倍，可使部分患者血清谷丙转氨酶暂时升高，停药后逐渐恢复，而每次服0.3g，每日3次，连服5d，对肝、肾功能无明显影响。

【用法与用量】糖衣片或薄膜衣片，每片含穿心莲干浸膏0.105（小片）、0.210（大片）g，含穿心莲以脱水穿心莲内酯（$C_{20}H_{28}O_4$）计，小片不得少于4.0mg，大片不得少于8.0mg。口服，每次2~3片（小片）或每次1~2片（大片），每日3次。

【注意事项】服药期间，忌辛辣、刺激、油腻饮食。

片仔癀（锭剂）
明末京都太医秘方

【组方】牛黄、麝香、三七、蛇胆等药味经加工制成的锭剂。

本方又名"八宝片仔癀"，适用于湿热毒邪蕴结血瘀证。全方主要具有清热解毒、凉血化瘀、消肿止痛的作用。

【性状】本品为类椭圆形块状,块上有一椭圆环。表面棕黄色或灰褐色,有密细纹,可见霉斑。质坚硬,难折断。折断面微粗糙,呈棕褐色,色泽均匀,偶见少量菌丝体。粉末呈棕褐色或淡棕黄色,气微香,味苦、微甘。

【功能与主治】清热解毒,凉血化瘀,消肿止痛。用于热毒血瘀所致胁痛、牙龈肿痛、咽喉肿痛、烫伤、蜂蛇咬伤、痈疽毒疮、无名肿毒、跌打损伤及各种炎症。

【药理作用】主要有镇痛、镇静、抗炎、止血、增强免疫功能、抗癌等作用。

(1) 镇痛:给小鼠灌胃不同剂量(0.6、1.2 及 2.4g/kg)的片仔癀,均明显抑制冰醋酸引起的扭体反应,延长热板法引起的痛阈反应潜伏期。在镇痛的大剂量(2.4g/kg)明显抑制小鼠自主活动次数,显示镇静效应。

(2) 抗炎:片仔癀可明显抑制二甲苯引起的小鼠耳肿、角叉菜胶引起的大鼠足跖肿胀和冰醋酸性小鼠腹膜炎性渗出。

(3) 止血:片仔癀灌胃能明显缩短小鼠凝血时间和凝血酶原时间。

(4) 增强免疫功能:给小鼠灌胃片仔癀每日 1 次,连续 4d,可增强其巨噬细胞、中性粒细胞的吞噬功能,提高血清溶菌酶水平。

(5) 抗癌:片仔癀(0.1、0.25、0.5g/kg)给小鼠灌胃,每日 1 次,连续 8d,对肝癌有一定抗癌作用;0.5g/kg 给药组的抑瘤率与阳性药物氟尿嘧啶作用相近;但对艾氏腹水癌的延长存活作用不明显。

(6) 可明显延长小鼠常压耐缺氧时间,并有一定的抗疲劳、抗低温及抗高温作用。

【毒理研究】给小鼠一次性灌胃片仔癀 2.4g/kg,观察 24h,结果无任何不良反应发生。给 1.2g/kg 灌胃,每日 1 次,连续 30d,结果也未出现不良反应。

【临床应用】用于湿热毒邪蕴结血瘀证。

(1) 手术及软组织损伤。

(2) 病毒性肝炎:治疗各类急性和慢性病毒性肝炎。对甲肝、乙肝、甲乙混合肝炎的疗效大致相同,而对慢性肝炎的疗效不如急性肝炎。

(3) 癌症:以本药为主,分别与中药、化疗、放疗、姑息手术、介入治疗中晚期肝癌,对改善便血、黏液便、腹痛、发热等症状和体征,延长生存期都有一定效果。其用药方法:将片仔癀研末吞服,每次 0.6g,每日 3 次,28d 为 1 个疗程。其他试用于肺癌、胃癌等患者,虽不能根治,但能迅速减轻患者的痛苦,提高存活率。

【制剂与用法】锭剂,每粒重 3g。① 口服:每次 0.6g,8 岁以下儿童每次 0.15~0.3g,每日 2~3 次。② 外用:研末用冷开水或食醋少许调匀涂于患处(溃疡者可在患者溃疡部位周围涂敷之),每日数次,常保持湿润。或遵医嘱。

【注意事项】孕妇忌用。创口上忌涂药。

新 癀 片
经验方

【处方组成】牛黄、九节茶等。

本方适用于湿热毒邪蕴结血瘀证,诸药合用,具有清热解毒、活血化瘀、消肿止痛之功能。

【性状】本品为淡棕灰色的片剂;气香,微腥,味苦。

【功能与主治】清热解毒,活血化瘀,消肿止痛。用于热毒蕴结血瘀所致的咽喉肿痛、牙痛、痹痛、胁痛、黄疸、无名肿毒等。

【药理作用】

(1) 镇静、抗惊厥:给小鼠口服牛黄(0.5g/kg),每日 1 次,连续 4~8d,对樟脑、咖啡因及汉防己毒素引起的惊厥有预防作用,并能加强水合氯醛、巴比妥钠的镇静作用。

(2) 利胆:实验结果表明,牛黄可促进大鼠胆汁分泌;其所含的胆酸成分,尤其去氧胆酸可松弛胆道口括约肌,有利于胆汁排泌。

(3) 抗菌:九节茶体外实验证明,对金黄色葡萄球菌、痢疾杆菌、大肠埃希菌、铜绿假单胞菌、伤寒和副伤寒杆菌均有一定抑制作用。

【临床应用】用于湿热毒邪蕴结血瘀的口疮、咽喉炎,以及流行性腮腺炎、风湿性关节炎、急性肝炎(黄疸型)、胆囊炎等。也可用于癌痛(有止痛效果)。

【制剂与用法】片剂,每片 0.32g。口服:每次 2~4 片,每日 3 次,小儿酌减。外用:用冷开水调化,敷患处。

【注意事项】① 胃及十二指肠溃疡、肾功能不全及孕妇慎用;② 有消化道出血者忌用。

三黄片(泻心汤)

《金匮要略》

【处方】大黄、盐酸小檗碱(原方为黄连)、黄芩浸膏。

本方适用于心胃火炽、三焦热盛证。方中以大黄为主药,清热泻火,攻积导滞、凉血;辅以黄连(盐酸小檗碱)清热泻心火、胃火,黄芩清泻肺火,三药相伍以青泻三焦实火、清湿热、凉血。

【性状】本品为糖衣片,除去糖衣后显棕色;味苦,微涩。

【功能与主治】清热解毒,泻火通便。用于心胃火炽、三焦热盛证所致目赤肿痛、口鼻生疮、咽喉肿痛、牙龈出血、心烦口渴、尿赤便秘、急性胃肠炎、痢疾等。

【药理作用】主要有抑菌、抗炎、止血、降血脂、致泻等作用。

(1) 抑菌:方中大黄含游离的蒽醌衍生物大黄酸、大黄素、芦荟大黄素有抗菌作用;盐酸小檗碱是黄连的主要成分,有广谱抗菌作用;黄芩浸膏含黄芩苷,具有抗菌作用。本方对金黄色葡萄菌、甲(乙)型链球菌、白喉杆菌、痢疾杆菌、大肠埃希菌、铜绿假单胞菌、伤寒杆菌、变形杆菌、白色念珠菌等有明显抑菌作用,尤以对前 3 种细菌最为显著。

(2) 抗炎:给小鼠灌服三黄片混悬液,可明显抑制二甲苯所致耳廓肿胀,明显降低腹腔毛细血管通透性及醋酸的致炎作用。

(3) 止血:大黄能增加血小板数,小檗碱、黄芩苷均可抑制血小板聚集及抗血栓形成的作用,促进血凝。

(4) 致泻:方中大黄含蒽醌衍生物(2%~5%),大部分与葡萄糖结合成蒽苷,有泻下作用。给小鼠灌服三黄片药液可见小肠推进运动加速,粪便变稀。

(5) 降血脂:抑制由高胆固醇饲料引起的小鼠血清胆固醇升高。

【毒理研究】 三黄片给小鼠灌胃 60g/kg,其最大耐受量为人用量的 413 倍;腹腔注射的 LD_{50} 为 12.16g/kg。

【临床应用】 主要用于心胃火炽、三焦热盛的出血性疾病(吐血、鼻出血等)、肺部感染、妇科炎症、下痢脓血以及疮疡肿毒等。

(1)出血性疾病:如上消化道出血、急性肺出血(包括肺结核、支气管扩张、肺癌)。

(2)肺炎:用本药配合西药治疗总有效率与单用抗生素治疗总有效率相近,但胸透炎症消失平均天数,三黄组为 9.9d,抗生素组为 15.3d。

(3)妇科炎症:如阴道炎、宫颈糜烂,用三黄散局部外用,疗效佳。盆腔炎可用加味三黄汤灌肠。

(4)肛门疾患:直肠炎、肛窦炎、痔疮、肛裂等(可采用三黄液直肠灌注引流)。

(5)五官科急性炎症:中耳炎、咽喉炎、扁桃体炎、口腔炎。

(6)其他:可用于治疗化脓性关节炎、连续性指端皮炎、脂溢性皮炎、痢疾。

【不良反应】 可致恶心、呕吐、头昏、腹绞痛、黄疸。

【制剂与用法】 糖衣片:每片含量相当于大黄 0.3g、盐酸小檗碱 5mg、黄芩苷 15mg。本品每片大黄以大黄素($C_{15}H_{10}O_5$)和大黄酚($C_{15}H_{10}O_4$)总量计,不得少于 1.55mg。口服:每次 4 片,每日 2 次。小儿酌减。

【注意事项】 ① 孕妇忌用,脾胃虚寒者慎用;② 治疗出血症宜凉开水送服,应用时不宜过量。

新 清 宁 片

【处方】 熟大黄。

本方适用于热毒内盛证,方中熟大黄具有清热解毒、活血化瘀、缓下的作用。

【性状】 本品为糖衣片,除去糖衣后显棕黑色,味微苦、涩。

【功能与主治】 清热解毒,活血化瘀,缓下。用于热毒内盛证的咽喉肿痛、牙痛、目赤、便秘、下痢、感染性炎症、发热等。

【药理作用】 熟大黄含蒽醌类化合物,总量 2%～5%,主要有解热、抗病毒、抗菌、抗炎等作用。

(1)解热:本药对鲜酵母致热大鼠有明显的退热作用,降温作用与剂量大小平行,一般可持续 5h 以上;其混悬液 3g/kg 剂量给药 2 次,可使解热作用保持 18h 以上。

(2)抗病毒:本药原料煎液对小鼠流感病毒性肺炎有明显抑制作用,能显著抑制其肺部病变,在每天 20g/kg 剂量下,其抑制作用可达到与阳性对照药利巴韦林(病毒唑)(每天 70mg/kg)的作用相近。

(3)抗菌:体外抑菌试验表明,新清宁片对金黄色葡萄球菌、痢疾杆菌、大肠埃希菌、伤寒杆菌、铜绿假单胞菌、变形杆菌、枯草杆菌、厌氧球菌等需氧及厌氧菌均有较强的抑制作用,最低抑菌浓度多数在 3.12g/L。

(4)抗炎:本品原料煎液 5g/kg,每天 2 次,连续给药 2d,对大鼠酵母性"关节炎"的形成有明显的抑制作用。

(5)镇静、止痛:本药混悬液每天 15g/kg 剂量给小鼠灌胃 3d,显示与戊巴比妥钠有协同催眠作用,并能延长戊巴比妥钠的睡眠时间,具有一定的镇静作用。相同剂量给小鼠服药3d,对化学性刺激(醋酸)引起的疼痛有一定的镇痛作用。

(6)止血:本品混悬液提前给药3d(每天3g/kg),对大鼠应激生胃黏膜糜烂性出血有显著止血及预防"出血灶"产生的效应。

(7)抑制血小板聚集:本品原料去鞣质煎液体外实验表明,对家兔血小板聚集功能有显著抑制作用,抑制强度明显优于生大黄去鞣质煎液,表明本品"活血化瘀"功能在这一指标较生大黄有所增强。

(8)降低尿素氮:本品混悬液每天15g/kg给药7d,可使正常小鼠血清尿素氮值下降20%左右,与对照组比较,差异非常显著;对停食供水的饥饿小鼠每天给药3g/kg,连续4d,可使正常小鼠升高1~2倍的血清尿素氮值下降20%~40%,与对照组比较,差异非常显著,显示本药具有降低尿素氮作用并可能具有抑制体蛋白分解作用。

【毒理研究】① 小鼠急性及亚急性毒性实验:用本品混悬液剂量相当于成人一次灌服10片(本药的250倍)与1d分3次灌服15片(本药的300倍),均未见小鼠死亡。本药混悬液每天剂量相当于成人服用剂量的83倍,连续用药14d,小鼠体重正长良好,食量正常,未见不良现象,对血象亦无明显影响,这表明本品临床常用剂量是安全的。② 本品不良反应实验结果显示,泻下效力较生大黄降低94%左右,但仍具有缓下效能。正常人一次服本品原料10g煎液,全部服药者均能在24min内排便,以排软便一次为主,未出现腹痛、恶心、呕吐等不良反应。③ 在人工胃液条件下进行体外实验,本药粉末对胃蛋白活性的抑制作用较生大黄明显减弱;通过大鼠幽门结扎实验也证明,本药混悬液灌服对胃酸和胃酶基本无影响,认为本药已基本缓和或消除了生大黄"伤胃气"不良作用。

【临床应用】用于热毒内盛证的急性菌痢、肠炎、急性扁桃体炎、化脓性扁桃体炎、肺炎、上呼吸道感染、尿路感染、胆囊炎、高脂血症等。

经北京市友谊医院等3个单位临床验证治疗实热型(含温热证)的大黄适应证共382例,主病种为细菌性感染疾病;对急性菌痢、小儿化脓性扁桃体炎、成人急性扁桃体炎共验证276例,分别设西药对照组(吡哌酸、痢特灵+黄连素、红霉素+复方磺胺甲噁唑等)198例。用药剂量,小儿与成人每日用量分别为0.9g与4.5g(菌痢快速短程疗法每日6g),年龄最小1个月,最大74岁。经治疗,在症状、体征及化验指标的恢复上疗效显著,其退热、抑菌、消炎等药效不次于平行比较的西药。

【制剂与用法】方中熟大黄系取净大黄酒炖或酒蒸法,炖或蒸至内外均呈黑色,粉碎至细粉后,加70%~90%乙醇适量,加工制成糖衣片。每片相当生药0.3g,含总蒽醌衍生物以1,8-二羟基蒽醌($C_{14}H_8O_4$)计不得少于7mg。瓶装,每瓶50片。口服,每次3~5片,每日3次;必要时可适当增量;学龄前儿童酌减或遵医嘱。用于便秘,临睡前服5片。

抗病毒口服液(胶囊)

经验方

【处方】板蓝根、广藿香、石膏、知母、连翘、石菖蒲、芦根、生地、郁金。

本方主用于风热上扰证,方中板蓝根清热解毒,凉血生津,为主药;辅以石膏、知母清热泻火,清肺胃实热;生地凉血解毒,清肺热;连翘清热解毒,散风透邪。佐以广藿香、石菖蒲、郁金芳香开窍,理气化湿浊;芦根为引,并能泻肺胃实热,生津止渴,为佐使药。诸药合用,共奏清热燥湿、凉血解毒之功。

【性状】 本品为棕红色的液体,味辛、微苦。

【功能与主治】 清热祛湿,凉血解毒。用于风热感冒、温病发热及上呼吸道感染、流行性感冒、腮腺炎等病毒感染疾患。

【药理作用】 主要有解热、抗病毒作用。

(1) 解热:石膏含 $CaSO_4 \cdot 2H_2O$,有清热镇静作用。本药能对抗由于三联疫苗所致家兔体温升高;与阳性对照药对乙酰氨基酚比较,降温起效虽慢,但持续时间较长(达 3h)且无反跳现象。

(2) 抗病毒:方中板蓝根含靛苷、靛玉红等,有抗病毒、抗菌作用;连翘含连翘醇苷等,有解热抗菌作用;广藿香含挥发油,有抑菌作用,所含广藿香酮有抗真菌作用;石菖蒲、郁金均含挥发油,有抑菌作用。① 试管与鸡胚试验结果证明,50%板蓝根注射液对流感病毒有明显抑制作用;用人胚肾原代单层细胞进行组织培养液试验,证明 100%板蓝根煎剂有延缓腺病毒所致的细胞病变作用。② 抗病毒口服液经稀释 4 倍后用细胞培养法和鸡胚法均有抑制流感甲-Ⅲ型病毒、新城鸡瘟病毒和合胞病毒的作用。在整体动物试验中,对流感甲-Ⅲ型病毒感染小鼠(对照组)100%肺炎死亡;而注射抗病毒口服液(5.0g/kg)小鼠降低死亡率47%,死亡的小鼠存活时间延长(3±1.2)d。

【临床应用】 主要用于病毒感染所致的感冒、上呼吸道炎症、支气管炎、腮腺炎、流行性出血性结膜炎(红眼病)等病毒性疾患。

【制剂与用法】 ① 口服液:每支 10ml。口服,每次 10ml,每日 2~3 次(早饭前和午、晚饭后各服 1 次),小儿酌减。② 胶囊:口服,成人每次 4~6 粒,8~16 岁少年每次 3 粒,3~7岁儿童每次 2 粒,2 岁以下儿童每次 1 粒,均每日 3 次。

【注意事项】 临床症状较重、病程较长或合并有细菌感染的患者应用时加服其他药物治疗。

功劳去火片

【处方】 功劳木、黄柏、黄芩、栀子。

本方用于热毒内盛证。方中功劳木清热解毒、滋阴,为主药。辅以黄柏清热燥湿、泻火解毒;黄芩上清肺火,下泻大肠,以清泻肺胃实热;栀子清泻下焦实热。诸药伍用,清泻实热,解毒利咽。

【功能与主治】 清热解毒。用于实热火毒型急性咽喉炎、急性胆囊炎、急性肠炎。

【药理作用】 主要有抑菌、抗炎作用。

(1) 抑菌:方中功劳木、黄柏含有小檗碱,有抗菌作用。体外抑菌实验结果表明,功劳去火片对金黄色葡萄球菌、溶血性乙型链球菌有较强的抑菌作用;其作用强度大于同类中药穿心莲。

(2) 抗炎:本品给小鼠灌胃(每天 1 次,连用 7d),对二甲苯、巴豆油所致耳廓肿胀,皮下埋藏棉球所致肉芽增殖都有明显的抑制作用。

【毒理研究】 ① 急性毒性:给小鼠灌服本品总剂量相当于临床日剂量的 417 倍,未见毒性反应。② 慢性毒性：大鼠每日灌胃给药，为临床每日剂量的 28 倍，连续给药 12 周，供试动物外观行为未见异常，体重增大，肝、肾功能与血常规检查结果正常，心、肝、脾、胃、肺、肾上腺等器官的组织形态未见特殊变化。

【临床应用】 用于热毒内盛证的上呼吸道感染、咽喉炎、胆囊炎、肠炎以及尿路感染等，并伴有下述指证者，如口干咽痛，脘腹胀满疼痛，或痛而欲泻，泻后痛减，或大便秘结，小便黄赤，舌质偏红，苔黄，可服此药治疗。

【不良反应】 偶有头晕、恶心、耳鸣等反应，停药 1d 后即消失。

【制剂与用法】 片剂，每片 0.3g。口服，每次 5 片，每日 3 次。

【注意事项】 本品仅适用于实热火毒、三焦热盛之证，虚寒者慎用，虚寒重症者禁用。

银蒲解毒片
《医宗金鉴》五味消毒饮化裁

【处方】 金银花、蒲公英、野菊花、紫花地丁、夏枯草。

本方用于热毒内盛证。方中以金银花清热解毒、凉血，散结消肿，又能清气血热毒为主药。辅以蒲公英清血解毒、利咽祛痰、消痈散结，野菊花、紫花地丁疏散风热、清热解毒、凉血散结；佐以夏枯草清肝明目，利尿消肿。诸药合用，加强其清热解毒、散结消肿之功效。

【功能与主治】 清热解毒。用于风热型急性咽炎见咽痛、充血，咽干或具灼热感，舌苔薄黄等；湿热型肾盂肾炎见尿频短急，灼热疼痛，头身疼痛，小腹坠胀，肾区叩击痛等。

【药理作用】 主要有抗菌、抗炎作用。

（1）抗菌：金银花含绿原酸、异绿原酸具有抗菌作用；蒲公英水溶性成分有抗菌作用；野菊花含有挥发油及紫花地丁煎液均有抗菌作用。本品与组成该方的金银花、蒲公英和穿心莲等单味药进行抑菌作用的比较试验结果表明，本品的抑菌作用最虽，金银花次之，蒲公英及穿心莲的抑菌作用更差一些。

（2）抗炎作用：① 对二甲苯所致小鼠耳廓肿胀有较强的消炎作用；② 抑制腹腔毛细血管通透性；③ 能抑制皮下埋藏棉球所致的肉芽增殖，效果略逊于地塞米松组。

【毒理研究】 ① 急性毒性：给小鼠灌胃本品总剂量相当于临床日剂量的 200 倍（24h 内分 3 次灌胃给药），7d 内所有动物均无中毒死亡。② 给大鼠灌服本品总剂量相当于临床日剂量的 104 倍（一次灌胃），15d 内所有动物均未见中毒症状及死亡。③ 长期毒性：大鼠每日灌服 1 次，最大剂量为临床日剂量的 40 倍，连续 30d，结果动物生长情况良好，未见不良反应，到期进行各项检查指标均在正常范围内变动。组织学检查示主要脏器均无药物所致的病理性改变。

【临床应用】 用于热毒内盛证的急性咽炎（"风热喉痹"）、肾盂肾炎（"湿热型"）。

【不良反应】 在临床试验过程中，少数病例（有 1.97%）出现恶心、呕吐，停药后症状消除而无其他不适，表明本品不良反应少，安全有效。

【制剂与用法】 糖衣片，每片 0.3g。口服，每次 4～5 片，每日 3～4 次，小儿酌减。

金 银 花 露
《本草纲目拾遗》

【处方】金银花。

本方主用于热毒蕴结证,由单味金银花组成。金银花性味甘寒,清热解毒,疏散风热。

【性状】本品为无色透明的液体,气味芳香。

【功能与主治】清热解毒。用于暑热口渴,疮疖,小儿胎毒。

【药理作用】金银花含绿原酸、异绿原酸,具有解热、抗炎、抗菌、抗病毒等作用。

(1) 解热和抗炎作用。金银花能抑制蛋清、角叉菜胶等所致大鼠足跖肿胀,并能明显抑制巴豆油性肉芽囊的炎性渗出和炎性增生。

(2) 抗菌:体外实验表明,金银花对金黄色葡萄球菌、溶血性链球菌、痢疾杆菌、伤寒杆菌、副伤寒杆菌、大肠埃希菌有一定抑制作用。小鼠实验证明,金银花注射液腹腔注射能使感染铜绿假单胞菌内毒素的小鼠半数以上存活。静脉注射金银花蒸馏液,对铜绿假单胞菌内毒素中毒的家兔有治疗作用。

(3) 抗病毒:金银花对流感病毒、埃可病毒和疱疹病毒均有抑制作用。

(4) 其他作用:金银花能促进白细胞的吞噬作用;给动物灌服有降低血清胆固醇含量,减少肠对胆固醇的吸收作用。

【临床应用】用于防治热毒蕴结证的小儿感冒、呼吸道感染、小儿痱毒、急性咽炎以及夏季皮炎、疖痛、中暑等。有报道,治疗肿瘤放疗、化疗口干症有良效。内热甚者服之可预防痱子、疖痈及热疮的发生。

【制剂与用法】露剂,每瓶装500ml(相当于金银花31.25g)。口服,每次60~120ml,每日2~3次。

【注意事项】气虚、有疮疡脓溃者忌服。

瓜霜退热灵胶囊

【处方】西瓜霜、生石膏、寒水石、滑石、水牛角粉、玄参、升麻、羚羊角、麝香、冰片、沉香、朱砂、磁石、丁香、甘草。

本方主用于外感邪热入里引起的肺胃热盛证。西瓜霜、生石膏清热泻火,为主药;寒水石、滑石清热泻火、利湿,水牛角、玄参、升麻清热解毒、凉血、解表,羚羊角清热解毒、平肝熄风解惊,麝香、冰片开窍醒神、清热止痛,朱砂、磁石镇静安神、清热除烦,共为辅药;沉香、丁香行气止痛、降逆止呕,为佐药;甘草清热解毒、调和诸药为使药。诸药合用,共奏清热解毒、开窍镇静之功效。

【性状】本品为胶囊剂,内容物为灰色的粉末;气芳香,味咸凉。

【功能与主治】清热解毒,开窍镇静。用于热病高烧、惊厥抽搐、咽喉肿痛等症。

【药理作用】药理研究证明,本品有抑菌、抗病毒、消炎、镇痛及解热抗惊等作用。

方中西瓜霜含硫酸钠、氨基酸、微量元素,具有泻火解热、消炎作用;生石膏含$CaSO_4 \cdot 2H_2O$及微量元素,具有解热、镇静作用;寒水石主含硫酸钠,具有泻火解热作用,羚羊角主含角朊,水解后生成16~18种氨基酸,具有解热、镇静作用;水牛角含角蛋白、多种氨基酸及微量元素等（与犀角成分相似），有镇惊、强心、抗炎、抗感染等作用；升麻主含升麻碱、水杨酸、咖啡酸等，提取物有解热、抗炎、镇痛、抗惊厥、解毒等作用；麝香含麝香酮（现已人工合成），具有消炎、活血作用；朱砂主含硫化汞，具有镇静作用；冰片含龙脑，具有抗心肌缺血、局部止痛作用。全方主要具有解热、消炎、镇静等作用。

【临床应用】 用于外感邪热入里之肺胃热盛证的高热、惊厥、上呼吸道感染、扁桃体炎以及肠炎、菌痢等。通过内、儿科常见热病患者临床系统观察，证明本品对由病毒及细菌引起的上呼吸道感染、肠炎、菌痢有显著疗效。

【制剂与用法】 胶囊剂，每粒 0.3g。口服，每次 1.2～1.8g(4～6 粒)，每日 3～4 次。小儿：<1 岁，每次 0.15～0.3g；1～3 岁，每次 0.3～0.6g；3～6 岁，每次 0.6～0.75g；6～9 岁，每次 0.75～0.9g；>9 岁，每次 0.9～1.2g。

第三节　清脏腑热中成药

清脏腑热中成药，适用于邪热偏盛于某一脏腑所产生的火热证。临床使用时，应按照所治脏腑所产生的火热证候不同，选用相适应的清脏腑热中成药。

（1）清热宣肺中成药具有清肺泻热、宣肺化痰之作用，适用于肺中有热。当外感热邪从卫分进入气分之后，里热渐盛，此时口渴、咳嗽、气喘等也加剧，痰色黄稠而多，舌红苔黄等。可用鱼腥草片等。

（2）清肝解毒中成药具有泻火清肝作用，适用于肝胆有实热火，症见：头痛目赤、胁痛、口苦、耳聋、舌红苔黄等。可用龙胆泻肝丸等。

（3）清利肝胆湿热中成药具有清利肝胆湿热作用，适用于肝胆湿热偏盛，热熏蒸于里，郁结脾胃，脾胃失调，累及肝胆，气机阻滞而出现胁痛、胸闷、口苦等症；湿热内盛，熏蒸肝胆，肝机失调，或迫使胆汁不循常道，浸渍面目，溢于肌肤而致黄疸（"病毒性肝炎"），当用清肝胆湿热中成药，如黄疸茵陈冲剂等。

（4）清肠胃湿热中成药具有清利脾胃、大肠湿热作用，适用于脾胃、大肠湿热偏盛，如香连丸、复方黄连素片等。

清心、胃、肝胆等脏腑实热、实火的中成药，参见第十二章第一节"清热泻火中成药"。

一、清热宣肺中成药

注射用双黄连（冻干）

【处方】 连翘、金银花（双花）、黄芩。

本方适用于外感风热、肺经风热证。方中以连翘、金银花（提取物）为主药，辛凉透表、清热解毒、芳香辟秽。配以黄芩清上焦热毒、清热燥湿、泻火解毒。三药合用，共起清热解毒、辛凉解表的作用。

【性状】 本品为黄棕色无定形粉末或疏松固体状物；味苦、涩，有引湿性。

【功能与主治】 清热解毒，辛凉解表。用于外感风热、肺经风热证所致发热、微恶风寒或不恶寒、咳嗽、咯痰色黄、咽红肿痛。

【药理作用】 主要有抗菌、抗病毒、增强免疫等作用。

（1）抗菌、抗病毒：方中连翘含连翘醇苷，金银花含绿原酸、异绿原酸均具有解热抑菌作用；黄芩含黄芩苷、黄芩素，具有抗菌消炎的作用。体外抑菌试验结果表明，双黄连对金黄色葡萄球菌、表皮葡萄球菌、溶血性链球菌、肺炎克雷伯菌、变形杆菌、伤寒杆菌、大肠埃希菌、铜绿假单胞菌、宋内志贺菌等均有抑制作用，尤其对金黄色葡萄球菌、表皮葡萄球菌和变形杆菌的抑制作用较强，其抑菌力与药物浓度呈正相关。此外，本药还有较好的抗流感病毒作用，对呼吸道合胞病毒、副流感病毒均有直接抑制作用。

（2）增强免疫：本药可增强家兔淋巴细胞产生干扰素的能力；促进小鼠溶血素形成；双黄连气雾剂能增强人外周血和家兔血自然杀伤细胞（NK）活性；双黄连用于 16 例肺部及慢性支气管炎感染患者，每次 60mg/kg，每日 1 次，结果 IgM、CD_4 较治疗前显著升高，表明体液免疫和细胞免疫功能增强。

（3）其他：本药静脉注射对麻醉家兔的呼吸有明显的兴奋作用，可使呼吸振幅增加 1 倍以上；血压表现短暂下降，2～3min 后即恢复正常。蟾蜍离体心脏实验证明，双黄连注射液呈现负性肌力和负性频率作用，使收缩振幅减少 16%～33%，频率减少 22%～33%。临床确有注射双黄连致严重心律失常或心跳骤停的病例。给家兔静脉注射本药，可使因注射伤寒、副伤寒甲乙三联菌苗（1ml/kg）引起发热反应的家兔体温明显下降。

【临床应用】 适用于肺经风热、外感风热证：① 急性上呼吸道感染；② 急性支气管炎；③ 急性扁桃体炎；④ 轻型肺炎；⑤ 其他：流行性腮腺炎、腹泻（小儿腹泻）、小儿肺部感染性疾病等。

【不良反应】 贾传春等总结本品临床所见的不良反应于下：

（1）过敏反应：① 皮肤过敏反应：药疹、荨麻疹样皮炎、过敏性紫癜等；② 过敏性休克。

（2）呼吸系统反应：呼吸加快、呼吸困难、咳喘、呼吸衰竭。

（3）胃肠道反应：恶心、呕吐、腹痛、无食欲。

（4）血管神经性水肿：双眼睑水肿、唇肿、急性喉头水肿。

（5）热原样反应：可能与所含化学成分有关。

（6）静脉血管刺激反应。

（7）其他：头晕、黄疸、一过性尿闭、严重心律失常。

【制剂与用法】 冻干粉针，每支 600mg。本品每支含金银花以绿原酸（$C_{16}H_{18}O_9$）计，应为 8.5～11.5mg；黄芩按黄芩苷（$C_{21}H_{18}O_{11}$）计，应为 28～173mg。静脉滴注：每次 60mg/kg（3～4.2g），每日 1 次，或遵医嘱。临用前，先以适量灭菌注射用水充分溶解，再用 0.9%氯化钠注射液或 5%葡萄糖注射液 250～500ml 稀释，通常可连用 7d 为 1 个疗程。静滴药物浓度不超过 10mg/ml，滴注速度 0.7～1.0ml/min 或每分钟 80 滴（不宜过快）。18 岁以下每日 60mg/kg，分 2 次静脉滴注；8 岁以下每日静脉滴注 1 次。

【注意事项】 ① 溶液配制后应 1～3h 内滴完，夏季尤应如此；② 本品与氨基糖苷类（庆大霉素、卡那霉素、链霉素）及大环内酯类（红霉素、白霉素）等配伍易产生浑浊或沉淀，勿配伍使用；③ 素体脾胃虚寒者慎用或禁用；④ 对婴幼儿、年老体弱者应注意监测；⑤ 有严重心肺疾患者应慎用。

【备注】本品于 1992 年被国家中医药管理局确立为中医院急症必备中成药。

双黄连口服液（栓、颗粒）

【处方】金银花、黄芩、连翘。

方中以连翘、金银花（提取物）为主药，辛凉透表、清热解毒、芳香辟秽。配以黄芩清上焦热毒、清热燥湿、泻火解毒。三药合用，共起清热解毒、辛凉解表的作用。

【性状】本品（注射液）为棕红色的澄清液体，味甜，微苦。

【功能与主治】辛凉解表，清热解毒。用于外感风热引起的发热、咳嗽、咽痛。

【药理作用】主要有抗菌、抗病毒、增强免疫等作用。

（1）抗菌、抗病毒：方中连翘含连翘醇苷，金银花含绿原酸、异绿原酸，均具有解热抑菌作用；黄芩含黄芩苷、黄芩素，具有抗菌消炎的作用。体外抑菌试验结果表明，双黄连对金黄色葡萄球菌、表皮葡萄球菌、溶血性链球菌、肺炎克雷伯菌、变形杆菌、伤寒杆菌、大肠埃希菌、铜绿假单胞菌、宋内志贺菌等均有抑制作用，尤其对金黄色葡萄球菌、表皮葡萄球菌和变形杆菌的抑制作用较强，其抑菌力与药物浓度呈正相关。此外，还证明本药有较好的抗流感病毒作用，对呼吸道合胞病毒、副流感病毒均有直接抑制作用。

（2）增强免疫：本药可增强家兔淋巴细胞产生干扰素的能力；促进小鼠溶血素形成，双黄连气雾剂能增强人外周血和家兔血杀伤细胞（NK）活性；双黄连用于 16 例肺部及慢性支气管炎感染患者，每次 60mg/kg，每日 1 次，结果 IgM、CD4 较治疗前显著升高，表明体液免疫和细胞免疫功能增强。

【临床应用】用于外感风热、肺经风热证，症见：呼吸道感染、流行性腮腺炎，以及腹泻、胃肠炎、泌尿系感染、高热等。

【制剂与用法】① 口服液：每支装 10ml（相当于生药 15g）。每支含黄芩按黄芩苷计，应不少于 80mg。口服，每次 20ml，每日 3 次，小儿酌减或遵医嘱。② 栓剂：每粒重 1.5g（相当于生药 10g）。含黄芩以黄芩苷计，应不少于 65mg。直肠给药，小儿每次 1 粒，每日 2～3 次。③ 颗粒：每袋装 5g（相当于生药 30g），所含黄芩以黄芩苷计不得少于 160mg。口服或开水冲服，每次 5g，每日 3 次；6 个月以下，每次 1.0～1.5g；6 个月至 1 岁，每次 1.5～2.0g；1～3 岁，每次 2.0～2.5g，3 岁以上儿童酌量或遵医嘱。

银黄口服液

【处方】金银花提取物（以绿原酸计）12g、黄芩提取物（以黄芩苷计）24g。

本方用于肺经风热证，方中金银花清热解毒，轻清透表为主药。辅以黄芩清解上焦热毒。两药合用，共奏清热解毒、透表祛邪之功。

【性状】本品为红棕色的澄清液体；味甜，微苦。

【功能与主治】清热解毒，辛凉解表。用于外感风热、肺经风热证所致咽喉肿痛、咳嗽、痄腮、丹毒等。

【药理作用】金银花含绿原酸，黄芩含黄芩苷，研究表明：两者合用，对金黄色葡萄球菌、B 组痢疾杆菌和大肠埃希菌均呈协同抗菌作用。

（1）抗炎：给动物灌服不同剂量的银黄口服液连续 3d 后，对二甲苯所致小鼠耳廓肿胀、蛋清致大鼠足跖肿胀以及角叉菜胶致足跖肿胀，均有明显抑制（抗炎）作用。

（2）抑菌：体外抗菌实验表明，本药对金黄色葡萄球菌、表皮葡萄球菌、溶血性链球菌、肺炎球菌均有抑制作用。体内抗菌实验，小鼠灌胃给药，每日1次，连续 3d，于给药第 2 天用链球菌悬液腹腔注射感染动物，感染后 18h 开始观察存活情况，不同剂量各组与生理盐水组比较均有显著差异。

（3）抗变态反应：黄芩（苷）具有特异性升高肺和支气管的 cAMP（环磷腺苷）水平，抑制抗原与 IgE 结合，抑制肥大细胞释放组胺而成为有效的抗变态反应药，能抑制由同种及异种抗体所引起的被动变态反应。

【毒理研究】小鼠灌胃，黄芩和金银花提取物混合的耐受量大于 6882mg/kg，折合黄芩生药 50g/kg，金银花生药 54g/kg。

【临床应用】用于外感风热、肺经风热证的上呼吸道感染、急性扁桃体炎、咽炎、流行性腮腺炎、小儿腹泻等。

【不良反应】银黄口服液口服未见不良反应及过敏反应的报道；银黄注射液临床应用，有个别病例发生过敏反应，极少数可出现过敏性休克。

【制剂与用法】口服液，每支 10ml（含绿原酸不得少于 0.108g，含黄芩苷不得少于 0.216g）。① 口服液，每次 10～20ml，每日 3 次；小儿酌减。② 片剂：口服，每次 2～4 片，每日 3～4 次。③ 胶囊：每次 2～4 粒，每日 3～4 次。

【备注】银黄注射液是上海中药制药厂等单位采用现代科学方法分别从金银花和黄芩中提取有效成分而制成的注射液，用于肺炎、上呼吸道感染、急性扁桃体炎等有较好的疗效。

鱼腥草注射剂

【处方】鱼腥草经加工制成的灭菌水溶液。

本方由单味鱼腥草挥发油组成，用于热痰壅肺、肺经风热证。鱼腥草性微寒，味辛，归肺经，具清热解毒、消痈排脓、利尿通淋的功能。

【性状】本品为微黄色或几乎无色的澄清液体。

【功能与主治】清热，解毒，利湿。用于肺脓疡、痰热咳嗽、白带增多、尿路感染、痈疖。

【药理作用】鱼腥草挥发油主要成分有癸酰乙醛（鱼腥草素）、月桂醛（两者均有鱼腥草特异臭气）、芳樟醇等，主要有抗菌、消炎、解热、增强机体免疫功能、抗病毒、抗过敏与平喘等作用。

【临床应用】用于热痰壅肺、肺经风热证的：呼吸道炎症、小儿肺炎、肺脓疡、胸水、咯血、防止术后感染、慢性咽炎等咽喉疾患、角膜炎、结膜炎、鼻窦炎、功能性腹泻、疖肿、丘疹状荨麻疹、输卵管炎性不孕、输卵管不通等。

【用法与用量】注射剂，每支有 2、10、50、100ml。肌内注射，每次 2～4ml，每日 4～6ml。静脉滴注，每次 20～100ml，用 5％～10％葡萄糖注射液稀释后应用，或遵医嘱。

【注意事项】忌辛辣、刺激、油腻食物。

复方鱼腥草片

【处方】 鱼腥草、黄芩、板蓝根、连翘、金银花。

本方用于外感风热、肺经风热证,方中以鱼腥草清热解毒、消痈排脓为主药;辅以黄芩清泻肺火,板蓝根宣泻肺经郁火、凉血消肿;佐以连翘清热透邪解毒,金银花轻清透表。诸药伍用,共起清热解毒之功效。

【性状】 除去糖衣后,内容物显棕褐色;味微涩。

【功能与主治】 清热解毒。用于外感风热、肺经风热证引起的咽喉疼痛、痰热咳喘以及肺痈吐脓等症。

【药理作用】 主要有抗炎、抗菌、抗病毒、增强机体免疫功能等作用。

(1) 抗炎:方中连翘、金银花、板蓝根、黄芩等制成的复方注射液,对小鼠人工腹膜炎可明显增强炎性渗出细胞的吞噬能力,并能明显降低小鼠及大鼠毛细血管通透性,减少炎性渗出。

(2) 抗菌:本品各组成对多种细菌均有抑制作用。鱼腥草含挥发油(0.05%),主要有效成分癸酰乙醛,对各种微生物,尤其是酵母菌和真菌均有抑制作用;对溶血性链球菌、金黄色葡萄球菌、流感杆菌、肺炎球菌、卡他球菌有明显的抑制作用。对大肠埃希菌、痢疾杆菌、伤寒杆菌也有抑制作用。人工合成的癸酰乙醛亚硫酸钠称为合成的鱼腥草素,体内外实验表明,对多种细菌均有较明显的抑制作用。黄芩含黄芩苷,有抗菌作用,连翘含连翘醇苷,金银花含绿原酸、异绿原酸,均具解热抑菌作用。

(3) 抗病毒:板蓝根含靛蓝及结构未明的吲哚类衍生物,具有抗病毒作用。鱼腥草煎剂(1:10)对流感亚洲甲型京科68-1株有抑制作用;合成鱼腥草素的衍生物亦有较强的抗病毒作用。实验证明,鱼腥草抗流感病毒成分不在挥发油部分,而在非挥发物中。本方中其他组成如金银花、黄芩、板蓝根对流感病毒均有抑制作用;黄芩并能减轻病毒感染小鼠的肺部损害,延长存活时间。

(4) 增强机体免疫功能:鱼腥草可增强人体白细胞的吞噬功能,提高血清白介素水平。在治疗慢性支气管炎时,合成鱼腥草素可使患者白细胞对白色葡萄球菌的吞噬能力明显提高,血清白介素也见明显升高。

(5) 其他作用:黄芩有抗变态反应作用;鱼腥草有镇痛、镇咳、止血,促进组织再生、伤口愈合等作用。给小鼠皮下注射鱼腥草水溶物有轻度的镇静、抗惊厥用,能抑制小鼠的自发活动。

【临床应用】 用于外感风热、肺经风热证的上呼吸道感染,急性扁桃体炎、咽炎、慢性支气管炎、肺脓疡、腹股沟痈及腹股沟淋巴结炎等,还可用于防治钩端螺旋体病以及外科感染、慢性宫颈炎、慢性化脓性中耳炎、萎缩性鼻炎、上颌窦炎等。

【不良反应】 个别病例出现咽干、胃灼热、心悸、手抖等不良反应,均较轻微,不影响继续服药。

【制剂与用法】 糖衣片,每片0.25g(相当于原生药1.0g)。口服,每次4～6片,每日3次。

【注意事项】 ① 肺无热者勿用;② 忌食辛辣、刺激性食物。

解热清肺糖浆

【处方】桑白皮、紫苏叶、前胡、紫菀、枳壳、鱼腥草、黄芩、土牛膝、甘草等。

本方用于外感风热犯肺证。方中桑白皮清泻肺热,止咳平喘,利水消肿;鱼腥草、黄芩、土牛膝清肺解毒,散肿利咽;紫菀润肺化痰,消炎止咳、平喘;紫苏叶散风清热;前胡、枳壳宣通肺气,止咳化痰。诸药伍用,共起清热解毒、祛痰止咳、宣肺利咽之功。

【功能与主治】清热宣肺,祛痰止咳。主治外感风热、风热犯肺引起的诸多病证。

【药理作用】方中桑白皮含挥发油、黄酮类化合物,具有抗菌、消炎作用;紫菀含皂苷具有祛痰作用,紫菀酮具有止咳作用;紫苏叶含挥发油(约0.5%),其主成分为紫苏醛(约占55%),具有止咳平喘的作用,并有抗炎作用;前胡含香豆素、皂苷,具有抗炎、祛痰的作用。

动物实验研究结果表明,本品具有较好的祛痰、止咳和抗炎作用;对白色葡萄球菌、乙型溶血性链球菌、肺炎链球菌、金黄色葡萄球菌、流感嗜血杆菌均具有较强的抑制作用。

【毒理研究】急性毒性,用相当于成人剂量195倍给小鼠灌胃,未出现死亡和其他异常现象。

【临床应用】用于外感风热、风热犯肺证发热头痛,咽喉肿痛(咽喉炎),咽干肺热咳嗽等。

【制剂与用法】口服,每次15ml,每日3次,小儿用药剂量酌减。

【注意事项】虚寒型病人慎服,或不服此药。

清肺消炎丸
《伤寒论》麻杏石甘汤化裁

【处方】麻黄、石膏、地龙、牛蒡子、葶苈子、牛黄、苦杏仁(炒)、羚羊角。

本方主用于风热犯肺证。方中麻黄宣肺解表、平喘;石膏清泄肺胃郁热、生津液、兼制麻黄温燥耗散之性为主药;辅以地龙清热利水、通络、平喘,牛蒡子宣肺、利咽,葶苈子泻肺平喘;佐以牛黄清心、解毒、熄风,羚羊角平肝熄风;配苦杏仁止咳平喘。诸药合用,共起宣肺定喘、清热化痰之功。

【性状】制剂为棕褐色的小蜜丸;气腥,味微辛苦。

【功能与主治】清肺化痰,止咳平喘。用于外邪入侵化风热阻肺所致的咳嗽气喘等。

【药理作用】主要有抗炎、镇咳、祛痰、平喘等作用。

(1)抗炎:本品对多种致炎剂(巴豆油、角叉菜胶)所致的小鼠耳廓肿胀及大鼠足跖肿胀均有明显的抑制作用,并能抑制由醋酸刺激引起的小鼠腹腔毛细血管通透性的升高,且抑制程度随药物剂量的递增而增强,表现出非常显著的量-效关系。

(2)镇咳祛痰:苦杏仁含苦杏仁苷,水解生成氢氰酸,具有止咳平喘的作用。本品对氨水熏蒸引起的小鼠咳嗽反应有明显的抑制作用。酚红排泌法祛痰实验证明本品有祛痰作用。

(3)平喘:方中麻黄含麻黄碱和挥发油,具有松弛支气管平滑肌、发汗作用。本品有较强的平喘作用,可使组胺引起的豚鼠哮喘反应潜伏期延长 5～7 倍。

【毒理研究】以最高饱和浓度和最大体积给小鼠一次灌胃和以 3 种剂量给大鼠连续 2 个月灌胃,结果在所用剂量范围内无任何不良反应。

【临床应用】用于风热犯肺证的上呼吸道感染,急性支气管炎 慢性支气管炎急性发作,肺部感染引起咳嗽痰稠、气喘等热象。

【制剂与用法】小蜜丸,数十小丸粒装成 1 包。口服,每次 1 包,每日 3 次。6～12 岁每次 40 丸粒;3～6 岁每次 30 丸粒;1～3 岁每次 20 丸粒;1 周岁以内每次 10 丸粒,每日 3 次,或遵医嘱。

【注意事项】风寒表证引起的咳嗽,心功能不全者慎用。

二、清肝解毒中成药

鸡骨草胶囊
经验方

【处方】三七、人工牛黄、猪胆汁、牛黄、鸡骨草、白芍、大枣、栀子、茵陈、枸杞子。

本方主用于湿热壅盛证。方中鸡骨草甘凉、清热解毒、疏肝散瘀为主药;辅以茵陈清湿热、退黄疸;牛黄开窍,既除病邪,又能止痛消肿;猪胆汁苦寒,有清热解毒、润燥之功,是为辅佐药。全方相辅相成,共奏清肝利胆、清热解毒、消炎止痛之功。

【性状】本品为胶囊剂,内容物为棕褐色的粉末;味苦。

【功能与主治】疏肝利胆,清热解毒。用于急性和慢性肝炎和胆囊炎属肝胆湿热者。

【药理作用】主要有护肝、利胆、抗病原微生物、抗炎、提高免疫功能等作用。

(1) 护肝、利胆:茵陈含蒿属香豆精,牛黄含胆酸等,均具有利胆保肝作用。大鼠口服牛黄(100mg/kg),其促进胆汁分泌作用与去氧胆酸相似;牛黄中所含的胆酸盐也能松弛胆道口括约肌,有利于胆汁的排出。牛磺酸 N-二硫代氨基甲酸钠对四氯化碳引起的急性和慢性大鼠肝损害有显著保护作用。

(2) 抗病原微生物:茵陈、胆汁、牛黄具有抑菌、抗病毒的作用。

(3) 抗炎:方中鸡骨草含相思子碱,具有抗炎、增强免疫功能的作用。使兔耳在热水(60℃)中烫 1min 以造成炎症(发红肿胀),12h 以后以猪胆汁(0.5g/kg)灌胃,可使炎症消退,较对照组快。对大鼠的甲醛性"关节炎"也有一定的抗炎作用。

(4) 提高免疫功能:茵陈、牛黄能促进白细胞分裂,增加白细胞数,提高 T 细胞的免疫活性和诱生干扰素。用玫瑰花形成细胞测定作为机体免疫反应指标,研究表明鸡骨草醇提液及水提液均有明显的免疫增强效果,以水提液作用较强。

【临床应用】用于湿热壅盛证的急性和慢性肝炎,胆囊炎。

(1) 鸡骨草胶囊对急性肝炎总有效率为 100%,肝功能(黄疸指数)显效率、降酶时间及体征超声波改变,均优于对照组。对慢性活动性肝炎,总有效率为 73.3%,慢性迁延型肝炎总有效率为 70.4%;而对改善病人自觉症状、增进食欲等均有明显作用。

(2) 在上海甲型病毒性肝炎流行期间(1987 年 10 月—1988 年 3 月)复旦大学华山医院用鸡骨草治疗 180 例、上海第二医科大学瑞金医院验证 125 例,有效率分别为 86% 及 83%

（有退黄、降酶、缩短病程等作用），认为本药适用于气滞血瘀型及肝胆湿热型者。广州传染病医院、中山医科大学传染病教研室验证 150 例，结论同上海，有效率急性型为 85.6%，慢迁型为 77%。

【制剂与用法】胶囊剂，每粒含药 0.5g。口服，每次 4 粒，每日 3 次。

【注意事项】① 忌食辛辣油腻食物；② 对脾虚性及肝肾阴虚型的迁延性慢性乙型肝炎疗效较差。

灭 澳 灵 片

【处方】板蓝根、刺五加、金银花、冬虫夏草。

本方主用于本虚邪实证。方中以板蓝根清热解毒，凉血消肿为主药；辅以金银花清热解毒，刺五加益气健脾、补肾安神，冬虫夏草补益肺肾，扶正祛邪。诸药伍用，共起清热解毒、健脾补肾之功。

【性状】本品为糖衣片，除去糖衣后显棕褐色；味微苦。

【功能与主治】清热解毒，益脾补肾。用于急性和慢性乙型肝炎及表面抗原健康带病毒者。

【药理作用】灭澳灵具有提高机体免疫功能、保肝、促进肝细胞再生的作用，尤其对乙肝抗原持续阳性者有转阴功效。

方中板蓝根含靛蓝，具有抗病毒、增强免疫功能的作用；金银花含绿原酸、异绿原酸，具有抗菌、抗病毒、消炎作用；刺五加含多种苷，具有抗疲劳、调节内分泌的作用；冬虫夏草含核苷类、多种氨基酸、微量元素，具有增强免疫，并有雄激素样作用。全方主要具有抗病毒、增强机体免疫功能等作用。此方之组成与现代通过增强免疫来治疗乙肝的观点相一致。

【临床应用】用于急性和慢性乙型肝炎及表面抗原健康带病毒者。

用灭澳灵片与胸腺因子 D 注射液联合治疗乙型肝炎，可提高急性乙肝抗原转阴率，且远期疗效提高；而对慢性和迁延性者乙肝抗原转阴率低，个别效果不稳定，有反跳现象。

灭澳灵片每次 3～4 片，每日 3 次口服；胸腺因子 D 注射液肌内注射，每次 10mg，隔日或每日 1 次。肝功能异常者可配合服用保肝药物，直至肝功能正常。每 3 个月为 1 个疗程。慢性者、病程较长者可增服消炎利胆、活血化瘀药物。

【不良反应】偶有不良反应，如致急腹症、过敏性紫癜。

【制剂与用法】糖衣片，每片含原生药 0.88g。口服，每次 4 片，每日 3 次。

益 肝 灵 片

经验方

【处方】水飞蓟素。

本方适用于邪毒蕴结证。水飞蓟性凉味苦，清热解毒，保肝，利胆，保脑，抗 X 射线。

【功能与主治】保肝药。具有改善肝功能、保护肝细胞膜的作用，用于急性和慢性肝炎及迁延性肝炎。

【药理作用】本品从水飞蓟中提取而得，是一种混合物（总黄酮类化合物），其主要成分为水飞蓟宾(Silybin),又含油 26%～28.75%,油中含亚油酸量较高,具有护肝、利胆、降血脂等作用。

(1)保肝:本药对于各种肝中毒,如四氯化碳造成的肝损害,具有保护作用,并有稳定肝细胞膜的作用;可对抗肝细胞坏死,减轻其脂肪变性,降低血清转氨酶。

(2)有利胆作用。

(3)降血脂作用:对高脂模型大鼠本品有降低血清总胆固醇作用,同时还能显著降低肝脏脂质的含量,减轻肝细胞脂肪变性,表明本品有阻止或清除脂质在肝脏沉积、浸润的作用。

水飞蓟油对喂饲胆固醇的家兔能显著降低其血清总胆固醇,并对抑制动脉粥样硬化斑块的形成有一定的作用。

(4)其他:如保护脑细胞,抗 γ 射线作用,止血作用,消炎与抗过敏作用。

【不良反应】少数患者可有上腹不适;长期服用可以耐受。

【制剂与用法】片剂,每片含水飞蓟宾为 38.5mg。口服,每次 2 片,每日 3 次。

【注意事项】如服至 3 个月无效可停用;有效者可长期服用(6 个月～1 年)。

【备注】① 国外进口的利肝隆(Legalon),其有效成分为西利马林(Silymarin),与水飞蓟素为同药异名;② 水飞蓟宾的水溶性衍生物水飞蓟宾葡甲胺盐(片剂,每片含药 50、100mg),试用于临床,证明具有作用迅速、疗效增强等优点。

利肝隆片(冲剂)

【处方】板蓝根、黄芪、甘草、五味子、郁金、茵陈、当归、刺五加浸膏。

本方主用于肝郁脾虚兼有湿热之证。方中板蓝根清热利肝、凉血消肿,为主药;黄芪、刺五加益气健脾,郁金疏肝理气、利胆退黄,茵陈清湿热退黄;佐以五味子益气生津,当归活血补血;甘草健脾益气,调和诸药,为佐使之药。各药合用,共奏疏肝解郁、健脾化湿、清热解毒、扶正固本之功。

【性状】本品为糖衣片,除去糖衣后显棕褐色;味甜、微苦。

【功能与主治】疏肝解郁,清热解毒。用于急性和慢性肝炎、迁延性肝炎、慢性活动性肝炎,对血清谷丙转氨酶、麝香草酚浊度、黄疸指数均有显著的降低作用,对乙型肝炎表面抗原转阴有较好的效果。

【药理作用】主要有保肝、促进肝蛋白质合成和肝坏死再生作用。

(1)保肝:茵陈含挥发油、蒿属香豆精,具有利胆保肝的作用。利肝隆对小鼠四氯化碳肝损伤所致谷丙转氨酶升高有明显降低作用。并有抑制三酰甘油(甘油三酯)含量和肝小叶中心坏死作用。利肝隆对小鼠 D-半乳糖胺肝损伤和扑热息痛肝损伤所致谷丙转氨酶升高均有显著降低作用。

(2)促进蛋白质合成和肝坏死再生:利肝隆能促进肝细胞内蛋白质合成代谢,促进线粒体恢复和再生,促进肝糖原和核糖核酸含量恢复。

(3)增强免疫:黄芪含黄酮类、硒等 20 多种微量元素,具有增强免疫、促进造血功能。利肝隆明显提高碳廓清指数,并能促进淋巴细胞特异玫瑰花结形成。

【毒理研究】① 急性毒性:小鼠灌胃 LD_{50} 为 39.5g/kg;② 慢性毒性:大鼠按不同剂量

灌胃给药连续 60d,血常规、肝肾功能生化检查,无变化。按临床用量长期服用是安全的。

【临床应用】用于肝郁脾虚或兼有湿热之证的:急性和慢性肝炎,迁延性肝炎。

【制剂与用法】① 片剂:每片 0.37g,口服,每次 5 片,每日 3 次,小儿酌减。② 冲剂:开水冲服,每次 10g,每日 3 次,小儿酌减。

乙肝清热解毒冲剂

【处方】虎杖、白花蛇舌草、土茯苓、茵陈、茜草、橘红、甘草等。

本方主用于湿热内蕴证。方中虎杖清热解毒、消炎抗菌,为主药。辅以白花蛇舌草既能清热解毒、清泄肝胆经之邪热,又能除湿利小便、凉血,使毒、热、湿之邪从小便排出体外;土茯苓除湿解毒;茵陈清湿热、退黄疸。佐以茜草凉血止血,橘红利胆。甘草清热解毒,调和诸药,为佐使。诸药合用,有清热解毒、利胆除湿等作用。

【性状】本品为棕色至棕褐色颗粒,味甜,微苦。

【功能与主治】清肝利胆,解毒逐瘟。用于肝胆湿热型急性和慢性病毒性乙型肝炎初期或活动期;乙型肝炎病毒携带者。症见:黄疸(或无黄疸),发烧(或低烧),舌质红,舌苔厚腻,脉弦滑数,口干苦或口粘臭,厌油,胃肠不适等。

【药理作用】主要有保肝、抑制乙肝病毒及免疫调节等作用。

(1)保肝:方中虎杖含蒽醌类(如大黄素),有泻下、利胆作用;白花蛇舌草含齐墩果酸等,有保肝利胆作用;茵陈含香豆精、对羟基苯乙酮、绿原酸等成分均有利胆作用;甘草含甘草甜素、甘草次酸,具有肾上腺皮质激素样作用,有抗炎、保肝作用。本品可显著降低四氯化碳所致小鼠谷丙转氨酶等水平,其效果接近或优于联苯双酯;对肝细胞坏死有显著拮抗作用;对肝组织脂肪变性、炎性细胞浸润及空泡变性等也有一定程度的改善。

(2)抑制病毒复制:临床观察(365 例乙型肝炎患者)表明,本药可使 HBsAg 阴转率达 42.6%,抗 HBeAb 转换率达 17.13%。上述指标优于维生素和对照组。

(3)免疫调节:给予小鼠本药 6d 后,可见胸腺重量较生理盐水对照组增加 51.2%。

【毒理研究】① 急性毒性:LD_{50} 值大于 20g/kg;② 长期毒性:给大鼠每日每次灌服本药为临床日剂量的 5 倍,连续投药 90d,供试动物生长状态、生化指标、谷丙转氨酶含量与对照组无明显差异,各脏器组织镜检无中毒性病理改变。

【临床应用】用于肝胆湿热内蕴证的各类肝炎,如甲型或乙型肝炎初期、慢性迁延性乙型肝炎初期或活动期及乙型肝炎病毒携带者。

【制剂与用法】冲剂,每袋 10g。开水冲服,每次 2 袋,每日 3 次。

【注意事项】① 脾虚便泄者慎用,或减量服用;② 服药期间,忌烟、酒、油腻。

复方熊胆乙肝胶囊

【处方】熊胆粉、龙胆、虎杖、板蓝根、郁金、丹参、黄芪、太子参、孢子粉、枸杞、白芍、麦冬、甘草等。

本方主用于邪毒蕴结证。方中熊胆粉、龙胆清热利湿,疏肝利胆,为主药。辅以虎杖、板蓝根祛风除湿、散瘀止痛;郁金、丹参疏肝解郁、调和气血。佐以枸杞、白芍、太子参、黄芪滋补肝肾、柔肝健脾。麦芽、甘草引药达肝为使。诸药合用，凉而不寒，行而不耗，补而不腻，共奏清热利湿、疏肝健脾之功效。

【性状】本品为胶囊剂，去除胶囊后内容物显棕褐色粉末，味苦。

【功能与主治】破瘀散结，行气化瘀，理气止痛，疏肝利胆，柔肝敛结，清热利湿。主治乙型肝炎、胆囊炎等。

【药理作用】主要有抗乙型肝炎病毒、保肝、利胆的作用。

（1）抗乙型肝炎病毒：板蓝根含靛苷，具有抗菌、抗病毒的作用。在乙型肝炎病毒感染鸭体内进行试验，结果表明，本品对鸭血清 DHBV-DNA 的抑制作用明显；三批实验的平均抑制率在给药第 5 天为 63.39％，给药第 10 天为 54.60％，并有剂量-反应关系，其中 5g/kg 组效果明显。

（2）保肝：方中熊胆粉主要成分是胆汁酸，具有保护肝脏，促进胆汁分泌的作用。实验表明，本品能显著降低四氯化碳所致的小鼠血清谷丙转氨酶的升高，能有效降低胶原蛋白及血清 γ-球蛋白的含量以及肝脂的含量。病理检验表明，本品明显减轻肝组织增生。体外实验表明本品对四氯化碳致肝细胞损伤亦有明显的保护作用；电镜下形态观察表明，本品可明显减轻细胞膜表面损伤。

（3）利胆：家兔实验表明，本品具有良好的促进胆汁分泌的功能，使流出量增加，以给药后 30min 明显，持续时间可达 1h 以上。

（4）增强免疫：黄芪含黄酮类成分、多种微量元素，具有保肝、增强非特异性免疫的作用。本品可明显提高小鼠单核细胞吞噬功能。

【毒理研究】本品对小鼠急性中毒剂量大于 56.0g/kg，相当于临床每人每日每千克体重用量 0.116g 的 484 倍；给予最大浓度、最大体积之药量，24h 内给药 3 次，未见中毒，未能测得致死剂量。长期毒性试验结果表明，本品 10.5g/kg、2.5g/kg 分别给大鼠连续灌胃 180d，长期毒性未测出。实验表明，复方熊胆乙肝胶囊服用安全，无不良反应。

【临床应用】适用于邪毒蕴结的急性和慢性乙型肝炎，以及肝硬化、脂肪肝、胆囊炎等治疗。

【不良反应】偶见胃脘不适。

【用法与用量】胶囊剂，每粒 0.45g。口服（饭前或饭后 30min 服用），每次 6 粒，每日 3 次。儿童减半或遵医嘱。连服 1 个月为 1 个疗程；服用 3～4 个疗程疗效最佳。

【注意事项】① 中期妊娠及哺乳期妇女禁用；② 服药期间不宜吃油腻食品。

护 肝 宁 片

【处方】垂盆草、虎杖、丹参、灵芝。

本方用于湿热内蕴证。方中垂盆草清热解毒，利湿退黄为主药；辅以虎杖清热利湿，活血定痛；丹参养血活血，祛瘀止痛；佐以灵芝保肝宁神。四药合用，共起清热利湿、疏肝活血之功。

【性状】本品为糖衣片，除去糖衣后显棕褐色；味苦、微酸、涩。

【功能与主治】清热利湿，益肝化瘀，疏肝止痛，退黄，降低谷丙转氨酶。用于急性和慢性肝炎。

【药理作用】方中垂盆草含垂盆草苷,具有保肝、利胆及抗菌作用;虎杖含大黄素、虎杖苷,具有保肝、降血脂、抗菌的作用;丹参含丹参酮,具有保肝、抗实验性肝损伤的作用;灵芝含麦角固醇、真菌溶酶,具有保肝解毒、镇静、增强免疫的作用。全方具有保肝、利胆、活血止痛的作用。

药理实验证明,垂盆草对大鼠、小白鼠四氯化碳性肝损伤及坏死有一定保护作用,减轻肝脂肪变性及纤维化程度;通过抑制炎性渗出,减少肝细胞损伤。

有研究表明,虎杖对肝损伤的保护作用是由于其有效成分抑制了过氧化脂质的进一步产生和抑制了过氧化脂质对肝细胞的破坏作用之故。

丹参能明显降低四氯化碳和乙酰氨基酚所致的小鼠血清谷丙转氨酶升高,抑制肝细胞脂质过氧化反应,具有抗实验性肝损伤作用。此外,丹参还能改善肝血流,有利于肝损伤的修复;并可抑制肝内增生,防止肝硬化的发生发展。

【临床应用】用于湿热内蕴证之急性黄疸型肝炎、慢性迁延性肝炎、早期肝硬化等。适用于两胁下隐痛或刺痛,黄疸鲜明,血清谷丙转氨酶升高,舌苔黄腻,脉弦数。

【制剂与用法】片剂,口服,每次 4～5 片,每日 3 次。

【注意事项】孕妇慎用。

复方木鸡冲剂

【处方】云芝提取物、山豆根、菟丝子、核桃楸皮。

主用于本虚邪毒内蕴证。方中云芝扶正保肝为主药;辅以山豆根、核桃楸皮清热解毒;菟丝子养肝补肾、明目。四药合用,共奏扶正补虚、清热解毒之功。

【性状】本品为褐色的颗粒;味微苦。

【功能与主治】具有抑制甲胎蛋白升高的作用。用于肝炎、肝硬化、肝癌。

【药理作用】方中云芝含多糖,具有增强人体细胞免疫功能的作用;山豆根含生物碱(苦参碱),具有保肝、降酶的作用;核桃楸皮含苷类、大量鞣质,具有清热、抗菌的作用。全方主要具有保肝、增强免疫功能的作用。

动物实验表明,云芝多糖 K 有以下作用:① 能增加 T 细胞、NK 细胞(杀伤细胞)、巨噬细胞的活力;对迟发型超敏反应、周围血液淋巴细胞转化试验均有促进作用。② 对正常小鼠抗体生成无影响,但对接种肉瘤 180 后的小鼠抗体下降,可使之恢复。尚能增强带瘤鼠巨噬细胞吞噬功能。

药理实验表明,山豆根所含苦参碱对四氯化碳中毒小鼠能使其损伤的肝组织的变性与坏死减轻,并有明显的再生修复倾向。对小鼠网状内皮系统及巨噬细胞有激活作用,而对脾脏无影响。苦参碱降酶作用迅速,一般 2～4 周氨基转移酶即可恢复正常。

本品(复方)对肿瘤细胞有直接杀伤力和抑制作用;对甲胎蛋白有选择性抑制作用。

【临床应用】用于本虚邪毒内蕴证:① 慢性活动性肝炎;② 早期、中期原发性肝癌;③ 甲胎蛋白低浓度持续阳性患者。

【制剂与用法】颗粒剂,每袋 10g。口服,每次 10g,每日 3 次,饭后服。

【注意事项】忌饮酒。

【备注】近年有人认为,细胞免疫功能低下是慢性活动性肝炎形成的主要因素,这是由于 T 细胞功能低下,对 B 细胞的辅助作用不足,B 细胞不能产生足够的抗体以彻底消灭病毒,使肝细胞不断受到病毒感染而发展成为慢性肝炎。云芝多糖等孢子菌类多糖有明显的细胞免疫功能促进作用,且无毒性,故认为是防治慢性肝炎的良好药物。

三、清利肝胆湿热中成药

龙胆泻肝丸(颗粒、片)
《兰室秘藏》

【处方】龙胆草、柴胡、黄芩、栀子、泽泻、关木通、车前草(盐炒)、当归、地黄、甘草(蜜炙)。

本方用于肝胆湿热实火与下焦湿热证。方中以龙胆草为主药,泻肝胆实火,清下焦湿热。辅以黄芩、栀子清肝利胆,泻火解毒。佐以关木通、泽泻、车前草清热利湿,使下焦湿热经小便而去;生地、当归滋阴养血,养肝体助肝用,并防诸药苦燥渗利伤阴之弊;柴胡疏肝解郁,引诸药归于肝胆经;使以甘草调和诸药。各药伍用,共起泻肝胆实火、清下焦湿热之功。

【性状】① 水丸,呈暗黄色;味苦;② 大蜜丸,呈黄褐色;味苦、微甜。

【功能与主治】清肝胆,利湿热。用于肝胆湿热,头晕目赤,耳鸣耳聋,耳肿疼痛,胁痛口苦,尿赤涩痛,湿热带下。

【药理作用】主要有抑菌、抗炎、抗过敏、增强免疫功能等作用。

(1)抑菌:方中龙胆草含龙胆草苦苷,其有抗菌、消炎的作用;黄芩含黄芩苷、黄芩素,具有抑菌的作用。体内外实验表明,本方煎液对乙型链球菌有一定的抑制作用。

(2)抗炎:柴胡含柴胡皂苷,具有抗炎解热、镇痛、镇静、增加胆汁而疏肝的作用。本药对醋酸所致炎性反应及胶蛋清所致大鼠足跖肿胀均有明显抑制作用。

(3)抗过敏:本方煎液对大鼠被动皮肤过敏反应有显著抑制作用;能显著保护豚鼠过敏性休克,避免死亡。

(4)增强免疫功能:本方能增加动物胸腺重量,促进淋巴细胞转化,增强腹腔巨噬细胞的吞噬功能。

【临床应用】用于肝胆实火与下焦湿热证的妇女盆腔炎、带状疱疹(可加激光照射治疗)、急性阑尾炎。其他疾病宜辨证加减,以期提高治疗效果,如传染性肝炎、肝脓疡(配合抗生素)、高血压、急性胆囊炎、习惯性流产、功能性不射精、脂溢性皮炎等。

【制剂与用法】口服:① 水丸,每30克约600粒,每次3~6g,每日2次;② 大蜜丸,每丸6g,每次1~2丸,每日2次。③ 颗粒:开水冲服,每次6g,每日2次。④ 片剂:口服,每次4~6片,每日2~3次。

【注意事项】① 用药期间,忌食辛辣之物。② 本品组方中关木通所含马兜铃酸有明显的肾脏毒性,对老年人、儿童、孕妇、肝肾功能下降者慎用,尤其治疗期间注意肾功能监测。

黄疸茵陈冲剂
《伤寒论》茵陈蒿汤(茵陈、栀子、大黄)加减

【处方】茵陈、黄芩、大黄(制)、甘草。

本方用于肝胆湿热证。方中茵陈清热利湿退黄为主药；辅以黄芩清肝利胆祛湿，助主药清肝胆湿热；佐以大黄清湿热，消瘀泻热，以退黄疸；使以甘草和中，调和诸药。各药合用，共起清热利湿退黄之功。

【性状】 本品为黄色的颗粒；气微香，味甜。

【功能与主治】 清热利湿，退黄疸。用于治疗急性和慢性黄疸型传染性肝炎。

【药理作用】 药理实验证明，本品主要有护肝、利胆、退黄、抑菌、解热、降脂等作用。

（1）护肝、利胆：方中茵陈含蒿属香豆精、绿原酸、挥发油，具有保肝、利胆、退黄、抗病毒、抑菌、解热、抗炎、利尿的作用；大黄含蒽醌衍生物，具有泻下、利胆、抑菌、抗病毒的作用。实验证明茵陈煎剂及所含的香豆精、绿原酸、对羟基苯乙酮等成分均有利胆作用，能使胆汁分泌增加，胆汁中固体物、胆酸、胆红素含量也有一定增加。给四氯化碳肝损伤大鼠皮下注射茵陈煎剂，可使肝细胞变性、坏死减轻，肝细胞糖原、核糖核酸含量恢复并接近正常，血清转氨酶水平显著下降，表明茵陈有较好的护肝作用。单味黄芩、大黄均有护肝利胆作用，与茵陈合用，可起协同功效。甘草也具有护肝作用。

（2）解热：茵陈、黄芩、大黄、甘草均有解热作用。

（3）抑菌：黄芩、大黄均有抗菌作用。尤以黄芩有广谱抗菌作用，对革兰阳性和阴性菌如金黄色葡萄球菌、溶血性链球菌、脑膜炎球菌、大肠埃希菌、铜绿假单胞菌等均有抑制作用，尤以对金黄色葡萄球菌、铜绿假单胞菌的抑制作用最强。

（4）抗炎：黄芩、大黄、甘草均有较强的抗炎作用。

【临床应用】 用于肝胆湿热证的肝炎、胆汁性肝硬化、胆囊炎、胆石症、蚕豆黄、高脂血症等。

【制剂与用法】 颗粒剂，每袋装 20g。开水冲服，每次 10～20g，每日 2 次。

茵栀黄注射液（口服液）

【处方】 含茵陈提取物、栀子提取物、金银花提取物、黄芩苷。

【功能与主治】 清热，解毒，利湿，退黄。用于肝胆湿热，面目悉黄，胸胁胀痛，恶心呕吐，小便黄赤。急性、迁延性、慢性肝炎，属上述证候者。

【药理作用】 主要有保肝、利胆退黄、增强免疫机能及抗菌、抗病毒、抗炎、解热等作用。

（1）保肝、利胆退黄：实验表明能显著降低中毒小鼠的肝脏脂肪变性，具有促进血浆总胆红素排泄，改变肝对胆红素的代谢，增强肝对胆红素的摄取与结合能力，达到退黄的作用。

（2）增强免疫机能：能显著提高腹腔巨噬细胞的吞噬百分率与吞噬指数，表明本品可增强免疫机能。

（3）抗菌、抗病毒、抗炎、解热：栀子、金银花、茵陈均有较广的抗菌谱。黄芩对伤寒、痢疾、绿脓、百日咳等杆菌，葡萄球菌，溶血性链球菌，肺炎球菌，流感病毒均有较强的抑制作用。栀子对溶血性链球菌、金黄色葡萄球菌、脑膜炎双球菌有抑制作用，体外尚可杀灭钩端螺旋体。茵陈对金黄色葡萄球菌、大肠杆菌及痢疾、伤寒、绿脓杆菌有较强抑制作用，对家兔实验性发热有强烈的解热作用，对肝炎病毒和流感病毒也有抑制作用。金银花对伤寒、百日咳杆菌、溶血性链球菌、肺炎球菌、金黄色葡萄球菌等有强烈的抗菌作用。

【临床应用】除用于上述各型肝炎之治疗外,本药对胆道系统感染、肺脓疡、上呼吸道感染、痢疾、急性胃肠炎、慢性支气管炎合并感染,以及急性扁桃体炎等感染性疾患,疗效均佳,用药时间最长 8d,最短 1d,平均 3.5d,即可控制感染、热退、临床症状消失、白细胞降至正常。

【用法与用量】① 注射液:静脉滴注,每次 10～20ml,用 10％葡萄糖主射液250～500ml稀释后滴注。症状缓解后可改为肌内注射,每次 2～4ml。② 口服液:口服,每次 10ml,每日 3 次。

【制剂与用法】注射液,每支 2、10ml。

【注意事项】极个别病例对该药有过敏反应。

苦黄注射液

【处方】苦参、大黄、茵陈、柴胡、大青叶。

本方用于肝胆湿热证。方中苦参清热燥湿,利尿;大黄泻热通肠,凉血解毒,消积导滞,对乙肝表面抗原(HBsAg)有抑制作用;茵陈清热,退黄疸;大青叶清热解毒,凉血消斑;柴胡疏肝退热,升阳。诸药合用,共起清热利湿、利胆退黄、疏肝解郁之功。

【性状】制剂为橙红色至棕红色澄清液体。

【功能与主治】清热利湿,疏肝退黄。用于湿热型黄疸肝炎。

【药理作用】主要有促进胆汁分泌、护肝及免疫调节作用。

(1) 促进胆汁分泌:茵陈含蒿属香豆精,其中羟基苯乙酮是利胆的主要成分;大黄含番泻苷、蒽醌衍生物,有通便缓泻作用;大青叶含靛苷等成分,可促进胆汁分泌。给大鼠静脉注射苦黄注射液,可使胆汁分泌增加,随着剂量增加胆汁分泌相应增加,其作用维持时间较对照组的去氢胆酸持久;同时也可促使胆红素排出相应增加。

(2) 护肝作用:柴胡含柴胡皂苷,具有护肝、抗肝损伤作用。以四氯化碳复制小鼠和家兔的中毒性肝炎病理模型,用苦黄注射液进行治疗。所得结果表明,苦黄治疗组能明显提高小鼠的存活率,仅个别小鼠产生腹水;家兔血清谷丙转氨酶、γ-谷氨转肽酶(γ-GT)较治疗前明显降低。

(3) 免疫调节:方中苦参含苦参碱等多种生物碱,有增强免疫功能的作用。给小鼠腹腔注射本品,6h 后巨噬细胞吞噬功能明显增加,24h 后吞噬最强,72h 恢复正常。实验证明本品可以在人体外人白细胞中诱生干扰素。

【毒理研究】毒性试验本品毒性很小。小鼠静脉注射的 LD_{50} 大于 40ml/kg。

【临床应用】用于肝胆湿热型病毒性肝炎、急性黄疸型肝炎、慢性活动性肝炎。从病原学上分析,血清总胆红素(TSB)、谷丙转氨酶、血清谷草转氨酶的复常率,甲型肝炎＞乙型肝炎＞混合感染。

【不良反应】临床上偶见轻度腹泻,停药或减量后腹泻可停止。静脉滴注速度过快时,个别病人出现头昏、心慌感,减慢注射滴速后症状即可消失,注射处局部可有一过性潮红。

【制剂与用法】注射剂,每支 10ml。静脉滴注:每 30～60ml 加入 500ml 5％～10％葡萄糖溶液中静脉滴注;每日 1 次,15d 为 1 个疗程,可连用数个疗程,至症状改善。

【注意事项】① 严重心肾功能不全患者,忌用或慎用;② 给药剂量宜逐日递增,如第 1

日 10ml,第 2 日 20ml,第 3 日 30ml,依次类推；③ 输液滴速一般为每分钟 30 滴。通常情况下,10～60ml 的苦黄注射液加入 500ml 葡萄糖溶液中,于 3～4h 内缓慢输入患者体内。

清肝利胆口服液

【处方】茵陈、栀子、防己、金银花、厚朴。

本方用于湿热内蕴证。方中茵陈清肝胆湿热、退黄；栀子清三焦湿热,凉血解毒,活血消肿,除烦利水；防己祛风湿,利水消肿,止疼痛；金银花清热解毒,疏散热邪,凉血；厚朴平喘,消积,理气化湿。诸药伍用,清热利湿,解毒消胀。

【性状】本品为棕红色澄清液体；味甘甜。

【功能与主治】清利肝胆湿热。主治纳呆、胁痛、疲倦乏力、尿黄、苔腻、脉弦属肝郁气滞、肝胆湿热未清等。

【药理作用】方中茵陈含蒿属香豆精、绿原酸、挥发油,具有护肝、利胆、抗菌、解热、抗炎、利尿的作用；栀子含栀子苷、格尼泊素,具有护肝利胆、促进胆囊收缩；防己含生物碱,具有镇痛、抗炎；厚朴含挥发油、生物碱,具有镇静、松弛肌肉的作用；金银花含绿原酸、异绿原酸,具有抗菌、抗炎、解热的作用。全方主要具有护肝、促进胆汁分泌、降酶等作用。

动物实验研究表明,清肝利胆口服液利胆作用可靠,能增加胆汁分泌与胆红素排出量；对实验性四氯化碳肝损伤小鼠的肝脏有良好的保护作用,能使血清谷丙转氨酶含量下降,而对正常小鼠血清谷丙转氨酶不起作用。

【临床应用】用于湿热内蕴证之各种肝病。其适应证为肝郁气滞,肝胆湿热未清,患者食欲不振,胁痛,疲倦乏力,尿黄,苔腻,脉弦等。

【制剂与用法】口服液：每支装 10ml。口服,每次 20～30ml,每日 2 次,10d 为 1 个疗程。

乙肝养阴活血冲剂

【处方】地黄、北沙参、麦冬、女贞子、北五味子等。

本方用于阴虚血瘀证。方中地黄清血凉血、滋阴补血；女贞子补肝肾、益精血、祛风除湿、通利关节；北沙参养阴清肺、生津益胃；麦冬扶正固本、益气养阴、润肺、利咽止咳、生津益胃；北五味子敛肺柔肝补肾、宁心神、生津止渴消炎。诸药合用,具有滋肝肾、活血除湿、利关节等诸多功效。

【性状】本品为浅棕色至浅棕褐色颗粒,味甜、微苦。

【功能与主治】滋补肝肾,活血化瘀。用于肝肾阴虚型慢性肝炎。症见：面色晦暗,头晕耳鸣,五心烦热,腰腿酸软,齿鼻出血,胁下痞块,赤缕红斑,舌质红,少苔,脉沉弦细涩等。

【药理作用】方中女贞子含齐墩果酸、女贞子苷,具有护肝降酶、抗炎的作用；北五味子的有效成分(五味子素等)可降低谷丙转氨酶,具有保护肝细胞的作用；地黄含 β-谷甾醇、梓醇,具有抗炎、增强免疫的作用；北沙参含生物碱、三萜酸,具有镇痛、祛痰的作用；麦冬含甾体皂苷、氨基酸,具有强心、镇静、增强免疫的作用。全方主要具有护肝、降酶、增强免疫等作用。

【临床应用】用于阴虚血瘀证的慢性活动性肝炎、肝脾肿大、早期肝硬变等。主要症状为面色晦暗,头晕耳鸣,五心烦热,腰腿酸软,齿出血,鼻出血,胁下痞夬,赤缕红斑,舌质红,步苔,脉沉弦细涩等。

【制剂与用法】冲剂,每袋装 10g。开水冲服,每次 20g,每日 3 次。

【注意事项】① 肝胆湿热与脾虚气滞的肝病患者忌用;② 服本药者应忌烟、酒与油腻食物。

四、清利肠胃湿热中成药

复方黄连素片

【处方】盐酸小檗碱、木香、白芍、吴茱萸。

本方用于大肠湿热证。方取左金丸、香连丸化裁而成。黄连素冂"三颗针"提取而得,用其盐酸盐,为方中主药,是治疗急性肠炎、痢疾之有效成分;辅以木香、白芍行气止痛,缓解脐周胀痛及痢疾之里急后重;佐以吴茱萸温中散寒,并制黄连素之专寒。诸药合用,共起清肠热、行气、缓急止痛、止泻之功。

【功能与主治】清热燥湿,行气,止痛,止痢止泻。用于大肠湿热,赤白下利,里急后重或暴注下泻,肛门灼热。

【药理作用】主要有抗菌、解痉、止痛、止泻等作用。

(1) 抗菌:黄连素即小檗碱,小檗科植物如黄连、黄柏、三颗针等均含有之,具有广谱抗菌、抗病毒的作用。本品及其单味药黄连素、木香、吴茱萸、白芍均有抗菌作用。

(2) 解痉:木香含挥发油(0.3%～3.0%)、生物碱,具有解除肠道痉挛性收缩、健胃的作用;白芍含芍药苷、牡丹酚,具有护肝、抗炎、增强免疫、镇痛的作用;吴茱萸含多种生物碱、挥发油,具有健胃、止呕吐、双向调节胃肠功能的作用。

(3) 止痛:本方白芍有显著的镇痛效果。

(4) 止泻:本方黄连素能对抗蓖麻油或番泻叶引起小鼠腹泻。

【临床应用】用于大肠湿热证:① 细菌性痢疾,症见里急后重,赤白下利,脐周作痛,或兼发热,舌红苔黄,脉数。② 腹泻,症见腹痛腹泻,泻下如注,泻出黄色水样便,肛门灼热。口渴喜冷饮,舌红苔黄厚,脉弦数。急性肠炎有上述表现者也可用。

【制剂与用法】片剂,每片含盐酸小檗碱 17mg。口服,每次 3～4 片,每日 2～3 次。

【注意事项】孕妇慎用。忌辛辣刺激、油腻饮食。

香连片(浓缩丸、水丸、胶囊)
《和剂局方》

【处方】黄连(吴茱萸制)、木香。

本方用于大肠湿热证。方中以苦寒黄连清化肠中湿热、解毒止泻;配辛热的吴茱萸同炒,以为反佐,可增加行气止痛的功效,配木香以调理气机、消肿止痛。处方药物组成虽简,治疗湿热痢疾效用颇佳。

【性状】本品为糖衣片或薄膜衣片,除去包衣后显黄褐色;气微,味苦。

【功能与主治】清热燥湿,行气止痛。用于湿热痢疾,里急后重,泄泻腹痛、菌痢、肠炎。

【药理作用】 主要具有抗菌、解痉的作用。

（1）抗病原微生物：方中黄连含小檗碱、黄连碱，具有广谱抗菌、抗病毒、抗炎的作用。实验证明，香连片对痢疾杆菌包括志贺、福氏、宋氏及斯氏多种菌株皆有一定抑制作用。本方以黄连为主药，有效抗菌成分为小檗碱，两者抗菌范围较广，不仅对痢疾杆菌有抑制作用，而且对金黄色葡萄球菌、溶血性链球菌、肺炎链球菌、脑膜炎球菌等均有较强抗菌作用。小檗碱系季铵类化合物，口服吸收差，肠内浓度高，利于抑制肠道病原菌生长，也可抑制阿米巴原虫的生长。此外，黄连或小檗碱对鸡胚胎中培养的各型流行性感冒病毒有明显抑制作用，并降低乙型肝炎表面抗原的阳性率。小檗碱还使霍乱弧菌毒素失活。木香对大肠埃希菌、金黄色葡萄球菌、枯草杆菌、伤寒杆菌也有较强的抗菌作用。

（2）增强免疫功能：实验研究证明，小檗碱进入血液后，可增强白细胞吞噬金黄色葡萄球菌的能力，还可增强网状内皮系统的吞噬功能。

（3）解痉：木香含挥发油、生物碱，具有解除胃肠平滑肌痉挛（"止痛"）、抗菌的作用。木香能抑制离体肠管蠕动；拮抗乙酰胆碱、组胺、氯化钡等所致痉挛。对犬、猫的在体或离体小肠的活动均呈抑制作用。

【临床应用】 主要用于大肠湿热证所致急性细菌性痢疾、急性肠炎、单纯性消化不良和肠伤寒等。

（1）细菌性痢疾：用香连丸治疗急性痢疾38例，腹泻的控制在服药后第4天左右，平均在服药3d后大便培养转为阴性。升高的体温平均于服药后32.5h降至正常。

（2）伤寒：用香连丸治疗伤寒带菌者137例，疗效甚佳。服药后，经3个月，3次复查转阴率均在98％左右。有报道，用香连丸加味（加入白芍、槟榔、厚朴、枳实）治肠伤寒13例，痊愈12例。

【不良反应】 临床偶有恶心、胃肠不适。

【制剂与用法】 ① 片剂：每片含黄连以盐酸小檗碱（$C_{20}H_{18}ClNO_4$）计，小片不得少于7.0mg，大片不得少于20mg。口服，每次5片（大片），每日3次；7岁以上儿童每次2～3片（小片），每日3次。② 浓缩丸：每片45～62mg。口服，每次5片，每日3次。小儿酌减。③ 水丸：50粒重3g，每克含总生物碱以盐酸小檗碱计，不得少于56mg；每袋6g。口服，每次3～6g，每日2～3次；7岁以上儿童服1/2量，3～7岁儿童服1/3量。④ 胶囊：口服，每次2～3粒，每日2～3次；7岁以上儿童服1/2量。3～7岁儿童服1/3量。

【注意事项】 ① 孕妇慎用；寒湿下利者禁用；② 忌食生冷油腻食物。

葛根芩连丸（片）
《伤寒论》

【处方】 葛根、黄芩、黄连、炙甘草。

本方主用于热利而表邪未解证或大肠湿热证。方中葛根清散肌表之热，生津止渴，升脾胃清阳之气而止下利，为主药。辅以黄芩、黄连清热燥湿、厚肠止利。使以甘草甘缓和中，调和诸药。诸药合用，共奏解肌清热、止痢止泻之功。

【性状】 本品为暗棕褐色至类黑色的微丸；气微，味苦。

【功能与主治】 解肌清热，止泻止痢。用于泄泻痢疾、身热烦渴、下利臭秽、菌痢、肠炎。

【药理作用】主要有解热、抗菌、抗病毒、松弛肠平滑肌等作用。

(1)解热:动物实验表明,其降温效果与复方阿司匹林和复方氨基比林相比无显著性差异,与蒸馏水组比较有显著的解热作用。

(2)液体试管法实验证明,本品对金黄色葡萄球菌的抑制作用最强,对肺炎链球菌、痢疾杆菌次之。整体实验结果表明,对肺炎链球菌和痢疾杆菌的抑制作用最强,对金黄色葡萄球菌次之。

(3)抗病毒:方中葛根含葛根素、葛根苷等黄酮类物质,具有增强免疫、抗毒素、抑制血小板聚集等。黄芩含黄芩苷、黄芩素,具有广谱抗菌作用、解热、抗过敏的作用;黄连含小檗碱、黄连碱,具有广谱抗菌、抗病毒作用。用电镜检测服药前患儿粪便,轮状病毒阳性者35例,服用"止泻退热微丸"(本方加减)治疗3日,其病毒转阴及明显减少者25例,转阴率为71.43%;经轮状病毒RNA电泳检测阳性者22例,用"止泻退热微丸"3日内病毒转阴或明显减少者16例,转阴率为72.7%。

(4)本方能松弛气管、肠道平滑肌痉挛,对抗乙酰胆碱致平滑肌痉挛作用。

此外,实验观察还表明,本品对几种不同类型(氯化钙、乌头碱、氯仿)的心律失常模型,均有一定的对抗作用。

【临床应用】用于邪热下利证或大肠湿热证的腹泻、菌痢、急性肠炎、阿米巴痢疾、伤寒、浅表性胃炎、小儿麻痹症等。

【制剂与用法】① 丸剂:每袋装1g,口服,每次3g,小儿每次1g,每日3次;或遵医嘱。② 片剂:为暗黄色片,每片含量相当于药材2g。口服,每次3~4片,每日3次。

第四节　清热凉血中成药

清热凉血中成药(又称清营凉血中成药),适用于邪热入血分、营分之证,具有清热、凉血作用。热入血分证(所谓"血热证"),症见:身热、烦躁不寐、神昏谵语、吐血、衄血、便血、发斑、舌绛起刺等。邪热入营分证(所谓"营热证"),症见:身热夜甚、心烦、不眠、时有谵语、或斑疹隐隐、舌绛等。

热入血分每迫血妄行("血热妄行")而致出血、发斑,这可能是病情危急阶段,相当于感染性疾病的极期、晚期或败血症期,可出现出血证候,如鼻出血、便血等并发症。所谓"血热妄行"的实质是由于器官发炎、充血,加之体温升高,使血流加速,血管通透性增加,毛细血管易于破裂出血(也包括热证时毛细血管其他原因所致的出血),一般以鼻出血、吐血较为常见。清热凉血中成药能通过解热等作用,减轻炎症充血。降低体温,从而降低血压,减低血流速度,促进血液凝固等,达到止血目的,这就是所谓的"凉血"或"清热凉血"作用。有些清热凉血中成药具有养阴滋液作用,可用于治疗阴虚内热,表现有潮热、盗汗、咽干痛、舌绛红等证候(如知柏地黄丸)。温热病热入血分,以邪盛正虚为多,邪热动血,迫血妄行,血热伤阴表现亦渐明显,进一步发展则易成耗血动风之证候,可见全身抽搐,颈项强直,甚至角弓反张,牙关紧闭,两目上视,可选用具有养阴作用的清热凉血中成药(如紫雪丹)。

清热凉血中成药,以清热凉血中药为主组成。热入血分,热与血结易成瘀;血热妄行而致出血、发斑,络伤血溢也易留瘀,故常配入丹皮、赤芍等散瘀凉血,使止血不留瘀。入营分邪热多由气分而来,故清营分热的清热凉血中成药,常配金银花、连翘、竹叶等促其透热转气。

水牛角浓缩粉

【处方】 水牛角。

本品由单味水牛角制成,用于热入营分、血分之证。水牛角清热解毒,凉血定惊。

【性状】 本品为淡黄色粉末;气微腥,味微咸。

【功能与主治】 清热解毒,凉血定惊。用于热入营分、血分之证,症见:温病高热,神昏谵语,发斑发疹,吐血,鼻出血,惊风,癫狂等。

【药理作用】 主要有强心、抗炎、抗感染、镇静、缩短出血时间等作用。

(1)强心:水牛角煎剂或乙醚提取物的水溶液对离体蛙心、兔心与蟾蜍心均有加强收缩力的作用。

(2)抗炎:口服水牛角煎剂对大鼠或小鼠的足跖注射新鲜蛋清所引起的炎症有一定的抗炎作用。皮下注射给药,可见小鼠网状内皮系统的吞噬功能显著增强。

在大鼠身上实验证明,水牛角煎剂可兴奋垂体促皮质素(ACTH)的分泌释放,从而增强肾上腺皮质的功能。这可能是其非特异性消炎作用的机制。

(3)抗感染:水牛角煎剂对小鼠受大肠埃希菌或乙型溶血性链球菌腹腔注射所致的感染均有明显保护作用,死亡率显著降低。

(4)镇静、抗惊厥:水牛角提取物可延长戊巴比妥钠组动物睡眠时间;对大鼠有镇静作用。水牛角煎剂可延长脊髓兴奋药——士的宁反应的潜伏期,降低其反应率与死亡率,说明水牛角的抗惊作用部位可能主要在脊髓。

(5)缩短出血时间,降低毛细血管通透性:水牛角煎剂有明显缩短出血时间的作用,其缩短率为43.24%;以去钙羊血浆进行试验,水牛角除含钙外,未发现有促进凝血物质的存在。连续给药2~4周能降低毛细血管通透性。这些作用可说明水牛角凉血化斑之功效,与临床治疗原发性血小板减少性紫癜能使出血点减少的结果相吻合。

【毒理研究】 按正常人用量25~250倍量给小鼠灌胃,观察72h均未见急性毒性反应和死亡,可见其毒性较低。

【临床应用】 用于热入营分、血分证之症状的小儿夏季热、急性扁桃体炎、流行性乙型脑炎、原发性血小板减少性紫癜及精神分裂症等。

研究表明:① 水牛角适用于犀角的常见适应证(如乙型脑炎、高热病);② 水牛角单方或复方治疗精神分裂症有安神止狂的作用。

【不良反应】 临床观察3871例病例的结果证实,本品无毒,也无明显的不良反应,仅少数患者有轻度恶心、腹胀、胃痛等消化道刺激症状。

【制剂与用法】 水牛角的半浓缩粉,《药典》规定含氮量不得少于15.0%。口服,散剂(浓缩粉)冲服,每次1.5~3g,每日2~3次。儿童酌减。

【注意事项】 血证如属气虚不能摄血者忌用。

水牛角解毒丸

经验方

【处方】水牛角浓缩粉、地黄、防风、黄连、当归、荆芥、连翘、赤芍、桔梗、牛蒡子、黄芩、薄荷、甘草。

本方主用于热入营分之证。方中水牛角浓缩粉清热凉血、解毒散瘀，为主药。辅以生地、赤芍凉血滋阴，当归活血养阴，黄连、黄芩清热解毒、清心泻火。佐以连翘、防风、荆芥、牛蒡子清热解毒、散风透邪；桔梗清热宣肺、消肿利咽、引药上行。使以甘草清热解毒，调和诸药。诸药合用，共奏清热凉血、解毒之功。

【性状】本品为黑色的水蜜丸；气微，味苦。

【功能与主治】清热解毒，消肿止痛。用于小儿热毒、疮疖痈疡、红肿热痛、发热恶寒，或目赤口疮、咽喉肿痛，或痘疹余毒、烦热口渴。

【药理作用】方中水牛角浓缩粉含肽类、氨基酸及多种微量元素，具有解热、消炎、抗感染、抗惊的作用；黄连含小檗碱，黄芩含黄芩苷、黄芩素，均具有抗病原微生物的作用；当归含挥发油、阿魏酸，具有抗贫血、活血的作用；赤芍含芍药苷，具有消炎、提高免疫功能的作用；地黄含 β-谷甾醇、梓醇，具有消炎、强心利尿的作用。全方主要具有解热、抗菌、消炎、抗惊等作用。

【临床应用】用于热入营分证的：① 小儿疮疖痈肿初起，疮疡局部红肿热痛、发热恶寒、头痛泛恶、口渴喜饮、小便黄赤、大便秘结，舌质红、舌苔黄干、脉数等实火热毒之症。② 目赤口疮、咽喉肿痛、急性扁桃体炎、牙周炎、口腔溃疡等症。

【制剂与用法】水蜜丸，每丸重 2.1g。口服，每次 1 丸，每日 3 次，或遵医嘱。

【注意事项】脾胃虚弱者及孕妇慎用。

清热中成药的主要药理作用及临床应用小结于表 2-3-1 中。

表 2-3-1 清热中成药的主要药理作用及临床应用

药　名	药理作用								临床应用
	解热	抗炎	解毒	抗菌	抗病毒	调节免疫	镇痛	降压	抗肿瘤	
白虎合剂	+	+			+	+				流行性感冒、流行性脑脊髓膜炎、乙脑、风湿性关节炎等
黄连上清丸	+			+	+			+		咽喉炎、牙龈炎、急性结膜炎
牛黄上清丸	+	+		+			+	+		咽喉炎、牙龈炎、高血压等
凉隔散	+	+		+						大叶性肺炎、支气管扩张症、鼻窦炎、胆囊炎等
导赤散	+	+	+	+						口腔炎、尿道炎、角膜炎等
黄连羊肝丸		+		+				+		眼结膜炎、青光眼、高血压等
复方红根草片	+	+		+			+			急性咽喉炎、扁桃体炎、肠炎

续　表

药　名	药　理　作　用									临　床　应　用
	解热	抗炎	解毒	抗菌	抗病毒	调节免疫	镇痛	降压	抗肿瘤	
双黄连口服液	+	+		+	+	+				呼吸道感染、肺炎、流行性腮腺炎、胃肠炎、泌尿系感染等
新　黄　片				+						口疮、咽喉炎、流行性腮腺炎、急性肝炎、胆囊炎等
新清宁片	+	+		+	+		+			急性菌痢、扁桃体炎、肺炎、上呼吸道感染
穿心莲片	+	+		+						上呼吸道感染、扁桃体炎、肠炎、泌尿道感染、中耳炎等
板蓝根颗粒		+	+	+	+	+				上呼吸道感染、流行性感冒、流行性腮腺炎、扁桃体炎等
抗病毒口服液	+				+					流行性感冒、腮腺炎等
片　仔　癀		+				+	+		+	病毒性肝炎、手术及软组织损伤、癌症等
黄连解毒片	+	+	+	+	+	±	+			肺炎、菌痢、胆囊炎、败血症、流行性脑脊髓膜炎、乙脑等
三　黄　片		+		+						上消化道出血、急性肺出血、肺炎、直肠炎、口腔炎等
牛黄解毒片	+	+								咽喉炎、牙龈炎、舌炎、扁桃体炎、便秘等
栀子金花丸	+	+		+	+	+				牙周炎、急性咽炎、扁桃体炎、丹毒等
功劳去火片		+		+						咽喉炎、胆囊炎、肠炎等
银蒲解毒片		+		+						急性咽炎等
金银花露	+	+		+	+					呼吸道感染、急性咽炎、夏季皮炎、疖痈、中暑等
万通炎康片		+		+			+			咽喉炎、扁桃体炎等
瓜霜退热灵胶囊	+	+		+	+		+			上呼吸道感染、扁桃体炎、高热、惊厥等
银黄口服液		+		+						上呼吸道感染、咽炎等
复方鱼腥草片				+	+	+	+			上呼吸道感染、咽炎、慢性支气管炎、肺脓疡等
解热清肺糖浆		+		+						咽喉炎等
清肺消炎丸		+								上呼吸道感染、急性支气管炎、肺部感染等
鸡骨草胶囊		+		+	+	+				急慢性肝炎、胆囊炎等
灭澳灵片					+	+				乙肝等
益肝灵片		+								急慢性肝炎等

续　表

药　名	药　理　作　用									临床应用
	解热	抗炎	解毒	抗菌	抗病毒	调节免疫	镇痛	降压	抗肿瘤	
利肝隆片					+	+				急慢性肝炎等
乙肝清热解毒					+	+				乙肝等
复方熊胆乙肝胶囊					+	+				各类肝炎等
护肝宁片		+								急慢性肝炎等
复方木鸡冲剂		+								慢性肝炎等
黄疸茵陈冲剂	+	+		+						黄疸肝炎等
苦黄注射液						+				黄疸肝炎等
龙胆泄肝丸		+		+		+		+		高血压、带状疱疹、肝炎、阑尾炎、盆腔炎等
复方黄连素片				+	+	+	+			菌痢、急性肠炎、胃炎等
夏枯草膏		+		+		+		+	+	高血压、菌痢、单纯性甲状腺肿、更年期综合征等
香　连　片				+		+				菌痢、急性肠炎、肠伤寒、单纯性消化不良等
葛根芩连片	+			+	+					菌痢、急性肠炎等
水牛角浓缩粉			+		+					小儿夏季热、流行性乙型脑炎、精神分裂症等
水牛角解毒丸	+	+								扁桃体炎、牙周炎、口腔溃疡、疮疖痈等

＋示增强作用，±示双向调节作用。

【参考文献】

1. 孟海琴，等.牛黄解毒片的抗炎、抑菌作用研究.中国中药杂志,1992,17(12)：747

2. 张洁等.凉膈散加味治疗小儿病毒性脑炎32例.辽宁中医杂志,1993,20(1)：24

3. 张玉芬.栀子金花液对炭疽杆菌和巴氏杆菌抗菌作用实验研究.河北中医,1992,14(2)：43

4. 李仪奎.中药药理学.北京：中国中医药出版社,1992：64

5. 张春涛,邬尧清,等.片仔癀治疗急慢性病毒性肝炎疗效观察.上海中医药杂志, 1994,(12)：4

6. 徐益语,于尔辛.以片仔癀为主治疗中晚期肝癌42例临床分析.上海中医药杂志, 1994,(12)：4

7. 顾兆雄.片仔癀治疗晚期大肠癌25例疗效观察.中成药,1993-15(10)：23

8. 管宁等.双黄连的临床应用.新药与临床,1995,14(4):232

9. 刘树芬.双黄连粉针剂免疫调节作用的研究.中国药房,1995,6(6):32

10. 贾传春,王秀娟.注射用双黄连的不良反应.中国中医药信息杂志,2000,7(1):73

11. 卫生部药政局.利肝隆的药效学研究.中药新药研究指南,1994:152

12. 钱英等.乙肝清热解毒冲剂治疗慢性乙型肝炎365例的临床观察及实验研究,北京中医,1992,(1):31

13. 巴信国等.乙肝清热解毒冲剂对实验性肝损伤的药效学研究.中成药,1992,14(1):29

14. 李永康.苦黄注射液.中药新药与临床药理,1993,4(1):49

15. 陈一等.万通炎康片的抗炎镇痛作用.新药申报资料,1993

16. 范琴舒.穿心莲毒性反应2例报告.中医药研究,1992,(3):46

17. 广西区药品检验所.万通炎康片抗菌试验结果.新药申报资料,1993

18. 广西中医学院二附院.万通炎康片治疗急性咽炎、急性扁桃体炎、急性喉炎临床观察34例报告.新药申报资料,1993

19. 广西区人民医院耳鼻喉科.万通炎康片治疗咽喉急性炎症30例疗效观察.新药申报资料,1993

20. 谢唐贵.万通炎康片急性毒性试验.新药申报资料,1993

（李昌煜 黄 坚）

第四章

泻下中成药

凡以泻下中药为主组成，具有通导大便、排除肠胃积滞、荡涤湿热、攻逐水饮等作用，用于治疗里实证的成药，称泻下中成药。

胃肠主要功能是传化水谷。需要不断地受纳、消化、传导和排泄，虚实更替，以通为用，以降为顺。若寒、热、燥、湿等邪气入里，与宿食、糟粕、水饮等相互搏结，就会出现大便不通、腹满胀痛、痛而拒按、恶心呕吐，以及水饮停聚等实证，宜采用泻下的方法治疗，故泻下成药主要用于治疗里实证。

【分类】由于里证的病因有寒热之分，病势有轻有重，有缓有急，而且病人体质强弱不同，因此可将这类中成药分为4类：① 润下成药（富含油脂），主要用于热邪伤津，或素体火盛，肠燥便秘者。本类药物常由甘润多脂之品和行气通便药配伍组成，功能润燥通便，如麻仁丸。② 寒下成药（药性苦寒），主要适用于里热积滞之证。症见大便秘结，或热结旁流，或下痢后重，壮热，口渴，腹部胀满，疼痛拒按，恶食，苔黄糙，脉沉有力，或腹痞满胀者。本类药物常以泻热通便与行气导滞药配伍而成，功能通导腑滞，泻除热结，如九制大黄丸。③ 温下成药（药性辛温），主要用于寒邪与积滞互阻肠道的冷积里实症。症见腹痛便秘，面色苍白，手足厥逆，甚至卒痛口噤暴厥，脉弦紧者。本类药物常以通便泻积药与温里祛寒药相互配合而成，功能散寒开结，通腑导滞，如半硫丸。④ 逐水成药（泻下作用猛烈），主要用于水饮停聚在胸腹而体质壮实者。症见胸腹脘胁满胀痛，或腹大坚实，或喘促气粗，口渴、大便秘结，小便短少，苔滑腻，脉沉数有力者。本类药物常用逐水药和泻下药配伍组成，功能逐水消肿，通便除胀，如十枣丸。

【功能】具有通导大便、祛瘀血、排除肠胃积滞、泻实热、逐水饮、攻寒积等作用。

【药理作用】泻下中成药具有泻下、利尿、抗菌、抗炎等作用。

（1）泻下：这类成药多由大黄、芒硝等组成。大黄含蒽醌类衍生物、番泻苷等，可刺激结肠黏膜，促进其蠕动而起缓泻作用，作用发生较慢而持久；芒硝是含水硫酸钠（$Na_2SO_4 \cdot 10H_2O$），内服后以其硫酸根（$SO_4{}^{2-}$）在肠内不被吸收，形成一定的渗透压，使肠内保持较大量水分，刺激肠道蠕动而排便。润下剂中的麻仁、杏仁含有较多的脂肪油，起润滑缓泻作用。

（2）抗菌：泻下成药中的大黄对许多革兰阳性、革兰阴性细菌及病毒都有抑制作用。

（3）抗炎：泻下成药中的大黄有抗炎作用，可抑制炎症渗出。

（4）利胆：泻下成药中的大黄有促进胆汁分泌与排出作用。

（5）利尿：逐水剂的逐水退水肿作用，一部分由于刺激肠道引起腹泻而排出水分，另一方面，还有利尿作用。实验证明，十枣汤中的芫花、甘遂、大戟均有泻下与利尿作用。

【临床应用】① 急性和慢性或习惯性便秘、手术后便秘等,可用润下或寒下剂;② 妇女胎前、产后便秘,老年人便秘,痔疮便秘宜用润下剂;③ 对渗出性胸膜炎、肝硬化(腹水)可用逐水剂,如大陷胸汤(含大黄、芒硝、甘遂)。

【注意事项】① 表邪未解,里实未成者,不宜用泻下剂,若表证未解而里实已成者,宜先用解表中成药解表,后用泻下中成药攻里,或用表里双解中成药。若兼有血瘀者,宜配合活血祛瘀药。② 泻下剂易耗损正气,故得效即止,不可用量过大。③ 经期、产后、孕妇、年老体弱及病后气血虚弱者,攻下、逐水之剂均应忌用。④ 服泻下剂后,不宜早进油腻及不易消化的食物,以防重伤胃气。

【备注】含蒽类化合物的植物性泻药包括山扁豆属(如番泻叶及果实)、大黄属(如大黄根)、鼠李属(如鼠李树皮)和芦荟属等生药、制剂及提取物。根据细胞培养、动物试验和流行病学研究,有理由怀疑这类泻药可能有遗传毒性和致肿瘤作用。但是短时期服用,没有引起肿瘤不良反应的危险。德国药品管理机构联邦药品和医疗用药研究所 1996 年 6 月宣布限制这类泻药的应用;仅限于顽固便秘短期应用以及单独用电解质溶液无效或不能用电解质溶液的 X 线检查或其他诊断前检查的全肠排空。至于其他适应证,如助消化、减轻体重、所谓净血等,不准再用,因为这些适应证会引导病人不适当或无节制的使用,从而引起不良反应。高剂量蒽类化合物降解产物,随粪便排出,在肛门周围可引起泡性红斑。这种皮肤损害见于婴幼儿,也见于生活不能自理的病人和老年人。

第一节　润下中成药

组成润下中成药的药物性味多属甘平,富含油脂,具有润燥、润肠的作用,使粪便易于排出,泻下作用较缓和。适用于老年人津枯、病后津液亏耗或产后血虚所致的大便秘结、习惯性便秘等。属津液亏损而致的便秘,可与养阴药配伍;兼血虚者,宜与补血药配伍;兼气滞者,可与理气药配伍。常用润下中成药有麻仁丸等。

麻仁丸(胶囊、合剂)

《伤寒论》

【处方】火麻仁、大黄、白芍(炒)、苦杏仁、枳实(炒)、厚朴(姜制)。

本方主治脾弱证,即肠胃燥热、津液不足所致大便秘结,小便频数。方中火麻仁富含油脂,滋脾润肠、润燥通便,为主药。辅以大黄清泻血分热邪,凉血解毒,荡涤胃肠实热积滞,泻下通便;白芍养阴敛津,柔肝理脾;苦杏仁利肺降气、润燥通便。佐以枳实下气破结,厚朴行气,除脘腹胀满,增强泻热通便之力。使以蜂蜜润燥滑肠,调和诸药。诸药合用,润肠泄热,行气通便。

【性状】本品为黄褐色的水蜜丸、小蜜丸或大蜜丸;味苦。

【功能与主治】润肠通便。用于肠热津亏所致的便秘,症见大便干结难下、腹部胀满不舒;习惯性便秘见上述证候者。

【药理作用】

(1) 泻下作用：麻仁丸中的主要成分麻仁含脂肪油约 30％，有缓和润下作用，既能解除排便困难，又不引起峻泻；大黄含蒽醌类衍生物均有致泻作用；苦杏仁含脂肪油（杏仁油，约 50％）具有润肠通便的作用。

取 25％麻子仁液 4 滴，作用于离体家兔肠管，肠管蠕动波波幅大于正常，蠕动频率加快，而且规则。大黄能提高远段和中段结肠的张力，并使其运动加强，抑制大肠内水分的吸收，使水分滞留于肠腔而促进排便。

(2) 对胃肠平滑肌的作用：

白芍含脂肪油、芍药苷。芍药苷可抑制肠道平滑肌过度兴奋。

枳实含橙皮苷等多种黄酮类化合物，挥发油约 2.3％，低浓度具有兴奋肠道平滑肌的作用；此外，枳实除有降低肠管平滑肌张力的作用和解痉作用外，还能兴奋胃肠，增加蠕动，由于机体机能状态和药物浓度不同而呈现双向作用，有利于病理状态下胃肠功能失调的恢复。临床观察，厚朴可防止盆腔手术中的鼓肠现象，且能提早术后排气。

厚朴含酚类成分，也有兴奋肠道之作用。

(3) 抗感染作用：大黄对多种细菌有不同程度的抑菌作用，其中以葡萄球菌、链球菌最敏感，白喉杆菌、枯草杆菌、伤寒杆菌、副伤寒杆菌、痢疾杆菌等也较敏感。白芍、厚朴也有抗菌、抗真菌作用。

(4) 止咳平喘作用：杏仁中有苦杏仁苷，分解产生氢氰酸，对呼吸中枢有抑制作用，使呼吸趋于安静，发挥止咳平喘作用。

(5) 抗肿瘤作用：有文献报道，口服大麻酚能抑制小鼠 Lewis 肺癌的生长；另用含 100mg 葫芦碱的栓剂外用于子宫颈癌，用药 1 个月后检查，宫颈光滑，病理检查未见癌细胞。同时，对白血病 P388、小鼠肝癌和胃癌亦有明显的抑制作用。

(6) 抗溃疡作用：研究表明，火麻仁 75％醇提物分别以 5、15g/kg 灌胃，能明显抑制小鼠水浸应激性溃疡、盐酸性溃疡和吲哚美辛-乙醇性溃疡形成，并能抑制小鼠胃肠推进运动。

(7) 利胆和抗腹泻作用：火麻仁 75％醇提物分别以 3、10g/kg 十二指肠注射麻醉大鼠，计算胆汁流出率，结果 10g/kg 醇提物显著促进大鼠胆汁分泌，作用持续 1h。10g/kg 灌胃可明显抑制番泻叶引起的大肠性腹泻，但对蓖麻油引起的小肠性腹泻无明显抑制作用。

【毒理研究】 火麻仁含脂肪、蕈毒素、胆碱等，食入量超过 50～100g 即可致中毒。症状为恶心、呕吐、腹泻、四肢麻木、失去定向能力、抽风、昏迷等。

【临床应用】 主要用于肛门疾病手术后，习惯性便秘，蛔虫性肠梗阻等。

(1) 便秘：用于治疗身体虚弱者或老人的肠燥便秘、习惯性便秘、产后便秘、运动后出汗过多引起的便秘。对于糖尿病、冠心病、不完全肠梗阻引起的大便困难，多能奏效。

(2) 痔疮及肛门疾患术后：麻仁丸是用于治疗痔疮出血的理想成药。在肛肠疾患术后使用麻仁丸，防止首次排便时大便干燥疼痛出血，在所观察的 500 例中，服后大便较软，成条状易于排出者共 479 例，有效率 95.8％，服药后大便仍然干燥，或 2～3d 排便一次者共 21 例，其中习惯性便秘者 16 例。该药服法简便，长期服用无毒副作用。

(3) 蛔虫性肠梗阻：麻仁丸加川楝、枳壳、乌梅、槟榔、陈皮，治疗 47 例蛔虫性肠梗阻，全部治愈，最长住院 4d，最短住院 12h，平均住院 2.7d，最多服 3 剂，有的仅服 1 剂。一般服一次煎液后 1～2h,腹痛缓解,6～12h 即可通便排虫,多数病例排出虫团,最少 30 多条,最多 200 多条,少数病例排虫总数达 400 余条。全部病例在通便排虫后,临床症状和体征可完全消除。

（4）神经性尿频症:凡见尿频,用常规疗法无效者,试用麻仁丸治疗,每可获愈。

（5）其他:对贲门痉挛、咳喘、慢性咽炎、更年期精神病有效。

【不良反应】少数患者服药后可出现腹痛,大便次数过多,大便偏稀,可酌情减量或停服。

【制剂与用法】有水蜜丸、小蜜丸与大蜜丸,大蜜丸每丸 9g。① 丸剂:口服,水蜜丸每次 6g,小蜜丸每次 9g,大蜜丸每次 1 丸,每日 1～2 次。② 胶囊:口服,每次 2～4 粒,每日 2次,早晚各 1 次;或睡前 1 次服下,5d 为 1 个疗程。③ 合剂:口服,每次 10～20ml,每日 2次,用时摇匀。

【注意事项】① 孕妇禁用。② 体弱者、血少阴亏者、大病初愈者慎用。③ 老年性体弱、血枯津燥的便秘,不宜久服。过敏体质慎用。禁食生冷、油腻、辛辣食品。

【备注】麻仁丸也称麻子仁丸,过量服用可致恶心、呕吐、腹泻等,重者可见精神错乱、不安等神经症状。

麻仁滋脾丸
《金匮要略》

【处方】大黄(制)、火麻仁、当归、厚朴(姜制)、苦杏仁(炒)、枳实(麸炒)、郁李仁、白芍。

本方以熟大黄推陈荡涤,破结通便,配合厚朴,枳实泄热导滞,具有承气之功以治脘腹胀满,大便困难;当归、白芍养血和血,敛阴和脾以输布津液;郁李仁、苦杏仁、火麻仁润肠通便,其中火麻仁具有补益作用以缓之。

【性状】本品为黑褐色的大蜜丸;气微香,味苦。

【功能与主治】润肠通便,健胃消食。用于胸腹胀满,大便不通,饮食无味,烦躁不宁。

【药理作用】主要有增强肠管蠕动、抗菌、解热等作用。

（1）王建中等研究发现,麻仁滋脾丸对于烧伤后早期胃肠道有增加营养供给、降低超高代谢反应、增加肠道血流、保护胃肠道黏膜、防止肠道细菌/内毒素移位等作用。

（2）任晋斌等研究发现,麻仁滋脾丸对小鼠有一定通便作用,可增加鼠粪水分含量,并有一定促进大鼠大肠推进运动的作用。

【临床应用】用于习惯性便秘、产妇便秘、老人肠燥便秘、痔疮便秘属肠胃积热,兼见胸腹胀满、小便频数者。

【制剂与用法】丸剂,每丸重 9g。口服,每次 1 丸,每日 2 次。

【注意事项】孕妇遵医嘱服用。

通幽润燥丸
《兰室秘藏》

【处方】当归、红花、枳壳(去瓤麸炒)、郁李仁、黄芩、厚朴(姜制)、火麻仁、桃仁(去皮)、生地黄、槟榔、熟地黄、木香、生大黄、熟大黄、苦杏仁（去皮炒）、甘草。

本方以当归、红花养血和血，敛阴和脾以输布津液；大黄推陈荡涤，破结通便；厚朴、枳实泄热导滞，具有承气之功以治脘腹胀满，大便困难；苦杏仁、火麻仁润肠通便，其中火麻仁具有补益作用以缓之；槟榔，木香行气导滞；甘草调和诸药。

【性状】 本品为黑色的大蜜丸；气微，味苦。

【功能与主治】 清热导滞，润肠通便。用于胃肠积热，幽门失涯引起脘腹胀满，大便不通。

【药理作用】 主要有润滑肠道、调整胃肠平滑肌、缓泻等作用。

火麻仁、郁李仁、杏仁、桃仁含脂肪油，能润滑肠壁而利于排便，有缓泻作用。生、熟大黄主含蒽醌苷，具有泻下作用。生熟地、当归有促进红细胞增生作用，长于改善血液循环障碍，解痉止痛，并有抗炎抗菌作用。黄芩主含黄芩苷，具有抗菌、抗病毒、解热镇静等作用。红花、枳壳能使胃肠运动收缩增加而有力。厚朴、槟榔对肠管平滑肌有兴奋作用，增强肠蠕动。木香具有解痉作用。甘草抗炎并能解毒。

【临床应用】 用于习惯性便秘、手术后便秘、产后便秘等。

【制剂与用法】 蜜丸，每盒 10 丸，每丸重 6 克。口服，每次 1～2 丸，每日 2 次。

【注意事项】 孕妇忌服，年老体弱者慎服。

第二节 寒下中成药

组成寒下中成药的药物性味多属苦寒，具有泻热通便的作用，适用于里热积滞实证，症见：大便秘结，脘腹痞满胀痛、痛而拒按，甚或潮热谵语，舌苔焦黄、脉准数等。常用药物如大黄、芒硝等；常用中成药如九制大黄丸、调胃承气片等。

大黄通便颗粒

【处方】 大黄流浸膏。

本方主治三焦实热积滞证。三焦实热，以清热泻火解毒为宜。方口大黄上清肺火，下泻大肠，清泻肺胃实热，逐瘀攻下，清热凉血，泻下通便，消肿散痛。大黄流浸膏为大黄加工制成的流浸膏。

【性状】 本品为黄棕色颗粒；气清香，味甜、微苦涩。

【功能与主治】 清热通便。用于实热食滞、便秘以及湿热型食欲不振。

【药理作用】 实验研究证明，番泻苷 A 含量虽少（约 0.87%），但在大肠中由细菌进一步分解为有效成分后，刺激大肠，促其排空运动增加，导致排便。本品起效缓慢而温和，服后 6～10h 才起缓泻作用，排出稍软粪便。

大黄含多种蒽醌衍生物，总量为 2%～5%，大部分与葡萄糖结合成蒽醌类，但经炮制或久煎后，所含蒽苷易被水解成苷元，使泻下作用减弱。临床用大黄作攻下药时用生品就是这个道理。实验证明，生大黄煎煮 10～15min 蒽苷溶出率最高，泻下作月最强，煎煮时间过短,蒽苷溶出不完全,时间过长,蒽苷又被水解破坏较大,两者的泻下作用均较弱。大黄味苦,有促进食欲、健胃的作用。

【临床应用】用于三焦实热积滞证的:食欲不振,腹胀闷,大便秘结,小便短赤。

【制剂与用法】冲剂,每袋 12g,相当于大黄流浸膏 2ml(折合生药 2.0g)。口服,每次 1袋,每日 1 次,于晚间临睡前开水冲服。

【注意事项】妇女月经期、妊娠期、哺乳期慎用或忌用。气血虚弱及胃寒、胃弱者忌服。

【备注】① 大黄导泻后有便秘倾向(与大黄所含鞣酸有关)。② 大黄酊(1ml 相当于生药 0.2g)小剂量每次 1～4ml,可用作健胃、止泻药。

九制大黄丸

【处方】大黄。

本品系用一味大黄经九蒸九晒后加工制成,故名"九制大黄丸"。大黄有泻热通便、消食化滞的功效,并有活血化瘀的作用。

【性状】本品为黄褐色的水丸,味微苦。

【功能与主治】通便润燥,消食化滞。用于胃肠积滞,湿热下痢,口渴不休,停食停水,胸热心烦,大便燥结,小便赤黄。

【药理作用】大黄主要有泻下、抗菌、抗病毒、抗炎和活血化瘀等作用。现代药理研究证明,大黄能提高远段和中段结肠的张力并使其运动增强,抑制大肠内水分的吸收,致水分滞留于肠腔而促进排泄。大黄中的大黄酸、大黄素和芦荟大黄素对革兰阳性菌及革兰阴性菌如葡萄球菌、溶血性链球菌、大肠杆菌、痢疾杆菌等均有抑制作用,对病毒、真菌、阿米巴原虫和阴道滴虫也有抑制作用。大黄还有很强的降低毛细血管通透性并改善脆性、促进瘀血吸收等效果,因此有收敛、消炎、活血祛瘀等作用。

【临床应用】用于便秘、急性菌痢。

临床报道,以单味大黄用黄酒蒸黑为度,取出晒干轧成粉剂,用于治疗消化道出血(对中等量及少量出血,有效率达 100%;对大出血则无效)。

【制剂与用法】水丸,每 50 粒重 3g,每袋装 6g。口服,每次 6g,每日 1 次。

【注意事项】孕妇忌服,久病、体弱者慎用。

清 宁 丸
《银海指南》

【处方】大黄、绿豆、车前草、白术(炒)、黑豆、半夏(制)、香附(醋制)、桑叶、桃枝、牛乳、厚朴(姜制)、麦芽、陈皮、侧柏叶。

本方以大黄苦寒沉降、通腑泻热、釜底抽薪为君药。厚朴、陈皮、香附理气行滞,消胀除满;桃枝清泻大肠积热,合绿豆清热解毒;侧柏叶清热凉血,共为臣药。桑叶、车前草清热利水;白术、半夏燥湿健脾;牛乳补益脾胃,生津润肠,共为佐药。黑豆、麦芽健脾消食导滞,为使药。诸药相合,共起清热泻火、理气通便、消食导滞之效。

【性状】本品为黑色的大蜜丸或黑褐色的水蜜丸;味苦。

【功能与主治】清热泻火，通便行滞。用于咽喉肿痛，口舌生疮，头晕耳鸣，目赤牙痛，腹中胀满，大便秘结。

【药理作用】药理实验表明，本品主要有泻下、抑菌、促进消化液分泌、调节胃肠功能、镇吐、增强机体免疫功能等作用。

（1）大黄含蒽醌苷，具有泻下作用。

（2）厚朴含挥发油、厚朴酚，具有促进消化液分泌、调节消化道功能、抑菌的作用。

（3）陈皮含挥发油、橙皮苷，具有缓解平滑肌痉挛、抗胃溃疡的作用。

（4）桑叶、车前草、侧柏叶均含黄酮类成分，具有抑菌作用。

【临床应用】临床用于便秘、细菌性痢疾、阿米巴痢疾、急慢性肝炎、胆囊炎、胰腺炎、急慢性咽炎、扁桃体炎、牙周炎、牙龈脓肿、口腔溃疡、维生素缺乏症、膀胱炎、尿路感染等。

【制剂与用法】大蜜丸，每丸重9g。口服，每次1丸，每日1～2次。

【注意事项】年老体弱及孕妇禁用。

通便灵胶囊

【处方】肉苁蓉、番泻叶、当归。

本方主治阳明实热证。方中肉苁蓉润肠通便，为主药，辅以番泻叶泻热导滞，荡涤肠胃实热，佐以当归补血活血，润肠通便。全方具有较强的通便效果。

【性状】本品为胶囊剂，内容物为黑褐色的颗粒或粉末；气微，味微苦、咸。

【功能与主治】泻热导滞、润肠通便。用于热结便秘，长期卧床便秘，一时性腹胀便秘，老年性习惯性便秘。

【药理作用】

（1）肉苁蓉含甘露醇、多糖类，具有润肠通便的作用，能显著缩短小鼠的通便时间，可促进排便；能有效地对抗阿托品对小鼠的抑制作用，并抑制大肠对水分的吸收。

（2）番泻叶的主要成分是番泻苷、大黄素，具有较强的泻下作用和抗菌消炎作用，对金黄色葡萄球菌、白喉杆菌、伤寒杆菌、大肠埃希菌及皮肤真菌均有抑制作用。

（3）当归含阿魏酸、维生素A、维生素E、20多种微量元素（铁、钙、锌、锰等）、19种氨基酸以及挥发油，有明显对抗乙酰胆碱引起大鼠肠平滑肌痉挛作用，可以缓解肠道痉挛性腹痛。

杨敏等经初步药效学研究表明，3g/kg口服给药3d即能明显缩短小鼠排黑便时间和增加排便数量，还能明显降低腹腔毛细血管通透性；但对二甲苯所致的小鼠耳肿胀、小肠推进功能无明显影响。此结果说明，通便灵胶囊有明显的润肠通便作用和抗炎作用，对便秘患者可能会有促进排便和减少肠道毒素吸收的作用，但不会因肠蠕动而影响小肠的吸收功能。

【临床应用】用于老年习惯性便秘、长期卧床所致便秘、一时性腹胀便秘等。

【制剂与用法】胶囊剂，每粒0.25g。口服，每次5～6粒，每日1次。

【注意事项】① 孕妇忌用；② 胃肠实热积滞、舌苔黄厚者不宜用。

第三节 温下中成药

本类药物性味辛温（如硫黄），具有祛寒通便作用，适用于寒积便秘。症见：脘腹冷痛、手足不温、大便秘结、舌苔白滑、脉沉弦或沉迟等，可用半硫丸。

半 硫 丸

【处方】半夏（姜制）、硫黄（制）。

本方主治阳虚（虚寒）证。方中硫黄酸温，温肾助阳通便，为主药；辅以辛温之姜半夏消痞散结，降逆止呕，燥湿化痰。两药合用，共奏温肾通便、止咳化痰止呕之功。硫黄主要含硫，有温和泻下、消炎、镇咳作用；姜半夏含 β-谷甾醇及葡萄糖苷，有止呕、镇咳、祛痰作用。全方具有通便、消炎、镇咳、祛痰、止呕功效。

【性状】本品为淡黄绿色的水丸；气微，味淡。

【功能与主治】温肾通便。用于老年阳虚便秘。

【药理作用】药理研究表明：

（1）半夏煎剂给猫灌胃（0.6g/kg），无论是生品还是炮制品均可抑制猫的人工性咳嗽，作用可维持 5h 以上，其效力略次于磷酸可待因灌胃（1mg/kg）；镇咳作用可能与其抑制咳嗽中枢有关。

（2）硫黄所含的硫，口服后在肠中转变为硫化氢而刺激肠壁，增强蠕动；因硫化氢在肠内产生慢，故催泻作用缓慢而温和（排出粥样便），其作用强度与用量大小无关。近代药理研究还证明硫黄有镇咳、消炎的作用。硫在肠内转变为硫化氢及硫化物而吸收（微量），大部分仍以原形随粪便排出体外。

（3）抗氧化：方邦江等研究发现，半硫丸可通过清除自由基，抑制脂质过氧化，改善甲减性脑损害的预后，如增强甲状腺机能减退大鼠海马组织 mRNA 的表达和改善甲状腺机能减退造成的脑神经损伤。

（4）增强免疫力：李文静等研究发现，半硫丸可以提高甲减肾阳虚大鼠血清 SIL - 2R 水平，增强机体免疫力。

【临床应用】用于阳虚（虚寒）证：①老年便秘；②慢性支气管炎。

【制剂与用法】水丸，15 粒重 1 g，每袋装 15g。口服，每日 1～2 次，每次 3～6g。

【注意事项】① 不宜用于老年阴虚便秘，妇女产后的血虚便秘，肠胃燥热的津少便秘者；② 大量口服可能引起胃肠道刺激性症状。

第四节 逐水剂

逐水剂，适用于水饮停聚于胸腔及水肿而后体质强壮者，是用攻逐的方法使体内积水从大小便排出,以达到消除积水肿胀的目的。逐水法只能用于治疗实证而正气未虚者,是急则治标之法。《素问·标本病传论》说:"先病而后生中满者,治其标;小大不利,治其标。"放明日久用或过用逐水之剂,恐攻下伤正,逐水伤阴。本类方剂多有毒性,泻下作用峻烈,常用峻下逐水药如芫花、甘遂、大戟等为主组成方剂。代表方如十枣丸、舟车丸等。

十枣丸(十枣汤)
《伤寒论》

【处方】 甘遂(制)、京大戟、芫花(制)、大枣(黑枣)。

本方为峻下逐水之剂。方中芫花辛温有毒,善消胸胁之水,《本草纲目》谓其"治水饮痰癖,胁下痛",故为主药;甘遂苦寒有毒,善行经隧水湿,大戟苦寒有毒,善泻六府之水,为辅佐药;《本草纲目》说:"芫花、大戟、甘遂之性,逐水泄湿,能直达水饮隐僻之处,但可徐徐用之,取效甚捷,不可过剂,泄人真元也。"故又用大枣肥者十枚,取其益气扶正,培土制水,能缓和诸峻药之毒,使下不伤正,为使药。《医方论》说:"仲景以十枣命名 全赖大枣之甘缓以救脾胃,方成节制之师也",故以十枣名汤,寓有深意。

【性状】 本品为褐色的水丸;气微,味辛,微甘。

【功能与主治】 攻逐水饮。用于水饮积滞,腹水肿胀,胁下疼痛,喘逆气急。

【药理作用】 本药有泻下、利尿作用。芫花、甘遂、大戟有致泻的作用;大戟、芫花有利尿作用。全方利尿泻下消肿作用明显。

【临床应用】 用于水饮壅塞于里所致肝病腹水(如血吸虫病所致膨水)、心肾病性水肿及各种渗出性胸膜炎等。

【不良反应】 常有恶心、胃肠不适感。过量可致血尿。

【制剂与用法】 水丸,每50粒重约3g。口服,每次3g,每日1~2次;或遵医嘱。

【注意事项】 ① 体虚者及孕妇忌服;② 忌食盐,勿与甘草同服;③ 下利后以米粥自养;④ 应用本品时,须注意患者体质情况,若体虚邪实不胜攻逐者,可与健脾补益之剂交替使用,或先攻后补,或先补后攻。

舟 车 丸

【处方】 红大戟(炒)、大黄(酒洗)、甘遂(制)、陈皮、牵牛子、青皮、木香、芫花、轻粉、槟榔等。

本方以甘遂、芫花、大戟峻下逐水为君药。大黄、牵牛子荡涤肠胃 泻热逐水为臣药。轻粉祛痰涎,并助上药使水饮从二便分消;青皮、木香、陈皮行气导滞,消长除满,共为佐使药。诸药合用,共起峻下逐水、行气破结之效。

【性状】 本品为黄褐色的水丸;味苦。

【功能与主治】 行气逐水。水热内壅,气机阻滞所致水肿鼓胀,口渴气粗,腹坚,大便秘,脉沉数有力。

【药理作用】

1. 增加肠蠕动:本方主要药物大戟、甘遂、牵牛子、芫花均具有峻烈的泻下和利尿作用,轻粉主含氯化亚汞,能刺激肠壁,增强其反射性蠕动,促进肠液分泌。大黄主含蒽醌苷,能兴奋肠管,增加胃肠道的推进功能。

2. 泻下:轻粉、大黄与上四药同用,能增强利尿泻下功能。

3. 解痉、止痛:木香、陈皮、青皮主含挥发油,能调整肠胃平滑肌功能,纠正胃肠紊乱,起到消胀除满、退便、解痉止痛之功。

【临床应用】用于腹膜炎、血吸虫病、慢性肾炎、肝硬化等。

【制剂与用法】水丸,每袋重 6g。口服:每次 1.5～3g,每日 2 次,温开水送服。

【注意事项】① 体弱及孕妇忌服;② 不可过量;③ 不可久服;④ 勿与甘草同服。

【备注】本品来源于《景岳全书》;集一派苦辛行气、分消走泄、通便逐水之品于一方,服之使水湿壅实之邪,有如顺流之舟,下坡之车,顺势而下,故取名"舟车丸"。

一些泻下剂的主要药理作用及临床应用见表 2-4-1 所示。

表 2-4-1　泻下剂主要药理作用及临床应用

药名	增加蠕动	增加肠容积	解热	解痉	抗病毒	抗菌	抗炎	利胆	利尿	其他	临床应用
麻仁丸	+			+		+	+			止血	老年及产后便秘、肛门手术后通便
麻仁润肠丸	+			+		+	+				习惯性便秘、产后便秘、老年人便秘、痔疮便秘
五仁润肠丸	+	+		+		+	+			改善血循环	年老、体弱、久病、产后、术后或热病后阴液未复所致的大便干燥,食少腹胀,甚至多日不大便者
麻仁滋脾丸	+	+				+	+				习惯性便秘、产妇便秘、老人肠燥便秘、痔疮便秘
通幽润燥丸	+		+	+	+	+	+	+		解毒	习惯性便秘,手术后便秘,产后便秘等
九制大黄丸	+	+				+				活血	便秘、急性菌痢
清宁丸	+		+	+		+		+	+	镇吐、增强免疫功能	便秘、痢疾、急慢性肝炎、胆囊炎、胰腺炎、尿路感染等
十五制清宁丸	+					+					用于各种便秘
通便灵胶囊	+		+	+		+	+			补血活血	老年习惯性便秘、长期卧床所致便秘、一时性腹胀便秘等
半硫丸	+	+					+			镇吐、抗氧化	老年便秘、慢性支气管炎

续表

药名	药理作用										临床应用
	增加蠕动	增加肠容积	解热	解痉	抗病毒	抗菌	抗炎	利胆	利尿	其他	
十枣丸	+								+		渗出性胸膜炎、肝硬化腹水、肾性水肿
舟车丸	+			+					+		腹膜炎、血吸虫病、慢性肾炎、肝硬化

＋示增强作用。

【参考文献】

1. 黄正良,李仪奎.中成药药理与应用.北京:科学出版社,1997:96

2. 张民庆,龚惠明.抗肿瘤中药的临床应用.北京:人民卫生出版社,1998:129

3. 张明发,朱自平,沈雅琴,等.火麻仁的消化系统药理研究.药学实践杂志,1997,15(5):267-269

4. 陈光亮,樊彦,王钦茂,等.麻仁乳剂与麻仁丸的通便作用.安徽中医学院学报,1997,16(2):52-53

5. 陈奇.中成药名方药理与临床.北京:人民卫生出版社,1998:294

6. 冷方南.中国基本中成药(一部).北京:人民卫生出版社,1988:97

7. 王建中,张旭茂.烧伤早期应用人参健脾丸和麻仁滋脾丸恢复胃肠功能的体会.中医药研究,1996,(6):23

8. 任晋斌,许卫红,宋玲,等.麻仁滋脾丸和益寿通通便作用研究.中药药理与临床,1995,(4):6-7

9. 包绪,胡开华,邱练芬.一清片的体外抗病毒作用.中药药理与临床,2001,17(4):33-34

10. 方邦江,高炬,黄建华,等.半硫丸对甲减大鼠脑组织抗氧化能力的实验研究.湖北中医杂志,2005,27(6):3-4

11. 方邦江,季学清,李炯,等.半硫丸对"甲减"模型大鼠海马 T_3 核受体 mRNA 表达的影响.上海中医药杂志,2005,39(2):46-48

12. 李文静,陈如泉.半硫丸对甲状腺机能减退肾阳虚大鼠血清 SIL-2R 水平影响的实验研究.辽宁中医学院学报,2002,4(1):59-61

13. 杨敏,樊小明,姜成.通便灵胶囊对小鼠抗炎及排便作用的影响.中国实验方剂学杂志,2003,9(5):33-34

（俞丽霞　何国浓）

第五章

温里中成药

温里中成药是以温热药为主组成,具有温中祛寒、回阳救逆、温经通脉等作用,用来治疗"里寒证"的一类中成药,统称温里中成药。

本类中成药是根据"寒者热之"的原则立法,属于中医学"八法"中的"温法"。里寒证,指寒邪在里,阴寒之邪深入脏腑经络间,导致中焦虚寒、阴盛阳衰、亡阳欲脱、经脉寒凝等。里寒之邪来源于外来之寒侵入,或寒从内生。

【分类】 温里中成药可分为3类:① 温中祛寒中成药;② 回阳救逆、益气复脉中成药;③ 温经散寒中成药。

【功能】 温中散寒、回阳救逆、温经散寒。

【药理作用】 根据近代实验研究结果,温里中成药的药理作用可归纳如下:

(1) 对心血管系统的作用:附子及乌头煎剂对各种动物的离体心脏和在位心脏均有强心作用——收缩力加强;冠脉血流量和心肌耗氧量增加。其代表方剂四逆汤、参附汤有强心、抗心律失常及抗休克作用;能延长动物耐缺氧时间,增加冠脉流量和血管灌流量;对急性实验性心肌缺血及实验性心衰有保护作用;能改善血液流变性异常和抗血小板聚集作用。

(2) 对消化系统的作用:温中散寒方剂大多对消化系统功能有明显的调整作用,如理中丸、黄芪建中丸、吴茱萸汤等能抑制小鼠的胃运动,提高小鼠的胃残留率,减少大鼠胃液分泌量,降低胃液酸度,能抑制五肽胃泌素刺激泌酸的作用和离体肠管的活动;有止吐作用;对实验性胃黏膜损伤及实验性胃溃疡有保护作用。辛辣性健胃药如干姜、胡椒、吴茱萸等能改善胃黏膜的局部血液循环,促进胃液分泌,有助于提高食欲和促进消化吸收作用。与其他药物配伍组成方剂后有健胃、驱风(排除胃肠积气)和兴奋消化功能,在排气后有时可使肠道较长时间的松弛,从而可以说明本类方剂治里寒水谷不化、心腹胀满及脘腹疼痛等的部分机制。

(3) 对免疫功能的影响:参附汤能明显提高淋巴细胞转化率和活性花瓣形成率,提示对细胞免疫功能有促进作用。理中丸能提高大黄致脾虚动物的脾脏溶血空斑试验及特异性玫瑰花瓣形成试验的数值,说明能显著提高免疫功能。黄芪建中丸能提高虚寒胃痛病人的淋巴细胞转化率和IgG的含量,并对小白鼠巨噬细胞的吞噬功能有促进作用。

(4) 其他:黄芪建中丸有镇静及解痉作用;附子理中丸有镇痛、增强抗寒能力及改善体力的作用;理中丸可促进骨髓造血,调整肾上腺皮质功能及提高中枢神经系统兴奋性;当归四逆汤对子宫平滑肌有双向调节作用。

【临床应用】 ① 心血管系统疾病:心律失常、风心病、肺心病、心力衰竭、休克等;② 消化系统疾病:胃十二指肠溃疡、急慢性胃肠炎、胆囊炎、慢性肝炎等;③ 其他:慢性肾炎、慢性盆腔炎、风湿性及类风湿关节炎等。

【注意事项】 本章成药大多由大辛大热之品组成,故临床应用时立当注意以下几点:① 首先应辨清寒热真假,若误用于真热假寒证,则如火上加油;② 若患者虽属里寒之证,但平素阴虚,或为失血之病,辨证虽当用温热药,但必须注意用量,不可过剂,并适当配伍,以免重伤其阴,寒去而热生,或辛热之品而动血,均不可妄用;③ 夏日炎暑,证虽属寒,但温里之剂,用量宜小;④ 凡属热证、阴虚证及孕妇应忌用或慎用。

第一节 温中散寒中成药

温中散寒中成药,主治中焦(脾胃)虚寒证。脾胃属土,位于中焦,三运化而司升降。若脾胃阳气虚弱,又受寒邪为患,则运化无权,升降失常,变生诸证。常用温中散寒药如干姜、吴茱萸、白芍、肉桂、川椒等为主,配伍益气健脾药如人参、白术等组成。温中散寒中成药如附子理中丸、理中丸、良附丸等。

附子理中丸
《伤寒论》

【处方】 附子(制)、党参、白术(炒)、干姜、甘草。

本方用于脾胃虚寒证或脾肾虚寒证。方中干姜大辛大热,温中祛寒、扶阳抑阴为主药。辅以大辛大热之附子,以助干姜助阳祛寒之力,且能温肾;党参甘温入卑,补中益气,培补后天之本,气旺而阳复。佐以白术温中燥湿、健脾止泻。甘草补脾益气,调和诸药,为使药。各药合用,共起温中散寒、补气健脾之效。

【性状】 本品为棕褐色至棕黑色水蜜丸,或为棕褐色至黑褐色的大蜜丸;气微,味微甜而辛辣。

【功能与主治】 温中健脾。用于脾胃虚寒证、脘腹冷痛、呕吐泄泻、手足不温。

【药理作用】 主要有消炎、镇痛、抗溃疡、解痉、强心、抗休克、增强机体免疫等作用。

(1)增强抗疲劳和耐寒能力:附子含乌头碱、消旋去甲乌药碱和氯化甲基多巴胺等拟肾上腺素活性成分,具有强心、增加血管血流量、升高血压、提高机体耐缺氧能力。党参含皂苷,具有增强机体免疫功能作用。

将大黄合剂导致脾虚的小鼠分为附子理中丸治疗组和对照组,分别放入盛有 4℃冷水的玻璃容器内,进行游泳疲劳试验和耐寒试验,结果治疗组游泳时间轮对照组有明显延长,表明本方能显著增强脾虚动物的体力和抗寒能力。李东安等研究也表明附子理中丸有提高机体免疫力作用。

(2)调节肠道运动:附子理中丸对十二指肠自发活动稍有抑制作用,还可明显拮抗肾上腺素引起的回肠运动,抑制乙酰胆碱引起的回肠痉挛,表现其对离本肠管的运动状态的双向调节效应。

(3)镇痛:李东安等报告附子理中丸对醋酸引起的小鼠腹痛有明显镇痛作用。

(4)抗炎、抗休克:白术含苍术醇和苍术酮,具有强心、利尿、抗凝血作用。甘草含甘草酸、甘草次酸,具有消炎、解毒、肾上腺皮质激素样作用。

【毒理研究】小鼠急性毒性:腹腔注射测得 LD_{50} 为 42.78g/kg,半衰期为 11.28h。

【临床应用】用于中焦(脾胃)虚寒证的:① 胃十二指肠溃疡;② 急性胃肠炎、肠炎的呕吐、腹泻;③ 胃神经官能症(非溃疡性消化不良,相当于中医的"脾胃虚寒证");④ 对肺心病、窦性心动过缓、慢性气管炎等有一定疗效。

【不良反应】个别患者服后导致舌头卷缩、失去味觉,同时甲状腺微肿,呼吸有紧迫感,嚼生黄豆并吞其浆汁即可解毒。

【制剂与用法】大蜜丸,每丸 9g;水蜜丸,每袋装 18g。口服,水蜜丸每次 6g,大蜜丸每次 1 丸,每日 2～3 次,饭后服,疗程视病情而定,通常 10～15d 为 1 个疗程。

【注意事项】阴虚阳盛、热证疼痛患者忌用,温热燥气之失血者禁用,孕妇慎用。

【备注】本方尚有口服液剂型,口服方便且吸收较快,对腹痛总有效率为 98.2%(丸剂为 92%)。

理中丸(汤)
《伤寒论》

【处方】党参、白术(土炒)、甘草(蜜炙)、干姜。

【功能与主治】温中散寒,健胃。用于脾胃虚寒、呕吐泄泻、胸满腹痛、消化不良、阳虚失血、小儿慢惊等。

【药理作用】主要有抗消化性溃疡,改善胃肠运动,提高中枢神经系统兴奋性,提高免疫功能,调节肾上腺皮质功能,促进骨髓造血机能,提高基础代谢等作用。

(1)抗消化性溃疡:理中汤能抑制大鼠实验性胃溃疡的形成,保护胃黏膜,并能促进溃疡愈合。

(2)改善胃肠运动:理中汤能明显抑制正常小鼠及大黄脾虚小鼠、新斯的明负荷小鼠的小肠推进运动,使家兔离体十二指肠的自发活动受到抑制,还能拮抗乙酰胆碱、氯化钡引起的肠管强制性收缩,从而改善胃肠运动。

(3)提高中枢神经系统兴奋性:理中汤能降低血中胆碱酯酶的活性,改善内脏副交感神经占优势的情况,从而提高中枢神经系统兴奋性,并降低胃张力。

(4)提高免疫功能:理中汤能刺激健康人淋巴细胞转化,并能提高阳虚小鼠巨噬细胞的吞噬功能。

(5)调节肾上腺皮质功能。

(6)促进骨髓造血机能,提高基础代谢率。

【临床应用】用于急性和慢性肠胃炎、胃十二指肠溃疡、胃扩张、胃下垂,以及妇女月经过多等属中焦虚寒证者。

【制剂与用法】大蜜丸,每丸重 9g。口服,每次 1 丸,每日 2 次,小儿酌减。

【注意事项】孕妇慎服。

桂附理中丸
《三因方》

【处方】 肉桂、附片、党参、白术(炒)、炮姜、炙甘草。

本方用于脾胃或脾肾虚寒证,比附子理中丸多加1味肉桂。方中炮姜温中祛寒、扶阳抑阴为主药。辅以附子助阳祛寒之力,且能温肾;党参补中益气增补后天之本,气旺而阳复。佐以肉桂助阳祛寒,平逆肾寒上犯之冲逆;白术温中燥湿、健脾止泻。使以甘草补脾益气、调和诸药。各药合用,共起温中健脾、补肾助阳之效。

【性状】 本品为棕褐色的大蜜丸;气微,味甜而辛辣。

【功能与主治】 温中健脾,补肾助阳。用于肾阳衰弱、脾胃虚寒、脘腹冷痛、呕吐泄泻、四肢厥冷。

【药理作用】 本品具有强心、镇静、增强免疫的作用。

(1)强心、利尿:附子所含乌头碱具有强心、抗心律失常的作用,其主要强心成分为去甲乌药碱,将其稀释到浓度很低时,仍然表现有强心作用。白术有利尿作用。

(2)消炎:甘草含甘草甜素、甘草次酸,具有消炎、解毒的作用;附子、干姜也有消炎作用。

(3)增强免疫:党参含三萜类化合物、多种微量元素,具有提高机体应激能力、增强免疫功能的作用;白术含挥发油,具有利尿、增强免疫的作用。

(4)镇静:肉桂含挥发油(主成分为桂皮醛),具镇静、镇痛、增加冠脉流量的作用;党参也具有镇静作用。

【临床应用】 本品系温补之剂,主用于脾胃或脾肾虚寒证的急性和慢性胃肠炎、胃肠痉挛,以及胃十二指肠溃疡。

【制剂与用法】 蜜丸,每丸重9g。口服,每次1丸,每日2次,用姜汤或温开水送服。

【注意事项】 孕妇慎用。伤风感冒及实热者忌服。

【备注】 本方与理中丸相比较,多加附子、肉桂,故升阳祛寒力量较强。

小建中合剂(颗粒)
《伤寒论》

【处方】 白芍、大枣、桂枝、甘草、生姜、饴糖。

本方用于虚劳里急证或脾胃虚寒证。方中饴糖益脾气而养脾阴,温中焦而缓急止痛为主药。辅以白芍养阴而缓肝急,桂枝温阳而祛寒。佐以甘草益气化阴、温中缓急;生姜温胃;大枣补脾,合用升腾中焦生发之气而调营卫。诸药合用,共起温中补虚、缓急止痛之效。

【性状】 合剂为棕黄色的液体;气微香,味甜、微辛。颗粒剂为浅棕色至黄棕色的颗粒;气香,味甜。

【功能与主治】 温中补虚,缓急止痛。用于脾胃虚寒,脘腹疼痛,喜温喜按,嘈杂吞酸,食少心悸及腹泻与便秘交替症状的慢性结肠炎、胃及十二指肠溃疡。

【药理作用】 主要有镇静、镇痛、消炎解毒、提高免疫功能等作用。

(1)抗炎:白芍含芍药苷,具有镇静、镇痛、消炎作用;甘草含甘草酸、甘草次酸,具有消炎、抑菌、抗过敏、解毒、肾上腺皮质激素样作用。大鼠实验性结肠炎治疗观察研究证实,小建中冲剂能使绝大部分溃疡性炎症消失,溃疡愈合。

（2）解痉镇痛:桂枝含桂皮醛,具有扩张血管的作用;白芍含芍药苷,具有镇静、镇痛作用。实验证明,对离体兔肠收缩频率与幅度有显著的抑制作用,且呈量效关系,并使乙酰胆碱(ACh)诱导痉挛的兔肠恢复正常。

【临床应用】用于虚劳里急证、脾胃虚寒证的胃十二指肠炎及溃疡病、慢性结肠炎。

【不良反应】少数患者服药期间出现皮疹、恶心、纳减等现象。

【制剂与用法】合剂,瓶装(每支 10ml),每毫升相当于原药材 0.63g。颗粒剂,袋装(每袋 15g)。① 口服,每次 20～30ml,每日 3 次,用时摇匀。② 冲剂:口服,每包 15g,每次 1 包,每日 3 次。

【注意事项】外感风寒表证未清患者,脾胃湿热或有明显胃肠道出血症状者,均不宜服用此药。因脾不统血而吐血、便血者慎用。服药期间不宜用冷饮、辛辣之品。

【备注】本品保持了汤剂吸收快的特点,且服用方便;饴糖既是主药,又有矫味作用。

良 附 丸
《良方集腋》

【处方】高良姜、香附(醋制)。

本方用于气滞寒凝证。方中高良姜温中暖胃、散寒止痛为主药。辅以香附疏肝开郁、行气止痛。两药相合,一以散寒凝,一以行气滞,如此则寒散气畅,疼痛自止,共起行气疏肝、散寒止痛之效。

【性状】本品为棕黄色至黄褐色的水丸;气微香、味辣。

【功能与主治】温胃理气。用于寒凝气滞,脘痛吐酸,胸腹胀满。

【药理作用】具有抑制平滑肌收缩、镇痛、抗菌等作用。

（1）抑制平滑肌收缩:香附能抑制子宫及胃肠平滑肌;高良姜对肠管运动的影响依赖浓度,呈双向调节作用。

（2）镇痛:香附及高良姜均有镇痛作用。

（3）抗菌:体外实验证明,高良姜对炭疽杆菌、溶血性链球菌、白喉杆菌、肺炎链球菌、人型结核杆菌等均呈抑制作用。

（4）抗溃疡:高良姜的丙酮提取液(250mg/kg)对溃疡有明显的抑制作用。

【临床应用】用于气滞寒凝的慢性胃炎、胃及十二指肠溃疡,以及妇女痛经、盆腔炎、子宫内膜异位。

【制剂与用法】水丸,每 10 粒重 0.5g。口服,每次 3～6g,每日 2 次;温开水送服。

【注意事项】肝郁有火而胃阴不足,舌质红绛的胃痛者及阴虚津少、出血者不宜用。忌寒凉。

十香暖脐膏

【处方】八角茴香、小茴香(盐制)、乌药、香附、当归、白芷、母丁香、肉桂、沉香、乳香(醋制)、没药(醋制)、木香。

【性状】本品为深棕色稠厚的半流体;味甜、微苦。

【功能与主治】温中,散寒,止痛。用于脾肾虚寒所引起的脘腹冷痛,腹胀腹泻,腰痛寒疝,宫寒带下。

【药理作用】当归具有改善血液循环、镇痛、镇静、解痉和抗炎抑菌等作用;乌药、木香、香附等对乙酰胆碱、组胺所致肠肌痉挛有对抗作用,白芷有良好的止痒作用;肉桂有效成分桂皮醛,有明显的镇静镇痛等作用;丁香主含丁香油,能使胃黏膜充血·促进胃液分泌,蠕动亢进,增进食欲,又可缓和腹部气胀,减轻恶心呕吐而有健胃作用。

【临床应用】用于慢性肠炎、慢性非特异性结肠炎、慢性盆腔炎、宫颈糜烂等。

【制剂与用法】黑膏药,每张净重6或12g。

第二节 回阳救逆、益气复脉中成药

回阳救逆、益气复脉中成药,主治阳气虚弱,内外俱寒,甚至阴寒凹盛,格阳或载阳或气阴两伤等证,症见:腰膝酸痛、四肢水肿、小便不利等,尤其心肾阳衰,而见汗出不止、四肢厥冷、呼吸微弱、脉微欲绝等的"亡阳证"(休克),此时必须用大剂量回阳救逆中成药。常用附子、干姜、肉桂等辛热温里祛寒药为主,配伍补气之品(如人参、党参、黄芪)等组方,代表方如四逆汤、参附注射液、止血复脉合剂等。四逆汤、参附汤与生脉散一直是历代中医临症的急救方。近年来采用现代技术制成纯中药注射用制剂,它们处方略可差异,而功效与应用却相近,是现在中医、西医治疗危重急症的常用成药。

张明发等总结近年来实验成果,认为温里中成药回阳救逆功效是方剂中所含温里药所具有的多样药理作用综合的结果。

(1)拟肾上腺素作用:附子所含去甲乌药碱、氯化甲基多巴胺等拟肾上腺素活性成分,能对抗利舍平(利血平)化小鼠低下的机体功能(如对抗利舍平引起的低血压、心率减慢、肾血流减少、肾上腺皮质和肝糖原增加,但不能对抗其引起的体温降低)。肉桂中桂皮醛、干姜中的辛辣成分、胡椒中的胡椒碱,都能兴奋交感神经,促进肾上腺分泌儿茶酚胺。因此,肾上腺素样作用是温里药产生回阳救逆的重要机制之一。

(2)肾上腺皮质激素样作用:肾上腺皮质激素具有强大的抗休克等保护机体作用,临床上常用于各种重症病人。附子、干姜、肉桂具有促皮质激素样作用,这也许是当今中医临床常用回阳救逆的原因。

(3)强心、升压、改善微循环,抗心肌缺血及抗缺氧作用。

(4)其他作用包括抗血栓形成、抗凝和抗血小板聚集等温通血脉作用,也是温里药的共同特点,这有利于加速外周血流量,改善微循环。

四逆汤(口服液)
《伤寒论》

【处方】附子(制)、干姜、甘草(蜜炙)。

本方用于寒邪深入少阴所致的阳虚寒厥证。方中以附子为主药,入心脾肾经,温肾壮阳,祛寒救逆。辅以干姜温中祛寒,助阳通脉;炙甘草补脾益气,调和诸药,并缓和姜附燥烈辛散之性,以破阴复阳,而无暴散之虑,为佐使之用。药虽3味,配伍得当,功专效宏,速达回阳救逆之功,使阳复厥回,故方名"四逆"。

【性状】本品为棕黄色的液体;气香,味甜、辛。

【功能与主治】温中祛寒、回阳救逆。用于阳虚欲脱、冷汗自出、四肢厥逆、下利清谷、脉微欲绝。

【药理作用】主要有强心、抗休克、耐缺氧、增强免疫功能等作用。

方中附子含乌头碱、消旋去甲乌药碱,具有强心、增加血管血流量、升高血压、提高耐缺氧能力、消炎的作用;甘草含甘草甜素、甘草次酸,具有消炎、解毒、肾上腺皮质激素样的作用。此外,实验结果还表明,四逆汤可增强机体免疫功能并有抗氧化作用,防止异常自由基反应,削弱缺血心肌中自由基损伤性反应。

(1) 强心:① 对在体、离体蟾蜍心脏,四逆汤可使心脏收缩强而有力,振幅增高而频率略微减慢,对5%水合氯醛和缺钙任氏液引起的心脏抑制有对抗作用。② 能增加离体兔心冠脉流量,增加心脏收缩振幅,但心率变化不明显。先用β受体阻断剂普萘洛尔(心得安),然后注入四逆汤,则冠脉流量减少,心肌收缩振幅降低,心率减慢,说明四逆汤属于β受体兴奋剂。③ 对放血致低血压状态的家兔,四逆汤可使心脏收缩振幅增加,颈动脉压升高,其强心、升压效果优于组方中各单味药;还能减慢窦性心律,避免单味附子所产生的异位心律失常,说明四逆汤组方的合理性。④ 对垂体后叶素引起的家兔缺血性心电图有显著改善作用,S-T段下移显著减轻,T波的升高明显受抑,显示了本方对心肌的保护作用。对附子抗心力衰竭单体消旋去甲乌药碱特殊性药理研究证明,该成分不具有同类药的减少心肌 Ca^{2+} 敏感性的缺点;对心室乳头肌具α受体阻滞作用。

(2) 抗休克:① 对戊巴比妥造成的心源性休克家兔,静脉注射四逆汤,可见颈动脉压和心输出量明显提高,并可减轻其对心率的抑制。② 给家兔造成大肠埃希菌内毒素性休克,静脉注射本药可使动脉压明显回升,代偿性呼吸增快得到减轻。此时红细胞电泳速度和微血管血流速度加快,皮肤温度回升。③ 四逆汤(注射液)对股动脉放血造成的急性失血性犬有明显的升压作用,但对正常血压犬无明显影响。四逆汤滴丸(每2克滴丸相当于四逆汤口服液 2ml)4g/kg 口服,能显著延长急性失血性休克犬的血压维持时间,也能显著延长心脏停搏的时间,说明本方有抗失血性休克作用。

(3) 抗氧化作用:有实验结果表明,四逆汤能显著增加心肌 SOD 活性,防止氧自由基产生,改善心肌血液灌注,从而对应激老年小鼠心脏发挥其保护作用。

(4) 抗心肌缺血及抗缺氧作用:给急性心肌缺血而引起左心室舒张功能减退的家兔静脉注射四逆汤注射液,可使左心室舒张压下降最大变化速率(dp/dt))明显增加,而其单味药附子注射液,不能使 dp/dt 增加,反而有所下降,提示四逆汤能改善因缺血引起的左心室舒张功能不全,单味药不具有此作用。实验也表明,四逆汤能明显改善心肌缺血时氧自由基的代谢,可显著提高 SOD 活性,降低 MDA 含量,以减轻脂质过氧化物损伤,从而保护缺血心肌。

(5) 抗动脉粥样硬化作用:四逆汤预防性用药对家兔实验性动脉粥样硬化(AS)、脂代谢及血管内皮功能的影响实验中,发现四逆汤可明显缩小主动脉内膜脂质斑块面积,且有量效依赖关系。可降低血清总胆固醇、甘油三酯、低密度脂蛋白、胆固醇、载脂蛋白 B 及血浆 ET 浓度,提高血清内皮依赖性舒张因子(EDRF/NO)及载脂蛋白 A 含量,四逆汤高剂量组效果为佳,呈一定的量效依赖关系,表明四逆汤具有较好的抗 AS 作用,其作用机制与调节脂代谢、保护血管内皮细胞功能等有关。

(6) 增强免疫功能:四逆汤不但能明显对抗氢化可的松造成的免疫功能抑制,而且有较好的免疫激活作用。有研究表明,四逆汤能明显对抗环磷酰胺(CY)的免疫抑制作用,可使 CY 所至的巨噬细胞吞噬功能和血清溶菌酶含量降低恢复至正常水平(与 CY 组相比,$P < 0.01$),而对正常小鼠无明显影响;对 T、B 淋巴细胞增殖有相反效应,即对正常和免疫功能低下状态机体的 T 淋巴细胞增殖有促进作用,并使后者调升至正常水平,同时对 B 淋巴细胞增殖有抑制作用,且与 CY 有明显的协同作用,提示四逆汤的免疫药理作用是多方面的。这似乎证明四逆汤在临床上所呈现出的抗感染疗效,是通过增强巨噬细胞活性,增加血清溶菌酶的含量,调动 T 细胞活化增殖,促进细胞免疫功能,同时扣制 B 细胞活化增殖,发挥糖皮质样抗炎作用而实现的,但四逆汤对 T、B 淋巴细胞增殖反应不同影响的内在联系有待进一步探讨。

【毒理研究】四逆汤(附子:干姜:甘草为 4:3:3)给小鼠腹腔注射 LD_{50} 为 (5.82 ± 0.59)g/kg,口服 LD_{50} 为 (71.78 ± 6.84)g/kg。

此外,唐铭翔等用血清药理学的方法比较了四逆汤超微颗粒和传统饮片两种不同剂型对豚鼠离体心脏作用是否存在差异,结果表明超微颗粒与传统饮片两种饮片的四逆汤对心脏的作用可以达到等效。而超微颗粒具有使用方便、效价高、节约药材资源等优点,是传统中药饮片不可比拟的。这预示着四逆汤在剂型方面可能会有新突破。

【临床应用】用于寒邪深入少阴所致的阳虚寒凝证。

(1) 休克:临床观察表明,对急性心肌梗死并发休克者,采用四逆汤针剂中西医结合治疗,可升压强心,其治疗效果优于西药组。有报道,急性心肌梗死并发心源性休克 20 例中,17 例采用四逆、生脉注射液治疗(其中 6 例加用西药),除 1 例抢救无效死亡,其余 16 例血压均恢复正常。用四逆汤(或加人参)治疗各度休克或感染性、出血性、心源性休克,均可取得效果。

(2) 腹泻:用四逆汤加味治疗阳虚泄泻,"邪传少阴"之久痢不愈者有良效。对小儿慢性肠炎、长期水泻不止、经抗生素等治疗无效者可采用本方加减治疗

(3) 咳喘:本方可用于治疗咳喘及慢性支气管炎偏寒者。

(4) 其他:胃肠炎、重症黄疸性肝炎、胃下垂。

【制剂与用法】口服液,每支装 10ml,每毫升含量相当于原药材 0.8g。口服,每次 10～20ml,每日 3 次,或遵医嘱。

【注意事项】本品主治厥逆及亡阳之症,非阳虚者禁用。阳气内郁之热厥绝不可误投本药。热邪所致之呕吐、腹痛、泄泻者均不宜使用。

【备注】药理研究表明,三药合用的强心作用,较单味附子明显增强,毒性却较单味附子小 4.1 倍,并且可避免单味附子所致的异位心律失常,这说明四逆汤组方比较合理。

参附注射液

《世医得救方》

【处方】 人参、附片。

本方用于阳气暴脱证,为峻补阳气以救阳气暴脱之剂。方中人参大补元气、复脉固脱为主药;辅以附子温肾祛寒、回阳救逆。两药合用,共起益气回阳之效。

【性状】 本品为淡黄色或淡黄棕色的澄明液体。

【功能与主治】 回阳救逆、益气固脱。用于阳气暴脱的厥脱证,阳虚所致的惊悸怔忡、咳喘、胃寒泄泻、痹证。

【药理作用】 主要有强心、抗休克作用。人参含人参皂苷,具有强心、调节中枢神经功能,提高机体的适应性,增强肾上腺皮质功能;有稳定、温和的升压作用,改善微循环、调节心率。附子含乌头碱、消旋去甲乌药碱,具有强心,增强冠脉流量,升高血压,降低外周血管阻力,提高耐缺氧能力。

(1) 抗休克(抗厥脱):麻醉家兔股动脉放血造成休克。以休克 20min 时的血乳酸和血浆组织蛋白酶活性(PCA)水平为 100%。给参附注射液(简称参附液,每毫升含人参总皂苷 24.2mg)0.5ml/kg 后,2～3h 血乳酸和 PCA 水平较对照组明显下降,分别为 87.5% 和 73.2%;血压回升达最大值时间为(33±10.2)min,体外试验证明参附液能抗脂质过氧化,而这一作用可能是其抗休克机制之一。

凌昌全对失血性休克大鼠的研究结果表明,灌服参附汤可使其保持高水平的糖皮质激素(GC),同时上调糖皮质激素受体(GR)。这是参附汤发挥其救治休克、回阳固脱的重要作用机制之一,由于皮质醇的生物效应必须通过与靶细胞液中的 GR 结合才能发挥作用。进一步研究表明,参附汤(及生脉饮)上调 GR 的重要途径之一是增加细胞内 GR mRNA 的表达。

(2) 强心:麻醉犬、豚鼠的在体心脏实验结果表明,参附液可使心力衰竭的心缩幅度增加,具正性肌力作用,且参附液较单味(人参或附子)有更明显的效果,说明两药之间有协同作用。人参改善心肌代谢,提高心肌能量贮备,促进心肌 DNA、RNA 合成,提高心肌耐缺氧能力,进而增强心脏收缩力,降低外周循环阻力,增加心输出量。

(3) 抗心律失常及抗心肌缺血:用参附液(每毫升含相当人参和附子各 1g)35、50、70mg/kg,均能显著对抗垂体后叶素引起的大鼠急性心肌缺血的心电图 S-T 段下移,其中以 35mg/kg 的效果最明显。在给药前,各组大鼠心律失常发生率均在 70% 以上,且持续时间长而严重。给药后,发生率显著下降为 25%,且表现轻而持续时间短。参附液对乌头碱致小鼠室性或室上性心律失常、传导阻滞等有效率可达 87.5%,与生理盐水组比,差异显著;而附子注射液为 75.0%,人参注射液约 92%,实验中参附液有时很小剂量也能对抗室性或室上性心律失常,使心率明显减慢,说明本药液可能具有抑制异位节律点,改善房室间传导及心室的传导性能等作用。

在体家兔、大鼠实验结果表明,参附液可明显对抗结扎冠状动脉或一次采血之后所产生的心肌缺血(S-T 段变化)。离体兔心灌流实验表明,参附液可使冠脉流量明显增加,心缩幅度也见增加,与单味药液(人参注射液或附子注射液)相比,作用最为明显且持续时间也

中成药药理学

较长。

此外,药理实验研究结果还证明:参附液可增加外周血管血流量 改善血液流变性——降低血浆黏度、抑制血小板聚集;对家兔肾缺血有保护作用;增强细胞免疫功能及刺激抗体生成反应。

【毒理研究】 按序贯法测得参附液(1∶1)静脉注射小鼠 LD_{50} 为27ml/kg,折合人参、附子各为27g/kg。

【临床应用】 用于阳气暴脱证的休克、心力衰竭、心律失常等。

(1)休克:在临床上,用参附液静滴治疗低血压及休克状态,可获良效——收缩压及舒张压均见升高,四肢发凉者转温,发绀消失或基本消失。有报道,对138例休克患者,经用30%参附液治疗后显效91例,有效32例,无效15例,总有效率为89.1%。感染性休克55例,获显效23例,有效25例,无效7例,总有效率87.3%。参附组在用药1h内血压恢复正常者明显优于对照组。综合临床用药效果来看,认为参附液对低血压倾向效果最好,轻度休克次之,严重休克效果较差。对于感染性休克患者(如休克型肺炎),可以参附液为主,中西医结合抢救,休克缓解时间为12~15h,且病情无反复。

(2)心律失常:总结临床验证效果来看,静注参附液对室性心动过速可使之恢复窦性心律,对房室传导阻滞(Ⅱ度 Ⅱ型)患者有效率52.2%,优于西药组。

(3)心力衰竭:有报道以参附液为主治疗急性心力衰竭和"冠心"心力衰竭均获效。用本方合生脉散治疗慢性心力衰竭16例(其中顽固性心力衰竭2例),治愈13例,好转3例;对肺心病心功能不全患者,可以本方加味治疗,可提高治疗效果。

在应用地高辛、氢氯噻嗪、氯化钾、消心痛等基础上加用参附注射液治疗慢性心力衰竭,每次50ml加入5%葡萄糖注射液中静脉滴注,每日1次,连用15d为1个疗程,观察48例。所得结果表明,不论显效率和总有效率均显著高于对照组。

【制剂与用法】 注射液:① 每支2ml,供肌内注射用;② 每支10ml,供静脉滴注用。每毫升含人参、附子各1g。静脉滴注:以参附注射液(30%)50~100ml加入250~500ml葡萄糖液(5%~10%)或生理盐水中,滴速视病情而定。通常1日1次或遵医嘱。

【注意事项】 本药为峻补阳气以救暴脱之剂,用于急救,病情稳定后不可多用,以免助火伤阴耗血。

参脉注射液
《千金要方》

【处方】 人参、麦冬。

本方用于气阴两虚证。方中人参益气生津以补肺为主药。辅以麦冬养阴清热、润肺生津。两药合用,则益气养阴之功益彰。

【性状】 本品为微黄色至淡棕色的澄明液体。

【功能与主治】 益气固脱、养阴生津、敛汗生脉。用于神疲、体倦、气短、咽干、汗多、脉虚等气阴两虚证:① 心肌梗死和其他原因引起的心源性休克;② 低血压,特别是心脏衰弱引起的低血压;③ 气虚多汗者,"热性病"的津液耗损,属气阴两虚证候者。

【药理作用】 主要有抗心肌缺血、抗心律失常、增强免疫功能、抗炎等作用。

（1）抗心肌缺血：家兔心脏抽血（抽全血 1/3）造成实验性心肌缺血，然后静脉注射本品每只 4ml，连续 5d，观察给药前后心电图变化。结果是，实验前后心率变化基本一致，无明显差异。心电图心肌缺血性改变给药后明显改善，给药组恢复正常者占 60%，基本恢复者占 40%；而对照组基本恢复者占 40%，未恢复者占 60%，说明本品对实验性心肌缺血有较好的治疗作用。

（2）抗心律失常：小鼠股静脉注射乌头碱，出现心律失常后，立即注射本品（3ml/kg），结果在 10min 内恢复正常窦性心律的动物数，给药组占 83.33%（10/12），对照组占 27.27%（3/11），表明本品对乌头碱所致心律失常有显著的治疗作用。同时可见本品对乌头碱造成的心动过速有明显的对抗作用。

（3）抗内毒素作用：实验表明，本品对小鼠内毒素休克死亡有明显的保护作用，能降低休克死亡率，延缓死亡时间。将本品与内毒素于 37℃孵育 24h，并不能减轻内毒素的毒性，可见对内毒素无直接灭活作用。进一步研究表明，增强网状内皮系统吞噬功能可能是本品抗内毒素休克的重要机制之一。另对内毒素所致的腹泻、发热或体温过低、外周血白细胞变化等均有明显对抗作用。

（4）对免疫功能的影响：研究表明，本品对体液免疫功能无明显影响，但对细胞免疫功能则有调节作用；对多种免疫抑制剂抑制后的细胞免疫功能，则有明显的激活作用。

（5）消炎作用：本品对小鼠蛋清性足跖肿胀有明显的消炎消肿作用，但切除双侧肾上腺后，这一作用消失。研究表明，本品可兴奋（中枢性）垂体-肾上腺皮质系统。

【毒理研究】小鼠静脉给药（2ml/kg），用序贯法测得 LD_{50} 为（19.52 ± 1.62）mg/kg。急性毒性测定，家兔静脉给药 10ml/kg，连续 15d，结果对动物体重，血常规，肝、肾功能，心电图均无明显影响。

此外，本品无局部刺激和过敏作用，无红细胞聚集发生。

【临床应用】用于气阴两虚证的：① 各种心律失常；② 急性病毒性心肌炎；③ 休克（如中毒性、心源性及失血性休克等）；④ 冠心病等。临床验证：以参麦注射液 40ml 加于10% 葡萄糖注射液 250~500ml 中静脉滴注，每日 1 次，15d 为 1 个疗程，治疗小儿病毒性心肌炎，总有效率为 89.5%；对气血两虚证的疗效尤为显著。

【不良反应】① 曾有报道 2 例肝硬化患者用本品后导致黄疸，但停药后黄疸自行消失，肝功能恢复正常，提示肝硬化者应慎用或少用；② 过敏性反应包括过敏性休克报道较多；③ 静脉滴注过快可致窦性停搏，应加注意；④ 静脉滴注有致呼吸道梗阻；⑤ 有 5% 患者有口干、口渴、干燥等反应，极个别有口角炎、口腔炎。

【制剂与用法】注射液，每支 2、5、10、50、100ml。① 肌内注射，每次 2~4ml，每日 1 次。② 静脉滴注，每次 10~60ml，用 5% 葡萄糖注射液 250~500ml 稀释后应用或遵医嘱。

【备注】本品用于非胰岛素依赖型糖尿病、高血压、小儿肺炎有较好疗效。

黄芪生脉饮
《内外伤辨惑论》

【处方】黄芪、党参、麦冬、五味子。

本方主用于气阴两虚证。方中黄芪益气生津，以补肺，且能补气升阳、固表止汗为主药。辅以党参补中益气、补血、健脾养胃;麦冬养阴清热,润肺生津。左以五味子敛肺止汗、生津止渴、补肾宁心。四药合用,共起益气滋阴、养心补肺之效。

【性状】 本品为黄棕色液体;气香,味酸甜,微苦。

【功能与主治】 益气滋阴,养心补肺。用于气阴两虚证,症见:体倦、气短、咽干、舌红、脉虚等,以及冠心病、老年虚弱症属气阴两虚证者。

【药理作用】

(1)对心脏的作用:麦冬含甾体皂苷、多种氨基酸,具有强心、抗心律失常、改善心肌供血等作用;黄芪含香豆素及 2,4 -二羟基-5,6 -二甲氧基黄酮,具有加强心肌收缩力的作用。给小鼠腹腔注射本品能增强动物对减压缺氧的耐受力;口服剂量效果不如腹腔注射。静脉注射本品(2mg/kg)对垂体后叶素引起的大鼠心肌缺血与心律失常有一定的保护作用。

(2)增强细胞免疫功能:黄芪、党参、五味子均具有增强免疫功能的作用。大鼠灌服本品(20ml/kg),每天 1 次,连续 7d,对注射兔抗小鼠淋巴细胞血清造成的免疫抑制,具有显著增强细胞免疫功能的作用。

【毒理研究】 以相当于成人口服剂量的 200 倍给小鼠腹腔注射及灌胃无一死亡,LD_{50} 未测得。

【临床应用】 用于气阴两虚证的冠心病及老年虚弱症。

(1)冠心病:验证 308 例冠心病患者,每次 10ml,每日 3 次,服满 4 周为 1 个疗程,症状改善显效 166 例,有效 126 例;心电图改善显效 52 例,有效 68 例 据称本品疗效优于生脉饮。

(2)老年虚弱:120 例老年虚弱患者服用本剂,每次 10ml,每日 3 次,连续服用 4 周,自觉症状好转 68 例,有效 52 例。各项虚证,尤其是神疲乏力、腰痛、头晕、口干、心悸、气短明显好转。T 淋巴细胞转化率显著提高,IgM 显著降低。

【制剂与用法】 口服液:每支 10ml。口服,每次 10ml,每日 3 次,4 周为 1 个疗程或遵医嘱。

【注意事项】 根据病情需要,必要时应配合其他药治疗。

炙甘草合剂
《伤寒论》

【处方】 炙甘草、生姜、人参、生地黄、桂枝、阿胶、麦门冬、黑芝麻、大枣。

本方主用于阴血不足阳气虚弱证。阴气不足,血脉无以充盈;阳气虚弱,无力鼓动血脉,脉气不相接续,故脉结代、心动悸。方中生地滋阴养血为主药。辅以炙甘草、人参、大枣益心气、补脾气,以资气血生化之源;阿胶、麦冬、麻仁滋心阴、养心血、充血脉。佐以桂枝、生姜温心阳、通血脉。诸药合用,使阴血足而血脉充,阳气足而心脉道,为阴阳气血并补之剂,共起滋阴养血、益气温阳、复脉定悸之功。气血充足、阴阳调和、季定脉复,故本方又称"复脉汤"。

【功能与主治】 益气滋阴,补血复脉。用于:① 阴血不足,阳气虚弱:脉结代、心动悸、虚羸少气、舌光少苔,或质干而瘦小者;② 虚劳肺痿:症见干咳无痰,或咯痰不爽,痰中带血丝,形瘦气短,虚烦少眠,自汗盗汗,咽干舌燥,大便干结,脉虚数者。

【药理作用】 主要有抗心律失常、抑制心房自律性等作用。

(1) 抗心律失常：炙甘草具有抗心律失常的作用。炙甘草汤(30g 生药/ml)给小鼠灌胃能明显降低氯仿诱发室颤的发生率。该作用与 0.1g/kg 奎尼丁作用相似。给家兔静脉注射能明显缩短川乌浸出液所造成的家兔以室性心动过速为主的心律失常持续时间。

离体心肌(大鼠带窦房结的右心房)实验观察表明,炙甘草汤(4g 生药/ml)加于浴槽中,10min 后可见心房自律性明显抑制、频率减慢。离体豚鼠右心室乳头状肌的实验表明,炙甘草汤能显著抑制肾上腺素诱发乳头状肌出现的自发节律活动,并能明显降低乳头状肌的兴奋性。

(2) 抗心肌缺血再灌注损伤：方中党参具有抗心肌缺血的作用。给大鼠灌服炙甘草汤(11.4g 生药/kg),每天 1 次,连续 4d,能显著降低再灌注诱发的室性早搏和心律失常总发生率。同剂量炙甘草汤灌服大鼠,能显著缩小再灌注后心肌梗死范围,并能显著降低心肌缺血再灌注后血清中肌酸激酶(CK)、乳酸脱氢酶(LDH)活性及脂质过氧化产物丙二醛(MDA)含量。

(3) 抗"阴虚"大鼠实验模型：每天 5mg/kg 左旋甲状腺素皮下注射大鼠,连续 5d,复制"阴虚"证候模型。实验结果表明,本品有以下作用：① 抗"阴虚"大鼠心律失常：炙甘草注射液静脉注射"阴虚"大鼠能明显减慢心率,消除窦性心律不齐,降低室性早搏发生率,并能显著改善静注肾上腺素引起的心律失常。② 改善"阴虚"证候：给"阴虚"大鼠灌服炙甘草汤,连续 10d,能明显降低血清促甲状腺激素释放激素(TRH)浓度,但对 T_3、T_4 水平无显著影响;降低血浆 cAMP 水平,并能减慢心率,消除心律失常,降低体温,增加单位时间自主活动量。

(4) 抗缺氧：炙甘草汤能延长小鼠减压缺氧窒息死亡时间,降低小鼠缺氧死亡率。对照组仅有 5.9% 存活率,给药组存活率达 76.5%。

【毒理研究】 小鼠尾静脉注射甘草汤注射液,测得 LD_{50} 为 53.8g 生药/kg。

【临床应用】 多用于阴血不足气虚弱证的心律失常(室性期前收缩,功能性心律不齐),有较好疗效;对于冠心病、心绞痛、病毒性心肌炎、甲状腺功能亢进症等见有心悸、气短、脉结代属上述证候者,均可辨证运用。

【制剂与用法】 合剂。口服,每次 15～24ml,每日 3 次,用时摇匀,一般 15～30d 为 1 个疗程。儿童酌减。

【注意事项】 本品能润燥通便,胃肠虚弱或腹泻下痢者不宜用。发热舌红绛者忌用。

第三节　温经散寒中成药

温经散寒中成药适用于寒邪凝滞经脉或冲任虚寒等证。症见手足厥冷、肢体痹痛、或漏下不止、月经不调等。此类疾病多系阳气外虚、阴血内弱、寒在经脉,故不宜纯用辛热之剂,常以辛温散寒药(如桂枝、细辛、麻黄等)与温养气血药(如熟地、黄芪、当归、白芍等)合用。本类中成药所治寒厥证,其寒在经脉,且多兼血虚,与四逆合剂等所治之寒厥证有别。

坎离砂（熨剂）

【处方】 防风、透骨草、当归、川芎。

本方主用于寒凝风湿滞留经脉之痹痛证。方中主要用炮制后的铁屑与醋混合后而发生的温热反应；有温经散寒、活血止痛作用。辅以防风散寒、祛风逭络，透骨草祛风胜湿。佐以当归活血通络、化瘀止痛；川芎行气活血，祛风止痛，宣通经络，引阳气，开寒结。各药合用，共起祛风散寒、活血止痛之效。

【性状】 本品为黑褐色的粗粉；质重稍有醋的酸味。

【功能与主治】 祛风散寒，活血止痛。用于风寒湿痹、四肢麻木、关节疼痛、脘腹冷痛。

【药理作用】 主要有消炎、镇痛、改善微循环、抗风湿等作用。

方中防风含挥发油，有消炎镇痛作用；透骨草含龙胆酸，有抗风湿作用；川芎含川芎嗪与阿魏酸，有改善微循环、抗血栓形成、镇静、镇痛作用；当归含挥发油与阿魏酸，有消炎、镇痛、增强免疫功能作用。

【临床应用】 用于风湿性、类风湿关节炎，软组织损伤，功能性腰腿痛，慢性腰肌劳损，小儿麻痹后遗症。也用于受寒腹痛、妇女血寒腹痛等症。

【制剂与用法】 熨剂，每袋装62.5g。外用：将布袋抖动至发热后置于患处，每次1袋。

【注意事项】 外用药，勿内服。孕妇腹痛者忌用。

温里剂的主要药理作用及临床应用见表2-5-1所示。

表2-5-1 温里剂主要药理作用及临床应用

药名	药理作用														临床应用
	抗溃疡	止吐	保肝利胆	解痉	健胃	强心	抗休克	扩血管	微循环	抗缺氧	免疫	镇静	镇痛	抗菌抗炎	其他	
附子理中丸	+	+		±	+							+	+			胃十二指肠溃疡、急慢性胃肠炎、风心病、肺心病、子宫功能性出血
理中丸	+	+	+	±	+						+					胃十二指肠溃疡、急慢性胃肠炎、慢性肝炎、胆道蛔虫病、慢性肾炎、慢性盆腔炎等
香砂养胃丸	+	+	+	+	+						+	+	+		利尿	消化不良、慢性浅表性胃炎等

续表

药　名	药理作用															临床应用
	抗溃疡	止吐	保肝利胆	解痉	健胃	强心	抗休克	扩血管	微循环	抗缺氧	免疫	镇静	镇痛	抗菌抗炎	其他	
桂附理中丸						+			+		+	+		+	解毒	急性和慢性胃肠炎、胃肠痉挛
小建中合剂	+			+				+			+	+	+		解毒	胃十二指肠炎及溃疡病、慢性结肠炎
良附丸	+		+	+								+	+	+	抑制子宫兴奋性	胃炎、胃十二指肠溃疡,以及妇女痛经、盆腔炎、子宫内膜异位
十香暖脐膏		+		+	+				+			+	+	+		慢性肠炎、慢性非特异性结肠炎、慢性盆腔炎、宫颈糜烂等
四逆汤（口服液）						+	+	+	+	+	+	+	+	+		休克、心律失常、心衰
参附注射液						+	+	+	+	+	+		+			休克、心律失常、心衰、心肌梗死、心绞痛、结石性肾绞痛
参脉注射液						+	+			+	+			+	抗内毒素	心律失常、急性病毒性心肌炎、休克、冠心病等
黄芪生脉饮						+					+	+				冠心病及老年虚弱症
炙甘草合剂						+	+				+	+				心律失常、冠心病、心绞痛、病毒性心肌炎、甲亢
坎离砂									+			+	+	+	抗风湿、抗血栓	风湿性、类风湿关节炎,软组织损伤,妇女血寒腹痛等

十示增强作用;±示双向调节作用。

【参考文献】

1. 黄正良,李仪奎.中成药药理与应用.北京：科学出版社,1997：74

2. 张明发,许青媛,沈雅琴.温里药通血脉和回阳救逆药理研究.中国中医药信息杂志,1996,6(8)：28－30

3. 张明发,许青媛,沈雅琴.温里药通血脉和回阳救逆药理研究(续).中国中医药信息杂志,1996,6(11)：23－24

4. 张明发,许青媛,沈雅琴.温里药通血脉和回阳救逆药理研究(续完).中国中医药信息杂志,1996,6(12)：38－39

5. 李东安等.附子理中丸的药理研究.中成药,1990,(5)：25

6. 陈奇.中成药名方药理与临床.北京：人民卫生出版社,1998.310

7. 陈奇,中药药理研究方法学.北京：人民卫生出版社,2006.394

8. 吴伟康,罗汉川,侯灿.四逆汤抗自由基保护应激老年小鼠心脏的研究.中药药理与临床,1994,(5)：1－3

9. 高岚,张莉.四逆汤对左心室舒张功能的影响.现代中西医结合杂志,2000,9(2)：112－113

10. 罗汉川,黄河清,刘晓霞,等.四逆汤抗犬急性心肌缺血的实验研究.中国病理生理杂志,1999,15(11)：994－996

11. 吴伟康,黄河清,谭红梅等.四逆汤对动脉粥样硬化家兔脂代谢及血管内皮功能的影响.第一军医大学学报,2000,20(2)：141－143

12. 朱新华,梁先念,蒋永革,等.四逆汤免疫调节活性的实验研究.中国实验临床免疫学杂志,1996,8(2)：44－47

13. 唐铭翔,周知午,曾嵘,等.四逆汤超微颗粒与传统饮片对离体豚鼠心脏作用的比较研究.湖南中医学院学报,2006,26(1)：3－4,7

14. 凌昌全,李敏,等.糖皮质激素受体与阴阳虚证关系的初步探讨.上海中医药杂志,2001,(1)：34－35

15. 毛金军,等.生脉散对失血性家兔血浆内皮素和肿瘤坏死因子等的影响.中成药,2004,26(5)：89

（俞丽霞　何国浓）

第六章

补益中成药

　　补益中成药以补益药物为主组成,具有补虚扶弱功效,调补人体气、血、阴、阳不足,增强人体机能,用以治疗各种虚证的一类中成药。

　　气血阴阳是人体维持正常生命活动的正气。虚证是由多种原因所致的,以脏腑亏损、气血阴阳不足为主要病机的多种慢性衰弱证候的总称,也称虚损证。人一旦虚损,机体抗病能力下降,易受外邪侵袭,所谓"邪之所凑,其气必虚"。中医在防治疾病过程中强调机体的抗病能力,注意"扶正培本"。因此,补益扶正中成药是中医临床补法中常用的成药。

　　急性虚证——这一新概念的提出是医学家在观察研究、临床抢救危重病人和急性衰竭病人的长期实践过程中,概括总结出来的。其临床表现为:急骤出现面色㿠白、神疲懒言、胃纳极差、舌淡脉虚等。其病机多因急性营养衰竭和急性免疫功能低下(也是急性虚证的"物质基础"),此有别于"久病多虚"之虚证,应及时处理,不然常导致并发严重感染或心肺功能的不稳定,甚至心脏骤停。根据中医辨证,可选用相应方药如独参汤等,进行扶正固本治疗,可在短时间内使急性虚证转逆;疗效较单用西医的营养疗法为佳且速效。学者陈士奎评价这一概念的提出,认为"对临床理论与实践均有重要意义"。

　　【功能】针对正气虚弱所致的各种证候,补益中成药用于补益脏腑的阴阳气血,以恢复和改善脏腑的功能,补充物质的不足,补益人体虚损,增强体质,提高机体抗病能力。

　　气虚和阳虚表示机体活动能力减退,即所谓"形不足者,温之以气"。

　　血虚与阴虚表示机体精血津液的耗损,补血和补阴是补精血不足,以增加物质基础,即所谓"精不足者,补之以味"。

　　本类药物中的甘温助阳之药,可以温补形体之虚寒;甘寒滋润之药,能滋养津液之不足。总之,本类药能补充人体气血阴阳之亏损,而治疗各种虚弱的病证。

　　人体气血或阴阳之间有着相互依存、相互作用的关系。"气为血帅,血为气母",两者相互生成和相互依赖。因此,补血中成药配方中以补血药为主,常配有适量补气药,以助生化或对大出血以补气固脱;补气中成药配方中以补气药为主,常佐以适量补血药,以助生化。"阴阳互根"也是指两者相互依存和相互为用的,孤阴不生,独阳不长。因此,补阳中成药配方中以补阳药为主,佐以适量补阴药,使阳根于阴,补阳而不伤津;补阴中成药配方中以补阴药为主,常佐以适量补阳药,使阴根于阳,补阴而不滋滞。

　　【分类】根据虚证的气血阴阳病机,补益中成药可分为五类,即补气中成药、补血中成药、气血双补中成药、滋阴中成药、补阳中成药。

　　【药理作用】"虚证",从现代医学观点来看,主要表现为:内分泌、物质代谢、血液循环、免疫系统以及中枢神经系统功能失调(低下为主);补益中成药可通过增强机体器官系统的功能或调节它们之间的平衡失调起到治疗作用。如阴虚患者,甲状腺功能与交感-肾上腺功能亢进,能量代谢增高,用六味地黄丸治疗,具有恢复其功能的作用。

补益中成药的药理作用可归纳如下:

(1)对神经系统的作用:补益中成药金匮肾气丸能兴奋大脑皮层,对肾阳虚患者的皮层兴奋性降低,脑电图 α 波频率增快、波幅降低,对刺激反应潜伏期延长、持续时间缩短有明显改善作用。对肾阳虚者的副交感神经偏于兴奋,肾气丸通过对神经中枢复杂的调节细胞代谢作用而使之趋于平衡。

(2)改善内分泌功能:大多数临床重证的患者,在病理形态上往往可见内分泌腺变性或萎缩,垂体前叶、肾上腺皮质、甲状腺、睾丸或卵巢均呈现不同程度的退行性病变。补益中成药有兴奋垂体-肾上腺皮质系统、甲状腺、性腺等内分泌功能。如肾气丸能增加肾阳虚患者肾上腺皮质的分泌、并能使肾阳虚患者的甲状腺上皮细胞胶质变稠、血清蛋白结合碘降低得到改善。对灼伤部分肾上腺皮质所致肾阳虚动物模型的性周期紊乱,肾气丸有改善作用。六味地黄丸可使过高的甲状腺(素)水平降低。五加科的单味补气药人参可通过下丘脑和(或)垂体分泌促皮质激素(ACTH),从而刺激皮质激素在肾上腺内的合成与分泌。刺五加对大鼠肾上腺皮质系统也有兴奋作用。党参能明显升高小鼠血浆皮质酮水平。

(3)调整免疫功能:多数补虚成药对特异性及非特异性免疫功能均有增强作用,这是补虚药扶正培本药理作用的基础之一。补气方四君子丸能增强巨噬细胞的吞噬功能,增加免疫抗体,延长抗体存活时间;补血方四物汤、补阳方参附汤和补阴方六味地黄丸对细胞免疫和抗体形成功能均有促进作用。

(4)对心血管系统的作用:主要是增强心肌收缩力,扩张血管和降压作用。生脉散和补中益气丸对多种动物(心脏)显示明显的正性肌力作用,其机制是抑制 Na^+-K^+-ATP 酶,增加钙内流。人参与四君子丸对失血性休克动物有升压、抗休克作用。四物汤能增加冠脉流量和心肌营养性血流量、改善微循环和脑血液循环、降低外周血管阻力。

(5)改善物质代谢:主要是促进核酸和蛋白质合成,改善糖代谢作用。四君子汤是益气补脾名方,给小鼠连续喂饲 1 周后,可见肝细胞中糖原颗粒聚集成较大团块,含量比对照组显著增多;生脉散可提高缺氧心肌的糖原、ATP 和 RNA 含量,提高缺血心肌 DNA 的合成率。

(6)对血液系统的作用:有人对八珍汤与四物汤的药理作用作了实验观察,发现它们均能促进急性贫血的血细胞再生,尤以八珍汤较为显著,对机体整个功能状态也有改善功效,说明急性大量失血时,气血双补较之单纯养血补血为佳。此外 四物汤有抗血小板聚集,增加血液纤维蛋白溶解活性,降低血液黏度,加快血流速度等作用。归脾丸可改善造血功能,升高红细胞、血红蛋白和血小板数量。

(7)调节胃肠功能:四君子丸、参苓白术片、补中益气丸及八珍丸对胃肠蠕动有双向调节作用,当肠管蠕动亢进时呈抑制作用,肠管处于抑制状态,则以上药物能使之蠕动增强。

此外,研究表明补虚扶正药具有"强壮"作用,可提高机体的脑力和体力劳动能力;对老人智力、记忆力减退和思维迟钝有改善作用。

【临床应用】补虚扶正成药可治疗先天不足、体质虚弱、久病伤正、年老体衰的各种虚证,包括心血管病、贫血、内分泌腺疾病、消化系统疾病、妇科病、肝肾慢性疾病、神经衰弱及肿瘤等。

【注意事项】

（1）虚弱者日常应注意饮食调理，并进行适当的身体锻炼，以增强体质，不要单纯依靠药物，更不可滥服补益药。

（2）对于外邪（感染因子）尚未完全清除的病人，补益药不宜过早应用，以免"闭门留寇（留邪）"，必须用时，也应以祛邪药为主，酌加补益药，以增强抵抗力，扶正祛邪。从现代医学观点看，许多补益扶正药由于有收敛、抗利尿、止泻、止汗等作用，不利于病邪（毒素）从小便、大便或发汗而排除，故会"留邪"。

（3）凡虚弱病人服用补益药或补品后，出现口干、唇焦、烦躁、失眠，以及消化不良、腹胀等症状，这种"虚火上炎"，中医认为是由于"虚不受补"。其原因是由于这些虚弱病人消化吸收功能太差，脾肾虚弱；而许多补药比较腻滞，不易被吸收，服用过多，反而加重消化不良，风邪、暑热乘虚而入，侵害身体（所谓助邪）；对这些病人，在补虚之前应先扶胃气，以提高消化吸收功能，促进新陈代谢，然后再给予补益扶正药调理。

第一节　补气中成药

补气中成药主要用于治疗脾肺气虚证。中医所谓"气"，一般指人体各器官系统的生理功能。"气虚"就是指人体各器官系统生理功能的不足，尤其指消化系统和呼吸系统生理功能的不足，出现"脾气虚"与"肺气虚"症状。

（1）脾气虚表现倦怠、四肢乏力、食欲不振、腹胀满、腹鸣、腹痛、大便稀烂或泄泻，甚至全身虚肿、脏器下垂（如脱肛、子宫脱垂）等。

（2）肺气虚表现短气、少气（自感气不足，但不是呼吸困难），活动时气喘、声音低微、面色淡白、易出虚汗等。

补气中成药能补脾肺之气，常用补气药如人参、黄芪、白术、甘草等为主药，再根据病情酌量配以理气、补血、渗湿、升阳举陷、疏风解表、养阴药组成方剂，如补中益气丸、四君子丸、参苓白术散等。

四 君 子 丸
《太平惠民和剂局方》

【处方】党参、白术（炒）、茯苓、炙甘草。

本方主用于脾胃气虚证。脾胃为后天之本，气血生化之源。脾胃虚弱，则气血生化不足，致面色㿠白，语言低微，气短乏力；脾失健运，则胃纳不振，湿浊内生，致饮食减少，大便溏；治宜补益中焦脾胃之气。方中党参益气，健脾养胃。辅以白术健脾燥湿，加强人参益气助运之功。佐以茯苓健脾渗湿，加强白术健脾祛湿之力。炙甘草益气和中，调和诸药为使药。各药合用，共奏益气健脾之功。

【性状】本品为棕色的水丸；味微甜。

【功能与主治】益气健脾,用于脾胃气虚,胃纳不佳,食少便溏。

【药理作用】主要有调节胃肠运动,促进消化吸收和免疫调节等作用。

(1)调节胃肠运动:四君子汤水提物对家兔离体肠管自发活动主要表现为抑制作用,能拮抗乙酰胆碱、组胺和氯化钡引起的离体小肠强直性收缩,能解除肾上腺素对离体肠管的抑制作用。四君子汤的其他提取物也有类似的作用,但作用强度不同,其中以乙醇提取物药理作用强度最强,如将乙醇或水提后再经正丁醇萃取,萃取物药理作用更强。用食醋法制成脾虚模型,脾虚动物的胃肠缺乏动力,胃肠蠕动减弱,四君子汤还可增强脾虚小鼠的胃肠蠕动。

(2)抗胃溃疡:本方对乙酸法慢性胃溃疡模型有明显促进溃疡愈合作用,能显著降低胃酸、胃蛋白酶的排泌量;还能增加正常大鼠、幽门结扎法溃疡和乙酸慢性溃疡模型大鼠胃壁黏液糖蛋白含量。

(3)促进消化吸收:四君子汤水提液(5g/kg,20g/kg)灌胃 2d,对结扎幽门小鼠 4h 的胃液量、胃酸 pH 值无影响,但能明显增加胃主细胞内酶元颗粒的含量,提高胃蛋白酶的活性,升高脾虚大鼠血清 D-木糖,增加脾虚大鼠小肠上皮细胞微绒毛,从而改善消化吸收功能。

(4)提高免疫功能:本方能使利血平造成的脾虚大鼠的 T 淋巴细胞转化率及血清 IgM 水平显著升高,说明其对细胞免疫及体液免疫均有一定的增强作用。

此外,实验研究表明,四君子煎剂可促进代谢(提高小鼠肝糖原和 RNA 含量)、促进造血功能、抗肿瘤、抗突变,并有护肝和促进微循环等作用。

【临床应用】主要用于脾胃气虚证的消化系统疾病,如消化性溃疡、慢性结肠炎、慢性肝炎、上消化道出血,以及冠心病、高血压、贫血等病的脾气虚患者,可以四君子丸为基础辨证加减治疗。

【制剂与用法】水丸,每瓶装 100g。口服,每次 3～5g,每日 3 次。

【注意事项】阴虚血热者慎用。

【备注】① 本方是主治脾胃气虚证之常用方,也是补气剂的基本方。本品与温里剂理中丸相比较,仅一味之别,本品配茯苓,功用以益气健脾为主,主治脾胃气虚证;理中丸配干姜,功用以温中祛寒为主,主治中焦虚寒证。② 四君子汤含人参,本方以党参代人参,功效相似。

补中益气丸(片、合剂、口服液、煎膏、颗粒、浓缩丸)
《脾胃论》

【处方】炙黄芪、党参、炙甘草、白术(炒)、当归、升麻、柴胡、陈皮。

本方主用于脾胃气虚证以及气虚下陷证与气虚发热证。本方台证系因饮食劳倦等损伤脾胃,致脾胃气虚,清阳下陷。脾胃气虚,受纳与运化不及,故饮食减少,少食懒言,大便稀薄;气虚不能固表,阳浮于外,故身热自汗;气虚下陷,清阳不举,故脱肛、子宫脱垂等。治宜补益脾胃中气,健脾,退虚热,升提中阳,举其下陷。方中黄芪补中益气、升阳固表为主药。辅以党参、白术、炙甘草补气健脾,与黄芪合用,增强补中益气之功。佐以当归养血和营,协助党参、黄芪补气养血;陈皮理气和胃,使诸药补而不滞。升麻、柴胡升阳举陷,协助

生脉饮（颗粒、冲剂、散、糖浆、袋泡茶、注射液、胶囊）

《内外伤辨惑论》

【处方】 红参、麦冬、五味子。

本方主要用于气阴两伤证。方中红参甘温，益气生津，为主药；辅以麦冬甘寒养阴生津；佐以五味子酸温，敛肺止汗而生津。三药合用，一补一清一敛，共奏益气生津、敛阴止汗之效。

【性状】 本品为黄棕色至红棕色的澄清液体，久置可有微量浑浊；气香，味微甜、微苦。

【功能与主治】 益气复脉，养阴生津。用于气阴两亏，心悸气短，脉微自汗。

【药理作用】 主要有改善心功能，增加冠脉流量，抗心肌缺血，调整心肌代谢，降低耗氧量，保护心肌细胞，改善微循环，抗休克，调节血压，抗心律失常，增强免疫功能等作用。

（1）改善心功能：本方有增强心脏泵血功能的作用，在改善心脏功能、增加心输出量的同时，对心脏前负荷及收缩敏捷度影响不明显，并可使外周阻力轻度下降，这一作用特点与洋地黄类正性肌力作用药物及扩血管药物不同，可使心绞痛患者左心室射血分数增加，心功能改善，病死率降低，这与硝酸异山梨酯疗效相似。

（2）抗心肌缺血：生脉注射液可降低垂体后叶素、诱发冠脉痉挛所致的急性心肌缺血阳性率，并对异丙肾上腺素引起的心肌缺血缺氧具有拮抗作用，其作用分别相似于硝酸甘油和普萘洛尔。

（3）调整心肌代谢、降低耗氧量：① 促进心肌细胞合成代谢。用异丙肾上腺素及常压缺氧的方法，造成小鼠急性心肌缺氧，1g/kg 生脉注射液腹腔注射小鼠，每天一次，共 3～4 次，可使心脏中的 DNA 合成率显著提高；② 改善心肌能量代谢；③ 耐缺氧。本药可显著提高小鼠在严重缺氧环境下的耐受性，延长动物在缺氧状态下的存活时间，明显降低小鼠低压缺氧的死亡率，延长家兔对缺氧的耐受时间。

（4）改善微循环、抗休克、调节血压：对大分子右旋糖酐所致微循环障碍和弥漫性血管内凝血有较好的保护作用。对多种实验性休克都有保护作用，如生脉注射液能够明显提升失血性休克大鼠的收缩压、舒张压及平均动脉血压，改善休克状态，提高存活率。

（5）抗心律失常：能对抗电刺激、垂体后叶素、氯化钙所致的大鼠心律失常，使各种心律失常的发生率较给药前明显降低。

（6）增强免疫：借助氢化可的松所致免疫功能低下的小鼠模型，选用 T 细胞亚群数为指标，观察生脉饮对小鼠细胞免疫功能的影响。结果表明：生脉饮能明显提高 T 细胞亚群数，说明生脉饮具有免疫调节作用。

【毒理研究】 长期毒性：给大鼠每日每次灌服本药为临床日剂量的 100 倍、25 倍、5 倍，连续给药 90d，供试动物的血液学、血液生化学指标、脏器系数与对照组无明显差异，各脏器组织形态学无中毒性病理改变。

【临床应用】 主要用于心肌梗死、心绞痛、休克、低血压、心律失常、肺心病、流行性出血热、克山病等。

【不良反应】 个别患者自觉口干，可自行缓解。少数患者出现过敏反应、腰背刺痛或剧痛、腹胀，偶见心动过速。

【制剂与用法】口服液,每支装 10ml。口服,每次 10ml,每日 3 次。

【注意事项】本品为主治气阴两虚证方剂,对外邪未解、暑病热盛或久咳肺虚、气阴未伤者均不宜用。腹胀便溏、食少苔腻者忌服。忌食辛辣、油腻食物。

人参健脾丸
《证治准绳》

【处方】人参、白术(麸炒)、茯苓、山药、陈皮、木香、砂仁、炙黄芪、当归、酸枣仁(炒)、远志(制)

本方主用于脾胃气虚证。方中重用黄芪、白术补气健脾,以补脾胃气虚为主药。辅以人参、茯苓以增强黄芪、白术补气健脾之功;方中重用茯苓以加强白术健脾渗湿止泻之功;淮山药健脾止泻;佐以木香、砂仁、陈皮理气和胃,助运消痞,使诸药补而不滞;当归养血和营,协助黄芪、白术、人参、茯苓补气养血;酸枣仁、远志养心安神。各药合用,共起益气健脾、和胃止泻之功。

【性状】本品为棕褐色至棕黑色的水蜜丸或大蜜丸;气香,微甜、微苦。

【功能与主治】健脾益气,和胃止泻。用于脾胃虚弱所致的饮食不化、脘闷嘈杂、恶心呕吐、腹痛便溏、不思饮食、体弱倦怠。

【药理作用】主要有影响内分泌,调节机体代谢,增强免疫,松弛平滑肌,抗胃溃疡,抗菌等作用。

(1)影响内分泌,调节机体代谢:人参、白术、黄芪能够兴奋下丘脑-垂体-肾上腺皮质轴及下丘脑-垂体-甲状腺轴,并且能够促进糖、脂质、蛋白质的代谢,从而增强机体功能。

(2)增强免疫:人参、黄芪、白术、当归、酸枣仁等能够增强机体的免疫功能。

(3)松弛平滑肌:当归、茯苓、木香、陈皮等能够松弛平滑肌。

(4)抗胃溃疡:黄芪、茯苓等能够降低胃液及胃酸分泌量,从而有抗胃溃疡作用。

(5)抗菌:黄芪、白术、木香、远志等能够抑制多种细菌。

【临床应用】用于脾胃气虚证的厌食症、消化不良性腹泻、慢性胃肠炎、胃肠功能紊乱等的治疗。也可用于小儿营养不良,经常便溏者。

【制剂与用法】大蜜丸,每丸重 6g;水蜜丸,每袋装 4g。口服,水蜜丸每次 8g,大蜜丸每次 2 丸,每日 2 次。

【注意事项】忌油腻生饮冷食,孕妇慎用。

参芪丸(胶囊、合剂、片)

【处方】党参、黄芪。

党参补中益气,扶脾益胃;黄芪甘温,补气升阳、益气固表。二药合用,具补中益气作用。

【性状】本品为棕黄色的浓缩丸;味甘。

【功能与主治】补益元气。用于气虚体弱,四肢无力。

【药理作用】主要有调整脾胃功能、促进造血功能、增强免疫、抗疲劳的作用。

（1）调整脾胃功能：党参能调节脾胃功能，部分对抗应激引起的胃运动增加及胃排空加快的变化，具有抗应激性溃疡作用。

（2）促进造血功能：参芪胶囊能对抗^{60}Co照射所致的小鼠溶血素下降和小鼠白细胞减少，对抗^{60}Co所致的小鼠骨髓DNA含量的减少，增强骨髓造血功能，从而可对抗放、化疗所引起的不良反应，提高肿瘤病人的抗病能力。

（3）增强免疫：参芪胶囊可显著增强小鼠腹腔巨噬细胞的吞噬功能，对抗环磷酰胺所致的小鼠脾指数、胸腺指数和网状内皮系统吞噬能力的下降；细胞培养实验发现，参芪胶囊提取物可以增强ConA诱导的T淋巴细胞增殖反应和LPS刺激引起的B淋巴细胞增殖反应，而且它本身对脾细胞也具有丝裂原作用，提示参芪胶囊能增强小鼠的非特异性和特异性免疫功能，能提高机体免疫能力。

（4）抗疲劳：参芪合剂0.4ml/d对小鼠灌胃给药，连续15d，实验结果表明，可明显延长其游泳持续时间，具有较强的抗疲劳作用。

【临床应用】主要用于中气虚弱，脾胃运化不健者。症见心悸气短、食少、便溏、面色萎黄、体倦乏力、舌质淡、苔白、脉虚软为辨证要点。现代临床用于慢性贫血、慢性肝炎、血球蛋白比例倒置、溃疡病、消化功能紊乱等病，具有上述症状者。

【不良反应】部分患者服药后出现口干、口苦。

【制剂与用法】浓缩丸，每8丸相当于总药材3g。口服，每次8～10丸，每日3次。

【注意事项】① 忌辛辣、生冷、油腻食物；② 凡脾胃虚弱、食入难化、呕吐泄泻、腹胀便溏、咳嗽痰多者忌服；③ 不宜和感冒类药同时服用。

刺五加片（注射液）

【处方】本品为刺五加浸膏片。

本方用于脾胃气虚、脾肾阳虚证。刺五加甘温，具益气健脾、补肾安神之功效。含总黄酮、多种苷如刺五加苷、丁香苷以及多糖等。具有镇静、抗疲劳、调节内分泌功能等作用。

【性状】本品为糖衣片，除去糖衣后显棕褐色；味微苦、涩。

【功能与主治】益气健脾，补肾安神。用于脾肾阳虚，体虚乏力，食欲不振，腰膝酸痛，失眠多梦。

【药理作用】主要有增强机体免疫功能以及抗心肌缺血、抗衰老、抗疲劳等作用。

（1）增强免疫功能：刺五加多糖及其苷类成分均能明显提高细胞诱生干扰素的能力，刺五加能增强网状内质系统的吞噬能力和腹腔巨噬细胞的吞噬能力，提高玫瑰花结的百分率。多糖成分能明显增加CTL杀伤靶细胞的活性，能促进T细胞、B细胞、NK细胞等细胞的功能，还能促进白介素、干扰素、肿瘤坏死因子等细胞因子的产生。

（2）抗心肌缺血、抗心肌梗死：① 刺五加能显著降低垂体后叶素引起的大鼠心肌缺血时过氧化物歧化酶（SOD）活性，抑制脂质过氧化物（MDA）的生成，并对急性心肌缺血性心电图改变有明显的预防作用；而对异丙肾上腺素所致的大鼠心肌缺血心电图的ST段偏移亦有对抗作用，也能保护SOD活性和减少MDA生成，并能明显减轻异丙肾上腺素造成的大鼠心肌超微结构的损伤。② 腹腔注射刺五加叶皂苷25、50、100mg/kg，对急性心肌梗死24h的大鼠，可明显缩小心肌梗死面积，降低血清磷酸肌酸激酶（CPK）、乳酸脱氢酶（LDH）

活性及脂质过氧化物（LPO）含量，提高超氧化物歧化酶（SOD）活性，血浆 TXA_2 水平明显下降，PGI_2 水平及 PGI_2/TXA_2 比值明显增高，说明刺五加叶皂苷对急性梗死具有保护作用。

（3）改变血液流变性：刺五加注射液能降低正常家兔和急性"血瘀症"家兔的全血黏度、血浆黏度、红细胞压积、血沉和纤维蛋白原等指标。

（4）抗衰老：刺五加和普通饲料混合按 24g/kg 每天喂老龄大鼠 2 个月后，测得红细胞 Na^+-K^+-ATP 酶活性明显提高，红细胞膜脂质过氧化物（LPO）降低 17.45%，这说明刺五加有一定抗衰老作用。

（5）抗疲劳：大鼠负重游泳试验及小鼠爬绳法试验表明，刺五加提取物及苷类物质具有明显的抗疲劳作用，其作用比人参强。同时证明苷类的抗疲劳作用强于粗提物，说明抗疲劳的活性成分为苷类物质。

此外，实验观察还表明刺五加有以下作用：抗心律失常、提高耐缺氧能力、抑制血小板聚集、抗辐射损伤、抗应激、抗菌抗病毒、抗肿瘤等作用。

【毒理研究】毒性试验：① 急性毒性：从小鼠尾静脉注射刺五加注射液，观察 72h，LD_{50} 及其 95% 可信限为（51.85±2.01）ml/kg[相当于生药（51.85±12.01）g/kg]。② 长期毒性：给大鼠每日每次灌服本药为临床日剂量的 5、25、50 倍，连续用药 90d，除产生镇静、鼻尖红等作用外（逐渐适应后症状消失），未见其他异常表现；体重、血象、血液生化指标均无明显改变，病理检查也未见异常。③ 亚急性毒性试验、肌肉刺激性和溶血试验均符合规定。

【临床应用】用于脾胃气虚、脾肾阳虚的神经衰弱（失眠）、慢性气管炎、低血压、脑梗死（静滴）等的治疗。

【不良反应】口服刺五加片未见不良反应发生；静脉滴注刺五加注射液有过敏性反应，多数为休克、类休克、哮喘等严重过敏反应，且半数发生在过敏体质患者身上。

【制剂与用法】糖衣片，每片含 0.15g（相当于原生药 3g）。口服，每次 2～3 片，每日2次。

【注意事项】凡阴虚内热患者不宜服用。

第二节 补血中成药

补血中成药，适用于以血虚为主的病证。症见：面色萎黄，头晕目眩，唇爪色淡，心悸，失眠，舌淡，脉细，或妇女月经不调，量少色淡，或经闭不行等。常用补血药如熟地、当归、龙眼肉、阿胶等为主，根据病情需要与药物特性，适当配伍活血祛瘀、补气、滋阴、理气或健胃和中的药物组成方剂。

中医在长期医疗实践中充分认识到"人之所赖以生者，血与气耳，而医家之所以补偏救弊者，亦惟血与气耳"（张秉成《成方便读》）。在前一节补气中成药中谈到"气"是指人体各器官系统的生理功能，是无形的，例如在血液循环中"气"是指心脏、血管的功能状态，而"血"主要包括红细胞、血红蛋白等有形成分。血与气是密不可分的。

中医认为,血虚与心、肝、脾最为密切,"心主血,肝藏血,脾统血"。

现代医学也观察到,神经官能症(以心血管系统功能紊乱为主要表现者)、心脏病患者心功能不全(Ⅰ、Ⅱ级)、慢性肝炎等,也可出现上述血虚症状,而且往往能通过养血(补血)治疗,使症状缓解。

养血或补血中成药的作用也不一定在于"补血"。实验证明,真正能够刺激造血器官促进造血功能的补血中成药是不多的。多数补血中成药是通过滋养强壮作用,或改善全身营养状况,或改善神经系统功能,而起到间接促进造血功能、护肝、镇静等作用,从而减轻或消除血虚症状。

气能"生血"、"行血"又能"摄血",所以在补血成药中常配入适量补气药,相辅相成。由于阴虚常导致血虚,而血虚常兼阴虚,故养血成药常配入适量滋阴药,使与补血药相辅相成。研究表明,滋阴药升高外周白细胞的作用较补血药显著,大部分滋阴药能对抗因环磷酰胺所致的白细胞减少。补血药多滋腻,久服多服可引起消化不良,故补血中成药中常配入适量理气、健胃和中之品。

四物合剂(九、颗粒)
《太平惠民和剂局方》

【处方】当归、川芎、白芍、熟地黄。

方中熟地黄滋阴养血,为主药。辅以当归补血养肝,和血调经。佐以白芍养血柔肝和营,调畅气血,川芎活血行气。其中熟地黄、白芍为阴柔之药,与辛温当归、川芎相配,则补血而不滞血,和血而不伤血。四药配合,共起养血、活血调经之功。因此,血虚者可用之补血,血瘀者可用之行血,构成既能补血,又能活血调经的作用。

【性状】本品为棕红色至棕褐色的液体;气芳香,味微苦、微甜。

【功能与主治】养血调经。用于血虚所致的面色萎黄、头晕眼花、心悸气短及月经不调。

【药理作用】主要有纠正贫血、抗血栓形成、抗缺氧等作用。

(1)纠正贫血:用甲基纤维素给小鼠腹腔注射可引起实验性贫血,并有脾肿大及肾病变,动物死亡率较高。本品的正丁醇提取物降低该模型小鼠的死亡率,血液学观察也表明有抗贫血作用;但对模型大鼠则未见此效果。本品口服对放血所致小鼠的急性失血性贫血,可使其骨髓造血功能改善,促进贫血的恢复;单纯补气方剂四君子汤作用较本品弱。

(2)抗血小板聚集、抗血栓形成:对ADP诱导家兔的血小板聚集,本品有明显抑制作用,这种作用通过升高血小板内的AMP浓度和阿魏酸的含量来实现在体外实验,观察到四物汤组无血栓出现,而对照组有血栓形成。

(3)抗缺氧:小鼠在常压下,异丙肾上腺素致心肌缺氧、结扎颈总动脉致脑缺氧,注射四物汤组,存活时间均较对照组(腹腔注射生理盐水)延长,证明四物汤有较好的抗缺氧作用。

(4)抑制肉芽增殖:小鼠实验观察证明,四物汤可抑制佐剂肉芽肿增殖,最大抑制率达40%,其作用机制通过抑制血管平滑肌细胞的增殖而起作用。

(5)调节免疫功能:通过淋巴细胞转化试验及活性斑试验,表明本品对细胞免疫反应有较明显的促进作用。

此外,实验研究表明,本品还有抗射线损伤,抗自由基损伤,抑制子宫平滑肌活动,补充微量元素、磷脂、维生素等作用。

【临床应用】 本品是补血的常用制剂,也是调经的基本药,临床上多用于血虚而又血行不畅的病证,特别是妇女月经不调、经闭、痛经、胎前产后等尤为多用,以唇甲无华、舌淡、脉细为应用要点;再根据患者见证,可加用其他药施治。

【制剂与用法】 合剂:① 每支装 10ml;② 每瓶装 100ml。口服,每次 10～15ml,每日3次。

【注意事项】 ① 对血虚血热,肝火旺盛所致的月经过多、崩中漏下、胎动漏红等症不适用;② 脾胃阳虚,食少便溏者忌用;③ 实证忌服;④ 少女青春期功能性子宫出血时,可作辅药。

【备注】 同类药有:① 圣愈汤(《医宗金鉴》),为四物汤加补气药人参、黄芪以补气生血,补气摄血,可用于经血多、精神倦怠、四肢无力者;② 桃红四物汤(片剂),为四物汤加活血祛瘀药桃仁、红花,用于血虚兼血瘀所致的月经量多,色紫质黏稠或有血块,腹痛,腹胀等。

归 脾 丸
《济生方》

【处方】 党参、白术(炒)、炙黄芪、炙甘草、茯苓、远志(制)、酸枣仁(炒)、龙眼肉、当归、木香、大枣(去核)

本方主要用于心脾气血两虚证或脾不统血证。心藏神而主血,脾主思而统血,思虑劳倦过度,损伤心脾。脾胃为气血生化之源,脾虚则气衰血少,心无所养,不能藏神,故心悸怔忡,健忘失眠,体倦食少,舌淡,苔薄白,脉细弱。脾气虚则统摄无权,故便血,皮下紫癜,妇女崩漏下血等。治宜益气补血与健脾养心兼顾。方中黄芪补脾益气,龙眼肉补脾气养心血,两者为主药。辅以党参、白术补气,以助黄芪补脾益气之功;当归滋养营血,以增强龙眼肉补心养血之功。佐以茯苓、酸枣仁、远志宁心安神;大枣调和脾胃,以资生化;木香理气醒脾,使补气养血药补而不滞,不碍胃。使以甘草补气健脾,调和诸药。各药合用,共起益气补血、健脾养心、安神之功。

【性状】 本品为棕褐色的水蜜丸、小蜜丸或大蜜丸;气微,味甘而后微苦、辛。

【功能与主治】 益气健脾,养血安神。用于心脾两虚,气短心悸,失眠多梦,头昏头晕,肢倦乏力,食欲不振,崩漏便血。

【药理作用】 主要有改善中枢神经功能,促进造血,增强免疫等作用。

(1) 改善中枢神经功能:酸枣仁、茯苓、远志有镇静催眠作用,与党参、黄芪伍用,可调节大脑皮质功能,既可改善失眠烦躁症状,又可防止疲乏、嗜睡之弊。

实验研究表明,加味归脾汤有激活老龄大鼠脑内胆碱能神经功能的作用;对小鼠电损伤引起的记忆强化障碍有改善效果。

(2) 增进造血功能:党参能增加红细胞数和血红蛋白的含量;与黄芪、白术、当归合用,可增强血液循环,旺盛新陈代谢,促进白蛋白的合成,使红细胞及血红蛋白增加。

(3) 增强免疫:党参多糖及茯苓多糖能明显增强巨噬细胞吞噬功能。黄芪能显著增强网状内皮系统吞噬功能,增进细胞免疫;在动物和人体均见有诱生干扰素的作用。归脾颗粒剂可提高环磷酰胺抑制性小鼠的免疫功能,使特异性抗体(溶血素)达到正常水平。

(4)抗休克:归脾丸煎液灌胃给药,有抗小鼠烫伤休克的作用。本品煎液静脉注射,对家兔烫伤休克的血压、肠管、呼吸、血糖均有一定的良好影响。

(5)镇静安神:归脾颗粒剂能有效降低小鼠自发走动时间,减少小鼠前肢上举的次数。

(6)其他:党参、黄芪有扩张血管、降血压作用;当归及其成分阿魏酸钠均有明显抗血栓作用和抑制血小板聚集。生姜、木香伍用可增强消化功能,改善食欲。龙眼肉、炙甘草配伍能适当补充营养物质等。

【临床应用】主要用于心脾气血两虚证或脾不统血证,如:① 单独应用于神经衰弱、贫血、功能性子宫出血及崩漏;② 汤剂加味或加减可单独用于脑外伤综合征、原发性血小板减少性紫癜、冠心病及更年期综合征等。

【不良反应】临床见有个别患者出现口干、鼻燥、便秘等不良反应。长期服用偶有一过性消化道症状、皮肤干燥及肝功能异常,停药后可恢复。

【制剂与用法】水蜜丸、小蜜丸或大蜜丸(每丸重9g)。用温开水或生姜汤送服,水蜜丸每次6g,小蜜丸每次9g,大蜜丸每次1丸,每日3次。

【注意事项】① 热邪内伏,阴虚脉数者忌用;② 服药者忌思虑过度及过劳;③ 忌生冷食物。

【备注】用法中加生姜(4～5片)水煎成汤送服,姜能调和脾胃。

生血丸(口服液)

【处方】鹿茸、黄柏、山药、白术(炒)、桑枝、白扁豆(炒)、稻芽、紫河车。

本方主用于肾脾血虚阳不足证。方中鹿茸益精血、壮肾阳,且能健脾胃为主药。辅以紫河车增强鹿茸益精血、补肾之力,且能益气健脾;白术益气健脾、化湿浊、助运化。佐以山药补益脾阴,亦能固精;黄柏燥湿、清热泻火以制鹿茸热之偏胜;桑枝祛湿、通络以助运;稻芽、白扁豆健脾和中。各药合用,共起补肾健脾、填精补髓之功。

【性状】本品为深褐色的水蜜丸;味微苦。

【功能与主治】补肾健脾,填精养血。用于脾肾虚弱所致的面黄肌瘦、体倦乏力、眩晕、食少、便溏;放、化疗后全血细胞减少及再生障碍性贫血及见上述证候者。

【药理作用】主要有刺激骨髓造血和提高免疫功能等作用。

(1)刺激骨髓造血功能:实验研究证明,生血丸对小鼠有刺激多能干细胞、粒系及红系祖细胞增殖的作用。

生血丸药粉给小鼠灌胃(27g/kg、54g/kg,连续10d),对腹腔注射环磷酰胺所致红细胞、白细胞、血小板及骨髓有核细胞下降有明显的保护作用。

(2)对抗乙酰苯肼所致小鼠溶血性贫血的作用:小鼠灌服生血丸,同时腹腔注射乙酰苯肼,连续10d,结果表明本品对苯肼所致小鼠外周血红细胞、血红蛋白和白细胞减少有明显的对抗作用。

(3)增强巨噬细胞功能:小鼠灌服生血丸(2g/kg),连续6d,能增强腹腔巨噬细胞吞噬鸡红细胞的能力。

(4)对迟发超敏反应的影响:以上述相同剂量的生血丸,给小鼠灌服,连续7d,实验结果表明,本品对小鼠迟发超敏反应的激活程度与左旋咪唑(0.5mg/kg,腹腔注射连续 3d)组相当。

(5)对心脑肝的影响:鹿茸磷脂可明显抑制老年小鼠血、脑和肝组织单氨氧化酶 B 活性,降低上述组织中丙二醛含量,增强脑和肝组织超氧化物歧化酶活性,降低心脏脂褐素的含量,增强脑组织 RNA 和蛋白含量,并能明显改善小鼠记忆获得障碍。

【临床应用】 治疗慢性再生障碍性贫血,放疗、化疗所致白细胞减少症及其他原因所致白细胞减少。

【制剂与用法】 水蜜丸,每瓶装 5g(50 粒)。口服,每次 5g,每日 3 次;小儿酌减。

【注意事项】 阴虚内热、舌质红、少苔者慎用;口干舌燥者慎用。

阿胶(颗粒、口服液、片)
《神农本草经》

【处方】 驴皮(去毛)经煎煮、浓缩(或加适量黄酒、冰糖、豆油)制成的固体胶。

本方主用于血虚证。阿胶性味甘平,有滋阴、养血、止血、润肺、化痰等作用。其主要成分为蛋白质,水解后生成氨基酸(19 种),并含钙、硫等,具有生血、抗休克等作用。

【性状】 本品为长方形或方形块,黑褐色、有光泽;质硬而脆,断面光亮,碎片对光照呈棕色半透明状。气微,味微甘。

【功能与主治】 补血滋阴、润燥、止血,用于血虚证。症见:面色萎黄,眩晕心悸,肌痿无力,心烦不眠,虚风内动,肺燥咳嗽,劳嗽咯血,吐血尿血,便血崩漏,妊娠胎漏。

【药理作用】 具有增强造血及免疫功能,促进血凝,改善微循环等作用。

(1)增强造血功能:给小鼠灌服阿胶溶液,连续 9d,能明显提高射线损伤贫血小鼠的血红蛋白(Hb)量和血细胞比容。家兔连续灌服阿胶溶液(3g/kg),能使失血性家兔明显提高 Hb、RBC、WBC、血小板计数。有人认为阿胶"补血"可能通过氨基酸等物质营养作用,改善全身功能(包括造血功能)所致。

(2)增强免疫功能:小鼠连续灌服阿胶溶液 7d,可明显提高巨噬细胞的吞噬能力。

(3)促进血凝:家兔连续灌服阿胶溶液 5d,可明显促进其血凝过程。实验还证明,灌服速溶阿胶冲剂,能增加血清钙的含量,使血液凝固性增加。

(4)改善微循环、抗休克:狗灌服阿胶溶液(3g/kg)能明显加速内毒素引起的血流减慢;能使内毒素休克狗的动脉血压较快恢复及稳定,延长其存活时间。

(5)改善血液流变性:兔灌胃 40% 的阿胶溶液 15ml/kg,能明显扩张毛细血管和微静脉,使血管更为清晰,并明显降低毛细血管通透性。与给药前比较,这些动物的血细胞比容、全血比黏度明显降低,红细胞电泳时间大多趋向缩短,表明阿胶可改善血液流变性。

此外,阿胶能显著提高小鼠耐缺氧、耐寒冷能力;增强动物的抗疲劳能力,提高辐射小鼠的存活时间,表明阿胶能增强应激能力。

【临床应用】 ① 缺铁性贫血、白细胞减少再生障碍性贫血;② 出血性疾病,如肺结核咳血、上消化道出血、血小板减少性紫癜、功能性子宫出血(崩漏,配入四物汤作为基本方,随证配伍);③ 慢性溃疡性结肠炎。

【制剂与用法】 固体胶剂,呈长方形或方形块,20g/包。每次 3～9g,烊化兑服。

【注意事项】 凡内有瘀滞、脾胃虚弱、消化不良及有表证者,均不宜用阿胶制剂。

当归养血丸

【处方】 当归、白芍(炒)、地黄、炙黄芪、阿胶、牡丹皮、香附(制)、茯苓、杜仲(炒)、白术(炒)。

本方主用于气血两虚证之月经不调。方中当归养血调经为主药。辅以炙黄芪益气健脾,气旺则血生;白芍、地黄滋阴养血,助当归补益阴血。佐以白术、茯苓健脾渗湿,炙黄芪益气补脾;阿胶养肝血而滋肾阴,有养血止血润燥作用;丹皮入心肝肾经,活血化瘀,并可退虚热瘀热;香附调经止痛,行气而解血郁;杜仲补肝肾、强腰止痛,安胎。诸药合用,共奏养血调经之功。

方中当归含挥发油、阿魏酸,具有强壮、补血、活血、兴奋子宫的作用;白芍、丹皮含芍药苷,具有解痉、镇静、镇痛及提高机体免疫力的作用;地黄含 β-谷甾醇、甘露醇,具有升高外周血白细胞、提高机体适应性的作用;阿胶主含蛋白质,水解后生成赖氨酸、甘氨酸、色氨酸等 19 种氨基酸,具有生血、抗休克的作用;香附含挥发油,具有雌激素样作用,以香附烯Ⅰ的作用最强,并有抑制子宫的作用。全方主要具有增强造血功能及雌激素样作用。

【性状】 本品为暗棕色的水蜜丸;味甜、微苦。

【功能与主治】 益气养血调经。用于气血两虚所致的月经不调,症见月经提前、经血量少或量多,经期延长、肢体乏力。

【药理作用】 主要有增强造血功能,调节机体免疫功能,兴奋和抑制子宫等作用。

(1)增强造血功能:当归、阿胶、黄芪、白术能促进 RBC、Hb 的生成;地黄可促进血虚动物 RBC、Hb 的恢复,阿胶主含蛋白质,水解后生成甘氨酸、色氨酸等 19 种氨基酸,具有生血、抗休克的作用。

(2)增强机体免疫功能:本方中黄芪、地黄、当归、白术等均能增强机体免疫功能。地黄含 β-谷甾醇、甘露醇,具有升高外周血白细胞、提高机体适应性的作用;白芍、丹皮含芍药苷,具有提高机体免疫力的作用。

(3)对子宫的作用:当归、白芍对子宫有双向性作用。香附、杜仲对子宫有抑制作用。当归可使子宫 DNA 的含量及子宫利用葡萄糖能力有显著增加。

【临床应用】 本方主用于气血两虚证之月经不调与不孕症。

(1)月经不调:经期延后、量少、色淡、质清稀、小腹隐痛、喜暖喜按、腰酸无力、舌质淡、苔薄白、脉沉迟无力等。

(2)不孕症:原发性不孕或继发性不孕,表现为经期错后,经血量少、色淡,腰酸软,性欲低下,小便清长,舌质淡,苔白,脉沉细等。

【用法与用量】 水蜜丸,每丸 9g。口服,每次 9g,每日 3 次。

【注意事项】 孕妇慎用。

血宝胶囊

【处方】 熟地黄、当归、漏芦、丹参、党参、鸡血藤、附子、桂枝、枸杞子、仙鹤草、川芎、虎杖、牛西西、连翘、赤芍、补骨脂、制何首乌、黄芪(蜜炙)、刺五加、鹿茸、紫河车、女贞子、牡丹皮、狗脊、阿胶、白术(炒)、陈皮、人参、水牛角浓缩粉、牛髓。

方中以鹿茸、紫河车填精益髓;人参、何首乌、刺五加、阿胶、黄芪、白术等益气生血;配以水牛角、牛西西等凉血止血;川芎、鸡血藤、丹参等活络散瘀。诸药合用,共奏益肾填精、益气生血之功。

【性状】 本品为胶囊剂,内容物为深棕色的粉末;味微甘、咸。

【功能与主治】 补阴培阳,益肾健脾。用于再生障碍性贫血,白细胞缺乏症,原发性血小板减小症,紫癜。

【药理作用】 主要有增强造血功能、增强免疫等作用。

(1)增强造血功能:血宝胶囊(0.8g/kg、0.4g/kg)对环磷酰胺所致大鼠骨髓有核细胞减少有显著促进恢复作用;对环磷酰胺所致小鼠血小板、血红蛋白下降有显著升高作用;能显著增加失血性贫血大鼠的血红蛋白、红细胞数。

(2)增强免疫:上述剂量对小鼠网状内皮系统吞噬功能有明显增强作用,能显著提高小鼠血清溶血素生成。

(3)提高缺氧耐力:以26%血宝混悬液0.03ml/g体重灌胃及皮下注射给药4d,小鼠缺氧存活时间较对照组延长80%～98%,有显著差异。

(4)抗疲劳:以26%血宝混悬液0.02ml/g体重灌胃给药7d,可明显提高小鼠的游泳时间。

【毒理研究】 以临床成人日剂量152倍一次灌服小鼠,经72h观察,无死亡小鼠,不能测出LD_{50};按临床日剂量的57.8倍口服给药4周,未见任何毒副反应。

【临床应用】 用于再生障碍性贫血。

【不良反应】 个别病例服后口干,胃部不适,停药后自然缓解。

【制剂与用法】 胶囊剂,每粒装0.3g。口服,每次4～5粒,每日3次,小儿酌减。

鸡血藤片

【处方】 本品为鸡血藤浸膏片。

方中鸡血藤具有养血活血调经之功。含鸡血藤醇、铁质、豆甾醇,具有补血、降血脂、抑菌消炎的作用。

【性状】 本品为糖衣片,除去糖衣后,显棕褐色;味涩。

【功能与主治】 补血,活血,舒筋通络。用于血虚,腰膝酸痛,月经不调。

【药理作用】 主要有补血、降血脂、抗炎、抗早孕等作用。

(1)补血:鸡血藤煎剂对实验性贫血家兔和壮年期家兔均有补血作用,能使血细胞增加,血红蛋白量升高,使红细胞电泳加速,它既能对抗环磷酰胺引起的人白细胞减少,也能对放射治疗引起的人白细胞下降有升高作用。

(2)降血脂:在鸡血藤对实验性高脂血症鹌鹑脂质代谢的研究中发现,它具有一定的调脂作用,有降低血中低密度脂蛋白及游离胆固醇,升高高密度脂蛋白的趋势,延缓动脉粥样硬化形成。

(3)抗炎:鸡血藤对大鼠实验性关节炎有显著的抗炎作用。鸡血藤煎剂(40%)给大鼠灌胃5ml/kg,对甲醛性关节炎有显著疗效。可抑制大鼠因酵母引起足跖肿胀及巴豆油所致鼠耳肿胀。其抗炎原理可能与兴奋肾上腺皮质、稳定细胞膜有关。还发现在试管中能抑制金黄色葡萄球菌。

（4）抗早孕：鸡血藤注射液（每支 10ml 装，含 2g 生药），小鼠妊娠第 6～9 天，每日灌服给药一次，总剂量 8g/kg，有一定抗早孕作用；同法每日腹腔注射给药一次，总剂量 13g/kg，有显著抗早孕作用。

（5）其他：鸡血藤有抑制心肌收缩力，降低心肌耗氧量，增快心率及降血压作用，且有促凝与抗凝，纤溶与抗纤溶的双向作用。也能增强免疫功能，提高淋巴细胞转化率。此外还有收缩子宫作用。

【临床应用】用于治疗贫血、腰膝酸痛、风湿痹痛和白细胞减少以及周围血管病等病证。

（1）贫血：鸡血藤可用于营养不良性或失血性贫血。对再生障碍性贫血也有效。鸡血藤的补血活血，尤适宜用于老年人血虚证治疗。

（2）鸡血藤治疗坐骨神经痛、多发性神经痛、麻风后神经痛 182 例，有效率达 92%。

（3）关节炎：对风湿性关节炎，服用鸡血藤 3 个月后痊愈。

（4）白细胞减少：以鸡血藤为主药组成鸡血藤汤，治疗白细胞减少症 36 例，有显著疗效。

【制剂与用法】片剂，每片相当于原药材 2g。用酒或温开水送服，每次 4 片，每日 3 次。

【注意事项】孕妇慎用。

第三节 气血双补中成药

气血双补中成药，适用于气血两虚的病证，症见：面色不华，头晕心悸，气短，形寒，神疲肢倦，懒于行动，自汗等。常用补气药如党参、黄芪、人参、白术、白芍等和常用补血药如当归、阿胶、红花等共同组成方剂，并根据气血虚损情况，分别主次轻重。可供选用的中成药有八珍丸、十全大补丸、人参养荣丸等。

八珍丸（胶囊、颗粒、冲剂、煎膏、袋泡茶、合剂）
《证体类要》

【处方】党参、白术（炒）、茯苓、甘草、当归、白芍、川芎、熟地黄。

本方主用于气血两虚证。久病失治、病后失调或失血过多而致气血两虚，治宜益气与养血并补。方中人参与熟地合用，益气养血，为主药。辅以白术、茯苓健脾渗湿，助人参益气补脾；当归、白芍养血和营，助熟地补益阴血。佐以川芎活血行气，使补而不滞。炙甘草益气和中，为使药。各药合用，共起补气养血之功。本方是由四君子汤（丸）与四物汤（合剂）组成的复方。

【性状】本品为棕黑色的水蜜丸或黑褐色至黑色的大蜜丸；味甜、微苦。

【功能与主治】补气益血。用于气血两虚，面色萎黄，食欲不振，四肢乏力，月经过多。

【药理作用】主要有兴奋造血功能、改善血液流变性、增强免疫等作用。

中成药药理学

（1）兴奋造血系统功能：八珍汤能显著促进正常小鼠、正常大鼠的脾淋巴细胞和混合脾淋巴细胞产生集落刺激因子（CSFs），显著提高血虚大鼠脾淋巴细胞和混合脾淋巴细胞分泌 CSFs 的水平，明显促进正常小鼠肺条件培养液中 CSFs 的生成；促进红细胞生成素；明显促进粒系、巨噬系集落形成单位（CFU-GM）、红系集落形成单位（CFU-E）和红系爆式集落形成单位（BFU-E）产率的形成，并有对抗环磷酰胺毒性的作用。

（2）改善血液流变性：八珍汤水提物可降低肾上腺素加冰水浴所致血瘀模型大鼠体外血栓湿重、干重及血栓长度；降低番泻叶所致气虚血瘀模型大鼠红细胞压积；体外 250mg/L 均可显著抑制 ADP 引起的家兔血小板聚集。

（3）免疫增强作用：连续口服本药的小鼠，脾脏明显增大，网状内皮系统吞噬活性增强；对抗氢化可的松对体外淋巴细胞增殖的抑制作用，提高或改善免疫抑制状态，并有诱导小鼠干扰素产生的作用。

（4）抗氧化和抗衰老作用：加味八珍汤在体外试验中有显著抑制超氧阴离子生成作用，不同程度抑制小鼠血浆过氧化脂质生成，提高红细胞超氧化物歧化酶活性，延长果蝇半数死亡期和平均寿命。

（5）调节子宫平滑肌：方中当归、白芍具有调节子宫机能的作用；当归调子宫机能的作用随生理状态不同而表现为"双向作用"。

（6）升高肝糖原，改善肝解毒功能。

此外，八珍制剂还有强心、抗炎、降血脂、调整微生态、抗肿瘤等作用。

【毒理研究】本方毒性很小。一次灌服本方煎剂 50g/kg，小鼠无明显毒性表现；以 20g/kg 每日一次，连续 8d 灌服，除发现脾重有显著增加外，对体重、胸腺、肝脏、肾上腺、心、肾、子宫及睾丸重量均无显著影响，外观检查也无异常；对大鼠按 25g/kg 两日内连续给药 3 次，除有稀便外，也无异常。

【临床应用】主要用于气血两虚证的：① 贫血、产后失血过多；② 月经失调或经血量少色淡、食少腹胀、赤白带下等。

【不良反应】部分患者出现食欲减退、恶心呕吐、腹胀便溏。

【制剂与用法】水蜜丸；大蜜丸，每丸重 9g。口服，水蜜丸每次 6g，大蜜丸每次 1 丸，每日 2 次，浓缩丸每次 8 丸，每日 3 次。

【注意事项】本制剂为气血双补之药，性质较黏腻，有碍消化，故气滞痰多。脘腹胀痛、纳食不消、腹胀便溏者忌服。过敏体质者慎用。本制剂中党参反藜芦，不宜同时应用。有热证者忌用。体实有热者忌用。忌过劳、寒凉。慎房事。

十全大补丸（口服液、膏滋、酒、颗粒）
《太平惠民和剂局方》

【处方】党参、白术（炒）、茯苓、炙甘草、当归、川芎、白芍（酒炒）、熟地黄、炙黄芪、肉桂。

本方主用于气血两虚证。本方由四君（参、苓、术、草）与四物（地、芍、归、芎）配合组成。治气虚以四君，治血虚以四物，此为"八珍"；加入黄芪增强了益气的作用；加入肉桂温阳活血，以助养血行血，所以本方用于气血两虚而有温补之力。

【性状】本品为棕褐色至黑褐色的水蜜丸或大蜜丸；气香，味甘而微辛。

【功能与主治】温补气血。用于气血两虚,面色苍白,气短心悸,头晕自汗,体倦乏力,四肢不温,月经量多。

【药理作用】主要有增强免疫,改善及促进造血功能,抗肿瘤,抗放射损伤,并有一定抗衰老作用等。

(1)增强免疫:本方能明显促进特异性免疫功能和非特异性免疫功能。实验证明,它能诱导抗体生成,促进 B 细胞有丝分裂,增强吞噬细胞活性及细胞杀菌功能和抗感染能力。有学者根据实验结果认为:本方是一种新的生物反应调节剂,能使荷瘤宿主受抗癌药抑制的免疫反应功能得到恢复。

(2)改善及促进造血功能:实验证实,本方能明显加速失血性贫血或缺铁性贫血的红细胞、血红蛋白的增殖作用,增强骨髓的造血功能。临床观察也表明,本方具有纠正和减轻手术后低蛋白血症和贫血的作用。

(3)抗肿瘤:① 抑制恶性肿瘤的增殖,保护免疫系统并使受损的免疫系统得到恢复;② 抑制恶性肿瘤的转移;③ 减轻放疗和化疗的副作用:减轻骨髓抑制,改善自觉症状及全身状况;④ 延长生存期;⑤ 增强化疗药物的抗肿瘤作用。

(4)促进放射损伤(造血功能)的恢复。

(5)有一定的抗衰老作用:可清除动物体内活性氧自由基团。

此外,实验研究证明,本品还有抗疲劳、耐缺氧、抗疟疾等作用。

【毒理研究】长期毒性:分别给大鼠灌服相当于临床用量的 100 倍、80 倍、50 倍的十全大补胶囊,连续 12 周,停药后观察 4 周。结果显示动物的一般情况、体重、红细胞及白细胞计数、肝功能、血糖水平均无明显影响;对血红蛋白含量、PLT(或 PBC)计数、肾功能以及肝、脾脏器系数的影响均可在停药 4 周后恢复正常,提示十全大补胶囊对大鼠无明显毒性作用,且无延迟毒性反应。

【临床应用】用于气血两虚证之症状的:① 贫血及纠正手术后低蛋白血症、白细胞减少症(某些西药如利福平引起的);② 抗癌辅助治疗及防治放、化疗不良反应(如白细胞计数降低、食欲不振等)。

【不良反应】部分患者出现口干、便干、舌红、苔黄等症,应立即停药。

【制剂与用法】水蜜丸,大蜜丸,每丸重 9g。口服,水蜜丸每次 6g,大蜜丸每次 1 丸,每日 2～3 次。

【注意事项】孕妇忌用。外感发热、内有实热者不宜服用。感冒病人暂停使用。阴虚火旺,咳嗽咯血者勿服。过敏体质者慎用。肉桂畏赤石脂,忌同服。党参反藜芦,不宜同时服用。

人参养荣丸(膏滋)
《三因极一病证方论》

【处方】人参、白术(土炒)、茯苓、炙甘草、当归、熟地黄、白芍(麸炒)、炙黄芪、陈皮、远志(制)、肉桂、五味子(酒蒸)。

本方主用于气血两虚证。本方为十全大补丸原方减去川芎,加入五味子、远志、陈皮而成。功效虽与十全大补丸相似,均温补气血,适用于气血两虚证,但偏于心脾不足之气血两虚。由于血虚较甚,心失所养,故在虚弱症状中,伴有惊悸怔忡、失眠多梦等症。所以,方中减去了辛散活血的川芎,加入了酸涩的五味子,用以补心阴、收敛心气,配远志宁心安神,用陈皮疏导气滞,以防过补发生气塞。各药合用,共起益气养血、养心安神,用于气血两虚而有安神之功。

人参含皂苷、黄芪含香豆素,均具有增加红细胞和血红蛋白、提高机体免疫功能的作用;白术、当归含挥发油,具有抑菌消炎作用,白芍含芍药苷,具有解痉、镇痛作用;熟地黄含β-谷甾醇及甘露醇,具有补血、延缓衰老作用。全方主要具有提高机体免疫功能、增强机体适应性等作用。

【性状】本品为棕褐色的水蜜丸或大蜜丸;味甘、微辛。

【功能与主治】温补气血。用于心脾不足,气血两亏,形瘦神疲,食少便溏,病后虚弱。

【药理作用】药理实验研究表明,本药有以下作用:

(1)抗细胞老化:对离体培养的人皮肤成纤维细胞,本方在一定浓度下能增加其细胞数,增加其中乳酸脱氢酶、酰基载体蛋白等物质的含量。

(2)抑制自身免疫:人参养荣汤粉剂能抑制自身免疫 MRL/L 小鼠血清中抗 ds-DNA 自身抗体和循环免疫复合物水平,明显抑制其脾脏中异常 B_{220}+T 淋巴细胞增殖,增强脾淋巴细胞结细胞对丝裂原的反应。

(3)抗肿瘤:人参养荣汤的抗肿瘤作用并非是直接破坏癌细胞,而是通过提高 NK 细胞或 T 细胞等的免疫功能,增强机体的防御功能,从而发挥抗癌效果。

(4)调节造血功能:人参养荣片可通过促进 IL-1、IL-6 的分泌,调节骨髓造血功能,促进化疗导致的造血损伤的恢复。

【毒理研究】亚急性毒性试验:以人参养荣汤给大鼠灌胃,进行亚急性毒性试验,给药期间大鼠无 1 只死亡,其一般状况、体重、摄食量未见异常,观察结束后进行实验室检查及病理检查亦未见明显变化。致突变试验:以人参养荣汤作细菌回复突变试验,用哺乳类培养细胞作染色体异常试验,以及用小鼠作微核试验,探讨了其致突变性,结果各种试验方法均未见致突变性。

【临床应用】主用于气血两虚、心脾不足证:① 贫血,治疗缺铁性贫血,可使血红蛋白、红细胞数升高,改善全身症状;② 神经官能症、神经衰弱;③ 产后及病后虚弱;④ 低血压。

【制剂与用法】水蜜丸;大蜜丸,每丸 9g。口服,水蜜丸每次 6g,大蜜丸每次 1 丸,每日 1~2 次。

【注意事项】本方属温补药物,凡有风寒、风热感冒、消化不良、烦躁不安等症,均不宜服用。心悸失眠者忌用。

河车大造丸(胶囊)
《景岳全书》

【处方】紫河车、熟地黄、天冬、麦冬、杜仲(盐炒)、牛膝(盐炒)、黄柏(盐炒)、龟甲(醋炙)。

本方主用于肺肾阴虚、气血不足证。方中紫河车补肾益肺、峻补精血、益气为主药。辅以熟地、龟甲补肾滋阴养血,助熟地滋阴补肾、壮水制火之力;杜仲、牛膝补肝肾、强腰膝。佐以黄柏泻火退蒸热;二冬养阴,润肺止咳,增强熟地、龟甲养阴之力。各药合用,共起滋阴清热、补肾益肺之功。

【性状】本品为黑褐色的水蜜丸、小蜜丸或大蜜丸;气微香,味苦、甘。

【功能与主治】滋阴清热,补肾益肺。用于肺肾两亏,虚劳咳嗽,骨蒸潮热,盗汗遗精,腰膝酸软。

【药理作用】

(1)促进骨髓造血作用:河车大造丸及其单味药紫河车、熟地黄、麦冬、天冬均有促进骨髓造血的功能。实验研究结果表明,本药能促进小鼠骨髓粒系祖细胞增殖。地黄主要成分地黄多糖在一定剂量内可明显刺激小鼠骨髓造血干细胞、粒系祖细胞的增殖分化,并表现出升高外周血白细胞的作用。

(2)对肿瘤化学药物增效作用:本品分别与不同类型的常用肿瘤化疗药物阿霉素、5-氟尿嘧啶、长春新碱、顺铂、环磷酰胺合用治疗 S_{180}、Lewis 肺癌、HepA 三种荷瘤小鼠均有显著的增效作用,并可延长 AEC 荷鼠的生存率,保护荷瘤小鼠的造血功能、心、肝、肾功能及免疫功能。

此外,河车大造丸可增强机体的自稳状态,调节内脏功能。单味药中的紫河车、地黄、麦冬、天冬、黄柏有增强机体免疫,促进免疫蛋白升高,增强机体抗肿瘤的能力。紫河车能减轻小鼠结核病变。黄柏、杜仲对多种细菌有抑制作用。

【临床应用】用于属肾肺阴不足、气血两虚证之症状的下列疾病有较好疗效:

(1)再生障碍贫血:以河车大造丸配合西药治疗再生障碍性贫血可提高疗效。

(2)咳喘:以河车大造丸为主治疗"老年咳喘",症见:咳痰色白,气急胸闷,咳时牵引背痛,动则尤甚;用药后取得良效。

(3)男性不育:以河车大造丸加减治疗男性不育 106 例,经 4 个月治疗,总有效率达 67%。

此外,用本药加减治疗高血压、更年期综合征所致的重症眩晕、耳鸣,获满意疗效。

【制剂与用法】大蜜丸,每丸 9g;水蜜丸;小蜜丸。口服,水蜜丸每次 6g,小蜜丸每次 9g,大蜜丸每次 1 丸,每日 2 次。

【注意事项】体虚便溏、食欲不振者不宜服用。忌辛温燥烈之品。

参 杞 片

【处方】党参、枸杞子。

本方主用于脾胃虚弱、肝肾阴虚诸症。气虚、血虚、脾、肝、肾虚弱所致诸症,治宜补气血,健脾,补肝肾。方以党参为主补气、健脾;辅以枸杞子补益肝肾、养血。二药合用,可补益气血,滋补肝肾。

【性状】本品为糖衣片,除去糖衣后显褐色;味酸、甜。

【功能与主治】补气健脾,滋补肝肾。用于气血不足,倦怠无力,虚劳精亏,肝肾不足,腰膝酸软。

【药理作用】主要有改善造血功能、增强免疫、抗衰老作用。

(1)改善造血功能:本品不仅对正常小鼠骨髓造血祖细胞具有刺激作用,还可提高化学性损伤和放射性损伤血虚证小鼠外周血白细胞及骨髓造血祖细胞产率。

(2) 增强免疫：参杞合剂可使环磷酰胺小鼠的脾脏、胸腺重量明显提高,脾细胞 ConA、LPS 增殖反应增强;提高地塞米松小鼠的溶血素抗体,增强巨噬细胞的吞噬功能。

(3) 抗衰老：动物实验研究结果显示,参杞口服液具有抗缺氧、抗疲劳、延长果蝇寿命、握高性活力、保护红细胞变形能力、阻止红细胞老化等作用;临床观察结果显示,该药可明显改善睡眠、增进食欲、降低血压、提高免疫球蛋白和补体含量,并有降血脂等作用。研究结果提示,参杞口服液有抗衰老作用。

【临床应用】 主要用于气虚、肝肾不足所致头晕目眩、耳鸣耳聋、腰膝酸软者。眼科视神经萎缩、视网膜色素变性、中心性浆液性视网膜脉络膜病变恢复期等见有上述证候者亦可使用。

【制剂与用法】 片剂,每片重 0.3g。口服,每次 6~8 片,每日 3 次。

芪 枣 冲 剂

【处方】 黄芪、大枣、茯苓、鸡血藤干膏。

本品为一种治疗和滋补兼有的中药复方制剂,能提高机体免疫功能,增强机体抗病能力,防止白细胞减少作用。方中黄芪升阳补气,以生血;茯苓健脾补中,以安神;大枣补脾,以养血;鸡血藤补血行血,以健身。四药合用,可奏补中健脾,养血生血,益气升阳之功效。

【性状】 本品为淡黄棕色的颗粒;气香,味甜、微苦涩。

【功能与主治】 益气补血,健脾和胃。用于白细胞减少症及病后体虚,肝脏亏损所致的免疫力下降等症。

【药理作用】 主要有调节机体免疫能力,促进机能代谢,增强抗病能力,防止白细胞减少等作用。

(1) 调节机体免疫能力：本品中的黄芪、茯苓、鸡血藤等可促进细胞免疫,提高体液免疫,可明显增强机体抗病能力。

(2) 促进机体代谢：黄芪、大枣、鸡血藤可促进机体代谢。

(3) 防止白细胞减少：黄芪、茯苓、鸡血藤对放射引起的白细胞下降有回升作用。

(4) 利尿：黄芪、茯苓、鸡血藤可促进水及氯化物排泄,使尿量明显增加。

(5) 强心：黄芪、茯苓可加强心脏收缩力,增加心排血量。

【毒理研究】 本品的小鼠 LD_{50}(灌服法)为 353g/kg。

【临床应用】 主用于白细胞减少症及预防白细胞减少症、肺心病、慢性肝炎、慢性支气管炎等。

【不良反应】 临床偶有口干、燥热、头晕等不良反应,减量后可缓解。

【制剂与用法】 颗粒剂,每袋重 5g。开水冲服,每次 15~30g,每日 3 次。

乙肝扶正胶囊

【处方】 何首乌、虎杖、贯众、肉桂、明矾、石榴皮、当归、丹参、沙苑子、人参、麻黄。

本方主用于肝肾两虚型乙型肝炎。方中人参、何首乌滋养肝肾、益精养血为君药;辅以丹参、虎杖、贯众、石榴皮活血化瘀、清热解毒;佐以当归、沙苑子养血柔肝;使以肉桂、麻黄祛厥阴之寒邪。诸药配伍,共奏滋肝补肾、益气活血之功。

【**性状**】本品为胶囊剂,内容物为棕褐色的粉末;味苦。

【**功能与主治**】补肝肾,益气活血。用于乙型肝炎,辨证属于肝肾两虚证候。临床表现为:肝区隐痛不适,全身乏力,腰膝酸软,气短心悸,自汗,头晕,纳少,舌淡脉弱。

【**药理作用**】主要有保肝和增强免疫机能等作用。

(1)保肝:小鼠灌胃本品 2.7g/kg,每日 1 次,连续给药 2d,能明显增强小鼠肝脏排泄溴磺肽钠的能力,显示本品可增强肝脏的排泄功能,从而有利于清除毒物在肝中的蓄积;连续给药 3d,每日 2 次,能使四氯化碳(CCl_4)中毒小鼠肝脏病理改变有所减轻,表明本药可减轻 CCl_4 对肝脏的损害,加强肝脏代谢药物的能力,即解毒能力增强;连续给药 3d,每日 1 次,能促进小鼠肝糖原的合成,肝糖原为机体的重要能源,对肝脏的解毒功能有重要的影响,本品促进肝糖原生成可能是其保护肝细胞免受 CCl_4 损害及促进受损害肝组织恢复的机制之一。

(2)增强免疫机能:小鼠灌胃本药 2.7g/kg,每日 1 次,连续 6d,对免疫抑制剂强的松龙所致脾重与胸腺重减轻有显著的拮抗作用。

【**毒理研究**】① 急性毒性:小鼠接近临床剂量的 250 倍,未测出 LD_{50};② 亚急性毒性:大鼠接受相当于成人每日每千克体重的 50 倍、100 倍、200 倍剂量的本品,对大鼠的肝功能、肾功能、血常规及心、肝、脾、肾等组织结构均无明显影响。

【**临床应用**】用于辨证属于肝肾两虚证候的乙型肝炎。

【**制剂与用法**】胶囊剂,每粒重 0.25g。口服,每次 4 粒,每日 3 次;儿童酌减或遵医嘱。

【**注意事项**】肝胆湿热和气滞血瘀证候者忌服。

第四节　补阴中成药

补阴中成药又称养阴中成药,适用阴虚的病证。阴虚与五脏有密切关系,主要用来滋补肺阴、脾(胃)阴、肝阴、肾阴与心阴,而且心肾、肝肾、肺肾、脾肾往往结合为病。

阴虚证可因起源于肾、肺、肝或脾(胃)而出现不同的症状。由于阴分主要来自先天之肾阴和后天之脾(胃)阴,故多数滋阴成药侧重于滋肾阴或滋脾(胃)阴。

(1)肾阴虚:肾阴虚是许多慢性疾病所共有的虚弱症候群,所产生的症状皆因肾阴亏损、阴不制阳、虚火上炎所致。腰为肾之府,肾主骨生髓,齿为骨之余,肾阴不足则骨髓不充,故见腰膝酸软无力,牙齿动摇;脑为髓之海,肾阴亏损,不能生髓充脑,故头晕目眩;肾开窍于耳,肾阴不足,精不上承,故耳鸣耳聋;肾藏精,为封藏之本,肾阴虚而相火内扰精室,故见遗精;阴虚生内热,故骨蒸潮热,手足心热,消渴盗汗,舌红,脉沉细;肾亏火上炎,故舌燥少津;小儿囟开不合,亦为肾虚生骨迟缓所致。治疗上应滋阴补肾。由于肾阴虚不能濡养肝阴,肾阴虚常引起肝阴虚,统称为肝肾不足。六味地黄丸是滋补肝肾的代表性方剂。

(2)肝阴虚:肝阴虚临床上有两种表现:① 由于阴虚肝旺,筋目失荣,导致两眼干涩、头晕眼花、视力减退、夜盲、记忆力减退、爪甲干枯(有血虚症状)、舌质浅淡、脉沉细略弦数,常见于慢性肝病。② 由于肝阴虚不制肝阳,导致阳亢(肝阳上亢),出现眩晕、耳鸣、口燥、咽干、睡眠不安、舌质红、少津、脉弦有力等,可见于高血压病。本在肝阴虚,标在肝阳亢,治病求其本,可以通过补阴而抑阳,使肝阳上亢症状消失,这也是"育阴潜阳"或"养阴潜阳"的治法可改善上述症状的道理,宜选用杞菊地黄丸等。

(3)肺阴虚:程度轻者表现为肺阴不足,仅有干咳声哑、口渴咽干、皮肤枯燥,或吐涎沫,或吐浊痰(可见于上呼吸道炎和气管炎的一定阶段),治宜生津润肺,可用养阴清肺膏等。程度重者为肺痨,有潮热、盗汗、久咳、咯痰、咯血、脉细数(多见于肺结核),治宜养阴补气,除用润燥之品外,需加人参、黄芪等益气。

(4)脾(胃)阴虚:通常是胃的津液不足,表现为食欲减退、心热烦渴、口干舌燥、大便秘结(多见于热病伤津,由发热引起机体失水所致),宜用甘寒柔润之品(如沙参、麦冬)清养胃阴。

(5)心阴虚,由于心阴虚不制心阳,阳不入阴,导致心悸易惊、虚烦失眠、健忘、低热盗汗、五心烦热、口干、舌红少津、脉细数,治宜养心阴安神。

补阴中成药常用补阴药如熟地、麦冬、沙参、阿胶、龟板等为主组方。由于阴虚易从热化,故补阴中成药中常适量配入了清热之品。此外,根据兼夹证和药物特性,尚适量配入了补阳、理气之药。

应该指出,阴阳在临床症候群上是相互对立的两个方面,其病理基础与肾上腺皮质功能的高低有某些关系。至于阴虚阳虚的现代病理基础,40多年来广大中医及中西医结合学者围绕这一问题进行了大量的研究,比较一致的认识是:"典型阴虚、阳虚患者糖皮质激素受体(GR)水平都下降";换句话说,GR下降是阴阳虚证发展到一定阶段的共同病理基础。

气阴虚老年患者GR水平提高,血浆皮质醇也略高于老年健康者,提示肾上腺皮质功能偏亢水平,这和阴虚病人有畏热、口燥、咽干、五心烦热等慢性消耗症,在一定程度上是符合的。

凌昌全研究认为,生脉饮可以上调气阴两亏模型动物GR水平,是其用于急救的重要作用机制之一;参附汤可以上调阳虚模型动物GR水平。这些结论仅仅是初步的发现,许多更深层次的机制及其规律有待进一步探索。

在中医学里,补阴含义常用多种术语概括:"养阴"泛指补养肾阴、肝阴、心阴、胃阴、肺阴等;"滋阴"多指滋补肾阴,又称"滋肾";"育阴"多指补肝阴。从现代医学观点看,所谓"补阴"、"养阴"、"滋阴"、"育阴",其实质可能主要是通过调节体液代谢,从而收到利尿清热、润燥化痰、增液通便、生津解渴、镇静宁神、止血补血、滋养强壮的效果。近年来,有些研究还发现滋阴成药具有降血压、降血糖和降胆固醇的作用。

六味地黄丸(片、胶囊、颗粒、口服液、膏、合剂)
《小儿药证直诀》

【处方】熟地黄、山茱萸(制)、牡丹皮、山药、茯苓、泽泻。

本方主用于肾阴虚证,为滋阴补肾的代表方剂。肾为先天之本,肾阴不足,会产生多种病证,如腰膝酸软无力、牙齿动摇、头晕目眩、耳鸣耳聋、遗精、消渴(糖尿病)等。治宜滋阴补肾为主,适当配伍清热之品。方中重用熟地黄滋阴补肾,填精益髓为主药。辅以山茱萸补养肝肾,涩精止遗。山药补脾固肾涩精。三药相配,滋养肝脾肾,为本方"三补",用以治本。由于肝肾阴虚常可导致虚火上炎,故佐以泽泻利水,降肾经虚火,并防熟地之滋腻。牡丹皮凉血清泻肝火,并制山茱萸之温涩。茯苓渗湿利水健脾并助山药之健运。三药为本方"三泻"方面,渗湿浊,清虚热,平其偏盛以治标。但本方以补为主,故"三泻"之药用量较轻。补泻并用,甘淡和平,不温不燥,补而不滞,滋而不腻,共起滋阴补肾之功。

【性状】本品为棕黑色的水蜜丸、黑褐色的小蜜丸或大蜜丸;味甜而酸。

【功能与主治】滋阴补肾。用于肾阴亏损,头晕耳鸣,腰膝酸软,骨蒸潮热,盗汗遗精,消渴。

【药理作用】具有增强免疫、抗衰老、降血糖、抗肿瘤等多方面作用。

(1) 增强免疫功能:实验研究表明,本方汤剂及水煎醇提液对细胞免疫反应均有不同程度的促进作用。① 增强细胞免疫:给小鼠灌胃六味地黄丸 5g/kg,每日 1 次,连续 1 周,能对抗环磷酰胺所致胸腺、脾脏重量减轻,使淋巴细胞转化功能恢复至正常水平。② 增强吞噬细胞的吞噬功能:能抑制地塞米松所致小鼠腹腔巨噬细胞吞噬功能下降和血中 ANAE/淋巴细胞比率降低。③ 增强诱生干扰素作用:本方能促进人扁桃体细胞诱生干扰素;急性肾炎患者用本汤剂治疗后,血清干扰素水平有所提高等。

(2) 抗衰老:本方能延长果蝇生存期,提高衰老模型小鼠抗氧化能力和组织端粒酶活性。并且实验发现,六味地黄汤及其补、泻组分是通过不同途径提高机体抗衰老能力的;三补组分能延长果蝇生存期,提高衰老小鼠组织端粒酶活性;三泻组分能降低衰老小鼠血清丙二醛水平。

(3) 降血脂、降血压:本方汤剂能降低实验性高血脂大鼠的总胆固醇(TC)和肝中脂肪含量,可升高血清高密度脂蛋白胆固醇(HDLC-C)及 HDLC-C/TC 比值。本方能明显降低麻醉大鼠的血压,其降压作用可能是通过扩张外周血管,降低外周阻力来实现的。

(4) 降血糖:本方能增加小鼠肝糖原的含量,降低实验性高血糖小鼠的血糖水平,对正常小鼠血糖无明显影响;对糖负荷试验鼠的糖耐量有改善作用;能降低实验正常动物和阴虚动物的血糖含量。

(5) 抗肿瘤:动物实验表明,本方对恶性程度高、生长迅速的瘤株无直接作用,但能抑制多种化学诱变剂的诱瘤,促进骨髓干细胞和淋巴组织增生作用;实验研究还发现,本方中有多种微量元素,其中微量元素硒的化合物亚硒酸钠能抑制大鼠的诱发性肝癌和肠癌的发病率,硒酶成分对肺癌及某些肉瘤有抑制作用;且本方在化疗药物用药期间能明显延长生存率,保护血红蛋白、白细胞、血小板功能,防止心、肝、肾功能的损害,保护细胞活性,具有增强淋巴细胞转化功能的作用等。

此外,本方还有改善肾功能、保肝、抗氧化、提高微量元素含量、抗骨质疏松等作用。

【毒理研究】(1) 微核试验:小鼠连续服药 10d,其微核率与对照组比无显著性差异,且对环磷酰胺所致的微核突变有抑制作用。

(2) 致癌:将本药按高、中、低三个剂量(30、3、0.6g/kg)给小鼠连续口服 14 个月,结果三组动物的肿瘤自发率分别为 1.5%、8.9% 和16.1%,对照组为 14.3%,肿瘤的发生部位与给药组基本相同,说明本药在所用剂量范围内对小鼠无致癌作用,且能降低肿瘤自发率。

(3) 生殖毒性:三期生殖毒性试验结果表明,本药无明显的生殖毒性。

【临床应用】用于肾阴虚证的:① 自身免疫性疾病,如系统性红斑狼疮、甲亢等;② 支气管哮喘(外源性)；③ 糖尿病；④ 功能性子宫出血(无排卵型)。

近年临床试用报道的病证，主用于肾阴虚证，可归纳如下：

（1）阴虚发热：患各种慢性感染性疾病、自主神经功能紊乱、肾病、肝病、贫血、结核病、更年期综合征等。

（2）腰痛，腰膝酸软，反复发作，眼睑水肿，蛋白尿。

（3）眩晕，耳鸣，耳聋，头晕目眩，失眠多梦，疲乏无力，舌红少苔。西医诊断为高血压病，伴有以上病证者可辨证用此药。

（4）功能性子宫出血，闭经，崩漏，遗精，失血，房劳，久病伤肾，过量服用温燥之品招致内耗肾阴虚。

（5）干渴：肝肾阴虚症者有口干口渴，多饮多尿，形瘦神疲。西医诊断为糖尿病、尿崩症、干燥综合征等有这类指证者可辨证用此药。

（6）盗汗：自汗盗汗，颧红潮热，手足心热，腰酸膝软，失眠健忘，低烧不退。西医诊断为更年期综合征、结核病等。

（7）多种肿瘤病人的辅助治疗药：近年有人报道，用本品可预防晚期癌症患者在放疗期间的白细胞数下降，其效果优于鲨肝醇片。

【不良反应】个别患者可有反胃、口淡、唾清液、胃纳欠佳等反应。出现食欲减退、胃脘不适、便溏、腹痛等症状时，应立即停药。

【制剂与用法】水蜜丸，每瓶 120g；小蜜丸；大蜜丸每丸 9g。口服，水蜜丸每次 6g，小蜜丸每次 9g，大蜜丸每次 1 丸，每日 2 次。

【注意事项】脾虚便溏者慎用；过敏体质者慎用；感冒患者忌服。

【备注】近年李景荣等测定不同地区(厂家)生产的不同批号的六味地黄丸，所得结果均表明，本药富含微量元素锌、铜、锰、铁。据此，有学者认为，锌和锰不但是多种酶的组成部分，影响核酸、蛋白质的合成和代谢，而且锌是肾上腺皮质激素的固有成分和功能单位，在性腺和生殖器官富集，同时丘脑垂体的分泌活动也与锌有关。当机体缺锌和锰时，导致内分泌功能低下、腺体萎缩、生殖迟缓、阳痿不育或习惯性流产等肾主生殖发育的病理变化。铜参与 30 多种酶的合成、催化和代谢；机体缺铜时，还会引起铁的利用障碍，造成贫血和红细胞减少，可使赖氨酰酶的活性下降而出现胶原合成障碍，发生骨病和动脉瘤，"肾主骨"论点得到验证。患者服用六味地黄丸后，可提高体内相关酶的活性，逐渐调节身体各部分功能，尤其是内分泌过程，从而达到治病的目的。

杞菊地黄丸
《医级·杂病类方》

【处方】枸杞子、菊花、熟地黄、山茱萸(制)、牡丹皮、山药、茯苓、泽泻。

【性状】本品为棕黑色的水蜜丸、黑褐色的小蜜丸或大蜜丸；味甜、微酸。

【功能与主治】滋肾养肝。用于肝肾阴亏，眩晕耳鸣，羞明畏光，迎风流泪，视物昏花。

【药理作用】本品可增强免疫功能，抗衰老。临床观察发现肾阴虚型高血压病人外周血淋巴细胞 β 肾上腺素受体数增加，易致血管痉挛。此型患者服用杞菊地黄汤(8～16 周)，可见外周血淋巴细胞 β 肾上腺素受体较治疗前明显减少，接近于正常人水平。

【临床应用】常用于眼科疾病：中心性视网膜炎、青光眼、老年性白内障、视神经乳头炎；其他如脑震荡后遗症、慢性病毒性肝炎、原发性高血压(肾阴虚型)、高脂血症等。

【不良反应】个别病例服用杞菊地黄丸后可发生过敏反应，如四肢及全身出现疱疹、瘙痒或轻度蚁走感，或伴有轻度发热等，停药并用抗过敏药治疗后，症状可完全消失。

【制剂与用法】大蜜丸，每丸重9g。口服，水蜜丸每次6g，小蜜丸每次9g，大蜜丸每次1丸，每日2次。

【备注】与六味地黄丸比较，本品偏于滋阴养肝明目，适用于肝肾阴虚、两眼昏花、视物模糊等证。

归芍地黄丸
《景岳全书》

【处方】当归、白芍(酒炒)、熟地黄、山茱萸(制)、牡丹皮、山药、茯苓、泽泻。

【性状】本品为棕黑色的水蜜丸、黑褐色的小蜜丸或大蜜丸；味甜、微酸。

【功能与主治】滋肝肾，补阴血，清虚热。用于肝肾两亏，阴虚血少，头晕目眩，耳鸣咽干，午后潮热，腰腿酸痛，足跟疼痛。

【药理作用】实验研究表明，除有增强免疫作用外，白芍醇提取物对黄曲霉素B_2所致的肝损伤有预防或逆转作用；当归则能保护肝脏，防止肝糖原减少。此外还有抑制平滑肌、降压作用。

【临床应用】用于慢性肝炎、功能性子宫出血及高血压、慢性肾炎表现为头晕目眩、耳鸣口干、心慌、午后潮热者。

【制剂与用法】大蜜丸，每丸重9g。口服，水蜜丸每次6g，小蜜丸每次9g，大蜜丸每次1丸，每日2~3次。

【备注】与六味地黄丸比较，偏于滋肾养肝补阴血，适用于肝肾阴虚血少之证。

麦味地黄丸
《寿世保元》

【处方】麦冬、五味子、熟地黄、山茱萸(制)、牡丹皮、山药、茯苓、泽泻。

【性状】本品为棕黑色的水蜜丸、黑褐色的小蜜丸或大蜜丸；味微甜而酸。

【功能与主治】滋肾养肺。用于肺肾阴亏，潮热盗汗，咽干咯血，眩晕耳鸣，腰膝酸软，消渴。

【药理作用】实验研究证明，本方作用似六味地黄丸，有降血糖、降血脂与增强免疫功能。

【临床应用】主要用于咳嗽气喘(哮喘)、糖尿病等，获得满意的疗效。

【制剂与用法】大蜜丸，每丸重9g。口服，水蜜丸每次6g，小蜜丸每次9g，大蜜丸每次1丸，每日2次。

【备注】与六味地黄丸比较，偏于滋肾敛肺，适用于肺肾阴虚之咳嗽等。

知柏地黄丸
《医宗金鉴》

【处方】知母、黄柏、熟地黄、山茱萸(制)、牡丹皮、山药、茯苓、泽泻。

【性状】本品为棕黑色的水蜜丸、黑褐色的小蜜丸或大蜜丸；味甜而带酸苦。

【功能与主治】滋阴降火。用于阴虚火旺,潮热盗汗,口干咽痛,耳鸣遗精,小便短赤。

【药理作用】实验研究表明,本方除有降血糖、血压作用外,尚有抗菌、抗炎、镇静作用。

【临床应用】用于阴虚火旺所致急性视网膜色素上皮炎、不育症、遗精、神经衰弱、糖尿病、高血压、甲亢等。

【制剂与用法】大蜜丸,每丸重9g。口服：水蜜丸每次6g,小蜜丸每次9g,大蜜丸每次1丸,每日2次。

【备注】与六味地黄丸比较,偏于滋阴降火,适用于阴虚火旺之遗精盗汗等。

大 补 阴 丸
《丹溪心法》

【处方】熟地黄、知母(盐炒)、黄柏(盐炒)、龟甲(醋炙)、猪脊髓。

本方主用于肝肾阴虚火旺证。肝肾阴虚,相火失制,阴虚火旺,则骨蒸潮热,盗汗遗精,足膝疼热；严重者虚火刑金,损伤肺络,则咳嗽咯血；虚火上扰,则心烦易怒。治宜滋阴为主,以培其本,佐以降火,以清其源。方中熟地、龟板滋阴潜阳,壮水制火,共为主药。辅以黄柏、知母苦寒降火,保存阴液,平其阳亢。猪脊髓、制丸之蜂蜜滋补精髓,制约黄柏之苦燥,为佐使之药。各药合用,培本清源,滋阴精而降相火。

【性状】本品为深棕黑色的水蜜丸或黑褐色的大蜜丸；味苦、微甜带涩。

【功能与主治】滋阴降火。用于阴虚火旺,潮热盗汗,咳嗽咯血,耳鸣遗精。

【药理作用】主要有抗菌、抗炎、增强免疫功能、降血糖等作用。

(1) 抗菌：黄柏对金黄色葡萄球菌、溶血性链球菌、肺炎球菌等有较强的抑菌作用。对异烟肼、链霉素等产生耐药性的结核杆菌仍然有作用。知母对多种致病菌及结核杆菌有抑制作用。

(2) 抗炎：黄柏能使炎症局部毛细血管收缩,减轻其炎症反应。地黄显著抑制大鼠甲醛性关节炎。

(3) 增强免疫功能：黄柏能明显促进小鼠抗体生成。小檗碱(黄柏中所含的生物碱)在体内能增强狗白细胞的吞噬作用。

(4) 降血糖：黄柏、知母、熟地有降低正常家兔血糖的作用,也可抑制实验性高血糖。

【临床应用】用于肝肾阴虚火旺证的：① 结核病(肺结核、肾结核、骨结核)；② 更年期综合征；③ 肾炎、肾盂肾炎等；④ 甲状腺功能亢进；⑤ 糖尿病；⑥ 中老年失眠症。

【制剂与用法】大蜜丸,每丸重9g；水蜜丸。口服,水蜜丸每次6g,每日2～3次；大蜜丸每次1丸,每日2次。

【注意事项】脾胃虚弱、食少便溏,火热属于实热者不宜使用。

【备注】本品滋阴降火之力强于六味地黄丸,后者偏于补养肾阴,本品偏于阴虚火旺者。

左 归 丸
《景岳全书》

【处方】熟地黄、菟丝子、牛膝、龟板胶、鹿角胶、山药、山茱萸、枸杞子。

本方主用于真阴不足证。肾藏精,主骨生髓,肾阴亏损,精髓不充,封藏失职,则头目眩晕、膝酸腿痛、精液滑泄,治宜培肾之真阴。方中熟地滋肾益精,以填真阴为主药。辅以山茱肉养肝滋肾、涩精敛汗;山药补脾益阴、滋肾固精;枸杞子补肾益精、养肝明目;龟鹿二胶峻补精髓,龟胶板偏于补阴,鹿角胶偏于补阳,在补阴药中配入补阳药,意在"阳中求阴"。佐以菟丝子、川牛膝益肝肾、强腰膝、健筋骨。各药合用,共起滋阴补肾、填精益髓之功。

【性状】本品为黑色水蜜丸;气微腥,味酸、微甜。

【功能与主治】滋肾补阴。用于真阴不足,腰酸膝软,盗汗遗精,神疲口燥。

【药理作用】主要有调节神经内分泌功能,改善物质代谢,增强非特异性免疫功能等作用。

(1)调节神经内分泌功能:给幼龄雄性小鼠灌服左归丸水煎剂(每日1次,连续10d),结果左归丸组血清中睾酮含量显著高于对照组,睾丸和精囊腺的重量也较对照组显著增加。给幼龄雌性小鼠皮下注射左归丸注射液(每日1次,连续5d),给药鼠子宫的重量显著高于对照组。实验研究表明,左归丸对左旋单钠谷氨酸(MSG)造成下丘脑-垂体-肾上腺轴功能亢进的大鼠外周血中升高的肾上腺皮质激素、促肾上腺皮质激素(ACTH)及促肾上腺皮质激素释放激素(CRH)水平有降低作用,且呈一定的剂量依赖性,提示该药对 HPA 轴有一定的调节作用。

生地、龟甲能降低甲亢"阴虚"型大鼠及阴虚型甲亢病人血浆中 T_3、T_4 水平,改善阴虚及甲亢症状,提示该药对下丘脑-垂体-甲状腺轴系有一定调节作用。

临床研究表明,左归丸加减方对有卵巢功能障碍、子宫发育不良、外生殖器发育幼稚的无排卵性闭经、不孕等症的女性患者,有良好的治疗效果,服药后可出现排卵性月经,并能受孕。此结果也表明,左归丸对下丘脑-垂体-性腺轴系有一定的调节作用。

(2)对物质代谢的调节作用:左归丸的主药生地、枸杞子、龟甲等,对正常动物有促进同化作用,可使正常小鼠或雏鸡的生长加快、体重增加。对病理状态下异常亢进或异常降低的某些代谢过程,似有向正常水平转化的双向调节作用。

(3)增强机体非特异性免疫能力:左归丸能使 MSG 雄性大鼠缩小的胸腺体积、减轻的胸腺重量呈现不同程度的增加,使雄性大鼠脾脏 T 淋巴细胞对 Con-A 的刺激反应较模型组明显增强,表明左归丸能明显改善 MSG 大鼠的胸腺与淋巴细胞增殖反应的异常。左归丸还能增加正常小鼠脾脏重量,提高吞噬能力及肾阳虚大鼠的淋巴细胞转化率。

(4)防治骨质疏松:左归丸对去卵巢所致大鼠骨质疏松症具有一定的治疗作用,进一步研究发现,左归丸主要通过抑制 IL-1,IL-6 活性而起到防治绝经后骨质疏松症的作用。

【临床应用】用于真阴不足的男、女生殖系统疾病,慢性肾炎,神经衰弱,腰肌劳损及再生障碍性贫血等症。

【制剂与用法】水蜜丸,每10粒重1g。口服,每次9g,每日2次。

【注意事项】①脾虚便溏者慎用;②久服,可有脘闷、食少等症状出现,宜服理气药(陈

中成药药理学

皮、砂仁)以醒脾胃。

【备注】中医理论认为肾有两脏,左者属水,右者属火,又称"命门";而本方能滋养肾水阴精,故名左归丸。

金水宝胶囊(片、冲剂)

【处方】本品为发酵虫草菌粉(Cs-4)制成的硬胶囊。

本方主用于肺肾两虚、肾不纳气证。虫草菌粉味甘、益肾补肺、补精髓、熄风止痉、止咳化痰、止痛。方中虫草菌粉含核苷类(腺嘌呤、腺嘌呤核苷、尿嘧啶、次黄嘌呤核苷)、多糖、氨基酸、微量元素等,具有增加心肌供血、增强免疫、雄激素样作用等。

【性状】本品为硬胶囊,内容物为黄棕色至浅棕褐色的粉末,气香,味微苦。

【功能与主治】补益肺肾,秘精益气。用于肺肾两虚,精气不足,久咳虚喘,神疲乏力,不寐健忘,腰膝酸软,月经不调,阳痿早泄;慢性支气管炎、慢性肾功能不全、高脂血症、肝硬化见上述症候者。

【药理作用】主要有镇静、抗惊厥、降血脂、抗炎、镇咳祛痰、雄性激素样作用。

(1)镇静、抗惊厥:皮下注射给药,本品可使小鼠活动量减少,作用强度与剂量有关;且能增加氯丙嗪的镇静作用,拮抗苯丙胺的兴奋作用,明显延长戊巴比妥睡眠时间。对烟碱引起的小鼠痉挛及随之出现死亡的时间均明显低于对照组,能延长士的宁引起小鼠痉挛的潜伏期。

(2)降血脂:本品注射给药对正常小鼠、甲状腺加去甲肾上腺素造成应激状态高脂小鼠及高脂饲养造成的高脂血症小鼠都有降低血清和肝脏中的血浆总胆固醇、甘油三酯作用。

(3)镇咳祛痰:对氨雾致咳的小鼠有较强的镇咳作用,延长小鼠的咳嗽潜伏期,减少咳嗽次数,其作用强度接近可待因;明显增加大鼠气管分泌的痰液量,效果优于桔梗。对组胺致痉的离体豚鼠气管平滑肌有明显松弛作用。

(4)雄性激素样作用:给切除睾丸大鼠灌胃给药,可使包皮腺重量明显增加;精囊增加8%,前列腺重量增加约7%。

(5)对心血管的影响:对垂体后叶素引起的家兔心肌缺血及甲状腺素、去甲肾上腺素引起的大鼠应激性心肌梗死有保护作用;明显延长乌头碱诱发大鼠心律失常的诱发时间,缩短心律失常持续时间,且程度减轻。能降低小鼠的耗氧量,提高其常压耐缺氧能力(尤其心肌),明显延长缺氧小鼠生存时间。

(6)其他:实验研究证明,本品还有保护功能,抑制血小板聚集,抗衰老,降低正常动物体温,抵抗毛果云香碱引起的小鼠流涎作用,降低巴豆油引起的小鼠耳廓炎症肿胀程度,抑制小鼠移植性 Lewis 肺癌生长和自发肺部转移等作用。

【毒理研究】① 急性毒性:小鼠静脉注射虫草菌粉(29.0 ± 1.6)g/kg,腹腔注射(35 ± 1.2)g/kg,皮下注射(最大容量)80g/kg,无一死亡;② 慢性毒性:对大鼠喂养虫草菌粉(人用剂量的10倍)与对照组比较,对体重、心、肝、脾、肺、肾、睾丸等作病理形态学检查无明显差别;③ 亚急性毒性试验(大鼠和狗)也表明,给药组与对照组比较,无不良影响;④ 常规试验表明,本品无致畸胎危险和无明显致突变作用。

186

【临床应用】用于肺肾两虚、肾不纳气证的慢性支气管炎、支气管哮喘、慢性肾炎、慢性肾功能不全、高脂血症、性功能低下、心律失常(早搏,房室传导阻滞)、肝硬变、老年虚弱,肿瘤患者术后放疗、化疗。

【不良反应】个别患者饭前服用偶有胃部轻度不适感,但可自行消失,不影响继续用药。

【制剂与用法】胶囊剂,每粒装 0.33g。口服,每次 3 粒,每日 3 次;用于慢性肾功能不全者,每次 6 粒,每日 3 次。

【注意事项】脾虚便溏者忌服。素体脾胃虚弱者慎用。饭后服用。

参精止渴丸(降糖丸)

【处方】红参、黄芪、黄精、茯苓、白术、葛根、五味子、黄连、大黄、甘草。

本方主用于气阴不足证。方中黄芪补气健脾、生津止渴、升阳固表、利水,气旺则阴血自生,大补脾肺气以资气血生化之源;黄精益气养阴、健脾补肾、益精血;两药共为主药。辅以红参益气健脾、宁心安神;五味子敛阴生津、补肾固涩;白术益气健脾、渗湿。佐以茯苓健脾渗湿,术、苓合用,加强益气助运之力;黄连、大黄清热泻火、化湿滞;葛根解肌退热、生津止渴、升阳止泻。甘草益气生津、健脾和中、调和诸药,为使药。各药合用,共起益气养阴、生津消渴之功。

【性状】本品为黑色有光泽的水丸,除去包衣后显棕黄色;气香,味微苦。

【功能与主治】益气养阴,生津止渴。用于气阴两亏、内热津伤所致的消渴,症见少气乏力、口干多饮、易饥、形体消瘦;2 型糖尿病见上述证候者。

【药理作用】大鼠四氧嘧啶实验性高血糖模型实验研究结果表明,降糖丸具有降血糖作用,并有显著降低血清三酰甘油与血清尿素氮的效果。同时对糖尿病大鼠的饮水量及排尿量有相当明显的抑制作用。

【临床应用】主要用于糖尿病。

【制剂与用法】水丸,每 100 丸重 7g。口服,每次 10g,每日 2~3 次。

滋心阴口服液
《重楼玉钥》

【处方】麦冬、赤芍、北沙参、三七。

本方主用于心阴虚血瘀证。方中麦冬养心阴、清心、生津;北沙参养阴清肺,共为主药。辅以三七活血通脉、化瘀止痛。佐以赤芍散瘀止痛、清虚热。四药合用,共起滋养心阴、活血止痛之功。

【性状】本品为红棕色的澄清液体;气微香,味甜、味苦。

【功能与主治】滋养心阴,活血止痛。用于阴虚血瘀所致的胸痹,症见胸闷胸痛、心悸怔忡、无心烦热、夜眠不安、舌红少苔;冠心病、心绞痛见上述证候者。

【药理作用】主要有扩张冠脉,对实验性心肌缺血性损伤有保护作用,降低心肌耗氧量等作用。

麦冬含多种甾体皂苷,具有强心、抗心律失常的作用;北沙参含三萜皂苷、呋喃香豆精,具有强心、祛痰的作用,三七含人参皂苷类成分,具有增加冠脉流量、止血又有"活血"(抗凝血)、止痛的作用。

【毒理研究】① 急性毒性:给小鼠灌服滋心阴口服液 180g/kg(每日分 3 次给予)相当于成人临床用量的 250 倍,未见任何不良反应。② 长期毒性:给大鼠灌服 72g/kg(大剂量组),每日 1 次,连续 3 个月,结果大鼠活动、行为、体重、血常规及肝肾功能均无明显影响。

【临床应用】用于心阴虚血瘀证之冠心病、心绞痛及辅助治疗慢性肺源性心脏病。

【制剂与用法】口服液,每支装 10ml(含生药 12g)。口服,每次 10ml,每日 3 次。

【注意事项】防治冠心病要节食、运动、少吸烟饮酒,避免过度操劳与剧烈运动,经常保持身心舒畅。脾胃虚寒者忌用。

第五节 补阳中成药

补阳中成药主要适用于阳虚的病证。阳虚与内脏的关系,以心、脾、肾为主,主要包括肾阳虚、脾阳虚、心阳虚。有关补心脾阳虚的中成药,已在温里中成药中介绍,本节重点介绍治疗肾阳虚中成药。肾为先天之本,又为气之根,因此,阳虚证又多表现为肾阳虚,补阳药也多用于补肾阳。

肾阳虚的主要表现是全身功能衰退,一般症状有面色苍白、神倦畏寒、四肢不温、腰膝酸软、舌质淡白、脉沉而弱;如泌尿生殖功能受影响,则有阳痿、遗精,女子宫寒不孕、白带稀液、夜尿,小便清长或频数;如呼吸功能受影响则有喘嗽;如消化功能受影响,则有黎明泄泻、舌淡苔白、脉沉细、尺部尤甚等。

肾阳虚发生的机制十分复杂,至今还未完全弄清。中医认为"气"属于"阳",气虚与阳虚的性质有某些相同之处。根据临床观察和实验资料,一部分原因与内分泌功能和能量代谢的异常改变有关。肾阳虚病人的血清蛋白结合碘往往低于正常值(可能由于甲状腺功能不足)、24h 尿中 17-羟皮质类固醇测定值低于正常最低值(可能由于垂体-肾上腺皮质功能紊乱,兴奋功能降低)、体内糖分解率降低(可能由于能量代谢改变),而经补肾药治疗后,上述异常变化可逐渐恢复正常。此外,还发现补阳药能增强人体抵抗力(耐寒能力),这也符合中医临床以补阳药治阳虚(或气虚)见"寒象"者。

因此,可以认为,补阳药的作用机制大概包括以下几个方面:① 调节肾上腺皮质功能;② 调整能量代谢,使糖代谢合成加强;③ 滋养强壮,促进性腺功能;④ 促进生长发育;⑤ 增强机体抵抗力。

关于肾本质和肾阳虚的物质基础的研究,主要有以下几点:

(1)肾阳虚与肾上腺皮质功能的关系("异病同治"):我国早在 20 世纪 50 年代末,就组织起对"肾"本质进行研究。当时从"异病同治"的学术观点,发现在西医是全然不同的病种,按照统一的辨证标准,病人只要符合肾阳虚证,其反映肾上腺皮质功能的尿 17-羟皮质固醇值明显低下,经补肾治疗可以恢复正常。这一初步结论用于治疗隐性艾迪生病、预防哮喘季节性发病、为长期用激素的哮喘患者撤除激素、防治慢性气管炎、延缓衰老进展等均能提高疗效。

(2) 肾阳虚证的主要发病环节——下丘脑：研究者们在上述基础上，经过 20 年的努力，于 20 世纪 70 年代末采用"同病异证"组以及正常人组进行下丘脑-垂体及其所属 3 个靶腺轴功能的全套测定对比研究，结果发现肾阳虚证不仅是肾上腺皮质轴功能紊乱的表现，而且其他 2 个靶腺轴（甲状腺轴和性腺轴）也表现为不同环节、不同程度的功能紊乱，属于下丘脑-垂体及其靶腺轴的隐潜性变化，多靶腺轴的损害足以推论肾阳虚证的主要发病环节在下丘脑，也说明了肾阳虚"证"的物质基础之一。

(3) 以药物验"证"肾阳虚证的主要调节点：20 世纪 80 年代起，通过补肾和健脾的设想比较，观察到惟有补肾药才能提高下丘脑的双氢睾酮受体亲和力，说明补肾药可直接作用于下丘脑。20 世纪 90 年代起观察温肾主药附子有效成分乌头碱对正常大鼠下丘脑促肾上腺皮质激素释放因子（CRF）含量的影响，免疫组化方法亦见下丘脑室核 CRF 神经细胞及正中隆起神经纤维明显增多，无论是形态或功能都显示乌头碱可直接兴奋下丘脑 CRF 神经细胞，成为肾阳虚定位研究重要证据之一。进而在皮质酮大鼠模型（模拟肾阳虚）的对比实验中，显示惟有补肾药能明显提高已受抑制的皮质酮大鼠下丘脑 CRF mRNA 的表达量，其他方药（健脾、活血）则不能。因此，补肾对肾阳虚证的主要调节点可定位在下丘脑。当然，下丘脑还会受到更高级中枢及其他中枢的调节，补肾药有可能在一个更高的层次上调控着 CRF 基因的转录。

中医学里关于"补阳"这个概念，常用许多术语来诠释，例如"助阳"、"扶阳"、"壮阳"、"温肾"、"补肾"等，其实质都是一样的，主要是指补肾阳。

补阳中成药常由补阳药如附子、肉桂、杜仲、巴戟天、补骨脂、肉苁蓉、仙茅、淫羊藿、鹿茸、紫河车（胎盘）等为主，适当配伍利水、补阴药组成方剂，如锁阳固精丸、金匮肾气丸、右归丸等。

桂附地黄丸（口服液、胶囊、片、浓缩丸）
《金匮要略》

【处方】肉桂、附子（制）、熟地黄、山茱萸（制）、牡丹皮、山药、茯苓、泽泻。

本方用于肾阳不足证。腰为肾府，肾为先天之本，中寓命门之火。命门真阳即为肾间动气。肾阳不足，不能温养下焦，故腰痛脚软，身半以下常有冷感；肾阳虚弱，不能化气利水，水停于内，故小便不利，少腹拘急不舒；若肾虚不能约束水液，则小便多、水肿、痰饮、脚气或消渴等。治宜补肾助阳法。方中重用熟地滋阴补肾填精为主药。辅以山茱肉、山药补肝脾而益精血；附子、肉桂辛热助命门温阳化气，主辅相伍，补肾填精，温肾助阳，阴中求阳；用量上补肾药居多，温阳药较轻，取"少火生气"之意。佐以泽泻、茯苓利水渗湿泄泻，丹皮清泄肝火，三药于补中寓泻，使邪去则补得力，并防滋阴药之腻滞。各药合用，温而不燥，滋而不腻，助阳之弱以化水，滋阴之虚以生气，使肾阳振奋，气化复常，诸证自除。本方为补阳药与补阴药配伍，阴阳并补，而以补阳为主，共起补肾助阳之功；滋阴药之中配入少量肉桂、附子以温阳，旨在阴中求阳，少火生气。

【性状】本品为黑棕色的水蜜丸、黑褐色的小蜜丸或大蜜丸；味甜而带酸、辛。

【功能与主治】温补肾阳。用于肾阳不足，腰膝酸冷，肢体浮肿，小便不利或反多，痰饮喘咳，消渴。

【药理作用】 主要有降血糖、降血脂、抗动脉粥样硬化、增强免疫功能、改善内分泌、延缓衰老、利尿等作用。

(1) 降血糖：本方可改善老年大鼠或小鼠因老化而不断降低的糖同化功能,改善胰岛分泌胰岛素的作用。用本方饮片制成的散剂及组成该方的各种单味生药散剂对大鼠的链脲菌素糖尿病模型饮水量、排尿量及尿糖量均呈抑制作用,颗粒剂仅有抑制尿糖量作用。

(2) 降血脂及抗动脉粥样硬化：本方能降低鹌鹑食饵性高脂血症包括高甘油三酯和高胆固醇,有降低饲高胆固醇的 ddy 小鼠肝、心及主动脉脂质的倾向,对衰老的脂质代谢及长期投予乙醇所致的肝脂质代谢低下有明显改善作用。长期给药对高胆固醇的 ddy 小鼠主动脉钙、磷、镁含量及钙结合量还有降低倾向,同时降低其胶原量,说明本方具有防止动脉粥样硬化作用。

(3) 增强免疫：临床试验发现本方可使结核菌素反应增强,其生理盐水提取液对老年人淋巴细胞亚群的比例有调节作用,并能防止老年人 IgG 低下,使 IgM 上升及提高补体活性作用;体外实验见本方可提高小鼠巨噬细胞功能,使吞噬率和吞噬指数均高于对照组,并使溶血素抗体形成明显增加。

(4) 对内分泌的影响：改善垂体-肾上腺皮质功能,促进睾丸产生睾酮。

(5) 延缓衰老：有人通过动物实验认为,本方是以综合性效应作用于机体,对改善糖、蛋白质及脂肪代谢等作用复杂交织在一起,同时通过清除自由基和过氧化物作用,有效地发挥其抗衰老作用。

(6) 对心血管系统的影响：有强心、降低血压、改善末梢循环的作用。对糖尿病人的治疗中可见本方对微循环系统有较强的改善作用。进一步实验发现肉桂具有中枢性及末梢性扩血管作用,改善末梢血流量,改善感觉障碍。

(7) 改善肾功能及利尿作用：本方以成人用量的 10 倍喂大鼠 1 个月者尿量增加,尿中钠离子排泄增加,锌、镁、钙离子排泄无明显改变,血浆中离子均在正常范围内,分析本方其中地黄、泽泻、茯苓和附子均含有利尿成分。本方浸膏使 IgG 加速型小鼠肾毒性肾炎血清白蛋白升高,尿蛋白、血清尿素氮降低,同时可能通过降低血浆过氧化脂质的含量,改善肾组织病变。对尿素氮 $100 \sim 110 \text{mg/dl}$,肾功能全部丧失、四肢高度水肿及乏力的病人服本方后可见症状改善,尿素氮降至 25mg/dl,肾功能逐渐恢复。

【毒理研究】 用桂附八味丸浸膏粉与 5% 阿拉伯胶溶液制成的混悬液对大鼠作慢性毒性实验,以 40、200、1000mg/kg 剂量灌胃给药,观察 6 个月,结果对一般状态、体重、饮水量、进食量、末梢血象均无影响,主要脏器在肉眼和组织学上观察也未见异常。于1000mg/kg组的一些生化指标发生了变化,肺、肾、甲状腺、肾上腺、垂体湿重均比对照组低。结果提示,本方在常用量下从毒性学角度考虑是安全药物,而大剂量有使转氨酶、脱氢酶和中性脂肪上升之疑。

【临床应用】 用于肾阳不足证的泌尿生殖系统疾病,如慢性肾炎、前列腺肥大、老年性尿失禁、糖尿病、高血压、哮喘、慢性腰痛等症。

【不良反应】 ① 消化系统功能弱的病人服用本方可引起食欲减退或呕吐、腹泻,有的出现荨麻疹。这主要由地黄引起,以酒为引或许可以避免。② 有报道(1例)服用本药后引起过敏反应,表现为全身瘙痒,起红色斑丘疹,伴阵发性心悸(窦性心律不齐),停药后消失,再服药上述症状又出现,停药后又消失。

【制剂与用法】大蜜丸,每丸重9g;水蜜丸;小蜜丸。口服,水蜜丸每次6g,小蜜丸每次9g,大蜜丸每次1丸,每日2次。

【注意事项】如遇舌红苔少、咽干口燥属肾阴不足、虚火上炎者,忌用。孕妇禁服。过敏体质者慎用。因本药有肉桂、制附子,不适用于阴虚阳亢的糖尿病、慢性肾炎、高血压、心脏病等患者。

右 归 丸
《景岳全书》

【处方】熟地黄、附子(炮附片)、肉桂、山药、山茱萸(酒炙)、菟丝子、鹿角胶、枸杞子、当归、杜仲(盐炒)。

本方主用于肾阳不足、命门火衰证。肾为水火之脏,元气所聚,为元阳之根本。肾阳不足,命门火衰,不能温煦,甚则火不生土,影响脾胃的受纳与运化,故气衰神疲,畏寒肢冷,腰膝软弱,或饮食减少,大便不实;肾藏精,阳虚火衰,封藏失职,精关不固,或肾虚不能固摄,故阳痿、遗精、不育或小便自遗。治宜"益火之源,以培右肾之元阳"。方中附子、肉桂、鹿角胶培补肾之元阳、温里祛寒为主药。辅以熟地、山萸肉、枸杞子、山药滋阴益肾、养肝补脾、填精补髓,取"阴中求阳"之义。佐以菟丝子、杜仲补肝肾,健腰膝;当归养血和血,仍以温肾阳为主,妙在阴中求阳,使元阳得以归元,故名"右归丸",具有温补肾阳、填精益髓之功。

【性状】本品为黑色的大蜜丸;味甜。

【功能与主治】温补肾阳,填精止遗。用于肾阳不足,命门火衰,腰膝酸冷,精神不振,怯寒畏冷,阳痿遗精,大便溏薄,尿频而清。

【药理作用】主要有增强免疫、保护和调节脏腑功能、抗衰老等作用。

(1)增强机体免疫功能:用氢化可的松造成"阳虚"小鼠模型,致使免疫功能低下。右归丸能使降低的溶血空斑数明显提高,延长体外脾细胞存活率,表明右归丸能改善和调节B细胞功能,促进体液免疫。右归丸还能升高外周T细胞调节失衡的老年冠心病、高血压病患者的CD4/CD8比值。

(2)对实验性"肾阳虚"动物重要脏器的保护和功能调节作用:给小鼠长期注入大剂量氢化可的松,造成实验动物垂体肾上腺皮质系统功能抑制及机体"耗竭",使多系统器官受到损伤,其重要脏器(如肝、肾上腺、胸腺、脾脏)重量、结构和所含的部分酶系统活性、RNA,糖原量等发生变化。右归丸呈现如下作用:① 使肾阳虚小鼠重要脏器重量增加;②能保护肝细胞核的亚微结构,使RNA及葡萄糖-6-磷酸脱氢酶(G-6-PH)成分增多,同时也能使线粒体膜上的多种酶成分增多,提示本品对线粒体有恢复和再生作用,从而提高细胞氧化供能的能力,这可能是其纠正虚证的机制之一。

(3)调节性激素含量:右归丸对男性肾阳虚的血清睾酮含量降低者使之升高,血清雌二醇含量升高者使之降到正常水平;女性肾阳虚的血清睾酮值无明显变化,而血清雌二醇低于正常者能明显上升,这说明右归丸的作用机制与外源性性激素不同,主要在于改善机体功能,恢复下丘脑-垂体-性腺系统的正常分泌。

(4)抗衰老:① 对脑内单胺氧化酶(MAO)的影响:已知脑内MAO活力在老年呈增龄性线性升高,降低脑内MAO活力则可起到防老抗衰的作用。MAO分A、B两型,MAO-B

活性与衰老关系密切,脑内单胺类神经调节作用下降与 MAO-B 活性上升是引起脑功能衰退的主要原因之一。右归丸能使青、中、老龄的小鼠线粒体 MAO-B 活性明显降低,并使老龄组的酶活性降到青年组水平(差异显著)。② 对组织中羟脯氨酸、尿生化的影响:目前认为,衰老时,心肾组织的胶原蛋白含量增多,而胶原蛋白中羟脯氨酸含量高。右归丸使老龄小鼠肾羟脯氨酸降低,并使老龄大鼠心肌羟脯氨酸含量降至中年水平,并可使老龄大鼠尿蛋白降至青年期水平。由此可见,右归丸对心、肾组织老化有延缓作用。③ 右归丸能不同程度地提高老年大鼠海马 DG、CA1 和 CA3 分区低下的糖皮质激素受体 mRNA 的表达,进而改善海马对下丘脑-垂体-肾上腺轴的抑制性调控作用,以延缓机体衰老。

(5)调节血浆肾素活性和醛固酮含量:大鼠血浆肾素活性和血浆醛固酮含量随月龄增加而降低。右归丸使老龄组血浆肾素活性明显提高,对醛固酮无明显影响。

此外,实验还证明右归丸可使肾阳虚人鼠中脑中央灰质自发放电频率及其对刺激的反应均有恢复的趋势;并对脑内儿茶酚胺和促性腺激素释放激素含量和活性具有特异性调节作用。

【毒理研究】急性毒性:选健康小鼠,灌服右归丸煎液,每鼠给药量按体表面积折算为临床用药量的 180 倍,给药后连续观察 7d,动物的进食、活动及一般状况未见异常改变。

【临床应用】主用于肾阳不足、命门火衰证:① 性功能减退:见阳痿阴冷、腰膝酸软、耳鸣脱发、牙齿松动、畏寒肢冷、短气乏力、面色苍白、舌质淡胖、脉沉细弱者。② 辨证加减治疗:精子缺乏症、骨质疏松症、慢性支气管炎、坐骨神经痛、老年妇女赤白带过多等。③ 慢性肾炎(全身水肿、小便量少色清、脉沉细弱)及糖尿病,也有效验。

【制剂与用法】大蜜丸,每丸重 9g。口服,每次 1 丸,每日 3 次。

【注意事项】阴虚火旺者忌用;忌生冷饮食。

【备注】与左归丸比较,方中附子、肉桂、鹿角胶用来温补肾阳且比重较大;左归丸虽用鹿角胶,但比重较小,且又配用滋补肾阴作用较强的龟板胶,所以主要作用是补肾阴。

益肾灵颗粒(冲剂)

【处方】枸杞子、女贞子、附子(制)、芡实(炒)、车前子(炒)、补骨脂(炒)、覆盆子、五味子、桑椹、沙苑子、韭菜籽(炒)、淫羊藿、金樱子。

本方主用于肾阴阳两虚,精关不固证。肾虚则封藏失职,精关不固,故阳痿、少精、死精。治宜补肾涩精。方中沙苑子壮肾阳、益肾固精,为泄精虚劳要药;芡实、金樱子滋阴、益肾固精,芡实尚能补脾,三药合用,壮阳滋阴、益肾固精,共为主药。辅以补骨脂温肾壮阳、固精;淫羊藿补肾壮阳、强筋骨;枸杞子、女贞子滋阴、补肝肾、益精。佐以附子、韭菜籽温肾壮阳;覆盆子益肾涩精;五味子补肾益气、涩精止泻;桑椹补血生精、生津润燥。车前子清虚热渗湿,引药入肾,为使药。各药合用,共起壮肾阳滋肾阴、益肾固精之功。

【性状】本品为黄棕色的颗粒;味甜,微苦。

【功能与主治】益肾壮阳。用于肾亏阳痿、早泄、遗精、少精、死精等症。

【药理作用】主要有性激素样作用,对环磷酰胺病理模型的影响,调节中枢等作用。

(1)性激素样作用:① 雄性激素样作用:给幼龄雄性小鼠灌服本品,每日 20g/kg,连续14d 可明显促进睾丸的发育;并能使去势(睾丸)大鼠萎缩了的包皮腺、精液囊与前列腺明显增重,对后者影响更为突出;对提肛肌重量也有增加趋势,说明本品有较好的雄性激素样作用。

② 雌性激素样作用：菟丝子、覆盆子具有一定雌性激素样作用,使子宫增重和阴道上皮角化。

(2) 对环磷酰胺病理模型的影响：环磷酰胺长期给予小鼠可引起睾丸重量减轻,精子数量减少,精子活力下降,精子畸形增加。本品能明显增加该模型小鼠睾丸重量,成倍提高附睾精子数量及精子活动率,降低精子畸形率。环磷酰胺可使精原细胞及各级精母细胞数、核分裂率、精细胞及精子计数均降低,变性精子率增加,而本品能明显改善环磷酰胺对睾丸等组织的损害,提高核分裂率及精子计数,降低变性精子率。此外,本品还可使该模型动物血清睾酮及睾丸中锰、镍的含量明显增加。

(3) 中枢作用：本品可延长小鼠的戊巴比妥作用时间,表明其具有中枢抑制作用。本品中所含五味子可提高大脑调节功能。

(4) 促进物质代谢：五味子、枸杞子、菟丝子、芡实、补骨脂、桑椹可影响糖代谢,改善机体对糖的利用,枸杞子具有生长刺激作用,使幼年动物体重增加。

(5) 影响植物神经功能：五味子能明显增强胆碱能神经系统作用,并能增加利血平的作用。枸杞子、车前子亦有明显的拟胆碱作用。

【临床应用】主要用于肾阳不足、肝肾阴虚所引起的病证,如遗精、阳痿、早泄、男性不育等。

【制剂与用法】颗粒剂,每袋装 20g。开水冲服,每次 1 袋,每日 3 次。

【注意事项】忌生冷辛辣刺激食物,节制房事。肝郁不舒而引起的阳痿不宜使用。湿热之体或外感热病者忌服。

锁阳固精丸
《济生方》

【处方】锁阳、肉苁蓉(蒸)、巴戟天(制)、补骨脂(盐炒)、菟丝子、杜仲(炭)、鹿角霜、熟地黄、山药、茯苓、山茱萸、泽泻、牡丹皮、知母、八角茴香、韭菜籽、芡实、莲子、莲须、牡蛎(煅)、龙骨(煅)、黄柏、牛膝、大青盐(24 味)。

本方主用于肾阳不足或肾虚,精关不固证。肾阳不足或肾虚则封藏失职,精关不固,故遗精滑泄,阳痿;阳痿精亏则气弱,故神疲乏力;腰为肾之府,耳为肾之窍,肾精亏虚,则腰痛耳鸣诸症即起。治宜补肾固精。方中锁阳、肉苁蓉、巴戟天、补骨脂温肾壮阳、益精血、固精为主药。辅以芡实、莲子益肾固精且补脾气,莲子尚能交通心肾;菟丝子、韭菜籽、鹿角霜温补肝肾、益精血、助阳固精;熟地、知母、山茱萸、山药滋阴补肾、养肝补脾、益精血,意在"阴中求阳",补而不燥。佐以杜仲、牛膝补肝肾、强腰膝、活血脉;泽泻、茯苓补脾肾、渗湿浊,黄柏燥湿泻火,丹皮清泻肝火,使温而不燥、滋而不腻、邪去则补得力;龙骨、牡蛎固涩止遗,莲须收敛固精,八角茴香温阳散寒、理气止痛。大青盐益精气,引药下行入肾为使药。诸药合用,以温肾壮阳为主,肝脾肾阴阳兼顾,使元阴归元、精关得固,共起补肾壮阳、固精止遗之功。

【性状】本品为棕褐色至黑褐色的水蜜丸或大蜜丸;气微,味苦。

【功能与主治】温肾固精。用于肾阳不足所致的腰膝酸软、头晕耳鸣、滑精早泄。

【药理作用】主要有增强肾上腺皮质功能,促进性腺机能,促进精液生成与分泌,增强机体免疫等作用。

(1) 增强肾上腺皮质功能：巴戟天、锁阳、鹿角霜等药具有兴奋肾上腺皮质系统,增强肾上腺皮质功能。

（2）促进性腺功能：巴戟天、锁阳、肉苁蓉、杜仲等药能促进性腺功能，鹿角霜、补骨脂、菟丝子等药具有性激素样作用。

（3）促进精液生成与分泌：鹿角霜、锁阳、补骨脂、菟丝子具有促进精液生成与分泌的作用。

（4）抗菌、抗炎：补骨脂、杜仲、熟地黄等药，具有抗菌作用；知母、黄柏、丹皮等药具有抗菌、抗炎作用。

（5）增强免疫功能：锁阳、菟丝子、杜仲、熟地黄、山药、茯苓等具有增强机体免疫功能的作用。

【临床应用】用于肾阳不足或肾虚，精关不固证的性功能减退、慢性前列腺炎、遗精、早泄以及男性不育、女性不孕症等。

【制剂与用法】水蜜丸每 100 丸重 10g；大蜜丸每丸重 9g。口服，水蜜丸每次 6g，大蜜丸每次 1 丸，每日 2 次。

【注意事项】① 湿热下注或相火妄动而致遗精者不宜用；② 节制房事。

五子衍宗丸（片、口服液、软胶囊）
《证治准绳》

【处方】枸杞子、菟丝子(炒)、覆盆子、五味子(蒸)、车前子(盐炒)。

本方主用于阴阳两虚证之不育病。方中枸杞子滋阴养肝，益精血，为主药。辅以菟丝子补阳，养肝肾，益精髓。佐以覆盆子涩精缩便；五味子滋肾固精，止泄安神；车前子清热益阴，利水通淋。五药合用，共奏滋肾壮阳、补肾益精之功。

【性状】本品为棕褐色的水蜜丸、棕褐色的小蜜丸或大蜜丸；微甜、酸、微苦。

【功能与主治】补肾益精。用于肾虚精亏所致的阳痿不育、遗精早泄、腰痛、尿后余沥。

【药理作用】主要有抗疲劳、增加性功能等作用。

（1）抗疲劳：本品可明显延长小鼠低温下游泳的时间。

（2）雄性激素样作用：给摘除双侧睾丸的雄性大鼠（阳虚模型），连续灌胃 14d（每天 1 次），于末次给药后 30min 击头处死，与空白对照组比较，有明显升高阳虚大鼠前列腺、精囊及包皮腺重量指数的作用。

（3）缩短阴茎勃起潜伏期：在摘除双侧睾丸的阳虚模型大鼠，每天灌服本品 1 次，连灌两周，于末次给药 30min 后进行阴茎勃起试验，电流强度为 4mA，与空白对照组比较，可明显增加大鼠对电刺激的感受兴奋性，即大鼠阴茎勃起潜伏期明显缩短。

（4）提高雄性小鼠性活动能力：小鼠灌胃给药，每天 1 次，共 7 次，于末次给药后 30min 进行试验，将小鼠按比例（雌：雄为 2：1）随机合笼，于安静暗室中观察，与空白对照组比较，给药组小鼠交配及骑跨次数明显增加。

（5）提高大鼠精子数及活动能力：大鼠灌胃给药，每天 1 次，连续 10d，于末次给药后 30min，将动物击头处死，进行精子数及活动能力的测定，与空白对照组比较，大鼠精子数及活动能力均明显增加。

（6）改善记忆：临床研究表明，加味五子衍宗颗粒可提高轻度认知障碍患者的记忆商，对指向记忆、联想学习、图像自由回忆、无意义图形再认、人像特点联系回忆均有明显提高作用；CT 检测证明加味五子衍宗颗粒可使轻度认知障碍患者的海马指数和颞角宽度变小。

（7）抗老年线粒体 DNA 氧化损伤：临床研究发现，五子衍宗丸可提高老年男性外周血白细胞线粒体呼吸链酶复合体Ⅰ、Ⅳ活力，减少线粒体 DNA 缺失；动物实验发现，五子衍宗丸及其拆方的枸杞子、菟丝子可减少老年大鼠脑组织线粒体 DNA 缺失，提高鼠脑线粒体呼吸链复合酶Ⅰ、Ⅳ活力和脑线粒体 ATP 的合成。

（8）降血糖：本品对正常小鼠血糖无明显影响，但能抑制四氧嘧啶诱导的小鼠血糖升高，并有减少糖尿病小鼠死亡的趋势，对血清胰岛素水平无明显影响。能显著提高链脲佐菌素诱导糖尿病大鼠肝糖原含量，促进肝糖原恢复至正常水平，但不能提高血清胰岛素水平。

（9）降血脂：本品对糖尿病合并高脂血症大鼠能显著降低血中胆固醇水平，对甘油三酯也有降低作用。能明显防止乙醇性肝损伤大鼠模型的血清总胆固醇的降低及血清和肝内甘油三酯的升高，减轻肝脂变及肝组织坏死。这提示本品能纠正肝内脂质，特别是甘油三酯的代谢紊乱。

【毒理研究】长期毒性：五子衍宗丸低、中、高剂量组分别按 15g/kg、30g/kg、60g/kg 剂量灌胃给药，连续 8 周。用药后各组动物一般状况良好，用药组与对照组体重增长情况无显著差别；各组动物主要脏器指数、肉眼及病理组织学检查均未见明显改变；各组大鼠血象、肝肾功能均在正常范围内，且用药组与对照组间无明显差异。结果表明，五子衍宗丸临床应用是安全的。

【临床应用】主要用于阴阳两虚证之阳痿及肾虚腰痛，遗精及男性不育症。以五子衍宗丸为基本方辨证加味治疗男性不育症 336 例，治愈 265 例，有效 31 例，无效 40 例，总有效率 88%。

【制剂与用法】水蜜丸；小蜜丸；大蜜丸，每丸重 9g。口服，水蜜丸每次 6g，小蜜丸每次 9g，大蜜丸每次 1 丸，每日 2 次。

【注意事项】感冒患者暂停服用。过敏体质者慎用。忌食生冷辛辣及刺激性食物。

【备注】本品虽为男子不育而设，主要是针对肾阴不足而致不育症，故对肾阴不足之妇女不孕症同样有效。

男宝胶囊

【处方】鹿茸、海马、阿胶、牡丹皮、黄芪、驴肾、狗肾、人参、当归、杜仲、肉桂、枸杞子、菟丝子、附子、巴戟天、肉苁蓉、熟地黄、茯苓、白术、山茱萸、淫羊藿、补肾脂、覆盆子、葫芦巴、麦冬、锁阳、仙茅、川续断、牛膝、玄参、甘草。

本方主用于肾阳不足、精血亏虚证。方中驴肾与狗肾配以鹿茸、海马、淫羊藿、巴戟天、仙茅等补肾壮阳、益精血；人参大补元气、健脾宁心，气旺阴血自生；当归养血活血，与阿胶、熟地等相配，滋阴益肾、养血、填精补髓；肉桂、附子温肾助阳、引火归源；补骨脂等温肾暖脾、涩精止泻；杜仲等补肝肾、健腰膝；茯苓健脾利水渗湿；牡丹皮清泄肝火，使邪去则补得力；甘草益气健脾，调和诸药。各药合用，共起补肾壮阳、益精养血之功。

【性状】本品为胶囊剂，内容物为暗褐色粉末；味微咸，气微弱。

【功能与主治】壮阳补肾。用于肾阳不足引起的性欲淡漠，阳痿滑泄，腰腿酸痛，阴囊湿冷，精神萎靡，食欲不振等症。

【药理作用】主要有雄性激素样作用,改善精液异常,增强机体免疫功能等作用。

(1)雄性激素样作用:给小鼠灌服男宝水混悬液(15%,0.5ml/只)连续给药10d;所得结果表明,给药组小鼠睾丸、前列腺重量显著地重于空白对照组。另有实验结果表明,男宝可使精囊重量也显著增加,并能促进睾丸 DNA 的合成。

(2)改善精液的异常:男宝对精子的质和量都有较好的改善作用。① 提高雄性小鼠的生育力;② 可促进精子的生成,在一定范围内,给药时间越长,剂量越大,生成的精子数越多;③ 提高小鼠附睾尾精子的活动百分率,即提高精子的活动力;④促进生精细胞增生。

(3)增强机体免疫功能:实验研究结果表明,男宝可显著提高小鼠淋巴细胞转化能力,并能促进血清蛋白合成,但对外周免疫器官并未见亢进性增大。所以推论,男宝对免疫系统的影响可能来自免疫中枢器官的作用,有人认为这些可能与中医"固本益髓、祛风补气"作用有关。

(4)促进肝、脾 DNA 的合成,改善肝、脾功能。

此外,日本学者还认为男宝具有抗疲劳、抗氧化、抗炎、抗应激、抗溃疡等作用。

【毒理研究】毒性试验:雄性小鼠 10 只,每次灌胃 7.0g/kg,观察 1 周,无 1 例死亡,表明 LD_{50} 在 7.0g/kg 以上。

【临床应用】主用于肾阳不足、精血亏虚证所致男性性功能减退(性欲下降、遗精阳痿、早泄)及精液异常("精冷")。

【制剂与用法】胶囊剂,每粒装 0.3g。口服,每次 2～3 粒,每日 2 次,早晚服。

【注意事项】服药期间忌食生冷食品,节制房事。阴虚阳亢者慎用。

至宝三鞭丸(酒、胶囊)

【处方】鹿鞭、海狗鞭、狗鞭、蛤蚧、海马、鹿茸、人参、肉桂、沉香、龙骨、阳起石、覆盆子、补骨脂(炒)、桑螵蛸(炒)、菟丝子(蒸)、远志、炙淫羊藿、蛇床子、牛膝、花椒(炒)。

本方主用于肾阳不足、精血亏虚证。方中三鞭(海狗鞭、梅花鹿鞭、广狗鞭),并配以鹿茸、海马、蛤蚧、巴戟天、淫羊藿等补肾壮阳、益精血;人参、黄芪等补元气、健脾宁心,且气旺阴血自生;首乌、山茱萸等滋阴补肾、养肝、益精血填髓、固精;肉桂等温肾助阳、引火归元;杜仲等补肝肾、健腰膝。各药合用,共起补肾壮阳、养血生精、益气健脾之功。

方中人参含人参皂苷、多糖、氨基酸,具有兴奋中枢神经系统、强心、增强免疫功能的作用;黄芪含黄酮类成分、皂苷,具有促进造血、提高免疫功能的作用,鹿茸含脑素、雌酮、多种氨基酸,具有促进蛋白质、核酸合成,提高性腺功能,促进雄性激素合成的作用;巴戟天含氨基酸、黄酮类,具有提高卵巢受体对黄体生成素的反应性、促肾上腺皮质激素样的作用;淫羊藿含淫羊藿苷,具有增强性腺功能的作用。全方主要具有提高机体免疫功能、增强性腺兴奋性等作用。

【性状】本品为黑褐色的浓缩丸或大蜜丸;气辛香,味甘、微苦。

【功能与主治】补血生精,健脑补肾。用于体质虚弱,阳痿遗精,未老先衰,神经衰弱,腰背酸痛,用脑过度,贫血头晕,心脏衰弱,惊悸健忘,自汗虚汗,畏寒失眠,面色苍白,气虚食减等症。

【药理作用】主要有增强免疫、性激素样作用、镇静催眠、抗疲劳等作用。

(1)增强免疫:① 增强巨噬细胞吞噬能力:可促进小鼠腹腔巨噬细胞吞噬百分率和吞噬指数,对氢化可的松致巨噬细胞吞噬功能降低有促进恢复作用;② 提高溶血素水平。

(2)性激素样作用:连续给予莱亨雏鸡至宝三鞭丸 11d,鸡冠生长明显加快;至宝三鞭丸还有延缓成年去势鸡鸡冠退萎的作用;并对摘除卵巢小鼠,可延缓其子宫萎缩,改善子宫血液供应。

(3) 镇静、催眠:用戊巴比妥钠阈下剂量试验法,测得至宝三鞭丸对小鼠有一定镇静、催眠作用。

(4) 抗疲劳:可延长老年小鼠的游泳时间,但对青年小鼠无影响。

(5) 减少组织内色素颗粒:以组织内色素颗粒的数量为抗衰老的指标,给老龄鼠每日灌胃 2.5% 至宝三鞭丸(0.5ml/只),2 周后,脾脏组织色素颗粒少而分散。

【毒性研究】本药日用量的 200 倍和 400 倍灌胃于小鼠,连续 3d,观察一周,无异常现象;另取小鼠,用等量的 1%、2.5% 和 5% 至宝三鞭丸浸液灌胃,持续 22d,动物吃食活动均无异常现象。

【临床应用】① 阳痿、遗精、腰膝酸软等症;② 气血两虚,脾虚肾阳不足所致头晕、耳鸣、心悸、气短、健忘、失眠;③ 神经衰弱、脑功能减退。

【制剂与用法】浓缩丸,每粒重 0.2g;大蜜丸,每丸重 6.25g。口服,浓缩丸每次 8 粒;大蜜丸每次 1 丸,每日 1 次。早饭前或临睡前用温开水送服。

【注意事项】本药对肾阴亏损、虚火内生的早泄和遗精不尽相宜;服药期间忌食萝卜及生冷食物。

【备注】有人用本品给哮喘(过敏性支气管哮喘)患者服用,可延缓哮喘发作,共观察 21 例,效果满意。用法是每年秋季天气转冷时开始服用。

龟龄集(酒)
《集验良方》

【处方】本品为人参、鹿茸、海马、枸杞子、丁香、穿山甲、雀脑、牛膝、锁阳、熟地黄、补骨脂、菟丝子、杜仲、石燕、肉苁蓉、甘草、天冬、淫羊藿、大青盐、砂仁等药味经加工制成的胶囊。

本方主用于肾亏阳弱、精血亏虚证。方中人参补中益气、养心益智、气旺则阴气自生。鹿茸、海马温肾壮阳、益精补血,三药合用,益气养血,补肾益精为主药。辅以蚕蛾补肝益肾、壮阳涩精;雀脑、锁阳温肾壮阳,益精血;补骨脂温肾暖脾,涩精止泻;熟地、枸杞子滋阴益肾、养肝补脾、填精补髓。佐以石燕、肉苁蓉、淫羊藿温肾壮阳;菟丝子、杜仲、牛膝补肝肾、通经络、强腰膝,菟丝子尚能涩精止泻;天冬滋阴敛液,壮水以济火;砂仁化湿开胃、理气止泻;丁香补肾助阳、温中降逆;大青盐益精气,引药下行入肾;甘草补中益气、健脾和中、调和诸药,共为佐使之药。各药合用,共起益肾补阳、补精养血之功。

【性状】本品为硬胶囊,内容物为棕褐色的粉末;气特异,味咸。

【功能与主治】强身补脑,固肾补气,增进食欲。用于肾亏阳弱,记忆减退,夜游精溢,腰疲腿软,气虚咳嗽,五更溏泄,食欲不振。

【药理作用】主要有增强记忆,抗疲劳,增强蛋白质、核酸代谢及雄性激素样等作用。

(1) 增强记忆:龟龄集散剂和酒剂配成水混悬液,给小鼠灌胃,每日 1 次,每次0.5ml(20mg);连续 7d,可使小鼠迷宫觅食时间明显缩短,表明龟龄集可提高动物的识别记忆能力。

(2) 镇静:另一方面,龟龄集酒与戊巴比妥有协同作用,可显著增加小鼠的入睡率及睡眠时间。

（3）抗疲劳及增强耐缺氧能力：给小鼠灌胃龟龄集散剂和酒剂（配成水混悬液），剂量同上述，连续 7d，可使负重游泳时间明显延长。耐缺氧试验表明，小鼠耐缺氧的存活率明显提高。

（4）增强蛋白质、核酸合成：给小鼠灌服龟龄集，每天 1 次，连续 7d，小鼠肝组织核酸及蛋白质含量均有增加，其中以蛋白质增加最为明显。对于四氯化碳中毒后的小鼠，本品也能使其肝脏内 RNA 及蛋白质含量增加，并能抑制血清谷丙转氨酶的升高，呈现抗肝损伤作用。

（5）雄性激素样作用：① 对去势小鼠连续灌服龟龄集混悬液，每天 1 次，共 14d，可明显增加精囊腺重量；② 对"阳虚"小鼠龟龄集能显著增加氢化可的松所致的肾上腺、精囊腺重量（减轻），明显提高血清睾酮含量。

（6）肾上腺皮质激素样作用：① 给小鼠灌胃龟龄集混悬液，连续 10d（每天 1 次），可显著提高小鼠血浆皮质醇含量，明显对抗蛋清性炎症肿胀（抑制率达 54.8%）；② 给大鼠连续灌服龟龄集混悬液 10d（每天 1 次），能明显降低肾上腺中维生素 C 的含量，提示有增强肾上腺皮质功能的作用。

（7）增强免疫：① 龟龄集酒（10mg/ml），给小鼠灌胃 0.5ml/只，每天 1 次，连续 7d，可显著增加小鼠腹腔巨噬细胞的功能；对肝、脾、肺三种脏器吞噬细菌能力有显著刺激作用，对小鼠溶血抗体的产生有显著促进作用。② 龟龄集酒剂量分别为 0.25、1.25、2.5、5、10、20mg/只，给小鼠灌胃，每天 1 次，连续 7d，结果表明各种剂量均有促进免疫功能的作用。

（8）抗衰老：龟龄集能明显提高老年小鼠超氧化物歧化酶（SOD）和谷胱甘肽过氧化物酶（GSH-Px）的含量，减少丙二醛（MDA）含量，还能增加老年小鼠单胺类神经递质（去甲肾上腺素、多巴胺）的含量，表明龟龄集有抗衰老作用。另有实验表明，龟龄集可延缓神经元的衰老，防止脊髓灰质内和海马结构内突触小泡蛋白的丢失，增强动物肢体感觉的灵敏性、活动的灵活性及改善学习记忆功能；还可防止小脑皮质内突触素的丢失。

（9）降血脂：龟龄集可以显著降低注射外源性胰岛素所致实验性高胰岛素血症大鼠血清 TG 水平，提高 HDL-ch 水平，使血清睾酮（T）水平升高，E_2/T 比值降低，同时显著降低血清胰岛素水平，提高胰岛素敏感性。

【毒理研究】以成人用量约 100、200、1000、1500 倍的龟龄集给小鼠灌胃，除 1500 倍剂量组动物躁动不安，呼吸急、喘、促，但不久即转为安静外，其余各组均未见异常，观察 3d，未见死亡。

【临床应用】用于肾亏阳弱、精血亏虚证的老年性贫血、原发性肾病综合征、慢性呼吸道疾病（慢性支气管炎、支气管扩张、支气管哮喘、慢性间质性肺炎）、老年肾虚泄泻、便秘。也可用于治疗痛经、滑胎、崩漏及不孕等，均有肯定疗效。

【制剂与用法】胶囊剂，每粒装 0.3g。口服，每次 0.6g，每日 1 次，早饭前 2 小时用淡盐水送服。

【注意事项】① 龟龄集酒系龟龄集药粉、熟地黄、肉苁蓉、薄荷水、冰糖、汾酒工艺白酒，以热回流和致冷工艺制成，含醇量 38°～42°。低度龟龄集酒含醇量 28°～32°。② 忌生冷、刺激性食物；孕妇禁用；伤风感冒时停服。

龟鹿二仙膏
《医便》

【处方】龟板、鹿角、党参、枸杞子。

本方主用于真元虚损、精血不足证。气血生化于脾肾,精血生化于肝肾,人体只有气血不亏、精血无损,才能精力充沛。若先天肾精不足,真元虚损,后天脾胃失养或病后失调,导致阴阳精血不足,则身体消瘦、腰膝酸软、两目昏花、阳痿遗精、久不孕育。治宜填精补、益气养血、阴阳并补。方中鹿角胶温肾壮阳、益精补血;龟甲填精补髓、滋阴养血,二味合用、峻补阴阳以生气血精髓,共为主药。辅以党参补后天脾胃之中气;以增强生化气血之源;枸杞子益肝肾,补精血以助龟、鹿之功。四味合用,阴阳并补、气血兼顾,共起滋阴填精、益气壮阳之功,能益寿延年、生精种子。

【**性状**】本品为红棕色稠厚的半流体;味甜。

【**功能与主治**】温肾益精,补气养血。用于久病肾虚,腰酸膝软,精血不足,遗精阳痿。

【**药理作用**】本品主要有补肾壮阳、增强免疫功能、促进造血功能及降血脂等作用。

(1)补肾壮阳作用:龟鹿二仙膏能明显增加未成年小鼠、大鼠和去势大鼠包皮腺、精液囊和前列腺重量,升高去势雄性大鼠血清睾酮水平和肾阳虚小鼠血中 cAMP、cGMP 含量及脾细胞脱氧核糖核酸合成率;能防治肾阳虚小鼠附性器官萎缩;能提高去势大鼠阴茎电刺激兴奋性;明显缩短大鼠交配扑捉和射精潜伏期,20min 内的扑捉和射精次数增加,扑捉率和交配率增加。

(2)抗辐射和免疫增强作用:龟鹿二仙膏对受 γ-射线照射(^{60}Co-γ)小鼠体重、睾丸、附睾、脾脏、胸腺具有明显保护作用,明显升高受照射小鼠血象和骨髓细胞数,增强自然杀伤细胞的活性,提高脾淋巴细胞、巨噬细胞和炭粒吞噬功能。

(3)促进造血功能作用:龟鹿二仙膏对小鼠失血性贫血、辐射性贫血和化学性(环磷酰胺)贫血具有明显升高红细胞、白细胞、血小板和血红蛋白作用;能明显刺激正常和辐射小鼠骨髓造血干细胞增殖。

(4)抗衰老作用:龟鹿二仙膏明显提高老龄小鼠红细胞中过氧化物歧化酶(SOD)含量;显著降低老龄小鼠血中过氧化脂质(LPO)和尾腱中羟脯氨酸含量;延长老龄小鼠游泳和耐缺氧时间及东莨菪碱、亚硝酸钠和乙醇诱发的小鼠记忆障碍潜伏期;缩短 D-半乳糖所致衰老小鼠跳台潜伏期;升高脑内 SOD 活性,降低丙二醛含量。

(5)降血脂:给正常饮食小鼠和高脂血小鼠服用龟鹿二仙膏,对前者可降低血清胆固醇,后者除降低胆固醇外,还降低甘油三酯。

【**临床应用**】用于真元虚损、精血不足证所致全身瘦弱、阳痿遗精等。

【**制剂与用法**】膏剂。口服,每次 15~20g,每日 3 次。

【**注意事项**】脾骨虚弱者慎用。

【**备注**】古人论:"鹿得天地之阳气最全,善通督脉,足于精者,故能多淫而寿;龟得天地之阴气最厚;善通任脉,足于气者,故能伏息而寿。人参为阳,补气中之精;枸杞为阴,清神中之火。是方也,一阴一阳无偏胜之优;人气入血,有和平之美,由是精生而气旺,气旺而神昌,庶几龟鹿之年矣,故曰二仙。"本品又名龟鹿参杞膏,为滋养阴阳气血之剂,既补肝肾之亏损,又益脾胃之不足。

现将补益中成药的主要药理作用及临床应用小结于表 2-26-1 中。

表2-6-1　补益中成药的主要药理作用及临床应用

药名	神经系统			内分泌			物质代谢			抗过氧化	免疫功能	强心	心血管				血液		消化系统			临床应用
	大脑皮层	副交感	递质	肾上腺皮质	甲状腺	性腺	蛋白质合成	血糖	血脂				抗休克	扩张血管	改善微循环		促进造血	抗凝	平滑肌	抗溃疡	护肝	
四君子丸	+			+			+	↓			+		+				+		±	+	+	溃疡病、慢性消化不良、慢性胃炎、肠炎、慢性肝炎、贫血
补中益气丸	+						+				+	+	+				+		+	+	+	扩脏下垂、慢性胃炎、慢性肝炎、慢性腹泻、贫血
参苓白术散				+						+	+	+					+		+	+	+	慢性腹泻、慢性结肠炎、慢性肾炎、慢性肝炎
生脉饮				+			+			+	+	+	+	+	+	+		+	±	+	+	休克、心肌梗死、心绞痛、心律失常、肺心病、肾炎慢性炎症、妇科病
人参健脾丸	+			+	+		+		+		+								+	+	+	厌食症、消化不良性腹泻、慢性胃肠炎、胃纳功能紊乱
参芪丸							+			+	+						+		+	+		慢性贫血、慢性肝炎、血球蛋白比例倒置、消化功能紊乱
刺五加片					−				→		±			+	+							月经衰弱、慢性气管炎、低血压、脑梗死
四物合剂	±				−			→			+		+	+	+			+				月经不调、痛经、闭经、子宫出血、贫血
归脾丸											+		+				+					月经衰弱、贫血、功能性子宫出血、伤综合征
生血丸										+	+			+	+		+					原发性再生障碍性贫血、放疗、化疗所致白细胞减少症及其他原因所致白细胞减少
阿胶											+		+	+	+		+					缺铁性贫血、再生障碍性贫血、上消化道出血、血小板减少性紫癜、慢性溃疡性结肠炎

续表

药名	神经系统 大脑皮层	神经系统 副交感神经速质	内分泌 肾上腺皮质	内分泌 甲状腺	内分泌 性腺	物质代谢 蛋白质合成	物质代谢 血糖	物质代谢 血脂	物质代谢 抗过氧化	免疫功能	强心	心血管 抗休克	心血管 扩张血管	心血管 改善微循环	血液 促进造血	血液 抗凝	消化系统 平滑肌	消化系统 抗溃疡	消化系统 护肝	临床应用
当归养血丸										+					+					气血两虚证之月经不调与不孕症
血宝胶囊										+					+					再生障碍性贫血
鸡血藤片			+					→							+					贫血,多发性神经炎,关节炎,白细胞减少
八珍丸	+					+					+				+				+	贫血,慢性肝炎,神经衰弱,病后虚弱
十全大补丸	+					+			+	+										低蛋白血症,白细胞减少症,抗癌辅助治疗及防治化疗不良反应
人参养荣丸									+	+					+					缺铁性贫血,神经官能症,神经衰弱,低血压
河车大造丸								+		+					+					肾阴阳不足,气血两虚证之再生障碍性贫血,咳喘,男性不育
参杞片										+	+									气虚,肝肾不足所致头晕目眩,耳鸣耳聋,腰膝酸软者
芪枣冲剂										+										白细胞减少症及预防白细胞减少症,心病,慢性肝炎,慢性支气管炎等
乙肝扶正胶囊										+									+	肝肾两虚证候的乙型肝炎
六味地黄丸				−			→	→		+										甲状腺机能亢进,高血压,糖尿病,慢性胃炎,神经衰弱,慢性肾炎
大补阴丸							→			+										结核病,更年期综合征,肾盂肾炎,糖尿病
左归丸	±		±							+										慢性肾炎,慢性肝炎,贫血,神经衰弱

续表

药名	药理作用																				临床应用
	神经系统			内分泌			物质代谢			抗过氧化	免疫功能	心血管				血液		消化系统			
	大脑皮层	副交感	递质	肾上腺皮质	甲状腺	性腺	蛋白质合成	血糖	血脂	抗过氧化	免疫功能	强心	抗休克	扩张血管	改善微循环	促进造血	抗凝	平滑肌	抗溃疡	护肝	
金水宝胶囊	+			+		+			↓	+	+						+				慢性支气管炎、支气管哮喘、慢性肾炎、慢性肾功能不全、高脂血症、性功能低下、心率失常
参精止渴丸								↓	↓												糖尿病
滋心阴口服液												+		+	+						心阴虚证之冠心病、治疗慢性肺原性心脏病
桂附地黄丸								↓	↓		+	+			+						慢性肾炎、前列腺肥大、老年性尿失禁、哮喘、高血压、慢性腰痛
右归丸				+		+		↓		+	+									+	性功能减退、骨质疏松症、慢性支气管、老年妇女赤白带过多、慢性肾炎
益精灵冲剂			+			+															遗精、阳痿、早泄、男性不育
锁阳固精丸				+		+					+										肾阳不足或肾虚、精关不固证的性功能低昌、慢性前列腺炎、遗精、早泄以及男性不育、女性不孕症
五子衍宗丸	+					+				+											阳痿、遗精、男性不育

续表

药名	药理作用																				临床应用
	神经系统			内分泌			物质代谢				免疫功能	心血管				血液		消化系统			
	大脑皮层	递质	副交感	肾上腺皮质	甲状腺	性腺	蛋白质合成	血糖	血脂	抗过氧化		强心	抗休克	扩张血管	改善微循环	抗凝	促进造血	平滑肌	抗溃疡	护肝	
男宝胶囊						+	+			+	+										肾阳不足、精血亏虚证所致男性性功能减退(性欲下降、遗精阳痿、早泄)及精液异常("精冷")
至宝三鞭丸						+	+			+	+										阳痿、遗精、腰膝酸软等症;气血两虚,脾虚肾阳不足所致头晕目眩,心悸、气短、健忘、失眠;神经衰弱、脑功能减退。
龟龄集	+			+		+	+		↓	+	+										老年性贫血、原发性肾病综合征、慢性呼吸道疾病、滑胎、崩漏、痛经及不孕
龟鹿二仙膏						+	+		↓	+	+						+				真元虚损、精血不足证所致全身瘦弱、阳痿遗精

+示增强作用;±示双向调节作用。

203

【参考文献】

1. 邹节明,张家铨.中成药的药理与应用.上海：复旦大学出版社,2003

2. 陈奇.中成药名方药理与临床.北京：人民卫生出版社,2001

3. 高益民.国家新药新制剂总览·中药卷.北京：化学工业出版社,2006

4. 夏丽英.现代中药毒理学.天津：天津科技翻译出版公司,2005

5. 叶富强,陈蔚文.四君子汤对胃肠道作用的药理研究.时珍国医国药,2005,16(1)：73-74

6. 卞慧敏,王建华,劳绍贤.加味四君子汤抗大鼠实验性溃疡的作用及机理探讨.南京中医药大学学报,1995,11(2)：78-81

7. 李宗邦,陈松,李立新,等.四君子汤对脾虚证模型大鼠淋巴细胞功能的影响.成都中医药大学学报,2001,24(3)：31-32

8. 许家骝,张诚光.补中益气颗粒剂与汤剂、丸剂药理作用比较研究.中药药理与临床,1998,14(1)：14-16

9. 丛丽娜,房景奎.补中益气汤的现代研究评析.中医药学刊,2004,22(11)：2101

10. 翟佳,周晓红,张雪静.补中益气汤的研究概况.中华实用中西医杂志2004,4(17)：2935-2936

11. 张尊仪,杨正苑.生脉注射液对麻醉动物血流动力学及心肌耗氧的影响.华西药学杂志,1986,(2)：86

12. 章毅,王志平,郝一彬,等.生脉注射液对大鼠心肌缺血的保护作用.中医药研究,1999,15(3)：42-43

13. 马亮,王海宏,谢强.生脉饮的大鼠长期毒性研究.浙江预防医学,2003,15(3)：15-17

14. 陆茵,孙志广,卢金福,等.参芪胶囊对小鼠免疫功能的影响.南京中医药大学学报,1999,15(6)：375-378

15. 张英,李铁兵.参芪合剂抗疲劳作用的基础与临床研究.中医药学报,1998,(4)：35

16. 杨春花,刘刚,张崇禧,等.刺五加的研究进展.人参研究,2004(1)：17-21

17. 陶明飞,杨卫东.刺五加注射液对家兔血液流变学的影响.中国血液流变学杂志,2004,14(2)：166-168

18. 李爱珍,张玲.刺五加注射液不良反应 96 例文献分析.中国药事,2005,19(2)：123-124

19. 戴诗文,张伟敏,王绪平,等.归脾颗粒剂的药效学研究.中药新药与临床药理,1999,10(3)：175-177

20. 谢强,黄丽萍,柳勤.生血丸对环磷酰胺所致小鼠骨髓抑制的影响.中国病理生理杂志,2003,19(8)：1117-1118

21. 潘登善.论阿胶的补血效用.陕西中医,2004,25(11)：1032-1033

22. 宋延平,赵刚.血宝胶囊药理作用研究.中药药理与临床,2001,17(2)：38-40

23. 吴昆仑,吴眉.六味地黄丸(汤)药理研究及临床应用新进展.中成药,2005,27(11)：

15－18

24. 伍倩,董淳.六味地黄汤及其补、泻组分的抗衰老作用及机制.中药药理与临床,2003,19(3)：6－8

25. 李瀚旻.左归丸现代临床应用和实验研究进展.中国实验方剂学杂志,2004,10(1)：58－61

26. 李兴高,陈奇,黄梦雨,等.金水宝胶囊药理研究进展.江西中医学院学报,2000,12(3)：143－144

27. 鲍延熙,虞华英,朱淇.右归丸对老年冠心病高血压患者外周血 T 细胞的调节作用.实用中西医结合杂志,1997,10(1)：7－8

28. 戴薇薇,金国琴,张学礼,等.左归丸、右归丸对老年大鼠海马糖皮质激素受体mRNA表达的影响.中药药理与临床,2003,19(1)：1－3

29. 王学美,富宏,刘庚信.五子衍宗丸对老年线粒体 DNA 氧化损伤影响的临床和实验研究.中国中西医结合急救杂志,2001,8(6)：331－334

30. 徐继建,丁志勇,吴依娜,等.五子衍宗丸长期毒性实验研究.湖南中医药导报,2001,7(6)：333－35

31. 张志军.日本对男宝的药理及毒理学研究.国外医学·中医中药分册,2000,22(2)：78－82

32. 刘亚明,牛欣,冯前进,等.龟龄集抗衰老作用研究.中药药理与临床,2003,19(2)：10－11

33. 任占川,郭建平,郭俊仙,等.龟龄集对大鼠脊髓灰质内突触小泡蛋白变化的影响.解剖学杂志,2003,26(6)：583－586

34. 王红梅,王世民.龟龄集对实验性高胰岛素血症的影响.中药药理与临床,2001,17(6)：5－7

35. 郑本端,罗自文.龟鹿二仙膏的药理学研究.中成药,2000,22(12)：860－861

（俞丽霞 胡秀敏）

第七章

固涩中成药

固涩中成药以固涩药物为主组成,具有收敛固摄作用,用于气、血、精、津液滑脱证的一类中成药。

气、血、精、津液是营养人体的宝贵物质。在正常情况下,人体的气、血、精、津液不断被消耗,又不断得到补充,盈亏消长,周而复始,若消耗过度,滑脱不禁,散失不止,轻则危害健康,重则危及生命。因此,必须采用收敛固摄法治疗。

中医学中的"滑脱",是指汗液、津液、大小便、精液、白带等的耗散,滑利脱失,以及内脏器官脱垂(如子宫、肛门、胃、肾脏下垂等),多由久病体虚、元气不固,或服用攻下药过多、伤及元气而引起。从现代医学观点看,与体弱而致自主神经系统功能失调(自汗、盗汗、肠管蠕动与分泌亢进所致泄泻)、肌张力降低、括约肌功能减退(脱肛、遗尿)等因素相关。

【功用】本类中成药有补益脾肾、滋阴养精、敛汗固表、涩肠止泻、敛肺止咳、摄精缩尿、固崩止带、收敛止血等作用。

【分类】根据所治病证的不同,固涩中成药可分为涩肠固脱、固表止汗、涩精止遗、固崩止带四类。

【药理作用】固涩药,也称收敛药,性能收敛固涩,药性多酸涩;按中医理论酸涩能收敛,因而其功效与"酸涩"直接有关。现代研究发现,固涩成药中所含收敛药如五味子、五倍子、诃子、石榴皮等含有大量鞣质(也称为鞣酸);质软味涩,本类药物之涩味大多由此而来。鞣质的收敛作用早为现代医学所确认。

现仅就固涩药的涩肠止泻、收敛止血、敛肺止咳方面的药理作用略作讨论。

(1)收敛止泻:鞣质与黏膜接触后,能与组织蛋白质结合,后者被凝固而于黏膜表面或溃疡面形成保护层,可防止肠壁受内容物质的刺激,因而呈现止泻作用。此外,还对轻微的肠道炎症有消炎防腐功效。

(2)收敛止血:鞣质与出血创面接触,则由于收敛使血液凝固,堵塞创面小血管而奏止血之效。

(3)敛肺止咳:罂粟壳历来用于敛肺止咳;《本草求真》称本品"功专敛肺涩肠固肾。凡久泻、久痢脱肛,久咳乏气,并心腹筋骨诸痛者最宜"。现代研究发现,罂粟壳内含吗啡、可待因和罂粟碱等生物碱,吗啡、可待因有强大的镇咳、镇痛作用。

应该指出,固涩中成药适用于正气内虚、耗散滑脱之证,故其主含固涩药物外,尚配入相应的补益药,有标本兼顾作用。若元气大虚、亡阳欲脱而大汗淋漓、小便失禁或崩中不止,则需使用亡阳固脱中成药,非单纯使用固涩中成药所能治。研究表明,固涩中成药均有调节免疫功能作用,如益气固表止汗名方玉屏风散有增强细胞免疫、体液免疫功能和非特异性免疫巨噬细胞指数以及双向调节体液免疫功能,这说明增强机体的抗病能力(包括免疫功能)是不容忽视的"根本"所在。

【临床应用】固涩中成药分别主要用于相应中医证候的体虚自汗、久咳、慢性腹泻或痢疾、遗尿症、遗精、妇女白带日久或血崩、子宫脱垂、脱肛、胃或肾下垂等。

本章主要介绍涩肠固脱与涩精止遗中成药,敛肺止咳、固表止咳、固崩止带、内脏器官脱垂类固涩中成药分别在其他有关章节叙述。

第一节　涩肠固脱中成药

涩肠固脱中成药,适用于腹泻、泻痢日久不止,脾胃虚寒,以致大便滑脱不禁的病证。常用涩肠止泻药物(如肉豆蔻、罂粟壳、赤石脂等)与温补脾肾药(如人参、白术、肉桂、干姜、补骨脂等)配伍组成。

四 神 丸
《景岳全书》

【处方】补骨脂(盐水制)、肉豆蔻(面粉煨)、吴茱萸(甘草水制)、五味子(醋制)、大枣(去核)。

本方主用于命门火衰、脾肾阳虚之肾泄证。肾泄,又称五更泄、鸡鸣泄。脾肾阳虚,阳虚则生内寒,而五更正是阴气极盛,阳气萌发之际,阳气当至而不至,阴气极而下行故为泄泻。肾阳虚衰,命门之火不能上温脾土,脾失健运,故不思饮食、食不消化;脾肾阳虚,阳气不能化精微以养神,致神疲乏力;阴寒凝聚,则腹痛肢冷。治宜温肾暖脾、固涩止泻。方中重用补骨脂辛苦大温,补命门之火以温养脾土,治肾泄为主药。辅以肉豆蔻辛温、温脾暖胃、涩肠止泻,配合补骨脂温肾暖脾,增强固涩止泻之力。佐以五味子酸温、固肾益气、涩精止泻;吴茱萸辛苦大热,温暖肝脾肾以散阴寒。大枣补脾养胃为使药。各药合用,共起温肾暖脾、固肠止泻之功。

【性状】本品为浅褐色至褐色的水丸;气微香,味苦、咸而带酸辛。

【功能与主治】温肾暖脾,涩肠止泻。用于命门火衰、脾肾阳虚(虚寒)所致之五更泄泻或便溏腹痛,腰酸肢冷,不思饮食,食不消化,舌淡苔白薄,脉沉迟弱等症。

【药理作用】主要能调节肠道平滑肌活动,增强消化系统功能。

(1)调节肠道平滑肌活动:体外离体肠管实验结果表明,四神丸对肠管自发运动明显抑制,亦能拮抗乙酰胆碱、氯化钡引起的肠道平滑肌痉挛("解痉作用")。

(2)增强消化系统功能:吴茱萸煎剂口饲小鼠能显著减少番泻叶引起的刺激性腹泻次数。肉豆蔻的挥发油能增进胃液分泌及胃肠蠕动,促进食欲、消胀止痛。

【临床应用】主要用于命门火衰、脾肾阳虚(虚寒)所致慢性腹泻、五更泄泻、慢性结肠炎、非特异性结肠炎、溃疡性或过敏性结肠炎。对脾肾虚寒便秘、遗尿、滑精等也有良效。

【制剂与用法】水丸,每500粒重30g,每袋重18g。口服,每次9g,每日1~2次。

【注意事项】实热泄泻、腹痛禁用；忌生冷食物。

【备注】本品以温肾为主，兼以暖脾涩肠，主用于命门火衰、火不生土所致肾泄。

泻痢固肠丸
《太平惠民和剂局方》

【处方】人参、白术（麸炒）、茯苓、甘草、陈皮、肉豆蔻（煨）、白芍、罂粟壳、诃子肉。

本方主用于脾胃虚寒、久泻久痢证。脾胃虚寒，不能化积水谷，或因久泻久痢，积滞虽去但脾胃已损伤，以至泻痢无度，滑脱不止；脾虚中气不足，故脱肛坠下，不思饮食；脾肾虚寒，则脐腹疼痛。治宜涩肠止泻、温中补虚。方中重用罂粟壳涩肠止泻为主药。辅以肉豆蔻、诃子暖脾温中、涩肠止泻。泻痢日久，耗伤气血脾胃，故佐以党参、白术益气健脾；白芍养血和血、柔肝缓急止腹痛；有的处方含木香，理气醒脾，使各补涩之药不致阻滞气机。甘草补中益气、缓急止痛、调和诸药为使药。各药合用，涩肠止泻、温中补虚，养已伤之脏气，故原方以"养脏"名之。

【性状】本品为深黄色的水丸；味涩、微苦。

【功能与主治】健脾化湿，益气固肠。用于久痢久泻脱肛，腹胀腹痛。

【药理作用】主要有健脾胃、抗溃疡、抑蠕动、利小便、止痛等作用。

（1）健脾胃：方中白术、白芍、甘草、陈皮有抗 CCl_4 性肝毒，保护肝脏功能，并有利胆、促进胰液分泌、增强消化吸收功能的作用。

（2）抗溃疡：对大鼠或小鼠的应激性、幽门结扎性、乙醇等实验性胃溃疡，方中党参、茯苓、白术、甘草有预防或治疗作用；它们有的可抑制胃酸的分泌，减少总酸和游离酸浓度，有的因能增强胃黏膜的屏障保护而起作用。

（3）抑蠕动：方中罂粟壳用量最多，所含吗啡类生物碱能提高肠道括约肌张力，延缓肠道推进运动，呈现明显的止泻功效。方中甘草、肉豆蔻、诃子、白芍，对回肠平滑肌有松弛作用；能抑制乙酰胆碱、氯化钡、组胺引起的痉挛性收缩，降低其紧张性，使肠蠕动减慢。

（4）利小便：方中茯苓、白术有利尿作用，有助水湿由尿排出。

（5）止痛：方中白芍、甘草对胃肠道有显著的止痛作用。

【临床应用】用于脾肾虚寒、久泻久痢证的慢性腹泻（慢性肠炎）、痢疾。

曾治疗 280 例慢性腹泻患者，每次 4～6g，每日 2 次，治愈、基本治愈及症状显著改善者达 90% 以上。

【制剂与用法】水丸，每 100 粒重 6g。口服，每次 6～9g，每日 2 次。

【注意事项】忌食生冷油腻。

第二节　涩精止遗中成药

涩精止遗中成药，适用于肾虚封藏失职，精关不固所致的遗精滑泄，或肾气不足，膀胱失约所致的尿频、遗尿等。常用涩精止遗的药物以沙苑子、芡实、莲须、金樱子、桑螵蛸、覆盆子等为主。

金锁固精丸
《医方集解》

【处方】沙苑子(炒)、芡实(蒸)、莲须、龙骨(煅)、牡蛎(煅)、莲子。

本方主用于肾亏精关不固或肾气不固证。肾虚则封藏失职,精关不固,故遗精滑泄;精亏则气弱,故神疲乏力;肾为腰之府,耳为肾之窍,肾精亏虚,则出现耳鸣腰痛等。方中沙苑子甘温、补肾固精为主药。辅以芡实、莲子甘涩平、益肾固精、益脾气,莲子尚能交通心肾。佐以龙骨甘浊涩平;牡蛎咸平微寒、固涩止遗;莲须甘平、收敛固精。各药合用,补肾固精,治标为主,标本兼顾。因其能秘肾气,固精关,故以"金锁固精"名之。

【性状】本品为灰棕色的水丸;味微涩。

【功能与主治】固精涩精。用于肾虚不固,遗精滑泄,神疲乏力,四肢酸软,腰痛耳鸣。

【药理作用】主要有抗炎、止泻、降脂等作用。

(1)抗炎:实验结果表明,金锁固精丸中主药沙苑子能明显抑制大鼠甲醛性关节肿胀的产生,能抑制角叉菜胶、组胺引起的关节炎症性肿胀与肉芽肿的形成。沙苑子能直接对抗组胺兴奋离体豚鼠肠肌的作用,明显对抗组胺所引起的毛细血管通透性增高。研究表明沙苑子的抗炎作用可能与抑制组胺过量释放而引起组织水肿和增加毛细血管通透性有关,与垂体-肾上腺系统关系不大。沙苑子尚能提高小鼠溶菌酶量,促进淋巴细胞转化。

(2)收敛、止泻:本品中龙骨、牡蛎均含有碳酸钙和磷酸钙,钙可促进血液凝固,并能增加血管壁的致密性,减少渗出。金锁固精丸的收敛、止泻与其所含的钙盐有关。

(3)降脂和降酶:沙苑子及其有效部位总黄酮对实验性高脂血症大鼠能降低其血清胆固醇、三酰甘油,升高高密度脂蛋白,改善血液流变学各种异常变化。沙苑子还有明显降低谷丙转氨酶的作用。

(4)镇静:牡蛎含矿物质(钙为主,约 38.9%),煅烧后碳酸盐分解产生氧化钙,龙骨为古生代脊椎动物化石,含碳酸钙、磷酸钙、铁、钾等,均有镇静等作用。

【临床应用】用于肾虚精关不固、肾虚滑脱、肾虚精气不足证之盗汗、白带过多、尿失禁或遗尿、尿频以及骨折迟缓愈合、乳糜尿、重症肌无力患者。

【制剂与用法】水丸,每袋重9g。空腹用淡盐水或温开水送服,每次9g,每日2次。

【注意事项】本方组成多为收涩之品,若属阴虚火旺或肝经湿热下注而致遗精、带下者不得使用,感冒发热勿服。

缩泉丸(胶囊)
《校注妇人良方》

【处方】山药、益智仁(盐炒)、乌药。

本方主用于膀胱虚寒证。膀胱与肾相为表里、肾气不足则膀胱虚寒,不能约束水液,则致小便频数或遗尿不止。治宜温肾祛寒,缩尿止遗。方中益智仁辛温、温补脾肾、固精气、缩小便为主药。辅以乌药辛温,调气散寒,除膀胱肾间冷气,止小便频数。山药健脾补肾、固涩精气为佐使之药。三药合用,共起温肾祛寒、缩尿止遗之功。

【性状】本品为淡棕色的水丸;味微咸。

【功能与主治】补肾缩尿。用于肾虚之小便频数,夜卧遗尿。

【药理作用】主要有抗利尿作用。对水负荷大鼠、小鼠及加用利尿药螺内酯的大鼠均有显著的抗利尿作用,但对正常未加水负荷大鼠尿量无影响。抗利尿作用除尿量明显减少外,尿中 Na^+、Cl^- 排出量减少,K^+ 量增加,提示抗尿作用可能是通过保 Na^+ 而实现的。

【临床应用】用于膀胱虚寒证之神经性尿频、尿崩以及脾肾虚寒证之多涕症。

【制剂与用法】水丸,每 20 粒重 1g。口服,每次 3～6g,每日 3 次。

【注意事项】忌辛辣、刺激性食物。

金 樱 子 膏
《明医杂著》

【处方】金樱子。

方中金樱子固精缩尿、涩肠止泻。含有鞣质、柠檬酸、苹果酸、维生素 C、丰富的糖类等。

【性状】本品为棕黄色稠厚的半流体,味甜、酸、涩。

【功能与主治】补肾固精。用于肾虚所致遗精、遗尿、白带过多。

【药理作用】主要有抑菌、止泻、增强免疫功能、降血脂等作用。

(1)抑菌:金樱子煎剂对金黄色葡萄球菌、伤寒杆菌、大肠埃希菌、福氏痢疾杆菌、铜绿假单胞菌及钩端螺旋菌体等均有抑制作用;其水提取物、乙醇提取物对破伤风杆菌也有抑制作用;还有抗流感病毒作用。

(2)止泻:金樱子口服液能促进胃液分泌助消化,其所含鞣质能使蛋白质沉淀凝固成为不溶解的化合物,形成致密的薄膜,因而能减少有害物质对肠黏膜的刺激,减弱肠蠕动,又能使血管收缩,分泌和渗出减少,故有止泻效果。

(3)抑制排尿次数:金樱子水煎液能使实验性动物尿频模型大鼠排尿次数减少,排尿间隔时间延长,每次排尿量增多。体外实验表明,金樱子可抑制大鼠离体膀胱平滑肌的痉挛性收缩。

(4)增强免疫功能:金樱子多糖不论灌服或皮下注射小鼠,都能刺激增强骨髓造血功能和调节肝细胞的新陈代谢,有利于增强机体防御功能。

(5)降血脂:用金樱子治疗实验性动脉粥样硬化 2～3 周,血清胆固醇及 β-脂蛋白含量显著降低,肝脏与心脏脂肪沉着及主动脉粥样硬化程度明显减轻。

(6)抗氧化:金樱子多糖能显著消除超氧阴离子自由基、抑制羟自由基对细胞膜的破坏而引起的溶血和脂质过氧化产物的形成,具有显著的抗氧化作用。

【毒理研究】以金樱子多糖给小鼠灌服或皮下注射,LD_{50} 均在 1000mg/kg 以上。

【临床应用】用于遗精滑精、遗尿、尿频、带下过多、久泻久痢及婴儿秋季腹泻、脱肛、子宫脱垂、高脂血症。

【制剂与用法】煎膏剂,瓶装: ① 250g; ② 500g。口服,每次 9～15g,每日 2 次。

【注意事项】由于相火妄动而遗精,湿热下迫而下痢,湿热下注而黄带者,均不宜服用。

现将固涩中成药的主要药理作用与临床应用小结于表 2－7－1 中。

表 2-7-1 固涩中成药的主要药理作用与临床应用

药 名	药 理 作 用									临床应用
	调节免疫	止汗	止泻	抗利尿	解痉	抑菌	增强消化	降血脂	抗氧化	
四神丸					+		+			慢性腹泻、肠炎、遗尿、五更泄、滑精等
泻痢固肠丸	+		+		+		+			慢性肠炎、泄泻
金锁固精丸	+	+	+					+		盗汗、尿失禁、蛋白尿、白带过多等
缩泉丸				+						尿频、遗尿、尿崩
金樱子膏	+		+	+		+	+	+	+	遗精滑精、遗尿、尿频、带下过多、高脂血症、子宫脱垂等

＋示增强作用。

【参考文献】

1. 陈桂湘.四神丸加味灌肠治疗慢性腹泻.现代中西医结合杂志,2003,12(19):2089

2. 庄儒森.四神丸加味治疗遗尿86例.中医研究,2005,18(1):42-43

3. 白中山.金樱子敷脐治疗秋季腹泻验案1则.河北中医,2004,26(5):333

4. 赵云涛,国兴明,李付振.金樱子多糖的抗氧化作用.生物学杂志,2003,20(2):23-24

5. 刁永红.缩泉丸加味方治疗小儿遗尿58例.江西中医药,2004,35(2):23

6. 马万凯.固精丸合缩泉丸治疗小儿尿床病24例.陕西中医,2004,25(10):893-894

7. 江从舟.金锁固精丸治疗慢性泄泻34例.福建中医药,1997,28(5):18

（俞丽霞 胡秀敏）

第八章

安神中成药

安神中成药是以重镇安神或滋养安神的药物为主组成,具有安神定志(镇静)功效,用于治疗神志不安的一类中成药。

祖国医学认为"心藏神,肝藏魂,肾藏志",本病的发生主要在于心、肝、肾三脏之阴阳衰盛,或其相互关系失调。基本病机为外感惊恐,肝郁化火而内扰心神;或为阴血不足,心神失养。火盛每致伤阴,阴虚致阳亢,故病机变化多虚实挟杂,互为因果。"神"指的是人的精神、意识、思维等活动,而"心"不仅包括解剖学里所指的心脏,还包含着神经系统特别是大脑的皮层活动。这样看来,中医所说的心,其功能除了主管血液在人体内正常运行,以营养五脏六腑、四肢百脉以外,同时又主神志(精神、意识、思维)。所以,血液循环之障碍,如心脏疾病、贫血,必然会影响精神神经方面的功能,亦即心血虚,由于心血不能濡养心脏,出现各种症状,多见面色淡白少华、心悸、健忘、失眠、多惊、情绪不宁等症;而心阴虚者除有心血虚的表现外,并有心烦、善惊、易怒、五心烦热和上火。

神志不安表现为心悸健忘、虚烦失眠者,多属虚证,治宜补养安神;表现为惊狂善怒、烦躁不安者,治宜重镇安神。

【功用】安神定志,滋阴养血。用于心神不安、烦躁、失眠多梦、惊风、癫痫、狂乱等症的治疗。

【分类】安神中成药分为补养安神中成药与重镇安神中成药。

【药理作用】安神中成药具有协调中枢神经功能的作用,表现为"安神"效应。其药理作用归纳如下:

(1)镇静催眠:安神中成药大多具有镇静催眠作用,如朱砂安神丸、琥珀多寐丸、脑乐静等。

(2)抗惊厥:有些安神中成药有抗惊厥作用,如酸枣仁合剂、琥珀多寐丸等。

(3)解热镇痛:个别安神中成药具有解热镇痛作用,如朱砂安神丸、脑乐静等。

(4)抗菌消炎:某些安神中成药有抗菌消炎作用,如朱砂安神丸、磁朱丸等。

(5)其他:促进造血、降血脂、降压等作用。

【临床应用】主要用于精神神经系统疾患,如失眠、心悸、惊恐、躁狂、谵语、抑郁等神志不安之症状。

【注意事项】重镇安神中成药多由矿物药物组成,易伤胃气,不宜久服。对脾胃虚弱者,可配合服用健脾和胃之品。某些重镇安神中成药含朱砂(主要成分为硫化汞 HgS)等,具有一定毒性,久服能引起慢性中毒,应引起注意。

第一节 补养安神中成药

补养安神中成药,适用于心肝失养所致的虚烦失眠、心悸怔忡、健忘多梦等。常以补养药物如酸枣仁、五味子、柏子仁、茯苓、小麦等为主组成方剂,如酸枣仁合剂、脑乐静、安神补心丸等。

天王补心丸
《摄生秘剖》

【处方】丹参、当归、党参、石菖蒲、茯苓、五味子、麦冬、天冬、地黄、玄参、桔梗、远志、甘草、酸枣仁(炒)、朱砂。

本方主用于心肾两虚,虚火内扰之阴虚血少、神志不安。阴虚血少,心失所养,则心悸失眠、神疲健忘;阴虚生热,虚火内扰,则手足心热、虚烦、遗精、口舌生疮。治宜滋阴养血、补心安神。方中重用生地黄滋阴养血为主药。辅以天冬、麦冬滋阴清热;酸枣仁、柏子仁养心安神;当归补血润燥。佐以党参补气,使气旺则阴血自生,且宁心益智;五味子益气敛阴,助补气生阴之功;茯苓、远志、石菖蒲清心活血,使诸药补而不滞;朱砂镇心安神、兼治其标。桔梗载药力上行、入心经,又与丹参行气血,使诸药滋而不腻、补不留瘀;甘草益心气、和中缓急、调和诸药,共为使药。各药合用,共起滋阴养血、补心安神之功,兼可滋阴降火、交通心肾,而治心悸、失眠、健忘等症。

【性状】本品为棕黑色的水蜜丸、棕褐色的小蜜丸或大蜜丸;气微香,味甘、微苦。

【功能与主治】滋阴养血,补心安神。用于心阴不足,心悸健忘,失眠多梦,大便干燥。

【药理作用】主要有镇静、抗惊厥、抗心律失常、增强免疫功能等作用。

(1)镇静、抗惊厥:酸枣仁、石菖蒲、人参、玄参、远志均有不同程度的镇静和抗惊厥作用。五味子对中枢的作用,主要加强和集中大脑皮层的内部抑制过程,产生正性诱导,使分化更完善,从而使大脑皮层兴奋过程和抑制过程趋于平衡;对于神经症状,能促进其神经活动正常化。

(2)抗心律失常:党参、当归有明显的抗心律失常作用。对异丙肾上腺素所致的小鼠实验性心肌梗死有显著的拮抗作用。

(3)增强免疫功能:本品能改善动物的非特异性防御功能和应激状态,这种功能受神经系统调控。

(4)增强记忆力:实验研究表明,本品对东莨菪碱、亚硝酸钠、乙醇所致的小鼠记忆获得障碍、记忆巩固障碍均有明显的改善作用。

【临床应用】主要用于属阴虚血少、神志不安证的神经衰弱、失眠、低血压、心律失常治疗。也用于青少年学习注意力不集中、记忆力差,以及中老年记忆减退、老年痴呆症、神经性血循环衰弱症(Dacosta综合征)。

【不良反应】① 个别人服用后有消化不良或心下痞满,或轻度腹泻;② 曾报道误服本方引起血管神经性水肿;③ 1例引起全身皮肤红疹发痒。

【制剂与用法】大蜜丸,每丸重9g;小蜜丸;水蜜丸。口服,水蜜丸每次6g,小蜜丸每次9g,大蜜丸每次1丸,每日2次。

【注意事项】脾胃虚寒、胃纳欠佳、痰湿留滞者,均不宜服用。

【备注】本方为滋补心阴的主要方剂。以心悸失眠、手足心热、舌红少苔、脉细数为诊治要点。

柏子养心丸
《证治准绳》

【处方】柏子仁、党参、黄芪(蜜炙)、川芎、当归、茯苓、远志(制)、酸枣仁、肉桂、五味子(蒸)、半夏曲、甘草(蜜炙)、朱砂

本方主用于心气血不足、神志不安证。方中重用黄芪补心气,使气旺则阴血自生;当归养心血、润燥,两药合用,益心气养心血为主药。辅以柏子仁、茯苓养心安神,交通心肾;党参益心气、宁心益智;川芎活血行气、调畅气机、疏达肝气、益心气养血,使诸药补而不滞。佐以五味子益气敛阴、助气生阴;远志、酸枣仁养心安神、交通心肾;半夏和胃醒脾、燥湿助运;朱砂镇心安神、兼治其标;肉桂温中助阳,鼓舞气血,且意在阳中求阴。甘草益心气、和中缓急、调和诸药为使药,各药合用、共起补气养血、养心安神之功。

【性状】本品为棕色的水蜜丸、棕色至棕褐色的小蜜丸或大蜜丸;味先甜而后苦,微麻。

【功能与主治】补气,养血,安神。用于心气虚寒,心悸易惊,失眠多梦,健忘。

【药理作用】主要有镇静、催眠、抗惊厥作用。

(1)镇静、催眠:本品给小鼠灌胃,每日1次,连续给药5d后,与生理盐水对照组比较,动物自主活动明显减少,戊巴比妥钠小鼠睡眠率明显增加,入睡时间明显缩短,睡眠持续时间明显延长。

(2)抗惊厥:同上法给小鼠灌药后,士的宁所致惊厥出现潜伏期和死亡潜伏期均比对照组明显延长。

【毒理研究】小鼠灌胃LD_{50}大于37.5g/kg,大鼠以9.0g/kg、4.5g/kg和3.0g/kg灌胃,连续90d,未发现病理性改变。

【临床应用】用于心气不足,心血亏虚而致心悸失眠、神经衰弱、心脏病等。

【用法与用量】水蜜丸;小蜜丸;大蜜丸。大蜜丸每丸9g。口服,水蜜丸每次6g,小蜜丸每次9g,大蜜丸每次1丸。每日2次,温开水送服。

【注意事项】忌用辛辣刺激性食物。

酸枣仁合剂
《金匮要略》

【处方】酸枣仁、知母、茯苓、川芎、甘草。

本方主用于虚烦失眠。虚烦失眠,乃由肝血不足,血不养心,阴虚内热所致。治宜养肝血安心神,佐以清热除烦。方中酸枣仁养肝血,安心神为主药;川芎条畅气血,疏达肝气,与酸枣仁相配伍,一酸收,一辛散。相反相成以达养血调肝安神之效,茯苓健脾宁心,助酸枣

仁以安心神;知母清热除烦,又能缓和川芎之辛燥,共为辅佐药。使以甘草和中缓急。诸药合用,共奏养血安神、清热除烦之效。

【性状】本品为棕黑色的澄清液体;气香,味微甘、微酸。

【功能与主治】清热泄火,养血安神。用于虚烦不眠,心悸不宁,头目眩晕。

【药理作用】主要有镇静催眠、抗焦虑、改善记忆等作用。

(1)镇静催眠:酸枣仁糖水煎剂给小鼠灌胃给药,抖笼法实验证明,具有显著的镇静催眠作用。

(2)抗焦虑:酸枣仁合剂具有防治情绪紧张引致焦虑的作用。

(3)改善记忆:实验研究表明,酸枣仁合剂可提高大鼠的分辨学习能力和条件性回避反应正确率,且此作用可能与该合剂消除大鼠焦虑及对抗血浆和降低脑内 β-内啡肽含量有关。

【临床应用】主要用于肝血不足之虚烦失眠、神经衰弱、梦遗、焦虑性神经官能症等。

【制剂与用法】合剂,每支 10ml。口服,每次 10～15ml,每日 3 次;用时摇匀。

脑乐静(甘麦大枣汤)
《金匮要略》

【处方】甘草浸膏、大枣、小麦。

本方主用于忧思过度,心阴受损而不足,肝气失和所致脏燥证。心阴不足、心神失养,则精神恍惚、睡眠不安、心中烦乱;肝气失和,疏泄失常,则悲伤欲哭,不能自主,或言行妄为。方中小麦甘凉、养肝补心、除烦安神为主药。辅以甘草补养心气、和中缓急。佐以大枣益气和中、润燥缓急。三药合用,甘润平补、养心调肝,共起养心安神、和中缓急之功。

【性状】本品为淡棕色的黏稠液体;气微,味甜。

【功能与主治】养心安神。用于心神失养所致的精神忧郁、易惊不寐、烦躁。

【药理作用】

(1)镇静催眠:甘麦大枣汤能延长戊巴比妥钠诱导小鼠的睡眠时间,增加入睡动物数,明显减少正常小鼠或苯丙胺诱发小鼠活动亢进的走动时间,缓解睡眠时异常精神紧张,降低大脑异常兴奋而易进入睡眠状态。

(2)抗惊厥:本品对士的宁 0.7mg/kg 和回苏灵 4.8mg/kg 诱导的小鼠惊厥均有对抗作用,但对士的宁 1.6mg/kg 和回苏灵 15.0mg/kg 引起的惊厥无明显影响,说明本方的抗惊厥作用强度有限,不能对抗高剂量所致的小鼠惊厥。对硫代氨基脲、印防己毒素及戊四氮诱发的惊厥无对抗作用,说明甘麦大枣汤的镇静催眠及抗惊厥等中枢作用与脑内 GABA 系统无直接关系。本品虽不能降低戊四氮的惊厥率,但能延长惊厥小鼠的存活时间和降低死亡率。

(3)对脑内单胺类递质的影响:本方 3 味药均含有丰富的单胺类递质的前体色氨酸(5-HT前体)、酪氨酸(NE 前体)、苯丙氨酸(在肝内羟化为酪氨酸),可提高脑内色氨酸、酪氨酸浓度,促进 5-HT、NE 的合成,提高神经元兴奋时 5-HT、NE 的释放;甘草素、异甘草素有抑制单胺氧化酶(MAO)作用,降低脑内 5-HT、NE 降解,增高其浓度。这些均有利于神经功能的协调。

(4) 升白细胞作用：甘麦大枣汤对环磷酰胺所致小鼠白细胞减少有明显的升高作用，其作用存在明显量效关系。

(5) 耐缺氧作用：甘麦大枣汤加百合能提高小鼠爬杆耐力，延长小鼠在缺氧环境中的生存时间，但对小鼠转棒无影响。

(6) 对离体平滑肌收缩的影响：甘麦大枣汤提取物以 5×10^{-3} g/ml 的浓度能够抑制组胺、乙酰胆碱所致的豚鼠回肠收缩，对于大鼠子宫的收缩作用以 2×10^{-3} g/ml 的浓度就呈抑制作用，以 5×10^{-3} g/ml 的浓度则能完全抑制。

(7) 抑制呵欠和镇痛作用：日本学者木村博发现，口服脑乐静能减少中枢 D_2-多巴胺受体激动剂他利克索诱发的呵欠动作数；脑乐静尚有镇痛作用，能延长热痛反应的潜伏期，减少化学刺激疼痛引起的扭体次数和提高电刺激痛阈。

【毒性研究】① 急性毒性：据报道，甘麦大枣汤小鼠灌胃给药 $LD_{50}>80$ g/kg，也有报道 LD_{50} 为 75.8 g/(kg·次)$\times2$，腹腔给药 LD_{50} 为 (14.4 ± 2.5) g/kg，除药后 $3\sim5$ h 内呈现安静嗜睡外，无其他中毒症状出现，7d 内无动物死亡。② 长期毒性：大鼠长期毒性实验证实，甘麦大枣汤有体重增加趋势，雄性比雌性更明显，无毒性反应出现。

【临床应用】用于脏燥证或心阴不足，肝气失和之神志不安证：① 神经衰弱，失眠多梦；② 妇女更年期综合征；③ 癔病；④ 癫痫、小儿遗尿症等。

【制剂与用法】糖浆剂，含蔗糖 75%，每瓶：① 100ml；② 120ml；③ 200ml；④ 250ml。口服。每次 30ml，每日 3 次；小儿酌减。

【注意事项】过敏体质者慎用；糖尿病患者禁用；痰涎壅盛者忌用。

安神补心丸（胶囊、颗粒）

【处方】丹参、五味子(蒸)、石菖蒲、安神膏。

本方主用于肝肾阴虚、神志不安证，方中丹参为主药，补血生血、调血敛血、逐瘀生新。心主血脉，心神为血所养，故丹参补心定志、安神宁心，主治健忘怔忡、惊悸不寐。辅以五味子补肝肾阴、养血生津、交通心肾，助丹参养血补心安神之功。佐以石菖蒲开窍豁痰、解郁活血，祛除引起心悸不寐的病因；安神膏(合欢皮、菟丝子、墨旱莲、首乌藤、地黄、珍珠母的提取物)补肝肾阴、养心安神。诸药合用，共起养血安神之功。

【性状】本品为棕褐色的浓缩水丸或包糖衣的浓缩水丸，除去糖衣后显棕褐色；味涩、微酸。

【功能与主治】养心安神。用于心血不足、虚火内扰所致的心悸失眠、头晕耳鸣。

【药理作用】主要有镇静、催眠、改善智力等作用。

(1) 镇静催眠：本方抑制中枢神经系统，可使大脑皮层兴奋过程和抑制过程趋于平衡，并能促进其神经活动正常化，还能对抗戊四氮引起的小鼠惊厥。

(2) 改善智力：本方能改善人的智力，提高工作效率，还能调节注意力，协调精细动作，增加灵活性和耐力。

(3) 抗心律失常：安神补心胶囊能减少氯仿诱发的心室颤动发生率，并能拮抗大鼠由氯化钡所致的心律失常。

(4) 提高红细胞免疫黏附功能：在血凝滴度 $1:8$ 时，口服安神补心胶囊的小鼠红细胞血凝阳性率明显高于对照组($P<0.01$),提示安神补心胶囊对小鼠红细胞免疫黏附功能具有增强作用,这可能与丹参较强的扩张血管、降低血压和明显的抗心律失常有关。

【临床应用】主用于肝肾阴虚,阴血不足所致神志不安证。

(1)神经衰弱:用于神经衰弱的入睡困难、记忆力减退、头晕、耳鸣等有良效;如失眠兼有血压升高者,疗效更佳。

(2)精神病、脑卒中:治疗偏狂型和紧张型精神病患者;对于脑卒中患者有心悸、烦躁、耳鸣、口干者也有一定疗效。

【不良反应】偶有胃痛、食欲减退等不良反应。超量服用偶见嗜睡现象,酌情减量症状即可消失。

【制剂与用法】浓缩水丸;每15丸重2g。丸剂:口服,每次15丸,每日3次。

【注意事项】忌辛辣食物;孕妇及哺乳期妇女慎用。

灵芝冲剂(糖浆、口服液、片、胶囊)

【处方】本品为灵芝经加工制成的块状冲剂。

本方主用于气血两虚证。方中灵芝补气安神、止咳平喘、滋养强壮。灵芝(赤芝)含麦角固醇、真菌溶菌酶、氨基酸、多肽,具有镇静、提高免疫功能等作用。

【性状】本品为浅棕色的长方形块;味甜、略苦。

【功能与主治】宁心安神,健脾和胃。用于失眠健忘、身体虚弱、神经衰弱、慢性支气管炎,也可用于冠心病的辅助治疗。

【药理作用】主要有镇静、止咳、改善心脏功能、提高免疫功能等作用。

(1)镇静抗惊:灵芝颗粒能明显减少小鼠自主活动,缩短戊巴比妥钠致小鼠睡眠潜伏期,延长戊巴比妥钠致小鼠睡眠时间,能对抗中枢兴奋药(戊四氮、士的宁)及因电击引起小鼠的惊厥作用。

(2)保肝与解毒作用:给小鼠灌服灵芝(乙醇)提取液,连续8d,能减轻四氯化碳所致中毒性肝炎的病理损害;降低谷丙转氨酶升高及肝脏三酰甘油的蓄积。灵芝能减轻乙硫氨酸引起的脂肪肝,减少小鼠因大剂量洋地黄毒苷和吲哚美辛中毒所致的死亡,促进部分切除肝脏小鼠的肝脏再生。

(3)改善心脏功能:灵芝对离体蟾蜍心脏及在体兔心均呈现强心作用,加强心脏收缩,增加心输出量,而心率则变化不大。进一步实验观察到,灵芝能显著增加小鼠摄取铷(^{86}Rb)的能力,表明其能增加心肌营养性血流量,改善心肌微循环,因而增强心脏功能。

麻醉兔腹腔注射赤芝恒温渗滤液(6g/kg),可见血压缓慢下降,1~2h后仍未恢复。

(4)止咳祛痰:灵芝能抑制氨雾所致的小鼠咳嗽反应,提高刺激豚鼠喉上神经的致咳阈值,呈现镇咳作用。灵芝对实验动物有显著的祛痰作用,其作用强度与桔梗相似。

(5)加强免疫功能:灵芝多糖部分(主要含小分子多糖和氨基酸)能显著增强小鼠腹腔巨噬细胞吞噬鸡红细胞的能力;对小鼠肉瘤180具有抑制作用,与环磷酰胺合用能提高其抑瘤率。临床上观察也表明,灵芝具有明显的强化环磷酰胺的抑瘤作用;多数病人用后体质增强,精力充沛。

(6)抗放射作用:用小鼠经致死量^{60}钴(^{60}Co)照射后所致急性放射病治疗试验,如在照射前灌胃给予灵芝子实体制剂 20d,照射后继续给药 2 周,能显著降低小鼠的死亡率;但在照射后,再由腹腔注射给药,虽对 ^{60}Co 的致死作用无影响,但可使动物的平均存活时间显著延长,表明对放射损伤有一定的防护作用。

此外,本品还有抗衰老、抗氧化、抗癌、抑菌等作用。

【毒理研究】 灵芝口服液对小鼠进行一次性灌胃(按生药 450g/kg),小鼠无一死亡,也无其他任何不良反应。结果表明小鼠口服最大生药耐受量为 450g/kg,相当于成人用量 4g/d 的 6750 倍,表明灵芝的毒性极低;赤芝恒温渗滤液给小鼠一次腹腔注射的半数致死量 (LD_{50}) 为 $38.3 \pm 1.04g/kg$ 体重;赤芝热醇提取液给小鼠一次性腹腔注射的 LD_{50} 为 $6.75g/kg$ 体重,最小致死量(MLD)为 $5g/kg$ 体重。

【临床应用】 灵芝临床上可用于属气血两虚证的多种疾病,特别是慢性病的治疗,除上述主治项所列的疾病外,也可用于肺心病、肝病、冠心病、高脂血症、支气管哮喘,以及儿童大脑发育不全等的辅助治疗。

【不良反应】 少数患者服药后出现轻度嗜睡。

【制剂与用法】 冲剂,每块重 10g。用开水冲服,每次 1 块,每日 3 次。

【注意事项】 阴虚火旺、痰热内扰者禁用。

五味子糖浆

【处方】 本品为五味子制成的糖浆。

本方由单味五味子组成,主用于气阴两虚、神志不安证。五味子(习称北五味子)补肾、益气敛阴、宁心安神;五味子含木脂素约 5%,木脂素类化合物约 30 种,有五味子素、γ-五味子素、去氧五味子素、五味子(甲、乙、丙)素、五味子醇(甲、乙)、五味子酯(甲、乙)等;挥发油含量约 3%(大部分为萜类成分)。产于南方的五味子称华中五味子,其果实亦作五味子入药,也含多种子木脂素。五味子具有镇静、保肝、抗衰老等作用。

【性状】 本品为红棕色或黄棕色黏稠液体;味甜。微酸。

【功能与主治】 益气补肾,镇静安神。用于神经衰弱、头晕、失眠等症。

【药理作用】 主要有中枢抑制、保肝、抗衰老等作用。

(1)镇静催眠:五味子甲素腹腔注射能明显延长小鼠戊巴比妥钠所致睡眠时间,减少小鼠自主活动;对抗中枢兴奋药(咖啡因、苯丙胺引起的兴奋亢进)。抑制小鼠由电刺激或(和)长期单居引起的激怒行为;抑制条件反射。实验表明,五味子能增强大脑皮层兴奋和抑制过程,使其相平衡。改善人的智力活动,提高工作效率,并有抗疲劳作用。五味子有明显的镇静作用,尚有一定的镇痛作用。

(2)保肝:五味子(乙、丙)素对动物肝微粒体细胞色素 P_{450} 有明显诱导作用。北五味子粗多糖可使肝损伤小鼠升高的血清谷丙转氨酶显著下降,通过抗氧化作用而保护肝细胞膜。可使四氯化碳肝损伤小鼠肝糖原含量显著升高,提高了机体的能量,有利于抵御外来有害物质对肝脏的损害。

(3)调节心血管功能:五味子有提高动物心肌细胞内核糖核酸的作用;对蛙心有强心作用,对血管有舒张作用,水、稀醇和醇浸出液静脉注射,对犬、猫、兔等有降压作用,而对循环衰竭所致血压下降的动物,其升压作用显著,故五味子对血压有双向调节作用。

（4）抗衰老作用：五味子甲素、醇甲具有较强的抗氧化能力，并能增强体内自身抗氧化酶活性，抑制氧化脂质降解产物丙二醛（MDA）生成的作用；应用生化和电子自旋共振方法可测得乙素有捕集超氧阴离子自由基的作用，其作用强于维生素 E。实验表明五味子提取液对兔脑缺氧-复氧造成严重的氧自由基引发的脂质过氧化损伤有较强的保护作用，使血液和大脑皮层的超氧化歧化酶（SOD）活性显著地增高，MDA 水平显著地降低，而脑水肿程度也明显减轻。

（5）增强免疫：五味子多糖可显著提高正常小鼠腹腔巨噬细胞的吞噬百分率和吞噬指数，促进溶血素及溶血空斑形成，促进淋巴细胞转化，具有较好的免疫增强作用。

（6）对子宫兴奋作用：五味子对家兔在体、离体的无孕子宫及早期妊娠子宫和产后子宫均可加强其节律性收缩，但对张力的影响不明显。其作用性质与催产素相似而与麦角类药物不同。北五味子醇制剂（酊剂）对滞产妇阵缩微弱或过期妊娠可促进其分娩。

此外，五味子还有镇咳祛痰、抑菌、降糖、抗肿瘤等作用。

【毒理研究】① 急性毒性：五味子乙醇粗提物小鼠灌胃的 LD_{50} 分别为 14.67（雄）和 19.96g/kg（雌）。② 长期毒性：五味子乙醇粗提物 10、5、2.5、1.25g/kg 给大鼠灌服，连续 90d，对大鼠体重增加、进食量、血常规、血生化指标、肝/体比值及组织病理检查结果进行了观察，除 10g/kg 剂量组出现体重降低、血红蛋白降低和尿素氮升高外，其余剂量组各指标与对照组无显著差异。可以认为，10g/kg 剂量对大鼠有一定的毒性，按 100 倍安全系数计算该剂量相当于每人每天服用 6g 五味子生药（按每人 60kg 体重计），因此应限制五味子在保健食品中的使用剂量和服用期限。③ 致突变作用：五味子乙醇粗提物 2.5、5.0 和 10.0g/kg 三个剂量组进行了小鼠微核试验，用 0.04、0.12、0.58、2.32、11.59 和57.97mg/ml六个剂量组进行了 Ames 试验，用 113.28、226.56、453.12 和 906.25mg/ml 四个剂量组进行了 TK 基因突变试验，结果是，微核试验中各剂量组的雄雌小鼠均未见微核率增加；Ames 试验中各剂量组均未见菌落数增加，其中 57.97mg/ml 剂量组菌落数显著减少，可能与五味子的抑菌作用有关；TK 基因突变试验中各剂量组的突变频率与对照组比较差异均无显著性，表明在所选试验和剂量范围内五味子的乙醇粗提物未显示致突变作用。

【临床应用】用于气阴两虚证所致神经官能症失眠的治疗；老年人的抗衰保健，可使头晕、眼花、失眠、头痛、乏力、心悸等症状改善。亦用于传染性肝炎（降酶）、脑卒中等的治疗。

【不良反应】个别病人服药后有反酸、胃痛、食欲减退、过敏等反应。

【制剂与用法】糖浆剂，每瓶装 100ml。口服，每次 5～10ml，每日 3 次。

【注意事项】颅内压升高、精神兴奋及动脉压显著升高者应禁用。

【备注】我国创制的治疗肝炎的降酶药物联苯双酯是合成五味子丙素的中间体，适用于迁延性肝炎及长期单项谷丙转氨酶异常者。

第二节　重镇安神中成药

重镇安神中成药，适用于心阳阳亢、火热扰心所致的心烦意乱、失眠、惊悸、怔忡、癫痫等。常用重镇安神药，以磁石、朱砂、珍珠母、龙齿等为主组成方剂，如朱砂安神丸、磁朱丸、琥珀多寐丸等。

朱砂安神丸(片)
《寿世保元》

【处方】朱砂、黄连、地黄、当归、甘草。

本方主用于心火亢盛、阴血不足证。心火亢盛,当清其火;阴血不足,当补其阴血。方中朱砂质重性寒、专入心经、重镇安神为主药。辅以黄连苦寒、清心泻火,助主药清心安神。佐以生地黄滋阴清热;当归补养心血,配伍生地黄补其不足之阴血。使以炙甘草和中调药,防朱砂质重碍胃。各药合用,重镇安神、清心泻火、滋阴养血,有标本兼治之功。

【性状】本品为红棕色的水蜜丸、小蜜丸或大蜜丸,味苦、微甜。

【功能与主治】清心养血,镇惊安神。用于胸中烦热,心悸不宁,失眠多梦。

【药理作用】主要有镇静催眠、抗惊、抗心律失常等作用。

(1) 镇静催眠:用多导描记法记录猫睡眠时间,朱砂安神丸1丸(9g)溶于水灌胃给药,能明显缩短清醒期(W)、延长慢波睡眠Ⅰ期(SWS Ⅰ)及总睡眠时间,表明用药后易于引起睡眠,加快入睡过程,延长睡眠时间;其作用与提高脑内5-羟色胺(5-HT)含量有关。朱砂、黄连、甘草、地黄、当归均有镇静催眠作用。甘草、当归还具有抗惊厥作用。

(2) 抗心律失常:朱砂安神丸灌胃给药,连续5d,对氯仿、肾上腺素和草乌诱发心律失常家兔,能明显缩短其心律失常持续时间,减少其异常搏动次数,亦即具有抗心律失常的作用。

【临床应用】用于属心火亢盛、阴血不足证的神经衰弱、失眠、室性心律失常、期前收缩(早搏)、精神抑郁等。

【制剂与用法】水蜜丸、小蜜丸或大蜜丸(每丸重9g)。口服,水蜜丸每次6g,小蜜丸每次9g,大蜜丸每次1丸;每日1～2次,温开水送服,连续用药不宜超过7d。

【注意事项】① 阴虚、脾弱者忌用;孕妇、婴幼儿忌服。② 肝肾功能不全者禁服。③ 不宜与碘、溴化物并用,因朱砂成分硫化汞在胃肠道内遇到碘、溴化物产生有刺激性碘化汞、溴化汞,引起赤痢样大便,从而产生严重的医源性肠炎。④ 不宜多服久服,儿童尤不宜久用。因朱砂排泄缓慢,易致蓄积性中毒。

琥珀多寐丸
《景岳全书》

【处方】琥珀、羚羊角、党参、茯苓、远志(制)、甘草。

本方主用于阴血虚、肝火亢、神志不安证。方中琥珀镇惊安神,茯苓健脾补中、宁心安神。琥珀与茯苓为松之余气所结,但茯苓入气分而偏补,琥珀入血分而偏泻;两药相伍,镇惊安神、相得益彰,其效更佳,共为主药。辅以远志养心安神、交通心肾、气旺则阴血生,羚羊角平降肝阳。佐以党参、甘草健脾益气,滋其化源,以养心神。诸药相伍,具有镇惊平肝、养心安神之功。

【性状】本品为黄褐色的水蜜丸;气微香,味微苦。

【功能与主治】平肝安神。用于肝阳上亢,心神不安,惊悸怔忡,失眠。

【药理作用】主要有镇静、抗惊、改善心血管功能等作用。

(1) 镇静:琥珀、羚羊角、人参、远志、甘草、茯苓均有镇静作用。

(2) 抗惊厥:琥珀、羚羊角、甘草等均有抗惊厥作用。

(3) 改善心血管功能:人参、茯苓、远志有改善心血管功能作用。

(4) 增强造血功能:人参浸膏促进红细胞、血红蛋白、白细胞生成,并防止放射线对造血器官的损伤。

(5) 改善血液流变性:琥珀酸可使红细胞电泳速度加快,并降低血浆和全血黏度,可加速心、脑、肝、肾等重要器官的血流速度,改善这些重要器官的供血供氧能力。琥珀酸还有防止血栓形成作用。

【临床应用】主要用于:① 神经官能症,症见顽固性失眠、头晕目眩、心烦不安、耳鸣难忍等;② 自主神经功能紊乱,症见怔忡、坐卧不宁、惊恐不安、头晕健忘。

【制剂与用法】水蜜丸,每42粒重1g。口服,每次1.5~3g,睡前一次服。

【注意事项】平素体弱虚寒者慎用。

磁 朱 丸
《备急千金方》

【处方】磁石(煅)、朱砂、六神曲(炒)。

本方主用于肾阴不足、心阳偏亢、心肾不交所致的心肾不交证。肾阴不足,精气不能上注于目,则视物不清;肾开窍于耳,肾阴不能上贯于耳,则耳鸣耳聋;阴虚则阳浮,心阳不得下潜,以致心神不宁,则心悸失眠,甚则神乱而发癫痫。治宜益阴潜阳、交通心肾。方中磁石辛寒入肾、滋阴潜阳、重镇安神为主药。辅以朱砂甘寒入心、清心降火、重镇安神。佐以神曲健脾和胃,助金石药之运化,并可防其重镇伤胃。炼蜜为丸,取蜜补中益胃,缓和药力。各药合用,益阴潜阳,明目安神,交通心肾。

【性状】本品为红褐色至棕褐色的水丸;味淡。

【功能与主治】镇心,安神,明目。用于心肾阴虚,心阳偏亢,心悸失眠,耳鸣耳聋,视物昏花。

【药理作用】主要有:① 镇静催眠作用;② 主明目,益视力作用:能使变异之晶状体逐渐恢复正常。研究认为其治疗多种眼病获效,可能与方中磁石含有多种微量元素和维生素B有关。

【临床应用】用于属心肾不交证候的:① 神经衰弱、多种类型的精神疾患;② 高血压病引起的心悸失眠、早期耳源性眩晕、癫痫等;③ 眼科病,如白内障、玻璃体、晶状体之病变以及房水循环障碍等。

【不良反应】个别患者服后有胃部不适。曾报道一患者服后出现皮疹(过敏性),病人全身瘙痒,躯干、四肢出现弥漫性红斑,对称分布,中间夹有红色小米粒大小血斑。停药,口服扑尔敏后痒止,静脉滴注氢化可的松,口服泼尼松(3d),红斑消退,皮肤恢复正常,自觉症状消失。痊愈后用本品贴布区均出现水肿性红斑,对照区安乃近无任何反应。

【用法与用量】水丸,18粒重1g。口服,每次3g,每日2次。

【注意事项】① 脾胃虚弱而胃脘疼痛者慎用；气虚下陷、急性眼病、孕妇，以及胃溃疡、肝肾功能不良者禁用；② 本品含朱砂量较大（＞14％），不宜多服或久服；③ 不宜与碘化物、溴化物并用。

安神中成药的主要药理作用和临床应用见表 2-8-1 所示。

表 2-8-1　安神中成药的主要药理作用和临床应用

药　名	药　理　作　用									临床应用
	镇静	催眠	抗惊厥	镇痛	解热	促造血	降血脂	抗菌	消炎	
天王补心丸	＋		＋							神经衰弱、失眠、低血压、心律失常
柏子养心丸	＋	＋	＋							失眠、心悸
酸枣仁合剂			＋	＋						精神分裂症、神经官能症、神经衰弱、更年期综合征
脑乐静	＋	＋	＋		＋			＋		精神分裂症、癔病、神经衰弱、妇女更年期综合征
安神补心丸	＋	＋								神经官能症、神经衰弱、躁狂
灵芝冲剂	＋	＋	＋					＋		可用于气血两虚证的多种疾病，特别是慢性病的治疗，也可用于肺心病、肝病、冠心病、高脂血症、支气管哮喘，以及儿童大脑发育不全等的辅助治疗
五味子糖浆	＋	＋						＋	＋	神经衰弱、头晕、失眠、肝炎、脑卒中
朱砂安神丸	＋	＋	＋	＋	＋	＋	＋	＋	＋	神经衰弱、精神分裂症、失眠、癫痫
琥珀多寐丸	＋	＋	＋			＋				神经官能症、植物神经紊乱
磁朱丸	＋	＋								神经衰弱、癫痫、白内障、慢性单纯性青光眼、耳鸣耳聋

＋示增强作用。

【参考文献】

1. 徐建林，周颖斌，徐珞，等.酸枣仁合剂对大学生考试焦虑的防治研究.中国行为医学科学，1997,6(3)：182-183

2. 徐建林，周颖斌，徐珞，等.酸枣仁合剂对隔离大鼠学习记忆的影响.青岛医学院学报，1997,33(2)：136-138

3. 覃文才，洪庚辛，饶芳.甘麦大枣汤的中枢抑制作用.中药药理与临床，1994,

（5）：9－11

4. 张宏,王晓萍,张冶.甘麦大枣汤的药理研究与临床应用.时珍国药研究,1997,8(1)：22－23

5. 张明发.脑乐静抗抑郁症的治疗学基础.中国医院用药评价与分析,2002,2(6)：366－367

6. 李贵海,邵陆.安神补心胶囊药效学实验观察.中成药,1997,19(6)：31－32

7. 刘燕,闫玉仙,于永辉.安神补心胶囊对小鼠红细胞免疫黏附功能的影响.现代中西医结合杂志,2000,9(18)：1759

8. 张强.灵芝实验研究进展.时珍国医国药,1999,10(8)：632－633)

9. 苗明三,方晓艳.五味子多糖对正常小鼠免疫功能的影响.中国中医药科技.2003,10(2)：100－101

10. 何来英,冯晓莲,孙明,等.五味子的急性毒性和遗传毒性研究.实用预防医学,2004,11(4)：645－648

11. 何来英,孙明,冯晓莲,等.五味子的安全性试验——90天喂养试验.卫生研究,2004,33(5)：557－558

（俞丽霞　胡秀敏）

第九章

开窍中成药

开窍中成药是以芳香开窍药为主组成,具有开窍醒神作用,用于治疗神昏窍闭之证的一类中成药。

神昏窍闭证有虚实之分,属于实证者称为"闭证",多由邪气壅盛、蒙蔽心窍所致。其基本表现是:神志昏迷、口噤(牙关紧闭)、握固(两手握拳)、脉有力,血压基本正常或增高,无呼吸衰竭或循环衰竭的表现。因同时出现其他症状的不同又分为热闭和寒闭。

(1)热闭兼有高热(也有不发热者)、谵语、抽搐、面赤、气粗、苔黄、脉洪数或弦数,多见于温病之热邪或痰热内陷心包所致。

(2)寒闭兼有面青身冷、苔白滑腻、脉迟或紧,或突然昏倒,或痰涎上涌,多见于中风、中寒、气滞或痰浊蒙蔽心窍所致。

从现代医学看来,热闭的症状见于流行性脑膜炎、乙型脑炎的极期、重症肺炎、化脓性感染等疾患的败血症期,以及中暑、癫痫大发作、肝性脑病、尿毒症和某些类型的脑血管意外等所致的昏迷。寒闭则多见于脑出血(参见治风中成药)、冠心病(心绞痛)及中毒等引起的昏迷。

【功用】开窍,醒神(醒脑、回苏)。

【分类】本章开窍中成药主用于闭证,分为两类:凉开中成药(清热开窍中成药)与温开中成药(芳香化痰开窍中成药)。前者用于热闭,后者则用于寒闭。

【药理作用】闭证以神志昏迷为主要表现,开窍中成药的应用目的是使病人苏醒。但其药理作用不是单纯"兴奋中枢",要看配合药物的不同而有以下药理作用:

(1)兴奋中枢:开窍中成药大多能兴奋呼吸中枢和血管运动中枢,故能回苏救急,如牛黄醒脑丸。有的具有双向调节作用,即小剂量兴奋而大剂量则抑制中枢神经系统,如醒脑静注射液。

(2)镇静、抗惊厥:开窍中成药大多数具有镇静、抗惊厥作用,如安宫牛黄丸、通关散、紫雪丹。

(3)解热:凉开中成药如清开灵注射液、牛黄清心丸、新安宫牛黄丸等均有明显解热作用。

(4)抗菌消炎:麝香、冰片、苏合香、石菖蒲等开窍药均有不同程度的抗菌作用;凉开中成药还配伍大量清热药,这些清热药均有抗菌、消炎作用,这对于治疗一些感染性疾患所致的高热和昏迷是有利的。

(5)对心血管系统的作用:温开中成药可扩张冠状动脉,改善心肌缺血,从而缓解心绞痛,如冠心苏合丸、苏冰滴丸。

【临床应用】

（1）主要用于急性传染病高热、神昏惊厥，如流脑、乙型脑炎的极期；重症肺炎、化脓性感染等的败血症期。

（2）中暑、肝病、尿毒症的谵妄、昏迷。

（3）脑血管意外的昏迷，治疗宜温通开窍、醒脑回苏为主，可用苏合香丸。

（4）冠心病（心绞痛、心肌梗死），可用冠心苏合丸、麝香保心丸。

【注意事项】① 凡神志昏迷是由大汗、大吐、大失血引起，汗出肢冷，呼吸气微，手撒遗尿，口开目合，表现虚脱、休克，属于脱证，为神昏窍闭之虚证，不宜用开窍中成药。② 开窍中成药用于"救急"，待神志清醒后，应根据不同的病因作进一步治疗。③ 本类中成药中麝香等药，有碍胎儿，孕妇慎用。④ 本类中成药不宜加热煎煮，以免药性挥发，影响疗效。

第一节　凉开中成药

热闭证治宜清热开窍，简称凉开。凉开中成药又称清热开窍中成药，适用于温热之邪内陷心包的热闭证。症见：高热、神昏、谵语或痉挛、抽搐、舌红苔黄、脉数等。其他如中风（脑卒中）、气郁、痰厥以及感受秽浊之气，以致卒然昏倒，不省人事，证有热象者，亦可选用。常用芳香开窍药如麝香、冰片、石菖蒲、郁金等配伍清热泻火、凉血解毒药为主组成。由于热入心包，引起神志不安，故配镇心安神药如珍珠、朱砂、磁石、琥珀等。又由于邪热内陷，每易灼液为痰，故适当配伍清热化痰药如川贝母、胆星、天竹黄、雄黄等。

安宫牛黄丸（片、散、栓、胶囊）
《温病条辨》

【处方】牛黄、水牛角浓缩粉、麝香、珍珠、朱砂、雄黄、黄连、黄芩、栀子、郁金、冰片。

本方是在《温病条辨》所载安宫牛黄丸处方组成中去犀角，代之以水牛角浓缩粉，去掉金箔衣组成。本方主用于邪热内陷心包证，症见高热烦躁、神昏谵语、口干舌燥、痰涎壅盛、舌红或绛、脉数。温（暑）病热邪炽盛，逆传入心包，扰及神明，心失清灵之常，则高热烦躁、神昏谵语；里热炽盛，灼津液成痰，或素有痰热，则常见口干舌燥等津伤及痰涎壅盛之证。痰浊上蒙清窍，必加重神昏谵语。中风痰热昏迷，小儿高热惊厥，亦属热闭之证。治宜芳香开窍、清解心包热毒，并配合安神豁痰之法以加强清开之力。方中牛黄苦凉、清心解毒、熄风定惊、豁痰开窍；麝香辛温，通行十二经，长于开窍醒神。两药合用，清心开窍，共为主药。辅以水牛角凉血解毒；黄连、黄芩、栀子清热泻火解毒，助牛黄清心包之热；冰片、郁金芳香辟秽、通窍开闭，以加强麝香开窍醒神之效。佐以朱砂、珍珠镇心安神，以除烦躁不安；雄黄助牛黄以豁痰解毒。各药合用，共起清热解毒，镇惊开窍之功。

【性状】本品为黄橙色至红褐色的大蜜丸；气芳香浓郁，味微苦。

【功能与主治】清热解毒，镇惊开窍。用于热病，邪入心包，高热惊厥，神昏谵语；中风昏迷及脑炎、脑膜炎、中毒性脑病、脑出血、败血症见上述证候者。

【药理作用】主要有镇静、抗惊厥、解热、抗炎、增强免疫功能、保护脑组织等作用。

(1)镇静、抗惊厥：本品可减少小鼠自由活动次数；协同硫喷妥钠增强其催眠作用；对抗苯丙胺兴奋中枢作用和戊四氮惊厥作用。

(2)解热：对细菌毒素引起的发热有明显的解热作用。

(3)抗炎作用：对大鼠蛋清性踝关节肿胀有明显抑制作用；对于二甲苯所致小鼠耳廓炎症也有显著抑制作用。

(4)提高免疫功能：对小鼠腹腔巨噬细胞吞噬百分率与吞噬指数，给药实验组均明显高于对照组。

(5)保护脑组织：安宫牛黄丸对兔脑脊液乳酸脱氢酶和脑组织化学乳酸脱氢酶的研究表明，安宫牛黄丸混悬液 10ml/kg(0.4g/kg)口服能明显降低百日咳杆菌(0.5ml/kg)和美国大肠杆菌内毒素(1μg/kg)混合液兔耳缘静注所致的脑脊液 LDII 活性的升高，提示安宫牛黄丸对细菌、内毒素性脑损害细胞有一定的保护作用，对脑组织细胞的保护作用可能是其开窍醒神作用的原理之一。

此外，本品还有降压、保肝作用。

【毒理研究】安宫牛黄丸混悬液给小鼠灌胃(20g/kg)，动物活动减少，安静，2h 后恢复正常，未出现死亡。

【临床应用】主用于邪热内闭证的高热烦躁、神昏谵语、小儿惊风(惊厥抽搐)、中风昏迷等。

临床用于流行性脑脊髓膜炎、乙型脑炎、中毒性痢疾、尿毒症、中毒性肺炎、肝昏迷、脑血管意外等邪热内闭证。

【不良反应】3 例患者连续服用本品 40～60 丸后，引起汞中毒性肾病，出现腰痛、少尿、血尿及尿蛋白等，应引起注意；本品还可致过敏，对过敏性体质，临床应用时应予注意。

【制剂与用法】大蜜丸，每丸重 3g。口服，每次 1 丸，每日 1 次；小儿三岁以内每次 1/4 丸，四岁至六岁每次 1/2 丸，每日 1 次；或遵医嘱。

【注意事项】① 孕妇慎服；舌苔白腻，寒痰阻窍所致神昏者不宜用；脑卒中脱症所致神昏不宜服用。② 本制剂内含朱砂、雄黄等有毒药物，不可久服或过量服用，以免蓄积引起中毒；服药期间不宜食油腻辛辣之物品。

紫 雪
《外台秘要》

【处方】石膏、北寒水石、滑石、磁石、玄参、木香、沉香、升麻、甘草、丁香、芒硝、硝石(精制)、水牛角浓缩粉、羚羊角、麝香、朱砂。

本方用于心包热盛动风证或营血热盛证。方中水牛角清心凉血解毒；羚羊角凉肝熄风止痉；麝香开窍醒神，共为方中主药。辅以生石膏、寒水石、滑石甘寒清热，玄参、升麻清热解毒，其中玄参尚能清热养阴，升麻尚能清热透邪；木香、丁香、沉香行气通窍，以助麝香开窍醒神；朱砂、磁石重镇安神、清心解毒、潜镇肝阳，除烦止痉。佐以芒硝、硝石泄热散结、釜底抽薪，使邪热从肠腑下泄。使以甘草益气安中，调和诸药。诸药合用，共起清热解毒、止痉开窍之功。

【性状】本品为棕红色至灰棕色的粉末;气芳香,味咸、微苦。

【功能与主治】清热开窍,止痉安神。用于热入心包、热动肝风证,症见高热烦躁、神昏谵语、惊风抽搐、尿赤便秘。

【药理作用】主要有解热、镇静、抗惊厥、抗炎等作用。

(1)解热:给家兔灌服紫雪散(2g/kg),能对抗静脉注射伤寒、副伤寒甲乙三联疫苗引起的体温升高,且作用快而持久。其口服液对啤酒酵母致大鼠发热,有明显的解热作用。对五联疫苗造型的家兔体温,2h后与复方阿司匹林比较无明显差异;4h后降温效果明显优于复方阿司匹林,降温幅度可达1℃,6h后逐渐回升。

(2)抗惊厥:给小鼠灌服紫雪散(0.1g/20g),能显著对抗戊四氮及硝酸士的宁引起的惊厥,延长小鼠惊厥发生时间,降低惊厥发生率与死亡率。

(3)镇静:紫雪散及其组成单味玄参、羚羊角均有明显镇静催眠作用,与三溴合剂比较无明显差异,但比三溴合剂的镇静作用持续时间长。

(4)抗菌、抗炎:方中单味麝香、玄参、升麻、甘草、丁香等对金黄色葡萄球菌、大肠埃希菌等有抑制作用。麝香、玄参等有抗炎作用。

【毒理研究】急性毒性试验,紫雪散给小鼠灌胃及腹腔注射测定其LD_{50},属无毒范畴。

【临床应用】用于心包热盛动风证或营血热盛证:① 高热惊厥,如流行性脑脊髓膜炎、乙型脑炎、病毒性脑膜炎,配合其他药物治疗可获良效;② 小儿急热惊风,指纹紫暗,尿赤便秘者,对小儿外感发热者亦有良效;③ 急性发疹性疾患,如斑疹伤寒、麻疹等热毒内盛,疹色紫暗,或透发不畅而见高热昏迷、抽搐者;④ 急性扁桃体炎,通常在2～3d内退热,且无再升;⑤ 败血症,急性白血病发热。

【不良反应】本药服用过量有易伤元气和耗阴之弊,不良反应有大汗、呕吐、肢体厥冷、气促、心悸、眩晕,甚至中毒死亡等现象。

【制剂与用法】散剂,每瓶装1.5g。口服,每次1.5～3g,每日2次;周岁小儿每次0.3g,五岁以内小儿每增一岁递增0.3g,每日1次;五岁以上小儿酌情使用。

【注意事项】孕妇禁用。

【备注】对小儿发热亦可采用外用(敷脐):以本药半瓶填于脐内,外用胶布固定。只填1d,体温多数在1d内可降至正常。

局方至宝散(丹)

《太平惠民和剂局方》

【处方】水牛角浓缩粉、牛黄、玳瑁、琥珀、麝香、安息香、朱砂、雄黄、冰片。

本方主用于痰热内闭心包证,为邪热亢盛、痰浊内闭心包所致。症见:神昏谵语、身热烦躁、痰盛气粗、舌红苔黄垢腻、脉滑数。方中水牛角与麝香相配,清热开窍,共为主药。辅以冰片与安息香均能芳香开窍、辟秽化浊;与麝香合用,开窍之力尤著;牛黄、玳瑁清热解毒,其中牛黄又能豁痰开窍、惊风定惊,与水牛角同用,以增强清热凉血解毒之效。佐以朱砂、琥珀镇心安神,雄黄豁痰解毒。各药合用,共起清热解毒、开窍定惊之功。

方中水牛角浓缩粉含角蛋白、胆固醇,具有强心、抗惊厥、解热的作用;麝香含麝香酮,具有兴奋中枢神经、抑菌、消炎的作用;牛黄含胆酸、牛磺酸,具有解热、消炎、镇静、抗惊厥作用。全方主要具有强心、抗惊厥、抑菌、抗炎等作用。

【性状】本品为橘黄色至浅褐色的粉末;气芳香浓郁,味微苦。

【功能与主治】清热解毒,开窍镇惊。用于热病、热入心包、热盛动风证,症见高热惊厥、烦躁不安、神昏谵语及小儿急热惊风。

【药理作用】本品作用似紫雪,主要有解热、镇静、抗惊厥以及抗菌、消炎等。

【临床应用】主用于痰热内闭心包证之流脑、乙脑、中毒性痢疾、尿毒症、脑血管意外、肝昏迷等。中风、中暑、小儿惊厥属痰热内闭证者均可用之。

【制剂与用法】散剂,每瓶装 2g。口服,每次 2g,每日 1 次;小儿三岁以内每次 0.5g,四岁至六岁每次 1g;或遵医嘱。

【注意事项】① 本品芳香辛躁之品较多,有耗阴竭液之弊,故神昏谵语由于阳盛阴虚所致者,不宜使用;② 孕妇慎服。

【备注】① 原方("至宝丹")有犀角,现改用水牛角浓缩粉。② 本方原用人参汤化服,对于病情较重,正气虚弱者,借助人参之力以益气扶正,与辛香开窍药配伍,对苏醒神志,扶正祛邪,功效较著,但以脉虚者为宜。③ 本品与安宫牛黄丸及紫雪合称"三宝",均是凉开中成药的代表方剂。从清热解毒之力而论,"大抵安宫牛黄丸最凉,紫雪次之,至宝又次之"(吴塘《温病条辨》)。但三方各有所长,其中安宫牛黄丸长于清热解毒豁痰,紫雪长于镇痉,至宝(丹)长于芳香开窍,化浊辟秽。总之,三药功用、主治略同,临床辨证选用,亦可交替使用。

清开灵注射液(口服液)

《温病条辨》

【处方】胆酸、珍珠母、猪去氧胆酸、栀子、水牛角、板蓝根、黄芩苷、金银花。

本方主用于外感风热时毒,火毒内盛证、邪热内陷心包证。安宫牛黄丸(《温病条辨》)处方组成药物分为清热解毒与镇静安神以及芳香化浊与辟秽开窍两类,本方是由其清热解毒与镇静安神药物组成,并且去牛黄,代之以胆酸与猪去氧胆酸;去犀角与珍珠,代之以水牛角与珍珠母,去黄芩,代之以黄芩苷;去黄连,加板蓝根与金银花;去朱砂,雄黄与金箔。方中以胆酸与猪去氧胆酸清心解毒、熄风定惊、豁痰开窍,板蓝根清热解毒,三药共为主药。辅以水牛角凉血解毒,黄芩苷、栀子、金银花清热解毒,助胆酸、猪去氧胆酸与板蓝根清热解毒、清心包之热;佐以珍珠母镇心安神,以除烦躁不安。各药合用,共起清热解毒、镇静安神之功。

【性状】本品为棕黄色或棕红色的澄明液体。

【功能与主治】清热解毒,化痰通络,醒神开窍。用于热病,神昏,中风偏瘫,神志不清;急性肝炎、上呼吸道感染、肺炎、脑血栓形成、脑出血见上述证候者。

【药理作用】主要有抗炎、解热、镇静、抗惊厥和改善脑循环、改善血液流变性及保护肝脏等作用。

(1) 抗炎:① 体外实验研究表明,清开灵对正常家兔和人 T 细胞有丝分裂反应有明显的依赖剂量的抑制作用,其半数有效抑制剂量(ED_{50})为 22.53μl,揭示清开灵是一种强有力的 T 细胞抑制剂。② 给小鼠灌服清开灵能明显提高小鼠腹腔巨噬细胞吞噬率和吞噬指数,能增加小鼠腹腔白细胞 H_2O_2 量的释放,说明本品不仅能提高吞噬能力,而且增强细胞内氧化杀菌能力。

(2)解热:① 本品静脉注射对家兔由伤寒、副伤寒甲乙菌苗引起的发热、内毒素性发热均有明显的退热作用;② 对内毒素发热解热机制的研究,有人认为可能是该药抑制下丘脑内生致热原和中枢发热介质的生成,促进解热物质的释放而达到解热效应。

(3)镇静、抗惊厥:研究表明,清开灵能减少小鼠活动次数,增强硫喷妥钠的催眠作用,同时又能增加戊巴比妥钠对小鼠的中枢抑制作用;能对抗苯丙胺对小鼠的兴奋作用,并能明显地延缓小鼠戊四氮性阵挛发作,降低小鼠的惊厥和死亡率,说明其对小鼠大脑皮层的抑制作用是非常显著的,对生命中枢也有一定的保护作用。

(4)复苏作用:据研究发现,清开灵注射液能使大鼠脑内蓝斑乙酰胆碱的活性酯酶(ACHE)活性增加,提示乙酰胆碱的活性可能激发了蓝斑神经元,调整了儿茶酚胺的活性,恢复了脑干网状结构上行激动系统,从而起到复苏作用;清开灵 10ml/kg 口服,能明显降低百日咳杆菌和美国大肠杆菌内毒素 12g/kg 混悬液兔耳静脉注射所致的脑脊液乳酸脱氢酶活性的升高,提示清开灵对细菌内毒素性脑损伤细胞有一定保护作用;通过进一步研究表明脑脊液中乳酸脱氢酶活性的增高,来源于脑组织细胞的损害,而证明清开灵对脑组织细胞的保护作用,可能是其醒神开窍作用的原理之一。

(5)改善脑循环,促进脑坏死组织吸收:① 本品对实验性脑血肿家兔腹腔注射(剂量为 2.6ml/kg)分别于第 11、16 天将家兔处死检查表明,本品有促进局部脑血肿吸收和修复的作用。病理组织学提示该药能促进脑血肿周围胶质细胞的增生和吞噬活性的增强,从而加速血肿修复过程。② 应用颅脑 CT 扫描对清开灵注射液治疗脑出血患者 26 例进行治疗前后对比观察,发现其液化吸收率为 96.74%,血肿完全消失者达 76.92%,表明本品能促进颅内血肿液化吸收,减轻脑水肿。

(6)改善血液流变学指标:① 降低血比黏度:给大鼠尾静脉注射本品(0.3~0.6ml/100g体重),可改善大分子右旋糖酐所引起的高凝聚状态;降低全血回旋黏度、全血比黏度,凝血酶原及凝血酶时间延长;红细胞电泳时间加快。② 降低红细胞膜流动性:临床观察表明,清开灵注射液可降低脑卒中患者红细胞膜流动性,使之恢复正常;这有利于各种膜受体和配基如激素、药物等结合而发挥生物效应。

(7)抑制血小板聚集:体外试验表明,清开灵对 ADP(二磷酸腺苷)诱导的血小板聚集有特别显著的抑制作用。在家兔耳静脉给药可明显降低其血浆的凝固程度。

(8)保护肝脏:在实验性四氯化碳肝损伤大鼠皮下注射本品,结果表明:① 对急骤升高的谷丙转氨酶有降低作用;② 能促进肝蛋白质合成,升高大鼠血清粘蛋白;③ 降低肝损伤引起的血氨氮、尿素氮和血乳酸的升高;④ 观察了肝组织的病理变化,线粒体及其氧化还原酶类、水解酶类的变化,认为清开灵对中毒性肝炎有一定的促进修复作用。

【毒理研究】急性毒性实验测得小鼠 LD_{50} 为 50.25mg/kg,长期毒性结果显示,家兔体重,肝、肾功能,血常规等与对照组无明显差异。

【临床应用】用于外感时热、火毒内盛证、邪热内陷心包证等。

(1)治疗外感高热、脑卒中急症效果良好;

(2)肺心病、肺性脑病、肝性脑病也有相当疗效;

（3）急性中毒的辅助治疗。

【不良反应】 本品偶有过敏反应，可见皮疹、面红、局部疼痛等。

【制剂与用法】 注射液，每支装 ① 2ml；② 10ml。肌内注射：每日 2～4ml。重症患者静脉滴注：每日 20～40ml，以 10％葡萄糖注射液 200ml 或生理盐水注射液 100ml 稀释后使用。

【注意事项】（1）有表证恶寒发热者、药物过敏史者慎用。

（2）如出现过敏反应应及时停药并做脱敏处理。

（3）本品如产生沉淀或浑浊时不得使用。如经 10％葡萄糖或生理盐水注射液稀释后，出现混浊亦不得使用。

（4）药物配伍：到目前为止，已确认清开灵注射液不能与硫酸庆大霉素、青霉素 G 钾、肾上腺素、阿拉明、乳糖酸红霉素、多巴胺、山梗菜碱、硫酸美芬丁胺等药物配伍使用。

（5）清开灵注射液稀释以后，必须在 4h 以内使用。

（6）输液速度：注意滴速勿快，儿童以 20～40 滴/min 为宜，成年人以 40～60 滴/min 为宜。

（7）除按"用法与用量"中说明使用以外，还可用 5％葡萄糖注射液、生理盐水注射液每 10ml 药液加入 100ml 溶液稀释使用。

牛黄清心丸
《太平惠民和剂局方》

【处方】 牛黄、当归、川芎、甘草、山药、黄芩、苦杏仁（炒）、大豆黄卷、大枣（去核）、白术（炒）、茯苓、桔梗、防风、柴胡、阿胶、干姜、白芍、人参、六神曲（炒）、肉桂、蒲黄（炒）、麝香、冰片、水牛角浓缩粉、羚羊角、朱砂、雄黄。

本方主用于痰热邪热内陷心包证。方中牛黄清心解毒、熄风定惊、豁痰开窍；麝香通行十二经，长于开窍醒神；两药合用，清心开窍。水牛角善清心热、凉血解毒；羚羊角长于凉肝熄风；两角合用，为热传心肝两经之良剂。四药合用，清心开窍、凉肝熄风，针对高热、神昏、痉厥等主症而且共为主药。辅以黄芩、白蔹清热解毒、泻火、解火郁，助牛黄清心包热；冰片芳香辟秽、通窍开闭，以增强麝香开窍醒神之效；白术、山药、神曲、大豆黄卷健脾渗湿消痰，杏仁、桔梗宣肺止咳化痰，解痰湿之郁，助牛黄豁痰之功；当归、阿胶、白芍、麦冬滋阴液、柔肝而熄风，以助水牛角与羚羊角平肝熄风之效；柴胡，川芎行气、疏肝解郁，以助平肝熄风之力，且川芎尚能活血化瘀而解血郁。佐以朱砂、珍珠镇心安神，以除烦躁不安；雄黄助牛黄等豁痰解毒；防风散外风；肉桂、蒲黄配合川芎活血化瘀，助解血郁之效；人参固脱生津、安神益智；干姜、大枣益气健脾、调和营卫、通行津液。甘草泻火解毒、调和诸药，为佐使之药。各药合用，共起清心化痰、镇惊祛风之功。

【性状】 本品为红褐色的大蜜丸或水丸；气芳香，味微甜。

【功能与主治】 清心化痰，镇惊祛风。用于风痰阻窍所致的头晕目眩、痰涎壅盛、神志混乱、言语不清及惊风抽搐、癫痫。

【药理作用】 主要有镇静、抗惊厥、解热、降压、提高耐缺氧能力等作用。

（1）镇静：① 给小鼠灌服或静注本品，能使小鼠自发活动次数明显减少。② 腹腔给药，能明显提高小鼠电激怒阈值,并能明显对抗咖啡因、苯丙胺的兴奋作用。③灌胃给药能明显延长催眠药戊巴比妥钠睡眠时间。

(2)抗惊厥:给小鼠腹腔注射本品,能明显抑制其电惊厥的发生。灌胃给药可显著提高小鼠戊四氮致惊厥阈值。

(3)解热、降温:①在细菌毒素诱发的发热家兔身上,腹腔注射本方,有明显的解热作用,作用可持续6h以上;②对酵母菌致热的大鼠体温,腹腔给予本方也呈现明显降温作用。灌胃给药可降低正常大鼠体温。

(4)降血压:腹腔给药可使麻醉猫血压明显降低,降压高峰在给药后30~60min,经1.5~2h血压恢复至给药前水平。

(5)提高缺氧耐力:本方能明显提高小鼠常压缺氧耐力(腹腔给药)及减压缺氧耐力(灌胃给药)。

【毒理研究】15g/kg给小鼠灌胃,观察3d,无一死亡。另取小鼠每日灌胃6.0g/kg,连续7d,未见异常,各鼠体重均增加。

【临床应用】主用于邪热内陷心包证的下列疾病。

(1)心血管疾病:用于老年动脉硬化患者、急性脑血管病有意识障碍者(可与安宫牛黄丸交替服用)。

(2)重症健忘症(本虚标实,痰火上扰患者)。

(3)其他:复发性口疮,顽固性呃逆。

【不良反应】有报道曾有1例患者服用牛黄清心丸后引起小脑性共济失调,系超量、超时间服用,两个疗程之间的停药时间太短所引起的。故服用本药时应注意剂量和疗程,每天服用1次(最多不超过两次),每次1丸,1个疗程3~7d,两个疗程之间的停药时间不应少于10d。

【制剂与用法】①水丸,每20粒重1.5g;②大蜜丸,每丸重3g。口服,大蜜丸每次1丸,水丸每次1.5g,每日1次。

【注意事项】孕妇慎用。

第二节 温开中成药

寒闭之证治宜温通开窍,简称温开。温开中成药(又称芳香化痰开窍中成药),适用于中风、中寒、气郁、痰浊蒙蔽心窍引起的寒闭之证。症见:卒然昏倒、牙关紧闭、神昏不语、苔白脉迟等。常用芳香开窍药如苏合香、麝香、冰片等为主,配伍温里、行气之药组成方剂。

苏 合 香 丸
《太平惠民和剂局方》

【处方】苏合香、安息香、冰片、水牛角浓缩粉、麝香、檀香、沉香、丁香、香附、木香、乳香(制)、荜茇、白术、诃子肉、朱砂。

本方主用于寒邪、秽浊、气郁闭阻、蒙蔽心窍,扰乱神明所致的寒闭证。症见:突然昏倒、牙关紧闭、不省人事、苔白、脉迟、心腹疼痛,甚则昏厥。闭者宜开,治宜芳香开窍为主,对于寒邪、气郁及秽浊所致者,须配伍温中散寒、行气活血及辟秽化浊之药以辅助。方中苏合香、麝香、安息香芳香开窍为主药。辅以木香、檀香、沉香、乳香、丁香、香附行气解郁、散寒止痛、辟秽化浊,活血化瘀。佐以荜茇温中散寒,与上述 10 种辛香之品配合,增强散寒、止痛、开郁之效;白术补气健脾,燥湿化浊,诃子肉收涩敛气,白术与诃子与诸药配伍,可补气收敛,防止辛香过度,耗伤正气;水牛角浓缩粉清心解毒;朱砂重镇安神。各药合用,共起芳香开窍、行气温中之功。

【性状】 本品为糖红色的水蜜丸或赭色的大蜜丸,气芳香,味微苦、辛。

【功能与主治】 芳香开窍,行气止痛。用于痰迷心窍所致的痰厥昏迷、中风偏瘫、肢体不利,以及中暑、心胃气痛。

【药理作用】 主要有抗血小板聚集作用,苏合香脂(约 36%)和冰片能延长小鼠的耐缺氧时间,能使心肌梗死的犬冠脉血流量回升。此外,水牛角、麝香、乳香等均有抗炎镇痛作用。

【临床应用】 主用于寒闭证之脑卒中、神志昏迷和心腹疼痛以及胆道蛔虫等症。

【不良反应】 偶见过敏性皮疹,停药后可自行消失;曾有报道,1 例患者口服苏合香丸致过敏性休克;6 例新生儿出现苏合香丸中毒。

【制剂与用法】 大蜜丸,每丸 3g;水蜜丸。口服,每次 1 丸,每日 1~2 次。

【注意事项】 ① 本品多用于急救或止痛,久服耗散正气;② 忌辛辣食物;③ 孕妇忌服;④ 热病与脱证不宜服用。

礞石滚痰丸(片)
《丹溪心法附余》

【处方】 金礞石(煅)、沉香、黄芩、熟大黄。

本方主用于实热老痰证。实热老痰,久积不去,上蒙清窍,则为癫狂,昏迷;扰动心神,则惊悸怔忡、多寐怪状;内壅于肺,则为咳嗽痰稠,甚则喘息烦闷;留于经络、关节,则为口眼蠕动,或骨节疼痛,或绕项结核等。治宜荡涤实热、攻逐顽痰。方中金礞石为主药,取其燥悍重坠之性,善能攻坠陈积伏匿之老痰,与焰硝同煅,其攻逐下行之性尤强。辅以大黄苦寒泻火、荡涤实热、开痰火下行之路。佐以黄芩苦寒泻火,专清上焦气分之热;沉香降逆下气,亦为治痰必先顺气之理。四药相伍,泻火逐痰之力较猛,使痰积恶物,自肠道而下。对于形气壮实、痰火胶固为病者,用之最宜。各药合用,共起泻火逐痰之功。

【性状】 本品为黄色至棕褐色的水丸;味苦。

【功能与主治】 逐痰降火。用于痰火扰心所致的癫狂惊悸,或咳喘痰稠,大便秘结。

【药理作用】 主要有祛痰、平喘、抑菌、抗病毒、解热、镇静、泻下等作用。

金礞石含钾、镁、铝、硅酸等,有化痰的作用;黄芩含黄芩苷、黄芩素,具有抗菌、消炎、抗过敏的作用;熟大黄含蒽醌衍生物,具有抗病原微生物、解热、抗炎、泻下等作用。

【临床应用】 用于实热顽痰证的急性和慢性支气管炎、支气管哮喘、精神失常(狂躁、精神分裂症)、癫痫等。

【制剂与用法】 水丸,50 粒重 3g,每袋 6g。口服,每次 6~12g,每日 1 次。

【注意事项】① 体虚及孕妇忌用;② 非实热顽痰者忌用;③ 药性峻猛,易损耗气血,切勿久服过量,宜病除即止。

开窍中成药的主要药理作用与临床应用小结于表2-9-1中。

表2-9-1 开窍中成药的主要药理作用与临床应用

药 名	药 理 作 用								临 床 应 用
	兴奋呼吸中枢	兴奋血管运动中枢	镇静、抗惊厥	增加冠脉流量	减慢心率	降低心肌耗氧量	抗菌抗炎	解热	其他作用	
安宫牛黄丸	+	+	+			+	+	+	强心保肝	急性传染病高热、神昏惊厥、乙脑、流脑、中毒性痢疾、重型肺炎
紫 雪			+				+	+		乙脑、流脑、病毒性脑膜炎、败血症、急性白血病、高热
局方至宝散			+				+	+		流脑、乙脑、中毒性痢疾、尿毒症、脑血管意外、肝昏迷
清开灵注射液			+				+	+	保肝改善血液流变学等	外感高热、脑卒中急症、肺心病、肺性脑病、肝性脑病、急性中毒的辅助治疗
牛黄清心丸			+					+	降压耐缺氧	心血管疾病(老年动脉硬化患者、急性脑血管病有意识障碍者),重症健忘症,复发性口疮,顽固性呃逆。
苏合香丸				+			+		耐缺氧镇痛	寒闭证之脑卒中、神志昏迷和心腹疼痛,以及胆道蛔虫等症
礞石滚痰丸			+				+	+	祛痰平喘泻下	实热顽痰证的急性和慢性支气管炎、支气管哮喘、精神失常(狂躁、精神分裂症)、癫痫等

＋示增强作用。

【参考文献】

1. 邹节明,张家铨.中成药的药理与应用.上海:复旦大学出版社,2003
2. 张静,战洁.安宫牛黄丸现代研究进展.时珍国药研究,1996,7(2):116-117
3. 陈奇.中成药名方药理与临床.北京:人民卫生出版社,2001
4. 蒋玉凤,张丹卉,黄启福,等.清开灵对家兔内毒素性发热的作用及机制研究.中国病

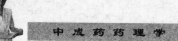

理生理杂志,2003,19(8):1103-1105

5. 匡燕.清开灵注射液的研究进展.西南军医,2005,7(5):48-51

6. 2005 年版《中华人民共和国药典》.

7. 刘丽华.牛黄清心丸致小脑性共济失调1例报告.临床神经病学杂志,2000,13(2):101

8. 朱荷莲,马颖文.口服苏合香丸致过敏性休克1例.广东医学,2005,26(9):1213

9. 欧亚娟,刘雪琴,李霞.新生儿苏合香丸中毒 6 例.儿科药学杂志,2005,11(5):60

（俞丽霞　胡秀敏）

第十章

理气中成药

　　理气中成药是指以调理气分、疏通气机的药物为主组成,具有疏畅气机、调整脏腑功能的作用,用于治疗气滞、气逆之证的中成药。常用的有逍遥丸、越鞠丸、舒肝丸、舒肝和胃丸、柴胡舒肝丸、茴香橘核丸、元胡止痛片、香砂枳术丸、枳术丸、胃肠安丸、六味木香散、左金丸等。

　　气升降出入运行于全身、内脏腑、外肌肤,维持着人体正常的生理活动。若气之升降失常,则会引起人体脏腑、器官功能的失调,产生多种疾病。总的来说,气病可分为气虚、气实两大类。气虚的病证采用补气的中成药进行治疗(在补益药中叙述)。而气实的病证有气滞、气逆两种。其中气滞就是因脏腑气机阻滞,运行不畅,以致升降出入失常所表现的病变,临床表现特点是胀、闷、痛。发生的原因,大都是由于情志不遂、肝气郁滞,或饮食不节、胃肠郁滞等所引起。可根据病因、症状,气滞分为肝郁气滞与脾胃气滞两类。对于气滞,治法当行气。而气逆则是指由于气机升降失常,当降不降,逆而上行所出现的病机,影响的多是肺、胃、肝等脏器,临床表现特点有呕恶、呃逆或喘息,治法当降气。

　　【功能】疏肝解郁、理气行滞。

　　【分类】理气中成药可分为两大类:行气中成药与降气中成药。其中降气中成药于止咳化痰平喘中成药这一章节中叙述,本章主要讨论行气中成药。行气中成药具有疏畅气机的功能,适用于气机郁滞的病证,根据这一病证是肝郁气滞与脾胃气滞的不同,可相应地将行气中成药分为:① 疏肝解郁中成药,② 理气行滞中成药。

　　【药理作用】理气中成药的主要药理作用可归纳如下:

　　(1)对胃肠平滑肌的调节作用:理气中成药对胃肠平滑肌具"双向"调节作用,既可呈现抑制作用,也可表现兴奋作用。其抑制胃肠平滑肌的作用则表现为松弛胃肠平滑肌,产生解痉作用;而兴奋胃肠平滑肌的作用则表现为增强胃肠运动,使其节律增加,收缩加强,张力加大,具体如香砂枳术丸。实际是产生抑制作用,还是产生兴奋作用,则与消化道机能状态、药物剂量及实验方法等因素相关。

　　(2)对子宫平滑肌的作用:实验研究表明,舒肝颗粒、越鞠丸、元胡止痛片能兴奋子宫平滑肌,促进子宫收缩,而金佛止痛丸则抑制子宫平滑肌,使痉挛的子宫松弛。

　　(3)镇痛、镇静作用:中医认为,气滞血瘀则疼痛;理气活血,气血调和畅达,疼痛即停止,亦即"通则不痛"。实验研究表明,这类成药中如元胡止痛片、金佛止痛片等有镇痛作用,而元胡止痛片、越鞠丸还具有中枢性镇静作用。

　　(4)抗溃疡作用:如元胡止痛片具有显著抗幽门结扎性溃疡、水浸应激性溃疡、组胺溃疡及醋酸溃疡作用。另越鞠丸、九气拈痛丸、胃苏冲剂等也具有抗溃疡作用。

(5)抗菌作用：越鞠丸、十香丸、元胡止痛片等有抗菌作用。

【临床应用】

(1)消化系统的疾病，如胃脘痛(消化性溃疡、慢性胃炎等)、胃肠炎、传染性肝炎、慢性胰腺炎、胆囊炎等；

(2)妇科疾病：如月经不调、经前综合征、乳腺增生、慢性盆腔炎等；

(3)其他：如男性乳房发育症、神经官能症等。

【注意事项】理气类成药，多由辛温香燥之品所组成，易耗气伤阴，应用上应适可而止，不宜过度使用。对于气虚、阴虚的患者当慎用。

第一节　疏肝解郁中成药

疏肝解郁中成药，主治肝气郁滞诸证。肝气郁滞证是指由于肝的疏泄功能异常而致气机郁滞所表现的证候，又称肝气郁结证，简称肝郁证。多因情志不遂，或突然受到精神刺激，或因病邪侵扰，阻遏肝脉，致使肝气失于疏泄、条达所致。常见症状为：胸胁或少腹胀满窜痛，气闷不舒；妇女乳房胀痛，月经不调或痛经；男子疝气痛，睾丸痛等。治宜疏肝行气解郁，选用疏肝理气药如香附、郁金、川楝子、青皮、乌药等与其他药物配伍制成疏肝解郁中成药如逍遥丸、舒肝颗粒、舒肝和胃丸、越鞠丸、柴胡舒肝丸、茴香橘核丸等进行治疗。

逍遥丸(水丸、大蜜丸、冲剂)

《太平惠民和剂局方》

【处方】柴胡、白芍、当归、白术(炒)、茯苓、薄荷、炙甘草。

本药主要用于肝郁血虚脾弱证。症见两胁作痛、头痛目眩、口燥咽干、神疲食少、或往来寒热、或月经不调、乳房胀痛、脉弦而虚者。肝喜条达，恶抑郁，为藏血之脏，体阴而用阳。若情志不畅，肝气不能条达，使肝失柔和，致肝郁血虚，则两胁作痛、头痛目眩；肝郁化火，则咽干口燥。肝病易传入脾，脾胃虚弱则神疲食少。脾为荣之木，胃为卫之源，脾胃虚弱则营卫受损，不能调和而致往来寒热。肝藏血，主疏泄，肝郁血虚脾弱，妇女多见月经不调、乳房胀痛。治宜疏肝解郁，养血健脾。方中柴胡疏肝解郁，使肝气得以条达，为主药。辅以白芍养血敛阴、柔肝缓急；当归养血活血、气香理气，为血中之气药；当归、白芍与柴胡同用，补肝体而助肝用，使血和则肝和，血充则肝柔。佐以白术、茯苓、甘草健脾益气，培补脾土以抑肝木侮，使营血生化有源。佐以少量薄荷疏散郁遏之气，透散肝经郁热，助柴胡疏泄条达之力；生姜降逆和中，且能辛散肝郁。柴胡为肝经引经药，又兼使药之用。各药合用，共奏疏肝健脾、养血调经之功。

【性状】本品为黄棕色至棕色的水丸；味甜。

【功能与主治】疏肝健脾，养血调经。用于肝气不舒、胸胁胀痛、头晕目眩、食欲减退、月经不调。

【药理作用】主要有调节内分泌、调节中枢神经系统、保肝、增加肠蠕动、减少抗癌剂顺铂的不良反应等作用。

(1) 调节内分泌:① 应用高效液相色谱电化学检测方法测定逍遥散对大鼠不同脑区单胺与神经递质含量的影响。逍遥散每日 2 次给大鼠灌胃,连续 6d,可显著升高下丘脑去甲肾上腺素含量、纹状体多巴胺含量,降低 3,4 -二羟基苯乙酸含量,不影响各脑区 5-HT 和 5-羟基吲哚乙酸含量。这表明逍遥丸选择性地作用于中枢儿茶酚胺能神经系统,这种作用与其治疗神经精神疾病及内分泌功能失调有关。② 以左旋甲状腺素诱发甲亢小鼠,可使其血清胆固醇、促甲状腺素(TSH)下降,三碘甲状腺原氨酸(T_3)、甲状腺素(T_4)上升。给予逍遥散加减方后,则见上述指标明显改善。③ 以本品加减治疗高泌乳素(PRL)血症(54 例),经期停止用药,闭经者连续服药;54 例患者服药 8~54d,PRL 值降至正常者有 49 例(90.7%),部分下降而未达到正常水平的有 5 例(9.3%)。患者临床症状均见相应改善或治愈;该方不仅降低血中泌乳素,还可降低过高的黄体生成激素,从而调整黄体生成素与促卵泡素的比值。

(2) 调节中枢神经系统:实验研究结果表明,本品加味对中枢神经系统具有调节作用。给小鼠灌服本药提取物后,小鼠的自发性活动显著减少。另外忧郁性的情感性精神病患者服用以后,血浆 cAMP 含量明显升高,病情好转,表明本药也有一定的安神定志效应。

(3) 保肝:① 本品能使肝细胞变性和坏死减轻,血清谷丙转氨酶活力下降,并可使细胞内糖原与核糖核酸含量趋于正常;② 本品能减轻四氯化碳实验性肝炎肝细胞的脂肪变性、在退行性病变恢复期中,能促使肝细胞再生。与对照组比较,动物死亡率也降低,认为上述作用可能与增强机体对疾病的抵抗能力有关。③ 以复合病因刺激制造肝硬化大鼠模型,给本药后,可使其肝胶原蛋白含量下降,防止肝硬化的发生,并明显降低 sGPT 含量。

(4) 增强肠蠕动:以本品给小鼠灌胃,给药后 30min 处死,测量炭末在肠内推进距离,实验结果表明,该药能明显增强小鼠肠蠕动。

(5) 减少抗癌剂顺铂的不良反应:在使用抗癌剂顺铂的同时,服用本品,可明显防止单独服用顺铂所引起的 BUN 值、肌酸酐升高。

(6) 增强体质:将本品给小鼠连续灌胃 11d,可明显增加动物体重,提示本品有增强体质的作用。

【临床应用】主用于属肝郁血虚脾弱诸证候。

(1) 消化系统疾病:以本药治疗消化系统疾病慢性胃炎、无黄疸型肝炎、慢性肝炎、胆囊炎、胆石症等均显良好疗效。如以本药治疗肠功能紊乱患者 34 例,给予逍遥丸 10 粒/次,3 次/d,2 个疗程后,治疗组显效 23 例、有效 7 例、无效 4 例,而对照组显效为 10 例、有效 9 例、无效 11 例,总有效率与对照组相比较有显著性差异($P<0.05$)。在治疗结束后 4 个月对显效病例的追踪观察中,治疗组(获访 25 例,复发 3 例)与对照组(获访 17 例,复发 6 例)复发率分别为 12%、35.20%。实验结果提示,逍遥丸治疗肠功能紊乱,与西药疗法比较其近期总有效率高,远期复发率低。

(2) 妇科疾病:本药加减治疗妇科疾病,如乳腺增生、高泌乳素血症、慢性附件炎及卵巢囊肿、盆腔炎、妇女腰痛及痛经、崩漏、更年期综合征、老年震颤等疗效较好。如以本药治疗乳腺增生症 118 例,治疗方法为口服逍遥丸 2 丸/d(蜜丸),于经期过后连续服用 28d 左右为1个疗程,连续服用2个疗程,随后加减,以经期乳房胀痛较甚者以逍遥丸为主加服消癖汤(王不留行12~15g,鸡血藤10~12g,香附10g,瓜蒌12~15g,赤芍15g)于行经前1周始1剂/d,对经期腹痛者每日加服当归丸1丸,伴更年期综合征、肝肾阴虚者每日加服更年康片3~6片,结果治愈。

(3)眼科疾病:视网膜及视神经病证、急性球后神经炎、青光眼等。

以本药为主加减青陈皮,治疗单纯性青光眼,可明显降低眼内压。

(4)其他:情感性精神病、癔病、冠心病、高脂血症等。

用本品加减治疗精神分裂症,证属肝郁气滞型,疗效显著。

【制剂与用法】 水丸;本品每克含白芍以芍药苷($C_{23}H_{28}O_{11}$)计,不得少于2.5mg。用法:① 水丸:口服每次6~9g,每日1~2次。② 大蜜丸:每丸重9g,口服每次1丸,每日2次。③ 颗粒:每袋装6g,开水冲服,每次1袋,每日2~3次。

【注意事项】 孕妇忌服;忌同食寒凉、生冷食物;感冒时不宜服用;月经过多者不宜服用;对本药过敏者禁用,过敏体质者慎用;凡由肝肾阴虚、气滞不运所致的胁肋疼痛、胸腹胀满、咽喉干燥、舌红无苔、舌无津液、脉象沉细者当慎用;

柴胡舒肝丸
《医学统旨》

【处方】 茯苓、枳壳(炒)、豆蔻、白芍(酒炒)、甘草、香附(醋制)、陈皮、桔梗、厚朴(姜制)、山楂(炒)、防风、六神曲(炒)、柴胡、黄芩、薄荷、紫苏梗、木香、槟榔(炒)、三棱(醋制)、大黄(酒炒)、青皮(炒)、当归、姜半夏、乌药、莪术(制)。

本药主用于肝郁气滞证。方中醋香附疏肝理气、解郁调经为主药。辅以柴胡疏肝解郁;当归养血活血、化瘀调经;白术、茯苓补中健脾、祛湿和中。佐以白芍养血柔肝、缓急止痛;栀子清肝热泻肝火;薄荷疏风散热;丹皮活血化瘀。甘草缓急止痛、调和诸药,为佐使之药。各药合用,共起疏肝理气、解郁调经之功。

【性状】 本品为黑褐色的大蜜丸;味甜而苦。

【功能与主治】 疏肝理气,消胀止痛。用于肝气不舒、胸胁痞闷、食滞不清、呕吐酸水。

【药理作用】 主要有增加脑、肝血流量,增加心搏出量,保肝利胆等作用。

(1)增加脑、肝血流量,增加心搏出量:可使脑血管充盈度增加,搏动性血液供应流量增加,有利于改善脑循环;也可使肝动脉血流量增加,增强其血液循环强度,有利于肝功能的恢复。另也能改善心肌收缩力,增加搏出量。

(2)对胃肠道功能的影响:陈皮对胃肠道有温和的刺激作用,可促进消化液分泌,排除肠内积气。枳壳煎剂能使胃肠道运动节律增强。香附的醇提物对离体兔回肠平滑肌有抑制作用。柴胡对大鼠应激性胃溃疡有保护作用。甘草对组胺引起的胃酸分泌过多有抑制作用,并有抗酸和缓解平滑肌痉挛作用。

(3)解热、抗炎、抗菌作用:白芍对痢疾杆菌、溶血性链球菌、大肠杆菌、绿脓杆菌、金黄色葡萄球菌、伤寒杆菌有抑制作用。另柴胡具有抗炎、解热作用。枳壳所含的黄酮类、对羟福林也具有抗炎作用。

(4)镇痛、镇静作用:川芎对动物中枢神经系统具有镇静作用,可抑制小鼠、大鼠的自发活动。香附提取物及柴胡所含柴胡皂苷、植物甾醇、挥发油等经实验研究证明具有镇痛和镇静作用。

（5）对肝胆的作用：方中柴胡、甘草对四氯化碳所致的肝损伤有明显保护作用；柴胡还可增加胆汁分泌量。香附含有的挥发油、黄酮类及陈皮含挥发油、陈皮苷，柴胡含有的柴胡皂苷、植物甾醇、挥发油具有保肝利胆作用。

【临床应用】主要用于肝气郁结之证。

（1）乙型肝炎：用本药加减治疗乙型肝炎患者，临床研究表明有良效，并可使 HBsAg、HBeAg、HBeAb 转阴，提示具有切断乙肝传染的作用。在疗效上，尤以中医辨证为肝气郁结、肝肾阴虚者，效果更为显著。

（2）经前综合征：辨证为肝郁气滞型的患者，用本药加减治疗有良效。

（3）术后肠粘连：用本药治疗术后肠粘连具有显效快、无副作用的特点。

（4）试用于睾丸炎、男性不射精症、胆道蛔虫病、胸胁内伤，均取得良效。

【制剂与用法】大蜜丸，每丸重 10g。口服，每次 1 丸，每日 2 次。

【注意事项】服用过程中如出现了舌红少苔、口燥咽干、心烦失眠等阴虚证，则应停服本药。

越鞠丸（片）
《丹溪心法》

【处方】香附（醋制）、川芎、栀子（炒）、苍术、六神曲（炒）。

本药主用于肝脾气机郁滞所致之郁证，即肝脾气机郁滞，致气、血、痰、火、食、湿等相因成郁。人以气为本，气和则病无由生。喜怒无常，忧思过度，或饮食失节，寒温不适等因素，均可引起气机郁滞。气滞则肝气不舒，波及脾胃气滞，则升降失常，运化不行，故见胸膈痞闷、脘腹胀痛、吞酸呕吐、饮食不消等。肝郁气滞，气滞则血行不畅，或郁久化火。脾运失司，聚湿生痰，或食滞不化。因此，气、血、火三郁责在肝（胆）；湿、痰、食三郁责在脾（胃）。病虽有六郁之言，但气郁为主，治宜行气解郁为主，使气行则血畅，气畅则痰、火、湿、食诸郁自解。方中以香附行气解郁，以治气郁为主药。川芎为血中之气药，可活血化瘀，以解血郁，又助香附行气解郁之功；栀子清热泻火，以治火郁；苍术燥湿运脾，以治湿郁；神曲消食导滞，以治食滞；以上 4 味共为辅佐药。痰郁多由脾湿所生，亦与气、火、食有关，气机顺畅，诸郁得解，痰郁亦随之而解。各药合用，共起行气解郁、宽中除满之功。

【性状】本品为深棕色至棕褐色的水丸；气香，味微涩、苦。

【功能与主治】理气解郁，宽中除满。用于胸脘痞闷、腹中胀满、饮食停滞、嗳气吞酸。

【药理作用】本方主要具有抗炎镇痛、促进消化等作用。

（1）抑制胃肠运动，减少胃液分泌：本方栀子中含的栀子苷，有抑制胃肠道收缩、减少胃液分泌的作用。

（2）利胆、减轻肝损害：方中栀子可增加胆汁分泌，有利于消化；减轻四氯化碳引起的肝损害。

（3）改善微循环、抑制血小板聚集：方中川芎及其有效成分川芎嗪可改善微循环，并能抑制血小板聚集，抗血栓形成。

（4）镇静、镇痛作用：方中川芎、栀子有镇静作用。香附（挥发油）有镇痛作用。

（5）收缩子宫平滑肌：方中川芎具有收缩子宫平滑肌的作用。

【临床应用】主用于属于脾胃气机郁滞引起的疾病。

（1）消化系统疾病：如胃神经官能症、慢性胃肠炎、溃疡病、胆石病、传染性肝炎、胆囊炎等；

（2）妇科病：如痛经、闭经、盆腔炎、妊娠呕吐、月经不调、更年期综合征；

（3）其他：肋间神经痛、神经衰弱、精神失调、偏头痛等。

【制剂与用法】水丸，每袋18g。① 丸剂：口服，每次6～9g，每日2次。② 片剂：口服，每次5片，每日2次。

【注意事项】虚证郁滞者不宜单用本药。

茴香橘核丸
《济生方》

【处方】小茴香（盐炒）、八角茴香、橘核（盐炒）、荔枝核、补骨脂（盐炒）、肉桂、川楝子、延胡索（醋制）、莪术（醋制）、木香、香附（醋制）、青皮（醋炒）、昆布、槟榔、乳香（制）、桃仁、穿山甲（制）

本药主用于寒湿客于肝脉所致肝经气血滞郁证。寒湿阻滞肝脉，初起睾丸肿胀，偏坠疼痛，久之则气滞血瘀，而致坚硬如石，痛引下腹，治宜行气活血，软坚散结。方中茴香暖肝散寒、理气止痛，橘核入肝气、散结止痛。两药合用，散寒行气、散结止痛共为主药。辅以川楝子、荔枝核行气疏肝止痛；八角茴香、肉桂、补骨脂暖肝散寒湿；昆布软坚散结而消肿胀；桃仁、延胡索行气活血、散结以消肿。主辅药相配，散肝经之寒而行气，化肝经气血之郁滞而散结止痛。醋制香附疏肝理气、解郁止痛；木香、青皮、槟榔行气导滞、宽中除痞满；乳香、穿山甲、莪术活血破瘀、散结止痛，均为佐使之药。各药合用，共起散寒行气、解郁散结、消肿止痛之功。

【性状】本品为黄褐色至棕褐色的水丸；气香，味微酸、辛、苦。

【功能与主治】散寒行气，消肿止痛。用于寒疝、睾丸肿痛。

【药理作用】主要有缓解胃肠平滑肌痉挛，增强胃肠运动，镇痛和抗炎作用。

（1）缓解胃肠平滑肌痉挛：方中药物青皮、香附、木香、肉桂有解除胃肠平滑肌痉挛的作用。

（2）增强胃肠运动：方中木香、槟榔可兴奋胃肠平滑肌，促进内容物的推进；茴香可缩短胃排空时间，增进肠蠕动，因而促进气体排出，有助于缓解痉挛，减轻疼痛。

（3）镇痛抗炎：香附、延胡索、莪术、乳香有镇痛作用。莪术有抗炎作用。

【临床应用】主用于属肝经气血滞郁证候的：

（1）睾丸炎、附睾炎、睾丸鞘膜积液；

（2）小肠疝气、阴囊肿大坚硬疼痛。

【制剂与用法】水丸，每100丸重6g。口服，每次6～9g，每日2次。

【注意事项】若阴囊已溃烂，须配合外科治疗。

舒 肝 颗 粒
研制方

【处方】当归(蒸)、白芍(酒炙)、白术(麸炒)、醋香附、柴胡(醋炙)、茯苓、薄荷、栀子(炒)、牡丹皮、甘草。

本药主用于肝郁气滞证。方中醋香附疏肝理气、解郁调经为主药。辅以柴胡疏肝解郁;当归养血活血、化瘀调经;白术、茯苓补中健脾、祛湿和中。佐以白芍养血柔肝、缓急止痛;栀子清肝热泻肝火;薄荷疏风散热;丹皮活血化瘀。甘草缓急止痛、调和诸药,为佐使之药。各药合用,共起疏肝理气、解郁调经之功。

【性状】本品为灰黄色至黄棕色(含糖型),或棕色至棕褐色(低糖型)的颗粒;气香,味甜、略苦。

【功能与主治】疏肝理气,散郁调经。用于肝气不舒的两胁疼痛、胸腹胀闷、月经不调、头痛目眩、心烦意乱、口苦咽干,以及肝郁气滞所致的面部黧黑斑(黄褐斑)等。

【药理作用】主要有调节胆汁分泌,抑制平滑肌收缩、抗脂质过氧化损伤等作用。

(1)调节胆汁分泌:从十二指肠给大鼠以本药后,胆汁分泌量明显增加,并对离体豚鼠胆囊平滑肌自发活动呈双向调节作用。

(2)抑制肠肌自发收缩:本品5.46mg/ml可抑制离体大鼠结肠和离体豚鼠回肠的收缩。

(3)促进离体子宫收缩:本品可使离体子宫平滑肌收缩力及收缩幅度增加。

(4)抗脂质过氧化损伤:以本品给小鼠灌胃,连续给药4周后可明显抑制动物血清内过氧化脂质水平及过氧化物歧化酶活性。

【毒理研究】小鼠急性毒性实验灌胃测得最大耐受量达到临床人用量的40倍。大鼠长期毒性实验测得使用临床人用量10~40倍,连续给药60d,无明显毒性,对体重增长、脏器系数、血象、肝肾功能等生化项目及脏器组织学检查均无明显异常。

【临床应用】用于肝郁气滞证。如因肝郁气滞所引起的消化不良、脘腹胀满、经期小腹痛、乳房胀痛等。

【不良反应】服药初期极少数病例出现咽干舌燥,继续服药后,上述反应可自行消失。

【制剂与用法】颗粒剂,袋装,每袋10g。口服,每次1袋,每日2次,用温开水或姜汤送服。

舒 肝 和 胃 丸
经验方

【处方】香附(醋制)、白芍、佛手、木香、郁金、白术(炒)、陈皮、柴胡、广藿香、炙甘草、莱菔子、槟榔(炒焦)、乌药。

本药主用于肝郁气滞、肝胃不和证。气方中佛手、香附行气疏肝解郁、和胃止痛,共为主药。辅以郁金行气解郁,化瘀止痛;木香行气止痛、健脾消食;白芍敛肝阴、养肝柔肝、缓急止痛;白术益气健脾燥湿。四药合用,增强主药理气疏肝解郁、和胃止痛之功。佐以柴胡行气疏肝解郁;陈皮理气健脾、燥湿止呕;槟榔、莱菔子行气消积;乌药消胀除满;广藿香芳香化湿和中、醒脾开胃,并与白术配合监制下气药下气太过。甘草益气健脾、缓急止痛、调和诸药,为佐使之药。各药合用,共起疏肝解郁、和胃止痛之功。

【性状】本品为棕黑色的水蜜丸或大蜜丸;气特异,味甜。

【功能与主治】疏肝解郁,和胃止痛。用于两胁胀满、食欲不振、打嗝呕吐、胃脘疼痛、大便失调。

【药理作用】主要有促进胃排空,抑制胃酸分泌,加快肠道运动,缓解疼痛等作用。

(1)促进胃排空:本药可明显降低实验性小鼠胃中甲基橙残留率,促进胃排空。

(2)抑制胃酸分泌:本药可抑制胃酸分泌,降低实验性大鼠的胃液分泌量及总酸度。

(3)促进肠道运动:方中药物莱菔子所含脂肪油,具有增强肠蠕动、促进胃排空的作用;槟榔所含槟榔碱,具有增强胃肠张力、增加蠕动的作用;经实验研究表明本药可明显提高小鼠小肠中炭末推进率,并可明显提高实验性家兔回肠收缩频率。

(4)镇痛作用:实验研究表明,本品可显著提高小鼠热板法痛阈,并明显降低醋酸扭体法的扭体次数。

【临床应用】主用于属肝郁气滞、肝胃不和证候的下述消化系统疾病:

(1)慢性胃炎:胃脘胀痛,呕吐酸腐,嗳气,食后不舒,苔白腻,脉弦或沉滞。

(2)十二指肠淤积症:呕吐吞酸、嗳气频作、胸胁满痛、郁闷不舒、舌边红、苔薄白腻、脉弦等。

(3)胆囊炎:两胁疼痛或右胁痛甚、胃脘痞闷、呕苦吞酸、食后不舒、舌边红、苔白而腻、脉弦等。

【制剂与用法】水蜜丸,每100丸重20g;大蜜丸,每丸重6g。本品含白芍以芍药苷计,水蜜丸每克不得少于0.32mg,大蜜丸不得少于1.44mg。口服,水蜜丸每次9g,大蜜丸每次2丸,每日2次。

【注意事项】① 孕妇忌用。② 忌辛辣及寒凉食物。

第二节　理气行滞中成药

理气行滞中成药,用于治疗脾胃气滞诸证。脾胃气滞多因饮食不节、湿痰阻滞,症见脘腹胀满、嗳气吞酸、呕恶食少、大便失常,常选用疏理脾胃气滞药如木香、陈皮、厚朴、积壳、砂仁等为主组成。

临床常见的慢性胃炎和胃十二指肠溃疡,多属气滞性胃脘痛,可用理气通降的复方田七胃痛胶囊等。嗳气食少、消化不良、"脾虚"症状明显者则宜用益气健脾成药,如香砂六君丸等。

元胡止痛片
研制方

【处方】延胡索(醋制)、白芷。

本药主用于气滞血瘀证。方中延胡索行气活血止痛为主药;辅以白芷,发散风寒、理气止痛,以增强延胡索行气止痛之功。两药合用,共起理气活血止痛之功。

【性状】本品为糖衣片或薄膜衣片,除去包衣后,显棕褐色,气香、味辛。

【功能与主治】理气,活血,止痛。用于气滞血瘀证之胃痛、胁痛、头痛及痛经等。

【药理作用】主要有镇静、镇痛、抗溃疡等作用。

(1)镇痛:实验研究表明,该药具有镇痛作用。其中延胡索粉的镇痛效价为吗啡的1%。总碱的镇痛效价为吗啡的40%,镇痛作用可持续2h,总碱中以延胡索乙素为止痛主要成分;白芷也有良好的止痛作用。白芷(挥发油)对醋酸腹腔注射引起的反射性疼痛(扭体反应)有抑制作用。

(2)镇静:延胡索(粉)及其有效成分延胡索乙素有中枢镇静作用,弱于氯丙嗪。

(3)抗溃疡、抑制胃液分泌:延胡索总碱能保护因结扎幽门、水浸应激及醋酸灼伤所致的大鼠溃疡病;对幽门结扎大鼠能显著抑制其胃液分泌及胃酸酸度。

(4)其他:延胡索能扩张家兔冠状动脉,增加冠脉流量,心率减慢,血压下降,并能提高小鼠耐缺氧和减轻异丙肾上腺素引起的心肌坏死。另外,延胡索总碱具有抗心肌缺血作用。白芷对动物的出血时间、出血量、凝血时间均有明显缩短或减少作用,并有抗菌作用。

【临床应用】主用于气滞血瘀证的多种非外科性疼痛及浅表性胃炎、消化性溃疡等。

(1)疼痛:如对胃痛、头痛失眠、胸腹痛、神经痛、腰腿痛及月经痛等钝痛,有较好的缓解功效,但对外科性锐痛效果较差。如以本药进行剂型改造后得到的元胡止痛滴丸治疗头痛、胃痛、胁痛病人65例,显效50例,有效13例,无效2例,总有效率达到96.92%。

(2)浅表性胃炎、消化性溃疡:本品用于气滞血瘀证候之浅表性胃炎、消化性溃疡,也有较好疗效。治疗浅表性胃炎127例,疗效满意;成人每次6片(小儿根据年龄减量),每日3次,5d为1个疗程。1个疗程显效者92例(占74.45%),1～2疗程好转28例(占22%),无效7例(占5.55%),总有效率达94.45%。

【不良反应】偶有恶心、眩晕、乏力;过量可出现呼吸抑制、帕金森综合征等表现。

【制剂与用法】片剂,每片0.3g(相当于总药材0.668g)。① 片剂:口服,每次4～6片,每日3次,或遵医嘱。② 胶囊:口服,每次4～6粒,每日3次,或遵医嘱。

【注意事项】① 孕妇禁用;② 本方药性温燥,阴虚火旺者慎服。

香砂枳术丸
《景岳全书·古方八阵》

【处方】木香、枳实(麸炒)、砂仁、白术(麸炒),4味药等量。

本方主用于中焦气滞证。方中枳实行气化滞消痞,为主药。辅以木香行气止痛、健脾消食;砂仁行气消胀、化湿开胃、温脾止泻。佐以白术益气健脾燥湿,助脾之运化。4味药合用,共起行气消痞、健脾开胃之功。

【性状】本品为黄棕色的水丸;气微香,味苦、略辛。

【功能与主治】健脾开胃,行气消痞。用于脾虚气滞、脘腹痞满、食欲不振、大便溏软。

【药理作用】主要有调节胃肠功能、促进消化等作用。

(1)调节胃肠功能:方中药物木香含挥发油(0.3%～3.0%)、木香碱,具有松弛胃肠平滑肌的作用;而枳实含挥发油、黄酮类,则具有在整体情况下增强胃节律性收缩的作用,对离体肠肌则呈现抑制作用;砂仁主含挥发油,具有促进胃肠运动的作用;白术含有挥发油,具有促进小肠运动、利尿的作用。全方主要具有调节胃肠功能的作用,对胃肠道功能呈现双向调节作用,既能兴奋胃肠道,可使肠管收缩加强,排除肠内积气("驱风排气"),又能抑制胃肠道平滑肌,有对抗乙酰胆碱的兴奋肠管平滑肌作用,呈现解痉作用。

（2）促进消化:具有促进胃酸和胃蛋白酶的分泌作用,辅助食物消化,促进营养吸收。

【临床应用】 主用于中焦气滞证的消化不良、慢性胃肠炎、非溃疡性消化不良。

【制剂与用法】 水丸,每袋装 10g。口服,每次 10g,每日 2 次。

【注意事项】 忌食生冷食物。

胃肠安丸
经验方

【处方】 木香、沉香、枳壳(麸炒)、檀香、大黄、厚朴、朱砂、麝香、巴豆霜、大枣(去核)、川芎。

本药主用于肝脾气机郁滞证,方中木香行气解郁止痛、健脾消食导滞;厚朴行气止痛、燥湿除满消滞;两药合用,有芳香化浊、理气止痛、健胃消滞作用,共为主药。辅以沉香行气止痛、温中降逆止呕;枳壳理气宽中、行滞消胀;檀香行气温中、开胃止痛;三药合用,增强主药芳香化浊、理气止痛、健胃消滞功效。佐以大黄苦寒泻下,攻积泻热,使积热从大便而下;巴豆霜攻积导滞,使积滞从大便而下;川芎化瘀通络、行气止痛;麝香消瘀止痛、开窍醒神;朱砂清心安神;大枣健脾和中。各药合用,共起芳香化浊、理气止痛、健胃导滞之功。

【性状】 本品为朱红色的水丸;气芳香,味甘、辛、苦。

【功能与主治】 芳香化浊,理气止痛,健胃导滞。用于消化不良引起的腹泻、肠炎、菌痢、脘腹胀满、腹痛、食积乳积。

【药理作用】 主要有抗腹泻,抑制胃肠推进运动,抗菌作用。

（1）抗腹泻作用:实验研究表明,本药具有抗小鼠蓖麻油所致的腹泻作用,并在一定浓度下对腹泻因子轮状病毒之基因有影响("抗病毒"),对病毒之抗原性也可产生一定影响;

（2）抑制胃肠推进运动:研究表明,本药具有对胃肠推进运动的抑制作用。

（3）抗菌作用:本药对沙门菌属有明显杀菌作用;并对福氏痢疾菌的抑制作用强于痢特灵。

【临床应用】 用于秋季腹泻、肠炎、菌痢以及消化不良等。

【制剂与用法】 水丸(朱砂包衣):① 小丸,每20丸重0.08g;② 大丸,每4丸重0.08g。口服:小丸每次20丸,每日3次;小儿1岁内每次4～6丸,每日2～3次;1～3岁每天6～12丸,每日3次;3岁以上酌加。

六味木香胶囊
研制方

【处方】 木香、栀子、石榴、闹羊花、豆蔻、荜茇。

本药主用于中焦气滞证。方中木香行气解郁止痛、健脾消食为主药。辅以豆蔻行气温中、化湿消痞、开胃消食;荜茇温中散寒,下气消满止痛。佐以闹羊花散瘀定痛、除湿;石榴皮涩肠止泻止血;栀子泻火除烦、清热利尿、凉血解热,并以其苦寒之性监制诸药辛温之性过偏。各药合用,共起行气解郁、止痛和胃之功。

【性状】除去胶囊后其内容物为黄色的粉末,气香、味辛、苦。

【功能与主治】开郁行气,止痛。用于脾胃气滞、胃痛、腹痛、嗳气、呕吐。

【药理作用】主要有镇痛,抗炎,中枢抑制作用,抑制小肠推进性运动,抗溃疡作用。

(1)镇痛抗炎作用:动物实验研究结果证实,本药具有较好的镇痛作用、明显的抗炎作用。发挥镇痛作用的有效成分有:荜茇所含胡椒碱类内酰胺化合物、挥发油;闹羊花所含浸木毒素、马醉木毒素等。栀子中所含栀子苷,去羟栀子苷等则具有抗炎作用。

(2)中枢抑制作用。

(3)减弱小肠推进性运动。

(4)抗溃疡作用:能减少胃的总酸度与每小时总酸的排出量。实验证明,六味木香胶囊能降低动物急性溃疡的发生,并促进实验性冰乙酸烧灼性溃疡面的愈合作用。

【临床应用】主用于中焦气滞证的胃、十二指肠溃疡以及急性和慢性胃炎等。其适应证是气滞蕴积、胃肠积滞引起的胸腹胀满胀痛;停食纳呆、嗳气吞酸、胃脘嘈杂不舒、舌质红等。

【制剂与用法】胶囊剂,每粒0.35g。口服,每次6粒,每日1～2次。

左金丸
《丹溪心法》

【处方】黄连、吴茱萸。

本方适用于肝火犯胃证,方中以黄连为主药,清肝泻火,肝火清,自不横逆犯胃;兼能清泻胃火,达到标本兼顾。以少量(为黄连之1/6量)辛热之吴茱萸为佐使药,助黄连和胃降逆以止呕,并条达肝气,疏肝解郁,又可制黄连苦寒之性,使泻火无凉遏之弊。两药相配,辛开苦降、肝胃同治,以起清肝泻火、降逆止呕之功。

【性状】本品为黄褐色的水丸;气特异,味苦、辛。

【功能与主治】泻火,疏肝,和胃,止痛,用于肝火犯胃证。症见:脘胁疼痛、口苦嘈杂、呕吐酸水、不喜热饮、舌红苔黄、脉弦数。

【药理作用】主要有镇痛、抗炎、抑菌、抑制胃酸分泌作用。

(1)镇痛:给小鼠灌服左金丸,每日1次(6.0g/kg),连续5d,可提高热板法的镇痛阈值,并抑制0.5%醋酸引起的扭体反应。

(2)抗炎:左金丸每日以1g/kg给大鼠灌胃,连续6d,可抑制棉球肉芽组织增生,与生理盐水组比较,有非常显著性差异。

(3)抑菌:如采用平皿打孔法,加入左金丸溶液,培养24h,左金丸对金黄色葡萄球菌、霍乱弧菌、乙型链球菌的抑菌较强,对大肠杆菌、伤寒杆菌的抑制作用稍次,能杀灭HP,其原理主要是黄连能影响细菌的代谢,抑制丙酮酸的氧化过程。此外还能增强人体白细胞及肝脏网状内皮系统的吞噬能力。

(4)抑制胃酸分泌:加味左金丸(黄连、吴茱萸、木香)水提液可明显抑制幽门结扎大鼠的胃液分泌,与生理盐水组比较,有显著性差异($P<0.01$)。在胃窦移植术致大鼠慢性高胃酸分泌模型上左金丸水提液能减少胃液分泌,左金丸组胃液量为(2.9 ± 0.9)ml,空白对照组胃液量为(4.2 ± 2.7)ml。以上两个模型均未见左金丸对胃液中酸浓度有影响,由于减少

了胃液分泌,所以降低了总酸流量。

(5) 抗溃疡:加味左金丸(黄连、吴茱萸、木香)水提液 6.7g/kg 体重的剂量能促使实验性大鼠胃小弯溃疡的愈合,治疗 5d 后愈合率达 93.33%,明显高于生理盐水对照组($P<0.05$)。

【毒理研究】给小鼠一次灌服左金丸,观察 72h,测得半数致死量(LD_{50})为 31.6g/kg。

【临床应用】用于属肝火犯胃证的胃、十二指肠溃疡病,急性肠炎,细菌性痢疾以及锑剂所致的恶心呕吐等。

【制剂与用法】水丸,每 50 粒约重 3g。按干燥品计算,每克含总生物碱以盐酸小聚碱计,不得少于 60mg。口服,每次 3～6g,每日 2 次,温开水送服。儿童、老人可酌情减量。

【注意事项】吐酸属虚寒者忌用。忌生冷辛辣油腻饮食。孕妇及体虚无热者忌服。

金佛止痛丸

经验方

【处方】白芍、延胡索、三七、郁金、佛手、姜黄、甘草。

本药主用于气滞血瘀证。方中佛手行气止痛、疏肝和胃为主药,辅以郁金行气解郁、化瘀止痛;延胡索活血化瘀、行气止痛。佐以三七散瘀、止痛、消肿、止血;姜黄行气化瘀止痛;白芍敛肝阴、养血柔肝、缓急止痛。甘草益气健脾和胃、缓急止痛、调和诸药,为佐使之药。各药合用,共起行气止痛、活血化瘀、疏肝和胃之功。

【性状】本品为棕褐色至黑褐色的浓缩水丸;味苦、甘。

【功能与主治】行气止痛,疏肝和胃,祛瘀生新。主治胃脘气痛、月经痛、消化道溃疡、慢性胃炎引起的疼痛。

【药理作用】主要有对内脏器官(如胃、肠、子宫等)平滑肌的解痉作用。

(1) 抑制胃肠的节律性活动与痉挛:离体豚鼠、家兔的肠管实验表明金佛止痛液可抑制肠管的节律性收缩,使张力明显下降、振幅减小,并可对抗由乙酰胆碱引起的离体肠管强直性收缩,使其张力下降,并恢复原来水平,该作用与阿托品的作用类似。同时,金佛止痛丸对乙酰胆碱引起的胃底平滑肌条的强直性收缩也具有拮抗作用。

(2) 抑制子宫节律性收缩:离体子宫实验结果表明,金佛止痛液对子宫节律性收缩具有较强的抑制作用,可使子宫正常收缩幅度减少,张力下降。同时,也能对抗由垂体后叶素引起的强直性收缩,使其张力下降,恢复原来水平。

【毒理研究】小鼠口服金佛止痛丸的最大耐受量为 30g/kg,服用该剂量的药物后未发生中毒症状及动物死亡情况。

【临床应用】主用于气滞血瘀的消化性溃疡、慢性胃炎、胃肠痉挛引起的疼痛及月经痛等。

(1) 胃脘痛:使用本药治疗胃脘痛病人 379 例,显效率为 58.05%,总有效率为 91.03%。

(2) 月经痛:使用本药治疗月经痛病人 53 例,显效率为 69.72%,总有效率为 94.34%。

(3) 其他痛症:使用本药治疗包括头痛、坐骨神经痛、胁痛病人 49 例,显效率为 32.65%,总有效率为 75.51%。

(4) 消化性溃疡:使用本药治疗消化性溃疡患者 132 例,获得了满意的疗效。

【制剂与用法】浓缩水丸,每瓶装 5g。口服,每次 5～10g,每日 2～3 次,或痛时服。寒证腹痛须用姜汤送服。

【注意事项】孕妇禁用。糖尿病患者及妇女月经过多者禁服。饮食宜清淡,忌食辛辣、生冷、油腻食物。忌情绪激动及生闷气。不宜在服药期间同时服用滋补性中药。胃阴虚者不适用,其表现为唇燥口干、喜饮、大便干结。有高血压、心脏病、肝病、肾病等慢性病严重者应在医师指导下服用。服药 3d 症状无缓解,应去医院就诊。儿童、年老体弱者应在医师指导下服用。对本品过敏者禁用,过敏体质者慎用。药品性状发生改变时禁止服用。儿童必须在成人监护下使用。请将此药品放在儿童不能接触的地方。如正在服用其他药品,使用本品前请咨询医师或药师。

一些理气剂的主要药理作用及临床应用列于表 2-10-1 中。

表 2-10-1　一些理气剂主要药理作用及临床应用

药　名	药 理 作 用							临 床 应 用
	抗溃疡	胃肠平滑肌	子宫平滑肌	扩张冠脉	抗菌	镇静	镇痛	
越 鞠 丸	＋	＋	＋	＋	＋	＋	＋	溃疡病、胃炎、肝炎、胆囊炎、痛经
逍 遥 丸	＋	±			＋	＋	＋	消化系统疾病、妇科疾病、眼科疾病
柴胡舒肝丸	＋	＋	＋		＋	＋	＋	慢性肝炎、慢性胃炎、胃溃疡、十二指肠溃疡、肋间神经痛、妇女痛经
茴香橘核丸		＋					＋	睾丸炎、附睾炎、睾丸鞘膜积液;小肠疝气、阴囊肿大坚硬疼痛
舒肝颗粒		－	＋					肝郁气滞所引起的消化不良、脘腹胀满、经期小腹痛、乳房胀痛
舒肝和胃丸		＋					＋	慢性胃炎、十二指肠淤积症、胆囊炎
香砂枳术丸		±						消化不良、慢性胃肠炎、非溃疡性消化不良。
元胡止痛片	＋	－	＋		＋	＋	＋	溃疡病、月经痛、神经痛
金佛止痛丸		－	－					溃疡病、月经痛
胃肠安丸		－			＋			秋季腹泻、肠炎、菌痢以及消化不良
六味木香胶囊	＋						＋	胃、十二指肠溃疡以及急性和慢性胃炎
左 金 丸	＋				＋		＋	胃、十二指肠溃疡病,急性肠炎,细菌性痢疾以及锑剂所致的恶心呕吐

　　＋示增强作用;－示抑制作用;±示双向调节作用。

【参考文献】

1. 杜笑岩,傅宏祥.逍遥丸治疗肠功能紊乱.辽宁中医杂志,2000,27(1):22

2. 徐秋菊,马向东.逍遥丸治疗乳腺增生的临床观察.包头医学,2002,25(2):75

3. 冯处.柴胡疏肝散治疗肝功能损害 15 例小结.中医药研究,1992,(5):32

4. 梁晓星等.越鞠丸临床应用举隅.中国中医药信息杂志,2001,8(11):75

5. 张德恩等.元胡止痛滴丸治疗头痛胃痛及胁痛 65 例分析 ,2003,16(10):1151

6. 刑震勋等.胃肠安丸临床作用观察.中医杂志,1990,(3):29

7. 陈蔚文等.左金丸抗溃疡及抑制胃液分泌的实验研究.广州中医学院学报,1991,8(2、3):24－26

8. 莫测等.金佛止痛丸治疗消化性溃疡的疗效观察及评析.中华膜部疾病杂志,2004,4(7):507

9. 陈奇.中成药名方药理与临床.北京:人民卫生出版社,1998:638－670

（俞丽霞　张冰冰）

第十一章

理血中成药

理血中成药是指以理血药为主组成,具有活血化瘀或止血作用,用来治疗瘀血证与出血证的一类中成药。

血是营养人体的重要物质,周而复始、流动不息地循环于脉中,贯穿于五脏六腑、四肢全身各处。若由于某种原因,造成血行不畅,瘀蓄内停,或离经妄行,或亏损不足,均可导致血分病变,如瘀血、出血、血虚等证。因此,血分病包括血虚、瘀血、出血三大类,其治疗方法概括起来主要有补血、活血化瘀、止血三个方面。补血已于补益类中成药中叙述,本章主要叙述活血化瘀与止血两大类中成药。

血证病情复杂,有寒热虚实之分,又有轻重缓急之别。选用理血中成药,必须明白致病的原因,分清标本缓急,辨证选用,病急则选用以治标为主的理血中成药,病缓则选用以治本为主的理血中成药,或选用标本兼顾的理血中成药。由于逐瘀过猛,易伤正气;止血过急,易致留瘀。因此,活血祛瘀中成药中,常适当配入了扶正之品为辅助,使化瘀不伤正;在止血中成药中常适当配入活血化瘀之品为辅助,使血止不留瘀。

【分类】理血中成药大致可分为活血祛瘀中成药与止血中成药两类。本章主要叙述的活血祛瘀中成药包括:① 益气活血中成药、② 养血活血中成药、③ 益气宽胸中成药、④ 化瘀通脉中成药,另有化瘀消癥类中成药详见抗肿瘤中成药篇。

【功用】

(1) 活血化瘀:主要指活血(和血、行血、破血)、祛瘀通脉、散结止痛等作用。

(2) 止血:指止血节流的作用,亦即能制止人体各种出血证候,如吐血、鼻出血、便血、尿血、崩漏及创伤出血等。其中崩漏等病症将在妇科类中成药叙述。

【现代药效学研究】

(1) 活血化瘀:从现代医学观点看,"血瘀"的病理学实质大概可归纳为两种情况:①血液循环障碍:包括出血、瘀血、血栓的形成、局部缺血、水肿;② 局部组织增生或变性:近年来大量的药理研究表明,活血化瘀中成药大致具有:改善心脏功能,调节心肌代谢;扩张冠状血管,增加其血流量;抑制血小板聚集,提高纤维蛋白溶解酶活性,可预防血栓形成,促进血栓溶解;减轻组织损伤,促进修复、再生;调节免疫功能;抗菌消炎;抗肿瘤,或使增生性病变软化或吸收;促吸收,促进血管外的自体血液和血块的吸收;促进或抑制子宫收缩,从而达到调经目的等作用。

(2) 止血:止血成药是通过以下作用而促进凝血,达到止血的目的:① 作用于凝血过程,缩短凝血时间;② 使局部血管收缩;③ 增强毛细血管对损伤的抵抗力,降低其通透性;④ 抑制纤维蛋白溶解酶活性等。

【临床应用】活血祛瘀中成药已广泛应用于临床,内科方面以心脑血管疾病为主,妇科如盆腔炎、月经失调、产后诸疾,其他如某些血液病、免疫性疾患等。止血中成药用于出血性疾患。

第一节　活血祛瘀中成药

活血祛瘀中成药,适用于蓄血及各种瘀血阻滞证,如真心痛、干血痨、癥瘕、半身不遂、外伤瘀痛、经闭、痛经等。临床表现以刺痛有定处,舌紫黯,舌上有青紫斑或紫点,腹中或其他部位有肿块,疼痛拒按,按之坚硬,固定不移为主要特点。

所谓血瘀,就是由于病理原因而引起的血脉瘀滞,以及由此而产生的一系列证候,概括起来包括:

(1)瘀痛:由于瘀血凝滞,“不通则痛”常见的有小腹瘀痛(如月经痛、盆腔炎的瘀血疼痛)、真心痛(心脉血滞而致的心绞痛、心肌梗死等)、跌打损伤和内脏出血后瘀血内停而致的疼痛等。疼痛的特点是:局限性深部痛,性质为闷痛和刺痛,持续时间较长,宜祛瘀止痛。

(2)痈疽:包括脓肿、溃疡、炎症性和化脓性病变,如脱疽(血栓闭塞性脉管炎)、肠痈(急性阑尾炎),中医认为这些病变的发生往往与气血凝滞有关,也要用活血化瘀法治疗。

(3)癥瘕:即腹中肿物。坚硬不移而成块,有征可查的称为癥;肿物时聚时散,看之有形,但触之无物,似真似假者称为瘕。从现代医学观点看,癥包括肝脾肿大、腹腔和盆腔包块(血积、囊肿等)、肿瘤等,而瘕则指胃肠痉挛蠕动所形成的胃蠕动波、腹部气胀等。不过,一般把癥、瘕相提并论,统称为癥瘕。中医认为癥瘕由积瘀而成,要用活血化瘀药攻逐积瘀。

活血药,依其作用强弱,可分为和血、行血、破血。“和血”指和利血液的运行,作用较为平和,从调整全身功能着手,去除血脉阻滞的因素,如对寒证,温经散寒活血。“行血”是指能使瘀血消散,不再停滞,其作用中等。“破血”又称逐瘀,是能攻逐体内程度较重的瘀血,作用较峻猛。

数十年来,对于血瘀的实质进行多学科的综合研究,比较一致的认识是,血瘀证是一个与血液循环有关的病理过程。它与血液循环障碍有密切关系,主要表现:① 血液流变学异常;② 微循环障碍;③ 血流动力学异常;④ 机体免疫功能异常;⑤ 与纤维组织代谢障碍等可能也有一定的关系。

血瘀证常与病程短长、病因、病状(急、慢性)和损伤或手术等不同因素有关,可以将血瘀证分为急性血瘀证、慢性血瘀证和前血瘀证(也称潜在血瘀证,指临床症状尚未出现血瘀证的表现,但在血液流变学检查中发现有异常)。

活血祛瘀中成药的药理可归纳如下:① 改善血流动力学;② 改善血液流变学和抗血栓形成;③ 改善微循环;④ 其他作用,如加强子宫收缩,有镇痛作用等。有些方剂可增强吞噬细胞功能,抑制炎症反应。

一、益气活血中成药

速效救心丸

【处方】 川芎、冰片。

方中川芎辛散温通,行气活血、祛瘀止痛,为方中之主药;辅以冰片芳香开窍、醒神止痛。两药合用,共奏行气活血、祛瘀止痛之功效。

【性状】 本品为棕黄色的滴丸;气凉,味微苦。

【功能与主治】 行气活血、祛瘀止痛。本品可增加冠脉血流量,缓解心绞痛。用于气滞血瘀型冠心病、心绞痛。

【药理作用】 本品具有镇静、镇痛、改善微循环、降低外周血管阻力、减轻心脏负荷、改善心肌缺血的作用。

(1) 抗心肌缺血:速效救心丸对垂体后叶素所致大鼠心肌缺血性心电图(ECG)的影响和对心肌缺血猫心外膜心电图及血流动力学有明显的拮抗作用,速效救心丸剂量为0.18 g/kg和0.36g/kg时均能显著抑制缺血心肌心外膜ECG的ST段抬高,提示有明显的抗心肌缺血的作用,且可降低血压(BP),减慢心率(HR),减少心输出量(CO),降低心脏指数(CI)、左心室做功指数(LVWI)和全身血管阻力(SVR),并认为这种负性频率和负性肌力作用可有效地减少心肌对氧的需求。SVR和BP的降低又进一步减少了心脏的后负荷,速效救心丸可能正是通过这种改善心肌氧代谢而发挥抗心肌缺血作用。

(2) 松弛血管平滑肌:速效救心丸2mg/ml对去甲肾上腺素(NA)、氯化钾(KCl)、组织胺(His)、乙酰胆碱(ACh)、5-羟色胺(5-HT)等激动剂所致血管条收缩反应具有不同程度的拮抗作用。对由NA引起收缩的主动脉条,加速效救心丸后NA的EC_{50}无明显改变,最大效应降低,NA量-效曲线非平行右移,表明速效救心丸对NA具有非常明显的竞争性拮抗作用,但对由KCl、$CaCl_2$引起收缩的主动脉条,速效救心丸能使其量-效曲线平行右移,最大效应降低,呈非竞争性拮抗,提示速效救心丸具有钙拮抗作用。

(3) 镇静、镇痛:灌服速效救心丸0.71g/kg和1.42g/kg均能使小鼠自由活动明显减少;2.84g/kg和3.55g/kg可明显抑制醋酸诱发的小鼠扭体反应。实验表明,速效救心丸对电热化学物质致痛的小鼠表现明显镇痛作用;对家兔离体十二指肠和子宫的自发活动以及对氯化钡和ACh导致的肠肌痉挛性收缩均呈非常显著的抑制作用;对缩宫素所致的子宫痉挛性收缩,亦能完全拮抗,证实该药确实具有较好的镇痛及解痉作用。

(4) 耐缺氧:灌服速效救心丸2.84g/kg可使常压缺氧条件下小鼠生存时间明显延长。

【毒理研究】 小鼠灌服速效救心丸的LD_{50}为15.71g/kg。

【临床应用】 用于气滞血瘀证的心绞痛、冠心病、病毒性心肌炎、心律失常。近年临床应用于心力衰竭、小儿肺炎合并心衰、颅脑损伤后头痛、血管神经性头痛、三叉神经痛、急性腹痛、痛经、癌痛、尿路结石、肾绞痛等。此外,速效救心丸除对缓解支气管哮喘、糖尿病、贲门失迟缓症、降低门静脉压等亦有一定疗效。

【不良反应】 有报道因服用速效救心丸引起口腔溃疡和全身过敏性皮疹。

【制剂与用法】 滴丸:每瓶装40粒,每粒重40mg。含服,每次4～6粒,每日3次;急性发作时,每次 10～15 粒。

【注意事项】过敏体质使用时应予注意。

麝香保心丸

【处方】麝香、人参提取物、牛黄、肉桂、苏合香、蟾酥、冰片。

本方根据"气血得寒则凝,得温则行"的中医理论,方选麝香芳香开窍、活血止痛;冰片、苏合香芳香开窍醒神、止痛,均为主药。辅以人参提取物益气、扶正强心、复脉固脱;牛黄清心解毒、熄风定惊、豁痰开窍。佐以肉桂温经通脉;蟾酥开窍醒神、强心止痛。诸药配伍,共起芳香温通、益气强心之效。

【性状】本品为黑褐色有光泽的微丸,截面棕黄色;味苦、辛凉,有麻舌感。

【功能与主治】芳香温通、益气强心。用于属气虚血瘀证的心肌缺血引起的心绞痛、胸闷及心肌梗死。

【药理作用】

(1) 改善心肌缺血:麝香保心丸能调整急性心肌缺血时自主神经功能,尤其是调整交感神经和迷走神经兴奋的适当比例,有益于心功能恢复,改善心肌缺血状态。麝香保心丸在高脂血症造成兔动脉壁一氧化氮(NO)代谢异常的动物模型上,具有提高动脉壁内皮型NO 合酶(eNOS)基因的表达,显著增强动脉的 NOS 的活力,提高血浆 NO 代谢产物(NOP)水平的作用,推测麝香保心丸的抗心肌缺血作用可能与保护动脉壁 NO 系统有关。

(2) 改善心肌梗死(MI):实验证明,麝香保心丸可降低 2 周时心梗大鼠的心肌血管紧张素及血浆醛固酮水平,减少非梗死区左室心肌胶原的含量,使非梗死区心肌型及 I 型胶原蛋白的比值恢复正常,提示麝香保心丸对心梗后左室胶原改建可产生有益的影响。另外,麝香保心丸可改善 MI 远期的左室重构,明显降低左心腔面积、梗死区变薄比和左室伸展指数;同时,左室的收缩及舒张功能也有不同程度的改善。

(3) 保护心肌:力竭运动可造成大鼠血清和心肌中 LDH、AST、CPK、α-HBDH 等酶的活性和心肌中 Ca^{2+} 含量显著升高,心肌 Mg^{2+} 含量显著降低,而灌服麝香保心丸后可抑制大鼠力竭运动后血清和心肌中 LDH、AST、CPK、α-HBDH 等酶的活性,使心肌中 Ca^{2+} 含量显著升高,抑制心肌中 Mg^{2+} 含量显著降低,表明麝香保心丸可以减少力竭运动后大鼠心肌损伤。

(4) 舒张血管:将离体大鼠动脉环随机分成正常组、去内皮组 2 组,NA 诱导动脉环收缩后,加入麝香保心丸,记录反应。结果显示,麝香保心丸对正常组、去内皮组动脉环均有舒作用,其效应呈剂量依赖关系;且其对正常组的舒张作用较去皮组强,这说明麝香保心丸具有舒张血管的效应,其机制可有直接及内皮依赖两种舒张血管的作用。

(5) 减轻高脂血症对动脉壁的损害:研究结果表明,麝香保心丸对高脂血症所致的血管损害有明显的保护作用,用药后可显著抑制清总胆固醇、低密度脂蛋白、胆固醇水平的上升、增加血 SOD 的浓度,保护血管内皮细胞和基底膜完整,抑制胶原纤维和内膜的增生,减轻高脂血症对动脉壁的损害,减少动脉粥样硬化发生率,对实验性动脉粥样硬化的形成有抑制作用。亦有研究结果表明,经麝香保心丸治疗后颈动脉粥样硬化伴血脂异常的患者,不仅血脂下降,而且用药 1 年后颈动脉 IMT 有显著意义变薄,提示麝香保心丸对颈动脉粥样硬化有良好的治疗作用。

（6）逆转左心室肥厚：应用麝香保心丸治疗冠心病左心室肥厚的患者，3个月后，患者左室后壁厚度、室间隔厚度、左室重量指数等指标较治前明显降低，且血黏度降低，微循环指标和抗动脉硬化指标有所改善，证实麝香保心丸对冠心病左心室肥厚有确切的逆转作用。

（7）改善微循环：临床研究证明，冠心病心绞痛患者应用麝香保心丸治疗前后的甲襞微循环变化及与疗效的关系，治疗组患者循环的管襻数、管襻长度、输出输入枝、襻顶直径、管襻叉、畸形数、管襻内血液流态等参数及加权积分值用药前后有显著改变，临床总有效率和 ECG 改善率分别为 91％、72％，提示麝香保心丸对冠心病心绞痛疗效确切，使患者微循环得到显著改善。

【临床应用】用于气虚血瘀证候的：① 心绞痛、心肌梗死的防治、心脏神经官能症；② 慢性胃炎（浅表性胃炎，疗效最好，本品有健脾理气、清热活血之功）。

【不良反应】① 个别患者服药后有口干、头胀、中上腹不适及轻度唇舌麻木感。② 个别特异体质患者服药后有皮肤荨麻疹反应。

【制剂与用法】微丸（白酒泛丸），每丸重 22.5mg。口服，每次 1～2 丸，每日 3 次，或症状发作时服用。

【注意事项】孕妇禁用；过敏体质者慎用。不宜与含有相似药物成分的中成药联用，如六神丸、喉藏丸、小金丸等，避免发生有毒中药剂量增大致毒性增强。不宜与强心苷类、抗心律失常药、降压药同服。

【备注】① 20 世纪 70 年代开始研究人工麝香，认为麝香酮是麝香主要成分，并对其进行强心研究。日本学者自天然麝香中分离并确定了一系列的强心成分 Muscocide-A_1、A_2 和 B 等，并证明麝香酮无强心作用。② 本品组成攻补兼施、标本兼治，非西药所能及；有报道治疗胸痹、中风、眩晕等老年心脑血管缺血性病变，取得满意疗效。用法用量：每日饭后吞服 2 粒药丸，胸闷痛、眩晕不舒时加 2 粒即刻含服，1 个月为 1 个疗程；必要时可连服 2 个疗程。

益心酮片（胶囊）

【处方】本品为山楂叶经提取总黄酮制成的片剂。

益心酮的主要成分是山楂叶总黄酮，是经现代制药技术提炼而得到的纯天然中药制剂。它含有金丝桃苷、牡荆素、槲皮素、槲皮苷、莥草素等 40 多种已知天然有机成分。

【性状】本品为糖衣片，除去糖衣后，显棕黄色；气特异，味略苦。

【功能与主治】活血化瘀、宣通心脉、理气舒络。用于气结血瘀，胸闷憋气，心悸健忘，眩晕耳鸣；冠心病、心绞痛、高脂血症、脑动脉供血不足属上述证候者。

【药理作用】本品可显著增加脑血流量，改善血液流变学特征，减少过氧化脂质的产生。研究表明，益心酮软胶囊对羟基、超氧阴离子、过氧亚硝基和脂类等自由基有很强的清除作用。

临床研究显示，益心酮具有显著改善冠心病心绞痛患者的临床症状，降低心肌耗氧量，增加心肌营养性血液供应，减少心绞痛发作次数，缩短发作时间，减轻发作程度；可以改善心绞痛发作时心电图的 ST-T 改变；升高高密度载脂蛋白，降低血浆甘油三酯和胆固醇水平并可降低血液黏稠度,改变微循环等作用。

【临床应用】临床上用于冠心病、心绞痛、高脂血症、脑动脉供血不足等。

【制剂与用法】糖衣片:每片含黄酮以无水芦丁($C_{27}H_{130}O_{16}$)计,不得少于10%。口服:每次2~3片,每日3次,可连服6~8周。

【备注】本品主用于气滞瘀阻证的高脂血症。

荷 丹 片

【处方】荷叶、丹参、山楂、补骨脂(盐水炒)、番泻叶等

方中荷叶升阳利湿,丹参活血化瘀,为君药;山楂降血脂,助丹参活血散瘀,番泻叶泻下导滞,助荷叶利湿,同用为臣药;补骨脂补肾暖脾,防泻下太过,故为佐药;诸药合用,共奏化痰降浊、活血化瘀之功。

【性状】本品为糖衣片。去糖衣呈棕色,味稍苦。

【功能与主治】化痰降浊、活血化瘀、健脾消食、补益肝肾。用于痰湿阻滞证之高脂血症,见有形体肥胖、面有油光、头晕头重、心悸气短、胸闷肢麻、乏力懒动、口苦口粘、苔滑腻、脉弦滑。

【药理作用】

(1)降血脂:荷丹片6.0g/kg剂量可使实验性高脂血症大鼠的血清胆固醇(TC)、游离胆固醇(FC)和甘油三酯(TG)含量非常显著地下降;荷丹片6.0g/kg剂量还能使HDL-c,HDL_2-c和HDL_3-c的含量明显上升;荷丹片3.0、6.0g/kg剂量均可明显增强血清卵磷脂胆固醇酸基转移酶(LCAT)活性。临床研究证明,应用荷丹片治疗高脂血症8周后,使患者血清TC降低19.8%,升高高密度脂蛋白(HDL)10.5%,TG降低了38.1%;荷丹片降低TC和TG的总有效率均为90.0%,升高HDL的总有效率为86.7%。

(2)减肥:荷丹片对正常大鼠的体重增加无明显影响,但对实验性高脂血症大鼠、小鼠的体重增加均有明显的降低作用,使动物的腹壁脂肪重量显著地减少。

(3)防治动脉硬化:荷丹片能明显降低实验性高脂血症大鼠的动脉粥样硬化指数和高脂血症兔的动脉粥样硬化斑块发生率。

(4)扩张血管:山楂能扩张冠状血管,增加血流量,降低心肌氧耗量。山楂皂苷有扩张离体兔耳血管的作用。丹参与补骨脂亦有扩张冠脉和改善血液循环作用。

【毒理研究】

(1)急性毒性:小鼠灌胃荷丹片最大耐受量为132g/kg(成人日用量的102倍);腹腔注射的最大耐受量为90g/kg。

(2)长期毒性:荷丹片12.0g/kg和6.0g/kg给大鼠灌胃13周均未出现任何观察指标的异常;25g/kg剂量用药13周后,出现sGPT升高,但属可逆性,停药后即恢复正常,肝组织光境检查也未见明显异常。

【临床应用】用于痰湿浊阻证之高脂血症。

【不良反应】偶见腹泻、恶心、口干。

【制剂与用法】片剂:每片重0.5g。口服,每次5片,每日3次。饭前服用,连用8周为1疗程。

【禁忌】脾胃虚寒,便溏者勿服。孕妇禁服。年迈体弱、过敏体质者慎用,对本品过敏者及哺乳期月经期妇女忌服。血脂不高,无痰浊夹瘀表现时停服或遵医嘱。

舒心口服液(颗粒、糖浆)

【处方】口服液、糖浆:党参、黄芪、蒲黄、川芎、红花、当归等。颗粒:丹参、黄柏、北沙参、龙骨、牡蛎等。

方中党参性味甘平,常作人参代品,有健脾胃、益气补血功效;黄芪补气、益肺固表、利水;当归味甘性辛温,可补血活血止痛;川芎行气活血、祛瘀止痛。党参、黄芪、当归、川芎四药益心气、养心血。红花活血化瘀、生新血气血畅通。诸药合用,共奏活血化瘀、补气益心之功。

【性状】口服液:本品为棕红色的澄清液体;气微香,味甜、微苦、涩。

【功能与主治】颗粒:活血散瘀、养阴益气、定悸除烦,用于心悸、怔忡、心烦失眠。口服液:补益心气、活血化瘀,主治气虚血瘀,症见胸闷、胸痛、气短、乏力等,用于冠心病、心绞痛、急性心肌梗死、心律失常、高脂血症见有上述症状者。

【药理作用】

(1)对大鼠实验性心肌缺血性损伤具有保护作用:舒心口服液腹腔注射后对垂体后叶素引起的大鼠心肌缺血性心电图 S-T 段下移有明显对抗作用。结扎家兔冠状动脉引起心肌梗死的心电图改变,给舒心液后 S-T 段抬高的总和明显大于对照组。按心肌大体标本进行硝基四氮唑蓝染色,舒心口服液具有缩小心肌缺血和心肌梗死范围的作用。

(2)提高小鼠心肌^{86}铷(^{86}Rb)的摄取量:在用药后 30min,心肌^{86}Rb 的摄取率增加了26.4%,表明本品具有增加心肌营养学血流量的作用。

(3)提高小鼠耐缺氧能力:连续给小鼠灌胃舒心口服液 5d,可使小鼠在常压缺氧条件下存活时间延长;剂量加大,其延长耐缺氧的效果与心得安相似。

(4)抗血小板聚集:体外实验研究显示,舒心口服液具有明显的对抗血小板聚集的作用。

(5)实验结果表明,不同浓度舒心口服液能减轻心肌细胞缺糖缺氧性损伤的形态学改变,减少培养基中 LDH、GOT、CPK 心肌酶活性释放。随着药物浓度上升,上述改善幅度更大,且呈量效依赖关系,表明舒心口服液对心肌细胞损伤具有保护作用。

【毒理研究】

(1)急性毒性:舒心液的小鼠最大耐受量>100g/kg,相当于临床人日用量的 12.9～19.4 倍,按体重计算相当于临床人日用量的 116～175 倍,表明本品无明显毒性,临床实验安全。

(2)长期毒性实验结果显示:舒心液 40g/kg 及 110g/kg 分别给大鼠连续灌胃10 周,未见任何不良反应,各脏器组织学检查无明显病理性改变。

【临床应用】临床上适用于气虚血瘀、心血瘀阻的冠心病、心绞痛、急性心肌梗死、心律失常、高脂血症等患者。

【不良反应】个别患者服口服液后可出现口干、便秘、皮疹等不良反应,均不影响治疗。

【制剂与用法】口服液:每支 20ml。口服,每次 20ml,每日 2 次,3 个月为一个疗程。

【注意事项】服药期间停服扩张血管药。月经期及孕妇慎用。出现心烦不安、乏力、头昏等不适者停用。

【备注】颗粒剂与口服液、糖浆虽同为舒心制剂，但处方与主治不同，临床应用时应注意。

二、养血活血中成药

血府逐瘀口服液（丸、颗粒、胶囊）

《医林改错》

【处方】柴胡、当归、地黄、赤芍、红花、桃仁、枳壳、甘草、川芎、牛膝、桔梗。

本方主用于胸中血瘀证，治疗瘀血内阻胸部、气机郁滞所致的胸痛胸闷。胸胁为肝经循行之处，瘀血内阻胸中，气机郁滞，故胸胁刺痛；郁滞日久，肝失调达之性，故急躁易怒；气血郁而化热，故内热烦闷，或心悸失眠，或入暮潮热；瘀血阻滞，清阳不升，则为头痛；瘀热上冲动膈，可见呃逆不止，舌、脉、唇、目所见证候，皆为瘀血征象。方中桃仁、红花、当归活血化瘀为主药。辅以川芎行气活血化瘀，调畅气血；赤芍助主药活血祛瘀；牛膝祛瘀血，通血脉，引瘀血下行。佐以柴胡疏肝解郁、升达清阳；桔梗开宣肺气、载药上行；枳壳下气，合桔梗一升一降，开胸行气，使气行则血行；生地凉血清热，合当归又能养阴润燥，使祛瘀又不伤阴血。甘草缓急止痛、调和诸药，为佐使之药。各药合用，既行血祛瘀，又解气分郁结，活血而不耗血，祛瘀又能生新，共奏活血化瘀、行气止痛之功。

【性状】口服液：为棕红色液体，久置可有振摇即散的细微沉淀。

【功能与主治】活血祛瘀、行气止痛。用于瘀血内阻而引起的胸痛、头痛、内热瞀闷、失眠多梦、心悸怔忡、急躁善怒、舌有瘀点、脉弦涩等证。

【药理作用】

(1) 改善微循环：本品可使细动脉及细静脉口径明显扩张，毛细血管开放数明显增多，血流速度加快，红细胞聚集及白细胞贴壁、滚动及堆积现象明显改善，血液停滞现象消失。血府逐瘀口服液对正常小鼠及实验性急性血瘀证小鼠耳廓微循环具有明显改善作用。

(2) 抑制血小板聚集：选取体重160～180g健康雌性大鼠10只，4g/(kg·d)水悬液，灌胃连续给药8d，结果表明血府逐瘀胶囊能抑制ADP为诱导的大鼠血小板聚集，明显促进血小板解聚作用。

(3) 改善血液流变性：血府逐瘀口服液能降低正常家兔的全血黏度、血浆黏度、红细胞压积(HCT)、血沉(ESR)和纤维蛋白原(Fb)；对急性血瘀证家兔，两个剂量组血府逐瘀口服液均能明显降低全血黏度、血浆黏度、HCT、ESR和Fb。结果显示，血府逐瘀口服液可明显改善正常和急性血瘀证状态下家兔的血液流变性。

(4) 抗心肌缺血：血府逐瘀口服液对垂体后叶素致家兔急性心肌缺血、缺氧均有保护作用。血府逐瘀颗粒对冠脉血流量的增加作用较明显，并且有明显的抑制冠脉痉挛作用，能够预防和解除心肌供血不足状态，从而有利于冠心病的治疗。通过大鼠的体内实验，证明血府逐瘀颗粒还可使大鼠血栓湿重明显减轻，说明其还有明显的抗血栓形成作用。

(5) 保肝：应用血瘀理论，特设计了CCl$_4$造成肝损伤，再用血府逐瘀胶囊进行治疗，实验结果表明其具有明显增加肝组织血流量、降低血小板聚集率及降低血清转氨酶的作用，证实血府逐瘀胶囊有明显的预防保护肝损伤作用。

（6）抗心律失常：小鼠灌服血府逐瘀汤（25g/kg，50％）后 45min，放入含一定量氯仿的密闭瓶中，呼吸停止后，立即开胸观察心室纤颤发生率，结果是，给药组发生率为 10％，而生理盐水对照组高达 90％，说明血府逐瘀汤有显著的抗心律失常作用。

（7）抗缺氧：小鼠腹腔注射血府逐瘀汤水煎剂（25g/kg），可使其缺氧状态下存活时间明显延长。

（8）镇痛：给小鼠腹腔注射本方水煎剂（15.2g/kg），给药后 30、60、90min 的痛阈值分别比给药前提高 66.35％、154.98％、92.89％，说明血府逐瘀汤有显著的镇痛作用。

（9）抗肿瘤：血府逐瘀汤对昆明种（KM）小鼠体内 S_{180} 肉瘤的抑制作用实验结果提示，血府逐瘀汤对 S_{180} 肉瘤的体内生长有抑制作用，抑瘤率为 35.0％，且与环磷酰胺联合应用效果更佳，表明这两种药物在体内抗肿瘤作用中具有相互协调的作用。另外，加味血府逐瘀汤对 Lewis 肺癌亦有十分明显的抑制作用，其抑瘤率达 25.0％～28.0％；在体外能明显抑制 BT-325 人脑多形性胶质母细胞瘤细胞株的生长，并可明显抑制人脑神经胶质细胞瘤 SHG-44 的生长，其抑瘤率达 52.0％～56.0％。结果证明，加味血府逐瘀方对实体瘤具有较好的抑制作用，尤其对人脑恶性胶质瘤的作用更显著。

（10）降血压、血脂：血府逐瘀汤在治疗原发性高血压方面有肯定的疗效，对降血脂、降低血黏度，改善微循环有良好的作用。研究表明，血府逐瘀口服液服用 10 周后 CHO、TG 较治疗前下降，HDL-C 上升，有统计学上的差异（$P<0.01$ 或 $P<0.05$），特别在降 CHO、升高 HDL-C 方面优于脉通胶囊，说明血府逐瘀口服液具有确切的调脂作用。

此外，实验观察结果表明，本品具有抗炎及增强腹腔巨噬细胞吞噬活性等作用。

【毒理研究】急性毒性实验（LD_{50}）测定：选取 18～22g 健康昆明种小鼠，雄雌各半，给予血府逐瘀水悬液 40g/(kg·d)（相当于人用量的 500 倍），分两次灌服，观察 1 周，动物饮食、饮水均正常，无任何毒性反应。

【临床应用】临床用血府血瘀证，涉及内、外、妇、儿、皮肤、五官等各科 60 余病种，还有神经内科等 120 多个病种，应用极其广泛。心血管疾病：病毒性心肌炎、心律失常、高脂血症、冠心病心绞痛、心肌梗死、肺心病合并心衰。外科：外伤性脾破裂、粘连性肠梗阻、十二指肠壅滞症、脑挫裂伤。神经、精神系统疾病：神经血管性头痛、偏头痛、顽固性头痛、突发性失眠及顽固性失眠、焦虑症等。肿瘤：食管癌、乳腺癌、直肠癌、肺癌等。另外对慢性肾功能不全、慢性肝炎、带状疱疹神经痛、老年皮肤瘙痒症、湿疹、银屑病、黄褐斑、慢性布鲁氏菌病、视网膜震荡、玻璃体积血及眼底出血等均有一定疗效。

【不良反应】偶有恶心、胃肠道不适、头晕等症状，可自行缓解。

【制剂与用法】口服液：每支 10ml。口服，每次 10～20ml，每日 2 次，空腹服用。

【注意事项】体虚无瘀血者慎用，忌食辛冷。孕妇忌服。

【备注】久贮可产生少量沉淀，可摇匀服用，不影响疗效。

复方丹参片（滴丸、胶囊、软胶囊、含片）

【处方】丹参、三七、冰片。

方中三七味甘、微苦,性温,入肝、胃二经,止血、活血化瘀,消肿镇痛;丹参味苦,性微寒,入心、心包、肝经,活血祛瘀、凉血消痈、安神除烦、消肿定痛为主药。辅以冰片味辛、苦、性微寒,入心、脾、肺经,芳香开窍、醒神、清热消肿、止痛。诸药相配,共奏活血化瘀、芳香开窍、消肿止痛之功。

【性状】 本品为褐色素片、糖衣片或薄膜衣片;糖衣片或薄膜衣片除去包衣后显褐色,气芳香,味微苦。

【功能与主治】 活血化瘀、理气止痛、芳香开窍。用于胸中憋闷、心绞痛。

【药理作用】

(1)扩张冠脉:复方丹参片浸膏溶液0.1～0.21ml能显著增加离体豚鼠灌流心脏的冠脉流量,并随着浓度的增加而作用增强;对缺氧引起的心衰灌流心脏,浸膏溶液亦有增加冠脉流量的作用。

(2)抗心肌缺血、缺氧:研究结果表明,丹参处理可明显减弱缺氧/复氧对心肌细胞的收缩和细胞内钙参数的作用,减少心肌细胞乳酸脱氢酶(LDH)的释放,提示丹参可对抗缺氧/复氧对心肌细胞的影响和损伤。百日咳毒素(PTX)预处理可取消丹参对心肌细胞的保护作用。有研究报道,丹参对抗离体单个心室肌细胞缺氧/复氧损伤的作用涉及PTX敏感的Gi/o蛋白。其改善心肌缺血的机理,可能为扩张冠脉、降低血管阻力、增加冠脉血液量及心肌营养、减少心肌收缩力和氧耗量,从而缓解心绞痛发作。以结扎大鼠冠脉造成心肌缺血观察其药效作用,发现其有降低心电图S-T段、减少梗死面积及心肌酶的释放,增加SOD含量等作用,综合各项指标认为以4.13g/kg有效剂量为优。

(3)对心功能及抗心律失常的作用:应用复方丹参滴丸治疗病毒性心肌炎患者,治疗后患者平均左心室射血分数从48%上升到62%,左心室室壁运动异常发生率从46%降到18%。心电图疗效显示:治疗后两组心率无明显变化,但ST-T及T波、室早、房早均明显改善,证明复方丹参滴丸对心肌炎心律失常和心功能远期疗效显著。复方丹参片给小鼠灌胃,可显著抑制氯仿引起小鼠心室纤维颤动,也可缩短氯化钡引起大鼠心律失常的时间。

(4)改善血液流变性:复方丹参滴丸还具有改善全血黏度、血小板聚集率、红细胞聚集指数等方面更为显著。

(5)对心肌缺血再灌注损伤的保护:复方丹参片显著缩短大鼠再灌注心律失常的持续时间,也能减少心肌MDA含量,提高SOD活性,提示其抗再灌注心律失常作用可能与抑制脂质过氧化,减少自由基损伤有关。对离体大鼠心脏缺血再灌注所致心功能低下状态有明显改善,心肌组织Ca^{2+}含量明显减少。其作用机制可能通过减少缺血再灌注心肌的钙聚集,保护线粒体功能以及抑制黄嘌呤氧化酶的生成,防止脂质过氧化等途径而实现的。

(6)抗血栓作用:用电刺激大鼠血管内膜,致使动脉血管内逐渐形成混合血栓,造成大鼠实验性血栓模型,应用复方丹参片给大鼠多次灌胃给药,结果显示,该药能明显延长大鼠血栓形成时间,并且随着剂量的增加,其作用亦增强。

(7)保护脑组织:复方丹参片能降低脑缺血模型大鼠脑指数,显著降低脑缺血模型大鼠脑含水量,并使脑血管通透性显著降低,减轻脑水肿,促进脑组织缺血性损伤恢复,对缺血性脑组织有明显保护作用。复方丹参片可显著增加永久性双侧大鼠颈总动脉结扎术(2VO)大鼠脑内缺氧诱导因子-1α(HIF-1α)的表达,促进慢性脑缺血的代偿修复,从而显示了复方丹参对大鼠实验性慢性脑缺血的保护作用。

【临床应用】主要用于气滞血瘀证之冠心病心绞痛合并高血压、血脂异常的治疗；对颅脑外伤后神经综合征、妇女痛经也有良效。有人常将本品用于治疗眼底血管性疾病，如视网膜中央动脉阻塞、视网膜动脉硬化、视神经炎、视神经萎缩、慢性乙型肝炎、神经衰弱综合征、偏头痛、慢性胃炎、支气管哮喘、痛经、鼻咽癌放疗后颈部纤维化改变、四肢扭挫伤、腰肌劳损、退行性骨质增生、小儿耳聋、儿童继发性癫痫以及防治脑梗死等均取得较好的疗效。

【不良反应】个别病人服后有胃肠不适。

【制剂与用法】片剂：每片0.4或0.8g。口服，每次3片，每日3次。

【注意事项】孕妇慎用。服药期间，禁食辛辣、刺激性食物。

【备注】本品剂型不同，起效时间有差异，急性发作者宜选用气雾剂、滴丸。

中风回春胶囊（片、丸）

【处方】由当归、川芎、红花、桃仁、丹参、鸡血藤、络石藤、地龙、土鳖虫、川牛膝、蜈蚣、茺蔚子、全蝎、威灵仙、僵蚕、金钱白花蛇等。

方中川芎辛散温通，活血化瘀，行气止痛；丹参活血祛瘀，通经止痛；当归辛散活血，甘温补血，三者共为方中之主药。辅以川牛膝活血祛瘀，补肝肾，强筋骨；桃仁、红花、茺蔚子活血祛瘀，通行经络以助川芎、丹参之效；鸡血藤行血补血以增强当归的功效；土鳖虫破血逐瘀；全蝎、蜈蚣、地龙、白僵蚕熄风止痉，通络止痛；木瓜、白花蛇祛风舒筋活络；威灵仙性善走窜，通行经络。佐以忍冬藤、络石藤、伸筋草祛风湿，通经络。诸药合用，共奏活血化瘀、舒筋通络之功。

【性状】本品为淡黄色颗粒；气香，味甜、微苦。

【功能与主治】活血化瘀、舒筋通络。临床上用于气虚血滞、脉络瘀阻所致的缺血性脑梗死、中风偏瘫、半身不遂、肢体麻木，并有明显改善病人的神经功能缺损、降低病人的血液黏稠度的作用。

【药理作用】

中风回春丸对NIH小鼠灌胃的最大耐受剂量大于72g/kg。以8.4、4.2、2.1g/kg体重剂量给SD大鼠灌胃两周，可保护脑组织缺血再灌注的SOD活性、降低脂质过氧化产物丙二醛含量，从而减轻脑缺血再灌注所造成的损伤，减少实验动物的死亡数。其抗血栓机制可能与促进纤维蛋白溶解，抑制血小板聚集性及改善微循环等作用有关。实验表明，中风回春丸可对抗肾上腺素引起的血管收缩，使出现微循环停止的时间延长，微循环恢复的时间缩短。中风回春丸对Ca^{2+}和ADP诱导的兔血小板聚集有剂量依赖性抑制作用。

中风回春丸有降低血脂和纤维蛋白原及改善血液流变学（全血黏度），表明该药有降血胆固醇（TC）、甘油三酯（TG）、扩张血管和改善心脑血管循环的作用。

【毒理研究】急性毒性实验：中风回春丸用高速粉碎机粉碎，配制成0.3kg/L的悬浮液。选取NIH小鼠10只做预试，另取10只小鼠，体重23.5±2.8g，以0.3ml/10g体重剂量给小鼠灌胃，在24h内，每间隔1.5h灌胃一次，连续共8次，结果小鼠均未见死亡，将动物饲养连续观察7d，小鼠也未见死亡。用体表面积换算法，中风回春丸对大鼠的多发性梗死性脑痴呆（MID）＞50.4g/kg体重，对家兔的MID＞33.4g/kg体重。

【临床应用】临床上用于中风(脑梗死、脑栓塞、脑出血后遗症等)、偏瘫、肢体麻木、冠心病、高血脂、动脉硬化、心律不齐、老年性痴呆等。

【不良反应】少数患者服药后出现头晕,重者恶心,活动后加重等,减量或停药后症状可自行消失。特别是血压偏低者,眩晕副作用明显。

【用法与用量】胶囊剂:每粒 0.3g。口服,每次 4~6 粒,每日三次,或遵医嘱。

【注意事项】脑出血急性期忌服;孕妇忌服。

【备注】中风伴高血压偏低者,由小剂量开始,逐渐加量。

心可舒胶囊(片)

【处方】山楂、丹参、葛根、三七、木香。

【性状】本品为胶囊剂,内容物为棕色的粉末;气微,味酸、涩。

方中丹参活血祛瘀,舒心降压,扩张冠状动脉,降低胆固醇,为方中之主药。三七活血散瘀,通脉止痛,扩张冠状动脉;葛根所含总黄酮能降低血压和脑血管阻力,增加冠脉血流量,减少心肌耗氧量,对抗垂体后叶素引起的冠状动脉痉挛,改善心肌代谢,两者共为方中之辅药。佐以山楂,活血化瘀,行气止痛,舒心降压,扩张冠脉,降低胆固醇。

【功能与主治】活血化瘀、行气止痛。用于气滞血瘀型冠心病引起的胸闷、心绞痛、高血压、头晕、头痛、颈项疼痛及心律失常、高血脂等症。

【药理作用】

(1)改善心血流动力学及降低心肌耗氧量:心可舒高剂量能减慢心率,降低股动脉收缩压、舒张压、左室收缩压、左室舒张压、左室收缩末压、左室最大收缩压,缩短收缩开始至最大收缩压的时间间隔,升高最大舒张压(绝对值),降低心肌耗氧量。结果表明:心可舒胶囊可通过缩短收缩期、延长心舒期、降低心脏前后负荷、抑制心肌收缩力而显示治疗冠心病等缺血性心脏病的药理效应。

(2)对心肌缺血再灌注损伤的保护作用:对心肌缺血再灌注家兔,应用心可舒干预后家兔左室内压力上升和下降速率及左室内压峰值明显增高,血清及心肌组织中 SOD 活性升高,MDA 含量降低,心肌组织中 ATP 含量明显增高,证明心可舒有改善左室收缩和舒张功能,改善心肌能量代谢,清除氧自由基,对心肌顿抑有良好的保护作用。

(3)改善血液流变学:对高血压病患者给予心可舒 4 周后,进行有关的血液流变、血脂等方面的指标检测,结果显示,高血压病患者通过服用心可舒后,血液黏滞度明显降低,血液流变学状态得到改善,说明心可舒能改善高血压病患者的血液流变学状态,并有一定的调脂作用。

(4)降血压及改善心肌重构:心可舒可提高超氧化物歧化酶活性以对抗心肌缺血、缺氧产生大量自由基所引发的脂质过氧化反应,从而保护心肌细胞的受损,改善心肌重构。另外亦可降低心脏前后负荷,用于降低血压和治疗充血性心衰。临床研究证明:心可舒联合卡托普利可显著降低患者血压,改善左室收缩功能及逆转左室肥厚。

(5)抗心律失常:心可舒可显著增加心肌在缺氧条件下的耐受力和心肌 ATP 酶的活性,对心肌有明显保护作用,从而调整心肌的顺应性,改善心肌的复极和传导系统的功能;降低或取消 β 受体兴奋效应,从而降低异位起搏点的兴奋;改善心脏微循环,改善心肌功能,逆转心室肌肥厚,由此直接或间接地消除心律失常的促发因素。

心可舒对各种快慢综合征所患心脏病的心律失常疗效:冠心病、老年性心瓣膜病引起的快慢综合征的快心室率性心律失常总有效率为75%,心肌炎总有效率为66.6%,高血压性心脏病、心肌病总有效率均为50%,肺心病总有效率为33.3%。临床研究证明:心可舒治疗快速心律失常、房性早搏疗效最高,依次为交界性早搏、室性早搏,对于室上性心动过速及室性心动过速的控制有较高的疗效,对于房颤的复律效果稍差。

(6)抗动脉粥样硬化:心可舒可显著降低模型组家兔血液黏滞性;高胆固醇可促进游离胆固醇进入细胞;心可舒可通过降血脂而减少胆固醇进入红细胞的量,从而减少胆固醇在红细胞膜的含量,增加了红细胞膜的变形性;心可舒能增加红细胞表面电荷分布而显著减小红细胞的聚集性,还可以抑制高脂喂饲所致家兔红细胞计数的减少,延长红细胞的寿命,证明心可舒对食饵性动脉粥样硬化所引起的血液黏滞性增高有很好的治疗作用。

此外心可舒还有耐缺氧、促进纤溶作用、防止血栓形成的作用。

【毒理研究】心可舒胶囊22.5g/kg、11.25g/kg、5.625g/kg(相当于成人一日量的50倍、25倍、12.5倍)连续灌胃给药8周,停药观察2周,结果显示,动物一般行为活动无异常,体重增长值、外周血象、血液生化均未见异常、病理组织学检查无特殊病理学改变,证明大鼠灌服心可舒胶囊50倍、25倍、12.5倍成人一日量,连续用药8周,未显示毒性反应。

【临床应用】用于冠心病、心绞痛、高脂血症、心律失常、高血压及糖尿病性脑梗死等。

【不良反应】有报道极少数患者服药后出现颈面部大面积红肿、瘙痒等过敏反应,停药后症状消失。

【制剂与用法】胶囊:每粒0.3g。口服,一次4粒,一日3次,或遵医嘱。

【注意事项】过敏体质慎用;心阳虚患者不宜应用。

乐 脉 颗 粒

【处方】丹参、川芎、赤芍、红花、香附、木香、山楂。

方中重用丹参味苦性寒,善于活血祛瘀、养血安神通脉为方中之主药。辅以川芎行气活血、化瘀止痛;赤芍、红花、山楂活血祛瘀、通经止痛;佐以香附疏肝解郁,理气止痛;木香行气止痛;山楂行气化瘀、健脾消食。诸药合用,使瘀去新生,气行血行而络通。共奏行气活血、解郁化瘀、养血通脉之功。

【性状】本品为黄棕色至棕色的颗粒;味微苦。

【功能与主治】行气活血、解郁化瘀、养血通脉。用于冠心病、动脉硬化、肺心病、多发性梗塞性痴呆等心脑血管疾病属气滞血瘀所致的头痛、眩晕、胸痛、心悸等。

【药理作用】

(1)扩张冠状动脉:丹参、川芎、山楂均有扩张冠脉、增加冠脉血流量作用,因而可防治心绞痛。

(2)抑制血小板聚集:丹参、川芎、木香、山楂均可抑制血小板聚集,尤以丹参、川芎这方面作用较强。

(3)保护心肌缺血:丹参、川芎能增加冠脉流量及心肌营养血流量,使心肌供氧量增加,促进心肌供氧和耗氧的平衡。两者均可改善或对抗垂体后叶素引起的家兔或大鼠急性缺血之心电图异常。

（4）镇静、镇痛：木香、香附具有镇静、镇痛作用；此外，还有抗炎作用。

（5）降血脂：山楂有较强的降血脂作用，有预防动脉粥样硬化斑块形成的作用。

此外，实验研究发现乐脉颗粒有降低血液黏度，改善微循环障碍，增加脑和肾脏的血流量，兴奋中枢神经系统，改善记忆障碍和防治老年性痴呆的作用。

【临床应用】用于气滞血瘀证之冠心病、高脂血症、高血压、脑萎缩、脑出血、多发性脑梗死、血管性痴呆、帕金森病、痛经、子宫内膜异位症、颈椎病等。

【不良反应】有报道服用乐脉颗粒1h后患者突感心悸、胸闷、恶心、呕吐、泻下、四肢发冷、出冷汗、呼吸困难等迟缓过敏性休克1例。

【制剂与用法】颗粒剂，每袋3g。开水冲服，每次3～6g，每日3次。

冠心丹参片（滴丸、软胶囊、胶囊）

【处方】丹参、降香油、三七。

方中三七散瘀止痛，现代药理证实三七可直接作用于血管平滑肌，使冠脉扩张，增加冠脉血流量，可增强心肌对缺氧的耐受性，减少心肌耗氧量，改善心肌内微循环及抗心律失常、降压作用。丹参具有扩张周围血管和心脑血管的作用，能解除血管痉挛，增加冠脉血流量，改善血液循环和微循环，并且能降低全血黏度、血浆黏度，改善红细胞流速，减少红细胞的聚集性，增加纤维蛋白溶解作用，抑制血小板聚集，防止血栓形成，并有降低血脂，保护动脉内膜，减轻动脉粥样硬化的作用。

【性状】本品为糖衣片，除去糖衣后，显棕褐色；气微香，味甘、微苦。

【功能与主治】活血化瘀、理气止痛。用于气滞血瘀，冠心病所致的胸闷、胸痹、心悸气短，以及高脂血症、高血压症等。

【药理作用】

（1）抗心肌缺血：实验结果显示：冠心丹参滴丸组均能明显增强SOD的活性，降低MDA的含量，从而对心肌发挥保护作用；冠心丹参滴丸对抑制心肌酶的溢出也有一定的作用，提示冠心丹参滴丸能够对抗由垂体后叶素引起的大鼠急性心肌缺血，对缺血的心肌具有保护作用。

（2）抑制血小板聚集：实验结果表明，冠心丹参胶囊可明显抑制由ADP诱导的大鼠血小板聚集，明显降低小鼠整体耗氧量，并延长出血时间。

（3）改善微循环：冠心丹参胶囊有良好地改善小鼠耳廓微循环作用，能够明显地保护因结扎冠脉而导致的大鼠急性心肌缺血，具有明显的活血化瘀功效，提示冠心丹参胶囊可能通过改善机体局部微循环，扩张毛细血管，改变血液流态和流速而发挥作用。

（4）耐缺氧：研究结果表明，冠心丹参胶囊可显著延长小鼠常压耐缺氧的存活时间。

（5）临床研究：冠心丹参滴丸具有改善心肌缺血、控制心绞痛的发作次数、减少心绞痛的发作时间、降低心肌耗氧量、改善血液流变学、改善心脏功能等作用。冠心丹参滴丸可降低患者ET-1水平，升高NO水平，并可降低冠心病初发型心绞痛患者血浆内皮素和P选择素浓度，提示冠心丹参滴丸可抑制血小板积聚，改善血管内皮细胞功能，改善心肌缺血缺氧。

此外,冠心丹参滴丸能显著降低空腹血清胰岛素、C 肽水平,提高胰岛素敏感指数。冠心丹参滴丸中的丹参还能抑制醛糖还原酶,也能抑制蛋白非酶糖化,从而解决胰岛素的抵抗问题。

【临床应用】胸痹心痛、胃脘痛(胃炎、胃及十二指肠溃疡、胃痉挛等)。

【不良反应】少数患者有口干、胃部不适等症,继续服用或稍停药后即可减轻或消失。

【制剂与用法】片剂:每片 0.25g(相当于原药材 0.5g)。口服,每次 3 片,每日 3 次。

【注意事项】虚证患者不宜使用。孕妇慎用。月经期及出血性疾病者慎用。忌食肥甘厚腻食物及酒类。

华佗再造丸

【处方】川芎、当归、红花、白芍、红参、五味子、天南星、马钱子、冰片等。

方中以当归、川芎、白芍、红花养血活血,化瘀通络为主药。气为血帅,气行则血行,故辅以红参益气助血运行,又合五味子等气阴双补,达到益气通心阳,气行血亦行的效果为辅药。马钱子温通经络,祛风除湿,散结止痛,天南星则随诸药所到之处,起祛风痰之功,共为佐药,冰片芳香走窜而通诸窍,又能散风除湿,清心热而醒脑安神以为使药。诸药共奏活血化瘀、化痰通络、行气止痛之功。

【性状】本品为黑色的浓缩水蜜丸;气香,味苦。

【功能与主治】活血化瘀、化痰通络、行气止痛。用于治疗血瘀或痰湿闭阻经络之中风瘫痪、拘挛麻木、口眼喎斜及言语不清等症。

【药理作用】

(1)增加颈动脉血流量及增强心功能:静脉注射华佗再造丸水溶液于猫、狗、兔后,该药能选择性地增加动物颈总动脉和颈内动脉的血流量,并对其心脏有正性肌力作用及能增加心输出量,从而使脑部的血液供应能得到有效增加。另外,该药还可明显延长实验性大鼠体内颈动脉血栓形成时间。

(2)改善血液流变性:研究证实,华佗再造丸在有效治疗中风及胸痹病时,对患者的血液流变学指标,如全血黏度、血浆黏度、红细胞压积、红细胞电泳时间、血沉方程 K 值、纤维蛋白原含量等有明显的改善作用,并能降低血小板聚集性,减少血小板黏附率;还可使体外血栓形成长度缩短、干重减轻和改善其血栓弹力图指标。

(3)改善微循环障碍:华佗再造丸可改善家兔脑缺血时脑膜微血管的血流状态。

(4)对前列腺素、内皮素与一氧化氮(NO)的调节:华佗再造丸可降低脑梗死患者血中 TXA_2 和内皮素(ET)水平;对缺血性中风患者血中 NO 含量增加有抑制作用。

(5)对免疫系统的作用:用华佗再造丸的水提取液给小鼠灌服,发现该药不仅能明显地增强免疫受抑小鼠的脾细胞抗体形成功能,而且还能提高其外周血中 T 淋巴细胞数,并能使两者达到正常水平;还发现该药可增强小鼠腹腔巨噬细胞的吞噬活性。

(6)对氧自由基的影响:用华佗再造丸治疗缺血性中风时,可使已下降的血浆中或红细胞内 SOD、谷胱甘肽过氧化物酶(GSH-PX)、过氧化物酶(CAT)活性增强,使血浆丙二醛(MDA)水平降低,从而通过清除氧自由基或阻止氧自由基的产生来减轻病理损害。采用大鼠脑梗死模型,也发现了华佗再造丸能通过清除氧自由基来达到保护和修复神经细胞、恢复其功能的目的。

（7）其他作用：华佗再造丸对心、脑血管疾病患者的高血脂状况有明显改善作用，能增高高密度脂蛋白（HDL）含量，降低低密度脂蛋白（LDL）及胆固醇、甘油三酯水平。华佗再造丸具有抑制肿瘤，增强免疫机能，减轻放化疗毒副反应及增效等作用。

【毒理研究】

（1）小鼠给药 LD_{50} 为 105.99g/kg（相当于成人用量的 88.33 倍）；静脉给药 LD_{50} 为 7.06g/kg。

（2）亚急性毒性：给大鼠灌服华佗再造丸，每日 25.5g/kg（相当于成人用量的 21 倍），连续用药 30d，经病理切片检查，心、肝、肺、肾等均未出现明显改变。

【临床应用】 治疗冠心病、心绞痛，治疗血栓闭塞性脉管炎、缺血性中风、出血性中风、中风后遗症、脑血管硬化、老年期痴呆。另外，有学者用华佗再造丸治疗重度颅脑外伤后遗症、永久性心房颤动、脊柱退行性变疾病、类风湿关节炎、中、晚期癌症等也取得了较好的疗效。

【不良反应】 少数病人可出现口干、舌燥、恶心、食欲减退、胃脘不适以及皮肤瘙痒等不良反应，但程度较轻，不影响继续治疗。

【制剂与用法】 水丸：每瓶 80g。口服，每次 8g，每日 2～3 次，温开水送服。连服 10 日，停药 1 日，30 日为 1 疗程。

【注意事项】 ① 本药适用于阳虚湿阻病人，对阴虚阳亢、实火燥热、中风实症的病人切忌乱用，否则会加重病情。② 孕妇忌用。③ 忌食生冷，勿食雄鸡、鲤鱼及橡皮鱼。④ 服药期间如感燥热，可适当减量，或用淡盐水送服。

三、益气宽胸中成药

冠心苏合丸（胶囊、软胶囊、滴丸、咀嚼片）
《太平惠民和剂局方》

【处方】 麝香、朱砂、白术、生香附、丁香、安息香、水牛角、苏合香、冰片、乳香（制）、檀香、青木香等。

方中苏合香、冰片、麝香、安息香等芳香开窍醒神、开郁止痛为君。配伍檀香、沉香、乳香、丁香、香附、青木香为臣，行气解郁、散寒化浊，并能解除脏腑气血之郁滞。佐以荜茇，配合上述十种香药，增强散寒、止痛、开郁的作用。并取水牛角解毒，朱砂镇心安神。白术补气健脾，燥湿化浊；煨诃子收涩敛气，与诸香配伍，可以补气收敛，防止辛香太过，耗散正气。诸药合用，共奏芳香温通、理气、宽胸，止痛之功。

【性状】 丸剂：为深棕色或棕揭色的大蜜丸；气芳香，味苦、凉。

【功能与主治】 理气宽胸、止痛。用于心绞痛、胸闷憋气。丸剂：温通开窍，化除痰湿，理气止痛。用于突然心痛、痰厥昏迷、中暑、胸闷憋气、心绞痛等病症。

【药理作用】 主要有改善微循环、增加冠状窦血流量、提高耐缺氧能力等作用。

（1）抗心肌缺血：冠心苏合软胶囊能显著改善由于心肌缺血而引起的 LVSP、dp/dt、CO 的下降以及 LVEDP 升高的情况。能显著减小急性心肌缺血犬心室梗死面积，并降低急性心肌缺血犬血清 LDH、AST、CK 活性。这表明该药能改善心肌功能，稳定心肌细胞膜，减少心肌酶的漏出，抗心肌缺血损伤，对结扎冠状动脉造成的心肌损伤有较好的防治作用。对大鼠脑垂体后叶素所致心肌缺血亦有较好的保护作用。

（2）改善微循环：观察大鼠肠系膜活体微循环标本,将血管放大 1400 倍测定细动脉、细静脉口径和血流速度。从肠管给予冠心苏合丸(0.12、0.24g/kg),结果细动脉与细静脉口径明显扩张,与空白对照组的差异非常显著。两种剂量与硝苯地平(心痛定)0.97mg/kg 的作用无显著差异。对血压和血流速度,两种剂量冠心苏合丸均无明显影响。

（3）提高冠状窦血流量(CSF)：结扎犬冠状动脉前降支,造成心肌缺血(梗死),CSF 逐渐下降,在结扎后 50 min 至 1h,给动物灌服冠心苏合丸 4 粒,再连续观察 CSF 1h,结果可见下降的 CSF 逐渐回升到给药前正常值或部分地恢复,表明冠心苏合丸可增强冠脉流量,其作用出现缓慢、温和而持久。

（4）对小鼠耐缺氧的影响：60 只小鼠随机分成 6 组,各组按剂量连续静脉给药 3d,于末次给药后 50min 将小鼠置于 250ml 磨口瓶内,瓶内预先已放碱石灰 3g,瓶盖处涂凡士林密封,封好瓶盖即刻记录小鼠存活时间。可见,软胶囊及冠心苏合丸均可显著延长小鼠耐缺氧时间,即对小鼠缺氧有保护作用。

（5）减慢心率：在结扎犬左冠状动脉降支实验中,大多数动物在心肌梗死后迅速出现心率加速,灌服冠心苏合丸后心率明显减慢,可恢复至结扎前的对照值。此作用可能是该药降低心肌耗氧量的重要因素。

（6）抗溃疡：给实验性胃溃疡大鼠灌服冠心苏合丸(乳状液 4.6％,2ml/鼠,3d 和 5d),均可见溃疡迅速好转,表现在胃黏膜损伤指数明显降低,与自然恢复对照组相比,损伤对比指数下降 71％～85％;胃黏膜损伤病变(水肿、糜烂、出血、溃疡灶数目及溃疡范围)明显减轻,基本接近正常状态;镜下观察胃黏膜,可见上皮完整,新腺体增生,溃疡深度明显减轻,小动脉及毛细血管扩张。其作用机理可能是：扩张胃黏膜毛细血管,增加黏膜血流量,改善微循环,特别是溃疡边缘血流量最为显著,增加了黏膜组织营养物质和氧的供应,促进黏膜能量代谢,上皮细胞及新腺体的再生,使溃疡愈合。另外,胃黏膜血液循环改善后,抑制了胃酸分泌,特别是胃总酸排出量与游离酸受抑制,同时还具有降低胃蛋白酶含量的作用。结果证明：改善胃黏膜血流量是冠心苏合丸抗胃溃疡的主要作用机制。

【临床应用】主要用于气滞血瘀证之心绞痛、心肌梗死,亦可用于胃痛、慢性胆囊炎、胃及十二指肠溃疡、胃肠功能紊乱等;另外有人试用本品治疗乳腺增生、过敏性紫癜、银屑病有较好效果。

【不良反应】个别病例服药后出现上腹部不适、胃痛、咽痛、胸闷、面部皮炎等轻微不良反应,均在开始服药时出现,继续用药则消失。极少数患者可出现月经过多、荨麻疹样皮炎、面部皮炎、过敏性皮疹及胃部烧灼感等不适。个别患者用药后出现舌下腺管堵塞等作用。另有报道长期服用冠心苏合丸致肾衰竭 2 例。

【制剂与用法】大蜜丸,每丸 0.9g(相当于药材量 0.68g)。嚼碎服,每次 1 丸,每日 1～3 次,或遵医嘱。心绞痛患者,每日 1 丸,发作时加服 1 丸,疗程 1 个月。心肌梗死时,每次 1 丸,每日 3 次,连服 1～2 周。

【注意事项】① 肾脏病患者、孕妇忌服;② 热郁神昏、气虚伤津者禁用;③ 本品对消化道黏膜有刺激性,宜饭后服用,溃疡病者慎用;④ 本品不宜长期服用;⑤ 对本品有过敏反应者忌用;⑥ 老年人慎用。

地奥心血康胶囊（片）

【处方】 本方由单味薯蓣科植物黄山药或穿龙薯蓣的根茎提取物甾体总皂苷组成。

地奥心血康是应用现代科学方法，从我国特有的药用植物中提取的甾体总皂苷精制而成。本方主用于瘀血闭阻的胸痹。黄山药或穿龙薯蓣味甘、微辛、性平，有解毒消肿、祛风除湿、镇痛之功。自其中提取物总皂苷具有扩张冠状动脉、改善心肌缺血的作用。

【性状】 胶囊剂：内容物为浅黄色或浅棕黄色的粉末；味微苦。

【功能与主治】 活血化瘀、宣痹通阳、行气止痛。用于预防和治疗冠心病、心绞痛以及瘀血内阻的胸痹、眩晕、气短、心悸、胸闷或胸痛等。

【药理作用】 动物药理实验研究表明，黄山药甾体总皂苷有以下作用：

（1）改善心肌缺血，减少结扎冠脉分支后的梗死区；

（2）扩张冠脉血管，显著增加其血流量和毛细血管的营养血流量；

（3）降低动脉血压，改善左心室舒张和泵血功能；

（4）抑制血小板聚集和提高抗凝活力；

（5）可降低血清中总胆固醇、甘油三酯水平，升高高密度脂蛋白胆固醇。

【毒理研究】 小鼠灌服本药 LD_{50} 为 $(7.35\pm0.76)g/kg$；长期服用对肝、肾等重要脏器和造血、生殖等系统无不良影响。

【临床应用】 用于瘀血闭阻证的冠心病、心肌缺血及心绞痛的改善，以及高血压、心律失常、病毒性心肌炎、脑梗死、椎基底动脉供血不足、高血脂等。有报道本品还用于治疗血栓性疾病、美尼尔氏病、偏头痛、难治性肺结核、消化性溃疡、肺心病等病症，防治白血病心脏病损害等。

【不良反应】 本品的不良反应有过敏反应、嗜睡、药疹、口渴与失眠，停药或减量后症状可缓解消失。少数病例有恶心、纳差、胃肠道不适、腹胀、便秘、腹泻，以及育龄妇女月经失调等症状，可自行缓解。

【制剂与用法】 胶囊剂：每粒含甾体总皂苷 100mg。口服，每次 1～2 粒，每日 3 次。

【注意事项】 首次服药者，服用初期（15～30d），按每次 2 粒，每日 3 次服用。病情好转后，可改为每次 1 粒，每日 3 次连续服用。

精制冠心颗粒（胶囊、软胶囊、片）

【处方】 丹参、赤芍、川芎、红花、降香。

方中丹参擅长养血、活血、化瘀通脉为主药，治心脉瘀阻、心痛；辅以川芎行气活血、化瘀止痛；红花活血通经、祛瘀止痛；赤芍活血散瘀、凉血、消痈肿；佐以降香气香温散，能温通经脉、行气散瘀止痛。诸药合用，共奏行气活血，化瘀通脉定痛之功。

【性状】 本品为棕褐色的颗粒，味微甜、微苦。

【功能与主治】 行气活血、化瘀通脉。用于气滞血瘀、胸痹、心痛、舌赤瘀斑、脉弦、冠心病、心绞痛、心肌梗死属上述证候者。

【药理作用】 本方可改善患者的血液流变性及微循环，增加冠脉循环指数及颈动脉血流量，改善心肌供血及心血管功能，提高纤溶活性，降低血小板聚集性，预防血栓形成等。本品还可提高小鼠耐缺氧能力的作用,并可促进腹腔巨噬细胞的吞噬能力而调节免疫功能。

【临床应用】用于气滞血瘀之冠心病、心绞痛、心肌梗死的治疗。

【不良反应】少数病例服药后感到口干,不影响继续服药。

【制剂与用法】颗粒剂:每袋13g。口服,每次1袋,每日2～3次,开水冲服。

【注意事项】妇女月经期间慎用,孕妇禁用。月经过多及出血性疾病者不宜应用。气虚血瘀者不宜应用。

心脑舒通胶囊(片)

【处方】蒺藜总甾体皂苷。

方中蒺藜苦、辛,性平,入肝经,苦能泄降,辛擅走窜,《本经》云:"主恶血,破癥结积聚,喉痹,乳难。"故本品具有活血化瘀、疏理血脉的作用。自其中提取物总甾体皂苷称为吠甾皂苷,有改善冠脉与脑循环以及抑制血小板聚集等作用。

【性状】去除胶囊,内容物为棕黄色至棕褐色的细微颗粒,无臭,味苦。

【功能与主治】活血化瘀、舒利血脉。用于胸痹心痛、中风恢复期的半身不遂、语言障碍和动脉硬化等心脑血管缺血性疾患,以及各种高黏血症。

【药理作用】

(1)对心、脑血管的作用:心脑舒通能改善冠脉循环,增强心肌收缩,恢复异常缺血性心电图;减轻心绞痛、胸闷等症状。另外,本品可增加缺血部位的血供给,改善脑循环,因而具有保护脑组织的作用。

(2)改善血液流变性:本品可抑制红细胞聚集,增强红细胞变性,降低血浆比黏度及血纤维蛋白原含量,因而可改善微循环。

(3)抑制血小板聚集:本品通过对前列腺素的影响,可防止血栓的形成与发展。

(4)对血脂的影响:心脑舒通可改善脂质代谢,降低血脂,显著提高高密度脂蛋白的含量及其与低密度脂蛋白的比值;增强抗氧自由基酶活性与机体免疫功能。

【临床应用】用于瘀血闭阻证之缺血性心脑血管疾病:冠心病、心绞痛、脑动脉硬化症、中风(脑血栓、脑出血)后遗症、椎基底动脉供血不足及高黏血症等。

【不良反应】偶有口干和胃部不适。个别患者有头晕、头痛等,减量或停用后症状减轻或即行消失。

【制剂与用法】胶囊剂:每粒0.15g,每粒含吠甾皂苷应为13.5～16.5mg。口服,每次2～3粒,每日3次,饭后服用,连续服药28d为一疗程。

【注意事项】有出血史或血液低黏症患者慎用。颅内出血后尚未完全止血者忌用。妇女禁用。

四、化瘀通脉中成药

灯盏花素片(口服液、注射液、胶囊、颗粒)

【处方】灯盏花素(灯盏花黄酮)。

细辛具有散寒解表、散寒止痛的功效,多用于风寒感冒、风寒湿痹等症。本方主用于瘀血阻络证,由单味灯盏花素组成。灯盏花素是灯盏细辛(又称灯盏花,系菊科植物短葶飞蓬的全草)提取而得的总黄酮成分。灯盏花素有抗凝血、扩冠、改善血流量、降低外周血管阻力、改善脑循环等作用。

【性状】 本品为淡黄色的片剂;味淡或微咸。

【功能与主治】 片剂、颗粒、口服液:活血化瘀、通络止痛。用于瘀血阻滞,中风偏瘫,肢体麻木,口眼㖞斜,语言塞涩及胸痹心痛;缺血性中风、冠心病、心绞痛见上述证候者。胶囊:活血化瘀。用于血瘀型中风及胸痹。症见胸痛,痛有定处,面不红,舌质暗红、紫暗或瘀斑,脉弦细涩或结代。

【药理作用】

(1) 增加脑血流量:许多研究均表明,灯盏花素具有显著增加脑血流量,降低脑血管阻力,提高血脑屏障的通透性,提高机体巨噬细胞免疫功能及对抗脑垂体后叶素所致缺血缺氧和对抗由二磷酸腺苷(ADP)引起的血小板凝集功能,在缺血性脑血管疾病如脑梗死的近期治疗中,疗效显著。实验研究表明,灯盏花素片对老年大鼠延缓衰老确有效果,大鼠在服药3个月后脑血流量明显增加,脑供血得到改善,由此使脑衰老性组织学改变得到改善,神经递质多巴胺也有恢复,故大鼠在迷宫测试中学习能力和记忆能力都有明显提高。

(2) 改善心肌重塑:灯盏花素可通过抑制心肌细胞膜蛋白激酶C(PKC)活性,改善自发性高血压大鼠的左心室肥厚,逆转高血压的心室重塑。亦有实验证明,通过离体心脏灌流,观察到灯盏花素能显著削弱去甲肾上腺素(NE)诱导的大鼠心肌 c-fos 基因表达,从而起到保护心肌的作用,其机制可能亦是通过抑制 PKC 活性所致。

(3) 抗心肌缺血:灯盏花素还能减轻异丙肾上腺素诱发的大鼠心肌缺血性损伤,静脉注射 100mg/kg 能明显降低血压,同时不增加心率,对其他血流动力学参数影响亦不明显。

(4) 改善微循环:灯盏花制剂对多种动物微循环障碍模型有明显改善作用。① 给家兔颈内动脉注射高分子右旋糖酐造成大脑微循环障碍,灯盏花素可使电位下降的皮质脑电图在 0~40min 内基本恢复到原有水平;② 给家兔颈外静脉注入高分子右旋糖酐引起的软脑膜急性微循环障碍,灯盏花素能改善血液流速和血液流态(使停滞状态的血流变成虚线状或线状流动),对抗去甲肾上腺素收缩血管的作用。

(5) 抗凝血:动物实验表明,灯盏花素能够明显抑制缺血后血小板聚集功能、血小板血栓素 B_2 和血小板血栓素 B_2 与 6-酮-前列腺素 $F1\alpha$(6-K-PGF1α)比值的增高,并能够恢复冠脉阻断后 6-K-PGF1α 的水平。

(6) 改善血液流变性:灯盏花注射液能降低正常家兔的全血黏度;改善高聚糖注射后所致的家兔血液流变学异常,能使全血黏度、血浆黏度、红细胞电泳、血沉等指标趋于正常。体外试验观察到,灯盏花素抑制血小板聚集活性和纤溶性方面作用均明显,其扩张血管,降低血管阻力,减少心肌耗氧,促进侧支循环等作用确切,对冠心病、心绞痛患者的疗效确切。

临床研究显示,灯盏花注射液对高黏血症患者全血比黏率、血浆比黏度、纤维蛋白原、红细胞压积、血小板聚集率均较治疗前显著降低,红细胞滤过指数无显著降低,灯盏花注射液能明显改善高黏血症老年人的血液黏度。

此外,实验研究还证明灯盏花素可扩张冠状动脉,提高机体耐缺氧能力。灯盏花对庆大霉素耳毒性亦有一定的防护作用。灯盏花素注射液能够改善股骨头微循环和血液流变性,对股骨头缺血性坏死有较好的防治作用。

【临床应用】用于瘀血阻络证的脑血栓形成、瘫痪(脑出血、脑栓塞、脑外伤、病毒性脑炎等引起)、冠心病、心绞痛、肺心病、椎基底动脉供血不足、慢性肾衰、突发性耳聋、糖尿病肾病及视网膜静脉阻塞等。

【不良反应】个别病人出现过敏反应,表现为皮肤瘙痒、皮疹、口干、乏力、心悸等,停药或对症处理后可消失,不影响继续治疗。个别出现高热反应。

【用法与用量】片剂:每片含灯盏花素 20mg。口服,每次 2 片,每日 3 次。

【注意事项】在脑出血急性期及出血倾向的患者禁用。静脉滴注时,稀释后的本品应尽早使用。如出现沉淀,请勿继续使用。

血塞通注射液(片、滴丸、胶囊、颗粒)

【处方】三七总皂苷。

本方由一味药物组成。三七功能活血祛瘀,消肿定痛,补益气血。本品甘缓苦泄温通,即可活血散瘀,又可止血,为止血良药,具止血不留瘀的特点,对出血夹瘀者尤宜。本品主含皂苷类成分,从三七中分离出皂苷类成分 26 种,其中有人参皂苷 10 余种。本品系三七之总皂苷制成的注射液。具有抗凝血、增加冠脉血流量、扩张血管、抗心律失常等作用。

【性状】注射液:为淡黄色或黄色的澄清液体。

【功能与主治】活血祛瘀、通脉活络。抑制血小板聚集和增加脑血流量。用于中风偏瘫、瘀血阻络及脑血管疾病后遗症、视网膜中央静脉阻塞属瘀血阻滞证者。

【药理作用】

(1)抗心肌缺血:经现代药理研究发现,三七的主要成分三七总苷具有降低动脉压、减轻心脏前后负荷、扩张冠状动脉、增加冠状动脉血流、降低心肌耗氧量的作用,能减轻心肌细胞缺血性损害时形态的改变和酶的释放,维持 DNA 的合成,提示该药能在细胞水平上保护心肌结构,预防心肌细胞缺血性损害。实验结果表明,血塞通分散片对大鼠实验性急性心肌缺血有一定的保护作用。能改善缺血性心电图 S-T 段上移,显著缩小心肌梗死区的面积,同时能升高血清超氧化物歧化酶(SOD)含量,降低血清丙二醛(MDA)、肌酸激酶(CK)、乳酸脱氢酶(LDH)、游离脂肪酸(NEFA)水平。血塞通分散片对急性心肌缺血有保护作用,其机制可能与其抑制心肌脂质过氧化损伤有关。

(2)改善脑细胞代谢:扩张血管,改善脑微循环,改善血流动力学,增加脑血流量,提高氧分压,为脑细胞输送更多的氧、葡萄糖、氨基酸等各种生命活动必需的物质,提高脑细胞的能量代谢,使受损的脑细胞代谢得到改善,使颅神经功能缺损状态得到不同程度的恢复。

(3)提高机体耐缺氧能力:对缺氧所致的脑损伤具有保护作用,血塞通也可扩张肺小动脉,加强肺泡通气调节血管舒缩功能,提高动脉氧分压和氧含量,现临床也用于多种心脑缺血性疾患,和川芎嗪等合用还可改善微循环灌注及组织代谢,并在组织水平增加细胞对氧的利用。

(4)抗血小板聚集:本品能抑制由 ADP 引起的家兔血小板聚集,亦抑制由花生四烯酸诱导产生的血小板聚集(达 83.7%)。实验证明:该药有减少血小板数量,降低血小板聚集性,延长凝血时间,使血栓形成时间延长,促进纤溶活性可使血栓溶解的作用。

(5)改善血液流变学指标:血塞通能降低血小板聚集性,降低血液黏度、纤维蛋白原及血脂,清除脑梗死形成的危险因素;溶解血栓,恢复缺血区的血液供应,有助于阻断血凝—血管内高聚集—血管痉挛这一恶性循环。

(6) 其他作用:血塞通具有显著改善或消除肝微循环障碍作用,继而发挥抗肝纤维化、修复并再生肝细胞、促进肝功能恢复作用。血塞通对突发性耳聋亦有较好的疗效。血塞通软胶囊对产后止血亦有一定疗效,并可促进子宫复旧,减少产后恶露,加速产妇产后恢复。

【毒理研究】对小鼠的 LD_{50} 为静脉注射 447mg/kg,皮下注射 1246mg/kg。

【临床应用】用于瘀血阻络证:① 缺血性脑血管病及其后遗症(偏瘫、口眼㖞斜、椎基底动脉供血不足、语言障碍等症);② 心血管疾病,如心肌梗死、冠心病、动脉粥样硬化、心绞痛等;③ 视网膜中央静脉栓塞,糖尿病性视网膜病变;④ 突发性耳聋;⑤ 其他,如肝纤维化、慢性胃炎、急性胰腺炎、产后止血、偏头痛等均有一定疗效。

【不良反应】① 个别患者出现咽干、头昏和心慌,停药后均能恢复正常。② 头面部潮红,轻微头胀痛是本品的正常药效反应。③ 有致过敏性休克、迟发性过敏性反应,应立即停药,并进行相应处理;偶有轻微皮疹出现,可继续用药。

【制剂与用法】注射液:① 2ml,100mg;② 2ml,200mg;③ 5ml,250mg;④ 10ml,500mg。肌内注射,每次 100mg,每日 1~2 次;静脉滴注,每次 200~400mg,以 5%~10% 葡萄糖液 250~500ml 稀释后,缓慢滴注,每日 1 次。

【注意事项】孕妇慎用。禁用于脑出血急性期,以及对三七、人参有过敏反应者。

【备注】近年有三七总皂苷粉针剂(商品名络泰),主成分为人参皂苷 Rg1、Rb1,每支 0.2g 及 0.4g;可供静脉滴注。

通天口服液
《太平惠民和剂局方》

【处方】由川芎、赤芍、菊花、羌活、白芷、细辛、天麻、防风、薄荷、茶叶、甘草等。

川芎的有效成分川芎嗪具有较强的抑制血小板聚集的作用和使全血黏度下降的功能,为止痛要药;羌活、白芷、防风等疏风祛邪;细辛温化湿邪;薄荷疏肝解郁;诸药配合,具有降低血小板聚集性,增加红细胞的变形能力,缓解高凝状态,使血流加快,血流量增加。

【性状】本品为棕色液体。气香,味辛、微苦涩。

【功能与主治】活血化瘀、祛风止痛。用于瘀血阻滞、风邪上扰所致的偏头痛发作期。症见:头部胀痛或刺痛,痛有定处,反复发作,头晕目眩或恶心呕吐,恶风或遇风加重。

【药理作用】

(1) 对脑血管的影响:通天口服液能缓解脑血管痉挛,降低全血黏度和血浆黏度,降低收缩压和舒张压,降低血管阻力,降血脂,改善血管壁弹性,增加脑血流量,改善脑循环及脑组织缺血缺氧状态。

药理学研究表明:通天口服液具有抑制大脑皮层、扩张血管、降低血管外周阻力,达到缓解脑动脉痉挛、增加脑血流量、改善血管舒缩功能障碍、改善脑缺血缺氧状况、提高脑组织对缺血缺氧的耐受能力、减少体液成分的改变和钙离子内流等功效。通天口服液对急性脑缺血缺氧具有显著的保护作用。

(2) 改善微循环作用:偏头痛患者应用太极通天口服液治疗后血小板聚集率明显降

低,脑血管平均血流速度显著减慢,甲皱微循环总积分值明显降低,表明太极通天口服液可能具有防止血小板聚集、解除脑血管痉挛、改善周围微循环的作用。

(3)镇痛作用:太极通天口服液可明显减轻化学刺激、热刺激导致的疼痛程度,缩短疼痛持续时间,且与剂量呈量效关系,延迟和拮抗肾上腺素导致的微动脉收缩,改善微循环。通天口服液可显著降低患者血浆降钙素基因相关肽(CGRP)的含量,这可能是通天口服液治疗偏头痛的机制之一。另外,通天口服液能抑制血小板释放 5-羟色胺,阻止颅内外血管的异常收缩,阻断血管异常收缩的恶性循环,达到治疗和预防偏头痛的目的。

【临床应用】临床多用于治疗头痛(偏头痛、神经性头痛、紧张性头痛、血管性头痛、风寒感冒头痛)和高血压、颈椎病痛及脑供血不足性头痛等。近年来亦用于预防脑溢血、脑血栓形成及改善脑血管疾病后遗症等。

【不良反应】极少数患者出现腹痛、恶心或原恶心症状加重、嗜睡或原嗜睡症状加重等反应。个别患者首服 20ml 时有口干、心中灼热感,减量后症状消失。

【制剂与用法】口服液:每支 10ml。口服,第 1 日服法:分即刻、服药 1 小时后、2 小时后、4 小时后各服 10ml,以后每 6 小时服 10ml。第 2 日、3 日服法:每次 10ml,每日 3 次,3d 为一疗程。若已显效,应继续服用直至痊愈。预防量:10ml/次,1 次/d。或遵医嘱。

【注意事项】出血性脑血管病阴虚阳亢患者禁服。孕妇禁服。外感头痛者忌用。

少腹逐瘀丸(胶囊、颗粒)
《医林改错》

【处方】当归、蒲黄、五灵脂(醋炒)、赤芍、小茴香(盐炒)、延胡索(醋制)、没药(炒)、川芎、肉桂、炮姜。

方中小茴香、干姜、肉桂温经散寒、通达下焦、温经止痛;元胡、没药理气散瘀、消肿止痛;蒲黄、五灵脂活血化瘀;当归、川芎为阴之阳药,血中之气药,配合赤芍活血行气,散瘀积方能温散寒,活血祛瘀,消肿止痛。全方共奏活血祛瘀、温经止痛之功效。

【性状】丸剂为棕黑色的大蜜丸,气芳香,味辛、苦。

【功能与主治】活血逐瘀,祛寒止痛。用于少腹寒凝血瘀、少腹瘀血积块疼痛或不痛,或疼痛无积块,或少腹胀痛,或经期腰酸腹胀、血虚有寒引起的月经不调,血色紫暗或有瘀块,崩漏兼少腹疼痛等症。

【药理作用】

(1)镇痛、止血作用:少腹逐瘀胶囊,对实验性痛经模型有明显的镇痛、解痉作用,并能对抗催产素引起的子宫平滑肌强烈收缩,对雌二醇无明显影响。实验结果表明对醋酸引起的腹痛模型,可减少醋酸所致小鼠扭体反应次数,显示该药具有明显的镇痛作用,同时对大鼠足跖肿胀及对二甲苯诱发小鼠耳廓红肿两种炎症模型均有抑制炎症肿胀及渗出作用,并有明显缩短凝血时间及有较好的止血效果。

(2)对大鼠肉芽生成的影响:通过动物实验证明,灌服 8g/kg 和 16g/kg 的少腹逐瘀汤均可极其显著地抑制塑料环所致的大鼠肉芽肿的生成。

(3)杭炎作用:对灌服 8g/kg 和 16g/kg 少腹逐瘀汤与皮下注射氢化可的松的大鼠进行比较,结果显示两者皆有非常显著的抗炎作用。

【临床应用】临床上用于增生性肠结核、溃疡性结肠炎、泌尿系结石、肠粘连、前列腺肥大症、前列腺炎、血栓性外痔及妇科疾病(痛经、慢性盆腔炎、不孕症、习惯性流产、人工流产后胚胎组织残留、子宫肌瘤)等。

【不良反应】偶见胃肠道不适及轻度皮肤过敏。

【制剂与用法】丸剂(大蜜丸):每丸重 9g。用温黄酒或温开水送服,每次 1 丸,每日 2～3 次。

【注意事项】孕妇及气虚崩漏患者忌服。月经过多慎服。

脑得生片(大蜜丸、胶囊、颗粒、袋泡剂、咀嚼片)

【处方】三七、川芎、山楂(去核)、葛根、红花。

本方主用于瘀阻脑络之缺血性中风。方中三七活血通络、化瘀止痛为主药。辅以红花活血化瘀而通络;川芎行气活血、化瘀通络、祛风止痛。佐以葛根解肌宣痹、解痉止痛、除烦;山楂行气化瘀、健脾消食。诸药合用,共奏活血化瘀、疏通经络、醒脑开窍之功。

【性状】本品为糖衣片,除去糖衣后显黄褐色;味微苦。

【功能与主治】活血化瘀,疏通经络,醒脑开窍。用于脑动脉硬化、缺血性脑卒中及脑出血后遗症、半身不遂、口眼㖞斜等。

【药理作用】药理研究表明,脑得生可增加脑血管和冠脉血管血流量、改善微循环、降低血液黏度、防止血栓形成。

脑得生可以降低血清胆固醇、β-脂蛋白和甘油三酯含量。组方中的成分川芎、山楂、三七、葛根均含有黄酮类成分,有扩张血管、降低动脉外周阻力、使血压持续缓慢降低的作用。

此外,脑得生显著降低小鼠脑组织氧化脂质降解产物丙二醛含量,明显提高脑组织超氧化物歧化酶(SOD)活性,提示脑得生具有抗氧化和清除自由基及抗疲劳作用。

【毒理研究】① 急性毒性:脑得生片对 Lark 系封闭群小鼠的最小致死量大于每日 24.0g/kg,相当于临床体重 60kg 者每日用量的 266.67 倍以上;② 慢性毒性:脑得生片对 Wistar 大鼠连续口服 6 个月的最小中毒量在每日 3.0g/kg 以上,相当于临床体重 60 kg 人每日用量的 33.3 倍以上,各项肝肾功能指标及各主要脏器病理检查均无异常改变。

【临床应用】用于瘀阻脑络证的缺血性中风恢复期以及冠心病、眩晕。

【用法与用量】片剂:每片 0.3g、0.31g、0.318g。口服,每次 6 片,每日 3 次。

【注意事项】体虚及孕妇忌用。脑出血急性期不可使用。

血栓心脉宁胶囊(片)

【处方】槐花、麝香、人参茎叶皂苷、牛黄、毛冬青、丹参、水蛭、冰片、川芎、蟾酥。

方中的人参皂苷具有增强心肌收缩力及抗心律失常、降血糖、大补元气、滋养气血,且可使活血化瘀药物行而不伤正的作用;麝香能兴奋呼吸及血管中枢,调整血循环及心脏功能;牛黄清心化痰及扩张血管,有降压之效;蟾酥具有开窍辟恶搜邪、醒神开窍、强心的作用;槐花具有增加冠脉血流量,降低心肌耗氧量,降脂作用;川芎可使平滑肌扩张,改善微循环,并有抗凝作用;水蛭能通瘀血,治疗血凝、血瘀。诸药配伍共奏功效。

【性状】本品为胶囊剂,内容物为棕色或棕褐色的粉末;味辛、微苦。

【功能与主治】益气活血、通络止痛、芳香开窍。用于脑血栓、冠心病、心绞痛属气滞血瘀证者。

【药理作用】

(1) 对血液流变学的影响:本品可降低血液黏稠度,对 ADP 诱导的大鼠血小板聚集有一定的抑制作用,可延缓或抑制正常家兔实验性血栓形成,抑制大鼠体外血栓形成,并具有抗凝血作用。实验结果显示,不同浓度的心脉宁对家兔血小板聚集均有抑制作用。随心脉宁浓度的增加,对血小板聚集抑制作用也随之增加。每天喂养心脉宁(6g/kg)可使大鼠各项血液黏度指标明显降低。不同浓度的心脉宁喂养组均与对照组血栓湿重有显著差异,表明心脉宁可使血液黏度降低,对血小板聚集和血栓形成具有抑制作用。

(2) 对心脑的影响:本品可使局部脑缺血大鼠的脑坏死重量减轻;可使断头致全脑缺血小鼠的耐缺氧能力提高,并减少脑组织 MDA 的生产,减缓能量代谢;可增加正常大鼠脑膜血流量;具有对抗垂体后叶素所致的家兔缓性心肌缺血作用;可保护大鼠缺血心肌;有较强的抗冠状血管痉挛所致心肌损伤的作用;^{86}Rb 检查证明本品具有明显增加实验性缺血小鼠心肌的营养性血流作用。

(3) 抗缺氧作用:本品可延长小鼠耐缺氧存活时间。

(4) 其他作用:血栓心脉宁胶囊亦有维持机体正常糖代谢和神经细胞内血糖含量,抑制肌醇通道,改善神经细胞的功能,另外本品还具有降血脂等作用。

【临床应用】临床主要用于冠心病、心绞痛、脑梗死及糖尿病周围神经病变等。

【制剂与用法】胶囊剂:每粒装 0.5g。口服,每次 4 粒、每日 3 次。

【注意事项】孕妇忌服。

【备注】① 本品亦可用于颈椎病所致脑供血不足,糖尿病伴发血管病变等;② 本品主用于气滞血瘀证。

脉络宁注射液(口服液)

【处方】牛膝、玄参、石斛、金银花、党参、红花、炮山甲等。

方中牛膝活血祛瘀;玄参清热养阴,凉血解毒,两者共为方中之主药。辅以石斛清热养阴;金银花清热解毒。诸药合用,共奏清热养阴、活血化瘀之功。

【性状】本品为黄棕色至红棕色的澄明液体。

【功能与主治】清热养阴、活血化瘀。用于血栓闭塞性脉管炎、静脉血栓形成、动脉硬化性闭塞症、脑血栓形成及后遗症等。

【药理作用】

(1) 对凝血机制的影响:本品可延长复钙时间(最低有效浓度为 1250mg/ml)和凝血酶原时间(最低有效浓度为 2500mg/ml)。体内实验结果表明,本品较显著地降低 ADP 诱导的血小板聚集和血浆中纤维蛋白原(Fg)的含量,延长凝血酶原时间(t_p)和白陶土凝血激酶时间(KPTT),且作用效果强于丹参注射液。本品对大鼠单次给药,同样明显降低 ADP、凝血酶或胶原诱导的血小板最大聚集率。

(2) 对抗血栓的形成与促进血栓消除:本品对大鼠单次静脉给药后,显著减轻下腔静脉血栓重量,明显延长由电刺激引起的大鼠动脉血栓的形成时间。通过对 H_2O_2 损伤兔颈总动脉内皮细胞所致的动脉血栓模型的研究,本品(0.48mg/kg)能明显降低血栓湿重、血栓重量/长度指数及血栓重量/重量指数这 3 项指标,并发现其对模型组血管动脉血栓的拮抗作用类似于阿司匹林组。

(3)改善血液流变学特性:本品显著降低 192/s 和 5.75/s 切变率下的家兔全血黏度;153.6/s 切变率下的血浆黏度;使全血黏度、血浆黏度、全血比黏度、血浆比黏度及红细胞比容全面下降。

(4)对心脏、脑组织的影响:本品的扩血管作用减轻了心脏的前后负荷,降低心肌耗氧,解除冠状动脉狭窄和痉挛,改善冠脉血流,从而减轻和改善心肌缺血状况。本品对心脏有一定的负性肌力作用,血压降低,心率减慢,可使心肌耗氧量下降,心脏负担减小,这对心脏具有保护意义。研究发现,本品能显著增高再灌注期家兔主动脉收缩压和心率血压乘积;显著地减少肌酸磷酸激酶(CPK)增高百分率;显著地减少心肌坏死区占危险区的比例;透射电镜检查证实本品组的心肌纤维、线粒体、细胞膜损害较轻。

(5)对脑组织和血管的保护、修复作用:缺血性脑血管病发生后造成脑损伤加重并影响神经功能恢复的重要原因之一是与自由基有关。本品可以减少全脑缺血、缺氧后脑组织中 SOD 的消耗及 MDA 的生成。研究发现,本品能明显减少小鼠大脑中动脉阻断(MCAO)后引起的脑梗死范围,降低毛细血管通透性、脑含水量和减轻脑水肿。

(7)其他作用:糖尿病并发症、肾衰竭、肝硬化等的防治,还包括色素性紫癜皮炎和郁积性皮炎、硬皮病、银屑病、视网膜静脉阻塞等。这些作用与其对血管、血液及血液活性物质的作用有着密切的关系。动物实验证实了本品有一定的调节细胞免疫功能的作用,能显著地升高小鼠外周血脂酶活性,提示有提高免疫之功能,但不能产生刺激淋巴细胞转化的作用。

【毒理研究】 本品对小鼠的 LD_{50} 为 803.4g/kg,相当于 60kg 人临床用量低限(1.66g/kg)的 482 倍和高限(3.33g/kg)的 241 倍。在连续给大鼠尾静脉注射本品 45d 后,大鼠的血液学指标、血液生化指标、脏器系数、脏器病理组织学检查均未发现异常改变。临床 377 例患者的肝、肾功能,心电图及血、尿、便常规检查也均未发现严重不良反应。

【临床应用】 临床上主要用于治疗血栓闭塞性脉管炎、动脉硬化性闭塞症、脑血栓形成及后遗症、多发性大动脉炎、血栓性静脉炎等。近年来,又有如下治疗进展:糖尿病足、慢性肾功能衰竭、妊娠高血压综合征、冠心病、心绞痛、慢性充血性心衰、异常型银屑病、慢性肺心病、高脂血症、高黏血症、新生儿硬肿症、系统性硬皮、病烧伤、眩晕、雷诺病、冻疮、突发性耳聋、视网膜病变、病毒性脑炎、肝硬化等均有一定疗效。

【不良反应】 少数患者口服药液后出现恶心、上腹饱胀、便溏等胃肠道反应。静滴速度过快时,少数患者出现头晕、心悸、恶心等症状,经对症处理后能继续治疗。注射剂的不良反应有:过敏反应、右室心肌梗死、过敏休克、皮肤过敏、心绞痛、呼吸困难、头痛、四肢震颤等。

【制剂与用法】 注射剂:每支装 10ml(相当于总药材 100g)。静脉滴注,每次 10~20ml,每日 1 次,用 5%葡萄糖注射液或 0.9%氯化钠注射液 250~500ml 稀释后使用,10~14d 为 1 个疗程,重症患者可连续使用 2~3 个疗程。

【注意事项】 脑出血慎用。出血性疾病或有出血倾向的患者慎用。过敏体质者慎用。

孕妇忌用。

【备注】① 滴注速度快时偶有头晕、恶心、心悸等症状；② 本品主用于阴虚血瘀证；③ 每个疗程间隔为 5～7d。

第二节 止血中成药

止血中成药,适用于血溢于脉外而出现的吐血、鼻出血、咳血、便血、尿血、崩漏等各种出血证。

出血证颇复杂,病因有寒热虚实之不同,部位有上下内外之别,病情有轻重缓急之差异。因此,正确把握标本兼顾,急则治标,缓则治本,辨证选用止血中成药。例如,血热妄行而出血者,宜选用凉血类中成药;阳气虚弱不能固摄出血者,宜选用温阳益气摄血类止血中成药;慢性出血者宜重点选用治本或标本兼顾类止血中成药;突然大出血,则当急则治标,首先着重选用治标类止血中成药,以达到快速止血的目的;出血兼有瘀滞者,宜选用有活血化瘀作用的止血中成药,以防血止留瘀;至于气随血脱,则急需大补元气,以挽救气脱危险为先。

止血中成药常以止血药为主组成,如热证出血,用地榆、侧柏叶、槐花、小蓟等;寒证出血用艾叶、炮姜等;瘀血所致之出血用三七、蒲黄等。用于上部出血的止血中成药常酌配牛膝、大黄等以引血下行,而忌用升提药;用于下部出血的止血中成药常酌配黑升麻、黄芪等以助升举,而忌用沉降药物。

三七血伤宁胶囊(散)

【处方】三七、重楼、草乌、大叶紫珠、冰片等。

方中三七微苦微温,有活血祛瘀、消肿定痛、止血而补益气血之功,为主药。辅以重楼行气活血、消肿止痛、祛瘀止血、清热解毒;草乌温经散寒、消肿止痛、追风活血。佐以大叶紫珠等散瘀止血、消肿定痛;并配入平补肺脾肾三脏之益气药,使气旺血行,瘀血去而新血生,促进溃疡面愈合;各佐药相合,扶正祛邪,标本兼顾,佐助主药增强活血化瘀、消肿止痛、补气血而生新之功。冰片味辛、苦,性微寒,辛以散结,苦寒泻热,善散火郁,有清热消肿止痛,除腐生肌之功,佐助主辅药增强消肿止痛,祛瘀生新之功,又能佐制草乌温热之性,同时又可使诸药直达病灶,为佐使之药。各药合用,具有扶正祛邪、补泻同施、标本兼顾、寒热并用、气血双调的特点;紧扣病因病机,使瘀血去、新血生、出血止、肿痛消;共奏止血镇痛、祛瘀生新之功。

【性状】本品为胶囊剂,内容物为浅灰黄色的粉末;气香,味辛、微苦。保险子为朱红色的包衣水丸,除去包衣后显棕褐色;气微,味苦。

【功能与主治】止血镇痛、祛瘀生新。用于瘀血阻滞、血不归经之各种血证及瘀血肿痛。

【药理作用】

(1) 镇痛:能显著提高小鼠热板痛阈;明显减轻小鼠醋酸致痛的扭体次数。药理实验研究证明,在"热板法"和"扭体法"镇痛实验中,三七血伤宁可明显提高正常小鼠痛阈。

(2)化瘀、生新:实验表明,本品能明显促进兔耳皮下瘀血的吸收,并能明显促进大鼠皮肤缺损面的愈合作用。

(3)止血:能明显缩短小鼠出血及凝血时间。

【毒理研究】 给小鼠灌胃测得 LD_{50} 为 6g/kg(相当于成人每日剂量的 250 倍);大鼠长期毒性实验未见明显毒副作用。

【临床应用】 用于瘀血阻络之各种出血证与痛证,如胃、十二指肠溃疡出血,支气管扩张出血,肺结核咯血,功能性子宫出血,月经不调,经痛及月经血量过多,产后瘀血,胃痛、肋间神经痛,以及外伤、痔疮出血等。

【制剂与用法】 胶囊剂:每粒装 0.4g,每 10 粒胶囊配装 1 粒保险子。用温开水送服,每次 1 粒(重症者 2 粒),每日 3 次,每隔 4 小时服 1 次,初服者若无不良反应,可如法连服多次;小儿 2~5 岁每次 1/10 粒;5 岁以上每次 1/5 粒。跌打损伤较重者,可用酒送服保险子 1粒。瘀血肿痛者,用酒调和药粉,外擦患处。

【注意事项】 服药期间忌食蚕豆、鱼类和酸冷食物。孕妇忌服。

云南白药散剂(胶囊、片、酊剂、气雾剂、贴膏)

【处方】 三七、重楼、草乌等。

【性状】 散剂:为灰黄色至浅棕黄色的粉末;具特异性香气,味略感清凉,并有麻舌感。保险子为红色的球形或类球形水丸,剖面显棕色或棕褐色;气微,味微苦。

【功能与主治】 化瘀止血、活血止痛、解毒消肿。用于跌打损伤、瘀血肿痛、肌肉酸痛及风湿性关节疼痛、吐血、咳血、便血、痔血、崩漏下血、疮疡肿毒及软组织挫伤、闭合性骨折、支气管扩张及肺结核咳血、溃疡病出血以及皮肤感染性疾病。

【药理作用】 主要有止血、抗炎、兴奋子宫等作用。

(1)止血:云南白药能显著缩短家兔和人的凝血时间,缩短家兔凝血酶原时间,能对抗肝素及双香豆素的抗凝作用。其凝血作用是通过使血小板通透性增加,引起血小板成分(包括腺苷酸和钙)释放而产生的,与凝血酶诱发的血小板反应相似。另外,云南白药能增加血小板活化,促进局部止血,但它不影响凝血物质和 D-二聚体的含量,不增加血栓形成的危险。

(2)抗炎:云南白药总皂苷对大鼠多种炎症模型(佐剂性多关节炎、角叉菜胶性足跖肿胀、棉球肉芽肿炎症等)均有抑制作用;其抗炎机制与以下作用有关:① 抑制炎症介质组胺和前列腺素 E 的释放;② 对抗两者引起的关节肿胀和毛细血管通透性增强;③ 促进皮质激素分泌。另外,云南白药亦具有止血愈伤、活血化瘀、消肿生肌等作用,含有皂苷、生物碱、黄酮、多糖等多种化学成分,有抑制炎症介质释放、白细胞游走、结缔组织增生的作用。

(3)兴奋子宫:云南白药对早期和晚期妊娠豚鼠和家兔的离体子宫,均呈现不同程度的兴奋作用;在体子宫实验也证明小剂量云南白药可加强子宫节律性收缩,有时可致强直性收缩,且作用时间较长,类似麦角。此作用有助于妇科疾病的止血。

(4)有人用放射性同位素铷(^{86}Rb))测定小鼠心肌营养性血流量,发现云南白药可明显增加心肌营养性血流量,30min 时作用最强;用放射性胶体金(^{198}Au)测定表明,云南白药能显著增强肝脾的放射性,即增强肝脾吞噬细胞的吞噬功能。

此外,现代药理研究结果证明,云南白药含多种活性成分,对多种病原体有抑制作用,同时,可明显增强吞噬细胞的吞噬作用,提高机体的免疫功能。

【临床应用】本品主用于瘀血阻络证的各种出血,以及外伤、炎症、风湿性关节疼痛、术后伤口延期愈合、皮肤溃疡和糜烂、妇科疾病、冻伤、复发性口疮、不稳定型心绞痛、慢性精囊炎、小儿消化不良性腹泻、溃疡性结肠炎等。

【不良反应】云南白药如用法不当、剂量过大或患者体质过敏,则少数人可发生中毒反应、过敏反应等,略述如下,以供参考。

(1) 过量中毒:少数人一次顿服 2～4g(相当于最大治疗量的 4～8 倍)可出现头晕、头痛、眼花、恶心、呕吐、站立不稳、口舌和肢体麻木、心悸、烦躁不安等,与乌头碱类药物中毒的表现相似,个别严重的可出现休克表现(面色苍白、口唇发绀、冷汗淋漓、四肢厥冷、呼吸浅表、心音微弱、六脉俱无、血压测不到等)。

(2) 过敏反应:个别过敏体质者口服或外用本品常规剂量可引起,轻者出现荨麻疹样药疹,重者出现过敏性休克,应予注意。

(3) 心律失常:1 例顿服白药 1 瓶(4g)后出现房室传导阻滞(Ⅰ度),血压下降,窦性心动过缓(50 次/min)。

(4) 血小板减少:1 例连续服用 10d 以上,因血小板减少而出现牙龈出血和鼻出血。

(5) 溶血:口服云南白药常规用量,连续服用 13d,发生迟发性溶血反应(1 例);经用病人血清溶解的白药与病人红细胞试验呈溶血阳性反应。

(6) 其他反应:1 例(妇女治疗月经不调证)多次服用过量(每日 4g,连服 3d,同时吞服保险子)引起胃出血;1 例(孕妇,服用过量)引起不全流产。

【制剂与用法】散剂:每瓶装 4g,保险子 1 粒。

(1) 刀、枪、跌打诸伤:无论轻重,出血者用温水送服;瘀血肿痛与未流血者用酒送服。

(2) 妇科各症:用酒送服,但月经过多、红崩,用温开水送服。

(3) 毒疮初起:服 0.25g,另取药粉,用酒调匀,敷患处,如已化脓,只需内服。其他内出血各症均可内服。口服,每次 0.25～0.5g,每日 4 次(2～5 岁按 1/4 剂量服用;5～12 岁按 1/2 剂量服用)。

凡遇较重之跌打损伤可先服保险子 1 粒,轻伤及其他病证不必服。

【注意事项】孕妇忌用。服药后每日内忌鱼腥、豆类、酸冷食物。月经频至且经量多者忌服。对本药有中毒、过敏史及严重心律失常者忌服。对胶布或云南白药过敏禁用创可贴。疮毒已感染者勿外用。

一清颗粒(胶囊、软胶囊)
《金匮要略》

【处方】黄连、大黄、黄芩。

方中大黄为君,清热解毒、凉血止血、苦寒泄热,所谓"以泻代清"之意。黄连泻心火,兼泻中焦之火;黄芩清上焦之火,共为臣药。本方取大黄、黄连、黄芩三黄共用重在解毒,具有清热燥湿、泄火解毒、化瘀止血之功。苦寒清泄,直折其热,以达火降则血亦自止的目的。

【性状】颗粒剂：味微甜、苦。

【功能与主治】清热燥湿、泻火解毒、化瘀凉血止血。用于热毒所致的身热烦躁，目赤口疮，咽喉、牙龈肿痛，大便秘结等症及咽炎、扁桃体炎、牙龈炎见上述症候者。亦可用于热盛迫血妄行所致吐血、咯血、鼻出血、内痔出血等症有明显效果。

【药理作用】

（1）止血作用：本品能显著或明显缩短小鼠凝血时间和缩短小鼠出血时间。

（2）解热作用：本品可显著降低由伤寒、副伤寒菌苗引起的家兔体温升高和角叉菜胶所致的大鼠体温升高，作用持续 8h 以上，大剂量组解热作用接近乙酰水杨酸。

（3）抗炎作用：本品可明显抑制由角叉菜胶所致的大鼠足部炎症，其抗炎消肿作用强于贝诺酯（扑炎痛）；并对二甲苯所引起的小鼠皮肤毛细血管通透性增高有抑制作用，此作用与牛黄解毒片相似。

（4）抗胃溃疡及黏膜损伤作用：本品能显著或明显减少大鼠幽门结扎型胃溃疡的溃疡指数，对乙醇所致小鼠胃黏膜损伤亦有明显抑制作用。

（5）抑菌、抗病毒作用：确切的抑菌及抗病毒作用。一清胶囊在体内和体外，对消化道和呼吸道常见细菌，如金黄色葡萄球菌、乙型链球菌、绿脓杆菌、变形杆菌、肺炎球菌均有一定抑制作用；对腺病毒（ADV）3 型，柯萨奇（COX）B_1、B_5 型病毒均有灭活作用，此作用强于抗病毒冲剂。

【毒理研究】毒理学试验表明，以相当于临床用药的 820 倍剂量对小鼠灌胃给药的急性毒性试验未见任何毒性反应；长期毒性试验除高剂量组有轻微腹泻外，未见任何毒性反应，血液学指标、肝肾功能、主要脏器病理形态学检查，均未见异常。

【临床应用】临床上用于治疗肺胃实热症之急性咽炎、扁桃体炎、牙龈炎及热盛迫血所致吐血黑便（上消化道出血）、咯血（支气管扩张）、内痔出血、鼻出血等。

【不良反应】服药后有部分患者出现腹泻现象。偶见皮疹，恶心，腹泻，腹痛。

【制剂与用法】颗粒：每袋 7.5g，相当于原药材 7.32g。口服，每次 7.5g，每日 3～4 次，用开水冲服。

【注意事项】出血量大且出血速度快，伴有全身症状者不宜使用。孕妇，特别是素有流产史者忌服。绞榨性肠梗阻患者及结、直肠黑便患者禁用。出现腹泻时，可酌情减量。本品不宜大量、长期服用。腹泻患者慎用。

止血复脉合剂

【处方】阿胶、附子、川芎、大黄。

方中阿胶性味甘平，有滋阴、养血、止血、润肺、化痰等作用，为方中君药。大黄味苦性寒，入胃、大肠、肝、心经，有疏通血脉、消散淤血、清泻血热、凉血解毒、止血、消肿、燥湿等作用。佐以附子辛、甘、大热，温运中焦、祛寒散邪、回阳救逆；川芎行气活血、化瘀通络。全方共奏止血祛瘀，滋阴复脉之功。

【性状】本品为棕褐色黏稠液体；味微苦、微甘。

【功能与主治】止血祛瘀、滋阴复脉。用于上消化道出血量多，症见烦躁或神志淡漠、肢冷、汗出、脉弱无力等症。可作为失血性休克的辅助治疗药物。

【药理作用】大黄的主要成分之一大黄酚能缩短凝血时间,降低毛细血管通透性,改善血管脆性,促使原纤维蛋白原增加,促进骨髓生成血小板,进而促使血液凝固。本品经啮齿类和非啮齿类动物失血性实验,结果均显示其具有一定的恢复血压作用和减少失血动物死亡的效应。

【临床应用】本品主要用于轻、中度上消化道出血。

【不良反应】部分患者用药后可出现泛酸、腹胀,但不影响继续用药。

【制剂与用法】合剂:① 每支装 20ml;② 每瓶装 200ml。口服,每次 20~40ml,每日 3~4 次,或遵医嘱。治疗失血性休克,开始 2 小时内服 180ml,第 3~12 小时和 12~24 小时分别服 90~180ml,第二至第 7 天可根据病情恢复情况,每天给药 90~180ml,分数次口服或遵医嘱。

【注意事项】非出血性休克禁用。本剂用于轻、中度上消化道出血产生的休克时,应酌情配合输液,用于重度休克时必须辅以抗休克的常规处理。

断血流颗粒(胶囊、口服液)

【处方】本品为断血流浸膏片。断血流为唇形科植物荫风轮或风轮菜的干燥地上部分。夏季开花前采收。

本方主用于血热妄行证之出血。断血流微苦、涩,性凉。含有皂苷类成分,有促进血凝、止血之功。

【性状】除去糖衣片后显棕褐色;味苦、微涩。

【功能与主治】凉血止血。用于功能性子宫出血、月经过多、产后出血、子宫肌瘤出血、尿血、便血、吐血、咯血、鼻出血、单纯性紫癜、原发性血小板减少性紫癜等。

【药理作用】

(1)收缩血管、止血作用:小鼠腹腔注射荫风轮酒精提取物可显著缩短血凝时间;外用于兔、狗动脉出血或切割肝、脾之出血亦有止血作用;滴加于蛙肠系膜微小血管上见动脉显著收缩而静脉微扩张;蛙下肢灌流使血管收缩;犬静脉注射其温浸液,血压呈短暂下降。家兔颈动脉切口、股动脉切口,家兔肝脏、后肢皮肤、肌肉切割,外敷风轮菜、荫风轮粉,止血作用均强于淀粉,止血时间均比云南白药明显缩短,且风轮菜止血作用强于荫风轮;小鼠分别灌胃风轮菜及荫风轮醇提取物的水溶液 5.4g/(kg·d),连续 5d,可明显缩短小鼠断尾出血时间,减少出血量,对血凝无明显影响;醇提取物水溶液兔耳及大鼠在体肾脏灌流试验,表明两者均有收缩血管作用,且以风轮菜为强。

(2)增强子宫肌收缩力:大鼠十二指肠给予断血流口服液及片剂 2.5~10g 生药/kg 均能兴奋大鼠在体子宫,提高子宫的张力和收缩强度,小鼠灌胃断血流口服液 7、8、19.5g 生药/kg 均能明显对抗肝素引起小鼠尾静脉凝血时间的延长。

(3)抗炎及免疫作用:灌胃荫风轮浸膏 0.6、1.2g/kg,2 次,间隔 2h,对大鼠蛋白性关节肿及甲醛性关节肿均有明显抑制作用;小鼠灌胃荫风轮 1.2g/kg,2 次,间隔 2h,可显著抑制二甲苯引起的耳壳炎症;相同剂量对磷酸组胺引起的小鼠毛细血管通透性增高有抑制作用。

小鼠腹腔注射荫风轮总皂苷 75、150mg/(kg·d),连续 4d,表明低剂量对正常胸腺、脾脏重量无明显影响,高剂量则对胸腺、脾脏有抑制趋势;小鼠皮下注射同剂量,连续 3d,能够抑制对鸡红细胞的吞噬百分率和吞噬指数;小鼠皮下注射同剂量,连续 6d,低剂量对炭粒廓清作用无明显影响,高剂量可显著抑制对炭粒廓清作用,豚鼠腹腔注射 150mg/(kg·d),连续 5d,可降低血清补体总量;小鼠腹腔注射 75、150mg/(kg·d),连续 6d,低剂量对血清 IgG 含量无明显影响,高剂量可显著升高小鼠血清 IgG 水平,并认为荫风轮可能是通过降低补体活性,减少炎症介质释放,发挥抗炎作用。

(4)促进血小板聚集与黏附:小鼠体内给药及大鼠体外试验结果均表明,荫风轮总皂苷可使血小板黏附率明显增加,解聚减慢。放射免疫测定结果表明,血浆和血小板中血栓素 A_2,(TXA_2)代谢物 TXB_2 升高,此作用可能是该药促进血小板聚集的主要机制。

(5)促进血栓形成:体外实验表明,断血流总皂苷可促使血栓形成时间缩短,血栓长度及干重显著增加。

(6)抗辐射作用:小鼠以 $^{60}Co-\gamma$ 射线 800Gy 和 600Gy 照射剂量后,灌胃荫风轮浸膏 1.2g/kg,连续 5d,观察 30d,存活率分别为 20% 和 60%。

(7)抗菌作用:荫风轮和风轮菜水提取液对金黄色葡萄球菌、绿脓杆菌及痢疾杆菌有抑制作用。两者醇提取液稀释成 1:10～20 浓度,对金黄色葡萄球菌、肺炎双球菌、大肠杆菌也具有一定的抑制作用。

【毒理研究】 本品浸膏粉 LD_{50} 为 $(14.6\pm2.4)g/kg$;长期毒性试验,未见中毒表现。

【临床应用】 本品主用于血热妄行证的多种疾病出血,如消化性溃疡出血、妇科功能性子宫出血、月经过多、产后出血、尿血、便血、吐血、鼻出血、咳血、单纯性紫癜、原发性血小板减少性紫癜等。临床上还用于治疗乳糜尿、中风、皮肤瘙痒症等。

【不良反应】 临床上极少数病人有胃部不适感,减量或停药后自行消失。

【制剂与用法】 颗粒:每袋 6.5g。口服,每次 6.5g,每日 3 次。

【注意事项】 孕妇禁用。肝硬化所致上消化道出血禁用。气不摄血者禁用。服药期间禁食辛辣饮食。

【备注】 生药煎服,每次 9～15g,外用适量,研末或取鲜品捣烂敷患处。

主要理血中成药的药理作用与临床应用小结于表 2-11-1 中。主要止血中成药的药理作用与临床应用小结于表 2-11-2 中。

表 2-11-1　主要理血中成药的药理作用与临床应用

药　名	药　理　作　用										临床应用
	抗急性脑缺血	减少心肌耗氧	减轻心肌缺血性损伤	清除氧自由基	改善微循环	改变血液流变	扩张血管	降低血脂	抗炎	增强免疫	镇静镇痛抗菌	
速效救心丸		+	+				+				++	心绞痛、冠心病、病毒性心肌炎、心律失常等
麝香保心丸			+		+		+	+				心绞痛、心肌梗死、慢性胃炎
益心酮片	+	+	+	+	+	+		+				冠心病、心绞痛、高脂血症、脑动脉供血不足等

续　表

药　　名	药理作用											临床应用
	抗急性脑缺血	减少心肌耗氧	减轻心肌缺血性损伤	清除氧自由基	改善微循环	改变血液流变	扩张血管	降低血脂	抗炎	增强免疫	镇静镇痛抗菌	
荷丹片							+	+				高脂血症、肥胖等
舒心口服液		+	+									冠心病、心绞痛、急性心肌梗死、心律失常、高脂血症等
血府逐瘀口服液	+	+	+	+	+	+	+	+	+	+	++	冠心病、胃炎、中风后遗症、慢性肝炎、肿瘤等
复方丹参片	+	+	+	+	+	+	+					冠心病心绞痛、痛经、高血压、高血脂、慢性胃炎、脑梗死等
中风回春胶囊	+			+	+	+	+	+				脑梗死、脑栓塞、脑出血后遗症、冠心病、高血脂等
心可舒胶囊		+	+	+	+	+		+				冠心病、高血脂、心律失常、高血压及脑梗死
乐脉颗粒	+	+	+	+	+						++	冠心病、高脂血症、高血压、脑萎缩、脑出血、多发性脑梗死等
冠心丹参片		+	+		+	+						胸痹心痛、胃炎、胃十二指肠溃疡、胃痉挛等
华佗再造丸	+			+	+	+		+		+		冠心病、心绞痛、中风后遗症、肿瘤等
冠心苏合胶囊		+	+		+		+					心绞痛、心肌梗死、胃痛、银屑病、乳腺增生等
地奥心血康胶囊		+	+		+	+		+				冠心病、高血压、脑梗死、椎基底动脉供血不足、高血脂等
精制冠心颗粒		+	+							+		冠心病、心绞痛、心肌梗死等
心脑舒通胶囊	+	+	+	+	+	+		+				冠心病、心绞痛、脑血栓、脑出血后遗症、高黏血症等
灯盏花素胶囊	+	+	+	+	+		+					用于中风后遗症、冠心病、心绞痛、突发性耳聋等
血塞通注射液	+	+	+	+	+	+	+					缺血性脑血管病及其后遗症、心肌梗死、冠心病等
通天口服液	+				+		+	+			+	头痛、高血压、颈椎病痛及脑供血不足性头痛等

中成药药理学

续 表

药 名	药 理 作 用										临 床 应 用
	抗急性脑缺血	减少心肌耗氧	减轻心肌缺血性损伤	清除氧自由基	改善微循环	改变血液流变	扩张血管	降低血脂	抗炎	增强免疫	镇静镇痛抗菌	
少腹逐瘀胶囊	+			+					+		+	痛经、不孕症、习惯性流产、前列腺肥大症、前列腺炎等
脑得生胶囊	+	+	+	+	+	+	+	+				脑动脉硬化、缺血性脑中风及脑出血后遗症、冠心病、眩晕等
血栓心脉宁胶囊		+	+		+	+	+	+				脑血栓、冠心病、心绞痛、糖尿病周围神经病变等
脉络宁注射液	+	+	+	+	+	+				+		血栓闭塞性脉管炎、静脉血栓形成、动脉硬化性闭塞症、脑血栓形成及后遗症等

十示增强作用。

表 2－11－2　主要止血中成药的药理作用与临床应用

药 名	药 理 作 用						临 床 应 用
	促进血液凝固	收缩血管	镇痛	抗炎	增强免疫	抗菌	
三七血伤宁胶囊	+	+	+				消化性溃疡出血、支气管扩张出血、肺结核、咯血、功能性子宫出血、胃痛等
云南白药	+	+	+	+	+	+	跌打损伤、瘀血肿痛、各种出血证、崩漏下血及妇科疾病等
断血流颗粒	+			+	+	+	功能性子宫出血、月经过多、产后出血、尿血、便血、咯血等各种血证
一清颗粒	+			+	+	+	急性咽炎、扁桃体炎、牙龈炎及热盛迫血所致吐血黑便（上消化道出血）、咯血（支气管扩张）、内痔出血、鼻出血等

十示增强作用。

282

【参考文献】

1. 陈卫平等.速效救心丸的药理作用.中成药,1994,16(1)：31

2. 张钧,陈炳猛,郭勇力,等.麝香保心丸对运动后大鼠心肌损伤的保护作用.现代康复,2000,4(12)：1850－1851

3. 杜光,曾和松,孙明辉,等.荷丹片对三酰甘油胆固醇和高密度脂蛋白的影响.医药导报,2003,22(3)：160－161

4. 徐伟建,张晓星,王汉祥,等.舒心口服液对心肌细胞缺糖缺氧损伤的保护作用.湖北中医学院学报,2000,2(1)：16－18

5. 陶明飞,杨卫东.血府逐瘀口服液对家兔血液流变学的影响.中国基层医药2004,11(2)：214－215

6. 祈艳波,吴嘉慧,刘柏杨,等.血府逐瘀汤对荷瘤小鼠的抑瘤作用.现代预防医学,2005,32(5)：446－448

7. 高秀梅,王怡,商洪才,等.复方丹参方抗大鼠心肌缺血作用研究.天津中医药,2003,20(1)：23－25

8. 陈友香,张莹雯.中风回春丸对缺血性中风病(脑梗塞)患者血脂,血液流变学的影响.中药药理与临床,2003,19(2)：47－48

9. 卢金萍,欧阳静萍.心可舒对心肌顿抑的保护作用及机制研究.辽宁中医杂志,2002,29(5)：302－303

10. 徐炜华.乐脉颗粒剂治疗冠心病102例疗效观察.浙江中西医结合杂志,2003,13(9)：541－542

11. 鲁晓蓉,陈春莲,王利,等.冠心丹参胶囊对动物活血化瘀等功效的研究.安徽医药,2005,9(1)：15－16

12. 刘剑刚,李忠文,徐红,等.华佗再造丸抗血栓作用及对实验性微循环障碍的影响.广东医学,2000,21(5)：368－370

13. 徐成,索得全,曹颖林.冠心苏合软胶囊的抗犬急性心肌缺血作用.沈阳药科大学学报,2001,18(5)：373－375

14. 邹节明,张家铨.中成药的药理与应用.上海：复旦大学出版社,2003,402－403

15. 刘晓红,魏振宇,余德芊,等.灯盏花素对去甲肾上腺素诱导的大鼠心肌c－fos表达的影响.遵义医学院学报,2004,27(2)：112－113

16. 刘光熬.血塞通注射液治疗脑梗死56例临床观察.黑龙江医学,2005,29(4)：285－286

17. 穆军山,张敏.通天口服液治疗偏头痛的临床研究.中国综合临床,2005,21(6)：502－503

18. 张金妹,高凤辉,刘建勋.少腹逐瘀胶囊的主要药效学研究.中药新药与临床药理,1996,7(4)：30－32

19. 陈奇.中成药名方药理与临床.北京：人民卫生出版社,1998：723－724

20. 石玉,黄芩,王向荣.心脉宁胶囊对血液流变学的影响.心脏杂志,2004,

16(3)：223-225

21. 王银叶,刘晓岩,李长龄.脉络宁输液对血小板聚集和血栓形成的作用.中国药学杂志,2002,37(1)B65-66

22. 罗琪,云南白药对血小板活化的研究.福建中医学院学报,2004,14(2)：12-14

23. 韩传环,周晓琳.叶寿山.断血流口服液的药效学研究.中药药理与临床,1998；14(3)：27

24. 曾南,沈映君,陈延清,等.一清片主要药效学试验研究.四川生理科学杂志,2001；23(3)：129-130

（俞丽霞　常中飞）

第十二章

化痰止咳平喘中成药

凡以祛痰、止咳、平喘药物为主组成,用以治疗痰饮、咳嗽、喘息等病症的中成药,统称化痰止咳平喘中成药。

中医理论中,"痰饮"是指人体津液代谢障碍所致的病理产物,狭义之痰,是指肺及呼吸道的分泌液;广义之痰,还包括无形之痰。中医有"百病兼痰"之说,涉及到脾、肺、肾、三焦等多个脏腑。"脾为生痰之源"、"肺为贮痰之器"可见治肺为标,治脾为本;肾主纳也,喘急者,治肺为流,治肾为源。

痰阻于肺,刺激气道,就会反射性引起咳嗽;痰阻气道,影响气体运行,会导致胸闷或胁痛、喘息。因此,痰、咳、喘有着密切关系,痰是引起咳嗽、咳喘的重要原因。临床常见于感冒、急慢性气管炎、支气管炎、肺气肿、支气管扩张、肺炎、百日咳、肺结核等之咳嗽、喘息,治宜宣肺化痰,选用祛痰止咳的中成药。

痰留于胃,可见恶心、呕吐、纳呆、脘闷,亦可兼有咳嗽。常见于胃肠型感冒、胃肠神经官能症、急性消化不良、慢性胃炎等,治宜和胃化痰,选用具有止吐健胃作用的祛痰中成药。

痰滞于经络筋骨,可见瘰疬、瘿瘤,或半身不遂,或阴疽流注,常见于慢性淋巴结炎、单纯性甲状腺肿大等,治宜软坚消痰,选用具清热、消炎等作用的祛痰中成药。

痰迷心窍,可见神昏、痴呆、眩晕、牙关紧闭、两手握拳等症状,常见于中风、癫痫等。治宜散风祛痰,选用具有镇静止痉、祛痰作用的化痰熄风中成药。

痰成之后,变动不居,为病多端,故有"百病皆由痰作祟"、"怪病皆痰"之说。

【分类】化痰止咳平喘中成药分为化痰止咳中成药与止咳平喘中成药两大类。前者又分为清热化痰止咳中成药、润肺化痰止咳中成药、燥湿化痰止咳中成药、温化寒痰止咳中成药、化痰熄风中成药等五类;后者又分为止咳平喘中成药与平喘中成药。

【功用】祛痰、止咳、平喘中成药能促进气管分泌物的排出,起到祛痰、止咳、平喘作用,但不同的药物,其作用表现的强弱、侧重性各不相同,参见各节介绍。

【药理作用】现代药理研究表明,化痰止咳平喘中成药主要具有化痰、止咳、平喘、镇静、镇痛、抗炎、增强免疫功能、解热、抗过敏、抑菌等作用,现举例如下:

(1)化痰作用:许多化痰止咳平喘中成药能增加小鼠、家兔的气管酚红排泄量,增加大鼠毛细玻管排痰量,提示有良好的祛痰作用,如橘红丸、复方鲜竹沥液、蛇胆陈皮散、蛇胆川贝散、养阴清肺丸、强力枇杷胶囊、川贝枇杷糖浆、二冬膏、杏仁止咳糖浆等。

(2)止咳作用:经实验研究证明,许多化痰止咳平喘中成药能明显抑制浓氨水、二氧化硫、枸橼酸所致的动物咳嗽,延长引咳潜伏期,减少咳嗽次数,如止咳橘红口服液、牛黄蛇胆川贝液、通宣理肺丸、镇咳宁糖浆、百合固金丸、杏仁止咳糖浆、牡荆油胶丸等。

（3）平喘作用：许多药物能延长组胺、乙酰胆碱所致的小鼠、豚鼠引喘潜伏期,减少抽搐、跌倒动物数,离体实验证明,对动物离体支气管平滑肌收缩亦有显著的抑制作用,如小青龙合剂、止嗽青果合剂、消咳喘糖浆、桂龙咳喘宁胶囊、蛤蚧定喘胶囊、银黄平喘气雾剂等。

（4）抗炎作用：许多化痰止咳中成药能抑制二甲苯引起的小鼠耳廓肿胀,抑制蛋清引致的大鼠足肿胀和棉球引致的大鼠肉芽增生,如橘红丸、复方鲜竹沥液、牛黄蛇胆川贝液、急支糖浆、养阴清肺口服液、强力枇杷胶囊、川贝雪梨膏等。

（5）增强免疫功能：某些药物还能增强免疫功能,影响动物的廓清指数和免疫器官重量,调节某些细胞因子,如痰饮丸、百合固金丸、人参固本丸、止嗽定喘口服液、桂龙咳喘宁胶囊、蛤蚧定喘丸等。

【临床应用】 ① 感冒咳嗽、咽喉炎、气管炎、支气管炎、弥漫性支气管炎、支气管扩张、支气管哮喘、百日咳、梅核气、硅沉着病等；② 耳鸣、便秘、口臭、复发性口疮、鼻出血、咳血、扁桃体炎、牙周炎等；③ 过敏性鼻炎、过敏性结膜炎、荨麻疹、类风湿关节炎等；④ 中风、癫痫、狂躁型精神病等。

第一节　化痰止咳中成药

凡以祛痰药为主组成,具有消除痰饮,治疗各种痰病的中成药,称为化痰或祛痰中成药。痰与饮,异名同类,稠浊者为痰,清稀者为饮,多由外感六淫、疬气、内伤七情及饮食、劳逸等原因,使五脏及三焦等脏腑功能失常,水液代谢障碍,导致水津停滞而形成的病理产物,继而停滞于肺、气管、脾胃、经络筋骨、心窍而导致多种疾病。痰证,按其病因,可分热痰、寒痰、湿痰、燥痰、风痰。

（1）热痰证：多因邪热内盛,煎熬津液所致,治宜清热化痰法,选用具有清肺热化痰作用的成药。

（2）寒痰证：多因脾胃阳虚、寒饮内停,或外感风寒,治宜温化寒痰法,选用温肺祛寒作用的成药。

（3）湿痰证：多因饮食生冷,脾失健运,湿聚为痰,治宜燥湿健脾化痰法,选用燥湿化痰的成药。

（4）燥痰证：多因肺燥津亏、虚火灼液所致,治宜润肺化痰法,选用具有润肺化痰作用的成药。

（5）风痰证：多因痰浊内生,肝风内动,挟痰上扰所致,治宜化痰熄风法,选用化痰熄风中成药。

一、清热化痰止咳中成药

清热化痰止咳中成药,适用于热痰证的咳嗽。火热犯肺,灼津为痰,痰热互结,阻碍气机,症见：咳嗽痰黄,咯之不爽,胸膈痞闷,甚则气急呕恶,舌苔黄腻,脉滑数等。常用清热化痰止咳药如胆南星、瓜蒌、黄芩、石膏等为主组成。

清气化痰丸

《医方考》

【处方】陈皮、杏仁、枳实、黄芩(酒炙)、瓜蒌仁霜、茯苓、胆南星、制半夏。

本方主用于痰热咳喘。方中胆南星味苦性凉,清热化痰,治痰热壅闭,为主药。辅以瓜蒌仁甘寒,清肺化痰;黄芩苦寒,清热泻火;两药合用泻肺火,化痰热,以助胆南星之力。佐以枳实破气除痞,化痰消积,陈皮理气健脾,燥湿化痰。脾为生痰之源,肺为贮痰之器,故佐以茯苓健脾燥湿;杏仁止咳平喘;半夏燥湿化痰。各药合用,共奏清热化痰、理气止咳之功。

【性状】本品为灰黄色的水丸;气微,味苦。

【功能与主治】清肺化痰。用于痰热阻肺所致的咳嗽痰多、痰黄黏稠、咯之不爽、胸脘满闷,甚则气急呕吐、面赤身热、舌质红、苔黄腻、脉滑数。

【药理作用】主要有镇咳、祛痰、平喘、抑菌、免疫调节等作用。

(1)镇咳、祛痰、平喘:杏仁含苦杏仁苷,有止咳、祛痰、平喘作用。半夏含β-谷甾醇、生物碱、氨基酸,镇静咳嗽中枢,解除支气管痉挛。陈皮含黄酮类化合物,可对抗组胺所致支气管痉挛而有平喘作用。胆南星含三萜皂苷、安息香酸、氨基酸,瓜蒌仁含栝楼酸等,均有祛痰作用。

(2)抑菌:黄芩含黄芩苷、黄芩素,有广谱抗菌作用。陈皮、茯苓、半夏对多种菌有抑制作用。枳实有抗结核杆菌,半夏有抗真菌的作用。

(3)免疫调节:茯苓和黄芩可促进机体的免疫机能,黄芩亦可抑制变态反应的发生。

【临床应用】主用于痰热壅肺证之肺炎、肺脓肿、肺结核、急性和慢性支气管炎等。亦用于痰火内结,上扰清窍之耳鸣;痰火蕴结中焦之口臭;肠胃燥热,肺气不利之便秘等。

【制剂与用法】水丸,每袋装18g。口服,每次6~9g,每日2次;小儿酌减。

【注意事项】① 无实火痰热或体弱便溏者勿用;风寒咳嗽与干咳无痰者不宜服用;② 孕妇忌用;③ 忌食辛辣食物。

橘红丸(冲剂、片)

《古今医鉴》

【处方】化橘红、陈皮、半夏(制)、茯苓、甘草、桔梗、苦杏仁、紫苏子(炒)、紫菀、款冬花、瓜蒌皮、浙贝母、地黄、麦冬、石膏。

本方主用于热痰阻肺证。方中化橘红、陈皮理气健脾、燥湿化痰为主药。辅以石膏、瓜蒌皮清热泻火;浙贝母、紫菀、款冬花清热化痰、开郁散结;半夏、苦杏仁、紫苏子下气降逆、止咳平喘;桔梗宣肺祛痰、利咽消肿。佐以麦冬、地黄滋阴生津,清热润肺。茯苓、甘草健脾渗湿,调和诸药为使药。诸药伍用,共奏清热、化痰、止咳之功。

【性状】本为棕褐色的水蜜丸、小蜜丸或大蜜丸;气微香、味甜、微苦。

【功能与主治】清肺,化痰,止咳。用于痰热咳嗽痰多、痰不易出、胸闷口干。

【药理作用】主要有镇咳、祛痰、抗炎等作用。

(1)镇咳:橘红丸有镇咳作用,能延长氨水所致的小鼠咳嗽潜伏期,减少咳嗽次数。浙贝母含浙贝碱、去氢浙贝母碱、贝母醇,有明显镇咳作用;款冬花含款冬二醇、云香苷,具有镇咳作用;半夏含 β-谷甾醇、生物碱、氨基酸,镇静咳嗽中枢,解除支气管痉挛;甘草含甘草甜素、甘草次酸,有中枢性镇咳作用;苦杏仁含苦杏仁苷、脂肪油、蛋白质,苦杏仁苷分解后产生少量氢氰酸,能抑制咳嗽中枢而起镇咳作用。

(2)祛痰:橘红丸能增加家兔气管酚红排泄,提示有祛痰作用。方中化橘红含挥发油,具有刺激性祛痰作用,黄酮类化合物有解痉,促进痰液分泌、变稀,易于咳出;陈皮含黄酮类化合物,瓜蒌含三萜皂苷、氨基酸,具有祛痰作用;桔梗含多种皂苷,具有恶心性祛痰作用。

(3)抗炎:本品对二甲苯所致小鼠耳廓肿胀和蛋清致大鼠足跖肿胀有抑制作用。

【临床应用】用于痰热咳嗽、急性气管炎、慢性支气管炎、弥漫性支气管炎、支气管扩张症、支气管哮喘、其他肺部感染疾患等。用橘红丸治疗小儿痰湿咳嗽 200 例,其中治愈 104 例,有效 72 例,无效 24 例,总有效率为 88%。

【制剂与用法】① 丸剂:口服,水蜜丸每次 7.2g,小蜜丸每次 12g,大蜜丸每次 2 丸(每丸重 6g)或 4 丸(每丸重 3g),每日 2 次。② 冲剂:开水冲服,每次 1 袋(每袋重 11g),每日 2 次。③ 片剂:口服,每次 6 片(每片重 0.5g),每日 2 次。

【注意事项】孕妇慎服。忌食辛辣油腻物,慎风寒。

止咳橘红口服液
《古今医鉴》

【处方】化橘红、陈皮、法半夏、茯苓、款冬花、甘草、瓜蒌皮、紫菀、麦冬、知母、桔梗、地黄、石膏、苦杏仁(去皮炒)、紫苏子(炒)。

本方主用于热痰壅肺证。方中石膏、瓜蒌皮性寒,清热泻火,共为主药。辅以知母、麦冬清泻肺火,滋阴润肺;法半夏燥湿化痰、降逆止呕;紫菀、款冬花润肺止咳。佐以化橘红、陈皮理气健脾、燥湿化痰;茯苓健脾渗湿;苦杏仁、紫苏子、桔梗降气化痰;地黄清热凉血,养阴生津。使以甘草调和诸药,兼以润肺和中。各药合用,共奏清肺止咳化痰之功。

【性状】本为棕黑色的液体;气香,味甜、微苦。

【功能与主治】清肺,化痰,止咳。用于痰热阻肺引起的咳嗽痰多、胸满气短、咽干喉痒。

【药理作用】主要有止咳、祛痰作用。

(1)止咳:止咳橘红口服液 8.6g/kg、4.3g/kg、2.2g/kg 分别灌胃小鼠,1h 后观察咳嗽潜伏期和咳嗽次数。与生理盐水组比较,不同剂量均可明显延长咳嗽潜伏期,减少咳嗽次数,有效率分别是 67.5% 和 58%。半夏含 β-谷甾醇、生物碱、氨基酸,能镇静咳嗽中枢,解除支气管痉挛;款冬花含款冬二醇、云香苷,具有镇咳作用。

(2)祛痰:止咳橘红口服液有明显地抑制支气管分泌液的作用。化橘红含挥发油,具有刺激性祛痰作用,黄酮类化合物有解痉作用,促进痰液分泌、变稀,易于咳出。瓜蒌含三萜皂苷、氨基酸,有祛痰作用;陈皮含陈皮苷、挥发油,有祛痰作用。

【毒理研究】小鼠灌胃最大耐受量 72ml/kg。

【临床应用】用于热痰阻肺引起的感冒咳嗽、急性和慢性支气管炎、哮喘等。

【制剂与用法】口服液,每支 10ml。口服,每次 10ml,每日 2～3 次。儿童用量遵医嘱。

【注意事项】忌食辛辣油腻食品。

复方鲜竹沥液

《圣总济录》

【处方】鲜竹沥、鱼腥草、生半夏、生姜、枇杷叶、桔梗、薄荷素油。

本方主用于痰热咳喘。方中鲜竹沥、生半夏、枇杷叶、桔梗清化热痰,降逆止呕;鱼腥草清热解毒、消肿排脓;薄荷疏散风热;生姜发汗解表。各药合用,共奏清肺止咳化痰之功。

【性状】本品为黄棕色至棕色的液体;气香,味甜。

【功能与主治】清热化痰止咳。用于痰热咳嗽,痰黄黏稠。

【药理作用】主要有祛痰、止咳、抗炎等作用。

(1)祛痰:复方鲜竹沥液 5.10g/kg、7.65g/kg 剂量组能明显增加小鼠气管酚红排泌量,与空白对照组相比差异显著,2.55g/kg 剂量组对酚红排泌量也有增加。复方鲜竹沥液 1.02g/kg、2.04g/kg、4.08g/kg 各剂量组均能明显增加大鼠排痰量,与空白对照组比较差异显著。方中竹沥含十余种氨基酸、葡萄糖、苯甲酸、水杨酸等,具有明显的祛痰作用。

(2)止咳:复方鲜竹沥液 5.10g/kg、7.65g/kg 剂量组能明显延长由 SO_2 所致小鼠咳嗽潜伏期与减少 2min 内的咳嗽次数。半夏含 β-谷甾醇、生物碱、氨基酸,能镇静咳嗽中枢,解除支气管痉挛;枇杷叶含挥发油、皂苷、熊果酸、齐墩果酸,有止咳作用。

(3)抗炎:复方鲜竹沥液 2.04g/kg、4.08g/kg 剂量组与空白对照组比较均能明显抑制大鼠琼脂肉芽肿形成,1.02g/kg 剂量组差异无显著性意义。复方鲜竹沥液 5.10g/kg、7.65g/kg 剂量组能显著抑制由二甲苯引起的小鼠耳廓肿胀。2.55g/kg 剂量也有一定抑制作用。

【毒理研究】小鼠急性毒性实验表明,复方鲜竹沥液未对小鼠产生异常影响;长期毒性实验表明,对大鼠的生长发育、血液指标和肝、肾功能以及蛋白质合成代谢和免疫功能、脏器组织形态结构无异常影响。

【临床应用】用于肺热咳嗽、中风、惊痫、哮喘等。

【不良反应】服后偶有腹泻,停药后自愈。

【制剂与用法】口服液,每瓶装 10、20、30、100、120ml。口服,每次 20ml,每日 2～3 次。

【注意事项】便溏者、阴虚久咳、气逆或咳血者忌服。用药期间,忌烟及辛辣、生冷、油腻食物。

蛇胆陈皮散(口服液、片、胶囊)

【处方】蛇胆汁、陈皮(蒸)。

本方主用于热痰阻肺证。方中蛇胆汁清热化痰、祛风镇惊为主药;辅以陈皮理气宽中、燥湿化痰。两药配伍,共奏清热化痰、祛风镇惊之功。

【性状】本品为黄棕色至红棕色的粉末;气微香,味甘、辛、微苦。

【功能与主治】理气化痰,祛风和胃。用于痰浊阻肺,胃失和降,咳嗽,呕逆。

【药理作用】主要有祛痰、镇咳、促进肠蠕动的作用。

(1)镇咳:小鼠恒压氨水喷雾引咳法,口服蛇胆陈皮散 13.5g/kg 具有镇咳作用,能使咳嗽潜伏期明显延长,2min内咳嗽次数显著下降,作用随剂量增加,蛇胆陈皮散18g/kg和磷酸可待因0.032g/kg的镇咳效果几乎相等。方中蛇胆汁含胆酸、去氧胆酸,具有明显的镇咳作用,并有扩张支气管平滑肌的作用;陈皮含黄酮类化合物(橙皮苷、柑橘素)、挥发油,具有镇咳作用。

(2)祛痰:蛇胆陈皮散8g/kg、4g/kg、2g/kg剂量能明显增加小鼠酚红排泌量。蛇胆陈皮胶囊2.10g/kg、0.69g/kg、0.23g/kg剂量能明显增加小鼠酚红排泌量。大鼠毛细玻管法结果显示,蛇胆陈皮胶囊1.50g/kg、0.50g/kg、0.17g/kg能明显增加大鼠支气管黏膜的分泌。小鼠酚红法显示,蛇胆陈皮散祛痰效果与祛痰合剂作用相当。

(3)促进肠蠕动:蛇胆陈皮散4g/kg、2g/kg、1g/kg剂量能明显增加小鼠小肠的炭末推进率,提示有促进肠蠕动作用。

【毒理研究】急性毒性试验表明,大、小鼠灌服LD_{50}分别大于12g/kg、24g/kg(含生药13.76g/kg、27.52g/kg)。大鼠用成人口服剂量的5倍、10倍、20倍连续灌胃60d,一般健康状态良好,活动正常,体重增长与对照组比较未见明显差异。动物的肺、肾功能,红、白细胞,血蛋白测定值,与对照组比较,各项指标均无异常。组织切片,各组大鼠心、肝、肾等主要脏器未见明显损害。

【临床应用】主用于热痰阻肺证的感冒、急慢性支气管炎、小儿咳嗽及百日咳等。

【制剂与用法】散剂,每瓶装0.3、0.6g。口服液,每支10ml。片剂,每片重0.32g。胶囊,每粒重0.3g。① 散剂:口服,每次0.3~0.6g,每日2~3次。② 口服液:口服,每次1支,每日2~3次。小儿用量酌减。③ 片剂:口服,每次2~4片,每日3次。④ 胶囊:口服,每次1~2粒,每日2~3次。

【注意事项】① 应注意患者有无并发症,如有肺炎、肺结核、中耳炎等,需给适当的药物治疗;② 孕妇禁用;③ 忌油腻与生冷等食物。

蛇胆川贝散(口服液、胶囊、片)

【处方】蛇胆汁、川贝母。

本方主用于热痰证。方中蛇胆汁甘微苦而凉,清热泻火,镇咳化痰为君药;辅以川贝母清热化痰、润肺止咳。两药配伍,共奏清肺化热、祛痰止咳之功。

【性状】本品为浅黄色至浅棕黄色的粉末;味甘、微苦。

【功能与主治】清肺,止咳,除痰。用于肺热咳嗽症见咳嗽不止,咳声有力,气促,痰黄黏稠,痰量虽多或略痰欠爽,舌苔黄,脉数或浮数。

【药理作用】主要有镇咳、祛痰、解痉、平喘、中枢抑制、抗菌的作用。

(1)镇咳、祛痰:本方能明显减少豚鼠氨水所致的咳嗽次数,明显增加小鼠酚红排泄量。川贝母流浸膏、皂苷及其生物碱均有祛痰作用。小鼠氨水引咳法证明灌服川贝母总生物碱及非生物碱部分均有镇咳作用。蛇胆汁中含胆酸及去氧胆酸等均有明显的镇咳作用。

(2)解痉、平喘:豚鼠喷以组胺引喘液,给予蛇胆川贝液,豚鼠的引喘潜伏期比给药前增加一倍。川贝母对气管平滑肌有明显松弛作用,与阿托品比较无显著差异,对豚鼠离体回肠平滑肌,川贝能对抗乙酰胆碱(5×10^{-7}g/ml)引起的收缩,有明显抑制作用。蛇胆汁所含胆酸与去氧胆酸钠皆有扩张支气管作用。也能对抗组胺和毛果芸香碱引起的支气管痉挛,并有一定的平喘作用。

（3）中枢抑制作用：本品能明显减少小鼠自主活动次数,明显延长士的宁引起小鼠惊厥及死亡时间。

（4）抗菌：本品对乙型溶血性链球菌、肺炎球菌等有抗菌活性。

【临床应用】用于热痰证之慢性支气管炎、上呼吸道感染、支气管哮喘、慢性咽炎、肺炎、复发性口疮、百日咳等。

【不良反应】偶可引起过敏反应,急性喉头水肿。

【制剂与用法】散剂,每瓶装 0.3、0.6g。口服液,每支 10ml。片剂,每片 0.25g。胶囊,每颗 0.3g。① 散剂：口服,每次 0.3～0.6g,每日 2～3 次。② 口服液：口服,每次一支,每日 2 次。③ 胶囊：口服,每次 1～2 粒,每日 2～3 次。④ 片剂：口服,每次1～2片,每日 2～3次。

【注意事项】寒性咳嗽、脾胃虚弱、大便溏泄的患者禁用。

牛黄蛇胆川贝液（散、胶囊）

【处方】人工牛黄、蛇胆汁、川贝母。

本方主用于热邪壅肺证。方中人工牛黄清肺解毒、化痰开窍、熄风定惊为主药。辅以蛇胆汁清泄内热、化痰镇惊;川贝母润肺化痰、清热止咳。三药合用,共奏清热润肺、化痰止咳之功。

【性状】本品为淡黄色或棕黄色液体;味甜、微苦,有凉喉感。

【功能与主治】清热,化痰,止咳。用于外感咳嗽中的热痰咳嗽,燥痰咳嗽。

【药理作用】主要具有止咳、平喘、祛痰、抑菌抗炎的作用。

（1）止咳：动物按生药 0.15、0.3 和 0.6g/kg 给药,与正常对照组 0.5％ 羧甲基纤维素钠（CMC-Na）比较,能使氨水引起小鼠咳嗽的次数明显减少,提高电刺激引起猫咳嗽的阈值。用小鼠氨水引咳法,以 25ml/kg 剂量的牛黄蛇胆川贝液给小鼠灌胃,R 值在 130％ 以上,具有镇咳作用。蛇胆汁含胆酸、去氧胆酸;川贝母含贝母碱、贝母皂苷;牛黄含胆酸、牛黄酸、胆红素,均具有镇咳作用。

（2）平喘：能明显抑制由组胺和乙酰胆碱混合物引致豚鼠的哮喘。

（3）祛痰：0.25ml/10g 灌胃给药,能增加小鼠气管的酚红排泄。

（4）抑菌抗炎：能显著性对抗二甲苯导致的小鼠耳肿胀,抑制蛋清引致大鼠的足肿胀和抑制棉球引致大鼠的肉芽增生。采用倾注平板法试验,牛黄蛇胆川贝液对金黄色葡萄球菌、八叠球菌、溶血链球菌、卡他球菌等革兰阴性球菌均有不等的抑制作用;但对革兰阳性菌抑制作用较差,牛黄蛇胆川贝散的抑菌作用次于口服液。

【毒理研究】以 50ml/kg 剂量小鼠灌胃给药,相当于成人 1 次给药量的 250 倍,小鼠活泼健康。又将本品浓缩三倍,按 29ml/kg 的剂量灌胃给药,相当于成人 1 次给药量的 478.5倍,观察 72h 未见死亡。

【临床应用】主用于热邪壅肺证的急慢性支气管炎、支气管扩张继发感染、肺炎初期、气管炎等伴有咳嗽、咯痰黏稠或痰量多、色黄、不易咯出、口干咽燥、舌红苔黄、脉数等指证者。用本方治疗上呼吸道感染 257 例,总有效率为 95.42％,显效率为 78.43％。

【制剂与用法】口服液,每支 10ml。散剂,每瓶装 0.5g。胶囊,大粒每粒装 0.5g,小粒每粒装 0.25g。① 口服液:每次 1 支,每日 3 次,小儿酌减或遵医嘱。② 散剂:口服,每次 1 ～2 瓶,每日 2～3 次,小儿酌减或遵医嘱。③ 胶囊:口服,每次 1～2 粒(大粒)或 2～4 粒(小粒),每日 3 次。

【注意事项】孕妇忌服。寒痰、湿痰不宜用。

清肺抑火丸(片)
《寿世保元》

【处方】黄芩、栀子、知母、浙贝母、黄柏、苦参、桔梗、前胡、天花粉、大黄。

本方主用于热邪蕴肺证。方中黄芩善清肺火,解毒为主药,辅以黄柏、栀子、苦参清热泻火;浙贝母、前胡宣散风热,降气化痰。佐以知母、天花粉清热泻火、滋阴润燥;大黄苦寒泻火通便,止血解毒。使以桔梗宣肺祛痰、利咽排脓。各药合用,共奏清肺止咳、化痰通便之功。

【性状】本品为淡黄色至黄褐色的水丸;或为棕褐色的大蜜丸;气微、味苦。

【功能与主治】清肺止咳,化痰通便,消炎止痛。用于肺胃实火引起的咳嗽、痰黄黏稠、咽喉肿痛、便秘、咳血、鼻出血。

【药理作用】主要有抗菌、抗炎、祛痰、止咳、止血的作用。

(1)抗菌、消炎:黄芩含黄芩苷、黄芩素,栀子含栀子素、栀子苷、去羟栀子苷,苦参含苦参碱、多种黄酮类,大黄含蒽醌衍生物,均有抗菌、抗炎作用。

(2)祛痰、止咳:桔梗含多种皂苷、前胡香豆素,均具有祛痰作用。浙贝母含浙贝母碱、去氢浙贝母碱,具有镇咳、祛痰作用,其作用强度似可待因。

(3)止血:大黄能提高毛细血管致密性,促进血凝,具有止血作用。

【临床应用】主用于上呼吸道感染、支气管炎、咽炎、肺炎、咽喉肿痛、发热、鼻出血、咳血、便秘等。

【制剂与用法】丸剂:大蜜丸,每丸重 9g。片剂:每片重 0.6g。口服,每次 6g,每日2～3次。

【注意事项】风寒咳嗽、脾胃虚弱者及孕妇忌服,体弱便溏者勿服,忌食生冷、辛辣、燥热之品,忌烟酒。

贝羚胶囊

【处方】川贝母、羚羊角、猪去氧胆酸、麝香、沉香、人工天竺黄(飞)、青礞石(煅,飞)、硼砂(炒)。

本方主用于热痰阻肺证之咳喘。方中川贝母清热化痰、润肺止咳;羚羊角平肝熄风、清热解毒;两药合用,清肺痰,止咳喘。辅以猪去氧胆酸清热润燥、止咳平喘;人工竺黄清热豁痰,凉心定惊;麝香开窍醒神,活血通经;沉香行气止痛、纳气平喘,与麝香配伍,增强开窍醒神之功。佐以青礞石坠痰下气,平肝镇惊;炒硼砂清热解毒。各药合用,共奏清热化痰、止咳平喘之功。

【性状】本品为硬胶囊,内容物为土黄色粉末;气特异,味微苦。

【功能与主治】清热化痰,止咳平喘。用于痰热阻肺、气喘咳嗽、小儿肺炎、喘息性支气管炎及成人慢性支气管炎见上述证候者。

【药理作用】

羚羊角含磷酸钙、角蛋白及不溶性无机盐;麝香含麝香酮、脑甾醇,抗菌、抗炎可促进ACTH分泌,激发肾上腺皮质功能,同时具有抗菌作用,麝香还可兴奋呼吸中枢,贝母中含有的生物碱能扩张支气管平滑肌,抑制腺体分泌。

贝羚胶囊可稀释痰液,促进呼吸黏膜上皮细胞纤毛运动,使痰液易于咳出,有较强的抗炎、降低BHR、抗菌及免疫功能调节作用。

【临床应用】治疗急慢性支气管炎、支气管哮喘、肺炎、硅沉着病等。

【制剂与用法】胶囊剂,每粒0.3g。口服,每次0.6g,每日3次;小儿每次0.15~0.6g,周岁以内酌减,每日2次。

【注意事项】大便溏薄者不宜使用。

急支糖浆

【处方】鱼腥草、金荞麦、四季青、麻黄、紫菀、前胡、枳壳、甘草。

本方主用于痰热咳嗽。方中鱼腥草清热解毒,化痰止咳;金荞麦清热解毒,祛风利湿,两者共用主药。辅以四季青、麻黄、前胡宣散风热、降气化痰平喘。佐以枳壳破气化痰消积;紫菀润肺化痰止咳。甘草调和诸药。各药合用,共奏清热化痰、宣肺止咳之功。

【性状】本品为棕黑色的黏稠液体;味甜、微苦。

【功能与主治】清热化痰,宣肺止咳。用于治疗外感风寒所致的咳嗽,症见发热、恶寒、胸胁满闷、咳嗽咽痛、急性支气管炎、慢性支气管炎急性发作见上述证候者。

【药理作用】主要有解热、镇咳祛痰、抗炎、抗菌、抗病毒等作用。

(1)解热:麻黄含麻黄碱、伪麻黄碱、挥发油,金荞麦含槲皮素、槲皮苷、芸香苷,有一定的退热作用。

(2)镇咳祛痰:鱼腥草含鱼腥草素、挥发油,紫菀含紫菀皂苷、紫菀酮,均有祛痰止咳作用。麻黄能缓解支气管痉挛。

(3)抗炎:金荞麦含槲皮素、槲皮苷、芸香苷;甘草含甘草甜素,有抗炎作用。麻黄、四季青、鱼腥草均有不同程度的抗炎作用。

(4)抗菌、抗病毒:金荞麦、鱼腥草、四季青对金黄色葡萄球菌、绿脓杆菌及链球菌都有较强的抑菌作用;麻黄还有抗病毒作用。

【临床应用】用于属热证之急、慢性支气管炎,上呼吸道感染,肺脓疡等。用急支糖浆主治痰热壅肺证咳嗽182例,显效率为58.2%,总有效率为95.6%。

【不良反应】偶可引起过敏性荨麻疹、呛咳,空腹服用偶见头晕、恶心、心慌、出汗。

【制剂与用法】糖浆剂,每瓶100ml。口服,每次20~30ml,每日3~4次;儿童一岁以内每次5ml,一岁至三岁每次7ml,三岁至七岁每次10ml,七岁以上每次15ml,每日3~4次。

【注意事项】服药期忌食辛辣燥热之品。属于寒证咳嗽者忌服。不宜空腹服用。心脑血管病患者慎用。

二、润肺化痰止咳中成药

润肺化痰止咳中成药，主用于燥痰证之咳嗽。症见：痰稠而黏，咯之不爽，咽喉肿痛，甚则呛咳，声音嘶哑等。常用润肺化痰药如贝母、枇杷、麦冬等为主组成方剂。

养阴清肺丸（膏、口服液、颗粒、糖浆）
《重楼玉钥》

【处方】地黄、麦冬、玄参、川贝母、白芍、牡丹皮、薄荷、甘草。

本方主用于肺肾阴虚证。方中地黄养阴清热生津为主药。辅以玄参清热凉血、滋阴解毒；麦冬养阴清肺。佐以丹皮清热凉血；白芍敛阴养血；川贝母清热化痰、润肺止咳；薄荷辛凉而散热、疏表利咽。甘草泻火解毒、调和诸药，为使药。各药合用，具有养阴清肺、解毒利咽之功。

【性状】本品为黑色的大蜜丸，味甜、微苦。

【功能与主治】养阴润燥，清肺利咽。用于阴虚肺燥，咽喉干痛，干咳少痰或痰中带血。

【药理作用】本品具有镇咳、祛痰、抗炎、抗菌、解毒、解热、镇静、提高免疫功能的作用。

（1）镇咳、祛痰：对小鼠吸入浓氨水气雾或 SO_2 引起的咳嗽，本品有明显的抑制作用，能抑制咳嗽中枢，降低呼吸道感受器敏感性。本品能增强小鼠气管段酚红排泄量，增加大鼠毛细玻管排痰，提示有良好的祛痰作用。川贝母含贝母碱、贝母皂苷，对小鼠氨水引咳法及酚红排泄法证明其具有镇咳、祛痰作用。甘草含甘草甜素，口服后能覆盖发炎的咽部黏膜，缓和炎症刺激，还能促进咽喉及支气管的分泌，使痰易咳出

（2）抗炎：小鼠耳廓二甲苯致炎，给予本品后肿胀度明显降低。丹皮含丹皮酚，能降低毛细血管的通透性，其苷类部分对炎症的作用是通过抑制血小板聚集所致，也有认为甘草影响了细胞内生物氧化过程，降低了细胞对刺激的反应性；生地含 β-谷甾醇、地黄素、甘露醇，对大鼠实验性甲酸性脚肿有显著消肿作用。

（3）抗菌、解毒：本方对白喉杆菌有高度抗菌作用，且对白喉毒素在体外有很高的中和能力，方中抗菌力较强的有生地、丹皮、甘草；中和毒素能力较强的有玄参、麦冬、川贝母；白芍上述两方面能力都强，抗菌及中和毒素似乎是两种独立性能，从原方中减去任何一味药抗菌作用都比原方差，而中和毒素能力则没有明显影响。中和毒素机制初步证明，毒素在试管内，经药物作用半小时后，毒性与抗原性一起被破坏，而破坏能力可能属于化学性质。

（4）解热：本方及单味药薄荷、玄参、丹皮、白芍、甘草均有不同程度的解热作用。薄荷含挥发油，通过兴奋中枢神经系统而使皮肤毛细血管扩张，促进汗腺分泌而增加散热；玄参含生物碱，对伤寒疫苗所致家兔发热有很好的退热作用；丹皮能降低正常小鼠体温，对伤寒、副伤寒菌苗引起小鼠的发热有明显解热作用。

（5）增强免疫功能：本品能提高荷瘤小鼠的 T 淋巴细胞转化功能，增加 NK 细胞活性。

（6）镇静：方中白芍、丹皮、玄参均有镇静作用，玄参、丹皮尚能抗惊厥，均能抑制小鼠自发活动，延长环己巴比妥的睡眠时间。

【毒理研究】小鼠灌服本品后无一例死亡，最大耐受量为 135g 生药/kg。长期毒性实验证明，该药对大鼠体重、进食量、各项血液指标和生化指标无明显改变，对大鼠重要脏器

作病理组织学检查无明显的病理变化。

【临床应用】用于肺阴不足、热毒偏盛之白喉、急慢性咽喉炎、支气管炎、支气管哮喘、支气管扩张、肺脓肿、肺结核、口腔溃疡、扁桃体炎、牙周炎等。亦可用于肺胃阴虚、燥火内生引起的便秘、肺痨咳血、失音、喉蛾、呃逆、胸痹、牙痛、耳鸣、鼻出血。

【制剂与用法】丸剂，每丸重9g。膏剂，每瓶装100g。口服液，每支10ml。颗粒，每袋15g。① 丸剂：口服，每次1丸，每日2次。② 膏剂：口服，每次10～20ml，每日2～3次。③ 口服液：口服，每次10ml，每日2～3次。④ 颗粒：口服，每次15g，每日2次。⑤ 糖浆：口服，每次20ml，每日2次。

【注意事项】孕妇慎用。咳嗽痰多或舌苔厚腻者慎用。对湿盛痰多或感冒初起咳嗽，不宜应用。

强力枇杷胶囊（糖浆）

【处方】枇杷叶、罂粟壳、百部、桑白皮、白前、桔梗、薄荷脑。

本方主用于燥邪犯肺证。方中枇杷叶苦寒、清肺化痰止咳、降逆止呕为主药。辅以百部润肺止咳；桑白皮泻肺平喘；白前降气化痰；罂粟壳敛肺止咳。佐以薄荷脑疏风散热。使以桔梗宣肺祛痰、利咽排脓。各药合用，共奏止咳祛痰之功。

【性状】本品为胶囊剂，内容物为棕褐色粉末；气香、味微苦。

【功能与主治】养阴敛肺，镇咳祛痰。用于伤风咳嗽、支气管炎等。

【药理作用】主要有镇咳、祛痰、抗炎、抗菌的作用。

（1）镇咳：强力枇杷胶囊0.69g/kg和2.08g/kg剂量给小鼠灌服，连续7d，能非常显著地减少浓氨水所致的小鼠咳嗽次数；1.8g/kg和5.4g/kg剂量，灌服1次，也明显提高电刺激猫喉上神经引咳阈值，且作用时间可维持2h以上。百部含多种生物碱，其中百部碱具有中枢性镇咳作用；枇杷叶含挥发油、皂苷、熊果酸，也有镇咳作用。

（2）祛痰：强力枇杷胶囊（冲剂）0.69g/kg和2.08g/kg剂量，给小鼠灌服，连续7d，结果两种剂量均可显著增加酚红从小鼠气管的排出量；1.39g/kg剂量连续给大鼠7d，也可显著增加大鼠排痰量，表明本品有明显祛痰作用。白前、桔梗所含皂苷具有祛痰作用。

（3）抗炎：强力枇杷胶囊（冲剂）0.69g/kg和2.08g/kg剂量，连续灌胃小鼠7d，可显著抑制二甲苯所致小鼠耳肿胀，0.46g/kg和1.39g/kg剂量连续给大鼠灌胃7d，也可显著抑制大鼠蛋清所致足肿胀，致炎后90min本品仍然有效。

（4）抗菌：强力枇杷冲剂对金黄色葡萄球菌、甲、乙型链球菌、肺炎链球菌、大肠杆菌有一定程度的抑制作用，其中对乙型链球菌的抑制作用最强。百部对多种球菌、杆菌、皮肤真菌有抑制作用。

【毒理研究】小鼠灌胃给药，最大耐受量为24g/kg，相当于临床成人用量的277.78倍。本品以临床每日量的31.5倍和126倍给大鼠灌胃2周，对动物的一般行为活动、体重、血象、肝肾功能、重要脏器的脏器系数以及组织形态学均无明显影响。

【临床应用】主要用于燥邪犯肺证的咳嗽、急性和慢性支气管炎、支气管哮喘等。

【制剂与用法】胶囊，每粒0.3g。糖浆，每瓶100ml。① 胶囊：口服，每次2粒，每日3次，小儿酌减。② 糖浆：口服，每次15ml，每日3次，小儿酌减。

【注意事项】孕妇、哺乳期妇女及儿童慎用。

玄麦甘桔颗粒

【处方】玄参、麦冬、甘草、桔梗。

本方主用于燥邪犯肺证。方中玄参清热凉血、滋阴解毒；养阴润肺、清心除烦；桔梗宣肺祛痰、利咽排脓；甘草泻火解毒、调和诸药。四药合用，共奏清热滋阴、祛痰利咽之功。

【性状】本品为浅棕色的颗粒，味甜。

【功能与主治】清热滋阴，祛痰利咽。用于阴虚火旺、虚火上浮、口鼻干燥、咽喉肿痛。

【药理作用】全方主要具有清热、止咳、祛痰、抗炎、抗过敏的作用，也能抑制肺炎球菌、溶血性链球菌、流感杆菌等。

方中玄参含生物碱、糖类、甾醇、氨基酸、胡萝卜素，能抗炎、抗菌、强心、降压；麦冬含多种沿阶草甾体皂苷、β-谷甾醇、氨基酸，能增强免疫功能；桔梗含皂苷，具有祛痰的作用；甘草含甘草甜素，具有肾上腺皮质激素样作用，以及抗炎、抗过敏的作用。

【临床应用】用于虚火上浮证之咽炎、喉炎、急性支气管炎等。用玄麦甘桔颗粒治疗上呼吸道感染 65 例，其中显效 54 例，显效率为 83%，有效 8 例，总有效率为 95.4%，无效 3 例。用本方治疗慢性咽炎 50 例，其中显效 29 例，好转 15 例，无效 6 例，总有效率为 88%。

【制剂与用法】颗粒剂，每袋装 10g。开水冲服，每次 1 袋，每日 3～4 次。

二 冬 膏

《摄生秘剖》

【处方】天冬、麦冬。

本方主用于肺阴不足之咳嗽。方中天冬、麦冬养阴润肺，清火生津，共奏养阴润肺之功。

【性状】本品为黄棕色稠厚的半流体；味甜、微苦。

【功能与主治】养阴润肺。用于肺阴不足引起的燥咳痰少、痰中带血、鼻干咽痛。

【药理作用】主要具有祛痰、抗炎、增强免疫、抑菌、降血糖的作用。

（1）祛痰：二冬膏 5g/kg、10g/kg 剂量组能明显增加小鼠呼吸道酚红排泌量，提示有祛痰作用。天冬含天门冬素、黏液质、β-谷甾醇，有镇咳作用。

（2）抗炎：二冬膏 5g/kg、10g/kg 剂量组能明显对抗二甲苯所致的小鼠耳廓肿胀，提示有抗炎作用。

（3）增强免疫：二冬膏 5g/kg、10g/kg 剂量组能明显升高环磷酰胺模型小鼠的白细胞总数。麦冬含多种沿阶草甾体皂苷、β-谷甾醇、氨基酸，多量葡萄糖，能增强免疫功能。

（4）抑菌：天门冬、麦门冬体外试验对白色葡萄球菌、金黄色葡萄球菌、白喉杆菌、肺炎双球菌等有不同程度的抗菌作用。

（5）降血糖：麦门冬对四氧嘧啶性糖尿病患者有降血糖作用，并促使胰岛细胞恢复，肝糖原较对照组有增加趋势。

【临床应用】用于属肺阴不足证之气管炎、支气管扩张症、肺结核的咳嗽。

【制剂与用法】膏剂。口服,每次9～15g,每日2次。

【注意事项】湿盛痰多的咳嗽,或脾虚大便溏泻者不宜服用。

二母宁嗽丸(颗粒)

《古今医鉴》

【处方】川贝母、知母、石膏、栀子(炒)、黄芩、桑白皮(蜜炙)、茯苓、瓜蒌子(炒)、陈皮、枳实(麸炒)、甘草(蜜炙)、五味子(蒸)。

本方主用于燥邪犯肺证。方中川贝母、瓜蒌清热化痰、润肺止咳;知母、石膏、栀子、黄芩清热泻火、滋阴润燥;桑白皮、枳实、陈皮泻肺平喘;茯苓利水渗湿;五味子敛肺生津;甘草泻火解毒、调和诸药。诸药合用,共奏清肺润燥、祛痰利咽之功。

【性状】本品为棕褐色的大蜜丸;气微香,味甜、微苦。

【功能与主治】清肺润燥,化痰止咳。用于咳嗽痰黄,不易咯出,胸闷气促,咽喉疼痛。

【药理作用】主要具有解热、祛痰、止咳、镇静、抑菌的作用。

方中川贝母含贝母碱、贝母皂苷,具有镇咳、祛痰、平喘的作用;知母含多种甾体皂苷、黏液质,有明显的解热、祛痰、抑菌作用;石膏含硫酸钙,有解热作用;栀子含栀子素、栀子苷,有解热、镇静、镇痛、降压作用;黄芩含黄芩苷、黄芩素,有广谱抑菌作用;瓜蒌含三萜皂苷、氨基酸,有祛痰作用;桑白皮含多种黄酮衍生物,有镇静、降压、抗惊厥作用;陈皮含陈皮苷、挥发油、川皮酮等,具有祛痰、平喘、解痉、利胆的作用;茯苓含茯苓聚糖、茯苓酸,具有镇静、利尿、降血糖的作用;枳实含挥发油、黄酮苷,能缓解小肠痉挛、抗过敏;五味子含挥发油、有机酸、鞣质,有镇咳、祛痰、抑菌作用。

【临床应用】用于肺热咳嗽、气管炎、支气管炎、肺炎等。

【制剂与用法】大蜜丸,每丸重9g。颗粒剂,每袋装10g。① 丸剂:口服,每次1丸,每日2次。② 颗粒剂:开水冲服,每日1袋,每日2次。

【注意事项】风寒咳嗽或痰多而持续咳嗽的患者不宜服用。忌食辛辣。

三、燥湿化痰止咳中成药

燥湿化痰止咳中成药,主用于湿痰证。湿痰之证,多由脾肺功能失调所致,脾为生痰之源,肺为储痰之器,脾失健运则停湿生痰,阻于肺者致咳嗽痰多。症见:咳嗽痰多易咯、胸脘痞闷、头眩心悸、恶心呕吐、肢体困倦、舌苔白腻或白滑、脉缓或滑等。常用燥湿化痰药如半夏、百部等为主,配伍健脾、理气药如茯苓、白术、陈皮等组成。

二 陈 丸

《太平惠民和剂局方》

【处方】陈皮、半夏(制)、茯苓、甘草。

本方主治湿痰证。方中半夏辛温,燥湿化痰,降逆止呕为主药。辅以陈皮理气健脾,燥湿助半夏祛痰之力。佐以茯苓健脾渗湿;使以甘草调和诸药,兼以润肺和中。各药合用,共奏燥湿化痰、理气和中之功。

【性状】本品为灰棕色至黄棕色的水丸;气微香,味甘、微辛。

【功能与主治】燥湿化痰,理气和胃。用于痰湿停滞导致的咳嗽痰多、胸脘胀闷、恶心呕吐。

【药理作用】主要有镇咳、祛痰、平喘、止呕、解痉、保肝、利胆、抑菌和调节免疫机能等作用。

(1)镇咳、祛痰、平喘:甘草、半夏具有较好的镇咳作用;半夏中所含的β-谷甾醇能显著增加小鼠气管酚红排泄,有利于镇咳祛痰;甘草含甘草甜素,有镇咳作用;陈皮中所含的挥发油,特别是柠檬烯,对支气管平滑肌的自发活动有抑制作用,能明显拮抗组胺或乙酰胆碱引起的支气管痉挛,有抗过敏作用,是该方的主药活性成分。

(2)镇静:茯苓含茯苓聚糖、茯苓酸,具有镇静作用。

(3)止呕、解痉:制半夏具有较强的镇吐作用;陈皮、甘草和半夏可解除肠胃平滑肌痉挛。

(4)保肝、利胆:甘草、茯苓、陈皮均有保肝作用;半夏有利胆作用。

(5)抑菌、抗病毒:半夏、甘草、茯苓、陈皮对多种革兰阳性及阴性菌有抑制作用,陈皮亦有抗流感病毒的作用。

(6)免疫调节作用:茯苓可显著增强机体的免疫机能;甘草既可促进机体的非特异性免疫,又对体内IgE的合成呈现抑制作用,具有肾上腺皮质激素样作用。

【临床应用】用于伤风感冒、支气管炎、肺炎、肺气肿、胸膜炎等引起的风热咳嗽、哮喘等。

【制剂与用法】水丸,50粒重3g。口服,每次9~15g,每日2次。

【注意事项】本方辛香温燥易伤阴,不宜长期服用。热痰、燥痰、咯血、吐血、消渴、阴虚、血虚者均忌用。忌生冷油腻。

【备注】本品所含半夏、橘红以陈久者良而入药,故以"二陈"命名。

杏仁止咳糖浆(冲剂、口服液)

【处方】杏仁水、百部流浸膏、远志流浸膏、陈皮流浸膏、桔梗流浸膏、甘草流浸膏。

本方主治痰浊阻肺证。方中杏仁降气宣肺,止咳平喘;百部润肺止咳共为主药。辅以陈皮理气健脾,燥湿祛痰;远志宁心安神、祛痰开窍。佐以桔梗宣肺止咳、利咽排脓。使以甘草调和诸药,兼以润肺和中。各药合用,共奏燥湿化痰之功。

【性状】本品为浅黄棕色至红棕色的液体;气香,味甜、苦涩。

【功能与主治】化痰止咳,理气宣肺。用于痰浊阻肺,咳嗽痰多;急、慢性支气管炎见上述证候者。

【药理作用】主要有祛痰、镇咳、抗炎、增强网状内皮系统吞噬功能等作用。

(1)祛痰:采用酚红法,给小鼠灌服剂量分别为3.9ml/kg、11.7ml/kg的杏仁止咳口服液,测定酚红排出量,与生理盐水组比较,有明显的祛痰作用。桔梗含皂苷,陈皮含陈皮苷、挥发油、川皮酮等,具有祛痰的作用。

(2)镇咳:给小鼠灌服剂量为3.9ml/kg、11.7ml/kg的本药,用氨水引咳法,求出半数小鼠咳嗽的吸气时间,结果表明本药口服液具有明显的止咳作用。百部含多种生物碱,其中百部碱具有中枢性镇咳作用。杏仁含苦杏仁苷,有镇咳作用。

(3) 抗炎:给小鼠灌服剂量为 3.9ml/kg、11.7ml/kg 的本药口服液,对巴豆油致小鼠耳肿胀和琼脂致小鼠足肿胀,均有明显的抗炎作用。

(4) 增强网状内皮系统吞噬功能:给小鼠灌服剂量为 3.9ml/kg、11.7ml/kg 的本药,用印度墨汁法,求出碳廓清指数及吞噬活性,结果表明,杏仁止咳口服液对小鼠网状内皮系统吞噬功能具有明显的激活作用。

【毒理研究】大量口服苦杏仁、苦杏仁苷均会导致严重中毒,主要是氢氰酸与细胞线粒体内的细胞色素氧化酶三价铁起反应,抑制酶活性,使组织细胞呼吸受阻,导致死亡。所以本品不宜长期大量服用。小鼠服用相当于成人一次耐受用量的 650 倍,即相当于成人日耐受用量的 210 倍的杏仁止咳口服液,未见异常。

【临床应用】用于伤风感冒、上呼吸道感染、急慢性支气管炎、百日咳等。

【制剂与用法】糖浆,每瓶 100ml。冲剂,每包重 20g。口服液,每支 10ml。① 糖浆:口服,每次 15ml,每日 3～4 次。② 冲剂:温开水冲服,成人每次 1 包,每日 3 次,7 岁以上儿童服成人 1/2 量,3～7 岁儿童服成人 1/3 量。③ 口服液:口服,每次 10ml,每日 3～4 次。

【注意事项】忌食辛辣、油腻食物。不宜大剂量长期服用。

四、温化寒痰止咳中成药

温化寒痰止咳中成药,主用于寒痰证的咳嗽。风寒束表,皮毛闭塞,卫阳被遏,营阴郁滞,症见:咳嗽痰多而稀,色白,舌苔白滑、脉浮等。常用温肺化痰药如麻黄、细辛、干姜、附子等为主组成。

小青龙合剂(颗粒)
《伤寒论》

【处方】麻黄、桂枝、白芍、干姜、细辛、炙甘草、五味子、法半夏、

本方主用于外感风寒,水饮内停证。方中麻黄、桂枝发汗解表,相须为主药,且麻黄又能宣肺平喘,桂枝温通经脉。辅以干姜、细辛温肺化饮,兼助麻黄桂枝解表。佐以五味子生津敛汗,芍药养血调经、平肝止痛,半夏燥湿化痰,降逆止呕。炙甘草益气和中、调和诸药,为佐使之药。各药合用,共奏解表化饮、止咳平喘之功。

【性状】本品为棕黑色的液体;气微香,味甜、微辛。

【功能与主治】解表化饮,止咳平喘。用于风寒水饮、恶寒发热、无汗、喘咳痰稀。

【药理作用】主要有平喘,抗过敏,抗炎、扩张外周血管,升高皮肤温度,改善肾上腺皮质功能及肺机能,对血液流变学的影响,促进红细胞糖酵解等作用。

(1) 平喘:对离体豚鼠气管平滑肌,全方及其大部分组成药,都可不同程度地拮抗组胺、乙酰胆碱和氯化钡等引起的气管收缩,显示程度不等的气管平滑肌松弛作用。全方醇提取液的抗组胺作用及抗乙酰胆碱作用,均较盐酸麻黄碱为强,且麻黄碱也不抗氯化钡痉挛。细辛、桂枝、五味子三药配伍有显著的抗氯化钡痉挛收缩作用及直接松弛气管平滑肌作用。小青龙合剂能抑制致敏小鼠中脑过敏介质 5-HT、His 的分泌,促进肾上腺素的分泌;稳定肥大细胞膜,抑制其脱颗粒,从而抑制过敏介质的释放;能显著延长喘液所致豚鼠

哮喘抽搐和跌倒潜伏期,明显抑制大鼠 PCA 反应,对 DNCB 所致的小鼠皮肤迟发性超敏反应 DTH 有显著抑制作用。

(2) 抗过敏:小青龙汤能选择性降低肺组织内 Th$_1$、Th$_2$ 数量,减少 IL-5 的含量,降低炎性细胞因子 TNF-α 含量。与糖皮质激素合用有药效相加作用。本药能强烈地对抗化合物 48/80 所致肥大细胞的脱颗粒,正常豚鼠腹腔肥大细胞在用 48/80 刺激时脱颗粒率为76%,而本药则为 16%,且抑制作用呈量-效关系。对于抗 EA IgE 血清与致敏肥大细胞共孵所致脱颗粒亦有显著抑制效果。

(3) 抗炎:本品能显著抑制二甲苯所致的小鼠耳廓肿胀和角叉菜胶所致足跖肿胀;对小鼠棉球肉芽肿亦有显著抑制作用。

(4) 扩张外周血管、升高皮肤温度:本方及其拆方进行兔耳血管及大鼠足跖温度实验,发现本方、分别由桂枝、五味子、细辛及桂枝、五味子、细辛、半夏、麻黄组成方,可扩张离体兔耳血管,使灌流量明显增加;而由半夏、麻黄组成方则使流出量降低。除桂枝、五味子、细辛组方对大鼠足跖温度明显降低外,其余各方可使其先升后降。

【临床应用】用于外感风寒兼水饮内停之证,如伤风感冒、急、慢性支气管炎、支气管哮喘、肺气肿、肺结核、百日咳、慢性肾炎水肿。还可用于过敏性鼻炎、过敏性结膜炎、荨麻疹、类风湿关节炎、妊娠期过敏、乙型肝炎 ALT 升高等。

【不良反应】偶有消化道症状(胃部不适、嗳气、腹泻等)或皮肤瘙痒感(中止给药后迅速消失)。

【制剂与用法】合剂,每支 10ml,每瓶 100、120ml。颗粒,每袋 6(无蔗糖)、13g。① 合剂:口服,每次 10~20ml,每日 3 次,用时摇匀。② 颗粒:开水冲服,每次 6g(无蔗糖)或每次 13g,每日 3 次。

【注意事项】儿童、孕妇、哺乳期妇女慎用。肝肾功能不全者禁服。糖尿病患者禁服(含糖型)。风热咳喘及正气不足的虚喘不宜用,阴虚干咳无痰者禁用。

通宣理肺丸(胶囊、口服液、片、冲剂)
《太平惠民和剂局方》

【处方】紫苏叶、前胡、桔梗、苦杏仁、麻黄、甘草、陈皮、半夏(制)、茯苓、枳壳(炒)、黄芩。

本方主用于风寒束肺证。方中紫苏叶、麻黄辛温发汗解表为主药。辅以前胡降气化痰、宣散风热;杏仁降气宣肺,止咳平喘;桔梗宣肺止咳、利咽排脓。佐以陈皮、制半夏理气燥温化痰;茯苓健脾渗湿;枳壳行气消痰;甘草、黄芩清热润肺、化痰止咳。使以甘草调和诸药。诸药合用,共奏解表散寒、宣肺止嗽之功。

【性状】本品为黑棕色至黑褐色的水蜜丸或大蜜丸;味微甜、略苦。

【功能与主治】解表散寒,宣肺止嗽。用于风寒束表、肺气不宣所致的感冒咳嗽,症见发热、恶寒、咳嗽、鼻塞流涕、头痛、无汗、肢体酸痛。

【药理作用】主要有镇咳、抗炎、抗菌、抗病毒、解热、祛痰、平喘、镇痛的作用。

(1) 镇咳:按 2g/kg 的剂量,实验前 1h 灌胃给药,通宣理肺丸对枸橼酸所致的豚鼠咳嗽和氨水所致的小鼠咳嗽,与生理盐水和磷酸可待因比较,均有明显的镇咳作用;对豚鼠电刺激引咳,也有明显的镇咳作用。本品对枸橼酸所致的豚鼠咳嗽和氨水所致的小鼠咳嗽有显著的镇咳作用。

(2)抗炎:本品对大鼠蛋清性足肿胀有显著的抑制作用,能抑制小鼠毛细血管通透性增高。

(3)抗菌、抗病毒:通宣理肺丸对金黄色葡萄球菌、溶血性链球菌有一定的抑菌作用。对京防 A3 流感病毒滴鼻感染所致的肺炎肺指数增高,有显著的抑制作用。本品对病毒性肺炎指数增高有显著抑制作用。

(4)解热:本品对大鼠皮下注射大肠杆菌内毒素所致的发热有显著对抗作用。

(5)祛痰:本品对实验大鼠有良好的祛痰作用。

(6)平喘:对磷酸组胺和氨化乙酰胆碱喷雾所致的豚鼠实验性哮喘,灌胃给通宣理肺丸 1h 及 3h,与生理盐水和氨茶碱比较,均有显著的平喘作用,且呈明显的量-效关系。

(7)镇痛:本品能延长小鼠扭体反应的潜伏期,亦能减少扭体反应次数。

【毒理研究】小鼠灌胃冲剂 0.05g/g 体重,相当于临床人一天用剂量的 119.73 倍,观察 7d,小鼠活动、饮食、排泄正常,无死亡。

【临床应用】用于风寒感冒、急性支气管炎、哮喘、肺气肿等,亦有新用于急性鼻炎、荨麻疹、便秘、暴聋等。

【制剂与用法】水蜜丸,每 100 丸重 10g;大蜜丸每丸重 9g。① 丸剂:口服,水蜜丸每次 7g,大蜜丸每次 2 丸,每日 2~3 次。② 胶囊:口服,每次 2 粒,每日 2~3 次。③ 口服液:每次 2 支,每日 2~3 次。④ 片剂:口服,每次 4 片,每日 2~3 次。⑤ 冲剂:每次 1 块(9g),每日 2 次,开水冲服。

【注意事项】风热感冒忌用。忌食生冷黏腻。孕妇禁用。

痰 饮 丸

【处方】附子、干姜、附子(炙)、肉桂、白术(炒)、甘草(炙)、白芥子(炒)、紫苏子(炒)、莱菔子(炒)。

本方主用于脾胃阳虚、水湿内停所致痰饮阻肺证。治当温阳化痰饮。方中干姜、附子辛热,温肺散寒以化饮,又温脾阳以化湿,温肾阳以制水泛,为主药。辅以肉桂补火助阳,散寒止痛;白术健脾渗湿,不仅化水湿内停之痰饮,且能杜生痰饮之源。佐以莱菔子、苏子、白芥子顺气降逆、化痰消食。使以甘草润肺和中、调和诸药。各药合用,共奏温补脾肾,助阳化饮,化痰消食,止咳平喘之功。

【性状】本品黑褐色的浓缩丸;气微香,味辛、微苦。

【功能与主治】温补脾肾,助阳化饮。用于痰饮咳嗽、气促发喘、咯吐白痰、畏寒肢冷、腰酸背冷、腹胀食少。

【药理作用】主要有防治慢性气管炎、提高机体免疫力、保护肾上腺、抑制甲状腺功能等作用。

(1)防治慢性气管炎作用:每日痰饮丸 2.5g/kg 给大鼠灌胃,连续 14d,做肺部病理切片,病理形态光镜检查,结果表明,给痰饮丸大鼠自发性慢性肺炎及氨水喷雾刺激大鼠肺支气管炎症病变,皆较对照组鼠明显减轻。

(2) 提高机体免疫力：每日痰饮丸 1.25g/kg 给家兔灌胃，连续 12d，可使家兔肺炎球菌液免疫后，产生凝集素的能力明显高于对照组兔。

(3) 保护肾上腺功能：给小鼠肌内注射醋酸强的松龙(0.25mg/只)，连续 7d，引起肾上腺皮质功能低下症，使小鼠的肾上腺湿重减轻及肾上腺中维生素 C 含量增加。如给小鼠痰饮丸灌胃(2.5g/kg)，连续 14d，则使注射强的松龙小鼠肾上腺湿重减轻及肾上腺中维生素 C 含量增加的程度变小，与对照组比较，差异非常显著，这表明痰饮丸对大量皮质激素致肾上腺萎缩、功能低下有预防保护作用。

(4) 抑制甲状腺功能：取生药制成煎剂，20ml/kg 或 40ml/kg 分别给大、小鼠灌胃，连续 6d，可明显抑制大、小鼠甲状腺吸 ^{131} 碘率，对甲状腺功能有明显抑制作用，呈剂量依赖关系。实验证明，痰饮丸可协同甲基硫氧嘧啶使大鼠甲状腺肥大增生的作用。

【临床应用】用于属肾阳虚、痰饮阻肺证之慢性气管炎。

【不良反应】少数病人服药后可出现头晕、口干、恶心、便秘等不良反应；多数症状可自行消失。长期用药未见明显中毒症状。

【制剂与用法】浓缩丸，每 10 丸重 1.7g，每瓶装 400 丸。口服，每次 14 粒，小儿 11～16 岁每次 7 粒，5～10 岁每次 5 粒，每日早晚各 1 次。可每季度服药 1 个月。

止咳宝片

【处方】紫菀、橘红、桔梗、枳壳、百部、五味子、陈皮、干姜、荆芥、罂粟壳浸膏、甘草、氯化铵、前胡、薄荷素油。

本方主用于寒痰阻肺证的咳嗽。方中橘红理气宽中、燥湿祛痰；紫菀润肺化痰止咳；两药合用，理肺祛痰、止咳平喘，共为主药。辅以百部润肺止咳；桔梗宣肺利咽止咳；罂粟壳浸膏敛肺止咳平喘；氯化铵止咳。佐以枳壳、陈皮理气宽中、燥湿化痰；前胡降气化痰、宣散风热；五味子敛肺止咳；荆芥散风寒、利咽；干姜温肺散寒以化饮；薄荷素油疏风散热。使以甘草润肺和中气调和诸药。各药合用，共奏理肺祛痰、止咳平喘之功。

【性状】本品为薄膜衣片，除去包衣后，显棕黑色；味微苦、咸。

【功能与主治】宣肺祛痰，止咳平喘。用于外感风寒所致咳嗽、痰多清稀、咳甚而喘；慢性支气管炎与上呼吸道感染见上述证候者。

【药理作用】本方复方和单味药主要有镇咳、祛痰、平喘、抗过敏、抗炎等作用。止咳宝片有较强的镇咳作用，其作用强度类似可待因。

方中紫菀含紫菀皂苷、紫菀酮，具有镇咳祛痰、抑菌的作用；橘红含挥发油，具有刺激性祛痰作用，黄酮类化合物有解痉作用，促进痰液分泌、变稀，易于咳出；百部含百部碱、百部定碱、有机酸，具有中枢性镇咳作用，能松弛支气管平滑肌，抗菌、抗病毒；桔梗含多种皂苷，祛痰、镇咳、平喘；罂粟壳含生物碱(吗啡等)，具有镇咳、止痛的作用；氯化铵止咳；枳实含挥发油、黄酮苷，有强心、抗过敏作用；前胡含挥发油、前胡苷、前胡素，有较好的祛痰作用；陈皮含陈皮苷、挥发油，具有祛痰、平喘作用；干姜含挥发油，抗炎消肿抑菌；细辛含挥发油，具有解热、抗炎、镇静作用；五味子含五味子素，具有镇咳、护肝、兴奋呼吸、止咳、降血压的作用。甘草甜素具有抗过敏作用和皮质激素样抗炎作用。

【临床应用】用于属寒痰阻肺证的上呼吸道感染、慢性支气管炎引起的久咳不愈、痰黏色白、咳甚而喘者。

【不良反应】偶见头晕、口苦、大便结。

【制剂与用法】片剂,每片重 0.35g。口服,每次 2 片,每日 3 次,或遵医嘱。一般连服 7d 为 1 个疗程,可连服 3~5 个疗程。

【注意事项】① 孕妇、婴儿和哺乳期妇女忌用。② 肺热、肺燥的干咳及咳痰带血者慎服。③ 服药期间不宜再受风寒,并禁食冷物、辣椒及各种酒类。

镇咳宁糖浆(胶囊)

【处方】甘草流浸膏、桔梗、盐酸麻黄碱、桑白皮。

本方主用于风寒束肺证。方中甘草流浸膏具镇咳祛痰为主药。辅以桔梗宣肺祛痰、利咽排脓。佐以麻黄有效成分盐酸麻黄碱,扩张支气管平滑肌、止咳平喘;桑白皮泻肺平喘、利水消肿。四药合用,共奏镇咳祛痰之功。

【性状】本品为深褐色的黏稠液体;气芳香、味甜。

【功能与主治】止咳,平喘,祛痰。用于风寒束肺所致的伤风咳嗽、支气管炎、哮喘等。

【药理作用】主要有镇咳、祛痰、抗炎、抗菌、平喘的作用。

(1)镇咳:本品对枸橼酸诱导的豚鼠咳嗽和氨水引起的小鼠咳嗽有显著抑制作用,猪胆汁提取物在镇咳中起主要作用,桔梗和浙贝母起协同作用。

(2)祛痰:本品能明显促进小鼠气道的酚红排泄和大鼠毛细管排痰量,而三种中药单独给药 5 倍于本品含量不能促进小鼠气道酚红排泄,表明该组方有协同性。

(3)抗炎:本品对角叉菜胶引起的大鼠胸腔炎症有明显抑制作用,能抑制二甲苯所致的小鼠耳廓肿胀。

(4)抗菌:本品对金黄色葡萄球菌和肺炎克雷伯菌的 ED_{50} 分别为 1.26g/kg 和 0.89g/kg,对卡他奈瑟菌及乙链菌较敏感。

(5)平喘:本品能明显抑制组胺所致的幼年豚鼠哮喘反应。

【毒理研究】毒性实验表明,小鼠的半数致死量 LD_{50} 为 48.37g 生药/kg,引起动物零死亡的剂量相当于人用剂量的 547 倍。

【临床应用】用于伤风感冒、急性支气管炎、支气管哮喘等。

【制剂与用法】糖浆剂,每瓶装 100ml。胶囊,每粒 0.35g。① 糖浆:口服,每次 5~10ml,每日 3 次。② 胶囊:口服,每次 1~2 粒,每日 3 次。

【注意事项】应在医生指导下用药;冠心病、心绞痛和甲状腺功能亢进患者慎用。

牡荆油胶丸

【处方】牡荆油。

牡荆油为马鞭科植物牡荆中提取的挥发油,具有化痰、止咳、平喘之功。

【性状】本品为黄棕色透明胶丸,内容物为淡黄色至橙黄色的油质液体,有特殊的香气。

【功能与主治】祛痰、止咳、平喘。用于慢性支气管炎。

【药理作用】主要有祛痰、镇咳、平喘、镇静、催眠、增强免疫功能等作用。

(1)祛痰:牡荆油的主成分为β-丁香烯,小鼠气管段排泄酚红法显示,小鼠灌服牡荆油1.04~1.73g/kg有明显祛痰作用,作用强度随剂量增大有增强的趋势,其作用主要通过迷走神经,对气管的直接作用差。大鼠毛细管排痰法实验提示本品有祛痰作用。

(2)镇咳:恒压浓氨水喷雾致咳法显示,小鼠灌服牡荆叶油乳剂1.04g/kg具有明显的镇咳作用。通过电刺激猫喉上神经引咳法实验,表明有镇咳作用。

(3)平喘:恒压组胺喷雾法显示,牡荆油乳剂1.0g/kg一次口服给药,能明显延长豚鼠对组胺引起的抽搐倒伏的开始时间,并减少出现的动物数,有一定的平喘作用,并能预防小鼠实验性慢性气管炎急性发作。

(4)镇静、催眠:小鼠灌服牡荆油半小时后腹腔注射40mg/kg戊巴比妥钠,能显著延长催眠时间,增加其阈下剂量的催眠动物数,表明牡荆油具有一定的镇静、催眠作用。

(5)对肾上腺皮质功能及网状内皮系统的影响:口服 1/8 LD_{50} 的牡荆油乳剂能使幼鼠胸腺明显萎缩,说明具有增强肾上腺皮质功能的作用,大剂量牡荆油能抑制小鼠网状内皮系统对炭粒的吞噬能力。

(6)其他作用:家兔十二指肠插管给牡荆油乳剂有降压作用;对离体回肠有抗胆碱作用明显。

【毒理研究】急性毒性试验表明,小鼠灌胃牡荆油胶丸的 LD_{50} 为 10.32±1.5g/kg,长毒试验表明,小鼠灌胃 6 周后活动正常,体重增长,气管、心、肝、肺、脾、胃、十二指肠和肾等主要脏器未见中毒性病变。猫连续 20d 每日 1500mg/kg 口服牡荆油,对心电图无明显影响。

【临床应用】用于慢性支气管炎。

【不良反应】有个别患者在服药的头几天有轻度口干、咽燥感,少数患者有胃部不适、头晕、嗳气现象,一般不需处理,在三四天内即自行消失。

【制剂与用法】每丸含牡荆油20mg。口服,每次1~2丸,每日3次。

【注意事项】孕妇禁用。忌烟、酒及辛辣、香燥、生冷、油腻食物。

五、化痰熄风中成药

化痰熄风中成药,主用于肝风内动之风痰证。情态失调,惊恐狂怒,郁结生痰,或因饮食不节,劳累过度,脾湿生痰,且肝风挟痰上逆,阻塞清窍,症见:眩晕头痛或癫痫,牙关紧闭,双手握拳,甚则昏厥,不省人事。常用化痰药与平肝熄风药配伍组方。

镇 痫 片

【处方】牛黄、朱砂、石菖蒲、广郁金、胆南星、红参、甘草、珍珠母、莲子心、麦冬、酸枣仁、远志(甘草水泡)、茯苓。

本方主用于风痰证。方中牛黄、胆南星息风止痉、化痰开窍;石菖蒲、郁金、朱砂、酸枣仁、远志、珍珠母、莲子心宁心安神、清心除烦;麦冬养阴润肺;茯苓健脾渗湿;红参、甘草益气补中。诸药合用,功奏镇心安神、豁痰通窍之功。

【性状】本品为赭红色的片;味苦。

【功能与主治】镇心安神，豁痰通窍。用于癫狂心乱、痰迷心窍、神志昏迷、四肢抽搐、口角流涎。

【药理作用】本方中朱砂既为主药又为有毒成分，其有效成分为硫化汞，汞与蛋白质中的巯基有特别的亲和力，高浓度时，可抑制多种酶活动，进入体内的汞主要分布在肝肾，从而引起肝肾损伤，并可通过血脑屏障，直接损害中枢神经系统。南星含三萜皂苷、安息香酸、生物碱，具有抗惊厥、镇静、镇痛、抗心律失常、祛痰的作用；石菖蒲含挥发油，有镇静、抗惊厥、解痉作用；郁金含挥发油、姜黄素，有镇痛、保肝、抗炎作用；珍珠母含碳酸钙，有保肝作用；麦冬含沿阶草甾体皂苷，能提高免疫功能；酸枣仁含多量脂肪油和蛋白质，有镇静、催眠作用；远志含皂苷，有祛痰、抗惊厥作用；茯苓含茯苓聚糖、茯苓酸，有利尿、镇静作用。全方具有抗惊厥、镇静等作用。

【临床应用】用于癫痫、狂躁型精神病等。

【制剂与用法】片剂，每片相当于原药材 1.423g。口服，每次 4 片，每日 3 次，饭前服用。7 岁以上儿童服成人量的 1/2，3～7 岁儿童服成人量的 1/3。

【注意事项】忌忧思恼怒。本病含毒性药，不宜多服，孕妇忌服。

六、补肺祛痰止咳中成药

本类药物滋阴润肺祛痰。肺肾阴虚，生内热而肺失清肃，虚火上炎，症见咳嗽气喘，咽喉肿痛，甚则咳中带血，常用滋补肺肾阴虚中药与化痰止咳中药配伍。

百合固金丸（口服液）
《医生集解》

【处方】百合、地黄、熟地黄、麦冬、玄参、川贝母、当归、白芍、桔梗、甘草。

本方主用于肺肾阴虚所致的虚火上炎证。方中百合养阴润肺止咳，生、熟地黄滋阴养肺，清热凉血，共为主药。辅以麦冬滋养肺胃之阴，并助百合润肺止咳；玄参清热凉血、滋阴解毒。佐以当归补血活血，白芍养血敛阴，川贝母、桔梗清肺化痰止咳；使以甘草调和诸药。诸药合用，使阴液充足，虚火自降，诸证悉平。

【性状】本品为黑褐色的水蜜丸或大蜜丸；味微甜。

【功能与主治】养阴润肺，化痰止咳。用于肺肾阴虚、燥咳少痰、痰中带血、咽干喉痛。

【药理作用】本方主要具有抗炎、镇咳、祛痰、平喘、影响免疫功能等作用。

（1）抗炎：本品对大鼠蛋清性足肿胀有明显的抑制作用，能抑制小鼠毛细血管通透性的增加，对 2% 羟甲基纤维素（CMC）生理盐水溶液引起的白细胞游走反应有明显的抑制作用。

（2）镇咳：本品对小鼠氨水引咳和豚鼠氨水引咳有明显的抑制作用，能延长氨水引咳时间，减少咳嗽次数。

（3）祛痰：本品能明显增加小鼠气管酚红排泌量，作用与痰咳净相似。采用大鼠气管毛细管引流法，实验结果表明本品能增加大鼠排痰量。桔梗能显著增加呼吸道黏液的分泌量，甘草能促进咽喉及支气管的分泌，使痰容易咳出，表现祛痰止咳作用。

（4）对阴虚动物免疫功能的影响：小鼠用 2，4-二硝基氯苯（DNCB）致敏，结果表明，阴虚对照组小鼠的 DNCB 反应明显抑制，耳重增加减少，百合固金丸 10g/kg 可防止阴虚所致的 DNCB 反应抑制。通过绵羊红细胞（SRBC）小鼠迟发型足垫反应，显示百合固金丸对阴虚所致的 SRBC 反应抑制有明显减轻作用。

（5）平喘：贝母具有扩张支气管平滑肌作用。

【临床应用】 用于属肺肾阴虚的慢性支气管炎、肺结核、支气管扩张、咯血、小儿久咳、咽喉炎、泌尿系感染、梅核气、小儿口疮、多汗症、遗精等。用百合固金汤治疗阴虚型慢性咽炎 73 例，痊愈 63 例，占 86.30%，显效 8 例，占 10.96%，无效 2 例，占 2.74%，总有效率为 97.26%。

【制剂与用法】 水蜜丸；大蜜丸，每丸重 9g；口服液，每支 20ml。① 丸剂：口服，水蜜丸每次 6g，大蜜丸每次 1 丸，每日 2 次。② 口服液：口服，每次 1 支，每日 3 次。

【注意事项】 脾虚便溏、食欲不振者忌用。

金咳息胶囊

【处方】 蛤蚧（去头足鳞）、生晒参、黄芪、川贝母、五味子、桑白皮（蜜制）、苦杏仁（炒）、玄参、当归、白芍、茯苓、甘草等。

本方主用于肺脾两虚、肾不纳气证的咳喘。方中蛤蚧甘咸温、补肺益肾、纳气定喘；生晒参甘温、补肺益脾气；两药合用，补肺健脾、益肾纳气、止咳平喘，共为主药。辅以川贝母清热润肺、止咳化痰；桑白皮降气止咳化痰；苦杏仁宣利肺气、祛痰止咳；黄芪益气健脾补肺；五味子益气而止咳喘；五药合用，加强主药补肺健脾、益肾纳气、止咳化痰平喘之功。佐以玄参清虚火；当归治咳逆上之气；白芍养血和血；茯苓健脾燥湿化痰。使以甘草调和诸药。各药合用，共奏补肺纳气、止咳平喘、理肺化痰之功。

【性状】 本品为胶囊剂，内容物为棕褐色粉末；气微，味微苦。

【功能与主治】 补肺纳气，止咳平喘，润肺化痰。适用于肺脾两虚、肾不纳气所致久咳痰白，气喘阵作、动则益甚，痰乏无力，畏寒背冷，苔白，脉沉等，或用于慢性气管炎迁延、缓解期、轻度慢性阻塞性肺气肿见有上述证候者。

【药理作用】 主要有明显的镇咳，平喘，抗炎，促进小鼠网状内皮系统吞噬功能，可增加正常小鼠肺脏内蛋白质、RNA 含量，可抑制由氯化镉中毒引起的大鼠肺脏蛋白质、RNA 下降，同时降低肺部 5-HT，并能增加血浆内 cAMP 的含量，可使氯化镉中毒大鼠血清微量元素锌升高、铜降低。

方中蛤蚧含蛋白质、脂肪、丰富的微量元素和氨基酸，能解痉、平喘、抗炎、增强免疫功能；生晒参含人参皂苷，具有增强免疫功能、调整中枢神经系统功能、抗心肌缺血的作用；川贝含多种生物碱，具有镇咳祛痰的作用；桑白皮含多种黄酮衍生物，有镇静、镇痛、抗惊厥的作用；苦杏仁含苦杏仁苷、脂肪油、蛋白质，有镇咳平喘作用；茯苓含茯苓聚糖、茯苓酸，能利尿、镇静；当归含水溶性成分阿魏酸、挥发油，具有改善微循环、松弛支气管平滑肌、增强免疫的作用；白芍含芍药苷、羟基芍药苷，具有解痉、镇静、抗炎、调节免疫作用；黄芪含黄酮类、皂苷类成分，具有增强免疫功能、抗炎的作用。

【毒理研究】 小鼠口服金咳息胶囊 40g/kg，观察 7d 无死亡和其他不良反应。慢性毒性和病理结果表明，金咳息胶囊对心、肝、脾、肺、肾无明显影响，对血常规、肝功能、肾功能无明显影响，上述结果表明，金咳息胶囊毒性很低。

【临床应用】 用于属肺脾两虚、肾不纳气证的慢性支气管炎迁延期和缓解期。

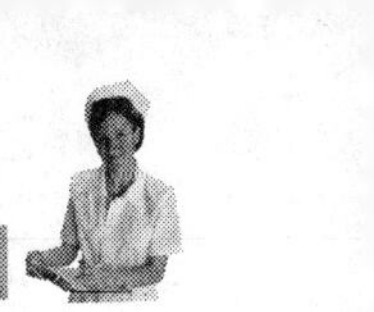

【**制剂与用法**】胶囊剂，每粒装 0.4g。口服，每次 4～5 粒，每日 3 次。

【**注意事项**】对急性期具有痰热壅肺和阴虚肺燥证候者禁用。

第二节 止咳平喘中成药

止咳平喘中成药，适用于咳嗽、喘息诸证，分为两类：

1. 止咳平喘中成药：适用于咳嗽偏重的咳喘证；

2. 平喘中成药：适用于以哮喘为主的咳喘证。

中医理论认为，引起哮喘的病因分为内因和外因，内因包括宿根与痰、体质、家族遗传因素等；外因包括外邪侵袭、饮食失宜、情志诱发。根据病证不同，分为寒喘、热喘、痰喘、虚喘。

（1）寒喘：因外感风寒，失于表散；或进食生冷，伤及肺脾之气而引起的气促喘息、咳嗽白痰，伴有恶寒发热、头痛无汗、鼻塞流涕等症。治宜宣肺解表、止嗽平喘。可用通宣理肺丸、止嗽青果丸等。

（2）热喘：多为素体阳盛，热邪犯肺，痰热郁结，肺失清肃所致，症见：呼吸急促、喉咙有鸣哮声、咳嗽痰黄、胸膈满闷、咽干口渴等。治宜清热宣肺，化痰平喘。可用止嗽定喘口服液、银黄平喘气雾剂等。

（3）痰喘：痰是哮喘发生后脏腑失调的病理产物，又是哮喘再次发作的启动因子，痰在哮喘的转归中处于枢纽位置。而最初则由外感、饮食、情志、劳逸等因素引起。症见：咳嗽痰多白黏、气逆作喘、胸胁满闷，甚至恶心呕吐等。治宜燥湿化痰、降逆平喘。可用橘红丸、止咳宝片等。

（4）虚喘：因痰气瘀阻，肺气虚或肺肾两虚，而致摄纳失常，多为久发体虚，并因反复发作而加重。肺气虚者，症见：咳嗽痰多、气短作喘、动辄汗出、精神不振、身倦无力等。治宜益气补肺定喘，可服洋参保肺丸等。肺肾两虚者，症见：气短作喘、咳嗽痰少、腰膝酸软、头晕耳鸣、潮热盗汗等。治宜滋补肺肾、纳气平喘，可服蛤蚧定喘丸、二母宁嗽丸等。

本节中将止咳平喘中成药分为三类介绍：① 清肺止咳平喘中成药；② 温肺止咳平喘中成药；③ 滋阴清肺止咳平喘中成药。将平喘中成药分为四类介绍：① 清肺平喘中成药；② 温肺平喘中成药；③ 补肺平喘中成药；④ 补肾纳气平喘中成药。

一、止咳平喘中成药

（一）清肺止咳平喘中成药

止嗽定喘口服液

《伤寒论》

【**处方**】麻黄、苦杏仁、甘草、石膏。

本方主用于表邪未解、肺热咳喘证。方中麻黄甘温，发汗解表、宣肺平喘；石膏辛甘大寒，清泄肺胃之热以生津，两药相辅相成，既能宣肺，又能泄热，共为主药。辅以杏仁味苦、降利肺气而平咳喘。甘草益气和中，与石膏相合生津止渴，调和诸药，为佐使之药。四药合用,共奏辛凉宣泄、清肺平喘之功。

【性状】本品为棕黄色的液体;气微香,味甜、微酸、涩。

【功能与主治】辛凉宣泄,清肺平喘。用于表寒里热、身热口渴、咳嗽痰盛、喘促气逆、胸膈满闷、急性支气管炎见上述症候者。

【药理作用】主要有抗变态反应、解热、抗炎、镇咳、抑菌、抗病毒等作用。

(1)抗变态反应:本品提取物能明显抑制大鼠腹腔肥大细胞脱颗粒及致敏大鼠肠管释放组胺作用,同时也能保护大鼠免受抗原攻击作用。

(2)解热:本品 4ml/kg(含生药 2.2g/ml)、2ml/kg 能显著抑制皮下注射酵母混悬液引起的大鼠发热症状。方中麻黄含麻黄碱、挥发油,具有发汗作用;石膏含 $CaSO_4 \cdot 2H_2O$,具有解热镇静作用。

(3)抗炎:本品 4ml/kg、2ml/kg 能显著抑制巴豆油所致小鼠耳廓肿胀,抑制率分别为40%和30%。

(4)镇咳:本品 4ml/kg、2ml/kg 能显著抑制氨水所致的小鼠咳嗽潜伏期,减少 2min内的咳嗽次数。苦杏仁含苦杏仁苷,水解后生成 HCN,具有镇咳的作用。

(5)抑菌:本品 4ml/kg、2ml/kg 对肺炎双球菌、金黄色葡萄球菌、绿脓杆菌、甲、乙链球菌有显著抑制作用。

(6)抗病毒:本品 4ml/kg、2ml/kg 能减少流感病毒和副流感病毒引起的小鼠死亡数,而对照组小鼠有竖毛、活动减少等现象,死亡数较多。

(7)增强免疫:本品对 Th_1/Th_2 失衡有调节作用。

【临床应用】急性和慢性支气管炎、肺炎初期、支气管哮喘、肺部感染、荨麻疹、变应性鼻炎等见上述指证者,均可辨证服用此药。

【不良反应】偶有过敏反应。

【制剂与用法】口服液,每支 10ml。口服,每次 1 支,每日 2~3 次。儿童酌减。

【注意事项】高血压、心脏病患者慎用。

止嗽青果合剂(口服液、片、蜜丸)
《证治准绳》

【处方】甘草、半夏(制)、马兜铃(蜜炙)、青果、紫苏子(炒)、百合(蜜炙)、桑白皮(蜜炙)、川贝母、瓜蒌子(炒)、白果、款冬花(蜜炙)、麻黄、陈皮。

本方主用于风寒内束、痰热内蕴所致热邪壅肺证的咳喘。方中麻黄发汗解表、宣肺平喘;白果敛肺定喘;两药合用,一散一收,共奏止咳平喘之功,共为主药。辅以青果、马兜铃清热解毒、利咽生津、清肺降气、止咳平喘;川贝母、瓜蒌子清热化痰、润肺止咳。佐以款冬花、杏仁、紫苏子、半夏润肺化痰止咳;桑白皮、百合清泄肺热、止咳平喘;陈皮理气健脾、燥湿化痰。使以甘草调和诸药。各药合用,共奏清热化痰、止咳平喘的作用。

【性状】本品为棕褐色的黏稠液体,味甜。

【功能与主治】清热化痰,止咳平喘。用于肺热咳嗽、痰多气喘。

【药理作用】主要具有止咳、祛痰、平喘作用。

(1)止咳:止嗽青果丸 10g/kg、5g/kg、2.5g/kg 剂量能延长浓氨水所致的小鼠咳嗽潜伏期,减少 2min 内咳嗽次数。半夏含 β-谷甾醇及其葡萄糖苷、氨基酸、挥发油、皂苷,具有镇咳作用;白果含氨基酸、蛋白质,有止咳的作用;青果含短叶苏木酚、金丝桃苷,有止咳作用。

(2)祛痰:止嗽青果丸 10g/kg、5g/kg、2.5g/kg 剂量能增加小鼠气管的酚红排泄量。马兜铃含马兜铃碱、木兰花碱、马兜铃酸,具有祛痰作用;川贝、陈皮、青果、半夏亦有祛痰作用。

(3)平喘:止嗽青果丸 10g/kg、5g/kg、2.5g/kg 剂量能延长 2‰氯化乙酰胆碱和 0.1‰组胺混合液所致的豚鼠引喘潜伏期,并且减少发生咳喘的动物数,提示本品对豚鼠喘息性抽搐具有保护作用,且具有剂量依赖性。方中麻黄含麻黄碱、挥发油,具有松弛支气管平滑肌作用;马兜铃能扩张支气管平滑肌,起到平喘作用。

【临床应用】用于风寒外束、痰热内蕴所致热邪壅肺证的上呼吸道感染、支气管炎、支气管肺炎、哮喘等病,伴有上述指证者,可辨证服用此药。

【制剂与用法】合剂,每瓶 100ml。口服液,每支 10ml。大蜜丸,每丸重 3g。①合剂:口服,每次 20ml,每日 3 次。②口服液:口服,每次 2 支,每日 3 次。③片剂:口服,每次 2~4 片,每日 2 次。④大蜜丸:口服,每次 2 丸,每日 2 次。

【注意事项】肺痨、气促痰喘者忌服。

(二)温肺止咳平喘中成药

消咳喘糖浆

【处方】满山红。

满山红为双子叶植物药杜鹃花科植物兴安杜鹃的叶,具有止咳化痰之功效。

【性状】本品为红褐色的液体,气香、味甜、辛、苦。

【功能与主治】止咳,祛痰,平喘。用于寒痰咳嗽、气喘、咯痰色白;慢性支气管炎见上述证候者。

【药理作用】主要有止咳、祛痰、解痉、平喘、抗炎消肿、抗变态反应等作用。

(1)止咳:采用 SO_2 引咳法,杜鹃叶醇浸 10‰酊剂 10mg/kg、30mg/kg 灌胃给药,结果证明给药组平均咳嗽次数与空白对照组比较减少显著。杜鹃酮为杜鹃叶挥发油的镇咳作用有效成分。电刺激猫喉上神经向中端致咳法实验证明,腹腔注射杜鹃酮 50mg/kg 使麻醉猫及去大脑猫的咳嗽阈值明显提高,推测其镇咳作用部位主要在脑干。口服杜鹃酮 160mg/kg 时对小鼠的镇咳作用与口服可待因 60mg/kg 相当。

(2)祛痰:小鼠酚红实验证明,满山红叶水浸液中分离成分杜鹃素、去甲杜鹃素具有稳定的祛痰作用;作用强度与剂量成正相关,明显优于必消痰。采用大鼠毛细管法显示,杜鹃素具有显著祛痰作用。黏液纤毛运动法观察微量印度墨汁注入黏膜面上运动距离,结果表明腹腔注射杜鹃素 100mg/kg 后 30min,兔气管黏液纤毛运动明显增快。实验观察结果显示,动物无论是否切断迷走神经,其气管酚红排出量无显著差异,但均明显大于对照组,提示满山红药物的祛痰作用不是通过中枢反射性引起的。将药物滴入小鼠气管内则引起酚红排出量增加,表明满山红水溶性部分可能直接作用在支气管黏膜。

(3)解痉:离体豚鼠肠管平滑肌盛于 20ml 麦氏浴皿中,本品对 10^{-7} 组胺、10^{-7} 乙酰胆碱、$2.5×10^{-5}$氯化钡诱发的肠管平滑肌痉挛均有解痉作用,而且呈剂量依赖性抑制作用。IC_{50}分别为442.6mg(His)、521mg(ACh)、0.06mg($BaCl_2$)。

(4)平喘:本品能延长组胺所致的豚鼠引喘潜伏期,减少抽搐动物数。离体实验证明,本品对组胺致正常豚鼠气管片的收缩具有对抗作用,对卵白蛋白所致的致敏豚鼠支气管平滑肌收缩有极显著的抑制作用;对乙酰胆碱所致气管片收缩作用明显;整体实验表明,本品可显著延长卵白蛋白所致的致敏豚鼠呼吸困难,抽搐和跌倒的潜伏期。

(5)抗变态反应:给豚鼠皮下注射马血清0.2ml/d,连续2d,预先致敏豚鼠,致敏两周后处死,取其回肠平滑肌相邻两段,向空白对照组与满山红给药组0.6ml(1:1)分别加抗原马血清0.1ml后,可见对照组产生典型Shultz-Dale反应,给药组肠管平滑肌挛缩反应被抑制,冲洗后再加等量马血清也不再引起反应。

(6)抗炎消肿:本品能抑制二甲苯所致小鼠耳廓炎症和大鼠棉球肉芽肿。

【毒理研究】① 急性毒性实验测得满山红稀醇浸剂灌胃给药LD_{50}为(88.98±7.31)g/kg,腹腔注射LD_{50}为(31.99±14.03)g/kg;杜鹃酮灌胃LD_{50}为970mg/kg;杜鹃素灌胃LD_{50}为(1500±23)mg/kg。急性中毒症状:竖毛、镇静、肌肉松弛、呼吸抑制、紫绀、抽搐。② 长期毒性,连续给大鼠灌服24d,动物的行动、食欲、体重、血常规、肾功能(非蛋白氮)、肝功能(谷丙转氨酶)均正常;病理镜检,心、肝、肾无异常变化。

【临床应用】用于寒痰阻肺症的慢性支气管炎、支气管哮喘等。

【不良反应】胃肠道反应,表现为口干、胃部不适、胃痛、恶心、呕吐、食欲减退等,不影响继续服药。偶尔出现过敏性反应。

【制剂与用法】糖浆剂。每瓶装50、100ml。口服,每次10ml,每日3次,小儿酌减。

桂龙咳喘宁胶囊

【处方】桂枝、龙骨、白芍、生姜、大枣、炙甘草、牡蛎、黄连、法半夏、瓜蒌皮、苦杏仁(炒)。

本方主用于风寒束肺、痰湿阻肺证的咳喘。方中桂枝发汗解表、助阳通经络;龙骨镇惊安神、收敛固涩;两药合用,一治卫强,一强营弱,散中有收,汗中寓补,使风寒之表得解,营卫调和,共为主药。辅以生姜发汗解表、温肺止咳;白芍助龙骨益阴敛营;苦杏仁止咳平喘;黄连清热解毒;牡蛎软坚散结,并助龙骨安心神、益阴敛营;法半夏燥湿化痰、降逆和胃以止咳喘。佐以瓜蒌皮清肺化痰;大枣益气补中、健脾生津。炙甘草和中止咳祛痰,调和诸药,为佐使之药。各药合用,共奏止咳化痰、降气平喘之功。

【性状】本品为硬胶囊,内容物为浅棕色粉末;气芳香,味微苦而甜。

【功能与主治】止咳化痰,降气平喘。用于外感风寒、痰湿阻肺引起的咳嗽、气喘、痰涎壅盛等;急性和慢性支气管炎见上述证候者。

【药理作用】本品主要具有镇咳,祛痰,平喘、抗炎、增强免疫的作用。

(1)镇咳:在用恒压氨水喷雾法致小鼠咳嗽的实验中,本品灌胃2h测定镇咳效果,证明其具有镇咳作用。苦杏仁、半夏、甘草有镇咳作用。

(2)祛痰:在小鼠气管酚红排泄实验中,氯化铵组、桂龙咳喘宁组,30min时的酚红排出量分别为2.38±0.64、2.10±0.30μg/ml,提示该药有类似氯化铵的祛痰作用。桂枝、半夏、甘草有祛痰作用。

（3）平喘：采用豚鼠气管螺旋条法观察桂龙咳喘宁对离体豚鼠气管平滑肌的作用，对照组用异丙肾上腺素，实验证明，桂龙咳喘宁可对抗组胺引起的离体豚鼠气管平滑肌的收缩作用；也具有对支气管平滑肌解痉作用。白芍、苦杏仁有平喘作用。

（4）抗炎：本品所含的桂枝、生姜、白芍、牡蛎、黄连、甘草有抗炎作用。

（5）调节免疫：桂龙咳喘宁能促进巨噬细胞的吞噬功能，提高 NK 细胞活性。能提高慢性支气管炎患者血清免疫球蛋白 IgG、IgM 含量。

（6）改善血液流变性：慢性支气管炎患者治疗前后血液流变学指标检测显示，全血高切黏度、全血低切黏度、血浆黏度、红细胞压积、全血还原高切黏度、全血还原低切黏度、红细胞聚集指数差异均有显著性意义。

【毒理研究】急性毒性试验、长期毒性试验表明，大鼠、小鼠均未见与该药有关的病理组织学改变。

【临床应用】用于急性和慢性支气管炎。适用于风寒或痰湿阻肺而引起咳嗽、气喘、痰多色白、胸闷不舒等。

【不良反应】偶有过敏反应。

【制剂与用法】胶囊剂，每粒装 0.3g（相当于原药材 1g）。口服，每次 5 粒，每日 3 次。

【注意事项】服药期间，忌烟、酒、猪肉及生冷食物。

复方川贝精片

【处方】麻黄浸膏适量（相当于盐酸麻黄碱 2.1g）、川贝母、陈皮、桔梗、五味子、甘草浸膏、法半夏、远志。

本方主用于寒痰阻肺证的咳喘。方中麻黄发汗解表、宣肺平喘；川贝清热化痰、润肺止咳，两药相辅相成，既宣肺又清热，共奏宣肺化痰、止咳平喘之功，共为主药。辅以半夏降逆和胃、燥湿祛痰；陈皮理气宽中、燥湿化痰；桔梗宣肺利咽止咳。佐以五味子敛气止咳；远志豁痰开窍、宁心安神。使以甘草和中止咳，调和诸药。各药合用，共奏宣肺化痰、止咳平喘之功。

【性状】本品为糖衣片，除去糖衣后显棕褐色；味苦、微辛。

【功能与主治】宣肺化痰，止咳平喘。主治风寒咳嗽、痰喘引起的咳嗽气喘、胸闷、痰多；急性和慢性支气管炎见上述证候者。

【药理作用】主要有镇咳祛痰、平喘的作用。

方中麻黄含麻黄碱、挥发油，具有松弛支气管平滑肌、发汗作用；川贝含川贝母碱，具有镇咳、祛痰作用；桔梗远志含皂苷，具有祛痰作用；陈皮含陈皮苷、挥发油、川皮酮等，具有祛痰、平喘、解痉、利胆的作用；半夏含 β-谷甾醇及其葡萄糖苷、氨基酸、挥发油、皂苷，具有镇咳、祛痰、止呕、解毒的作用；桔梗含皂苷，增加呼吸道黏液的分泌；五味子含挥发油、有机酸、鞣质、维生素，有兴奋中枢、镇咳祛痰、抑菌作用；远志含皂苷、远志醇，具有镇静、抗惊厥、祛痰作用。全方主要具有镇咳、祛痰、平喘等作用。

【临床应用】用于风寒咳嗽、急慢性支气管炎等。

【制剂与用法】糖衣片，每片含麻黄浸膏以盐酸麻黄碱计，不得少于 1.4mg。口服，每次 3～6 片,每日 3 次,小儿酌减。

【注意事项】 高血压、心脏病患者及孕妇慎用。

(三) 滋阴清肺止咳平喘中成药

蛤蚧定喘丸(胶囊)

【处方】 蛤蚧、瓜蒌子、紫菀、麻黄、鳖甲(醋制)、黄芩、甘草、麦冬、黄连、百合、紫苏子(炒)、石膏、苦杏仁(炒)、石膏(煅)。

本方主用于肺肾阴虚证的久咳哮喘。方中蛤蚧补肺益肾、纳气平喘,长于治虚劳咳嗽、虚喘气促;紫菀入肺经,润肺化痰止咳,性温而不热、润而不寒;两药合用,补肺益肾、祛痰止咳平喘,共为主药。辅以麻黄宣肺解表平喘;瓜蒌子润肺清热、宽胸散结;紫苏子、杏仁降气宣肺、止咳平喘;黄芩、黄连清热燥湿,泻上焦与中焦之火。六药相配,既宣肺又降气,宣降相因;并能泻肺热。鳖甲滋阴潜阳、清虚热;麦冬、百合养阴清肺、清心除烦;石膏清肺热、泻火除烦;煅石膏清热收湿;以上各药,佐助主辅药滋阴、清肺、泻热、清心除烦、燥痰湿之力。甘草清解和中、调和诸药,为佐使之药。各药合用,共奏滋阴清肺、止咳祛痰平喘之功。

【性状】 本品为棕色至棕黑色的水蜜丸、黑褐色的小蜜丸或大蜜丸;气微,味苦、甜。

【功能与主治】 滋阴润肺,止咳平喘。用于肺肾两虚,阴虚肺热所致的虚劳久咳、年老哮喘、气短烦热、胸满郁闷、自汗盗汗、不思饮食。

【药理作用】 主要有平喘、祛痰、镇咳、抗炎、抗菌、增强免疫等作用。

(1) 平喘:蛤蚧定喘胶囊 1g/L、0.5g/L、0.25g/L 剂量能明显对抗组胺引起的豚鼠离体气管的痉挛作用,并明显延长药物性哮喘潜伏期。能降低哮喘模型豚鼠异常升高的血清 IgE 水平和血浆 PAF(血小板活化因子)水平。

(2) 祛痰:蛤蚧定喘胶囊 1g/L、0.5g/L、0.25g/L 剂量能不同程度地增加大鼠气管排痰量,加速鸽子气管纤毛的运动。

(3) 镇咳:蛤蚧定喘胶囊 1g/L、0.5g/L、0.25g/L 剂量能明显延长小鼠的咳嗽潜伏期。

(4) 抗炎:本品 1g/L、0.5g/L、0.25g/L 剂量能明显抑制二甲苯所致小鼠耳廓炎症肿胀及大鼠皮下棉球肉芽肿的增生,说明对急慢性炎症均有较好作用。

(5) 抗菌:体外抑菌实验表明,本品 1g/L、0.5g/L、0.25g/L 剂量对金黄色葡萄球菌、乙型溶血性链球菌、肺炎球菌、卡他球菌、白喉杆菌等均有不同程度的抑制作用。

(6) 增强免疫:蛤蚧定喘胶囊 1g/L、0.5g/L、0.25g/L 剂量能明显增加小鼠血清溶血素生成量,提高体内淋巴细胞转化率,提示该药对体液免疫和细胞免疫均有增强作用。

(7) 抗过敏:按照卵蛋白气雾吸入引喘法,蛤蚧定喘胶囊 1g/L、0.5g/L、0.25g/L 剂量对豚鼠过敏性支气管痉挛和过敏性休克死亡有一定保护作用。

【毒理研究】 小鼠的最大耐受量为 25g/kg,相当于临床用量的 500 倍。急性和长期毒性试验未见明显的毒性反应,行为、食量、血液生化检测、脏器组织学检查均正常,观察两周未见明显的延缓毒性反应。

【临床应用】 用于属肺肾阴虚、寒痰阻肺证的老年慢性支气管炎、喘息性支气管炎、支气管哮喘、肺结核等。

【制剂与用法】小蜜丸每60丸重9g,大蜜丸每丸重9g。胶囊剂,每粒装0.5g。①丸剂:口服,水蜜丸每次5~6g,小蜜丸每次9g,大蜜丸每次1丸,每日2次。②胶囊:口服,每次3粒,每日2次,或遵医嘱。

二、平喘中成药

(一)清肺平喘中成药

银黄平喘气雾剂

【处方】麻黄、白果、苦参、黄芩等。

本方主用于风寒外束、痰热内蕴所致热邪壅肺证的喘咳。方中麻黄发汗解表、宣肺平喘;白果敛肺定喘、祛痰止咳;两药合用,一散一敛,既能增强平喘之功,又能防麻黄太过伤肺气,共为主药。辅以苦参清热燥湿、杀虫利尿。佐以黄芩清热燥湿、泻火解毒。各药合用,共奏清热祛痰、平喘止咳之功。

【性状】本品在耐压容器中的药液呈棕红色液体;喷射时,有特异的香气,味苦甜。

【功能与主治】平喘、止咳、祛痰。用于哮喘(包括支气管哮喘、喘息性支气管炎以及其他原因引起的哮喘)、喘咳气促、痰鸣痰稠、咳出不利、胸闷胁胀、口渴喜饮、喘甚则汗出、不能平卧、舌红苔腻、脉滑数者。

【药理作用】主要具有平喘、止咳、祛痰、抗炎作用。

(1)平喘:银黄平喘气雾剂5.2g/kg、2.6g/kg、1.3g/kg剂量能对抗乙酰胆碱与组胺引起的哮喘,说明有平喘作用,且作用与热参雾化剂相当。离体实验证明,本品具有舒张气管平滑肌的作用。方中麻黄含麻黄碱、伪麻黄碱、挥发油,具有松弛支气管平滑肌作用。

(2)止咳:本品5.2g/kg、2.6g/kg、1.3g/kg剂量能对抗二氧化硫引起的小鼠咳嗽,且明显优于对照组。白果含蛋白质、多种氨基酸,种子含少量氰苷、白果酸,有止咳作用。

(3)祛痰:5.2g/kg剂量银黄平喘气雾剂能增加酚红排泄量,有一定排痰作用。苦参含苦参碱、羟基苦参碱、多种黄酮类,具有祛痰作用。

(4)抗炎:本品5.2g/kg、2.6g/kg、1.3g/kg剂量对角叉菜性肿胀均有不同程度的对抗作用,且以5.2g/kg剂量组为佳。黄芩含黄芩苷、黄芩苷元、汉黄芩素,具有广谱抗菌、消炎作用。

【临床应用】用于属热邪壅肺证候的支气管哮喘、喘息性支气管炎以及其他原因引起的哮喘;适用于喘咳气促、痰鸣痰稠、咳出不利、胸闷胁胀者。315例哮喘患者临床试验研究表明,治疗组315例,总有效率为94.9%,显控率为65.7%,与105例热参气雾组对照,总有效率80.9%,显控率为43.8%,治疗组明显优于对照组,并且优于对照组的改善痰黄咳嗽等主要症状及减少哮鸣音作用,且能改善肺功能。

【制剂与用法】气雾剂,每瓶含6.85ml(相当于总药材13g)。用时将本品倒置,喷头圆孔对准口腔,在用力吸气的同时,立即按瓶子阀门上端喷头,药液成雾状喷入口腔,闭口数分钟。一次喷3~4次,7d为1个疗程。每次使用宜间隔3~4h,或遵医嘱。

【注意事项】① 每次使用气雾剂治疗的间隔时间为3~4h,未经医生允许不宜频繁使用;② 气雾剂瓶勿受热,避免撞击,以防瓶子爆破伤人。

（二）温肺平喘中成药

苏子降气丸
《太平惠民和剂局方》

【处方】 紫苏子(炒)、厚朴、前胡、甘草、姜半夏、陈皮、沉香、当归。

本方主用于痰涎壅肺、肾阳不足证的喘咳。方中紫苏子发汗解表、行气宽胸为主药。辅以半夏降逆祛痰；厚朴降气平喘、宽胸除满；前胡降气化痰、宣散风热，助苏子降气祛痰平喘之功，主、辅药相配，以治痰涎壅肺之上实。佐以陈皮健脾燥湿化痰，当归治咳喘逆上之气；沉香行气健脾、纳气平喘；生姜宣肺散寒；大枣、甘草和中而调和诸药，为使药。各药合用，共奏降气平喘、化痰止咳之功。

【性状】 本品为淡黄色或浅褐色的水丸，气微香，味甜。

【功能与主治】 降气化痰，温肾纳气，镇咳平喘。主治上实下虚之咳喘，痰涎壅盛，胸膈满闷，舌苔白滑或白腻等。

【药理作用】 主要有平喘、镇咳、抗炎、抗过敏和增强免疫功能等作用。

(1) 平喘：以卵白蛋白注射雾化吸入法复制哮喘模型，通过吸入组胺溶液（变应原）引起气道反应强弱及 HE 染色法，观察苏子降气汤对哮喘大鼠气道高反应性（AHR）及哮喘大鼠肺组织形态学的影响，结果表明，各造模组吸入组胺溶液后均出现不同程度 AHR，苏子降气汤能显著降低哮喘大鼠的气道反应性，并明显改善哮喘大鼠肺组织病理形态学。另外，用相同哮喘模型观察本方对大鼠血及 BALF 中 EOS 数量影响，结果表明，本方对哮喘大鼠 EOS 数量有明显下调作用，且与抑制 RANTES、ICAM－1 蛋白表达有关。并对 Th_1/Th_2 类细胞因子失衡有调节作用。

(2) 镇咳：小鼠灌胃 25g/kg 的苏子降气汤或原方去肉佳、原方去当归后 1h，对氨水性咳嗽均有非常显著的镇咳作用，表现为 5min 内小鼠的咳嗽次数明显减少；与原方比较，去肉桂后，作用无明显变化；去当归后，作用明显减弱。

(3) 抗炎：小鼠灌胃 50g/kg 的苏子降气汤，能明显抑制巴豆油所致的小鼠耳廓肿胀；能明显减轻 SO_2 慢性气管炎模型的各种病理改变，如黏液腺总数减少、支气管上皮杯状细胞所占的百分率下降及上皮鳞状化生、纤毛脱落、炎症细胞浸润等均有不同程度的减轻。

(4) 抗过敏：灌胃苏子降气汤 25g/kg，连续给药 3d 后，能显著抑制大鼠 I 型被动皮肤过敏反应。

(5) 增强免疫功能：小鼠每只灌胃苏子降气汤 0.5g，每日 2 次，连续 10d，能明显增高小鼠外周血淋转率。小鼠每日灌胃苏子降气汤 25g/kg 一次，连续 7d，能明显提高血炭清除指数。苏子降气汤大剂量（40g/kg）灌胃，小鼠胸腺明显萎缩；而小剂量（20g/kg）及原方去肉桂、甘草，则胸腺重量与生理盐水对照组无明显差别。雄性大鼠灌胃给苏子降气汤 40g/kg，每日 1 次，连续 3d，使大鼠肾上腺维生素 C 含量显著降低，而原方去肉桂、甘草，则维生素 C 含量无明显变化。

【临床应用】 用于属痰涎壅肺、肾阳不足证候的慢性支气管炎、支气管哮喘、心源性哮喘、肺气肿、胸膜炎、梅核气、呕吐、胸痹等。

【不良反应】 有报道引起脱肛。

【制剂与用法】水丸，每13粒重1g。口服，每次3～6g，每日2次，空腹服用。

【注意事项】肺肾两虚、阴虚火旺、脾胃虚弱者忌用；外邪束肺、临床发热、恶寒、脉浮等表证者慎用；肺热壅盛之喘咳为实证，多见于大叶性肺炎、急性支气管炎，此方不宜。大便溏泄、气少食衰的体质，或有蛔虫史经常腹痛者不宜使用。忌食生冷油腻、避风寒。

止喘灵注射液（口服液）

【处方】麻黄、洋金花、苦杏仁、连翘。

本方主用于寒邪客肺证的咳喘。麻黄发汗解表、宣肺平喘为主药。辅以洋金花平喘止咳、镇痛止痉；苦杏仁宣利肺气、祛痰止咳、润肠通便。佐以连翘清热解毒、疏散风热。诸药伍用，共奏宣肺祛痰、平喘止咳之功。

【性状】本品为浅黄色的澄明液体。

【功能与主治】宣肺平喘，祛痰止咳。用于痰浊阻肺、肺失宣降所致的哮喘、咳嗽、胸闷、痰多；支气管哮喘、喘息性气管炎见上述证候者。

【药理作用】主要具有平喘作用。

本品能明显减轻乙酰胆碱和组胺混合液引起的豚鼠哮喘，延长引喘潜伏期。对乙酰胆碱和组胺所致的豚鼠离体气管平滑肌收缩有明显舒张作用，可明显对抗乙酰胆碱所致气管容积缩小作用，减少肺支气管灌流量，舒张离体回肠平滑肌。

方中麻黄含麻黄碱、挥发油，具有松弛支气管平滑肌、发汗的作用；洋金花含生物碱，主要为东莨菪碱、莨菪碱、阿托品，具有镇静、镇痛、松弛支气管平滑肌的作用；苦杏仁含苦杏仁苷、脂肪油、蛋白质、游离氨基酸，苦杏仁苷分解后产生少量氢氰酸，能抑制咳嗽中枢而起镇咳平喘作用，苦杏仁油还有抑菌作用；连翘含三萜皂苷、甾醇、连翘酚、生物碱，广谱抗菌、抗炎、强心、利尿。全方主要具有平喘、止咳、祛痰的作用。

【临床应用】用于属寒邪客肺证之支气管哮喘、喘息性支气管炎等见咳嗽、有痰、气喘、呼吸困难、胸部胀闷者。

【不良反应】有报道致多尿。

【制剂与用法】注射液，每支装2ml。口服液，每支10ml。① 注射液：肌内注射，每次一支，每日2～3次。7周岁以下儿童酌减。1～2周为1个疗程，或遵医嘱。② 口服液：口服，每次一支，每日3次。

【注意事项】① 青光眼患者禁用；② 严重高血压、心脏病、前列腺肥大、尿潴留患者在医生指导下使用。

（三）补肺平喘中成药

固本咳喘片
《太和医室》

【处方】党参、白术（麸炒）、茯苓、麦冬、炙甘草、五味子（醋制）、补骨脂（盐炒）。

本方主用于肺气不足证之咳喘。方中党参益气、生津、养血为主药。辅以白术益气健脾、燥湿利水;五味子酸能收敛,性温而润,上能敛肺气,下能滋肾阴。佐以茯苓健脾燥湿化痰;麦冬养阴润肺、益胃生津、清心除烦;补骨脂补肾助阳、纳气平喘。甘草益气健脾而止咳,调和诸药,为佐使之药。各药合用,共奏益气补肺、健脾补肾之功。

【性状】 本品为薄膜衣片,除去包衣后显棕褐色;味甜、微酸、微苦、涩。

【功能与主治】 益气固表,健脾补肾。用于脾虚痰盛、肾气不固所致的咳嗽、痰多、喘息气促、动则喘剧;慢性支气管炎、肺气肿、支气管哮喘见上述证候者。

【药理作用】 主要有提高免疫功能、抗炎等作用。

(1)提高免疫功能:① 淋巴细胞转化率试验显示,本品可明显增加淋巴细胞转化率,提示本药可提高细胞免疫功能。② 小鼠胸腺萎缩试验:用药组每克体重之胸腺毫克数较对照组少,说明固本咳喘片能够增强肾上腺皮质功能。③ 小鼠游泳耐力试验:用药组小鼠游泳时间明显高于对照组,说明固本咳喘片有增强体力作用。方中党参含多种皂苷、微量生物碱、糖类、多种人体必需无机元素和氨基酸,具有增强免疫的作用;五味子含挥发油、有机酸、鞣质、五味子素,能兴奋呼吸中枢,增强机体防御功能;麦冬含多种沿阶草甾体皂苷、β-谷甾醇、氨基酸,能提高免疫功能;补骨脂含挥发油、补骨脂素、异补骨脂素,能抗衰老。

(2)抗炎:对 SO_2 所致小白鼠气管炎动物模型的防治效应试验,不论预防或治疗,给药组动物均较对照组动物之病理改变为轻,说明该药对防治和治疗慢性支气管炎有确切疗效。

【毒理研究】 小鼠一次灌胃给药的 LD_{50} 为(184 ± 20)g/kg。

【临床应用】 用于属肺气不足证的支气管炎、支气管哮喘、肺气肿、肺心病等见咳嗽、喘息、喘鸣者。固本咳喘片治疗慢性支气管炎 186 例,其中虚寒型 139 例,显效率 53.2%;痰湿型 16 例,显效率 50%;痰热型 30 例,显效率 43.3%;肺燥型好转 1 例。

【制剂与用法】 片剂,每片重0.4g。口服,每次 3 片,每日 3 次。

【注意事项】 疾病的急性发作期暂停使用。

洋参保肺丸(口服液)

【处方】 罂粟壳、五味子(醋炙)、川贝母、陈皮、砂仁、枳实、麻黄、苦杏仁、石膏、甘草、玄参、西洋参。

本方主用于肺阴不足证之咳喘。方中西洋参甘、微苦、寒,补气养阴、清火生津为主药。辅以五味子酸能收敛,性温而润,上能敛肺气,下能滋肾阴;罂粟壳敛肺止咳,止痛;川贝母润肺止咳。佐以陈皮、砂仁、枳实宽中理气、燥湿化痰;麻黄、苦杏仁宣肺利气、止咳化痰;石膏、玄参清热生津。甘草润肺止咳、调和诸药,为使药。各药合用,共奏滋阴补肺、止嗽定喘之功。

【性状】 本品为黑褐色大蜜丸;味甜,微苦。

【功能与主治】 滋阴补肺,止嗽定喘。用于阴虚肺热,咳嗽痰喘,胸闷气短,口燥咽干,睡卧不安。

【药理作用】 主要具有平喘、止咳、祛痰、抗炎、影响免疫功能、催眠的作用。

方中西洋参含大量皂苷,能抑制中枢神经系统、抗缺氧、抗疲劳、抗心律失常;五味子含挥发油、有机酸、鞣质、五味子素,能兴奋呼吸中枢,增强机体防御功能;罂粟壳含吗啡、可待因、罂粟碱，镇痛镇咳；川贝含川贝母碱，具有镇咳、祛痰作用；陈皮含挥发油、陈皮苷，具有祛痰、平喘、抗过敏、抗胃溃疡、利胆的作用；砂仁含挥发油，健胃消胀；枳实含挥发油、黄酮苷，能强心、抗过敏；麻黄含麻黄碱、挥发油，具有松弛支气管平滑肌、发汗的作用；苦杏仁含苦杏仁苷、脂肪油、蛋白质、游离氨基酸，苦杏仁苷分解后产生少量氢氰酸，能抑制咳嗽中枢而起镇咳平喘作用，苦杏仁油还有抑菌作用；石膏含有含水硫酸钙，有退热、提高免疫功能的功效。全方主要具有平喘、止咳、祛痰、抗炎等作用。

(1) 平喘：洋参保肺胶囊 2.33g/kg、1.165g/kg、0.233g/kg 剂量能明显减轻组胺引起的豚鼠哮喘，延长引喘潜伏期，减少发生抽搐动物的数目。方中麻黄、陈皮、苦杏仁有平喘作用。

(2) 止咳：洋参保肺胶囊 2.33g/kg、1.165g/kg、0.233g/kg 剂量能减少氨水所致的小鼠 3min 内咳嗽次数，延长引咳潜伏期。方中罂粟壳、川贝、陈皮、苦杏仁有镇咳作用。

(3) 祛痰：洋参保肺胶囊 2.33g/kg、1.165g/kg、0.233g/kg 剂量能增加小鼠酚红排泄量，提示有祛痰作用。方中川贝、陈皮有祛痰作用。

(4) 抗炎：洋参保肺口服液 2.1g/kg 能明显减少二甲苯所致小鼠耳廓肿胀。

(5) 影响免疫功能：能增强小鼠网状内皮系统的吞噬功能，使碳廓清指数明显提高。对正常小鼠和 CTX 处理小鼠网状内皮系统吞噬功能都有明显的激活、增强作用，并可使 CTX 处理小鼠网状内皮系统吞噬功能趋于正常。方中西洋参、五味子能增强机体防御功能。

(6) 催眠：对小鼠戊巴比妥钠睡眠时间均有促进作用，明显缩短入睡时间，延长睡眠持续时间。

【临床应用】用于肺阴不足之支气管炎、支气管哮喘、支气管扩张等。

【制剂与用法】大蜜丸，每丸重 6g（含量相当于总药材 4.8g）。口服液，每支 10ml。① 丸剂：口服，每次 2 丸，每日 2～3 次。② 口服液：口服，每次 1 支，每日 2～3 次。

【注意事项】感冒咳嗽患者忌服。

(四) 补肾纳气平喘中成药

补肾防喘片

【处方】地黄、熟地黄、淫羊藿（羊油炙）、补骨脂（盐炙）、菟丝子（盐炙）、山药、陈皮、附片。

本方主用于肾不纳气证的咳喘。方中补骨脂补肾助阳、纳气平喘为主药。辅以淫羊藿、菟丝子、附片温阳补肾；山药益气补脾，培土生金以充肺气；陈皮理气宽中、燥湿化痰止咳。佐以熟地、生地滋肾阴补肝肾。诸药合用，共奏温阳补肾之功。

【性状】本品为糖衣片或薄膜衣片，除去包衣后，显黑褐色；味苦、微甜。

【功能与主治】温阳补肾。用于预防和治疗支气管哮喘的季节性发作，慢性支气管炎咳喘等。

【药理作用】本品有止咳、祛痰、平喘、抗炎、抑菌等作用。

方中补骨脂含挥发油、补骨脂素、异补骨脂素，能抗衰老、抑菌；淫羊藿含淫羊藿苷，具有增强免疫功能、止咳祛痰平喘的作用；菟丝子含树脂苷、糖类、黄酮类，能强心，增强非特异性免疫；附片含生物碱（乌头碱），具有强心、抗炎、提高耐缺氧、镇咳等作用；山药含薯蓣皂苷、薯蓣皂苷元、胆碱，具有滋补、助消化、止咳祛痰、脱敏等作用；陈皮含挥发油、陈皮苷，具有祛痰、平喘、抗过敏、抗胃溃疡、利胆的作用；生地、熟地含β-谷甾醇、地黄素、甘露醇、葡萄糖，有强心、保肝、抑菌的作用。全方主要有祛痰、止咳、平喘、增强免疫等作用。

（1）止咳：补肾防喘片 6.2g/kg、3.1g/kg 剂量对氨水致小鼠咳嗽有明显的抑制作用。方中淫羊藿、附片、山药具有止咳作用。

（2）祛痰：补肾防喘片 6.2g/kg、3.1g/kg 剂量能增加小鼠气管酚红排泄量。方中淫羊藿、山药、陈皮有祛痰作用。

（3）平喘：补肾防喘片 6.2g/kg、3.1g/kg、1.5g/kg 剂量能减少组胺和乙酰胆碱引起的豚鼠哮喘次数，明显延长引喘潜伏期。

（4）抗炎：补肾防喘片 6.2g/kg 剂量能明显抑制二甲苯所致的小鼠耳廓肿胀，6.2g/kg、3.1g/kg、1.5g/kg 剂量抑制耳毛细血管通透性的增加。

（5）影响免疫功能：本品能影响小鼠网状内皮系统吞噬功能，6.2g/kg 剂量吞噬功能显著。方中补骨脂含挥发油、补骨脂素、异补骨脂素，淫羊藿含淫羊藿苷，均能提高免疫功能。菟丝子含树脂苷、糖类、黄酮类，能增强非特异性免疫。

（6）抑菌：本品对金黄色葡萄球菌、乙型溶血性链球菌、肺炎双球菌、绿脓杆菌、甲型溶血性链球菌有不同程度的抑菌作用。

（7）本品对增加小鼠血清溶血素有一定作用。

【毒理研究】急性毒性试验结果显示，小鼠口服给药的 LD_{50} 为 124.04g 生药/kg。

【临床应用】用于属肾不纳气证的支气管哮喘、喘息性支气管炎、慢性支气管炎缓解期，可预防其复发。也可用于体质虚劳患者，如表现为面色苍白、腰背酸痛、畏寒肢冷、遗精阳痿、月经不调等的治疗。

【不良反应】少数患者服用本品后可能出现"生火"现象，这时可减服半量，并加适量六味地黄丸。

【制剂与用法】片剂，每片重 0.25g。口服，每次 4～6 片，每日 3 次，3 个月为 1 个疗程。

【注意事项】① 服药期间忌烟酒及辛辣刺激性食物；② 节制房事；③ 避免感冒；④ 孕妇忌用，儿童慎用。

一些化痰止咳平喘药的主要药理作用及临床应用小结于表 2-12-1 中。

表 2-12-1　一些化痰止咳平喘药的主要药理作用及临床应用

药　名	药　理　作　用										临床应用
	化痰	止咳	平喘	镇痛	镇静	抗炎	抑菌	解热	抗过敏	免疫	解痉	
清气化痰丸	+	+	+				+			+		痰热壅肺证之肺炎、肺脓肿、肺结核、急性和慢性支气管炎、耳鸣、便秘等
橘红丸（冲剂、片）	+	+	+				+					痰热咳嗽、急性气管炎、急慢性支气管炎、弥漫性支气管炎、支气管扩张症、支气管哮喘等

续　表

药　名	药　理　作　用											临床应用
	化痰	止咳	平喘	镇痛	镇静	抗炎	抑菌	解热	抗过敏	免疫	解痉	
止咳橘红口服液	+	+	+			+	+					热痰阻肺引起的感冒咳嗽、急慢性支气管炎、哮喘等
复方鲜竹沥液	+	+	+			+						肺热咳嗽、中风、惊痫、哮喘等
蛇胆陈皮散（口服液、片、胶囊）	+	+										热痰阻肺证的感冒、急慢性支气管炎、小儿咳嗽及百日咳等
蛇胆川贝散（口服液、胶囊、片）	+	+	+					+			+	热痰证之慢性支气管炎、上呼吸道感染、支气管哮喘、慢性咽炎、肺炎、复发性口疮、百日咳等
牛黄蛇胆川贝液（散、胶囊）	+	+				+	+					热邪壅肺证的急慢性支气管炎、支气管扩张继发感染、肺炎初期、气管炎等
清肺抑火丸（片）	+	+				+	+					上呼吸道感染、支气管炎、咽炎、肺炎、咽喉肿痛、发热、鼻出血、咳血、便秘等
贝羚胶囊	+	+	+			+	+	+		+		急慢性支气管炎、支气管哮喘、肺炎、硅沉着病等
急支糖浆	+	+				+	+	+				热证之急慢性支气管炎、上呼吸道感染、肺脓疡等
养阴清肺丸（膏、口服液、颗粒、糖浆）	+	+	+			+	+			+		肺阴不足，热毒偏盛之白喉、急慢性咽喉炎、支气管炎、支气管哮喘、支气管扩张、肺脓肿、肺结核、口腔溃疡、扁桃体炎、牙周炎、咳血、便秘、失音、喉蛾、呃逆、胸痹、牙痛、耳鸣、鼻出血等
强力枇杷胶囊（糖浆）	+	+				+	+			+		燥邪犯肺证的伤风咳嗽、急性和慢性支气管炎、支气管哮喘等
川贝枇杷糖浆（膏、冲剂、片剂）	+	+	+			+			+			伤风感冒、支气管炎、肺炎、肋膜炎等引起的风热咳嗽、哮喘等
玄麦甘桔颗粒	+	+				+	+		+			虚火上浮证之咽炎、喉炎、急性支气管炎等
二冬膏	+	+				+			+			属肺阴不足证之气管炎、支气管扩张症、肺结核的咳嗽
二母宁嗽丸（颗粒）	+	+										肺热咳嗽、气管炎、支气管炎、肺炎等

中成药药理学

药　名	药　理　作　用											临　床　应　用
	化痰	止咳	平喘	镇痛	镇静	抗炎	抑菌	解热	抗过敏	免疫	解痉	
二陈丸	+	+	+				+		+	+	+	伤风感冒、支气管炎、肺炎、肺气肿、胸膜炎等引起的风热咳嗽、哮喘等
杏仁止咳糖浆（冲剂、口服液）	+	+				+				+		伤风感冒、上呼吸道感染、急慢性支气管炎、百日咳等
小青龙合剂	+	+	+			+		+	+			外感风寒兼水饮内停之证，如伤风感冒、急慢性支气管炎、支气管哮喘、肺气肿、肺结核、百日咳、慢性肾炎水肿、各种过敏性疾病等
通宣理肺丸（胶囊、口服液、片、冲剂）	+	+	+	+		+		+				风寒感冒、急性支气管炎、哮喘、肺气肿、急性鼻炎、荨麻疹、便秘、暴聋等
痰饮丸	+	+	+			+				+		肾阳虚、痰饮阻肺证之慢性气管炎
止咳宝片	+	+	+			+			+			寒痰阻肺证的上呼吸道感染、慢性支气管炎引起的久咳不愈、痰黏色白、咳甚而喘等
镇咳宁糖浆（胶囊）	+	+	+			+	+					伤风感冒、急性支气管炎、支气管哮喘等
牡荆油胶丸	+	+	+		+					+		慢性支气管炎
镇痫片					+						+	癫痫、狂躁型精神病等
百合固金丸（口服液）	+	+				+				+		肺肾阴虚的慢性支气管炎、肺结核、支气管扩张、咯血、小儿久咳、咽喉炎、泌尿系感染、梅核气、小儿口疮、多汗症、遗精等
金咳息胶囊		+	+							+		肺脾两虚、肾不纳气证的慢性支气管炎迁延期和缓解期
止嗽定喘口服液		+	+			+	+	+	+	+		急性和慢性支气管炎、肺炎初期、支气管哮喘、肺部感染、荨麻疹、变应性鼻炎等
止嗽青果合剂（口服液、片、蜜丸）	+	+	+									风寒外束、痰热内蕴所致热邪壅肺证的上呼吸道感染、支气管炎、支气管肺炎、哮喘等

续　表

药　名	药理作用											临床应用
	化痰	止咳	平喘	镇痛	镇静	抗炎	抑菌	解热	抗过敏	免疫	解痉	
消咳喘糖浆	+	+	+			+			+		+	寒痰阻肺证的慢性支气管炎、支气管哮喘等
桂龙咳喘宁胶囊	+	+	+			+				+		急性和慢性支气管炎,适用于风寒或痰湿阻肺而引起咳嗽、气喘、痰多色白、胸闷不舒等
复方川贝精片	+	+	+									风寒咳嗽、急慢性支气管炎等
蛤蚧定喘丸（胶囊）	+	+	+			+	+			+		肺肾阴虚、寒痰阻肺证的老年慢性支气管炎、喘息性支气管炎、支气管哮喘、肺结核等
银黄平喘气雾剂	+	+	+			+						热邪壅肺证候的支气管哮喘、喘息型支气管炎以及其他原因引起的哮喘等
苏子降气丸		+	+			+			+	+		痰涎壅肺、肾阳不足证候的慢性支气管炎、支气管哮喘、心源性哮喘、肺气肿、胸膜炎、梅核气、呕吐、胸痹等
止喘灵注射液（口服液）	+	+	+								+	寒邪客肺证之支气管哮喘、喘息性支气管炎等
固本咳喘片		+	+			+				+		肺气不足证的支气管炎、支气管哮喘、肺气肿、肺心病等
洋参保肺丸（口服液）	+	+	+	+						+		肺阴不足之支气管炎、支气管哮喘、支气管扩张等
补肾防喘片	+	+	+			+	+			+		伤风感冒、支气管炎、肺炎、肺气肿、胸膜炎等引起的风热咳嗽、哮喘等

＋示增强作用。

【参考文献】

1. 邹节明,张家铨.中成药的药理与应用.上海：复旦大学出版社,2003

2. 张淑淑等.自拟宣肺平调汤治疗小儿痰湿咳嗽 200 例临床观察.湖南中医药导报,2004,10(7)：34

3. 徐丽英,肖小华.复方鲜竹沥液的主要药效学研究.中成药,2004,26(12)：1070

4. 方铝,徐丽英,肖小华.复方鲜竹沥口服液的毒性实验研究.时珍国医国药,2004,15(5)：259

5. 陈国祥等. 蛇胆陈皮胶囊的药效学及毒性研究. 中成药,2000,22(11):810

6. 蔡华芳等. 蛇胆陈皮胶囊的祛痰镇咳肠推进运动实验研究. 儿科药学杂志,2004,10(5):3

7. 王德勤. 蛇胆川贝软胶囊镇咳化痰药效研究. 广东药学,2003,13(3):35

8. 黄德武等. 牛黄蛇胆川贝胶囊镇咳、平喘、抗炎作用的研究. 上海实验动物科学,2000,20(3):148

9. 陈怀红. 贝羚胶囊治疗急慢性支气管炎及支气管哮喘. 中国中医药信息杂志,2001,8(7):66

10. 孙爱丽等. 服急支糖浆致小儿过敏反应 1 例报告. 中华当代医学,2005,3(1):86

11. 晏伟等. 养阴清肺方调节荷瘤小鼠免疫功能及其机理的研究. 中医药学刊,2002,20(3):318

12. 卫平. 玄麦甘桔颗粒治疗上呼吸道感染 65 例疗效分析. 实用新医学,2000,2(2):14

13. 高建平等. 二冬膏祛痰、抗炎及免疫作用的研究. 中成药,2003,25(9):762

14. 王树鹏等. 小青龙汤加味对变应性鼻炎大鼠 IL-5 和 TNF-α 含量的影响. 中医药学刊,2006,24(4):635

15. 邢彦霞等. 小青龙汤对过敏性疾病的有用性. 国外医学·中医中药分册,2005,27(5):294

16. 王末群等. 小青龙颗粒治疗 365 例支气管炎疗效观察. 医学理论与实践,2005,18(6):679

17. 张宏等. 镇痫片中朱砂的含量测定. 中国医药研究,2005,4(3):305

18. 杨波等. 补肺活血胶囊治疗慢性肺原性心脏病 120 例. 中国新药杂志,2005,14(9):1192

19. 马以泉等. 麻杏石甘汤药理作用研究. 药物研究,2005,14(4):32

20. 张雪等. 麻杏石甘汤的临床应用概况. 长春中医学院学报,2006,22(1):79

21. 杨竞等. 止嗽化痰丸药理研究. 时珍国医国药,2000,11(3):194

22. 孙冬莲等. 消咳喘片对豚鼠支气管平滑肌的影响. 黑龙江医药,2006,19(3):178

23. 皱节明等. 蛤蚧定喘胶囊药效学及毒理学研究. 中草药,2003,34(4):343

24. 旺建伟等. 苏子降气汤对哮喘模型气道高反应性的影响及作用机制研究. 辽宁中医杂志,2005,32(12):1335

25. 刘保林. 止喘灵口服液药效学研究. 中药药理与临床,2004,20(1):45

26. 钟代华等. 补肾防喘片的药效学及急性毒性研究. 重庆中草药研究,2002,1:34

(俞丽霞　童晔玲)

第十三章

治风中成药

由辛散祛风或熄风止痉药物为主组成,具有疏散外风或平熄内风作用,用以治疗风病的中成药,统称治风中成药。

【分类】本章治风中成药分为两大类:① 疏散外风中成药;② 平熄内风中成药。

(1)疏散外风中成药:外风诸病是指风邪外袭,留于肌肉、经络、筋骨、关节等处而出现的肢体酸痛、麻木不仁、关节屈伸不利;若风邪上犯,则头痛、眩晕;若风邪与湿热相搏,侵犯肌表,则为风疹、湿疹;若风痰阻于头面经络,则见口眼㖞斜、语言蹇涩;再者,由于外伤,风邪从破损处而入,则发生破伤风,症见牙关紧闭、手足拘急、角弓反张等。这类病证,常用辛散祛风的药物如羌活、独活、川芎、防风、白芷、荆芥、南星等为主组成方剂或制剂,代表药如川芎茶调散、复方牵正膏、小活络丸等。

(2)平熄内风中成药:内风诸病,多与脏腑病变有关。如阳邪热盛,热极动风,常见头目眩晕,面热而赤,甚至猝然昏倒,口眼㖞斜,半身不遂等。这类风病,属于内风之实证,常用平肝熄风药为主,如羚羊角、钩藤、天麻等。配伍清热、化痰、养血等药组成,代表药如天麻钩藤颗粒。

【功能】本类成药具有疏风清热,祛风除湿,解痉止痛,平熄肝风,滋阴潜阳,化痰开窍等功效,用于疏散外风或平熄内风。

【药理作用】

(1)镇静、抗惊厥:外风和内风病证均可发生头痛、眩晕甚至四肢抽搐等,大多数平肝熄风成药具有明显的镇静、抗惊厥作用。

(2)解热:如川芎茶调散、羚羊角冲剂(口服液)等均对人工致热动物呈现退热作用。

(3)抗感染、抗菌:多数治风成药及其组成药物都具有抗感染、抗菌作用。如大活络丸对大鼠蛋清性关节炎有显著抑制作用;川芎茶调散对多种治病菌和病毒均有抑制作用。本类成药的抗感染、抗菌作用有利于消除炎症所致的关节酸痛、屈伸不利等多种外风症状。

(4)抗血小板聚集、改善微循环:如脑脉泰、人参再造丸等,有抗血小板聚集,改善微循环的作用,有利于防治血栓的发生,促进脑卒中后遗症的恢复,可以认为是其治疗的药理基础。

(5)改善血液循环:在增加脑血流量的同时,又可以扩张冠脉,改善脑循环,如脑脉泰、镇脑宁等。

(6)降血脂:如脑脉泰能明显降低 TCH、TG、TDL 与 TCH/HDL,对血清 HDL 与 VLDL 均无明显影响。

(7)降血压:大多数平熄内风成药如脑脉泰胶囊、清脑降压片等均有降低血压作用,可用于血压较高的脑卒中患者。

此外,一些平肝熄风成药尚有镇痛作用,如川芎茶调散、镇脑宁胶囊。

【临床应用】主要用于风湿性和类风湿关节炎、高血压、脑血管疾病、脑卒中后遗症(偏瘫)、破伤风等的治疗。

第一节　疏散外风中成药

疏散外风中成药多以辛散疏风中药为主组成,适用于外风侵袭经脉、肌肉、筋骨、关节等所致的病证。

本类中成药适用于外风所致的风病,症见头痛、恶风、肌肤瘙痒、肢体麻木、筋骨挛痛、屈伸不利,或口眼㖞斜,或角弓反张等。处方以辛散祛风药如荆芥、防风、秦艽、羌活、独活、川芎、薄荷等为主组成方剂。在配伍用药方面,常因病人体质的强弱,感邪的轻重,病邪的兼夹等不同,而分别配合清热、祛湿、养血、活血之品。代表药如川芎茶调散、小活络丸等。

川芎茶调散(水丸、冲剂、口服液、袋泡茶、片)
《太平惠民和剂局方》

【处方】川芎、白芷、羌活、细辛、防风、荆芥、薄荷、甘草。

本方主用于外感风邪、上犯头部所致风邪头痛证。症见:偏正头痛或巅顶作痛、恶寒发热、目眩鼻塞、舌苔薄白、脉浮。头为诸阳之会,风邪外袭,循经上犯头部,阻遏清阳之气,则头痛。风邪袭表,邪正相争,故见恶寒发热、目眩鼻塞、脉浮等症。若风邪久留不解,头痛久而不愈者,其痛或偏或正,或牵引眉棱角痛,休息劳动不拘时,即为头风。治宜宣散风邪、止头痛。方中重用川芎辛温,善祛风活血而止头痛,长于治少阳、厥阴经头痛(头顶或两侧痛),并为"诸经头痛之要药",为主药。辅以薄荷、荆芥轻而上行,善能疏风止痛,并能清利头目。佐以羌活长于治太阳经头痛(后脑牵连项痛),白芷长于治阳明经头痛(前额及眉心痛);细辛散寒止痛,并长于治少阴经头痛;防风辛散上部风邪。炙甘草益气和中,调和诸药,为使药。服用时以清茶送服,取清茶苦凉之性,可上清头目,又可制约风药的过于温燥与升散。诸药合用,共奏疏风止痛之功。

【性状】本品为暗黄色的粉末;气香,味辛、甘、微苦。

【功能与主治】疏风止痛。用于风邪头痛,或有恶寒、发热、鼻塞。

【药理作用】主要有以下作用:

(1)解热、镇痛:细辛、薄荷、荆芥、防风均含挥发油,具有解热、镇痛的作用。

许实波等将川芎茶调剂给小鼠灌胃的最大耐受量为 $44.76g/kg$,按最大耐受量的 $1/12$、$1/24$、$1/48$ 设置川芎茶高、中、低 3 个剂量灌胃给药,能使大鼠炎症足和非炎症足的痛阈均显著上升,能提高大鼠鼠尾电刺激的痛阈值,对电刺激家兔齿髓致痛也有显著抑制作用,结果表明川芎茶调剂具显著的解热镇痛作用。

(2)抗感染:白芷含香豆素类、挥发油,羌活含挥发油,均具有抑菌、抗病毒的作用。

实验证明它对二甲苯、组胺等所致小鼠或大鼠皮肤毛细血管通透性亢进有显著抑制作用。对去除肾上腺后的大鼠抗感染作用消失，表明抗感染作用有赖于肾上腺的完整存在。

（3）治眩晕：川芎含川芎嗪、挥发油，具有抗血小板聚集、扩张小动脉、改善微循环和脑血流、抗血栓形成、溶血栓的作用。

徐彭等采用颅脑多普勒超声（TCD）检测方法判断眩晕患者脑血流的改变，结果治疗组治疗前脑血流速度明显低于对照组，治疗后总有效率 88.6%；治疗组治疗后大脑前动脉的收缩期血流速度（Vs）、舒张期血流速度（Vd）和平均血流速度（Vm）明显高于治疗前，椎动脉的左侧 Vm、Vs、Vd 明显高于治疗前，差异具有显著性；其余检测之项均较治疗前有所改善，但未达到显著性。由此可见，川芎茶调散可用于中医辨证的瘀阻脑络证眩晕患者。

【临床应用】本方组成以辛温之品为多，故主要适用于风寒头痛；经临床验证，用于属外风头痛证候的血管神经性头痛、偏头痛、颈椎病、三叉神经痛、慢性鼻炎以及鼻窦性、周围性面神经麻痹等，均有疗效。

【不良反应】有时可引起麻疹、猩红热样药疹；长期内服偶有嘴唇变厚和肿胀等反应出现。

【制剂与用法】散剂，每袋装 6g。① 散剂：饭后清茶冲服。每次 3～6g，每日 2 次。② 丸剂：暗褐色水丸，每 20 粒重 1g。每次 3～6g，每日 2 次，饭后清茶送服。③ 冲剂：饭后用温开水或浓茶冲服，每次 1 袋（7.8g），每日 2 次；儿童酌减。④ 口服液：每支 10ml。口服，每次 10ml，每日 3 次。⑤ 袋泡茶：开水泡服，每次 2 袋（每袋 1.6g），每日 2～3 次。⑥ 片剂：棕褐色片剂，每片重 0.48g。饭后清茶送服，每次 4～6 片，每日 3 次。

【注意事项】① 本方辛散之力较强，对血虚、气虚，或因肝肾阴亏、肝阳、肝风内动所致头痛不宜用；② 孕妇慎服。

【备注】 除甘草外，方中其余药物皆含挥发性成分，全部粉碎为细粉，可避免挥发性成分损失，但储存时间过长挥发性成分仍易损失。

正 天 丸

【处方】钩藤、白芍、川芎、当归、地黄、白芷、防风、羌活、桃仁、红花、细辛、独活、麻黄、附片、鸡血藤、部分西药。

本方主用于外风头痛证。方中川芎疏风活血而止痛为主药。辅以白芷、防风散经络脑辛中邪，导邪外出而止痛；当归活血养血化瘀而止痛；钩藤平肝熄风；白芍益阴养血柔肝。佐以羌活、细辛、麻黄、独活、附子祛风散寒而止痛；地黄滋阴柔肝；鸡血藤养血活血通络；桃仁、红花活血化瘀通络而止痛。各药合用，共奏疏风活血、养血平肝、通络止痛之功。

【性状】本品为黑色的水丸，气微香，味微苦。

【功能与主治】疏风活血，养血平肝，通络止痛。用于外感风邪、瘀血阻络、血虚失养、肝阳上亢引起的多种头痛、神经性头痛、颈椎病型头痛、经前头痛。

【药理作用】主要有镇静、镇痛、改善微循环、降低血小板聚集性、耐缺氧等作用。

（1）镇静、镇痛：川芎含川芎嗪，具有明显镇静作用；细辛含挥发油（细辛醚等），具有解热、镇痛、抗感染的作用；防风和独活含挥发油，均有镇静、镇痛、抗感染的作用；附子含乌头碱，具有强心、镇痛的作用。西药氨基匹林、非那西丁、咖啡因、苯巴比妥也均具良好镇痛作用。

实验发现：① 本品可抑制小鼠自发性活动,有剂量依赖性;能协同安定药氯丙嗪对小鼠自发活动的抑制作用;② 热板法、扭体法及足跖刺激法等实验结果证明,正天丸有明显的镇痛效应,与对照组比较差异显著;与索密痛(西药镇痛药)比较,60min 时,两者无显著差异,但 120min 后,正天丸仍有显著镇痛作用,而索密痛已明显减弱。

(2)改善微循环:川芎有改善微循环和脑血流量的作用;当归含阿魏酸、挥发油,具有改善血循环、抗贫血的作用。小肠给药后 15min 开始,大鼠肠系膜细动脉和细静脉口径扩大,毛细血管开放数增加,血流速度加快,与对照组比较,细动脉和细静脉口径、血流速度均有非常显著的差异。但毛细血管开放数差异不显著。

(3)改善血液流变性:给家兔连续灌胃(20g/kg)3d,血小板聚集抑制率与阿司匹林比较无显著差异,与生理盐水(对照)比较差异非常显著。在连续给药 5d 后全血黏度,在同一切变率(100/s)下与对照组比较有显著差异;与双嘧达莫(潘生丁)比较,无显著差异。此外,王冬娜等研究发现,偏头痛血瘀证患者 20 例经新正天丸治疗前后的血小板超微结构观察中,发现患者组血小板大小不均匀,膜结构粗糙,伪足横断面粗且较多,颗粒减少($P<0.05$),致密颗粒增多($P<0.05$),黏附和聚集现象明显,膜融合程度严重。而治疗组的血小板膜结构和表面形态、颗粒分布、黏附和聚集性均明显改善。因此,推测新正天丸可能是通过抑制血小板聚集,诱导血小板解聚,改善血小板形态和功能来稳定致密体的内外环境,使其对5-羟色胺(5-HT)的摄取、分泌、代谢水平保持在生理状态而治疗偏头痛。

(4)耐缺氧:红花含红花苷,具有提高缺氧耐受力作用。口服给药,可提高小鼠对常压缺氧的耐受能力;也能提高由异丙肾上腺素所致缺氧的耐受能力,显著提高小鼠存活率,延长小鼠存活时间。

在家兔的实验表明,本品可使心肌收缩力增强,但心肌耗氧量并不增加,反而有降低作用,这对保护心肌组织的正常活动有积极的作用。

【毒理研究】本品未测得 LD_{50};以 75g/kg 剂量给小鼠灌胃(临床剂量的 400 倍)未见毒性反应及死亡。给大鼠以大剂量(21g/kg)进行长期毒性试验,观察 3 个月,其体征行为、体重、血液学、血生化等各项指标均未见异常改变,重要脏器及生殖器官等组织学检查未见病理学改变。因此,可以认为正天丸长期给药是安全的。

【临床应用】用于外风头痛的各种头痛,包括偏头痛、紧张性头痛、颈椎病型头痛、经前头痛等;也可用于三叉神经痛、月经痛等镇痛治疗。

用于 350 例慢性头痛患者的治疗,治愈率为 33%,显效率为 45%,总有效率为 97%。按中医辨证分型分析:正天丸对瘀血头痛、风寒头痛、血虚头痛疗效最好,痰浊头痛和风湿头痛次之,对肝阳头痛和肾虚头痛疗效较差。

按西医诊断的慢性头痛,证明对偏头痛、紧张性头痛有较好的疗效,总有效率为 93%。

【不良反应】个别患者服药后会出现大便次数增加、腹泻,可停药待症状缓解后继续服用。

【制剂与用法】水丸,每瓶装 60g、6g。饭后服用,每次 6g,每日 2～3 次,15d 为 1个疗程。

【注意事项】① 孕妇禁用;② 本品对肝阳上亢头痛和肾虚头痛疗效较差;③ 空腹服可能出现胃部不适,故宜饭后服用;④ 本品为中西药复方制剂,需要医师指导下应用。

复方牵正膏

【处方】白附子、地龙、全蝎、僵蚕、川芎、白芷、当归、赤芍、防风、生姜、樟脑、冰片、薄荷脑、麝香草酚。

本方主用于风痰阻于头面经络证。方中白附子性味辛温、祛风化痰、善治头面之风;全蝎、僵蚕祛风止痉,且全蝎善长通络,僵蚕并有化痰作用;三药合用(牵正散方)共奏祛风化痰止痉之效,共为主药。辅以地龙通经络;川芎祛风活血化瘀而止痛;白芷、防风散经络中的风邪,导邪外出;当归活血养血且化瘀。佐以赤芍活血化瘀、清热凉血;薄荷脑散风热、清利头目而辛凉止痛;冰片、樟脑清热止痛、开窍醒神;生姜温经散寒而止痛。各药合用,共奏祛风化痰、舒筋活络之功。

【性状】本品为浅棕色或浅棕绿色的片状橡胶膏;气芳香。

【功能与主治】舒经活络,调和气血。用于风邪中络、口眼㖞斜、肌肉麻木、筋骨疼痛。

【药理作用】主要有改善微循环、镇痛、镇静、抗惊厥、抗感染、抗菌等药理作用。

(1) 抗菌、抗感染:白芷含香豆素类、挥发油,有抑菌、抗病毒等作用;防风有抑菌作用;赤芍含挥发油等,有镇静、扩张心冠脉、抗菌、抗病毒作用;薄荷、冰片有抗菌、抗感染的作用。麝香草酚(百里酚),作抗真菌、调香之用。

(2) 解热、镇痛:白附子含乌头碱,有镇痛、强心作用;僵蚕含脂肪丝蛋白等,有解热、抗惊厥、祛痰作用;地龙含蚯蚓解热碱(解热素,Lumbrofebrin)、蚓激酶,有解热、抑制血栓形成、降压的作用;防风含挥发油,有解热、镇痛等作用;薄荷脑、冰片有兴奋中枢神经系统及解热、止痛等作用。

(3) 镇静:全蝎含蝎毒素(一种毒性蛋白)、蝎酸等,有抗惊厥、镇静、降压等作用;防风也有镇静作用;地龙有镇静、抗惊厥的作用。

(4) 改善微循环:川芎含川芎嗪、挥发油,有抗血小板聚集、扩张小动脉、改善微循环和脑血流、抗血栓形成、溶血栓的作用;当归含阿魏酸、挥发油,有改善微循环、抗贫血等作用。

动物实验研究证明,本品可加快坐骨神经传导速度,缩短诱发动作电位时程,提高诱发电位波幅度;具有加快传导、提高神经兴奋作用。

【临床应用】用于风痰阻于头面经络的面神经瘫(口眼㖞斜)、面神经炎,以及肌肉麻木等症。

【制剂与用法】橡皮硬膏,规格:4cm×6.5cm、6.5cm×10cm。外用,贴敷于患侧相关穴位。贴敷前,将相关穴位处用温水洗净或酒精消毒。

【注意事项】① 使用过程中如有皮肤过敏,可暂停用药;② 贴敷期间防受风寒;③ 开放性创伤忌用。

玉真散(胶囊)
《外科正宗》

【处方】生天南星、防风、白芷、天麻、羌活、生白附子。

方中白附子、天南星,善于祛风化痰,定搐解痉,为君药。羌活、防风、白芷疏散经络中的风邪,导邪外出,为臣药。天麻熄风解痉,为佐药。热酒或童便有通经络、行气血之功,为使药。诸药合用,能祛风解痉,并有止痛之效。

【性状】 本品为黄白色至淡黄色的粉末;气香,味麻辣。

【功能与主治】 熄风,解痉,解毒。用于金创受风所致的破伤风,症见筋脉拘急、手足抽搐,亦可外治跌扑损伤。

【药理作用】 主要有抗惊厥、镇痛、镇静、解热、抗感染作用。

(1)抗惊厥:天南星、天麻、防风均有抗惊厥作用。

(2)镇痛:防风、天南星有一定镇痛作用。

(3)镇静:天南星、天麻有镇静作用。

(4)解热:防风煎剂有中等程度解热作用。

(5)抗感染:防风水煎剂和乙醇浸剂灌服有一定程度的抗感染作用。

【临床应用】 百日咳,跌打损伤,各种原因的头痛、眩晕、癫狂、无汗症、疮疡肿痛、外伤性腱鞘炎、酒后昏迷、毒蛇咬伤等。

【不良反应】 本品含毒性中药,内服过量可致中毒反应,故必须按规定量服用。

【制剂与用法】 本品为胶囊剂。口服,每次 1～1.5g,或遵医嘱。外用,取适量敷于患处。

【注意事项】 孕妇禁用。

小活络丸(片)
《太平惠民和剂局方》

【处方】 胆南星、制川乌、制草乌、地龙、乳香(制)、没药(制)。

本方主用于风寒湿邪痰瘀阻络证。风寒湿邪滞留经络,致以气血不得宣通,营卫失其流畅;津液凝聚为痰,血行痹阻为瘀。风寒湿邪与痰瘀交阻,故见肢体筋脉疼痛、麻木拘挛、屈伸不利等。脑卒中、手足不仁、日久不愈者,其机制亦同。治宜散风寒除湿与化痰、活血兼顾。方中制川乌、制草乌辛热、祛风除湿、温通经络,并有较强止痛作用,共为主药。辅以胆南星祛风燥湿化痰,以除经络中的风痰湿浊。佐以乳香、没药行气活血、化瘀通络,使气血流畅,并有较好的止痛作用;地龙通经活络、性善走窜,为入络之佳品。蜂蜜滋润补中、调和诸药,为使药。诸药合用,共奏祛风除湿,活络通痹之功。

【性状】 本品为黑褐色至黑色的大蜜丸,气腥,味苦。

【功能与主治】 祛风除湿,活络通痹。用于风寒湿痹,肢体疼痛、麻木拘挛。

【药理作用】 药理实验表明本品主要有镇静、镇痛、抗感染、解痉诸作用。其镇痛效应强度与剂量呈显著相关。

方中川乌含乌头碱,具有强心、抗休克、抗感染、镇痛的作用;草乌含乌头碱,具有镇痛、局部麻醉的作用;地龙含解热碱(解热素)、蚓激酶,具有镇静、抗惊厥、解热、抑制血栓形成的作用。

刘延福等对小活络丸镇痛成分的药物动力学研究表明,小活络丸用药剂量在 20～100mg/kg 之间,具有良好的镇痛作用。借助于药物量-效关系,用时程-痛阈值推算出各时相的体存药量。经药物动力学研究,得到小活络丸镇痛药效成分的吸收、消除半衰期分别为 1.28、2.14 和 13.16h。

【毒理研究】毒性实验(小鼠)结果表明,微小的剂量改变,可导致毒性明显的变化,且毒性大（$LD_{50}=3169.55mg/kg$）。

【临床应用】用于属风湿邪与痰瘀阻络证候的脑血管意外后遗症、慢性风湿性关节炎、类风湿关节炎、肩关节周围炎、骨质增生症、坐骨神经痛的治疗。

【不良反应】① 中毒反应：使用过量(2～10丸)可出现手足麻木、舌根发硬、恶心呕吐、头晕心慌、面色苍白、冷汗抽搐、突然晕倒休克等症状。亦有引起严重心律紊乱、房室传导阻滞、频发多源性室性期前收缩。以上症状属乌头碱中毒所致。② 过敏反应：有发生荨麻疹样药疹的报道。

【制剂与用法】大蜜丸,每丸3g。① 丸剂：用黄酒或温开水送服,每次1丸,每日2次。② 片剂：口服,每次4片,每日2次。

【注意事项】① 阴虚有热者、孕妇禁用；② 过量易中毒。

【备注】① 本品药性温燥,适用于痹证偏于寒性者,以肢体筋脉挛痛、关节屈伸不利、舌淡紫苔白为证治要点；② 有人用本品治疗冠心病心绞痛取得较好效果,可使发作减少,硝酸甘油用量减少80%。

大 活 络 丸
《兰台轨范》

【处方】蕲蛇、乌梢蛇、威灵仙、两头尖、麻黄、贯众、甘草、羌活、肉桂、广藿香、乌药、黄连、熟地黄、大黄、木香、沉香、细辛、赤芍、没药(制)、丁香、乳香(制)、僵蚕(炒)、天南星(制)、青皮、骨碎补(烫、去毛)、豆蔻、安息香、黄芩、香附(醋制)、玄参、白术(麸炒)、防风、龟甲(醋淬)、葛根、虎骨(油酥)、当归、血竭、地龙、犀角、麝香、松香、牛黄、冰片、红参、制草乌、天麻、全蝎、何首乌。

本方以蕲蛇、乌梢蛇、僵蚕、全蝎等舒筋活络止痛；以麻黄、防风、羌活疏散风寒；天南星祛风化痰；当归、赤芍、红参养血活血,红花活血祛瘀；麝香、冰片开窍止痛；再配伍其他诸药,共奏祛风止痛、除湿豁痰、舒筋活络之功。

【功能与主治】祛风止痛,除湿豁痰,舒筋活络。用于脑卒中痰厥引起的瘫痪、足痿痹痛、筋脉拘急、腰腿疼痛及跌打损伤、行走不便、胸痹等。

【药理作用】实验表明,本品有降压、增加脑血流量、抗血栓、改善动脉粥样硬化、抗感染、镇痛、兴奋骨骼肌等作用。

(1) 抗感染及对血液流变学的影响：许实波等研究发现,大活络丸对二甲苯、鸡蛋清及福氏佐剂引起的炎症反应有明显的抑制作用,可改善实验性微循环障碍,抑制ADP诱导的血小板聚集,降低大鼠全血比黏度和血浆比黏度,有明显活血化瘀作用。

(2) 镇痛、活血：许实波等经NIH小鼠灌胃实验发现,大活络丸的最大耐受量为27.2g/kg,按最大耐受量1/40、1/20、1/10设置药效学实验3个剂量组,结果表明,大活络丸对小鼠热板法致痛具显著镇痛作用,扩张兔耳外周血管,增加兔耳灌流量,缓解血栓形成,延长凝血时间,有显著活血化瘀作用。

【临床应用】主要用于气虚血瘀证引起的脑卒中偏瘫。有人试用于阳痿、癫痫、小儿惊厥等也有一定疗效。

用大活络丸治疗脑血管意外偏瘫 95 例,基本痊愈 44 例,显效 23 例,好转 20 例,并见患者肌力也有提高,自觉症状改善。通过观察,认为本品以对病程较短的急性期患者疗效为佳,见效时间多在 1 个月以内。

【不良反应】少数病人有口干、舌燥或大便秘结。

【制剂与用法】大蜜丸,每丸 3.5g。温黄酒或温开水送服,每次 1 丸,每日 1～2 次。

【注意事项】孕妇忌用。禁用于脑卒中晚期。

【备注】大活络丸与小活络丸的功能、主治相仿,但前者以祛风温里祛湿药配伍补气、补血、养阴、助阳等扶正之品组成,故适用于邪实正虚之证,属标本兼顾之治。后者以祛风散寒除湿配伍化痰、活血药组成,故主要用于痹证偏于寒性而顽痰瘀血者为宜。

再造丸(人参再造丸)
《医术》

【处方】蕲蛇肉、全蝎、地龙、僵蚕(炒)、穿山甲(制)、豹骨(制)、麝香、水牛角浓缩粉、人工牛黄、龟甲(制)、朱砂、天麻、防风、羌活、白芷、川芎、葛根、麻黄、肉桂、细辛、附子(制)、油松节、桑寄生、骨碎补(炒)、威灵仙(酒炒)、粉草薢、当归、赤芍、片姜黄、血竭、三七、乳香(制)、没药(制)、人参、黄芪、白术(炒)、茯苓、甘草、天竺黄、制何首乌、熟地黄、玄参、黄连、大黄、化橘红、青皮(醋炒)、沉香、檀香、广藿香、母丁香、冰片、乌药、豆蔻、草豆蔻、香附(醋制)、两头尖(醋制)、建曲、红曲共 58 味(人参再造丸 54 味)。

本方主用于血瘀风痰阻络证。方中川芎祛风活血、通络行气而止头痛;当归、红花活血祛瘀;蕲蛇、全蝎、地龙、僵蚕通络止痛;乳香、没药化瘀止痛;天麻平肝熄风;麝香、冰片开窍止痛;细辛、防风、羌活、白芷、麻黄疏散风寒;人参、黄芪益气补中。诸药配伍,共奏活血化瘀、化痰通络、行气止痛之功。

【性状】本品为棕褐色的大蜜丸;气香,味微甘、苦。

【功能与主治】祛风化痰,活血通络。用于风痰阻络所致的脑卒中,症见半身不遂、口眼㖞斜、手足麻木、疼痛拘挛、语言謇涩。

【药理作用】主要有抗凝血、改善微循环、抗感染等作用。

(1)抗凝血:大鼠灌服人参再造丸后,测定枸橼酸钠抗凝血的复钙时间、速率与强度,结果对凝血速率与强度表现了显著的抑制作用。

(2)改善微循环:大鼠灌服人参再造丸(连续 30d)后,用局部滴注肾上腺素方法造成肠系膜微循环障碍。人参再造丸可明显缩短血流停止时间,并使 10min 内血流恢复正常的百分率显著升高至 27.3%,明显高于对照组。

(3)抗感染:实验结果表明,人参再造丸对大鼠佐剂性关节炎、原发性炎症有一定抑制作用。

【临床应用】用于属瘀血风痰阻络证候之脑卒中后遗症、半身不遂、手足麻木等。

100 例脑卒中后遗症患者,服人参再造丸后(每次 1 丸,每日 2 次,连服 2 个月),对语言、感觉障碍、关节肌力等均有改善者 55 例、54 例肌力明显改善,6 例面神经及舌下神经完全恢复正常。

【制剂与用法】大蜜丸,每丸重 9g。口服,每次 1 丸,每日 2 次。

【注意事项】孕妇禁服。

【备注】① 原方用犀角,今用水牛角浓缩粉代替,功效基本相似;② 再造,即"再生"之义,喻本品有使已绝之生命得以复苏之效;③ 人参再造丸系北京同仁堂于再造丸中加人参等调整而成。

回天再造丸

【处方组成】蕲蛇、川芎、天麻等。

本方以川芎活血化瘀、行气止痛、祛风燥湿;天麻熄风、平肝、定惊;蕲蛇祛风散寒、通经活络,配合其他诸药共奏祛风散寒、理气豁痰、通经活络之功。

【性状】本品为棕褐色的大蜜丸;味甜、辛、凉。

【功能与主治】祛风散寒,理气豁痰,通经活络。用于脑卒中、类脑卒中、半身不遂、口眼㖞斜、言语不清以及中寒、中风、中痰等症。

【药理作用】

(1)扩张血管:药理研究表明,黄连、葛根、当归、白术、天麻、萆薢、红花、黄芪、川芎、玄参等有扩张外周血管作用。玄参浸膏灌流蟾蜍下肢血管,呈现血管扩张效应。

(2)抗凝血:白术、川芎、当归、肉桂、红花、姜黄、葛根等有抗凝血作用,当归水剂和阿魏酸钠对凝血酶诱导的血小板聚集有明显抑制作用。试管内实验,红花醇提物可使犬全血凝固时间与血浆复钙时间明显延长,葛根中所含的葛根素在试管内能抑制 ADP 诱导的大鼠血小板聚集,静脉注射葛根素亦有抑制作用。

(3)解热镇痛:细辛、甘草、香附等有解热镇痛作用,细辛挥发油灌胃,对因温热刺激,伤寒菌所致人工发热家兔有解热作用,并能使正常动物体温降至正常以下,对电刺激家兔齿髓神经所致疼痛有镇痛作用,其镇痛强度与安替比林相当,细辛煎剂灌胃,对小鼠也有镇痛作用。20%香附醇提取物皮下注射能明显提高小鼠的痛阈,香附醇提取物对注射酵母菌引起的大鼠发热有解热作用,其效价约为水杨酸钠的6倍。另外,牛黄、玄参、地龙、黄连、麻黄、葛根、犀角等有解热作用,虎骨、当归、防风、附子等有镇痛作用。

(4)抗感染:牛黄、虎骨、玄参、当归、防风、甘草、细辛、香附、姜黄、麻黄、麝香、附子等有抗感染作用。麝香及其粗提物对炎症各期均有作用,但以对初中期炎症的作用最为明显,附子能明显抑制大鼠甲醛性及蛋清性脚肿,对切除肾上腺大鼠仍有明显抗感染作用。

【临床应用】主要用于治疗脑卒中、中寒、中痰、痹证、急性脑血管病。

【制剂与用法】大蜜丸,每丸重 10g。温黄酒或温开水送服,每次 1 丸,每日 1~2 次。

【注意】孕妇忌服。

脑卒中回春片

【处方】当归(酒制)、川芎(酒制)、红花、桃仁、丹参、鸡血藤、忍冬藤、络石藤、地龙(炒)、土鳖虫(炒)、伸筋草、川牛膝、蜈蚣、茺蔚子(炒)、全蝎、威灵仙(酒制)、僵蚕(麸炒)、木瓜、金钱白花蛇。

本方以丹参、当归、鸡血藤养血活血;桃仁行血活血;川芎、红花活血化瘀、行气止痛、祛风燥湿;天麻熄风、平肝、定惊;地龙、僵蚕、全蝎、金钱白花蛇祛风散寒、通经活络、解热镇痛;忍冬藤、络石藤通经活络。诸药合用,共奏活血化瘀、舒筋通络之功。

【性状】 本品为糖衣片,除去糖衣后显棕褐色;味苦。

【功能与主治】 活血化瘀,舒筋通络。用于痰瘀阻络所致的脑卒中,症见半身不遂、肢体麻木、言语謇涩、口舌㖞斜。

【药理作用】 许实波等研究发现,脑卒中回春片的另一剂型脑卒中回春丸对小鼠灌胃的最大耐受量为 72g/kg。按最大耐受量的 1/6、1/12、1/24 设置药效学 3 个剂量组,脑卒中回春丸灌胃给药可防止动物脑缺血再灌注死亡,使缺血再灌注损伤产生的丙二醛含量显著降低,并有保护超氧化物歧化酶作用。脑卒中回春丸还可使血凝块溶解时间及全血浆凝块溶解时间显著缩短,抑制 ADP 和 $CaCl_2$ 诱导的血小板聚集,增加红细胞压积,改善微循环障碍,有活血化瘀作用。

【临床应用】 用于属痰瘀血瘀阻络证候的出血性脑卒中、缺血性脑卒中及后遗症治疗。

【制剂与用法】 片剂,每片含量相当于原药材 0.9g。口服,每次 4～6 片,每日 3 次;或遵医嘱。

【注意事项】 脑出血急性患者忌服。

豨莶通栓丸
《景岳全书》

【处方】 豨莶草(酒炙)、胆南星、半夏(制)、三七、红花、天麻、当归(酒炙)、冰片、麝香等。

本方主用于风痰血瘀内阻证之缺血性脑卒中。方中豨莶草祛风湿、舒筋活络而利关节;三七、红花活血化瘀而通脉;胆南星、半夏祛风定惊、祛湿化痰;当归活血化瘀通脉补血;天麻熄风止痉、祛痰脑;麝香芳香开窍、活血止痛;冰片芳香开窍、醒神止痛。诸药合用,共奏活血、祛风、化痰、舒筋、活络、醒脑、开窍之功。

【性状】 制剂为棕黑色、类圆形蜜丸;有麝香、冰片气味,微苦。

【功能与主治】 活血,祛风,化痰,舒筋,活络,醒脑,开窍。用于缺血性脑卒中(脑血栓)引起的肢体麻木、半身不遂、口眼㖞斜、语言障碍等。

【药理作用】

豨莶草中含豨莶苷及其苷元、内酯化合物,具有改善微循环、抑制血栓形成的作用;红花含红花苷,具有改善心血管功能、提高缺氧耐受力、抗血栓形成的作用;冰片含龙脑,具有抗心肌缺血、增加冠脉流量的作用;当归含挥发油、阿魏酸,具有抗贫血、抗血小板聚集、抗血栓形成的作用。

实验证明,豨莶通栓丸对家兔实验性血栓形成的各项指标均有影响,它能延缓凝血启动的时间,缩小血栓的长度并影响其质量,抗血栓作用的高峰在灌胃给药后 2h 出现。此外,还能降低血黏度、增强红细胞的变形能力、抑制血小板聚集、扩张血管、改善微循环。

家兔灌胃给予本品后,在不同时间采血测定凝血活酶生成时间、纤维蛋白生成时间等指标,绘制血栓弹力图,从结果看,它对血栓弹力图大多数指标都有明显影响;延缓凝血酶的生成,延长试管内凝血时间,阻止纤维蛋白原向纤维蛋白的转变,不但显著延缓血栓形成的时间,还能促进纤溶过程的出现。

赵力等用豨莶通栓丸治疗脑血栓患者 70 例,并与以低分子量右旋糖酐加维脑路通(对照 A 组)和环扁桃酯胶囊(对照 B 组)治疗进行前后对比观察血液流变学及头部 CT 变化,结果表明,治疗组有效率与对照 A 组和 B 组比较有显著性差异($P<0.01$),其血液流变学及头部 CT 改变也有显著性差异($P<0.01$)。药理实验证实,豨莶通栓丸能明显抑制血小板聚集,降低全血黏度,抗缺氧,增加脑血流量。

此外,天麻和胆南星具有镇静、抗惊的作用;三七具有改善心血管功能、镇痛、抗感染等作用;麝香具有强心、增加冠脉流量的作用。

【毒理研究】急性毒性 $LD_{50}>40g/kg$。长期毒性:大剂量组为 $6g/kg$,大鼠每日灌胃 1 次,连续 6 周,结果表明对动物的体重、血常规、肝肾功能均无明显影响。

【临床应用】用于风痰血瘀阻络证之缺血性脑卒中(脑血栓)的急性期轻症和恢复期。

临床验证 307 例,每次 1 丸,每日 3 次,连续用药 3～4 周为 1 个疗程,共 2 个疗程。头部 CT 扫描:治疗组 307 例中扫描者 213 例,服药后复查者 108 例,其中 42 例用药后 2～3 周复查 CT,梗塞灶明显缩小,46 例于用药后 3～4 周复查梗塞灶消失,治愈显效率为 81.4%,总有效率为 96.7%。对照组治愈显效率为 63.3%,两组比较差异显著。总的评价见效快、无毒副作用。

【不良反应】服用本品后,极个别患者可出现嗜睡、面部发热、头痛等症状,继续服药可逐渐消失。

【制剂与用法】蜜丸,每丸 9g。口服,每次 1 丸(9g),每日 3 次,温开水送服。

【注意事项】孕妇与出血性脑卒中(脑出血)急性期患者忌用。

豨莶丸(片、液)

【处方】豨莶草。

豨莶草性苦寒,是一味祛风除湿,活络通痹的有效中药,用黄酒蒸制,又增强了活血通络作用,适用于风胜行痹、痛无定处或腰膝酸软、四肢麻木等。

【性状】本品黑色大蜜丸;气微,味甜、微苦。

【功能与主治】清热祛湿,散风止痛。用于风湿热阻络所致的痹病,症见肢体麻木、腰膝酸软、筋骨无力、关节疼痛。亦用于半身不遂,风疹湿疮。

【药理作用】具有抗感染,舒张血管及降压,抑制血栓形成和改善微循环,抑制免疫系统,抗疟,抗菌和抗早孕等作用。

(1)抗感染:每天口服腺梗豨莶中分离得到的腺梗菇豨莶萜二醇酸 50mg/kg,连服 10d,用蛋白热凝固法和大鼠脚肿法证明有抗感染作用;腺梗豨莶中另两种具有抗感染活性的双萜类化合物是腺梗豨莶萜二酸和腺梗豨莶萜醇酸。

(2)舒张血管及降压:① 腺梗豨莶草的乙醇提取液能使保留神经的兔耳血管扩张,并能阻断刺激神经引起的血管收缩反应,但不能对抗肾上腺素或去甲肾上腺素的缩血管作用,对离体兔耳血管亦无扩张作用。② 豨莶草的水浸液有降低麻醉动物血压的作用;每天给腺梗豨莶萜二醇酸 50mg/kg,连续口服 10d,对肾性高血压大鼠有降压作用。③ 90% 的豨莶草甲醇提取液对血管紧张素转化酶具有较强的抑制活性(30%～40%)。

（3）抑制血栓形成与改善微循环：家兔静脉注射豨莶草提取液,可使血栓湿重明显减轻。豨莶草溶液对去甲肾上腺素引起的小肠系膜微循环障碍后的血流恢复,有显著促进作用,0.6g/ml(生药)的豨莶草溶液在促进血流恢复方面与0.3g/ml(总生药)的复方丹参注射液的作用相当,均可促进血液循环及早恢复。

（4）抑制免疫系统：小鼠每天腹腔注射一次豨莶煎剂0.2ml/只,对免疫系统有显著抑制作用,其胸腺及脾脏重量、淋巴细胞绝对值、巨噬细胞吞噬功能、溶菌酶活性、血清抗体滴度、Ea或Et花环形成率及细胞内DNA、RNA溴乙锭荧光染色的阳性率均低于对照组。

（5）抗疟和抗菌：① 豨莶草煎剂按100g/kg剂量给鼠灌胃,对鼠疟原虫抑制率达90%。② 平板打洞法实验结果表明,豨莶草对金黄色葡萄球菌高度敏感,对大肠杆菌、绿脓杆菌、宋氏痢疾杆菌、伤寒杆菌等轻度敏感;对白色念珠菌、卡他球菌、肠炎杆菌、猪霍乱弧菌等有抑制作用。但对副大肠杆菌、福氏痢疾杆菌、炭疽杆菌、甲型链球菌等无抑制作用。

（6）抗早孕：大鼠腹腔注射毛梗豨莶草醇提取物1.78g/kg,有明显的抗早孕作用。后经分离纯化得到有效成分豨莶苷,在20～40mg/kg剂量时,对大鼠有明显的抗早孕作用。

【毒理研究】豨莶草溶液给小鼠静脉注射的LD_{50}为45.54±1.44g原生药/kg;腹腔注射的最大耐受量为人用量的400倍;豨莶性味苦寒,有小毒,对免疫系统和生长发育有抑制作用。

【临床应用】用于风湿性疾病、脑血管意外后遗症、面神经瘫痪、疟疾、急性胃肠炎等。

【制剂与用法】大蜜丸,每丸9g。① 丸剂：口服,每次1丸,每日2～3次。② 片剂：每片重0.6g。口服,每次4片,每日2～3次。③ 口服液：每瓶120ml,每10ml相当于总药材4.5g。口服,每次10～20ml,每日2～3次。

祛风止痛片

【处方】老鹳草、槲寄生、续断、威灵仙、独活、制草乌、红花。

本方以老鹳草祛风活血治风湿为君药;以槲寄生、续断除风湿而强筋骨,补肝肾为臣药;草乌、威灵仙、独活祛风散寒为佐药;以红花活血行瘀,令血行邪去为使。诸药合用,共起祛风止痛、散寒除湿、补益肝肾、强筋壮骨之效。

【性状】本品为糖衣片,除去糖衣后,显棕黑色;味苦、涩。

【功能与主治】舒筋活血,祛风止痛,强壮筋骨。用于四肢麻木、腰膝疼痛等风寒湿痹。

【药理作用】主要有抗感染、镇痛、改善微循环等作用。

（1）抗感染：老鹳草、独活、威灵仙具有抗感染作用

（2）镇痛：独活、威灵仙均有一定的镇痛作用。

（3）改善微循环：红花有改善微循环作用。

【临床应用】用于关节炎、腰膝酸软等。

【制剂与用法】口服,每次6片,每日2次。

【注意事项】孕妇忌服。

木 瓜 丸

【处方】木瓜、当归、川芎、白芷、威灵仙、狗脊（制）、牛膝、鸡血藤、海风藤、人参、制川

乌、制草乌。

风寒湿邪侵入经络，法当散风祛湿，活络止痛，方中海风藤、川芎、白芷、散风祛湿；川乌、草乌搜风胜湿，通经络，利关节，善疗寒湿痹痛；木瓜、狗脊、牛膝祛风湿，强筋骨，活络止痛；鸡血藤、威灵仙祛风通络止痛；人参补气，扶正祛邪。全方具有散寒祛湿、通络止痛之效。

【性状】本品味包糖衣的浓缩水丸，除去糖衣后显黄褐色至黑褐色；味酸、苦。

【功能与主治】祛风散寒，活血止痛。用于风寒湿痹、四肢麻木拘挛、周身疼痛、腰膝无力、步履艰难者。

【药理作用】主要有抗感染，改善微循环，镇痛作用。

（1）抗感染：木瓜含皂苷、苹果酸、酒石酸、枸橼酸、抗坏血酸、鞣酸及黄酮苷等成分，木瓜水煎剂对小鼠蛋清性关节炎有明显消肿作用。

从木瓜中分离到的凝乳蛋白酶能软化家兔的软骨组织，椎间注射可选择性地水解椎间盘部分髓核；木瓜对小鼠蛋清性关节炎有明显的消肿作用。

（2）改善微循环：当归、鸡血藤、川芎有改善微循环作用。

（3）镇痛：川乌、草乌、白芷有镇痛作用。

【临床应用】主要用于风湿性关节炎、腰肌劳损等。

【制剂与用法】口服，每次 30 丸，每日 2 次。

【注意事项】孕妇禁用。

第二节 平熄内风中成药

平肝熄风中成药，适用于内风病证。内风，即人体内生之风，由脏腑阴阳失调引起。

内风自生，或因于实，或因于虚，即内风有实证与虚证之别，其病因病机相异，临床表现不一，则治法与成药的配方亦不相同，需辨证选用。

内风的病变主要在肝，由肝风内动或肝风上扰所致。肝风内动或肝风上扰，多由于肝阳上亢、热极生风、阴虚生风、血虚生风等所致。

肝阳上亢而致肝风内动，是由于情志不节，起居失常，生活无规律等造成肝阳偏亢，从而使肝阳化风上扰或肝风内动，常见眩晕、头部热痛、头昏、眼花、面色如醉，甚则心烦、心悸、作呕、肌肉震颤等（多见于原发性高血压病或动脉硬化），治宜平肝熄风，常由平肝熄风药如羚羊角、天麻、钩藤、石决明等为主组成。

热极生风，是温热病时之高热（或感染因素），传入厥阴，使肝经热盛而致热极动风或肝风内动，常见高热不退、心烦神躁、角弓反张（小儿又称急惊风）、四肢抽搐等（多见于流行性脑膜炎、乙型脑炎、肺炎热盛期、小儿呼吸道炎症高热等）。治宜清热平肝以熄风，宜选用有清热作用的平肝熄风中成药，常用有解热与抗惊厥作用的平肝熄风药，如羚羊角、僵蚕等为主组成。由于邪热亢盛，易伤津耗液，蒸液为痰，故往往配伍清热、滋阴养血、化痰药，如菊花、桑叶、生地、贝母等为辅佐。

此外，若肝阳化风、气血上逆，又常配伍引血下行、重镇降逆药，如龙骨、牡蛎、怀牛膝等;若肝阳化风,本虚标实,亦配伍补益肝肾药,如白芍、龟板、杜仲、桑寄生等,以扶阴平阳。

阴虚生风,是因肝肾阴虚,或温病热邪耗伤真阴而引动内风(虚风内动),常见手足蠕动、筋脉拘挛、神倦脉虚等,甚则可见舌强不语、足废不行等。治宜滋养平肝以熄风,宜选用有滋阴养肝肾作用的熄风中成药,常用滋阴养肝肾药,如白芍、地黄、五味子、麦冬等为主组成;真阴内耗,虚风内动,常配入填补真阴之品,如阿胶、鸡子黄、龟板、鳖甲等,使滋阴潜阳兼顾,并酌配伍平肝通络药,如牡蛎、络石藤等。

血虚生风,是血虚不能养肝而引动内风(虚风内动),常见头晕、眼花、耳鸣、四肢麻木等,甚则出现四肢抽搐、昏倒等(多见于贫血、神经官能症、病后体弱等),治宜养血平肝以熄风,宜选用有养血作用的熄风中成药,常用养血药与平肝熄风药组成。

肝阳上亢而肝风内动、热极生风属内风实证,阴虚生风、血虚生风属内风虚证。实际上,内风之邪往往与其他病邪结合为患,常夹痰、夹瘀、夹寒、夹湿等,故临床表现的证候较为复杂。

此外,外风与内风之间也相互影响,外风可引动内风,内风可夹外风。因此,根据内风证候与病情实际需要,常用平肝熄风药与化瘀通络、祛痰、清热、祛湿、祛寒药等配合,各有侧重、主次,制成各类平熄内风中成药,以适应不同证候的内风病证需要,需注意辨证选用。

天麻钩藤颗粒
《杂病证治新义》

【处方】天麻、钩藤、生石决明、栀子、黄芩、川牛膝、杜仲(盐制)、益母草、桑寄生、夜交藤、茯苓。

本方主用于肝阳偏亢、肝风上扰证之头痛眩晕。症见头痛、眩晕、失眠、舌红苔黄、脉弦。肝肾不足,肝阳偏亢,火热上扰,致使头痛、眩晕;肝阳偏亢、神志不安,故夜寐多梦,甚至失眠,治宜平肝熄风为主,配合清热活血、补益肝肾为法。方中天麻、钩藤平肝熄风为主药。辅以石决明平肝潜阳、除热明目,增强天麻、钩藤平肝熄风之力;川牛膝引血下行。佐以栀子、黄芩清热泻火,使肝经之热不致上扰;益母草活血利水;杜仲、桑寄生补益肝肾;首乌藤、茯苓安神定志。各药合用,共奏平肝熄风、清热活血、补益肝肾之功。

【性状】本品为黄棕色至棕色的颗粒;味微苦、微甜。

【功能与主治】平肝熄风,清热安神。用于肝阳上亢、原发性高血压等所引起的头痛、眩晕、耳鸣、眼花、震颤、失眠。

【药理作用】主要有降压、调节中枢神经系统、抗血小板聚集、抑制过氧化脂质的生成作用。

(1)降血压:方中钩藤、山栀子、杜仲、桑寄生都具有降血压的作用。全方对肾性、原发性、神经原性高血压犬均有明显的降压作用。实验表明,本方对高血压犬和大鼠的血压有显著降低作用,但对血压正常动物作用不明显。

龚一萍等研究表明天麻钩藤饮能增强自发性高血压大鼠一氧化氮含量,降低血浆中内皮素含量,从而使血压下降。此外,还从改善胰岛素抵抗的角度来探讨天麻钩藤饮降压的另一机制,发现它能降低 FNC、FINS,升高 ISI 的作用。FBNG、FINS 升高,ISI 降低可能是肝阳上亢的病理基础之一。

（2）调节中枢神经系统功能：实验结果表明,本方不影响正常犬的高级神经活动,但对其活动发生障碍时,有一定的调节作用。另外,本方能使正常大鼠的皮质兴奋过程减弱,而抑制过程增强。

（3）抗血小板聚集：连续给动物口服天麻钩藤散,具有抗血小板聚集,改善脑循环的作用,其作用强度与阿司匹林相似。

（4）本方体内给药能显著抑制小鼠肝、心、脑、肾组织过氧化脂质的生成,其作用较维生素E弱。实验表明,本方提取液体外给药,能显著抑制大鼠心、肝、肾组织过氧化脂质形成。

【临床应用】 用于属肝阳偏亢、肝风上扰证的高血压、内耳眩晕、三叉神经痛、面肌痉挛以及挫裂伤。

【制剂与用法】 冲剂,每袋 10g。开水冲服,每次 10g,每日 3 次,或遵医嘱。

【注意事项】 舌绛无苔之阴虚动风者忌用。

牛黄降压丸（胶囊）

【处方】 羚羊角、珍珠、水牛角浓缩粉、牛黄、冰片、白芍、党参、黄芪、草决明、川芎、黄芩素、甘松、薄荷、郁金。

本方主用于肝阳上亢证眩晕。方中羚羊角清心凉肝熄风;牛黄清心凉肝、熄风、豁痰开窍;两药合用,清心化痰、凉肝熄风、止痉,共为主药。辅以水牛角清心凉血解毒;黄芩清泻肝火、燥湿;冰片、郁金通窍开闭醒神;白芍、珍珠益阴潜阳;珍珠能除烦躁不安。佐以草决明平肝潜阳、清热明目止痛;川芎祛风活血而止痛;薄荷疏风止痛;党参、黄芪益气健脾、扶正气;甘松理气止痛、开郁醒脾。各药合用,共奏清心化痰、平肝熄风止痉之功。

【性状】 本品为深棕色的小蜜丸或大蜜丸;气微香,味微甜、苦,有清凉感。

【功能与主治】 清心化痰,平肝安神。用于心肝火旺、头晕目眩、痰热壅盛所致的头晕目眩、头痛失眠、烦躁不安;原发性高血压病见上述证候者。

【药理作用】 主要有降压、镇静、利尿等作用。

方中羚羊角含角朊、微量元素,具有镇静、降低血压的作用;水牛角浓缩粉含胆甾醇、微量元素、氨基酸,具有镇静、抗感染、提高机体免疫功能的作用;牛黄含胆酸、胆红素,具有镇静、抗惊的作用;草决明含大黄酚、大黄素,具有降压、降血脂、泻下的作用。川芎含川芎嗪、挥发油,具有扩张冠脉、抑制血小板聚集、抗血栓形式的作用;黄芩含黄芩苷、黄芩素,具有抗感染、抗过敏、解热的作。

（1）降压：羚羊角、草决明都具有降压作用。给肾性高血压模型大鼠灌服牛黄降压粉液后,血压迅速下降,降压过程却温和缓慢,最后可使动脉血压降到接近正常水平。

（2）镇静：羚羊角、水牛角、牛黄等具有镇静作用。本品可显著减少小鼠爬笼活动,表明其具有镇静作用。

（3）利尿：给大鼠灌服牛黄降压粉液后,可见尿量显著增加,提示尚具有利尿作用。

【临床应用】 用于属肝阳上亢证候之原发性高血压。

曾对 56 例原发性高血压患者进行治疗,结果是：显效 36 例（64.3%）,有效 12 例（21.4%）,好转 4 例（7.1%）,总有效率为 92.8%。据临床疗效统计,对阴虚阳亢型高血压引起的头晕目眩、心烦易怒、心悸失眠等症状可得缓解,血压下降缓慢,长期服用无不良反应。

停药后能在短期内维持用药期间的血压水平。

【制剂与用法】 ① 小蜜丸,每20丸重1.3g;② 大蜜丸,每丸重1.6g。① 丸剂:口服,小蜜丸每次20～40丸,每日1次;大蜜丸每次1～2丸,每日1次。② 胶囊:每粒装0.4g,口服,每次2～4粒,每日1次。

【注意事项】 腹泻者忌服。

清脑降压片

【处方】 黄芩、夏枯草、槐米、磁石(煅)、牛膝、当归、地黄、丹参、水蛭、钩藤、决明子、地龙、珍珠母。

本方主用于肝阳上亢证之眩晕,方中以磁石、珍珠母、牛膝滋阴潜阳、镇惊安神为主药。辅以黄芩、夏枯草、决明子、槐米清肝火、平肝阳;地龙、钩藤熄风通络。佐以牛膝补肝肾、引血下行;当归、地黄养血滋阴柔肝;丹参、水蛭清心除烦、活血化瘀通络。诸药合用,以奏平肝潜阳、清脑降压之功。

【性状】 本品为糖衣片,除去糖衣后显黑棕色;味微苦。

【功能与主治】 平肝潜阳。用于肝阳上亢所致的眩晕,症见头晕、头痛、项强、血压偏高。

【药理作用】 药理实验表明,本品主要有降压、调节中枢神经系统功能、镇痛、抗惊厥、抑菌、抗感染、降低毛细血管通透性、抗血小板聚集等作用。

磁石含四氧化三铁,有调节中枢神经系统的作用;珍珠母含碳酸钙、微量元素等,有降低毛细血管通透性、抗衰老、提高耐氧能力的作用;黄芩含黄芩苷,具有抗过敏、抗感染、解热作用;当归含阿魏酸、挥发油,具有改善血循环、抗贫血的作用;牛膝含牛膝皂苷、生物碱等,具有镇痛、解痉、降压、利尿等作用;地龙含解热碱、蚓激酶,具有镇静、抗惊厥、解热、抑制血栓形成的作用;地黄含地黄素、甘露醇、维生素A等成分,具有强心、利尿等作用;丹参含丹参酮、隐丹参酮,具有扩冠、改善心肌缺血、抗血小板聚集的作用;水蛭含水蛭素、组胺样物质等,具有抗凝血、扩张血管、溶血栓等作用;钩藤含钩藤碱、异钩藤碱,具有降血压、镇静、抗惊的作用;决明子含大黄酚、大黄素,具有降压、降脂、泻下的作用。

【临床应用】 用于属肝阳上亢证的高血压、内耳眩晕,或用于面肌痉挛,对三叉神经痛、脑挫裂伤也有一定疗效。

【制剂与用法】 糖衣片,每片含量相当于总药材0.76g。口服,每次4～6片,每日3次。

【注意事项】 孕妇忌服。

全天麻胶囊

【处方】 天麻。

本方主用于血虚生风证之头痛眩晕,由天麻单味组成。天麻有熄风、祛痰、止痉等作用。

【性状】 本品为硬胶囊,其内容物为黄白色至黄棕色的细粉;气微,味甘。

【功能与主治】 平肝,熄风,止痉。用于肝风上扰所致的头痛、眩晕、肢体麻木、癫痫抽搐。

【药理作用】

(1) 镇静：野生天麻及其有效成分天麻苷元、天麻苷、香荚兰醇、香荚兰素均可显著地抑制小鼠自发活动。天麻苷对猴、鸽可产生镇静作用。

正常人服用天麻素或天麻苷元后出现嗜睡，脑电图出现睡眠波型。

(2) 抗惊厥：野生天麻能降低中枢兴奋药——戊四氮所致动物惊厥率和死亡率，缩短痉挛时间。天麻乙醇浸出物可对抗豚鼠实验性癫痫，提高电击痉挛的阈值，制止其癫痫样发作，并控制脑部癫痫样放电的发展。

(3) 镇痛：电击鼠尾法及小鼠扭体法实验结果表明野生天麻灌胃给药有明显的镇痛作用。

王林等临床观察发现，全天麻胶囊治疗后 TCD 显示血管痉挛解除，血流速度恢复正常，临床症状缓解。还观测到脑血管痉挛解除越慢，疼痛缓解越慢。若脑血流速度持续不减，临床症状虽有缓解，但其复发率亦较高。

(4) 扩张血管与降压：离体兔耳实验证明天麻液明显增加其流出量，并能对抗肾上腺素引起的收缩血管作用。此外，天麻还不同程度地增加小鼠和家兔脑血流量，降低脑血管阻力。猫及大鼠的血压实验表明，天麻苷轻度降压，但维持时间较为持久。

(5) 保护心脏：天麻液及其有效成分天麻苷能减慢豚鼠心率，对垂体后叶素所致大鼠急性心肌缺血有一定保护作用。

(6) 增强免疫功能：闫玉仙等通过检测全天麻胶囊对小鼠红细胞免疫黏附功能的影响，发现全天麻胶囊可以使红细胞膜上的 C_{3b} 受体的活性增强，可黏附循环免疫复合物(CIC)，防止其在组织中沉积而损伤致病，从而促进红细胞天然免疫功能。实验表明，红细胞免疫黏附功能增强，机体的抵抗力增强，全天麻胶囊对小鼠红细胞免疫黏附功能的增强为临床治疗神经衰弱等疾病提供了可靠的理论依据。

【毒理研究】 天麻浸膏小鼠腹腔注射 LD_{50} 为 61.4g/kg。小鼠口服天麻素的 LD_{50} 为 5g/kg(相当于生药20g/kg)。长期毒性试验未呈现毒性反应。

【临床应用】 用于属血虚生风证候之原发性高血压、神经衰弱等：① 头痛眩晕、口眼㖞斜、肢体麻木、腰膝酸软及小儿惊风、癫痫抽搐；② 高血压伴有头晕头痛、耳鸣；口眼歪斜、肢体麻木、头摇手抖、视物模糊、脉弦细等；③ 神经性头痛；④ 脑血管病后遗症；⑤ 老年性帕金森病；⑥ 小儿惊风、癫痫抽搐。

【制剂与用法】 胶囊剂，每粒0.5g。口服，每次2～6粒，每日3次。

【注意事项】 孕妇慎服。

天 麻 丸
《圣济总录》

【处方】 天麻、羌活、独活、杜仲(盐炒)、牛膝、粉萆薢、地黄、当归、附子(制)、玄参。

本方以天麻为君药，祛风除湿，通痹止痛。以羌活、独活、萆薢祛风胜湿，散寒止痛；附子温阳燥湿，散寒止痛，为君药。杜仲、牛膝补益肝肾，强筋壮骨；当归、地黄、玄参滋阴养血，补肾养肝，活血通络，共为佐药。诸药合用，共奏祛风除湿、活血通络、通痹止痛之效。

【性状】 本品为黑褐色的水蜜丸或黑色的大蜜丸；气微香，味微甜、略苦麻。

【功能与主治】 祛风除湿,养血活血,强筋壮骨,通痹止痛。用于肝肾不足,风湿阻滞经络所致的头昏头痛,手足筋脉挛痛,四肢麻木不仁,腰腿疼痛,步履艰难,关节肿痛,屈伸不便,半身不遂等症。

【药理作用】 主要有抗感染、镇痛、镇静等作用。

(1)抗感染:天麻浸膏丸能明显抑制二甲苯或组胺所致小鼠皮肤毛细血管通透性增加;天麻水泛丸或浸膏丸能抑制蛋清性或甲醛性的大鼠足肿胀。浸膏丸对去肾上腺大鼠的蛋清性足肿不具抑制作用,且不能延长去肾上腺未成年大鼠的生存时间;口服天麻浸膏丸能明显降低正常大鼠肾上腺维生素C的含量,据此推断,其抗感染作用是通过兴奋肾上腺皮质功能而实现的。

(2)镇痛:本品能明显抑制醋酸所致小鼠的扭体反应和提高热板法热刺激小鼠的痛阈值。

(3)镇静:本品能延长戊巴比妥钠对小鼠的睡眠时间,减少小鼠的自发活动,且与水合氯醛或硫喷妥钠有明显的协同作用。

(4)兴奋脊髓:天麻浸膏丸能明显增强士的宁所致惊厥作用,提示天麻浸膏丸能作用于神经中枢而使脊髓兴奋,再结合天麻浸膏丸的镇静作用来考虑,可推断:天麻浸膏丸能兴奋低级中枢,而抑制高级中枢。

【临床应用】 用于治疗顽固性头痛,长期手足麻木,慢性腰腿痛及半身不遂等。

【不良反应】 偶见轻度口渴感。

【制剂与用法】 水丸或蜜丸,每丸重9g。① 水丸、蜜丸:口服,每次1丸,每日2次;② 浸膏丸:口服,每次6g,每日2~3次。

【注意事项】 孕妇忌服。

愈风丹(丸)
《儒门事亲》

【处方】 制川乌、制草乌、苍术、白芷、当归、天麻、防风、荆芥穗、麻黄、石斛、制何首乌、羌活、独活、甘草、川芎。

方中以苍术健脾燥湿;白芷散风胜湿;川乌、草乌温经通络,祛寒湿,止痹痛,为君药;以防风、天麻、荆芥穗、独活、羌活、麻黄疏散肌表之风湿为臣药;佐以当归、川芎养血活血;何首乌、石斛滋养肝肾,以防燥药过多,耗伤阴分;甘草调和诸药。全方配合具有祛风胜湿、活血止痛之功效。

【性状】 本品为黑褐色的大蜜丸;味苦、微甜。

【功能与主治】 祛风散寒,活血止痛。用于半身不遂,腰腿疼痛,手足麻木,偏正头痛,风寒湿痹。

【药理作用】

(1)抗感染:大鼠灌胃北乌头煎剂,能促进肿胀明显消退。甘草具有保泰松或氢化可的松样的抗感染作用,其抗感染成分为甘草甜素和甘草次酸。

(2)解热、镇痛:当归、川乌、麻黄除有抗感染作用外,还有解热镇痛作用。电刺激鼠尾实验,腹腔注射草乌70%乙醇浸剂,有明显的镇痛作用。甘草中成分甘草次酸及甘草甜素分别对发热的大鼠与小鼠及家兔具有解热作用,小鼠扭体试验证明甘草中黄酮类成分有明显的镇痛作用。另外,方中麻黄、荆芥等有解热作用,川乌、防风、当归等有镇痛作用。

（3）扩张血管:川芎、天麻、当归、川乌、苍术等有扩张外周血管作用。

（4）降血脂、抗动脉粥样硬化:甘草、当归、何首乌有降血脂作用。川芎、甘草、何首乌、当归有抗动脉粥样硬化作用。

【临床应用】主要用于治疗慢性风湿性关节炎。

【制剂与用法】大蜜丸,每丸重 6g。口服,每次 1 丸,每日 2 次。

【注意事项】孕妇遵守医嘱服用。

脑立清丸（片、胶囊）

【处方】磁石、赭石、珍珠母、清半夏、酒曲、酒曲(炒)、牛膝、薄荷脑、冰片、猪胆汁(或猪胆粉)。

本方主用于肝阳上亢证的眩晕。方中牛膝引血下行,以降血逆,且滋养肝肾,为主药。赭石镇肝降逆、平肝潜阳;珍珠益阴潜阳、镇肝熄风、安神除烦;冰片开窍醒神;四药合用,平肝潜阳、醒脑安神,为辅药。佐以半夏燥湿化痰,降气逆而和胃;猪胆汁苦寒,归肝、胆、肺、大肠经,清热润燥;两药配合酒曲和胃之品,以防磁石、赭石之类碍脾胃之弊。各药合用,共奏平肝潜阳、醒脑安神、滋养肝肾之功。

【性状】本品为深褐色的水丸;气芳香、味微苦。

【功能与主治】平肝潜阳,醒脑安神。用于肝阳上亢、头晕目眩、耳鸣口苦、心烦难寐;高血压见上述证候者。

【药理作用】主要有镇静、短暂降压等作用。本方虽不含较强的直接降压的药物,但表现有原发性高血压肝阳上亢的症状,如头昏、眼花、头痛脑胀、失眠等,服用本药后可达到改善症状的效果。

（1）镇静:方中磁石含四氧化三铁,具有调节中枢神经系统的作用;赭石含三氧化铁、二氧化硅等,有镇静作用。

（2）降压:牛膝含促脱皮甾酮、牛膝甾酮、多糖,具有抑制心脏、扩张外周血管、降低血黏度、加快血流速度的作用。

【临床应用】用于属肝阳上亢证候的原发性高血压、内耳性眩晕、脑血管意外导致的半身不遂,以及更年期综合征等。

【制剂与用法】水丸,每 10 粒重 1.1g(瓶装)。① 丸剂:口服,每次 10 粒,每日 2 次;② 片剂:口服,每次 5 片,每日 2 次;③ 胶囊剂:口服,每次 3 粒,每日 2 次。每粒装 0.33g。

【注意事项】孕妇及体弱虚寒者忌服。

羚羊角胶囊

【处方】羚羊角。

本方由羚羊角单味组成,主用于肝热生风、肝阳上亢证。羚羊角为我国传统名贵中药材,具有平肝熄风、清热凉血、镇惊解毒等功能。

【性状】本品为胶囊剂,其内容物为白色或类白色粉末;气微腥,味淡。

【功能与主治】平肝熄风,清肝明目,散血解毒。用于肝风内动,肝火上扰,血热毒盛所致的高热惊厥,神昏痉厥,子痫抽搐,癫痫发狂,头痛眩晕,目赤,翳障,温毒发斑。

【药理作用】主要有解热镇静等作用。实验表明,本方对伤寒、副伤寒三联菌苗引起发热的家兔有解热作用。此外,尚有镇静催眠作用;对电击小鼠惊厥有对抗作用。

【临床应用】用于肝热生风证或肝阳上亢证引起的发热性疾病,包括上呼吸道感染、流行性感冒、扁桃体炎及原因不明发热。

【制剂与用法】胶囊剂,每粒 0.15 或 0.3g。口服,每次 0.3～0.6g,每日 1 次。

眩晕宁片(颗粒)

【处方】泽泻、白术、伏苓、陈皮、半夏(制)、女贞子、墨旱莲、菊花、牛膝、甘草。

本方主用于痰湿中阻、肝肾不足证的眩晕。症见:头晕目眩、胸闷恶心、头胀头痛、面部潮红、腰膝酸软、口苦、苔黄、脉弦等。治宜健脾利湿、滋肾平肝。方中白术健脾益气、燥湿化痰,"脾为生痰之源",脾胃健运,则水湿运化正常,无生湿痰之虑,可杜生痰之源,痰浊除,眩晕可止,为主药。辅以茯苓健脾渗湿、和中化饮,为治痰常用药;泽泻利水渗湿,茯苓得泽泻,其利水渗湿之功可倍增,泽泻得茯苓,利水而不伤脾气,两药相辅相成;半夏燥湿化痰、和胃降逆止呕;陈皮理气健脾、燥湿化痰;四药合用,以加强白术健脾益气、燥湿化痰之功。肾藏精生髓,"脑为髓之海",肾精不足,不能生髓养脑,脑海不足,则致眩晕、耳鸣等。故方中佐以女贞子滋肾水、补肝阴、益精血;墨旱莲滋阴补肾;两药合用,以补肝肾阴精血之不足。痰浊中阻日久,痰郁化火,致肝风内动,肝阳上亢,故有眩晕、头胀头痛、面部潮红、口苦、脉弦等症,而且肾阴不足,水不涵木,又可致肝阳上亢,故方中又佐以菊花甘寒益阴,有平肝潜阳、滋补肝肾、益阴明目之功;牛膝补益肝肾、性善下行,与菊花配伍,用于肝肾不足、肝阳上亢之眩晕。以上四药合用,共起滋肾平肝之功,以佐主辅药治痰湿中阻、肝肾不足引起的眩晕。方中甘草既健脾益气、燥湿化痰,又调和诸药,为佐使之药。以上各药合用,共奏健脾利湿、滋肾平肝之功。

【性状】本品为糖衣片,除去糖衣后显棕褐色;气微,味淡。

【功能与主治】健脾利湿,滋肾平肝。用于痰湿中阻、肝肾不足引起的眩晕证。症见:头晕目眩、头胀头痛、胸闷恶心、腰膝酸软,或时吐痰涎、面部潮红、口苦、脉弦等。

【药理作用】张家铨等实验研究结果表明,主要具有镇静安定、解除胃肠平滑肌痉挛、降压等作用。

(1) 镇静安定作用:给小鼠一次或多次灌胃眩晕宁,均使动物活动减少,呈现镇静效应;多次给药比一次给药作用有所增强。实验结果还表明,眩晕宁可增强水合氯醛、酒精的入睡率和延长其睡眠时间。

中枢递质(小鼠)测定结果表明,眩晕宁可使全脑去甲肾上腺素(NE)及多巴胺(DA)增加(与对照组比较,$P < 0.01$),同时 5-羟色胺(5-HT)略见增加。近年研究证明,单胺类递质(NE、DA)以及 5-HT 都是重要的中枢神经递质,与维持精神、情绪及睡眠密切相关。在功能方面,NE 以激活兴奋为主,5-HT 以抑制稳定为主;两者相辅相成,使调节功能更加完善。在 5-HT 增加的基础上,NE 可呈现中枢抑制作用。

（2）对胃肠道功能的影响：在离体家兔、豚鼠的肠肌实验结果表明，眩晕宁小剂量略有兴奋作用，增大剂量则呈现明显的抑制性作用，使收缩振幅减小，以至短时间停止收缩；尤其对乙酰胆碱（ACh）、氯化钡（BaCl$_2$）引起肠肌痉挛性收缩，呈现明显的解痉作用。

（3）对心血管系统的作用：对正常犬、肾性高血压犬，以及自发性高血压大鼠灌服眩晕宁均可见明显血压下降，而心率减慢。

（4）消炎作用：女贞子、菊花、牛膝、甘草等均具有抑菌抗感染的作用。在蛋清性关节炎的大鼠身上实验结果表明，眩晕宁（灌胃，每天 1 次，共 4d）有明显的抗感染消肿作用；其消炎作用可能与其复方中所含的甘草具有皮质激素样作用有关。这对于因前庭器官炎症所致的眩晕患者，可发挥其治疗效果。

（5）增强免疫功能：白术含挥发油、苍术醇、苍术酮，有增强免疫作用；茯苓含 β-茯苓多糖，有提高免疫功能作用；女贞子含齐墩果酸、右旋甘露糖醇、亚油酸等，有提高免疫功能、滋养等作用。

【毒理研究】① 按简化概率法测得小鼠灌胃 LD$_{50}$ 为（481±48）g/kg（$P=0.95$）。按寇氏法（孙氏改良法）测得腹腔注射 LD$_{50}$ 为（160±10）g/kg。② 亚急性毒性实验，给大鼠灌服大剂量眩晕宁（相当于成人口服剂量的 200 倍）20d，个别动物于给药后期毛松、拉稀便、食量减少；检验血常规红细胞及白细胞总量均较对照组升高（$P<0.05$）；未见肝、肾功能异常变化。病理检查结果表明重要内脏器官（心、肝、肾、肺）无明显的损害作用。

【临床应用】主用于属痰湿中阻、肝肾不足证候的内耳性眩晕、梅尼埃综合征、神经性眩晕、高血压、高血压脑病等。

【制剂与用法】颗粒，每袋装 8g（相当于原药材 15g）。片剂，每片相当于总药材 3g。① 片剂：口服，每次 4～6 片，每日 3～4 次。② 颗粒：开水冲服，每次 8g，每日 3～4 次。

镇脑宁胶囊

【处方】川芎、藁本、细辛、白芷、天麻、水牛角浓缩粉、丹参、猪脑粉、葛根等。

本方主用于肝阳上亢证的头痛。方中水牛角清心凉肝、平肝熄风止痉；丹参清心凉肝、活血化瘀通络；两药合用，平肝熄风、化瘀通络，共为主药。辅以天麻等平肝熄风；川芎祛风行气、活血化瘀通络。佐以白芷疏经络之风邪；导邪外出而止头痛，猪脑补骨髓、益虚劳，治头风偏正头痛；藁本、细辛祛风寒湿邪、通络而止痛。各药合用，共奏平肝熄风、化瘀通络之功。

【性状】本品为硬胶囊，内容物为浅棕黄色粉末；有特异香气，味微苦。

【功能与主治】熄风通络。用于风邪上扰所致的头痛头昏、恶心呕吐、视物不清、肢体麻木、耳鸣；高血压、动脉硬化、血管神经性头痛见上述证候者。

【药理作用】主要有镇静、镇痛、改善脑循环、增加脑血流量、解痉等作用。方中川芎含生物碱（川芎嗪），具有扩张冠脉、抑制血小板聚集、改善微循环的作用；藁本、细辛均含有挥发油，具有镇静、镇痛、抗感染、解热的作用；天麻含天麻素、香荚兰醇，具有镇痛、抗惊厥的作用；水牛角含胆甾醇、肽类、17 种氨基酸，具有镇静、抗惊厥的作用；丹参含丹参酮、隐丹参酮，具有扩冠、改善心肌缺血、抗血小板聚集的作用。

此外，刘萍等研究结果表明，镇脑宁对电凝阻断的脑动脉、毛细血管血流有促进恢复的作用，对非电凝动脉的扩张作用比对照组作用的时间长，因而能有效改善大鼠脑软膜循环的作用。

【毒性研究】曾敏帆报道,镇脑宁曾引致中毒性表皮坏死松解症。

【临床应用】主要用于属肝阳上亢证候的头痛、偏头痛、高血压性头痛及神经血管性头痛等。

本药对56例偏头痛患者进行治疗,每次服4粒,每日3次,少数患者如疼痛明显,可在晚上临睡前加服4粒,10~12d为1个疗程。本组治疗1个疗程者25例,2个疗程者22例,3个疗程者9例。56例中,显效4例(占85.72%),有效5例(占8.93%),无效3例(占5.35%)。显效者半年以后随访,未再发作。

【制剂与用法】胶囊剂,每粒0.3g。口服,每次4~5粒,每日3次。

【注意事项】外感头痛者忌用。

一些治风中成药的主要药理作用及临床应用见表2-13-1所示。

表2-13-1 一些治风中成药主要药理作用及临床应用

药 名	药理作用								临床应用
	镇静、抗惊厥	解热、镇痛	抗感染、抗菌	改善血液循环	抗血栓	降压	免疫功能	抗衰老、耐缺氧	其他	
川芎茶调散		+	+							血管神经性头痛、偏头痛、颈椎病、三叉神经痛、慢性鼻炎以及鼻窦性、周围性面神经麻痹等
复方羊角片			+		+					多种头痛
小活络丸	+	+	+							关节炎、骨质增生、坐骨神经痛等
大活络丸		+	+	+	+	+			兴奋骨骼肌	脑卒中瘫痪、面部神经麻痹
复方牵正膏	−		+			+				脑卒中偏瘫、面神经麻痹、偏头痛
正天丸	+	+		+	+		+	+		偏头痛、紧张性头痛、颈椎病型头痛、经前头痛等;也可用于三叉神经痛、月经痛等
玉真散	+	+	+							百日咳、跌打损伤、各种原因的头痛、眩晕、癫狂、无汗症、疮疡肿痛、外伤性腱鞘炎、酒后昏迷、毒蛇咬伤
人参再造丸			+	+						治疗脑卒中病、脑卒中后遗症和预防脑卒中病
再造丸			+	+	+					瘀血风痰阻络证候之脑卒中后遗症、半身不遂、手足麻木等
回天再造丸			+	+	+					治疗脑卒中、中寒、中痰、痹证、急性脑血管病
脑卒中回春片		+	+	+	+					痰瘀血瘀阻络证候之出血性脑卒中、缺血性脑卒中及后遗症

药 名	药 理 作 用									临 床 应 用
	镇静、抗惊厥	解热、镇痛	抗感染、抗菌	改善血液循环	抗血栓	降压	免疫功能	抗衰老、耐缺氧	其 他	
豨莶通栓丸	+	+	+	+	+	+			强 心	血性脑卒中的急性期轻症和恢复期
豨莶丸			+	+	+		−		抗早孕、抗疟	风湿性疾病、脑血管意外后遗症、面神经瘫痪、疟疾、急性胃肠炎等
祛风止痛片		+	+	+						关节炎、腰膝酸软等
祛风舒筋丸		+	+							各种痛风、风湿性关节炎、类风湿关节炎、坐骨神经痛、腰肌劳损、腰椎骨质增生等
木瓜丸		+	+	+						风湿性关节炎、腰肌劳损等
天麻钩藤颗粒	+		+		+	+			调节中枢神经系统	原发性高血压
牛黄降压丸	+	+		+	+	+	+		利 尿	属肝阳上亢证候之原发性高血压
清脑降压片	+	+		+		+		+	调节中枢、利尿	高血压、内耳眩晕或面肌痉挛,对三叉神经痛、脑挫裂伤也有一定疗效
清眩治瘫丸		+		+		+				缺血性或出血性脑卒中后遗症、合并高血压、脑动脉硬化症
清眩丸	+	+	+	+						头晕、头痛、偏头痛、牙痛等
全天麻胶囊	+			+		+			护 心	原发性高血压、神经衰弱等
天麻丸	+	+	+						兴奋骨髓	顽固性头痛、长期手足麻木、慢性腰腿痛及半身不遂等
愈风丹		+	+	+		+				慢性风湿性关节炎
脑立清丸	+	+		+		+		+	抗心肌缺血	原发性高血压、内耳性眩晕、脑血管意外导致的半身不遂,以及更年期综合征等
羚羊角胶囊	+	+					+		催 眠	上呼吸道感染、流行性感冒、扁桃体炎及原因不明发热
眩晕宁片	+	+	+				+		利尿、止吐、利胆	内耳性眩晕、美尼尔综合征、神经性眩晕、高血压、高血压脑病等
镇脑宁胶囊	+	+	+	+	+				抗心肌缺血	头痛、偏头痛、高血压性头痛及神经血管性头痛等

十示增强作用;一示减弱作用。

【参考文献】

1. 许实波,赵桂玲,邱光清,等.川芎茶调冲剂的解热镇痛作用.中山大学学报论丛,1994,(6):152-157

2. 徐彭,卢海,王金城,等.川芎茶调散治疗眩晕的临床研究.北京中医,2006,25(1):59-61

3. 康永,李先荣,程霞,等.复方羊角片镇痛、改善血流变作用的研究.中医药研究,1995,(1):50-51

4. 王冬娜,陈宝田.新正天丸对偏头痛血瘀证血小板超微结构的影响.解放军医学杂志,1996,21(6):442-444

5. 刘那福,赵福民,闰教生,等.小活络丸镇痛的微成份的药物动力学研究.中成药,1994,16(3):34-36

6. 许实波,项辉,卢美,等.大活络丸的抗感染作用及对血液流变学的影响.中山大学学报论丛,1994,(6):185-190

7. 许实波,项辉,莫斯,等.脑卒中回春丸对脑缺血损伤的防治作用及活血化瘀研究.中山大学学报论丛,1994,(6):54-88

8. 赵力等.豨莶通栓丸治疗脑血栓的临床与实验研究.中国中西医结合杂志,1994,14(2):71-73

9. 陈奇.中成药名方药理与临床.北京:人民卫生出版社,1998:934

10. 中山忍.天麻及钩藤散的药理学研究:对血小板凝集的抑制效果.国外医学·中医中药分册,1992,14(5):48

11. 杜贵友.天麻钩藤饮提取液对组织脂质过氧化作用的影响.中国中药杂志,1991,16(8):497-498

12. 龚一萍,倪美文,宋宵红,等.天麻钩藤饮对高血压肝阳上亢证大鼠胰岛素抵抗影响的实验研究.浙江中医学院学报,2005,29(2):62-64

13. 王林,胡传美,高家如.全天麻胶囊治疗偏头痛的疗效判定及脑血流的观察.江苏药学与临床研究,2001,9(2):35

14. 闫玉仙,叶路,李浴峰.全天麻胶囊对小鼠红细胞免疫粘附功能的影响.深圳中西医结合杂志,2001,11(6):338,341

15. 张家铨等.中药复方眩晕宁的药理研究.新药与临床,1989,8(1):15-17

16. 刘萍,刘育英,赵秀梅.复方中药和镇脑宁对脑血管再通的实验研究.药物与临床,2002,17(4):11-12

17. 曾敏帆.镇脑宁引致中毒性表皮坏死松解症1例.皮肤病与性病,2002,24(3):39

18. 徐立,魏翠娥,石体仁,等.脑脉泰胶囊对大鼠局灶性脑缺血的治疗作用.中药新药与临床药理,1997,8(1):17-19

(俞丽霞 何国浓)

第十四章

祛湿中成药

祛湿中成药是指以祛湿药为主组成,具有化湿行水、通淋泄浊等作用,用于治疗水湿为病的一类中成药。常用的有风湿骨痛胶囊、追风透骨丸、寒痹停片、舒筋活络酒、五加皮酒、冯了性风湿跌打药酒、风湿痛药酒、木瓜酒、史国公药酒、伤湿止痛膏、消痛贴膏、天和追风膏、狗皮膏、东方活血膏、豨桐丸、昆明山海棠片、雷公藤多苷片、雷公藤片、二妙丸、三妙丸、四妙丸、尪痹冲剂、独活寄生合剂、颈复康冲剂、壮骨关节丸、通痹片、骨刺消痛液、祖师麻片等等。

所谓湿病,是指由于湿邪蕴积在人体内而产生的一类疾病,有外湿、内湿之分。其中外湿就是指六淫之湿,包括湿温、暑湿、黄疸、湿痹等,是由于气候潮湿,或涉水冒雨,居处潮湿等外界湿邪所致,多伤及人体肌表经络,常见症状有恶寒发热、头胀脑重、肢体浮肿、身重疼痛等。而内湿则是由于脾失健运,以至水湿停聚所致,多伤及脏腑气血,常见症状有胸痞腹满、呕恶黄疸、泄痢淋浊、足跗浮肿等。外湿和内湿虽有不同,但在发病过程中又常相互影响。伤于外湿,湿邪困脾,健运失职则易形成湿浊内生;而脾阳虚损,水湿不化,亦易招致外湿的侵袭。

湿病范围非常广泛,可泛滥各处而有湿滞脾胃、小便不利、水肿、淋浊、痰饮等不同病证,又因体质不同,可有兼寒兼热之不同。若湿邪在上在外者,治宜微汗解之;若湿邪滞于脾胃,治宜芳香化湿或健脾除湿;若属小便不利、水肿、淋浊诸证,治宜利水渗湿;若湿兼热,治宜清热利湿;若湿兼寒,则治宜温水化湿。

【功能】燥湿和胃、清热利湿、利水渗湿、温水化湿、祛风祛湿、化痰祛湿、攻逐水湿、解表祛湿。

【分类】祛湿中成药可根据祛除的是肌肉和筋骨中之湿邪(痹证)、潴留体内有形之水(水肿)、内盛于体内之湿与热结合的湿热之邪(淋浊、结石)的不同而分为:

(1)除湿通痹中成药:① 散寒除湿通痹中成药;② 清热除湿通痹中成药;③ 补肝肾祛风除湿通痹中成药。

(2)消肿利水中成药。

(3)清热利水通淋中成药。

【药理作用】祛湿中成药的主要药理作用可归纳如下:

(1)镇痛作用:大部分祛风湿药如防己、川乌、青风藤、独活、秦艽等在小鼠或大鼠的化学、电、热刺激的致痛实验中都能明显提高实验动物的痛阈,具有不同程度的镇痛作用。与活血化瘀药等所组成的祛湿中成药如追风透骨丸等也均显示有良好的镇痛作用,其镇痛作用的强度相当于西药的解热镇痛药(阿司匹林、吲哚美辛等)。

（2）抗炎作用：组成祛湿中成药的主要药物如秦艽、五加皮、防己、独活、雷公藤等对多种实验性炎症模型均有抗炎消肿作用。组成的祛湿中成药如风湿骨痛胶囊、通痹片、痹祺胶囊等可明显抑制甲醛、蛋清、角叉菜胶等所引起的足肿胀和关节肿胀，抑制毛细血管的通透性，减少炎症渗出，消除炎症肿胀。

抗炎机理：① 秦艽、青风藤等的抗炎作用可能与兴奋垂体-肾上腺皮质功能有关。② 防己的抗炎作用可能与抑制炎症介质前列腺素 E 的合成或释放有关。

（3）抗变态反应：变态反应是风湿或类风湿关节炎发病过程中的重要环节，故抗变态反应作用是祛风药的一个重要的药理作用基础。祛风湿药如防己、秦艽、雷公藤、青风藤、五加皮等大多有抗变态反应作用。

（4）利尿作用：甘淡利水药如茯苓、泽泻、猪苓、车前草（子）及成药五苓散、茵陈五苓散等均有利尿排钠作用，可使体内潴留的水湿从小便中排出而消水肿，其作用强度因药物的不同而不同，其中以五苓散、猪苓、泽泻等的利尿作用最强。本类药所产生的利尿作用的机理与对体液的利尿激素样调节机制及肾的生理功能有密切关系，如五苓散有抑制抗利尿激素分泌的作用，而茯苓可拮抗醛固酮的作用，猪苓能抑制肾小管对水及钠、钾、氯离子的重吸收。

利湿通淋药物如萹蓄、瞿麦、石韦、海金沙、三金片、萆薢分清丸等能通利小便、利尿，使湿热从小便中解除。当湿热下注，结于膀胱，症见尿频、尿急、尿道涩痛、淋漓不畅，甚则尿水带血，或癃闭不通等，这些症状可见于现代医学的泌尿系统感染、结石、前列腺炎、前列腺肥大等，因此这些疾病可用这类药物进行治疗。

（5）保肝作用：清热利湿剂和利水渗湿剂均有保肝作用，能减轻肝损害。如利水渗湿剂茯苓多糖、猪苓、泽泻、茵陈等可使 SGPT 活性降低，肝脏脂质含量减少，并可对抗化学毒物所致肝损伤。祛湿中成药片仔癀茵胆平肝胶囊、利肝隆片、五苓散等同样具有保肝作用。

（6）对免疫功能的影响：利水渗湿药茯苓、猪苓中含有的多糖具有增强机体免疫功能，可促进小鼠巨噬细胞的吞噬功能，提高非特异性免疫功能，也能增强细胞免疫，还能促进抗体形成，增强体液免疫功能。而祛风湿药五加皮、独活、雷公藤、青风藤等对机体免疫功能具有明显抑制作用，如青风藤碱可降低小鼠的胸腺重量和抑制小鼠腹腔巨噬细胞的吞噬功能，对以溶血素反应为指标的体液免疫和以心脏植入及肿瘤相伴免疫为指标的细胞免疫均有明显抑制作用；雷公藤甲素可抑制抗体形成细胞的产生。

（7）抗菌、解热：具有清热作用的祛湿中成药，常有较好抗菌作用，如三金片等。

【临床应用】主要用于泌尿系统、风湿、结石、水肿等疾病的治疗。

【注意事项】祛湿中成药，多属辛香温燥，或甘淡渗利之品，易伤耗阴津。对阴虚津亏之证，虽受湿邪，不宜过分利用，以免阴津愈伤，即使必要，亦应配伍使用。病后体虚或孕妇均应慎用，虽需祛湿利水，亦应配伍健脾之品，以兼顾正气。

第一节　除湿通痹中成药

除湿通痹中成药，具有祛除肌肉和筋骨的风湿、解除痹痛、舒筋活络的作用，主要用于治疗由风、寒、湿三邪合杂所致的痹证。当人体肌表经络遭受风、寒、湿邪侵袭后,使气血运行不畅而引起筋骨肌肉关节的疼痛、肿胀、麻木和活动障碍等症,就是痹证,包括现代医学中的风湿热、风湿性关节炎、类风湿关节炎、坐骨神经痛、肌肉风湿痛、多种结缔组织疾病等。

痹证的病情较为复杂,根据临床症状的不同,大致可分为四类:

(1)行痹:又称风痹,是指卫阳不固,风邪入侵,以致经络闭阻,气血运行不畅,出现以肌肤、筋骨、关节游走性酸痛为主要特征的一种病证。表现为痛无定处,呈游走性,多见于风湿性关节炎,宜选用以祛风为主的祛风湿、通痹中成药。

(2)痛痹:又称寒痹,是指由于正气不足,风、寒、湿邪合邪而以寒邪为主侵袭人体,闭阻经络,气血运行不畅,而引起肌肉、筋骨、关节发生疼痛,痛有定处,疼痛较剧,得热痛减,遇寒痛增等为主要临床表现的病证。多见于风湿性和类风湿关节炎,也见于坐骨神经痛,治宜以散寒为主,宜选用散寒祛湿通痹中成药。

(3)着痹:又名湿痹,是由人体正气不足,感受湿邪,或夹风、夹寒、夹热,侵袭肌肤、筋骨、关节,导致气血痹阻而引起的以肢体关节酸痛、重着、肿胀、屈伸不利为主要特征的一种病证。多见于类风湿关节炎、肌肉风湿及变性关节炎,宜选用以祛湿为主的祛风湿通痹中成药。

(4)热痹("风湿热痹"):是由素体阳气偏盛,内有蕴热,或阴虚阳亢之体,感受外邪侵袭,邪气入里化热,流注经络关节;或风寒湿邪日久缠绵不愈,邪留经脉,郁而化热,气血痹阻,以关节疼痛,局部灼热、红肿、痛不可触,不能屈伸,得冷则舒为特点的病证。发病急骤,伴有全身发热、口渴、苔黄、脉数,多见于急性风湿性关节炎或慢性的急性发作。中医认为,这类患者素有蕴热,再感风寒,热为寒遏,气机不通,久则寒从热化;或风、寒、湿之邪留滞经络,日久化热化火而成。治宜以清热为主,选用清热除湿通痹中成药。

(5)肝肾不足、久痹体弱之痹证:宜选用具有补肝益肾、滋补强壮作用的祛风湿通痹中成药。

一、散寒除湿通痹中成药

常用的散寒除湿通痹中成药有风湿骨痛胶囊、活络止痛丸、追风透骨丸、寒痹停片、舒筋活络酒、五加皮酒、冯了性风湿跌打药酒、风湿痛药酒、木瓜酒、史国公药酒、伤湿止痛膏、消痛贴膏、天和追风膏、狗皮膏、东方活血膏等等。

风湿骨痛胶囊
研制方

【处方】制川乌、制草乌、红花、甘草、木瓜、乌梅、麻黄。

该方主用于寒湿阻络证之腰腿痛。方中川乌、草乌为辛热之品,能祛风除湿、温通经络、止痛,共为主药。麻黄祛风散寒;红花活血散瘀,血行则风百灭;木瓜平肝舒筋活络,祛湿,止痛,三药以助主药祛风散寒、通络止痛作用,共为辅药。乌梅敛肺清虚热、生津;甘草和中、调和诸药;共为佐使。诸药合用,共奏祛风散寒、通络止痛之功。

【性状】本品为胶囊剂,内容物为黄褐色的粉末;味微苦、酸。

【功能与主治】温经散寒，通络止痛，祛风湿。用于寒湿痹所致的手足四肢腰脊疼痛；风湿性关节炎见以上证候者。

【药理作用】主要有抗炎、镇痛的作用等。

（1）抗炎作用：方中川乌、草乌所含乌头碱及红花所含红花黄色素、红花苷等均具有抗炎作用。而全方的抗炎作用主要表现在：① 抑制角叉菜胶性足跖肿胀：风湿骨痛胶囊0.14、0.21及2.16g/kg三种剂量每天给大鼠灌胃一次，连续给药7d，对1%角叉菜胶所致足跖肿胀有明显抑制作用，并呈剂量依赖性；② 抑制佐剂性关节炎：风湿骨痛胶囊0.14、0.21及2.16g/kg三种剂量每天给大鼠灌胃一次，连续26d，可明显抑制佐剂性关节炎早期炎症反应和10d后的再度肿胀；也能明显减轻对侧左后足、前足肿胀、耳部红斑等损害，表明本品对佐剂性关节炎的良好预防和治疗作用，其作用强度呈剂量依赖性；③ 抑制棉球肉芽增生：风湿骨痛胶囊0.14、0.21及2.16g/kg三种剂量每天给大鼠灌胃一次，连续10d，可明显抑制大鼠棉球肉芽增生。以上实验表明本药对急性和慢性炎症均有明显的抑制作用。

（2）镇痛作用：方中川乌、草乌所含乌头碱，红花所含红花黄色素、红花苷，具有镇痛作用。小鼠扭体反应实验表明，风湿骨痛胶囊0.14、0.21及2.16g/kg三种剂量每天给大鼠灌胃一次，连续灌胃7d可明显延长扭体反应发生时间，减少15min扭体反应的发生次数；并使痛阈提高。热板法实验表明，本药该三剂量给药后，小鼠的热板痛阈在用药后30～120min明显提高，且痛阈提高的百分率随着给药剂量的增加而增加。

【毒理研究】小鼠腹腔注射该药，测得 LD_{50} 为3.046g/kg。长期毒性试验表明用本品相当于60倍临床用量的剂量口饲大鼠12周后，肝脏谷丙转氨酶轻度升高，心率每分钟大于350次，停药2周后肝功能恢复正常，镜检心脏有轻度混浊。表明本品大剂量对动物心脏有轻度毒性反应。

【临床应用】主要用于寒湿阻络证之风湿性关节炎、类风湿关节炎。

（1）风湿性关节炎：临床实验研究表明，以风湿骨痛胶囊治疗风湿性关节炎患者238例，治愈43例，显效93例，有效52例，无效50例，治愈率为20.7%，显效率为44.7%，总有效率为80.0%。

（2）类风湿关节炎：以风湿骨痛胶囊治疗类风湿关节炎患者212例，治愈37例，显效88例，有效45例，无效42例，治愈率为17.5%，显效率为41.5%，总有效率为80.2%。

【制剂与用法】胶囊，每粒装0.3g；每粒含乌头总生物碱以乌头碱（$C_{34}H_{47}NO_{11}$）计，应为0.25～0.80mg。用法：口服，每次2～4粒，每日2次。15d为1个疗程。

【注意事项】本品含毒性药川乌、草乌，故不可多服，孕妇当忌服。心脏功能不全者慎用。

追风透骨丸（片）
经验方

【处方】制川乌、白芷、制草乌、香附（制）、甘草、白术、没药（制）、麻黄、川芎、乳香（制）、秦艽、地龙、当归、茯苓、赤小豆、羌活、天麻、赤芍、细辛、防风、天南星（制）、桂枝、甘松。

该方主用于风寒湿证之痹病。方中制川乌、制草乌、制天南星、白芷祛风除湿、通经活络、散寒止痛，为主药。再辅以羌活、防风、麻黄、细辛祛风除湿、散寒止痛；桂枝温经通络、散寒止痛;川芎行气祛风、活血通络;当归活血养血、化瘀止痛。佐以乳香、没药行气活血、化瘀通络;香附行气解郁、通经止痛;白术、茯苓、赤小豆健脾、渗湿利水。赤芍清热凉血而化瘀止痛;天麻平肝熄风、止痉;地龙性善走窜,为入络之佳品,能通经活络;甘松理气止痛。甘草益气和中、调和诸药,为佐药。各药合用,共奏祛风除湿、通经活络、散寒止痛之功。

【性状】本品为红褐色的水蜜丸,气微香,味苦。

【功能与主治】祛风除湿,通经活络,散寒止痛。用于治疗风寒湿痹、关节疼痛、肢体麻木等症状。

【药理作用】具有镇痛、抗炎消肿及解热、镇静作用。

(1)镇痛作用:小鼠扭体实验表明,追风透骨丸 5g/kg 剂量连续 7d 可明显减少小鼠 15min 内的扭体反应数,抑制率达到 37.4%,表明追风透骨丸有明显的镇痛作用。其中具有镇痛作用的有效成分有秦艽所含秦艽(甲、乙)素,川乌所含乌头碱等。

(2)抗炎作用:追风透骨丸对二甲苯所致的小鼠耳廓肿胀有明显抑制作用,肿胀抑制率达到 65.13%。并能显著降低乙酸所致的小鼠毛细血管通透性增高,表明追风透骨丸对急性非特异性炎性渗出、肿胀有明显抑制作用,说明其具有抗炎作用。其中药物川乌所含乌头碱,秦艽所含秦艽(甲、乙)素,甘草所含甘草甜素、甘草次酸,具有消炎作用。

(3)解热作用:方中麻黄含左旋麻黄碱等生物碱(含量约 0.3%),具有发汗解热的作用。

【临床应用】临床多用于风寒湿证之类风湿关节炎、强直性脊椎炎、退行性骨关节病、腰椎增生等。

以追风透骨丸 12g/d 治疗属风寒湿证之风湿性关节炎、类风湿关节炎、骨关节病人 230 例(其中有类风湿关节炎患者 102 例、骨关节病患者 58 例、风湿性关节炎患者 70 例)。以 30d 为一疗程,连续治疗 1~2 疗程后,临床治愈 38 例(16.52%),显效 77 例(33.48%),有效 96 例(41.74%),无效 19 例(8.26%),总有效率为 91.74%,并能明显改善这些患者的晨僵、关节疼痛、肿胀、功能活动等,表明追风透骨丸治疗这些疾病疗效确切,安全可靠。

【不良反应】经报道曾出现胃肠道反应和Ⅳ型变态反应(迟发型)。Ⅳ型变态反应(迟发型)的症状有:颜面、四肢、胸腹部潮红、皮疹、瘙痒,范围及程度不一,或伴颜面、下肢浮肿等。

【制剂与用法】水蜜丸,每 10 丸重 1g。用法:① 丸剂:口服,每次 6g,每日 2 次。② 片剂:口服,每次 4 片,每日 2 次。

【注意事项】不宜久服,属热痹者及孕妇忌服。

寒痹停片
研制方

【处方】马钱子(制)、乳香(制)、没药(制)、地黄、青风藤、制川乌、淫羊藿、制草乌、薏苡仁、乌梢蛇。

该方主用于寒湿阻络证之寒痹。方中马钱子(制)温经通络、散寒止痛、消肿散结;制川乌、制草乌祛风除湿、温经通络、散寒止痛;两药合用,温经通络、祛风除湿,散寒止痛,共为主药。辅以青风藤活络止痛;乌梢蛇祛风通络。佐以乳香、没药行气活血、化瘀通络,使气血流畅,风寒湿邪不复留滞;乌梢蛇祛风通络;淫羊藿补肝肾、祛风湿、强腰膝;地黄滋阴养肾、生津,除大量热药过偏;薏苡仁健脾利湿舒筋。诸药合用,共奏温经通络、祛风除湿、散寒止痛之功。

【性状】 本品为糖衣片,除去糖衣后呈棕黑色,气微,味苦。

【功能与主治】 温经通络,散寒止痛,用于寒痹症。

【药理作用】 主要有抗炎、镇痛作用。

(1)抗炎作用:本药中乳香、没药均为树脂制品,具有消炎作用;生地黄含 β-谷甾醇、甘露醇,具有抗炎、促进白细胞数增加的作用;青风藤含生物碱,川乌、草乌含乌头碱,淫羊藿含淫羊藿苷、去氧甲基淫羊藿苷,乌梢蛇含蛇肌醛缩酶,均具有抗炎作用。实验研究表明,寒痹停片对以下实验性炎症均有抗炎作用:① 抑制小鼠耳廓二甲苯所致肿胀:以寒痹停片 0.3g/kg 每天一次给小鼠,连续给 5d,明显抑制二甲苯所致小鼠耳廓肿胀。② 对磷酸组胺引起的大鼠皮肤毛细血管通透性增加有明显抑制作用:以寒痹停片 0.3g/kg 每天一次给大鼠,连续给 5d,明显抑制磷酸组胺引起的大鼠皮肤毛细血管通透性增加。③ 对大鼠蛋清形成局部水肿有明显的抑制作用:以寒痹停片 0.3g/kg 每天一次给大鼠,连续给 5d,明显抑制蛋清形成的局部水肿。④ 对大鼠棉球肉芽肿有明显的抑制作用:以寒痹停片0.3g/kg每天一次给大鼠,连续给 5d,明显抑制棉球肉芽肿。

(2)镇痛作用:本药中乳香、没药具有镇痛作用,青风藤含生物碱,川乌、草乌均含有乌头碱,乌梢蛇含蛇肌醛缩酶,也均具有镇痛作用。给小鼠灌服寒痹停 0.3g/kg 每天 1 次,连续 7d,可明显提高小鼠的热板法痛阈,并对 0.5%醋酸引起的扭体反应有明显的抑制作用,提示寒痹停片具有显著的镇痛作用。

【毒理研究】 急性毒性试验测得小鼠灌胃寒痹停的 LD_{50} 为 1.18g/kg。长期毒性试验表明,给家兔每天灌胃寒痹停 0.5g/kg、连续 30d,对动物的饮食、体重、睡眠、血常规、肝肾功能均无不良影响,对主要脏器进行病理组织学检查,亦未发现蓄积中毒的不良反应。

【临床应用】 主用于寒痹证之类风湿关节炎。

用寒痹停片治疗类风湿性关节类 345 例,每日 4 次,每次 5~7 片,3 个月为 1 个疗程,连服 2~3 个疗程,治愈率为 30.7%,显效率为 28.5%,有效率为 35.7%,总有效率达到94.9%。

【不良反应】 服用本方若出现头晕、恶心、嚼肌及颈部肌抽筋感、肢体微微颤动、皮疹等,应减量或暂停服用,并多饮温开水或用甘草、绿豆煎水服,即可缓解。

【制剂与用法】 本药为片剂,每片重 0.3g,每片含士的宁($C_{21}H_{22}N_2O_2$)应为 0.4~0.6mg。口服,每次 3~4 片,每日 3 次,或遵医嘱。

【注意事项】 ① 本方马钱子、川乌、草乌有毒,虽经炮制减毒,仍需慎重,严格遵守用量。② 实热者忌用;高血压、心脏病、肝肾功能不良、孕妇、儿童、年老体弱者忌用。

舒筋活络酒
《证治准绳》

【处方】 木瓜、桑寄生、玉竹、续断、川牛膝、当归、川芎、红花、独活、羌活、防风、白术、蚕砂、红曲、甘草。

该方主用于风寒湿证之痹病。方中以木瓜、蚕砂为主药,祛风湿、舒筋活络。辅以独活、羌活、防风祛风除湿、散寒通痹;当归养血活血、化瘀通络;川芎气活血、祛风;红花活血化瘀通络。佐以桑寄生、续断、川牛膝祛风湿、补肝肾;白术益气健脾燥湿;玉竹滋阴润燥;红曲化浊祛湿通痹,甘草益气和中、调和诸药,为佐使之药。诸药合用,以奏祛风除湿、舒筋活络之功。

【性状】本品为棕红色的澄清液体;气香,味微甜、略苦。

【功能与主治】祛风除湿,舒筋活络。用于风寒湿痹、筋骨疼痛、四肢麻木。

【药理作用】主要有抗炎、解热、镇痛及抗凝和扩张血管作用,并有增强免疫功能等作用。

(1)抗炎作用:方中药物木瓜、牛膝、防风、当归、甘草、红花、独活等均具有抗炎作用。抗炎的主要成分如下:牛膝含皂苷,红花含红花苷,独活含香豆素、挥发油,羌活、防风含挥发油,当归含阿魏酸、挥发油,甘草含甘草甜素、甘草次酸等。

(2)解热作用:方中药物防风、甘草、羌活具有解热作用。发挥解热作用的主要成分如下:羌活、防风含挥发油,甘草含甘草甜素、甘草次酸等。

(3)镇痛作用:方中药物防风、甘草、羌活、牛膝、独活、当归具有镇痛作用。发挥镇痛作用的主要成分如下:牛膝含皂苷,川芎含生物碱、挥发油,红花含红花苷,羌活、防风含挥发油,当归含阿魏酸、挥发油等。

(4)抗凝作用:方中药物红花、当归、川芎等具有抑制或降低血小板聚集的作用,可抗凝。

(5)扩张外周血管作用:方中药物川芎、白术、当归、红花、玉竹具有扩张外周血管作用。发挥扩张外周血管作用的药物如下:牛膝含皂苷,川芎含生物碱、挥发油,红花含红花苷,玉竹含铃兰苦苷,当归含阿魏酸、挥发油等。

【临床应用】主用于风寒湿证的痹病。风湿性肌肉疼痛、风湿关节炎、类风关节炎、半身不遂、末梢神经炎、腰肌劳损等。

【制剂与用法】酒剂,每瓶500ml(含乙醇量应为50%~57%)。口服,每次20~30ml,每甘2次。

【注意事项】孕妇慎用。

【备注】本方药味组成,比国公酒少鹿角胶、鳖甲胶;另外本方用川牛膝、红糖,而国公酒用牛膝、冰糖。

伤湿止痛膏
研制方

【处方】伤湿止痛流浸膏、水杨酸甲酯、薄荷脑、冰片、樟脑、芸香浸膏、颠茄流浸膏。

伤湿止痛流浸膏系取生草乌、生川乌、乳香、没药、生马钱子、丁香各1份,肉桂、荆芥、防风、老鹳草、香加皮、积雪草、骨碎补各2份,白芷、山柰、干姜各3份,粉碎成粗粉,用90%乙醇提取制成流浸膏。

本方主用于寒湿阻络证的腰腿痛。方中颠茄(洋金花)祛风散寒、除湿止痛为主药。辅以川芎、草乌、香加皮、老鹳草、薄荷祛风除湿;马钱子、积雪草清热利湿、散瘀消肿、通络止痛；荆芥、防风、白芷、芸香草、薄荷祛风胜湿，使湿从表出；干姜、肉桂、山柰温中祛寒，止痛。佐以乳香、没药、骨碎补活血、消肿止同痛；丁香、冰片、樟脑芳香行气通筋络。全方共奏祛风湿、活血止痛之效。

【性状】 本品为淡黄绿色至淡黄色的片状橡片膏；气芳香。

【功能与主治】 祛风湿，活血止痛。用于风湿性关节炎、肌肉疼痛、关节肿痛。

【药理作用】 本品主要有强心、扩张血管、促进血液循环、解痉、镇痛、抑菌等作用。

(1) 镇痛作用：方中药物乳香、没药、草乌具有镇痛作用。发挥镇痛作用的主要有效成分有：草乌中的乌头碱，乳香、没药含的树脂成分等。

(2) 强心作用：本品中含乌头碱，故具有强心作用。

(3) 促进血液循环：方中颠茄含莨菪碱，具有改善血液循环的作用。方中草乌含乌头碱，具有扩张血管、改善血液循环的作用。

(4) 抑菌作用：方中老鹳草含挥发油、槲皮素，具有抑菌、消炎的作用。

(5) 解痉作用：方中颠茄所含的莨菪碱，具有解除平滑肌痉挛的作用。

【临床应用】 外用于寒湿阻络证。

(1) 风湿性关节性、运动性损伤、急性腰扭伤、软组织损伤。

(2) 婴儿腹泻：将伤湿止痛膏对准患儿肚脐中央贴牢可用于治疗轻型婴儿腹泻（单纯性消化不良）、大便稀薄或成蛋花样、黄绿色，尤其对于中医辨证属虚寒型的疗效较好。而对于重型婴儿腹泻（中毒性消化不良），大便每天数次，发热有脱水及中毒症状的，则不宜使用。

(3) 神经性皮炎：将苍术、苦参、防风、黄柏、松香、白藓皮在火上干馏后，收集稠状液，用灭菌棉签蘸油均匀薄涂于整个皮损上，晾干 1～3min 后，再以稍大于皮损面之伤湿止痛膏将其固定，且防止抓搔刺激，治疗神经性皮炎的总有效率达到 96.4%。认为伤湿止痛膏能祛风除湿、活血止痛，促局部血液循环，降低毛细血管通透性，二药合用更能增强抗感染能力，促进细胞增生及分化。

(4) 输液引起静脉炎：对 167 例接受 β-七叶皂甙钠治疗的病人随机分为观察组 86 例和对照组 81 例，采取伤湿止痛膏局部外贴防治静脉损伤，结果发现用伤湿止痛膏防治 β 七叶皂甙钠致静脉损伤的效果显著。

(5) 扁平疣：将伤湿止痛膏贴敷于扁平疣，治疗 7 例扁平疣病人，经治疗后 6 例痊愈，1 例大部分扁平疣脱落，疗效较为明显。

【制剂与用法】 橡皮膏，切成小块片状。外用：先将皮肤用温水洗净擦干，撕去膏药的塑料薄膜后，贴于患处，用手掌将膏药按摩，使其黏在皮肤上。如天气较冷，需要增加黏性，用前可用开水杯略熨膏药的背面。

【注意事项】 ① 孕妇慎用；② 凡对橡皮膏过敏、皮肤糜烂有渗液及外伤合并化脓者，均不宜贴用。

【备注】 采用人体正常皮肤减量法对本品中莨菪碱在不同时间里的释放量作定量考察，结果表明本品贴用12h后，莨菪碱释放了总量的11.33%，贴用120h后，释放了17.5%，还有82.5%的莨菪碱未释放，浪费较大。这提示在本品生产中，是否有必要减少涂布量或加透皮吸收促进剂。

二、清热除湿通痹中成药

豨桐丸（胶囊）
《拔萃良方》

【处方】豨莶草、臭梧桐叶。

本方主用于风湿热证之痹病，豨莶草性寒、祛风湿、利关节、止痛为主药；辅以臭梧桐叶性寒，祛风除湿、止痛；两药配伍，共起祛风湿、止痛之功。

【性状】本品为黑色的浓缩丸；味微苦。

【功能与主治】祛风湿、止痛。用于四肢麻痹、骨节疼痛、风湿性关节炎。

【药理作用】主要有抗炎，扩张血管，降低血压，抗疟，抗菌，镇静，镇痛，抑制血栓形成，改善微循环和抑制免疫等作用。

（1）抗炎：豨桐丸具有明显的抗炎作用，丸中豨莶草所含的豨莶苷及其苷元、内酯化合物及臭梧桐叶所含的海棠黄苷、臭梧桐素（甲、乙），均具有抗炎作用。给大鼠灌胃豨桐丸水煎液 10g/kg 后 45min，与生理盐水对照组比较，能明显减轻其踝关节处注射蛋白所引起的肿胀程度，而单味药豨莶草或臭梧桐相同剂量（均 10g/kg）却无明显抗炎作用，说明两药合用使抗炎作用增强。

（2）其他：① 两药均具有扩张血管、降低血压和抗疟作用；② 豨莶草有抗菌、抑制血栓形成、改善微循环和抑制免疫系统等作用；臭梧桐叶尚具有降压、镇静、镇痛的作用。

【临床应用】用于风湿热证的风湿性关节炎与类风湿关节炎；也可用于高血压及血管栓塞性疾病。

（1）风湿性疾病：可用于风湿性关节炎的治疗，以本药治疗风湿性关节炎患者 15 例，9 例在治疗后痊愈，其关节疼痛消失，活动自如，5 例显著好转，1 例稍有好转，提示豨桐丸对风湿性关节炎具有良好疗效。也可用于类风湿关节炎、肥大性关节炎、痛风、肩关节周围炎、结核性风湿症等表现为关节疼痛、两足酸软、不能步履或两手牵绊、不能上举者的治疗。

（2）高血压及血管栓塞性疾病：可以将本药用于表现为头晕目眩、手足麻木、腰膝酸软的症状性高血压、脑动脉硬化症患者及用于表现为半身不遂、肢体不利而痿软无力的脑血管痉挛、脑血栓形成、脑动脉硬化症及脑溢血恢复期患者。

【不良反应】本剂常规服用，未发现任何不良反应。但过量服用臭梧桐叶可引起中毒，以胃肠道症状和血压迅速降低为特征；其他有心律失常、浮肿、荨麻疹等。

【制剂与用法】浓缩丸，每 10 粒重 1.6g。① 丸剂：口服，每次 10 粒，每日 3 次。② 胶囊：口服，每次 2～3 粒，每日 3 次。

【注意事项】服药期间忌食猪肝、羊血、羊肉、番茄、白薯等；非风湿性疾病勿用。

昆明山海棠片
研制方

【处方】昆明山海棠。

本药为由昆明山海棠加工制成的浸膏片。

【性状】本品为糖衣片,除去糖衣后显棕色,味微苦、涩。

【功能与主治】祛风除湿,舒筋活络,清热解毒。用于类风湿关节炎、红斑狼疮。

【药理作用】主要有抗炎,免疫抑制,解热,镇痛,抗疟,抗生育,抗肿瘤等作用。

(1)抗炎作用:昆明山海棠总碱、水提物、醇提物对蛋清、二甲苯、组胺所致的炎症模型均有明显的抑制作用;显著地对抗蛋清、二甲苯、组胺所致的小鼠皮肤毛细血管通透性增高和醋酸刺激引起的小鼠腹腔毛细血管通透性增高;明显减轻巴豆油所致的 Selye 氏肉芽囊内炎性渗出;明显对抗蛋清、甲醛、琼脂、巴豆油引起的肿胀;并能减轻大鼠棉球肉芽肿的重量,抑制炎性增生。

(2)免疫抑制作用:实验研究表明昆明山海棠水提物具有较强的免疫抑制作用:可明显抑制小鼠网状内皮系统的吞噬功能;明显抑制小鼠特异性抗体的生成;明显抑制佐剂性关节炎;显著抑制 2,4-二硝基氯苯所致的小鼠皮肤迟发型超敏反应和卡介苗所致的豚鼠皮肤迟发型超敏反应。

(3)解热作用:实验研究表明昆明山海棠总碱及醇提物可降低正常大鼠体温和家兔耳静脉注射伤寒、副伤寒菌苗引起的发热。

(4)镇痛作用:昆明山海棠总碱及醇提物均具有镇痛作用,300mg/kg 的昆明山海棠醇提物的镇痛强度与 5mg/kg 的吗啡相当,且作用持久。而昆明山海棠总碱的镇痛强度要强于醇提物,同样剂量的总碱的镇痛强度与 10mg/kg 的吗啡相当。

(5)抗疟作用:昆明山海棠提取物具有抗疟作用,其中以生物碱的抗疟作用较强,可抑制疟原虫裂殖物的增殖。

(6)抗生育作用:实验研究表明昆明山海棠提取物对雌性和雄性大、小鼠均有明显的抗生育作用。

【毒理研究】小鼠口服昆明山海棠的干浸膏的 LD_{50} 为 1.0g/kg,昆明山海棠碱的小鼠口服 LD_{50} 为 (628.4 ± 95.5)mg/kg。

【临床应用】主用于属风湿热证候的类风湿关节炎、红斑狼疮以及甲状腺功能亢进;亦可用于原发性血小板减少性紫癜、银屑病等。

(1)类风湿关节炎:以昆明山海棠片治疗类风湿关节炎 45 例,可显著改善晨僵、压痛、疼痛、关节肿胀等 4 项症状体征;对功能状态的改善一般需服药 1.5～2 个月才逐步起效,见效较慢,总有效率为 62.8%;X 线摄片结果显示,服药 3～4 个月后,随着活动度增加,软组织肿胀及骨质脱钙亦见好转,但对间隙狭窄破坏和增生等效果较差;另本药对血沉、抗"O"、血清粘蛋白均有较好的改善作用。而以昆明山海棠干燥根浸酒内服用于治疗类风湿关节炎患者 600 例,基本控制病情的有 117 例,好转的有 274 例,基本控制和显效率达到了 51.3%。

(2)红斑狼疮:以昆明山海棠治疗系统性红斑狼疮患者,可明显改善乏力、关节疼痛、月经紊乱、发热、皮损等症状,使 WBC 上升到正常范围,血沉下降,狼疮细胞及抗体转阴,IgG/IgA 及 γ 球蛋白下降,补体 C3 值升高,类风湿因子转阴。

(3)甲状腺功能亢进:以昆明山海棠片治疗甲状腺功能亢进患者 27 例,可于服药 4 周后减轻甲亢症候群,总有效率达到 92%。

(4)原发性血小板减少性紫癜:昆明山海棠片治疗原发性血小板减少性紫癜患者 32

例,可使血小板明显上升、出血症状改善,治疗显效率为 31.2%,有效率为 59.4%,总有效率达到 90.6%。

(5) 银屑病:口服昆明山海棠片治疗银屑病患者 123 例,结果痊愈有 15 例,显效 56 例,进步 40 例,无效 12 例,显效率为 57.7%,总有效率达到 90.2%。

【不良反应】常见胃肠道反应,如食欲减退、胃痛、呕吐、腹胀、腹泻,此外还有口干、面部色素沉着、小便增多、皮下出血。女性患者可出现月经延迟、闭经。除闭经外,其他症状减量或停药后均可消失。

【制剂与用法】糖衣片,每片含总生物碱不得少于 1.0mg。口服,每次 2 片,每日 3 次。

【注意事项】① 年轻女性患者慎用,因可引起闭经;② 孕妇慎用;③ 本药有一定毒性,服用勿过量;④ 肾功能不全者慎用。

雷公藤多苷片
研制方

【处方】雷公藤多苷。

主用于风湿热证之痹病。雷公藤性凉、清热解毒、祛风除湿。

【性状】本品为白色或微黄色片。

【功能与主治】祛风解毒,除湿消肿、舒筋通络。有抗炎及抑制细胞免疫和体液免疫等作用。用于风湿热瘀、毒邪阻滞所致的类风湿关节炎、肾病综合征、白塞三联症、麻风反应、自身免疫性肝炎等。

【药理作用】主要有免疫调节和抗炎作用。

(1) 免疫调节作用:药理实验研究证明,本品对免疫系统可起调节作用,影响免疫系统 T、B 淋巴细胞及其亚群、IL-1、IL-2 等淋巴因子、环核苷酸代谢等,抑制细胞免疫和体液免疫的亢进。

(2) 抗炎作用:雷公藤多苷不仅可阻断免疫病理环节及其引起的炎症反应,而且对炎症本身亦有直接的对抗作用,明显抑制炎症细胞的趋化、前列腺素及其他炎症介质的产生和释放、血小板聚集及炎症后期的纤维增生等。

【毒理研究】小鼠灌胃 LD_{50} 为 (159.7 ± 14.3) mg/kg;腹腔注射 LD_{50} 为 93.99mg/kg。有实验证实雷公藤对小鼠有致突变作用及诱发染色体畸变作用。

【临床应用】主用于属风湿热证候的类风湿关节炎、肾炎、系统性红斑狼疮、免疫性及变态反应性皮肤病、麻风反应等。

(1) 类风湿关节炎:以雷公藤多苷片治疗类风湿关节炎患者 144 例,在治疗 3 个月后,40%患者血沉恢复正常;47.8%患者类风湿因子转阴,25 例患者 IgG,IgA 及 IgM 大幅度下降,显效率达到 55.1%,临床总有效率为 93.3%。

(2) 肾脏疾病:以雷公藤多苷片治疗各型肾炎 114 例,总有效率为 56.8%。其中对肾脏疾病的疗效与分型有关,其中对原发性肾小球肾病、狼疮性肾炎、紫癜性肾炎效果较好。

(3) 系统性红斑狼疮:应用雷公藤多苷片治疗系统性红斑狼疮患者 15 例,有效率为 66.6%,显效率为 33.3%。对于轻度及中度病情者可单用雷公藤多苷片进行治疗,而对于病情重者则须并用皮质激素进行治疗。目前,对于雷公藤多苷片治疗系统性红斑狼疮的疗效报道不一,认为对红斑狼疮活动期的患者不宜单独使用本药,应在足够剂量的激素或免疫抑制剂基础上加雷公藤多苷片。

(4) 免疫性及变态反应性皮肤病:本药对免疫性及变态反应性皮肤病 Sweet 综合征、变应性血管炎、小儿过敏性紫癜、泛发性湿疹、寒冷性多型红斑等的疗效较好。

(5) 麻风反应:应用雷公藤多苷片治疗麻风反应 57 例,对Ⅰ型反应的显效率为 62.5%,有效率为 100%;对Ⅱ型反应的显效率为 85.4%,有效率为 92.7%。

【不良反应】主要有胃肠道反应、白细胞减少(发生率为 6%)、男子精子活力及数目减少、育龄妇女可发生月经紊乱及闭经,为功能抑制性,停药后可恢复。另可引起肾损害,有资料表明,雷公藤所致不良反应的 184 例中,肾损害发生率达 25.5%(死亡率 14.7%)。对雷公藤中毒死亡尸解发现肾表面有弥漫性出血点,两肾多发生乳头坏死,镜检见肾小管上皮细胞肿胀,数目明显减少,远曲肾小管坏死,集合管阻塞,严重中毒发生急性肾功能衰竭。

其他不良反应大多为一过性,停药或服药期间可自行消失。

用药过程中应定期检查血常规、尿常规、肝功能及心电图、精液等,且不可长期过量服用。

【制剂与用法】片剂,每片 10mg,本品含雷公藤内酯甲($C_{30}H_{46}O_3$)不得少于 0.1mg/g。口服,按每千克体重每日 1.0～1.5mg,分 3 次饭后服用,或遵医嘱。

【注意事项】① 服药期间可引起月经紊乱、精子活力及数目减少、白细胞和血小板减少,停药后可恢复;② 有严重心血管病的老年患者慎用;③ 对未婚、未育及肝肾功能不全的患者应慎用;④ 孕妇忌用。

二 妙 丸
元代朱丹溪《丹溪心法》

【处方】苍术(炒)、黄柏(炒)。

本药主用于湿热下注、风湿热证。湿热流注筋骨,致筋骨疼痛;注于下肢,则足膝肿痛;留于筋脉,筋脉弛缓,则两足痿软;若下注带脉与前阴,则带下臭秽,或下部湿疮,治宜清热燥湿法。方中以黄柏为主药,取其性寒以胜热,味苦以燥湿,且善祛下焦之湿热。湿自脾生,故辅以苍术燥湿健脾,祛风散寒。两药合用,共起清热燥湿、祛风散寒之功。

【性状】本品为黄棕色的水丸;气微香,味苦涩。

【功能与主治】燥湿清热。用于湿热下注、足膝红肿热痛、下肢丹毒、白带、阴囊湿痒。

【药理作用】主要有解热、镇静、解痉、抗菌、免疫抑制等作用。

(1) 镇静作用:本品水提液给小鼠灌胃,能显著延长催眠剂异巴比妥钠的睡眠时间;还能对抗士的宁皮下注射所致惊厥,使惊厥潜伏期延长,表明二妙丸尚有抗惊厥作用。

(2) 解热作用:二妙丸水提液以 10g/kg 灌胃,可使三联菌导致家兔体温降低。

(3) 对胃肠道的作用:① 二妙丸水提液 0.5g/kg、1g/kg 表现出对小鼠小肠推进运动的抑制作用;② 离体豚鼠回肠实验表明,二妙丸水提液最终浓度(质量分数)为 3.33×10^{-3} 时,能拮抗多种致痉剂(乙酰胆碱、组胺、氯化钡)导致的肠管痉挛性收缩,使收缩幅度降低,且呈量效关系,表明有胃肠解痉作用;③ 本品水提液能显著降低结扎幽门 3h 后的大鼠胃液总浓度及降低胃蛋白酶活力;④ 本品水提液具有抗 HCl 所致大鼠黏膜损害,抗幽门结扎所致胃溃疡作用。

(4) 抗菌作用:二妙丸水提液(浓度 31.25mg/kg)体外平皿混合法抑菌试验结果表明,二妙丸对金黄色葡萄球菌、枯草杆菌、白喉杆菌、溶血性链球菌有抑制作用。

(5) 免疫抑制作用:二妙丸具有免疫抑制作用,对超敏反应有一定的影响,并对三硝基氯苯所致的小鼠接触性皮炎的诱导相和效应相均有显著的抑制作用,其中以对诱导相的抑制作用为甚。

【毒理研究】二妙散水提液小鼠灌胃 LD_{50} 为 $(47.04\pm2.08)g/kg$。

【临床应用】本品用于属湿热下注、风湿热证候的坐骨神经痛、湿疹、泌尿系统感染、白带过多,以及消化系统疾病(肠炎、菌痢、急性传染性肝炎、口腔溃疡)等。

(1) 湿疹:以本药治疗湿疹患者 68 例,痊愈率为 47.06%,好转率为 33.8%,总有效率为 80.88%。

(2) 其他:二妙丸对治疗坐骨神经痛、泌尿系统感染、白带过多,以及消化系统疾病(肠炎、菌痢、急性传染性肝炎、口腔溃疡)等有良好疗效。

【制剂与用法】水丸,每 10 粒重 1.2g。按干燥品计算,每克黄柏含盐酸小檗碱($C_{20}H_{17}NO_4 \cdot HCl$)不得少于 3.0mg。口服,每次 6~9g,每日 2 次

【注意事项】① 忌食辛辣、油腻、鱼虾海鲜类食物;孕妇忌服。② 服药期间,患处尽量少接触水及碱性、刺激性物品(如肥皂、洗衣粉等)。③ 如湿疹较重、面积广泛,且渗液多、皮损糜烂、瘙痒重者,应去医院就诊。

正清风痛片
研制方

【处方】青风藤。

本药由单味青风藤所组成,主要用于风湿阻络之痹病。青风藤味苦、辛、性平,祛风湿、活血通络、消肿止痛。

【性状】为黄色肠溶薄膜衣片,除去肠溶衣后,显白色或类白色;味苦。

【功能与主治】祛风除湿,活血通络,消肿止痛。用于风湿阻络的痹证。症见:肌肉酸、关节肿胀、疼痛、屈伸不利、麻木僵硬等;风湿性与类风湿关节炎具有上述症候者。

【药理作用】主要有镇痛,镇静,抗炎,免疫抑制,抗心律失常,抗心肌损伤等作用。

(1) 镇痛作用:正清风痛片对小鼠电刺激法、热板法、光热刺激法、醋酸扭体法引起的疼痛均有提高痛阈的作用,其镇痛强度相当于吗啡的 1/2,与吗啡合用可产生协同作用。给小鼠口服本药后作醋酸扭体法试验,镇痛作用强于布洛芬。可的松可加强本药的镇痛作用。

(2) 抗炎作用:对大鼠甲醛性、蛋清性"关节炎"及细菌性炎症均有抗炎作用。大鼠腹腔注射本品 60mg/kg 后,对大鼠甲醛和蛋清性关节炎有显著的消退作用,作用强度要强于水杨酸钠 200mg/kg。其抗炎机制可能是通过下丘脑影响肾上腺,促进肾上腺皮质分泌功能。另外,正清风痛片还可显著抑制肉芽增生,这是通过作用于纤维细胞表明的 H_2 受体,从而抑制细胞增长的结果。

(3) 镇静作用:正清风痛片能明显减少小鼠的自主活动和被动活动能力,能对抗士的

宁引起的小鼠惊厥。对大动物犬、猴等有显著的镇静效应。

(4)免疫抑制：正清风痛片具有显著的免疫抑制作用，可明显降低小鼠碳廓清率和脾脏及胸腺的重量，显著抑制小鼠腹腔巨噬细胞的功能及引起血浆中的 cGMP/cAMP 比值下降，明显抑制以溶血素反应为指标的体液免疫和以心脏植入及肿瘤相伴免疫为指标的细胞免疫，并且具有抑制 T 淋巴细胞的功能。

(5)抗心律失常，降低心肌兴奋性：正清风痛片对心房的收缩和频率有抑制作用，可抑制肾上腺素诱发的自律性，延长功能不应期，降低心肌兴奋性。

(6)抗心肌损伤：正清风痛片对垂体后叶素造成大鼠急性心肌缺血性损伤有保护作用，可明显改善心肌缺血程度，减少缺血再灌注心肌钙聚集，抗心肌损伤，减慢心率，减少耗氧量。

【毒理研究】急性、亚急性毒性试验、致畸试验、微核试验等，均未见明显毒副作用，无成瘾性。

【临床应用】主要用于属风湿阻络证候的风湿性、类风湿关节炎，以及心律失常。

(1)类风湿关节炎：以青风藤总碱治疗类风湿关节炎患者 60 例，临床缓解 11 例，显效 22 例，有效 18 例，总有效率为 85%。

(2)心律失常：应用青风藤治疗心律失常患者 60 例，总有效率为 26.7%。

【不良反应】口服仅有轻微胃肠道反应，如恶心、口干；少数患者可出现皮肤瘙痒、皮疹、头痛、皮肤发红及腹痛等。曾有报道发生休克、粒细胞缺乏症（3 例）、过敏、血小板减少、月经紊乱，宜加注意。临床观察本品的不良反应均发生服药初期，呈阶段性，随着持续用药不良反应消失。

【制剂与用法】片剂，每片含盐酸青藤碱 20mg。片剂：口服，每次 1～4 片，每日 3～12 片，饭前服或遵医嘱。

【注意事项】少数患者出现皮肤瘙痒，停药后可自行消失，严重者给予抗组胺药对症处理。个别患者可能出现过敏反应，宜对症处理；支气管哮喘患者禁用。

三、补肝肾祛风湿通痹中成药

尪 痹 冲 剂
研制方

【处方】地黄、熟地黄、续断、附子（制）、独活、骨碎补、桂枝、淫羊藿、防风、威灵仙、皂角刺、羊骨、白芍、狗脊（制）、知母、伸筋草、红花。

本药主用于肝肾两虚、虚实夹杂证的痹病。方中独活专长于祛下焦风寒湿邪、通痹止痛；续断补肝肾、强筋骨；两药合用，祛风湿、补肝肾、强筋骨、通痹止痛，共为主药。辅以威灵仙、附子、桂枝祛风寒湿邪、通经络、益肾阳、强筋骨；红花、伸筋草活血化瘀通络、舒筋利关节；防风祛风湿散寒。佐以熟地、白芍补肝肾；骨碎补、狗脊、羊骨强筋骨、补肝肾；地黄、知母滋阴益肝肾、清热凉血而监制附子、桂枝等热性过偏。本方配伍以祛风寒湿邪通经络药为主，辅以补肝肾、强筋骨之品，邪正兼顾。诸药合用，共奏补肝肾、强筋骨、祛风湿、通经络之功。

【性状】本品为棕黄色或棕色的颗粒;味微苦。

【功能与主治】补肝肾,强筋骨,祛风湿,通经络。用于久痹体虚、关节疼痛、局部肿大、僵硬畸形、屈伸不利及类风湿关节炎见有上述证候者。

【药理作用】主要有抗炎、抗风湿、镇痛、强心、利尿及抗菌等作用。

(1)抗炎、抗风湿作用:方中药物附子、威灵仙、淫羊藿、独活可抑制变态反应和炎症反应过程,增强细胞对缺氧的耐受力,促进血液循环,减少细胞的损伤,具有抗炎和抗风湿作用。其中发挥抗炎作用的有效成分有:地香含的β-谷甾醇、甘露醇;附片含的乌头碱;桂枝、独活含的挥发油;红花含的红花苷;淫羊藿含的淫羊藿苷等。

(2)镇痛作用:方中药物独活、附子、桂枝都有镇痛作用;发挥镇痛作用的主要有效成分有:续断所含三萜皂苷类;附片所含乌头碱;桂枝、独活所含挥发油;红花所含红花苷;骨碎补所含黄酮苷类。其中苍术所含的挥发油及骨碎补所含的黄酮苷类尚有镇静作用。

(3)强心、利尿作用:方中药物附子、淫羊藿具有强心和增加冠脉流量的作用,可以促进体内代谢产物的排泄。

(4)抗菌作用:方中药物续断、苍术、独活都有一定的抑菌作用,对控制细菌的侵袭有一定益处。

(5)其他:补骨脂有升高白细胞数、增强免疫功能;淫羊藿有雄性激素样作用,并能提高免疫功能;此外,苍术含有维生素A、维生素D,续断、淫羊藿含维生素E,熟地黄含多种氨基酸,这些都有利于炎症组织的修复,提高机体的抗病能力。

【临床应用】用于属肝肾两虚、虚实夹杂证候的类风湿关节炎、风湿性关节炎、强直性脊柱炎、骨性关节炎、骨质增生等。

【制剂与用法】冲剂,每袋装3或6g。① 冲剂:开水冲服,每次6g,每日3次。② 片剂:口服,每次7～8片,每日3次。

【注意事项】孕妇慎用。

独活寄生丸
《备急千金要方》

【处方】独活、桑寄生、秦艽、防风、细辛、当归、白芍、川芎、熟地黄、杜仲(盐炙)、川牛膝、党参、茯苓、甘草、桂枝。

本药主用于肝肾两虚、气血不足证的痹病。适用于风寒湿痹证日久不愈,以致损伤肝肾、耗伤气血之痹证。肾主骨,腰为肾之府;肝主筋,膝为筋之会。肝肾不足,气血两虚,筋骨失养,故四肢关节屈伸不利。风寒湿邪滞留于腰膝筋骨,故腰膝疼痛、麻木不仁。治宜祛风湿、止痹痛、益肝肾、补气血,祛邪扶正兼顾。方中独活辛苦微温,专长于祛下焦风寒湿邪、除痹止痛为主药。辅以防风、秦艽、桑寄生、牛膝、杜仲补肝肾、强筋骨;当归、芍药、地黄养血活血;党参、茯苓、甘草益气健脾、扶助正气。甘草调和诸药,又为佐使之药。本方配伍以祛风寒湿药为主,辅以补肝肾、养气血之品。诸药合用,共奏养血舒筋、祛风除湿之功。

【性状】本品为棕黑色的大蜜丸;气芳香,味苦。

【功能与主治】养血舒筋,祛风除湿。用于风寒湿痹、腰膝冷痛、屈伸不利。

【药理作用】主要有抗炎,镇痛,提高非特异性免疫功能,调节免疫平衡,扩张血管,改善微循环等作用。

（1）抗炎作用：独活寄生丸以10g/kg剂量给小鼠连续灌服7d后，可明显抑制小鼠耳廓炎症反应。以8g/kg剂量给小鼠连续灌服7d后，可明显抑制角叉菜胶引起的关节炎。并给对抗醋酸引起的毛细血管通透性增加，具有明显的抗炎作用。其中发挥抗炎作用的有效成分有：独活所含香豆素、挥发油，秦艽所含生物碱（秦艽碱甲）；防风、细辛所含挥发油；当归所含挥发油、阿魏酸；白芍所含芍药苷；甘草所含甘草甜素、甘草次酸等。

（2）镇痛作用：独活寄生丸以0.13g/kg剂量给小鼠灌服30min后，能显著提高小鼠热板法痛阈，并可明显减少小鼠对醋酸刺激的扭体反应次数，表明本药有较明显的镇痛作用。在本药中，发挥镇痛作用的主要有效成分有：独活所含香豆素、挥发油，秦艽所含生物碱（秦艽碱甲）；防风、细辛所含挥发油；当归所含挥发油、阿魏酸；白芍所含芍药苷；甘草所含甘草甜素、甘草次酸，桂枝挥发油含桂皮醛、桂皮酸等。

（3）对免疫功能的影响：独活寄生丸可增加免疫器官胸腺和脾脏的重量；显著增加单核巨噬细胞对血中胶粒碳的廓清速率，提高单核细胞的吞噬功能；明显抑制2,4-二硝基甲苯所致的小鼠迟发性皮肤过敏反应。这些提示独活寄生丸对非特异性炎症的抑制作用可能与其明显提高机体非特异性免疫功能、调节免疫平衡有关。

（4）扩张脑血管、改善微循环：独活寄生丸可显著增加麻醉猫、犬的脑血流灌注量，降低脑血管阻力，并减慢心率，但对血压影响不大。从这一点来看，有人认为本方可能是防治缺血性脑血管疾病的有效方剂。另外，给小鼠腹腔注射10g/kg的独活寄生汤可明显增加集合毛细血管管径，增加毛细血管开放数，延长肾上腺素引起血管收缩的潜伏期，对抗肾上腺素引起的毛细血管的闭合，表明独活寄生丸具有良好的改善微循环的作用。

（5）其他：独活寄生丸对二磷酸腺苷（ADP）诱导的血小板聚集有抑制作用，且呈明显的量效关系。

【毒理研究】 本品毒性较低。给小鼠灌服的最大耐受量为50g/kg。

【临床应用】 本方主用于肝肾两虚、气血不足证的日久痹痛证候。

（1）风湿性、类风湿关节炎：以独活寄生汤随症加减治疗风湿性、类风湿关节炎患者52例，显效35例，有效15例，无效2例。

（2）骨性关节炎（关节软骨的非炎症性、退行性、继发性骨质增生）：用独活寄生汤加减治疗骨性关节炎患者24例，结果痊愈14例，显效4例，有效3例，无效3例，总有效率为87.5%。

（3）坐骨神经痛和慢性腰腿痛：以独活寄生汤随症加减治疗坐骨神经痛患者80例，日服一剂，于服5剂后症状、体征好转，麻木拘急大减，疼痛减轻。治疗结果痊愈65例，好转10例，无效5例，表明独活寄生汤对坐骨神经痛有良好疗效。另本方对慢性腰腿痛也有一定疗效。

（4）肩周炎（配合推拿疗法）：采用独活寄生汤配合推拿疗法治疗肩周炎患者31例，在1～2疗程后，痊愈25例，显效3例，好转2例，无效2例。

（5）颞颌关节功能紊乱综合征（颞颌关节疼痛、张口不利）：用独活寄生汤加减治疗颞颌关节功能紊乱综合征患者40例，38例痊愈，2例显著好转。

（6）其他：本药对自身免疫性疾病（如哮喘、婴儿湿疹、过敏性鼻炎、慢性肾炎）、腰椎间盘突出、雷诺病、小儿麻痹症等均有一定疗效。

【制剂与用法】丸剂,每丸重9g。大蜜丸:口服,每次一丸,每日2次。

【注意事项】孕妇慎用。

壮骨关节丸
研制方

【处方】狗脊、淫羊藿、独活、骨碎补、续断、补骨脂、桑寄生、鸡血藤、熟地黄、木香、乳香、没药。

本药主要用于肝肾不足、气滞血瘀阻络证的腰腿痛。方中狗脊、淫羊藿性温,补肝肾、强腰膝、祛风湿,共为主药。辅以独活专长于祛下焦风寒湿邪、通痹止痛;鸡血藤活血养血、化瘀通络。佐以续断、骨碎补、桑寄生、补骨脂补肝肾、强筋骨;熟地养血补肝肾;乳香、没药行气活血、化瘀通络;木香理气止痛。诸药合用,共奏补益肝肾、养血活血、舒筋通络、理气止痛之功。

【性状】本品为黑色的水丸;气芳香、味微苦。

【功能与主治】补益肝肾,养血活血,舒筋活络,理气止痛。用于肝肾不足、气滞血瘀、经络痹阻、各种退行性骨关节痛、腰肌劳损等。

【药理作用】主要有镇痛、镇静、抗炎,促进DNA、RNA的合成,增加心肌营养血流量等作用。

(1)镇痛、镇静作用:热板法、化学刺激法实验证明壮骨关节丸具有显著的镇痛作用,与对照组比较,差异非常显著。与阳性对照药安痛定比较,本品作用强度大,且作用持续时间长。在本品中,发挥镇痛作用的有效成分有:独活所含香豆素、挥发油;续断所含三萜皂苷类;骨碎补所含黄酮苷类等。

给小鼠腹腔注射壮骨关节丸,可见其活动减少,并能延长巴比妥钠的睡眠时间,表明本品有镇静作用。具有镇静作用的有效成分有:骨碎补所含黄酮苷类等。

(2)抗炎作用:在本方中,独活含香豆素、挥发油和淫羊藿含淫羊藿苷等具有抗炎作用。实验研究表明,壮骨关节丸可抑制二甲苯所致耳部肿胀及棉球肉芽肿的炎症反应,增高炎症早期的血管通透性,显著抑制炎症渗出与水肿,消除炎症与肉芽肿,与对照组比较差异非常显著,提示其抑制炎症的作用显著。

(3)促进DNA、RNA的合成:分子药理学研究表明,壮骨关节丸可促进小鼠肝DNA的合成代谢78.5%,促进脾核蛋白RNA、DNA的合成代谢达35%左右,还可提高胸腺、肌肉、骨髓等组织器官DNA、RNA的合成,据此认为本品可通过提高肝、脾、胸腺、肌肉、骨髓DNA的复制水平来调节与促进肝、脾、胸腺、肌肉、骨髓的功能,从而改善和增强机体代谢,提高机体免疫功能,促进机体退行性病变趋于稳定、缓解或逐渐消失。

【毒理研究】经小鼠灌胃给药的最大耐受量为24g/kg,表现安静,活动减少,未见其他异常现象和死亡。犬连续给药60d,大鼠连续给药90d,均未见毒性反应。血常规、血生化、一般体征均正常。主要器官组织镜检,均未见异常。

【临床应用】主用于肝肾不足、气滞血瘀证候的各种退行性骨关节病(如颈椎退行性病、骨关节病、腰椎退行性关节病)、腰肌劳损等。

【不良反应】据报道,个别患者在服用壮骨关节丸后出现乏力、纳差、尿黄、巩膜及皮肤黄染、各项肝功能指标出现异常的肝脏损害的不良反应,故在服用期间要定期检查肝功能,而肝病患者慎用本药。另外,壮骨关节丸除肝损害外,尚有血尿、荨麻疹、过敏性紫癜、血压升高等不良反应。

【制剂与用法】浓缩丸或水丸(每瓶6g)。口服:浓缩丸每次10丸,水丸每次6g,每日2次,早晚饭后服用。

通 痹 片
研制方

【处方】制马钱子、白花蛇、人参、当归、穿山甲、蜈蚣、制川乌、天麻、地龙、桑寄生、仙灵脾、川草乌、防风、薏苡仁。

本药主要用于瘀血阻络、肝肾不足的痹证。方中马钱子(制)温经通络、消肿止痛;白花蛇透骨搜风、舒筋活络;制川乌祛风除湿、温经通络、止痛;三药共起祛风除湿、活血通络、消肿止痛之功,共为主药。辅以桑寄生补肝肾、强筋骨、祛风湿;当归养血活血、散瘀通络;制草乌祛风除湿,温经通络而止痛。佐以人参大补元气,气行则血行,与当归合用益气养血,气血强则肝肾健;仙灵脾健脾补肾、强筋骨;天麻祛风止痉;地龙性善走窜,入络之佳品,能通经活络;防风祛风散邪;薏苡仁健脾利湿、舒筋。各药合用,共奏祛风除湿、活血通络、消肿止痛、补肝益肾之功。

【性状】本品除去糖衣后显浅棕色至棕褐色;味腥,微苦。

【功能与主治】调补气血,祛风渗湿,活血通络,消肿止痛。用于寒湿阻络、肝肾两虚型痹症,包括风湿性关节炎、类风湿关节炎。

【药理作用】主要有抗炎、止痛和改善血液循环的作用。

(1) 抗炎、镇痛作用:本药中马钱子含的士的宁,具有兴奋中枢神经系统、对感觉神经有局麻作用(止痛),川乌、草乌均含乌头碱,具有镇痛、局部麻醉、抗炎的作用,天麻含天麻素,具有抗炎的作用,全方合用具有明显的抗炎和镇痛作用。

(2) 改善血液循环:本药中当归;穿山甲、地龙、人参有改善血液循环作用等。

【毒理研究】小鼠灌胃 LD_{50} 为 5.29g/kg。长期毒性试验,大鼠连续给药180d,未见明显毒性作用,犬用药180d出现类似士的宁中毒症状,且BUN升高,停药后均恢复正常。

【临床应用】主要用于瘀血阻络,肝肾不足痹证的类风湿关节炎。

类风湿关节炎:应用通痹片治疗类风湿关节炎患者117例,治疗1~3个月之后,治愈5例,显效65例,无效13例,总有效率为88.9%。

【不良反应】在临床使用中有出现便秘、胃部不适、恶心、口干等不良反应。

【制剂与用法】糖衣片,每片0.3g(相当含生药0.156g)。饭后服,每次2片,每日2~3次,或遵医嘱。

【注意事项】① 孕妇忌服,无风邪者或属血虚生风者忌用;② 肝肾功能损害与高血压病患者慎用;③ 饭后服用为宜。

祖 师 麻 片
研 制 方

【处方】 祖师麻。

本药由单味祖师麻组成,主用于风寒湿证的痹病。祖师麻味苦、辛、性温,祛风除湿、活血化瘀、通络止痛。

【性状】 本品为糖衣片,除去糖衣、片心呈棕色;味微苦。

【功能与主治】 祛风除湿,活血止痛。主治风湿痹症、关节炎、类风湿关节炎。

【药理作用】 主要有镇静、镇痛、抗炎、抗菌等作用。

(1) 镇静、镇痛作用:祖师麻甲素(瑞香素)具有显著的镇痛作用;可减少小鼠的自发活动;小鼠腹腔注射后可呈现缓和而持久的镇痛作用,给大鼠静脉注射后也有显著的镇痛效应。另外,祖师麻甲素(瑞香素)、祖师麻皂苷、香豆素类等成分具有中枢抑制作用。

(2) 抗炎作用:给大鼠腹腔注射祖师麻乙醇提取物,可明显抑制大鼠蛋清性及右旋糖酐性足跖肿胀,也可显著抑制大鼠甲醛性足跖肿胀,以及明显抑制棉球肉芽组织增生。

(3) 抗菌作用:祖师麻甲素具有一定的抑菌作用。0.01%浓度对金黄色葡萄球菌,0.1%浓度对大肠埃希菌、铜绿假单胞菌,0.05%浓度对福氏痢疾杆菌均有抑制作用。

(4) 其他作用:实验表明,瑞香素具有抗心肌缺血、增加耐缺氧能力、降低血液凝固性、降血清胆固醇及抑制特异性细胞免疫等作用。

【毒理研究】 瑞香素给大鼠灌肠、腹腔注射及静脉注射的 LD_{50} 分别为 (3.66 ± 0.28)g/kg、0.48g/kg 及 0.33g/kg。本品具有强烈的局部刺激性,生品外用可致皮肤发赤起泡。

【临床应用】 主用于属风寒湿痹证候的类风湿关节炎及风湿性关节炎、腰腿疼痛、头痛、胃痛、跌打损伤等。

【制剂与用法】 片剂,片心重 0.29g。口服,每次 3 片,每日 3 次。

【注意事项】 有胃病者可饭后服用,并配合健胃药使用。

一些祛湿中成药的主要药理作用及临床应用小结于表 2-14-1 中。

表 2-14-1 一些祛湿中成药主要药理作用及临床应用

药 名	药 理 作 用							临床应用
	抗炎	镇痛	解热	抗菌	扩张血管	抗凝	免疫抑制	
风湿骨痛胶囊	+	+						风湿性关节炎、类风湿关节炎
追风透骨丸	+	+	+					风湿性关节炎、类风湿关节炎
寒痹停片	+	+						风湿性关节炎
舒筋活络酒	+	+	+		+	+		属风寒湿证的痹病

中成药药理学

续 表

药 名	药 理 作 用							临床应用
	抗炎	镇痛	解热	抗菌	扩张血管	抗凝	免疫抑制	
伤湿止痛膏		+		+	+			风湿性关节炎、神经性皮炎、扁平疣
豨桐丸	+				+		+	风湿性疾病、高血压及血管栓性疾病
昆明山海棠片	+	+	+					类风湿关节炎、红斑狼疮、甲亢、紫癜
雷公藤多苷片	+						+	类风湿关节炎、肾病、系统性红斑狼疮
二妙丸			+	+				湿疹、坐骨神经痛
正清风痛片	+	+					+	类风湿关节炎、心律失常
尫痹冲剂	+	+		+				风湿性关节炎、类风湿关节炎
独活寄生丸	+	+			+		+	风湿性关节炎、类风湿关节炎、骨性关节炎
壮骨关节丸	+	+						退行性关节病、腰肌劳损
通痹片	+	+			+			

＋表示有此作用。

第二节 消肿利水中成药

消肿利水中成药,适用于水湿内聚、水热结聚内壅引起的水肿、腹水、胸水、小便或二便不利等,主要有通利水道而利小便或利二便、攻逐利水等作用。体内水液潴留,泛溢肌肤,引起头面、目眶、四肢、腹部,甚至全身泛肿者,称为水肿。中医临床上分为阳水与阴水两大类。因外感风寒湿热所致水肿为阳水;因体弱久病,阳水迁延,反复不愈之水肿为阴水。肺、脾、肾对水液"通调"、"转输"、"蒸发"的功能失常,以及三焦、膀胱"气化"功能障碍、失常,是引起本病的主要病因病机。辨证论治宜分明阴阳,以肾为本,肺为标,脾为中流砥柱。阴水属虚中夹实,治当温阳益气行水;阳水属实,治当攻逐、发汗、利尿。

本病类似现代医学的全身性水肿,包括急性和慢性肾小球肾炎、肾病综合征、充血性心力衰竭、内分泌失调以及营养障碍等引起的水肿。

366

一、利水渗湿消肿中成药

利水渗湿消肿中成药,具有通利水道而利小便作用,使水湿之邪从小便排除而解,适用于水湿壅盛内聚引起的水肿、小便不利等。利水渗湿消肿中成药,常用利水渗湿药,如茯苓、猪苓、泽泻、车前子、玉米须、金钱草等为主组成。实验观察证明,这类药物都有不同程度的利尿作用,但各药的利尿强度可因采集季节、实验动物种类及方法等因素而不同。有些药物对水肿病人(如见于慢性肾炎)或水负荷动物有明显的利尿作用。但对正常人或动物利尿效果不明显。看来,这类药物不同于现代医学的利尿药(在以下介绍的中成药的组方分析中可体现出这方面的不同点)。茯苓与其他药物配伍,如五苓散(茯苓、猪苓、泽泻、白术和桂枝)的利尿作用,就比单用茯苓显著,这点也是中药复方的优势所在。

济生肾气丸
《济生方》

【处方】熟地黄、山茱萸(制)、牡丹皮、山药、茯苓、泽泻、肉桂、附子(制)、牛膝、车前子。

本方用于肾阳不足证。方中重用熟地黄滋阴补肾,意在阴中求阳,为主药。辅以山茱萸、山药补肝脾而益精血;附子、肉桂温肾化气。主辅药相伍,补肾益精,意在阴中求阳。从药物用量分析,重用滋阴药而轻用温阳之药,旨在微微生火,鼓舞肾气,取"少火生气"之义。佐以泽泻、茯苓、车前子利水渗湿而消肿;丹皮清泄肝火;四药协调肝脾,补中寓泻,使邪去则补得力,并防滋阴药之滞。牛膝补肝肾、强筋骨、引药入肾为佐使之药。诸药合用,湿而不燥,滋而不腻,助阳之弱以化水,助阴之虚以生气,使肾阳振奋,气化复常,共奏温肾化气、利水消肿之功。

【性状】本品为棕褐色至黑褐色的水蜜丸、小蜜丸或大蜜丸;味酸而微甘、苦。

【功能与主治】温肾化气,利水消肿。用于肾虚水肿、腰膝酸重、小便不利、痰饮喘咳。

【药理作用】主要有调节膀胱内压力、改善糖尿病代谢及神经功能等作用。

(1)调节膀胱内压力:方中熟地黄含β-谷甾醇、甘露醇,具有强心、利尿的作用;茯苓含茯苓多聚糖类、三萜类,具有镇静、利尿的作用;泽泻含氨基酸、糖及多种微量元素,具有利尿的作用;车前子含苯丙苷类、环烯醚萜苷类,具有利尿的作用。在临床验证中,本品对排尿困难的疗效,高于尿频,认为可能不是使膀胱括约肌的张力增高、收缩力加强,而是通过减轻膀胱颈部的阻力,相对地升高膀胱内压的结果。

(2)改善糖尿病代谢及神经功能:① 改善代谢:方中地黄、山茱萸、茯苓、牛膝、车前子有改善水液代谢的作用,进而可改善糖尿病患者神经组织的糖、脂肪、水液代谢;② 改善神经功能:对糖尿病动物实验显示,本方提取液用人剂量5倍可明显抑制赛庚啶造成的糖耐量降低,祛湿中成药可明显减轻坐骨神经压挫所致的神经障碍;对糖尿病患者本品有较强的扩血管作用,使手背和足背平均温度均升高,这可能是本品治疗糖尿病性神经功能障碍有效的原因之一。而方中泽泻、茯苓、牡丹皮、肉桂、附子有抑制血液凝固和抗血栓作用,改善神经组织的循环障碍;附子所含乌头碱有镇痛及扩血管作用,改善麻木、疼痛、冷感等症状。本品还可改善自主神经功能障碍,因而能改善糖尿病人的排尿障碍、发热感、性欲减退、起立眩晕、腹泻、便秘等症状。服用本方后也能降低血脂中的磷脂和胆固醇,致使动脉硬化指数也有下降的表现。济生肾气丸还可抑制大鼠晶状体内醛糖还原酶活性,有报道称此酶的阻断剂可改善麻木感、热感、起立眩晕、腹泻以及神经传导速度,故认为本方长期服用与自觉症状和神经学检查所见改善是有关联的。

【临床应用】 主要用于属肾阳不足证之慢性肾炎、慢性肾小球肾炎、前列腺病、糖尿病、老年性阴道炎、老年性骨质疏松等。

(1) 慢性肾小球肾炎:初步认为适用于脾肾两虚无水肿或水肿不明显,无明显肾功能障碍,以蛋白尿为主者。

(2) 前列腺病:具有膀胱颈部梗阻的前列腺肥大 28 例及其他前列腺病者 2 例,共 30 例,口服本品每次 2.5g,每日 3 次,饭前服,连用 8 周。观察以下症状的疗效:① 排尿延迟 17 例,有效率 94%;② 排尿时间延长 21 例,有效率 76%;③ 排尿不快感 15 例,有效率 80%;④ 日尿频 14 例,有效率 57%;⑤ 夜尿频 31 例,有效率 63%。5 项综合有效率 84%。

【制剂与用法】 水蜜丸;小蜜丸;大蜜丸每丸重 9g。口服,水蜜丸每次 6g,小蜜丸每次 9g,大蜜丸每次 1 丸,每日 2~3 次。

【不良反应】 少数患者可有胃肠道症状、恶心(发生率为 5.7%),考虑为药物副作用,但均轻微,通过减量、逐渐增量得到改善。本品治疗糖尿病性神经病变一年的临床各项检测(肝肾功能、血液检查)结果给药前后均未见明显差异,可见长期应用是安全的。

【注意事项】 凡阴虚火旺、有实火、津伤或表证未解者均禁用。

五苓散(片)
《伤寒论》

【处方】 猪苓、泽泻、白术(炒)、茯苓、肉桂。

本方主用于蓄水、水湿内停证,适用于水湿内盛之水肿、小便不利等。方中重用泽泻甘淡性寒,直达肾与膀胱,利水渗湿而消肿为主药。辅以茯苓、猪苓之淡渗,增强泽泻利水渗湿之力。佐以白术健脾而运化水湿,转输精津,使水津四布,而不直驱于下;肉桂助膀胱气化,入膀胱温阳气化,以助利小便之力。诸药合用,共奏温阳化气、利湿行水之功。

【性状】 本品为淡黄色的粉末;气微香,味微辛。

【功能与主治】 温阳化气,利湿行水。用于膀胱化气不利、水湿内聚引起的小便不利、水肿腹胀、呕逆泄泻、渴不思饮。

【药理作用】 主要有五苓散证作用和利尿作用,并对水电解质代谢、乙醇代谢以及乙醇性脂肪肝和肝损害有影响。

(1) 对五苓散证的作用:五苓散证以烦渴欲饮、小便不利为辨证要点。患者饮水不能止渴,并有头痛、腹泻、呕吐、小便不利等症状。究其原因,按伊藤氏研究发现,在气温升高,出汗增多时,可引起较多的五苓散证发病,故认为:高温环境,反复出汗,口渴多饮,致使血中抗利尿激素(ADH)上升,体内水分保持量增加,引起渗透压下降,同时大量出汗损失多量钠,导致渗透压调定点下降,而出现口渴思饮,饮入之水在胃内难以变成等张状态,加上肠管上皮细胞主动转运发生障碍,不能提高细胞间隙的渗透压,水分不能吸收,出现呕吐、腹泻、小便不利等五苓散证。服用本方并"多饮水、汗出愈",提示五苓散有促进饮入之水以调节机体水盐平衡的效果,表明本方与单纯利尿剂作用机制可能有些不同。故伊藤氏通过总结临床及实验研究认为:五苓散证的病机是渗透压调定点降低所致。五苓散很可能主要作用于渗透压感受器,减少其对一定渗透压刺激的兴奋性,从而使降低了的渗透压调定点恢复正常。

(2) 利尿:方中茯苓含 β-茯苓聚糖、茯苓酸,泽泻含泽泻醇(A、B)等多种四环三萜酮醇衍生物,具有利尿作用。给大鼠灌服五苓散 50%醇提取物及其组成药,每日 1 次,连续 5d,可见明显利尿作用,其组成药以桂枝利尿作用最强,正常家兔实验也见用药后尿量增加47%;与呋塞米(呋喃苯胺酸)进行利尿比较,五苓散作用缓和,持续时间较长(达 70min),平均排尿量大于呋塞米。输尿管造瘘犬,清醒状态静注本品也可使尿量明显增加,并可使尿中 Na^+、K^+、Cl^- 等电解质排出量增加。看来,其利尿机制可能是抑制肾小管对 Na^+、Cl^- 的重吸收。但也有报道,对正常家兔、小鼠及大鼠,五苓散无明显利尿作用;对健康人仅有轻微利尿作用,对五苓散证患者利尿作用非常显著。实验结果不一,可能与实验条件、剂量、给药途径、机体状态不同等因素有关,也表明五苓散不同于西药利尿药。

(3) 对水、电解质代谢的影响:① 给实验性慢性肾功能不全大鼠,连服 12 个月,尿量比对照增加,尿中 K^+、Na^+、Ca^{2+}、Mg^{2+} 电解质较低,血浆 K^+、Mg^{2+} 稍增加,Ca^{2+} 较低,Na^+未见异常。② 给 2 月龄大鼠分别投服 10 倍于常用量的五苓散及西药噻嗪类利尿药,连续 1个月,结果可见,中药组全身状态比西药组好,肾血流量增加,24h 尿量及 Na^+ 排泄量明显增加,主要脏器含水量分布正常,表明五苓散对生长、水代谢、肾功能比西药好;对全身水分布,细胞外液及各脏器中电解质(细胞内液)基本上无影响;不破坏水、电解质平衡而具利尿作用。

(4) 对乙醇性脂肪肝及肝损害的影响:小鼠实验发现,五苓散可使乙醇高脂饲料诱发升高的小鼠血中三酯甘油(TG)和总胆固醇(TC)明显下降,尿量增加。对乙醇引起的谷胱甘肽(GSH)耗竭有预防作用,从而降低乙醇性肝损害。由于 GSH 在体内氧化还原反应系统表现为抗氧化的作用,是体内解毒机制中的重要物质,其耗竭可以导致脂质过敏化,造成细胞损害。

(5) 其他:① 五苓散对尿道致病性大肠埃希菌和普通大肠埃希菌无作用,但对具有 P菌毛的尿道致病性大肠埃希菌经五苓散处理后黏附到上皮细胞的数量有减少,抑制率为26.3%,提示本品治疗尿路感染,不是通过抑菌或杀菌作用,而是对尿道致病性大肠埃希菌黏附尿道上皮细胞能力的抑制从而发挥作用。② 五苓散缓慢静脉注射对大鼠肾型高血压实验性模型有温和而较持久的降压作用,利尿和扩张血管可能是其降压作用的机制之一。

【临床应用】用于蓄水、停饮的急性肾炎、尿潴留、水肿和组织器官积液;也可用于泌尿系统结石和泌尿生殖系感染、胃肠炎腹泻、妊娠高血压综合征等。

(1) 用五苓散治疗腹泻引起的脱水症患者 116 例,结果表明本药有止泻及纠正脱水的作用,治愈时间多在 3~4d,平均为 3.9d,比对照组(复方新诺明加口服补盐液)明显缩短($P<0.05$)。

(2) 治疗呕吐(妊娠呕吐、急性胃肠炎呕吐)。

(3) 婴幼儿腹泻,用五苓散加味(茯苓 12g、猪苓 6g、白术 5g、泽泻 10g、桂枝 3g、苍术6g、车前子 10g,包煎),每日 1 次;或五苓散内服,每次 3g;一般 5 剂可使大便性状恢复正常。

【制剂与用法】散剂,每袋装 12 或 30g。口服,每次 6~9g,小儿酌减。

片剂：口服，每次4～5片，每日3次。

【不良反应】本方药性偏渗利，故脾气亏损、肾气虚弱者如服食过多可出现头晕、目眩、口淡、食欲减退等反应。

【注意事项】肾亏脾损小便已利者不用，温病高热伤津者慎用，属于阴虚津液不足者不用。

肾炎舒片

【处方】苍术、茯苓、白茅根、防己、生晒参(去芦)、黄精、菟丝子、枸杞子、金银花、蒲公英等。

方中苍术燥湿健脾，升阳利水；茯苓健脾渗湿，促脾胃运化；白茅根清泻湿热，令湿热从小便排去而消肿；防己祛风行水，消肿通络；生晒参补中益气，补五脏元气，健脾补肺，益气生津。诸药合用，祛风利尿、补肾健脾。

【性状】本品为糖衣片，除去糖衣后片心呈黑褐色；味微甜后苦。

【功能与主治】益肾健脾，利水消肿。用于治疗脾肾阳虚型肾炎引起的浮肿、腰痛、头晕、乏力等。

【药理作用】主要有抗炎、促进炎症恢复作用。方中苍术含挥发油，主成分为苍术醇、茅术醇，有显著排盐(钠、钾、氯)作用；茯苓含β-茯苓聚糖、茯苓酸，具有利尿、提高免疫功能的作用；白茅根含白茅素，防己含生物碱(主成分为粉防己碱)、黄酮苷，具有扩张冠脉、保护心肌、抗心律失常的作用；人参含人参皂苷，具有抗衰老、增强免疫功能的作用。全方主要具有利尿、增强免疫的作用。

在实验性肾炎模型大鼠进行试验，从注射抗体之日起，每隔3d测尿蛋白1次，结果表明：肾炎舒组蛋白含量明显低于病理对照组和已知药物(肾炎四味片，见后)。

【毒理研究】① 急性毒性：小鼠1次口服肾炎舒20g/kg，观察7d，全部小鼠活动如初，无任何异常现象发生，无一死亡，因限于浓度和给药体积无法再增加，故未能测出LD_{50}。② 长期毒性：大鼠按4g/kg、8g/kg、16g/kg剂量连续口服给药六个月，未见明显毒性。

【临床应用】主要用于属脾肾阳虚证候的慢性肾炎，另有报道用于充血性心力衰竭。

【制剂与用法】片剂，每片0.25g。口服，每次6片，每日3次；小儿酌减。

肾康宁片

【处方】黄芪(炙)、丹参、茯苓、泽泻、益母草、淡附片、锁阳、山药。

方中茯苓、泽泻均有利水渗湿为主药。辅以黄芪补气益卫；丹参、益母草活血祛瘀；淡附片散寒止痛。佐以锁阳补肾固精；山药益气养阴，补脾肺肾。诸药伍用，起到渗湿温肾、益气之功效。

【性状】本品为糖衣片，除去糖衣后，显棕褐色；味微苦。

【功能与主治】温肾，益气，和血，渗湿。用于阴虚水泛证，症见腰酸、疲乏、畏寒及夜尿增多。

【药理作用】主要具有利尿、抗炎、提高免疫功能的作用。方中茯苓含β-茯苓聚糖、茯苓酸,具有利尿、提高免疫功能的作用;泽泻含泽泻醇(A、B)等多种四环三萜酮醇衍生物,具有利尿、保肝的作用;黄芪含香豆素,具有加强心肌收缩力、提高机体免疫力的作用;丹参含丹参酮、隐丹参酮,具有改善心肌收缩力、提高机体免疫功能;益母草含生物碱,具有利尿、兴奋子宫的作用;淡附片含乌头碱、消旋去甲乌药碱,具有强心、抗炎的作用;锁阳含水溶性β型苷、三萜皂苷,具有提高免疫功能和皮质酵含量的作用。

(1)抗炎:黄芪有抗实验性肾炎作用,淡附片有抗炎作用;

(2)利尿:泽泻、茯苓、黄芪、益母草有利尿作用;

(3)增强免疫功能:黄芪、茯苓有增强免疫功能的作用。

此外,丹参有抗血小板聚集、改善微循环作用;淡附片有镇痛作用;茯苓、丹参有抗菌作用等。

【毒理研究】 ① 小鼠口服肾康宁片急性毒性试验证明,在按每千克体重服用量超过成人 95 倍和 145 倍的情况下,动物活动正常,未见死亡,LD_{50}无法测得。② 大鼠亚急性毒性试验结果,肾康宁片药物组的大鼠连续喂饲 90d 药物,未见明显毒性反应。

【临床应用】 用于属阴虚水泛证候的慢性肾炎。

【制剂与用法】 片剂,每片 0.3g。口服,每次 5 片,每日 3 次。

肾炎四味片

【处方组成】 细梗胡枝子、黄芪、石韦、黄芩。

本方主用于湿热内阻证之水肿。方中细梗胡枝子为豆科胡枝子属植物,是湖北民间治肾炎单方,有清热解毒、活血化瘀作用为主药。辅以黄芪益气升阳补中、利水消肿;石韦清热、利水、通淋;黄芩清热燥湿,泻火解毒。四药合用,共奏活血化瘀、清热解毒、利水消肿、补气益肾之功。

【性状】 本品为糖衣片,除去糖衣后显棕褐色;气微,味微苦。

【功能与主治】 活血化瘀,清热解毒,补肾益气。用于慢性肾炎。

【药理作用】 主要有护肾、利尿等作用。

(1)护肾:本品对氯化高汞引起的实验性肾损伤有一定的保护作用,可明显降低大鼠全血非蛋白氮(NPN)值。单味黄芪粉给大鼠注射"兔抗鼠肾血清"所产生的血清性肾炎,提前 3d 服用 4～5g,注射 3d 后尿蛋白量显著低于对照组,病理切片亦证明肾组织病变减轻。用比色法测定了肾炎四味片黄酮炎化合物的总含量,证明其有降低 NPN、尿素氮,并可提高酚红排泄率等作用。

(2)利尿:肾炎四味片对大鼠有明显的利尿作用。单味黄芪亦有一定的利尿作用。

【毒理研究】 小鼠灌服本品的最大耐受量大于 40g/kg,此剂量为临床用药量有效量的 300 倍以上。

【临床应用】 用于慢性肾小球性肾炎及肾功能不全患者的治疗。肾炎四味片治疗 4 种类型的肾炎病 115 例,结果表明总有效率为 86%,但对不同类型的肾炎疗效不一,其中对普通型有效率为 97%,肾病型为 80%,高血压型为 60%,隐匿型为 92%。临床观察证明本品对降低 NPN、尿素氮,提高酚红排泄率等有一定效果,对水肿、高血压、尿蛋白、尿血、管型蛋白尿及腰酸、纳差等自觉症状均有不同程度的改善;疗效出现一般在用约 2～3 个月之间。

患者服用本品后对造血、肝功能及自觉症状均无不良影响。武汉科技大学同济医学院用本品治疗小儿慢性肾炎 31 例,也取得较好疗效。

【制剂与用法】片剂,每片含 2.5g 生药。口服,每次 8 片,每天 3 次。

二、逐水消肿中成药

逐水消肿中成药,具有攻逐利水、通利二便等作用,适用于水湿结聚内壅引起的水肿腹胀、二便不利、胸水、腹水等。水饮壅盛于里,停于胸胁,则咳喘胸胁引痛,甚或胸背掣痛不宁;水饮停于心下,则心下痞梗,干呕短气;上扰清阳,则头痛目眩;水饮泛溢肢体,则发水肿。此时,非一般化饮渗湿之品所能胜任,当用攻逐水饮之竣药方可去其水饮。常用攻逐利水(峻下)药如甘遂、大戟、芫花等为主组成,并根据气行水行之理,常配伍行气之品如青皮、陈皮等。

本类方主要有舟车丸、十枣丸,具体见第四章第四节。

第三节 清热利湿通淋中成药

清热利湿通淋中成药,具有清热利湿与通淋作用,能通利小便,使蕴结于下焦之湿热从小便排除,适用于湿热下注证的淋证、癃闭、尿浊等证,常用清热利湿、通淋药物如车前子、积雪草、金钱草等为主组成。

淋证是以小便淋沥不畅,并伴有尿路不适或腰腹不适为主症的疾病,如尿涩痛、尿频数、尿急、尿点滴短少、尿欲出不尽、尿赤黄、尿混浊或腰痛等。其病位在下焦,与肝、肾、膀胱的关系密切。上、中焦的病变,如影响下焦气化,也可发生本病。湿热蕴结于下焦,影响下焦气化,导致膀胱气化失常而为病,是本病的主要病因病机。淋证初起,多属湿热蕴结于膀胱,其证属实,日久则由实转虚,或虚实夹杂。湿热久留,可导致肾的气阴受伤而虚;湿热迫血妄行,可出现血尿;湿热蕴结下焦,与尿中沉浊物互结,日积月累,可逐渐结聚成块,小者为砂,大者为石,形成尿路结石、胆结石。湿热蕴结下焦,膀胱气化不利,分清泌浊失司,清浊相浑,脂液下流,可见小便混浊如米泔或凝如膏浆;淋证日久,实证转虚,遇劳即发,缠绵不休,故淋症又可分为气淋、血淋、石淋、膏淋、劳淋等类。本病相当现代医学泌尿系的一系列疾病,如肾盂肾炎、膀胱炎、输尿管炎、尿道炎、尿路结石、前列腺炎、乳糜尿、肾结核、膀胱癌等。

癃闭是以小便量少、排出困难,甚至小便闭塞不通为主症的一类病证。小便不畅、点滴短少、病势较缓者为"癃";想解而解不出、胀急难通、病势较急者为"闭",一般多合称为"癃闭"。其病位在肾与膀胱,但与肺、肝有关系。病初多实多热,病久则渐转为虚寒。实证因湿热下注或瘀血内结,膀胱气化不利所致;虚证因肾气亏虚,膀胱气化无权所致;亦有因津液耗损,肾阳不足,水液不能下注膀胱而成者。本病相当现代医学肾功能衰退或衰竭所致的尿量极度减少,膀胱或尿道器质性或功能性疾病所致的排尿困难和尿潴留。

尿浊是指小便混浊,或白或赤的一种病证。"白浊"由尿道出者,尿白如泔浆,为膀胱湿热所致;"白浊"由精道而出者,尿时阴茎中涩痛,为阴虚火动,多属热证。白浊迁延日久,可转为虚证。"赤浊",尿赤混浊而涩痛,为湿热下注、心火亢盛或肾阴损伤所致。本病相当现代医学的乳糜尿、前列腺炎及脓尿等。

前列腺炎是泌尿系感染的常见前列腺炎性病症,分为急性与慢性。急性者并发于急性尿道炎,属"淋浊"、"尿浊"范畴,湿热下注是其主要病因病机,膀胱气化失司,波及精关所致。慢性前列腺炎属"淋证(膏淋、劳淋)"、"尿浊"、"遗精"、"阳痿"、"腰痛"等范畴。湿热蕴结下焦,肾气亏虚及瘀血阻滞是本病的主要病因病机。

尿路结石,分为肾结石、输尿管结石、膀胱结石和尿道结石,形成结石的主要部位是肾与膀胱,输尿管结石与尿道结石大多是肾与膀胱形成结石所排入。从现代医学观点看,结石形成是由于人体代谢失常、尿路梗阻或感染原因,使尿中盐类沉积而成。

三金片(冲剂、胶囊)

【处方】金樱根、菝葜(金刚刺)、金沙藤、羊开口、积雪草。

本方主用于肾虚湿热下注证的热淋等。膀胱系津液之府,湿热蕴结于下焦。下注膀胱,湿热阻于肾与膀胱,导致肾与膀胱气化失常,则水道、小便不利,泄时涩痛,尿赤,尿浑浊。小便频数,淋沥不畅(即尿频、尿急、尿短少、尿痛等尿路刺激症状),甚则癃闭不通而小腹急满,或伴有腰部酸痛、恶寒发热;若久病热伤肾阴,肾中精气受损,更加重膀胱气化失常与病情。邪热内蕴,可见口燥咽干,苔黄脉数;若热伤血络,可见尿血,热湿相煎日久,可见尿砂石。方中重用金樱根,味甘、涩,性平,清热解毒,益肾缩尿、活血止血为主药。辅以金刚刺味甘酸性平,清热解毒、利湿通淋;积雪草味苦辛性寒,清热解毒、利湿通淋、散瘀止痛、凉血止血(两广地区常用于热淋、石砂、血淋、湿热黄疸等症)。以上三药合用,共奏清热解毒、利湿通淋、活血化瘀、止痛止血、益肾之功。金沙藤味苦性寒,清热解毒、利水渗湿、化石通淋,常用于尿路感染及尿路结石等症;羊开口味甘酸涩,性微温,收敛解毒、化瘀止血,两药共为佐药。以上五药合用,共奏清热解毒、利湿通淋、活血化瘀、止痛止血、化石益肾之功。

【性状】本品为糖衣片或薄膜衣片,除去糖衣或薄膜衣后,显黑褐色;味酸,涩、微苦。

【功能与主治】清热解毒,利湿通淋,益肾。用于下焦湿热、热淋、小便短赤、淋沥涩痛,以及急性和慢性肾盂肾炎、膀胱炎、尿路感染属肾虚湿热下注证者。

【药理作用】主要有抗菌、抗炎、镇痛、利尿、止血、清除自由基、增强免疫功能等作用。

(1)抗菌:本品抗菌谱较广,对金黄色葡萄球菌、甲型链球菌、乙型 A 型链球菌、肺炎链球菌、铜绿假单胞菌、大肠埃希菌、变形杆菌、伤寒杆菌、白色念珠菌等均有较强的抑制作用。

(2)抗炎消肿:对二甲苯所致的小鼠耳廓肿胀及角叉菜胶所致的大鼠足跖肿胀均有明显的抑制作用

(3)镇痛:能显著提高小鼠热板致痛的痛阈;明显减少小鼠腹腔注射醋酸引起的刺激性疼痛(扭体)反应。

(4)利尿:能明显增加大鼠的排尿量。

(5)提高机体免疫力:能明显提高氢化可的松抑制小鼠腹腔巨噬细胞的吞噬百分率和指数及外周血 T 细胞百分率。

(6)清除自由基作用:对大鼠肾上腺素(ADR)肾病模型实验结果表明:本品能明显降低肾病变大鼠的尿蛋白量,有升高血浆总蛋白、白蛋白以及降低胆固醇、三酰甘油的作用;

能使超氧化物歧化酶（SOD）、谷胱甘肽过氧化物酶（GSH-Px）活性增强、脂质过氧化物（LPO）含量降低,能明显降低血清和肾皮质甲烯二羟苯丙胺（MDA）含量,亦能使 ADR 模型组动物的尿血清生化指标得到明显改善。对大鼠慢性肾衰进程的影响实验结果表明:本品能够改善氧质血症,对损伤大鼠肾脏组织有明显改善作用,具有显著的抗氧化作用和清除自由基功能,减轻肾功能脂质过氧化损伤,从而有延缓慢性肾衰过程的作用。

【毒理研究】 以本品给小鼠灌胃,最大耐受量大于 305g/kg（相当于临床用量的 480 倍）,小鼠急性毒性和大鼠长期毒性实验未见不良反应。

【临床应用】 用于具有肾虚湿热下注证候之前列腺炎、糖尿病、急性或慢性肾盂肾炎、膀胱炎、尿道炎、输尿管炎、尿路感染、乳糜尿、尿路结石、排尿困难、阴道炎、肾病综合征、小儿急性肾炎等。

【不良反应】 偶见过敏反应。

【制剂与用法】 糖衣片或薄膜衣片。小片相当于原药材 2.1g,大片相当于原药材 3.5g。① 片剂:口服,大片每次 3 片,小片每次 5 片,每日 3～4 次。② 颗粒:每袋装 14g（相当于原药材 10.5g）,开水冲服,每次 14g,每日 3～4 次。③ 胶囊:每粒重 0.35g（相当于原药材 5.25g）,口服,每次 2 粒,每日 3～4 次。

八 正 合 剂

《太平惠民和剂局方》

【处方】 瞿麦、车前子(炒)、萹蓄、大黄、滑石、川木通、栀子、甘草、灯心草。

本方主用于湿热下注证。方中集木通、滑石、车前子、瞿麦、萹蓄利水通淋、消热利湿之品,配以栀子清泄三焦湿热;大黄泻热降火;甘草调和诸药而止茎中作痛;加少许灯心草导引湿热下行。诸药合用,共奏清热泻火、利水通淋之功。

【性状】 本品为棕褐色的液体;味苦、微甜。

【功能与主治】 清热,利尿,通淋。用于湿热下注、小便短赤、淋沥涩痛、口燥咽干。

【药理作用】 主要有利尿、防石、排石、抗菌和泻下等作用。

(1) 利尿:方中车前子含苯丙苷类、环烯醚萜苷类,萹蓄含萹蓄苷、槲皮苷,具有利尿作用。本品对大鼠有较好的利尿作用,并可增强家兔输尿管动作电位频率。方中木通、瞿麦、萹蓄、车前子醇浸液给家兔腹腔注射或口服,木通煎液静脉注射皆有利尿作用。给大鼠灌服萹蓄水煎液,可使尿量增加,尿中 Na^+、K^+ 排出量增多,车前子可增加尿中 Cl^- 及 Na^+ 的排出量,并使血浆中 Na^+、Cl^- 浓度升高,血液 pH 降低。研究表明,这些药物的利尿作用与其所含钾盐有关。另有研究表明,八正合剂的通淋利尿机理与其对输尿管管腔的扩张作用和增强输尿管推进性蠕动作用有关,其增强输尿管蠕动作用可能强于扩张管径作用。

(2) 防石、排石:体外试验表明,本品具有抑制晶体聚集,防止草酸钙结石形成的作用,可预防尿草酸钙结石的复发,这一作用在晶体粒度分布测量技术中得到证实。临床观察表明,本品具有明显排出泌尿道结石的作用。

(3) 抗菌:体外试验表明,本品能抑制淋病链球菌、金黄色葡萄球菌的生长,而对尿道致病性大肠埃希菌无抑制作用。八正合剂在体内经过代谢后,可在尿中保留有效成分而发挥其去除 UEC 对尿道上皮细胞的黏附作用,这一作用是通过抑制菌毛的表达而实现的。

(4) 解热抗炎:动物实验表明,八正合剂可明显增加大鼠尿量,减轻角叉菜胶所致大鼠体温升高、巴豆油所致小鼠耳部炎性肿胀和醋酸所致小鼠腹腔毛细血管通透性增高,说明该药可缓解感染后多种炎性反应症状。

(5) 泻下:大黄、萹蓄均有缓泻作用,但滑石含硅酸镁、氯化铝等,内服能保护肠管,兼有止泻效应,故病人服用本品后多数并不引起泻下。

【临床应用】用于湿热蕴结膀胱、水道不利的泌尿系感染(包括急性和慢性肾盂肾炎)、泌尿系结石、淋菌性尿道炎,以及产后下腹部手术后尿潴留、急性肾炎的治疗。

【用法与用量】合剂,每瓶装:① 100ml;② 120ml;③ 200ml。每毫升含相当于药材 1g。口服,每次 15～20ml,每日 3 次,用时摇匀。

【注意事项】体质虚弱者及孕妇慎用。

癃　清　片

【处方】泽泻、车前子、败酱草、金银花、牡丹皮、白花蛇舌草、赤芍、仙鹤草、黄连、黄柏。

本方主用于湿热下注证的热淋。方中泽泻味甘淡性寒,清热渗湿、利尿通淋;败酱草苦寒,清热解毒、凉血利湿;两药合用,清热解毒、凉血利湿而通淋,共为主药。辅以车前子清热利尿、渗湿通淋;金银花清热解毒;白花蛇舌草清热解毒、化瘀、利水消肿;牡丹皮清热凉血、祛瘀;四药合用,以加强主药清热解毒、凉血利湿通淋之作用。佐以黄连、黄柏清热燥湿;赤芍清热凉血、散瘀止痛;仙鹤草止血解毒。诸药合用,共奏消热解毒、凉血通淋之功。

【性状】本品为棕褐色的片;气芳香,味微苦。

【功能与主治】清热解毒,凉血通淋。用于热淋所致的尿频、尿急、尿痛、尿短、腰痛、小腹坠胀等。

【药理作用】抗菌、抗炎、增强免疫、利尿作用。

(1) 抗菌:方中金银花含绿原酸、异绿原酸,具有抗菌、抗病毒、抗炎消肿等作用;黄连、黄柏均含小檗碱,具有抗菌、抗炎的作用。细菌感染小鼠体内抗菌试验结果表明,癃清片能显著降低由乙型链球菌、金黄色葡萄球菌、致病大肠杆菌感染小鼠的死亡率。

(2) 抗炎、增强免疫功能:金银花、黄柏、牡丹皮有抗炎作用,白花蛇舌草有增加机体免疫功能作用。

(3) 利尿:泽泻含泽泻醇(A、B)、氨基酸、微量元素,具有利尿、降血脂的作用。

【临床应用】用于热淋证候的尿路感染。

【制剂与用法】片剂,每片 0.6g。每片含黄连、黄柏以盐酸小檗碱($C_{20}H_{18}ClNO_4$)计,不得少于 3.0mg。口服,每次 8 片,每日 3 次。

【注意事项】体虚胃寒者不宜服用。

尿感宁冲剂

【处方】海金沙藤、连钱草、凤尾草、萹草、紫花地丁。

本方主用于湿热下注证的热淋。方中海金沙藤清热解毒、利湿通淋为主药。辅以连钱草清热解毒、利湿通淋；凤尾草清热利湿、凉血解毒。佐以萹草、紫花地丁清热解毒、消肿利尿。五药合用，共奏清热解毒、凉血通淋之功。

【性状】本品为黄棕色至棕褐色的颗粒；味甜、微苦。

【功能与主治】清热解毒，通淋利尿，抗菌消炎。用于急性和慢性尿路感染。

【药理作用】主要有抑菌、抗炎、退热等作用。

(1) 抑菌、抗炎：海金沙、连钱草、凤尾草、紫花地丁分别对八叠球菌、金黄色葡萄球菌、溶血性链球菌、肺炎球菌、伤寒杆菌、痢疾杆菌、铜绿假单胞菌有明显抑制作用。尿感宁冲剂对大肠埃希菌、金黄色葡萄球菌有明显抑菌作用。紫花地丁有确切的抗病毒作用，并有一定抗炎作用，能提高人体血液淋巴细胞的内转化能力。

(2) 退热、解毒：紫花地丁对动物发热模型有退热作用，对伤寒杆菌内毒素有拮抗(减毒)作用，作用强度中等。

【毒理研究】急性毒性：测得小鼠灌胃的最大耐受量为75g生药/kg。

【临床应用】用于热淋的尿路感染。

【制剂与用法】冲剂，每袋15g。开水冲服，每次15g，每日3~4次。

野 菊 花 栓

【处方】野菊花。

本方由单味野菊花组成，主用于热淋证。野菊花苦、辛，微寒，清热解毒。

【性状】本品为深棕色鱼雷型栓剂。

【功能与主治】抗菌消炎。用于前列腺炎及慢性盆腔炎等疾病。

【药理作用】野菊花化学成分有挥发油、野菊花内酯(约含0.1%)，主要有抗菌、解热、增强免疫功能等作用。

(1) 抗菌：体外抗菌试验表明，本品对金黄色葡萄球菌、链球菌、铜绿假单胞菌、大肠埃希菌、白喉杆菌等具有较强的抑制作用；其中，对金黄色葡萄球菌最为敏感，最低抑菌浓度(MIC)为0.19g/ml，对大肠埃希菌、痢疾杆菌次之，MIC均为0.75g/ml。对结核杆菌也有一定的抑制作用。

(2) 解热：野菊花对三联菌苗所致家兔体温升高有显著的退热作用。

(3) 增强免疫功能：本品能显著增强小鼠腹腔巨噬细胞的吞噬功能，增加白细胞对金黄色葡萄球菌的吞噬作用。

(4) 抑制溶血素：对金黄色葡萄球菌溶血素的影响试验表明，本品水剂有抑制溶血素、溶解绵羊红细胞的作用(在1∶1024时仍不出现溶血)。对金黄色葡萄球菌血浆凝固酶形成的影响试验表明，本品在稀释度为1∶2~1∶64时均无凝固作用，对照组在同一时间内的全凝固效价为1∶2。

(5) 抗血小板聚集作用：野菊花水煎液给大鼠静脉注射，对ADP和兔肌胶原诱导的血小板聚集及兔肌胶原诱导的血小板聚集有明显的抑制作用。

【毒理研究】小鼠静脉注射本品水剂，LD_{50}为10.47g/kg。小鼠腹腔注射本品水剂的亚急性毒性试验(0.2g/kg，每日1次，连续30d)，与生理盐水对照组比较，两组小鼠体重增长无差异,也未见组织脏器异常。

【临床应用】主要用于下焦热淋证的慢性前列腺炎、慢性盆腔炎等。

(1)北京中医研究所用野菊花栓治疗 100 例慢性盆腔炎患者,7d 为 1 个疗程,最长不超过 10 个疗程,结果显效 46 例,有效 44 例,无效 10 例,总有效率为 90%。其中因盆腔炎并发不孕者 25 人,经本品治疗后已孕者 17 人。野菊花栓可消除或减轻盆腔炎患者的腰腹痛、白带多、外阴炎、宫颈糜烂、附件触痛等症状。

(2)用野菊花栓治疗慢性前列腺炎 210 例,显效率为 60%,总有效率为 91.5%。本品可减轻或消除患者的腰腹痛、会阴睾丸痛、尿频、尿道感染等症状。

【制剂与用法】栓剂。肛门给药,每次 1 粒,每日 1～2 次,或遵医嘱。

前 列 舒 丸

【处方】熟地黄、薏苡仁、冬瓜子、山茱萸、山药、牡丹皮、苍术、桃仁、泽泻、茯苓、桂枝、附子(制)、韭菜籽、淫羊藿、甘草。

本方主用于肝肾不足湿热证。方中熟地滋阴补肾,填精益髓;山茱萸补肝肾,并能涩精;山药益气健脾,补肾固精;三药合用,扶正固本,滋阴养肝肾,共为主药。辅以薏苡仁、茯苓、苍术健脾除湿,助山药之健运;泽泻、冬瓜子利湿泄浊、利尿消肿,并防熟地滋腻恋邪;牡丹皮活血化瘀、清泄相火。以上八药配伍,肝脾肾三阴并补,以补肾为主,补其不足以固本;又能利尿、泻湿浊、清虚热。佐以桃仁活血化瘀;桂枝、制附子、韭菜籽、淫羊藿助命门以温阳化水、摄纳浮阳、引火归元,意在"阳中求阴"。甘草益气健脾、清热祛湿、缓急止痛、调和诸药,为佐使之药。诸药合用,共奏扶正固本、滋阴养肾、利尿之功。

【性状】本品为棕黑色的水蜜丸或大蜜丸;气微,味甘、酸。

【功能与主治】扶正固本,滋阴益肾,利尿。用于尿频、尿急、尿滴沥、血尿,以及慢性前列腺炎、前列腺增生。

【药理作用】主要有抗炎、增强机体免疫力、缩小老龄雄大鼠前列腺体积、升高血浆雌二醇含量等作用。

(1)调节内分泌:选健康大鼠,前列舒丸按 2.25、6.75g/kg 剂量灌胃给药,共 30d,与蒸馏水组比较,前列舒丸可使老龄雄性大鼠的前列腺及精囊重量明显减小,使血浆雌二醇含量升高。

(2)抗炎:选健康雄性大鼠,前列舒丸按 0.8g/kg 剂量灌胃给药,每日 1 次,共 14d;另取健康雄性大鼠按 0.1g/kg 剂量腹腔注射给药,每日 1 次,共 14d。与蒸馏水组比较,均对大鼠角叉菜胶致炎关节肿有明显的抑制作用。

(3)增强机体免疫力:方中熟地黄含 β-谷甾醇、甘露醇,具有强心、利尿、抗炎、促进白细胞数增加;薏苡仁含薏苡仁酯、薏苡内酯(薏苡素)、多种氨基酸,具有增强免疫、镇静的作用;山茱萸含山茱萸苷、熊果酸等,具有增强免疫、抗炎、促白细胞增加的作用;山药含皂苷、尿囊素,具有增加免疫功能作用;丹皮含芍药苷、氧化芍药苷、牡丹酚,具有抗炎、抗菌、增强免疫等作用。前列舒丸能显著增强小鼠特异性抗体形成和能明显升高小鼠血清补体 C3 含量。

【毒理研究】① 急性毒性:小鼠每日 2 次灌胃给药,剂量相当于成人每日剂量的 150

倍,观察 7d,无一动物死亡及异常现象发生。② 慢性毒性:大鼠灌胃,家犬经口投药,按成人日服量的 15、10、50 倍给药,共 90d,其尿常规、肝肾功能生化指标、心电图及病理学肉眼观察和组织镜检,未见异常。

【临床应用】用于前列腺增生症、慢性前列腺炎的治疗。

【制剂与用法】水蜜丸,每 10 丸重 3g;大蜜丸,每丸重 9g。本品含牡丹皮按丹皮酚（$C_9H_{10}O_3$）计,水蜜丸每克不得少于 0.53mg,大蜜丸每丸不得少于 3.15mg。

口服,水蜜丸每次 6～12g,大蜜丸每次 1～2 丸,每日 3 次,或遵医嘱。

【注意事项】尿闭不通者不宜用本药。

排 石 颗 粒

【处方】连钱草、车前子(盐水炒)、关木通、徐长卿、石韦、瞿麦、忍冬藤、滑石、苘麻子、甘草。

本方主用于下焦湿热证。方中连钱草清热利湿,通淋排石为主药。辅以车前子、关木通、石韦、瞿麦、滑石、苘麻子利水通淋、清利湿热而通淋。佐以忍冬藤清热解毒、通络止痛;徐长卿化湿止痛。甘草清热利湿、缓急止痛、调和诸药,为佐使之药。各药合用,共奏清热利湿、通淋排石之功。

【性状】本品为黄棕色的颗粒;气微,味甜、略苦。或为灰色至灰棕色的颗粒;味微甜、微苦(无糖型)。

【功能与主治】清热利水,通淋排石。用于肾脏结石、输尿管结石、膀胱结石等病属下焦湿热证者。

【药理作用】主要有利尿、利胆排石、抗炎、镇痛、抑菌等作用。

【用法与用量】颗粒剂,每袋装:① 20g;② 5g(无糖型)。本品每袋含总黄酮以芦丁（$C_{27}H_{30}O_{16}$）计,不得少于 0.12g。开水冲服,每次 1 袋,每日 3 次,或遵医嘱。

复方金钱草颗粒

【处方】广金钱草、车前草、石韦、玉米须。

本方主用于湿热下注证。方中广金钱草清热利湿、通淋排石为主药;辅以石韦、车前草、玉米须利尿通淋、清利湿热。诸药伍用,共奏清热祛湿、利尿排石之功。

【性状】本品为黄棕色至深棕色的颗粒;气香,味甜或微甜。

【功能与主治】清热祛湿,利尿排石,消炎止痛。用于泌尿系结石、尿路感染属湿热下注证者。

【药理作用】全方主要具有抑制泌尿系统结石的形成及利尿等作用。

(1)抑制结石形成:方中广金钱草含生物碱、黄酮类,具有利尿及防治肾结石形成的作用。给动物喂结石形成剂饲料的同时,加喂该冲剂,并设对照组,5 周后同时处死两组动物,肉眼及切片观察泌尿系统结石情况,结果给药组动物泌尿系统结石明显少于对照组,证明复方金钱草冲剂有抑制结石形成的作用。

(2)排石:给泌尿系结石动物喂该药 2 周,不论低剂量、高剂量组动物的泌尿系结石,均较空白组动物明显减少,证明该药有排石作用。

(3) 利胆作用:广金钱草可增加肝脏胆汁流出量。此外,实验观察还证明复方金钱草冲剂有镇痛和抑菌作用,对金黄色葡萄球菌、淋病奈氏菌、溶血性链球菌、大肠埃希菌、铜绿假单胞菌等均有不同程度的抑制作用。

【毒理研究】 ① 急性毒性:灌胃 LD_{50} 为 $(21.24\pm2.12)g/kg$;② 亚急性毒性:用家犬及小鼠作为受试动物,给药 30d,各项指标未发现异常及病理改变。

【临床应用】 用于湿热下注证候的尿路结石、尿路感染及结石引起的肾绞痛等症。

(1) 尿路结石:用复方金钱草冲剂治疗尿路结石 106 例,每次 1 包,每人 3 次,15d 为一疗程,总有效率 85.28%,并且短期内绞痛即可缓解。

(2) 尿路感染:临床应用 79 例,每次 1 包,重症加倍,每日 3 次,15d 为 1 个疗程,总有效率 74.68%。

【制剂与用法】 颗粒剂,每袋装:① 3g(无糖型);② 10g(相当于总药材 4.9g)。开水冲服,每次 1～2 包,每日 3 次。

【备注】 金钱草的品种甚多,各地异物同名,目前已知有 8 科 11 种。正品为报春花科过路黄,主产于四川,治疗胆道结石有效。两广一带所习用的广金钱草,系豆科植物,药用全草,对肾及膀胱结石有一定效果。

结肠宁(灌肠剂)

【处方】 蒲黄、丁香蓼。

本方用于大肠湿热证。方中蒲黄活血化瘀、止血、通淋为主药。辅以丁香蓼清热解毒、利湿消肿,以清肠中湿热而止泻。两药合用,共奏活血化瘀、清肠止泻之功。

【性状】 本品为棕褐色黏稠状的液体。

【功能与主治】 活血化瘀,清肠止泻。用于慢性结肠炎性腹泻(慢性菌痢、慢性结肠炎、溃疡性结肠炎)。

【药理作用】 方中蒲黄含黄酮苷类、甾醇、挥黄油,具有抗炎、止血、增强肠蠕动的作用。

(1) 止血:动物实验研究证明,蒲黄的多种制剂对大鼠、小鼠、豚鼠、家兔、犬口服给药、皮下注射或外用均呈现明显的止血作用。其有效成分可能是异鼠李黄素。

(2) 抑菌:试管抗菌实验结果表明,结肠宁一定浓度范围内(1:32)对痢疾杆菌、白色念珠菌有抑制作用。

(3) 降低血管通透性:在实验性造型腹部烧伤的家兔身上实验,外敷结肠宁浸膏,结果证明具有降低血管通透性的作用。

【毒理研究】 给小鼠灌服人用剂量(5g/d)的 250 倍,结果 24h 内无一死亡。给犬鼠连续灌胃(人用剂量的 50、100 倍)2 个月,未见明显异常的毒性反应,表明本品安全性较大,毒性甚小。

【临床应用】 主用于大肠湿热证的慢性结肠炎、慢性菌痢、溃疡性结肠炎等。

【不良反应】 临床偶有在开始用药的 1 周内有轻微腹痛,但随即自行缓解。

【制剂与用法】 灌肠剂,每瓶装 5g。取药膏 5g 溶于 50～80ml 温开水中,放冷至 37℃时保留灌肠,每天大便后 1 次,4 周为 1 个疗程。

【注意事项】如药液过凉或过热,都会引起不适感,或产生便意,使药液保留不住而排出。

第四节　清利肝胆湿热中成药

清利肝胆湿热中成药,有清利肝胆湿热、疏肝解郁作用,适用于湿热内盛、肝胆疏泄失常所致胁痛、黄疸等,类似现代医学的胆石症、胆囊炎、黄疸性肝炎等症。

黄疸是以身目黄染为主的疾病,尤以目睛发黄为本病的重要依据。若只有身黄而目不黄,不属于黄疸病。湿邪郁遏、肝胆疏泄不利是本病的主要病因病机,分阳黄与阴黄两类。从现代医学来看,黄疸是人体血液中胆红素超过正常而使巩膜、皮肤、黏膜和其他组织黄染的一种症状,发病原理主要有红细胞大量破坏、肝细胞功能不全与胆道排泄胆汁障碍,分别称为溶血性黄疸、肝细胞性黄疸和梗阻性黄疸,多见于肝脏、胆道系统、胰腺和血液疾病。

胆囊炎是细菌性感染或化学刺激(由于胆汁成分改变,而且多由胆囊出口梗阻及胰液向胆道反流所致)引起的胆囊炎性病变,常与胆石症并存。本病属中医学"胁痛"、"黄疸"等范畴。肝胆疏泄失常,脾胃运化不健,气滞湿郁蒸热,表现急性胆囊炎症状;湿热久蕴不清,肝胃不和,反复迁延不已,则表现为慢性胆囊炎症状,常伴有胆石症。

胆石症是指胆囊内或肝内外胆管任何部位发生结石的一种疾病,与胆汁成分和胆道系统感染有关。胆石按成分可分为纯胆固醇、胆色素钙盐与混合性三类,我国以胆色素结石最为多见,可呈单个、多个或泥砂样,常伴有胆囊及胆管炎,两者互为因果。平时可无症状,发病时可突然发生剧烈难忍的右上腹阵发性绞痛(胆绞痛),有时伴有黄疸与发热。本病亦属中医学"胁痛"、"黄疸"等范畴。肝胆气滞,疏泄失常,通降失调,则产生"不通则痛"的症状。

胆石通胶囊

【处方】蒲公英、水线草、绵茵陈、广金钱草、溪黄草、枳壳、柴胡、大黄、黄芩、鹅胆干膏粉。

本方主用于肝胆湿热证。方中绵茵陈清热湿退黄;蒲公英清热、利尿、消肿散结、通淋而排石;两药共为主药。辅以金钱草清热利湿、通淋排石;水线草清热解毒、利尿消肿、活血止痛;溪黄草清利肝胆、利湿退黄。佐以黄芩清热燥湿;鹅胆粉清热润燥、除湿退黄;枳壳行气消积除痞;柴胡行气、疏肝解郁而止痛;大黄泻热逐瘀、通利大便、导瘀热从大便而下。诸药合用,共奏清热利湿、利胆排石之功。

【性状】本制剂为胶囊剂,去除胶囊后,内容物显黄褐色粉末;味略咸、微苦。

【功能与主治】清热利湿,利胆排石。用于肝胆湿热、右胁疼痛、痞满呕恶、黄疸口苦,以及胆石症、胆囊炎、胆道炎属肝胆湿热证者。

【药理作用】全方主要具有利胆排石、抗菌消炎的作用。

(1)利胆:方中茵陈含蒿属香豆精、对羟基苯乙酮、挥发油,具有利胆、保肝、退黄、抗病毒作用;黄芩含黄芩苷,具有抑菌、抗病毒、利胆的作用;柴胡含柴胡皂苷、挥发油,具有护肝、利胆、镇静、镇痛的作用,可使胆道括约肌松弛,有利于结石之排出。应用大鼠输胆管胆汁引流法,灌胃给药后观察 30~40min,可见胆汁流量明显增加。

(2)泻下:大黄含蒽醌类衍生物,具有利胆、泻下、抑菌的作用。本品灌胃可使小鼠、大鼠排便稀烂,其泻下作用有利于排出胆石和清利湿热。

【毒理研究】大鼠或小鼠实验中可见动物体重减轻。急性毒性:小鼠以成人剂量的120倍灌胃给药,连续7d,以及60倍灌胃连续14d,未见明显毒性反应。未能测得LD_{50}。

【临床应用】用于肝胆湿热证引起的胆石症、胆囊炎。应用胆石通胶囊治疗胆石症、胆囊炎共384例(其中胆石症207例)。以人工淘洗大便收集结石并结合超声波检查观察排石情况,结果排石139例,排石率67.1%。总结临床疗效表明,总胆管结石排石率较高,病程短和湿热型患者疗效较佳。排石数量最多1例排出直径0.5cm以上结石26粒,总重量25g,服药后3d内排石者较多,一般为1周左右。另一组报道用本品治疗胆囊炎147例,显效以上123例(占83.6%)。

【不良反应】临床服用胆石通胶囊因泻下作用,患者大便稀薄或腹泻次数增多,甚至腰酸乏力、口干,严重者可致脱水。

【制剂与用法】胶囊剂,每粒0.3g。每瓶50粒或100粒;铝盒包装每盒48粒。口服,每次4~6粒,每日3次。

【注意事项】① 孕妇忌服;② 严重溃疡病、心脏病及重症肌无力患者不宜服用;③ 对胆石较大患者应在医生指导下进行服药;④ 若因泻下太过,出现脱水现象,应进行补液等处理,一般经3~4d病人对腹泻即可适应。

胆 乐 胶 囊

【处方】猪胆汁、陈皮、山楂、郁金、连钱草。

本方主用于肝胆气滞湿热证。方中猪胆汁清热祛湿退黄为主药。辅以连钱草清热利湿、通淋排石;郁金行气解郁、化瘀止痛、利胆退黄。佐以陈皮理气消积、除痞止痛;山楂行气散瘀、健胃消食。四药合用,共奏理气止痛、利胆排石之功。

【性状】内容物为棕黄色的粉末;味苦。

【功能与主治】理气止痛,利胆排石。用于慢性胆囊炎、胆石症属气滞证者。

【药理作用】① 增加胆汁流量:给豚鼠十二指肠给药,10min、40min平均流量分别较给药前增加30.5%和64.8%;2h后胆汁流量回复至给药前水平;② 改变胆汁成分含量:豚鼠灌胃给药后,能明显降低胆酸的含量,胆汁中卵磷脂也相应出现明显增高。

【毒理研究】急性毒性:小鼠口服本药25g/kg未见毒副作用。

【临床应用】用于肝胆气滞湿热证候之胆囊炎、胆石症。用本药治疗胆囊炎、胆石症24例,每次4粒,每日3次,1个月为1个疗程。以症状、体征消失和B超、X线检查改善(胆结石缩小或消失)为显效;症状体征消失,B超、X线检查未改善为有效,结果显效34例,占33.1%,有效160例,占63%,无效10例,占3.9%,总有效率为96.1%。63例胆石者有不同程度缩小或减少,3例大便排石,16例胆石消失。

【不良反应】临床少数病人服药后恶心、呕吐,坚持服药后症状消失。

【制剂与用法】胶囊剂,每粒装0.3g。口服,每次4粒,每日3次。

除湿通痹中成药的主要药理作用及临床应用小结于表2-14-1中。消肿利水、清热利湿、清利肝胆湿热中成药的主要药理作用与临床应用小结于表2-14-2中。

表 2 - 14 - 1　除湿通痹中成药的主要药理作用及临床应用

药　名	药　理　作　用			临　床　应　用
	抗　炎	镇　痛	免　疫	
风湿骨痛胶囊	＋	＋		风湿性关节炎、类风湿关节炎
追风透骨丸	＋	＋		风湿性关节炎、强直性脊椎炎、退行性骨关节病、腰椎增生
寒痹停片	＋	＋		风湿性关节炎
舒筋活络酒	＋	＋	＋	风湿性肌肉疼痛、风湿性关节炎、类风湿关节炎、半身不遂、末梢神经炎、腰肌劳损
伤湿止痛膏		＋		风湿性关节炎、运动性损伤、急性腰扭伤、软组织损伤、婴儿腹泻、神经性皮炎、输液引起静脉炎、扁平疣
豨桐丸	＋	＋	－	风湿性关节炎与类风湿关节炎；也可用于高血压及血管栓塞性疾病
昆明山海棠片	＋	＋	－	类风湿关节炎、红斑狼疮以及甲状腺功能亢进，亦可用于原发性血小板减少性紫癜、银屑病
雷公藤多苷片	＋		－	类风湿关节炎、肾炎、系统性红斑狼疮、免疫性及变态反应性皮肤病、麻风反应
二妙丸	＋			坐骨神经痛、湿疹、泌尿系统感染、白带过多，以及消化系统疾病(肠炎、菌痢、急性传染性肝炎、口腔溃疡)
正清风痛片	＋	＋	－	风湿性关节炎、类风湿关节炎，以及心律失常
尪痹冲剂	＋	＋	＋	类风湿关节炎、风湿性关节炎、强直性脊柱炎、骨性关节炎、骨质增生
独活寄生丸	＋			风湿性关节炎、类风湿关节炎、骨性关节炎、坐骨神经痛和慢性腰腿痛、肩周炎、颞颌关节功能紊乱综合征
壮骨关节丸	＋	＋	＋	退行性骨关节病(如颈椎退行性病、骨关节病、腰椎退行性关节病)、腰肌劳损
通痹片	＋	＋	＋	类风湿关节炎
祖师麻片	＋	＋	－	类风湿关节炎及风湿性关节炎、腰腿疼痛、头痛、胃痛、跌打损伤

＋示增强作用；－示抑制作用。

表 2-14-2　消肿利水、清热利湿、清利肝胆湿热中成药的主要药理作用与临床应用

药　名	药理作用									临床应用
	利尿	排石	抗炎	镇痛	解热	调节免疫	抗菌	泻下	利胆	
济生肾气丸	+									慢性肾小球肾炎、前列腺肥大、老年性骨质疏松、糖尿病等
五苓散	+									急性肾炎、尿潴留、泌尿系结石、妊娠高血压综合征等
肾炎舒片	+		+			+				慢性肾炎等
肾炎四味片	+				+					慢性肾炎等
十枣丸	+							+		肝病腹水、心肾病性水肿等
三金片	+		+	+		+	+			前列腺炎、肾盂肾炎、膀胱炎等
八正合剂	+	+					+	+		泌尿系感染、结石、急性肾炎等
癃清片	+					+				尿路感染等
尿感宁冲剂				+	+		+			尿路感染等
野菊花栓				+	+					慢性前列腺炎、慢性盆腔炎等
前列舒丸	+			+		+				慢性前列腺炎、前列腺增生等
排石颗粒	+	+	+	+			+		+	泌尿系结石等
复方金钱草颗粒		+		+			+		+	泌尿系结石、胆结石等
结肠宁				+			+			结肠炎、菌痢等
胆石通胶囊			+				+	+	+	胆石症、胆囊炎等
胆乐胶囊			+						+	慢性胆囊炎、胆石症等

＋示增强作用；—示抑制作用。

【参考文献】

1. 国家药典委员会.关于更正风湿骨痛胶囊注意项的函.中国药品标准,2005,6(5):9

2. 吴夏勃等.追风透骨丸的不良反应.中成药,2004,11(6):544

3. 张之澧等.追风透骨丸治疗骨关节炎的疗效观察.2000,22(10):708

4. 徐元.熏药干馏油合伤湿止痛膏治疗神经性皮炎.中医外治杂志,1996,1(1):14

5. 林慧玲,朱汝林,林乙娣.伤湿止痛膏防治β-七叶皂甙钠致静脉损伤的效果观察.护理学杂志,2001,16(4):229

6. 程经华等.壮骨关节丸不良反应原因分析.药物不良反应杂志,2000,1:15

7. 刘方.雷公藤多苷的药理研究及临床应用.中成药,2002,24(5):385

8. 邱颖文等.雷公藤多苷的不良反应.西北药学杂志,2004,19(5):220

中成药药理学

中成药药理学

9. 董晓蕾. 口服壮骨关节丸致过敏 1 例. 时珍国医国药,1999,10(9)：682

10. 李书慧等. 祖师麻化学和药理活性研究进展. 中国中药杂志,2002,27(6)：401

11. 陈奇. 中成药名方药理与临床. 北京：人民卫生出版社,1998

12. 邹节明,张家铨. 中成药的药理与应用. 上海：复旦大学出版社,2003

13. 苑述刚. 近 10 年来五苓散的临床新用和药理研究概况. 成都中医药大学学报. 2003,26(3)：57-59

14. 卢秀荣. 癃清片对 25 例慢性尿路感染的治疗观察. 中国中西医结合肾病杂志. 2004,5(3)：358

15. 赤濑朋秀. 五苓散对分离灌注的大鼠肾的药理作用. 国外医学·中医中药分册. 2002,24(1)：36

16. 余昌桢. 肾炎四味片对大鼠的长期毒性试验. 中国药师. 2006,9(4)：310-312

17. 余彩环. 三金片治疗尿路感染的疗效观察. 现代中西医结合杂志. 1999,8(2)：228

18. 吴捷,杨银京,曹舫,刘传镐. 八正合剂对家兔尿量和离体输尿管平滑肌舒缩功能的影响. 中国中西医结合杂志,2002,22(4)：289-291

19. 吴捷,安青芝,刘传镐,杨银京,袁秉祥. 八正合剂体外抗菌及对动物的解热抗炎作用. 中国药学杂志,2002,37(11)：826-829

20. 韩双红. 癃清片对大鼠前列腺炎的抑制作用. 中草药,2004,35(7)：789-791

21. 戴静芝. 尿感宁冲剂药效学试验. 上海实验动物科学,2002,3：187-188

22. 张丽. 排石颗粒主要药效学研究. 中国药物与临床,2005,5(7)：532-533

23. 陈涛. 胆石通胶囊防治胆石症的实验研究. 中国中医药科技,2004,11(1)：28-29

（李昌煜　张冰冰　黄　坚）

第十五章

消食中成药

消食中成药又称消导中成药,由消食(导)药为主组成,具有消食化积、健脾消食等作用,用于治疗食积停滞,即用于消化功能减退而引起的饮食积滞(食积)不消、食欲不振等。本章主要论述饮食内停积滞的中成药,属中医"八法"中的"消法"范畴。食积内停,气机失畅,致使脾胃升降功能失司,故临床常见脘腹胀满、厌食呕逆、泄泻等症。食积停滞。食积内停,易伤脾胃;脾胃虚弱,运化无力,又可导致食积内停,脾虚食滞;治宜健脾消食、消补兼施。消导中成药虽较泻下中成药缓和,但总属攻伐之品,不宜长期应用,而且纯虚无实者应禁用。

【分类与功能】消导中成药分为消食导滞中成药与健脾消食中成药两类。

(1)消食导滞中成药:又称消食化滞中成药,具有消食化积作用。

(2)健脾消食中成药:具有健脾胃消食的作用。

【药理作用】消导中成药药理作用,可归纳如下:

(1)增强消化功能:常用消导药如山楂、麦芽、谷芽、神曲等,经现代科学实验研究发现,含有淀粉酶、蛋白酶和脂肪酶等,有促进食物消化作用。方剂有大山楂丸、保和丸等。

(2)调节胃肠平滑肌运动:木香顺气丸、开胸顺气丸等可增强胃蠕动,促进消化功能,排除积滞,并且能解除胃肠平滑肌痉挛和抑制胃肠的过度蠕动。

(3)抗病原微生物:这类成药中所含山楂、大黄、黄连、藿香、厚朴等对金黄色葡萄球菌、大肠埃希菌、痢疾杆菌等都有不同程度的抑制作用。

(4)其他:尚有止吐、利胆、保肝、抗炎、镇痛和增强免疫功能等作用。

【临床应用】主要用于消化不良、消化性溃疡病、胃肠炎等消化道疾病;某些中成药也可用于胆囊炎、慢性肝炎及高脂血症等的治疗。

第一节 消食导滞中成药

消食导滞中成药,又称消食化滞中成药,具有消食化积作用,适用于饮食积滞内停证。症见胸脘痞闷、腹痛泄泻、恶食呕逆、嗳腐吞酸等。常以山楂、麦芽、神曲、莱菔子等为主组成。食积易阻滞气机而使脾胃升降失常,又易生湿化热,故常配伍理气、祛湿、清热之品。

保和丸(片、冲剂、口服液)
《丹溪心法》

【处方】山楂(焦)、六神曲(炒)、麦芽(炒)、陈皮、莱菔子(炒)、半夏(制)、茯苓、连翘。

本方主治食停中脘证,其发病部位非吐、下相宜,应选用消食化滞,理气和胃之治法。方中重用山楂为君,药力较强,能消各种饮食积滞,对肉食油腻之积,尤为适宜。神曲可健脾胃,更长于化酒食陈腐之积。莱菔子下气消食,偏于消谷面之积,以上二药,共为臣药,与山楂为伍,效力更著,可消一切饮食积滞。佐以半夏和胃降逆以止呕;陈皮理气健脾,使气机通畅,即可消胀,又利于消食化积,茯苓健脾渗湿以止泻,连翘清热散结,针对食积易生湿化热而设,亦为佐药。全方共奏消食和胃之功,使食积得消,胃气和降,热清湿祛,诸症自消。

【性状】本品为灰棕色至褐色的水丸,气微香,味微酸、涩;或为棕色至褐色的大蜜丸,气微香,味微酸、涩、甜。

【功能与主治】消食、导滞、和胃。用于食积停滞、脘腹胀满、嗳腐吞酸、不欲饮食。近年有人应用本品治疗营养性缺铁性贫血、痄症取得较好疗效。

【药理作用】

方中山楂、神曲均含有消化酶、维生素 B_1,具有助消化的作用;麦芽含淀粉酶、糖转化酶、催化酶,具有助消化、催乳、降血脂的作用;陈皮含陈皮苷、挥发油,具有解痉、抗溃疡、利胆等作用;莱菔子含挥发油、莱菔子素,具有抗炎、抑制胃排空、兴奋小肠运动作用;半夏含 β-谷甾醇、芍药苷,具有止呕、镇静、镇咳的作用;茯苓含茯苓聚糖(75%)、三萜类,具有利尿、镇静的作用;连翘含连翘苷、连翘酸,具有镇吐、保肝、抗炎、解热的作用。全方主要具有调节胃肠功能、抗溃疡等作用。

(1) 助消化:可提高胃蛋白酶活性,增加胰液分泌量,提高胰蛋白酶的浓度和分泌量。

(2) 调节胃肠功能:整体动物实验结果表明,本方抑制小鼠胃排空和家兔十二指肠自发性运动;离体肠管实验显示本方拮抗乙酰胆碱、氯化钡、组胺所致的回肠痉挛性收缩,也可部分解除肾上腺素对肠管的抑制,也就是说本方有较好的解痉止痛和止泻的作用。

(3) 抗溃疡:能减少胃酸的分泌量和总酸排出量,故本方具有抗溃疡作用。

此外,本方组成药如连翘、陈皮具有保肝作用;半夏、陈皮可促进胆汁分泌,增强胆道的输送功能而有利胆作用。山楂、莱菔子、连翘等对多种革兰阳性菌及革兰阴性菌有抑制作用。

【临床应用】消化不良,如胃肠炎、胆道系统感染、幽门不完全梗阻等属上述食滞胃肠证候者。

(1) 用本品加减治疗急性胆道系统感染 20 例,其中单纯性胆囊炎 7 例,胆石症伴胆囊炎 9 例,胆管炎 4 例;经治疗,14 例获显效,5 例好转。

(2) 以本品合用元胡止痛胶囊,治疗幽门不完全梗阻 12 例,较好地发挥了消除幽门水肿、充血与痉挛的作用,使幽门不完全梗阻完全缓解。

【制剂与用法】① 丸剂:口服,水丸每次 6~9g,大密丸每次 1~2 丸,每日 2 次;小儿酌减。② 片剂:口服,每次 4 片,每日 3 次。③ 冲剂:开水冲服,每次 1 袋(4.5g),每日 2 次;小儿酌减。④ 口服液:口服,每次 10~20ml,每日 2 次,小儿酌减。

【注意事项】体虚无积滞者勿用,孕妇慎用。

第二节 健脾消食中成药

健脾消食中成药,具有消食与健脾胃作用,适用于脾胃虚弱、食积内停之证。症见:脘腹痞满、不思饮食、面黄体瘦、倦怠乏力、大便溏薄等。常用山楂、麦芽、神曲等配伍益气健脾药如白术、山药、人参等为主组成。

健脾丸(冲剂)
《证治准绳类方》

【处方】党参、白术(炒)、陈皮、枳实(炒)、山楂(炒)、麦芽(炒)。

本方治证为脾胃虚弱,饮食停滞,生湿化热所致。方中人参、白术、茯苓、甘草,益气健脾以补脾虚为主,其中白术、茯苓用量偏重,意在健脾渗湿以止泻;山药、肉豆蔻助其健脾止泻。再用山楂、神曲、麦芽,消食化滞以消食积;木香、砂仁、陈皮理气和胃,助运而消痞;黄连清热燥湿,厚肠止泻。诸药合用,共成消补兼施之剂,使脾健食消,湿祛热清,诸症自除。

【性状】本品为棕褐色至褐色的小蜜丸或大蜜丸;味微甜、微苦。

【功能与主治】健脾开胃。用于脾胃虚弱、脘腹胀满、食少便溏。

【药理作用】党参含三萜类化合物、皂苷、氨基酸、维生素B、微量元素,具有抗溃疡、改善微循环、增强机体免疫功能等作用;白术含苍术醇、维生素A样物质,具有增强免疫,促进小肠输送功能、利尿的作用;陈皮含挥发油、陈皮苷,具有利胆、解痉的作用;枳实含黄酮类、挥发油,具有抗炎、解除平滑肌痉挛的作用;山楂含槲皮素、有机酸、维生素C、维生素B_2,具有促进消化、降血脂、抗动脉粥样硬化的作用;麦芽含淀粉酶、糖转化酶、催化酶、维生素B,具有助消化、催乳、降血脂的作用。全方主要具有抗炎、促进消化液分泌、利胆等作用。

【临床应用】用于慢性胃炎、胃下垂、胃及十二指肠球部溃疡、溃疡性结肠炎及胃肠自主神经功能紊乱等属上述脾虚食滞证候者。

【制剂与用法】① 口服,小蜜丸每次9g,大蜜丸每次1丸,每日2次,小儿酌减。② 冲剂:颗粒剂,每袋或块14g(相当于总药材4g);开水冲服,每次14g,每日2次,小儿酌减。

常用消食中成药的药理作用与临床应用小结于表2-15-1中。

表2-15-1 常用消食中成药的药理作用与临床应用

药 名	药 理 作 用							临床应用
	抗炎	抗溃疡	改善微循环	增强机体免疫功能	利胆	促进消化液分泌	调节胃肠功能	
保和丸	+	+	+	+	+	+	+	胃肠炎、胆道系统感染、幽门不完全梗阻等属食滞胃肠证候者
健脾丸	+		+		+	+	+	慢性胃炎、胃下垂、胃及十二指肠球部溃疡、溃疡性结肠炎及胃肠自主神经功能紊乱等属脾虚食滞证候者

＋示增强作用。

第十六章

驱虫中成药

驱虫中成药以驱虫药为主组成,具有驱虫或杀虫等作用,用于治疗人体寄生虫病的中成药,常用驱虫药如槟榔、使君子、乌梅、苦楝皮、雷丸、鹤虱等为主组成。寄生虫证有寒热虚实之分,驱虫中成药的配方也因证而异。虫证属热者,常配入苦寒清热药;虫证属寒者,常配入温中散寒药;若属寒热交杂者,则进行了寒热并调配伍;虫证兼有食积成疳者,常配入消食化积药;虫证兼正虚者,常配入益气养血之品。此外,为了促进虫体的排出,驱虫中成药中常配入泻下药如大黄等。

【分类与功能】驱虫中成药主要具有驱虫或杀虫等作用,常兼有消食化积之功用。依据药物配方对消化道寄生的驱杀作用,可分为驱蛔虫、驱钩虫、驱蛲虫等不同中成药。

【药理作用】

(1) 驱虫:以使君子、鹤虱、贯众、川楝子、雷丸等为主组成的驱虫中成药,能驱杀蛔虫;其中以使君子效力最大。以雷丸、槟榔、南瓜子等为主组成的驱虫中成药,能驱杀绦虫。实验表明,槟榔对猪肉绦虫有较强的麻痹作用,能使全虫各部均麻痹;对牛肉绦虫,则仅使头节和未成熟的体节麻痹,对成熟和孕卵体节影响不大,故疗效较差。南瓜子能麻痹绦虫,主要作用于虫体中段和后段;与槟榔合用能驱牛肉绦虫;尤其对血吸虫幼虫有显著的抑制和杀灭作用,其有效成分是南瓜子氨酸;以槟榔、苦楝皮、鹤虱等为主组成的驱虫中成药,可驱杀多种肠道寄生虫。

(2) 驱虫中成药,多具有助消化作用。

(3) 一些驱虫中成药尚具有镇痛、镇静、抗菌、抗炎等作用。

【临床应用】根据驱虫中成药针对的证型,用于驱虫。中药驱虫药药力可能不及化学合成药(西药)驱虫效力峻猛,但具有毒性与不良反应较小,有的驱虫中成药尚能兼健胃,并顾及患者体质之优点。

【注意事项】① 凡具有寄生虫症状,可先做粪便显微镜下检查,如发现虫卵,再用驱虫药。② 有些驱虫药含有毒性,应注意用量及服药时间,剂量过大或短时间内反复使用易伤正气或可能导致机体中毒。③ 宜空腹服用,使药物充分发挥作用。④ 忌用油腻之品,以防药物吸收入血。⑤ 有些驱虫中成药具有攻伐之力,对年老体弱、孕妇应慎用或禁用。⑥ 服驱虫中成药后,注意适当调理脾胃,使虫去而不伤正。

驱虫消食片

【处方】槟榔、使君子仁、雷丸、鸡内金、茯苓、牵牛子(炒)、芡实、甘草(蜜炙)。

方中以槟榔、使君子、雷丸、牵牛子,消积杀虫止痛;配以茯苓、炙甘草,健脾益气;鸡内金消食开胃。诸药合用共奏消积杀虫、健脾开胃之功。

【性状】片剂,每片重0.4g。

【功能与主治】消积杀虫,健脾开胃。能迅速恢复肠胃功能,消除儿童偏食、厌食等症。用于小儿虫疳、虫积、身体羸瘦、不思饮食。

【药理作用】使君子能驱杀绦虫。槟榔对猪肉绦虫有较强的麻痹作用,能使全虫各部均麻痹;对牛肉绦虫,则仅使头节和未成熟的体节麻痹,对成熟和孕卵体节影响不大。

【临床应用】用于各种肠道寄生虫病,虫积引起的消化不良等。

【制剂与用法】口含或咀嚼,一次3～5片,一日3～4次。

【注意事项】本品作用全面,纯中药制剂无任何副作用,长期服用对肝功能、肾功能、造血机能、免疫功能等无任何影响。

常用驱虫类中成药的药理作用与临床应用小结于表2-16-1中。

表2-16-1　常用驱虫类中成药的药理作用与临床应用

药　　名	药　理　作　用					临　床　应　用
	杀绦虫	抗血吸虫幼虫	镇痛	抗菌	抗炎	
驱虫消食片	＋	＋				用于各种肠道寄生虫病、虫积引起的消化不良等

＋示增强作用。

【参考文献】

1. 韩雅君,刘逸之. 健脾丸对全身化疗后消化道症状的作用观察. 陕西肿瘤医学, 1999,7(3):162-164

2. 邝玉子. 健脾丸治疗小儿厌食症66例疗效观察. 新中医,2004,36(4):26-27

3. 孔晓伟,李清. 保和丸对小鼠胃排空和小肠推进的影响. 河北医科大学学报,2005, 26(6):700-701

4. 刘文全. 保和口嚼片治疗功能性消化不良临床观察. 中国中医急症,2005,14(4): 328-329

5. 金华,李金环. 李鲤教授应用保和丸经验举隅. 河南中医,2000,20(2):50-52

6. 胡建中,蒋茂芳. 使君子与榧子驱治肠蛔虫的疗效观察. 中国病原生物学杂志,2006, (1)4:268

7. 申云华,王旭,李克雷. 雷丸肠溶胶囊在治疗小儿蛔虫病中的应用. 医学文选,2001, 20(2):205-206

（俞丽霞　冯　健）

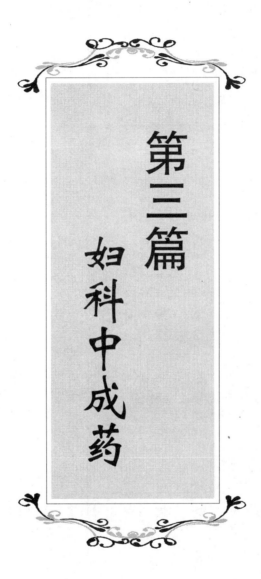

第三篇 妇科中成药

调经中成药

月经是周期性的子宫出血,月经不调包括月经周期异常和月经量的异常。此外,临床常见的月经病还有痛经、崩漏以及绝经前后的诸症等。现择要略述如下:

1. 月经周期异常　有行经先期与行经后期两种。

(1) 行经先期:又称经期超前,每月来潮提前 7～8d,或 1 个月来潮 2 次。如果仅提前 3～4d,或偶然提前一次,又无其他症状者,不属于病态,不需药物治疗。行经先期常见血热和气虚两型。如因阴虚血热,可服乌鸡白凤丸等;肝郁化热者可服加味逍遥丸等。气虚多因劳累过度,饮食失调,则应补气养血,以服用人参归脾丸等一类补益成药。

(2) 行经后期:又称经迟或月经错后,每月来潮错后 8～9d,甚至每隔 40～50d 来一次。如果错后了 3～5d,或偶然延迟一次,又无其他症状,不属于病态,不需药物治疗。行经后期常见有血虚、血寒和气滞三种类型。血虚多因大病、久病之后身体虚弱,生血不足,或因长期失血所致;治宜补血益气,可服八珍益母丸、人参养荣丸(见补益成药)等。血寒多因行经之际,感受寒凉,或冒雨涉水,或过食生冷所造成;治宜温经活血,可服艾附暖宫丸、女金丹等。气滞多因精神抑郁、忧思急怒引起;治宜舒肝解郁,可服妇科调经丸、妇科十味片等。

2. 月经量异常　通常月经周期基本正常,而月经量较正常明显增多,称为"月经过多";经血排出量明显减少,甚至点滴即净,或行经时间不足 2d,经量也因而减少者,即为"月经过少"。月经过多是妇科的常见病。行经期以止血为主,可服三七血伤宁胶囊、宫泰冲剂、益母草流浸膏等,平时应辨其虚实、寒热以治本。若见患者气血两虚、面色萎黄、四肢乏力,可给予八珍丸、八珍益母丸、乌鸡白凤丸等。如冲任为热所乘,迫血妄行,则经色深红,并见心胸烦热,舌红,治宜滋阴清热,固经止血,可给予固经丸等。

在西医妇科中月经过多,仅仅是一个症状,可出现在生殖系统炎症、肿瘤、功能性子宫出血等病中,还可以出现于全身性病症,如血液病、内分泌腺疾病。因此,除辨证施治外,还应重视辨病,从而选择最佳的治疗方法。

月经过少,发病机制有虚实之分,但毕竟虚多实少。患者月经周期多见延后,经色多淡而清稀,应重在濡养精血,养血活血,可服用当归养血丸、乌鸡白凤丸等。

3. 痛经　是指经期前、后或经期中发生腹部疼痛不适;其病机主要由于气血运行障碍所致,因而治疗以理气、活血化淤为原则。其次,寒气客于胞宫,血为寒滞,运行不畅而痛经者也不少见,少腹冷痛,常为必有症,因而温化散寒,也属必要,常用成药有三七血伤宁胶囊、艾附暖宫丸、得生丸、痛经宝等。

4. 崩漏　指妇女在行经期间,或不在行经期间,发生阴道出血或持续下血,不能自止。一般来势很急,大量出血不止叫做"崩";来势缓慢,出血量少,持续不断叫做"漏"。两者在发病机制及性质上基本相同,且在发病过程中,崩和漏可以相互转化。现代医学的"功能性子宫出血"可归属本病范畴诊治,常用中成药有三七血伤宁胶囊等。

根据病因、症状之不同,崩漏临床上常分为气虚、血热、气滞和血瘀四种类型。气虚者应补气摄血,可用乌鸡白凤丸、人参归脾丸;合服止血成药如春血安、断血流等。血热者治宜清热凉血,如止血片等。气滞者可用加味逍遥丸,香附丸。血瘀者可服三七血伤宁胶囊、八珍益母丸等。

5. 绝经前后诸症　本病即现代医学的更年期综合征。妇女在 45～49 岁之间,在绝经前后 1～2 年内,月经周期可出现或先或后,经量或多或少,一般没有其他症状,属于生理现象,不需治疗。但少数妇女在此期间,由于肾气虚衰、冲任亏损,可出现心烦易怒、头晕目眩、心悸失眠、手足心热、食欲减少等症状,治宜滋补肝肾,协调冲任为主。偏于阴虚的可服六位地黄丸;兼有心烦、失眠者可服补心、安神中成药类。

八珍益母丸

【处方】 益母草、党参、白术、茯苓、甘草、当归、白芍、川芎、熟地。

本方主用于气血两虚、血虚挟瘀证之月经不调。方中党参、熟地益气补血共为主药。辅以白术、茯苓健脾渗湿,协党参益气补脾;当归、白芍平肝止痛,养血调经,助熟地补益阴血;当归补血养血而调经;益母草合当归活血调经。佐以川芎行气活血而调经,使之补而不滞。甘草益气和中、调和诸药为使药。各药合用,共奏补气血、调月经之功。

【性状】 本品为棕黑色的水蜜丸、小蜜丸、大蜜丸;微有香气,味甜而微苦。

【药理作用】 主要有扩张血管、抑制血小板凝聚、刺激网状内皮细胞吞噬功能、兴奋子宫等作用。

(1) 对心血管系统的作用:益母草、党参、白术、川芎、当归对血小板凝集、血栓形成有明显抑制作用。

(2) 对免疫功能影响:党参、白术、当归、茯苓、熟地对网状内皮系统(RES)吞噬功能有刺激作用。

(3) 对子宫的作用:益母草对多种动物子宫呈兴奋作用;白芍、川芎、当归对子宫运动低浓度呈兴奋作用,高浓度则呈抑制作用。

【功能与主治】 补气血,调月经。用于妇女气血两虚、体弱无力、月经不调。

【临床应用】 本方主用于气血两虚证之月经不调、席汉综合征、色素性紫癜性皮肤病。

【不良反应】 个别人服药后出现大小不一的紫红色皮疹,服泼尼松、氯苯那敏(扑尔敏)等抗过敏药,数日后皮疹渐愈。

【制剂与用法】 水蜜丸每次 6g,口服;小蜜丸每次 9g,口服;大蜜丸每丸重 9g,每次 1 丸,每日 2 次,口服。

【注意事项】 孕妇慎用;月经频至而且经量多者忌服;忌恼怒及生冷寒凉药物。

乌鸡白凤丸

《寿世保元》

【处方】 乌鸡(取去毛、爪、肠)、鹿角胶、鳖甲(制)、牡蛎(煅)、桑螵蛸、人参、黄芪、当归、白芍、香附(醋制)、天冬、甘草、地黄、熟地黄、川芎、银柴胡、丹参、山药、芡实(炒)、鹿角霜。

本方主要用于气血两虚证。方中以乌骨鸡补血养阴,鹿角胶益气活血强腰,人参补气健脾,三药合用,养血益气,共为主药。辅以黄芪、山药助人参益气健脾;熟地、白芍、当归、川芎养血调经。佐以鳖甲软坚散结而滋阴;银柴胡、丹参、生地、天冬养阴凉血、清热除烦;鹿角霜、煅牡蛎、桑螵蛸、芡实收敛固涩,止带止血;香附疏肝解郁、理气调经。佐以甘草益气和中、调和诸药。各药相配,共奏补气养血、调经止带之功。

【性状】本品为黑褐色至黑色的水蜜丸、小蜜丸或大蜜丸;味甜、微苦。

【功能与主治】补气养血,调经止带。用于气血两虚、身体瘦弱、腰膝酸软、月经不调、崩漏带下。

【药理作用】本方具有激素样作用,并有加强子宫收缩、止血、抗炎、镇痛等作用。

(1)激素样作用:① 性激素样作用:研究表明,本品可促进小鼠的子宫和包皮腺的发育(雌激素样作用);也能使雄性大鼠的前列腺、贮精囊和提肛肌增重(雄激素样作用)。② 促皮质激素样作用:本品对垂体-肾上腺皮质系统有一定的增强作用,如可明显降低正常大鼠肾上腺内维生素含量,增加尿中 17-酮类固醇和 17-羟类固醇的含量;能明显提高切除肾上腺幼鼠的存活率。

(2)加强宫缩:大鼠离体子宫实验结果表明,本品可明显增强子宫收缩,使收缩幅度加大。

(3)止血:小鼠断尾(出血)实验表明,本品可缩短其出血时间;体外实验:本品20mg/ml浓度能显著地缩短血浆复钙时间。

(4)镇痛:白芍含芍药苷,具有解痉、镇静作用。小鼠醋酸扭体反应实验结果表明,本品灌胃,其抑制率为 60.6%。

(5)抗炎:本品对角叉菜胶引起的小鼠腹部皮肤毛细血管通透性有明显抑制作用。当归浸膏、白芍总苷和地黄煎剂分别对毛细血管通透性、大鼠实验性足跖肿胀和大鼠甲醛性关节炎均呈抑制作用。

【临床应用】本品临证不但适用于妇女,也用于男子气血两虚证。

(1)妇科病症:如月经不调(气血两虚、肝肾阴虚证)、痛经(原发性及继发性痛经)、功能性子宫出血、产后恶露不尽、出血、带下(脾或肾虚证)等症。

(2)男子体虚:如男子气血两虚所致之病症,如神经性耳鸣,也可用于前列腺增生、前列腺炎、阳痿、遗精等。

(3)其他:慢性肝炎(每次 1 丸,每日 2~3 次,疗程半年左右)、原发性血小板减少性紫癜(每次 1 丸,每日 2 次,疗程 1 个月)、缺铁性贫血。

【制剂与用法】口服,大蜜丸每丸 9g,每次 1 丸,每日 2 次,水蜜丸每次 6g,小蜜丸每次 9g。

【注意事项】本品宜用于虚证,属实证者慎用,孕妇忌服;服药期间少食辛辣生冷食物。

艾附暖宫丸
《仁斋直指方论》

【处方】艾叶(炭)、香附(醋制)、吴茱萸(制)、肉桂、当归、川芎、白芍(酒炒)、地黄、黄芪

（蜜炙）、续断。

本方主用于胞宫（子宫）虚寒瘀血阻滞证。由于冲任虚寒、瘀血阻滞所致。症见月经不调，或前或后，或一月再行，或经停不至，或漏下不止，入暮发热，手心烦热，口唇干燥。冲为血海，任主胞宫，两者皆起源于小腹。妇女月经与冲任二脉关系密切，冲任虚寒，血凝气滞，故小腹冷痛，月经不调，或因宫寒而久不受孕。若瘀血阻滞致血不循经，或冲任虚损而致失固，则可致月行先期，或一月再行，甚或崩中漏下；若寒凝血瘀致经脉不畅，则月经后期或经行不至；失血阴伤，新血不能化生，则口唇干燥；甚至傍晚发热，手心烦热。本证属虚寒热错杂，治宜温经散寒、养血祛瘀。方中艾叶（炭）温经止血、散寒止痛；香附调经止痛、行气而解郁，两药合用，共奏温经散寒、理气调经之功，共为主药。辅以吴茱萸温经散寒、肉桂暖宫散寒、通利血脉，两药合用，增强主药温经散寒、通利血脉之作用；当归、川芎、白芍俱入肝经、活血化瘀、养血调经。佐以地黄滋阴养血，黄芪味甘入脾，益气补中而资生化之源，阳生阴长，气旺血充；续断补肝肾、行血脉、强腰止痛。诸药合用，温经散寒，以活血而补养任冲以固本，则瘀血去、新血生、虚热退、月经调，共奏暖宫调经、理气补血之功。

【性状】本品为深褐色至黑色的小蜜丸或大蜜丸；气微，味甘而后苦、辛。

【功能与主治】理气补血，暖宫调经。用于子宫虚寒、月经不调、经来腹痛、腰酸带下。

【药理作用】主要有调节子宫收缩，增强机体免疫功能以及抗炎镇痛等作用。

（1）对子宫的作用：艾叶、吴茱萸含挥发油，具有兴奋子宫作用。当归、白芍对子宫有双向性作用。香附、杜仲对子宫有抑制作用。香附含挥发油，具有雌激素样作用，以香附烯Ⅰ的作用最强，并有抑制子宫的作用。

（2）增强机体免疫功能：黄芪含黄芪多糖、黄芪甲苷，具有增强机体免疫功能。

（3）镇痛：香附含的α-香附酮、当归及吴茱萸含的挥发油、阿魏酸以及白芍含的芍药苷均具有镇痛作用。

（4）抗炎：体外抗菌实验证明，白芍、肉桂、吴茱萸、地黄、香附对多种细菌、病毒及致病真菌有抑制作用。

此外，药理研究表明，艾叶、芍药、当归、川芎、香附能抑制子宫平滑肌的收缩。当归能使子宫组织内DNA含量显著增加，子宫组织利用葡萄糖能力增加，有促进子宫增生作用。另外，本品可提高小鼠在冷水中的游泳时间，能降低血瘀动物模型的红细胞压积、全血黏度、纤维蛋白黏度、血浆黏度；对小鼠急性大出血引起的"血虚"模型有较强的补血作用。

【临床应用】用于瘀血阻滞，冲任或胞宫虚寒之痛经、月经不调、白带过多，以及腹痛、泄泻（男、女均可）。此外，本药加减治疗原发性不孕症有较好效果。

【制剂与用法】大蜜丸，每丸9g。口服，大蜜丸每次1丸，每日2～3次；小蜜丸每次9g，每日2～3次。

【注意事项】实热证禁用。服药期间忌食生冷食物，避免受寒。

固 经 丸
《丹溪心法》

【处方】黄柏（盐炒）、黄芩（酒炒）、椿皮（炒）、香附（醋制）、白芍（炒）、龟甲（制）。

本方主用于阴虚血热证之崩漏，由阴虚血热所致。症见经水过期不止，或下血量过多，血红深色或紫黑稠黏,赤白带下,手足心热,腰膝酸软,舌红,脉弦数等。肝肾阴虚,相火炽盛,损伤冲任二脉,迫血妄行,致使月经量多或过期不止,或赤白带下阴虚火旺,则手足心热,腰膝酸软。治宜滋阴清热、固经止血。方中龟甲咸甘性平,益肾滋阴而降火;白芍苦酸微寒、养血调经、平肝止痛共为主药。辅以黄芩清热燥湿、安胎止血,黄柏泻火益阴,两药以增强主药滋阴清热之功。佐以椿皮苦涩凉、清热燥湿、固经止血止带;香附调气活血,防寒凉过而止血留瘀。诸药合用,使阴血养、火热清、气血畅,共奏滋阴清热、固经止带之功。

【性状】本品为米黄色的水丸;味苦。

【功能与主治】滋阴清热,固经止带。用于阴虚血热,月经先期,经血量多、色紫黑,赤白带下。

【药理作用】主要有抗菌、抗炎、抗变态反应、解痉止痛等作用。

(1)抗菌:黄柏含的小檗碱、黄芩含的黄芩素、黄芩苷、椿皮含的植物甾醇、臭椿苦酮、臭椿内酯均有抗菌作用。

(2)抗炎:体外抗菌实验证明,黄柏、黄芩、白芍对多种细菌、病毒有抑制作用。

(3)抗变态反应:黄芩含的黄芩素、黄芩苷具有抗变态反应作用。

(4)增强免疫功能:实验研究表明,黄芩中的黄芩苷、白芍以及龟甲含的18种氨基酸、无机物(钙、锌、铁、铝)有提高免疫功能的作用。

(5)解痉止痛:香附含挥发油,具有雌激素样作用,抑制子宫兴奋性的作用;白芍含的芍药苷有镇痛作用。

【临床应用】本品的应用要点应以经色深红、心胸烦热、舌红、脉弦数为要点。主用于阴虚血热证之功能性子宫出血、慢性附件炎等女性生殖器官炎症引起的经行量多、淋漓不止。

【制剂与用法】水丸。口服,每次6g,每日2次。

【注意事项】气血虚弱者慎用;若属实热或瘀血内阻而致的崩漏,不宜选用。忌食辛辣油腻食物。

益母草流浸膏（口服液、膏、蜜丸、冲剂）

【处方】益母草。

本方主用于血瘀证月经不调,由单味益母草组成。益母草辛苦寒,入心包、肝经,有活血调经、行气化瘀之止痛之功。益母草含益母草碱、水苏碱,具有兴奋子宫、抗动脉粥样硬化、抗血小板聚集("活血")、利尿等作用。

【性状】本品为棕褐色的液体,味微苦。

【功能与主治】调理月经,子宫收缩。用于月经不调及产后子宫出血、子宫复原不全等。

【药理作用】主要有兴奋子宫、抗心肌缺血、抗血栓形成等作用。

(1)兴奋子宫:益母草流浸膏对多种动物的离体或在体,已孕或未孕子宫均呈现直接兴奋作用,使收缩频率、幅度及紧张度均增加;作用较垂体后叶素弱。其有效成分益母草总生物碱对豚鼠离体子宫收缩作用类型与麦角新碱相似,作用持久,但冲洗后可恢复。益母草总生物碱3mg与麦角新碱0.04mg的效价相当。

(2)抗心肌缺血:益母草对离体豚鼠心脏,用异丙肾上腺素造成的心肌缺血模型,能显著增加冠脉血流量,并减慢心率。在麻醉犬,静脉注射益母草制剂可见冠脉流量明显增加,冠脉阻力降低,并能减慢心率,减少心输出量。在犬结扎冠脉前降支造成实验性心肌梗死模型,静脉注射益母草制剂,经预防治疗后的动物心室梗死范围明显较对照组小,心肌细胞坏死量减少;对心肌亚微结构,特别是线粒体具有一定保护作用。

(3)扩张血管、改善微循环:益母草可增加麻醉犬股动脉血流量,降低血管阻力,呈现对血管壁的直接扩张作用。在大鼠静脉注射异丙肾上腺素造成肠系膜微循环障碍,经益母草治疗后,微血流从粒状变成线状,闭锁的毛细血管重新开放,恢复正常。

此外,实验研究证明:① 益母草能显著抑制血小板聚集,促进纤溶活性及抑制凝血等环节而抑制血栓形成;② 降低血液黏度;③ 抗炎;④ 降低血压。

【临床应用】主要用于血瘀证之妇产科疾病,如月经过多、月经不调、产后子宫出血、子宫复原不全、恶露过多、痛经等。

近年来益母草注射液(每支含生药 4g)治疗冠心病、心绞痛、高黏血症、肾炎等,取得了一定疗效。

【制剂与用法】流浸膏,每瓶 500ml;每毫升含相当于生药 1g。① 流浸膏:口服,每次 5~10ml,每日 15~30ml。② 口服液:每支 10ml(相当于生药 5g,含盐酸水苏碱不得少于 10mg)。口服,每次 10~20ml,每日 3 次。③ 膏:为益母草加工制成的棕黑色稠厚的半流体煎膏(每 100g 加红糖 200g)。味苦、甜。口服,每次 10g,每日 1~2 次。④ 大蜜丸:每丸重 9g;口服,每次 1 丸,每日 2 次。⑤ 冲剂:每块或每袋重 14g(相当于原药材 5g);开水冲服,每次 14g,每日 2 次。

【注意事项】孕妇禁用。

痛经宝颗粒

【处方】肉桂、三棱、莪术、红花、当归、丹参、五灵脂、木香、延胡索(醋制)。

本方主用于寒凝血瘀证之痛经。方中肉桂温经散寒、通利血脉为主药。辅以三棱、莪术行气破血、消积止痛;红花辛温活血化瘀、痛经止痛;延胡索性温、行气活血、而止心腹痛;木香性温、行气调中而止痛。诸药合用,共奏调经化瘀、理气止痛之功。

【性状】本品为黄色至棕黄色的含糖颗粒或为黄棕色至棕色的无糖颗粒;气香,味甜、微苦。

【功能与主治】温经化瘀,理气止痛。用于寒凝气滞血瘀、妇女痛经、少腹冷痛、月经不调、经色暗淡。

【药理作用】主要有子宫的解痉、降压、改善微循环,以及镇静、镇痛作用。

(1)解痉作用:红花含红花黄色素、红花苷,具有兴奋子宫、雌激素样作用;当归具有双向调节子宫的作用。本品对正常家兔离体子宫收缩没有影响;但能明显抑制垂体后叶素和肾上腺素对家兔离体子宫的兴奋作用。

静脉注射本品浸膏可减弱肾上腺素、乙酰胆碱和缩宫素(催产素)对在体子宫的兴奋收缩作用。

(2)降压作用:肉桂含挥发油(主成分为桂皮醛),扩张外周血管的作用;丹参含丹参酮、隐丹参酮,具有扩张冠脉、改善心肌缺血作用。给家兔静注本方浸膏(8g/kg)可见血压下降,但维持时间较短;在降压过程中静脉注射肾上腺素(0.1ml/kg),其升压作用显著低于空白(对照)组,表明本方有抑制肾上腺素的升压作用。

（3）改善微循环：三棱、莪术均含挥发油，具有改善血液流变性的作用；当归含的挥发油、阿魏酸，具有改善微循环作用。给未孕雌性家兔静脉注射本方浸膏（8g/kg），用 60 倍显微镜观察家兔的子宫韧带 30min，其微循环血流速度较给药前显著增加，微动脉和微静脉显著扩张，毛细血管网交点在 5～20min 内显著增加，而注射生理盐水时与给药前基本没有变化。

（4）镇静、镇痛作用：五灵脂含的维生素 A 类物质、尿素以及延胡索含的延胡索乙素，具有镇静、镇痛的作用。

实验还证明，本方可减弱肾上腺素对家兔子宫韧带微血管的收缩作用和血流速度减慢的现象。

【临床应用】 主用于寒凝血瘀证之痛经。

【制剂与用法】 颗粒剂，每袋装：① 10g；② 4g（无糖型）。口服，每次 1 袋，每日 2 次，于月经前 1 周开始，持续至月经来 3d 后停服，连续服用 3 个月经周期。

【注意事项】 有实热者不宜使用，孕妇忌服。

【备注】 本方原名"痛经散"、月月舒。

第二章

孕产中成药

妇女在妊娠期间，由于生理上有特殊的改变，较平时容易发生某些与妊娠有关的疾病，称为妊娠病（或胎前病），如恶阻（怀孕2~3个月时呕吐而阻碍饮食）、水肿、小便淋痛等。而产后由于分娩时造成产伤和出血，以及临产用力等，使产妇元气受损，抵抗力减弱，如不注意保养，也容易引起各种疾病，如腹痛、血晕、恶露不止、产后缺乳等，统称为产后病。

胎前和产后疾病种类很多，辨证分型又很复杂，临床多采用"汤剂"治疗，以便随证加减，变通应用。本章着重于介绍不育症、保胎、安胎、防治先兆流产及习惯性流产、促进产后恢复及治疗产后腹痛、血晕、恶露不止、缺乳等中成药。

1. 先兆流产　先兆流产，中医称为"胎动不安"或"胎漏"，这是小产的先兆。"胎动不安"指妊娠期胎动而有下坠感，或轻度腰酸痛以及阴道口有少许血液流出者；"胎漏"指阴道经常有血漏出，淋沥不止者。多因气血虚弱、肾气不足，或因劳累过度、房事不节或突受外伤等，以至冲任受损、胎元不固所致。治疗宜补气、养血、安胎。习惯性流产指自然流产连续3次以上者，应对男、女双方作详细检查，针对原因加以调治，预防为主。

2. 产后腹痛　产妇分娩后腹中疼痛的总称。正常产后亦有短暂之子宫收缩而引起腹痛（轻微）或不适，常在3~4d内自行消失，可不需治疗；若疼痛持续或剧烈，须予以治疗。

产后腹痛主要分为寒凝、血虚、血瘀、食滞4种证型。

（1）寒凝痛：多因产后起居不慎，寒邪乘虚而入，气血为寒所凝。症见：小腹冷痛、拒按，面色青白，四脚不温等；治疗宜活血散寒。

（2）血虚痛：产时失血过多、冲任失养、血虚气弱、运行无力所致。症见：小腹疼痛、喜按，恶露少而色淡，头晕耳鸣，心慌，面色青白，大便燥结等；治疗宜补气养血化瘀。

（3）血瘀痛：产后恶露涩少、瘀血积于内所致。症见：小腹剧痛、有坚硬块、按之痛剧，面色黑黯，胸腹胀满，舌质或紫，脉弦涩；治宜行血逐瘀。

（4）食滞痛：产后气血两虚，脾胃亦弱，若平时脾胃就较弱，易见饮食停滞而脘腹作痛，伴嗳出酸臭气味、食欲不振、大便溏薄、舌色淡厚腻、脉滑；治宜健胃消积。

3. 乳汁缺乏　产后乳汁甚少或无乳，称乳汁缺乏或缺乳。若产妇不按时哺乳，或不适当休息，亦可引起缺乳，这种不是病态，只需注意休息，按时哺乳，则乳汁自然可充足。缺乳常见于气血虚弱或肝气郁结所致。

（1）气血虚弱：平时气血虚弱或产时失血过多，气血两虚而不能生化乳汁。症见：乳汁甚少、乳房胀痛、面色苍白、头晕耳鸣、心悸气短、食少、大便溏薄、舌色淡苔少、脉虚细；治宜补养气血。

（2）肝气郁结：多因产后精神抑郁，或多怒伤肝，以至气血滞而不通，不能生化乳汁。

症见：乳汁少、乳房胀痛、或有微热、烦躁、胃脘胀痛、胸胁不舒、大便不畅、舌苔黄厚、脉弦；治宜疏肝解郁，兼以通络。

生 化 丸

《傅青主女科》

【处方】当归、川芎、桃仁、干姜（炒炭）、甘草。

本方主用于血虚挟瘀证之恶露不绝。产后血虚、正气不足、寒凝血瘀，留阻胞宫，致恶露不绝、小腹冷痛。治宜养血化瘀。方中当归养血活血、祛瘀生新为主药。辅以川芎行气活血，桃仁活血祛瘀。佐以干姜温经散寒止痛。甘草益气和中、调和诸药，为使药。各药合用，共奏养血祛瘀、散寒止痛之功。

【性状】本品为棕褐色大蜜丸；气微香，味微辛。

【功能与主治】养血祛瘀。用于产后恶露不行或行而不畅，夹有血块，小腹冷痛。

【药理作用】主要有对子宫重量的影响，增强子宫收缩、抗炎等作用。

(1) 对子宫重量的影响：实验研究表明：① 加味生化汤（加益母草、炒荆芥穗）给雌性小鼠连续灌胃 7d，可减轻己烯雌酚所致子宫重量的增加；② 对摘除卵巢的雌性小鼠，灌服加味生化汤（7d），不仅能对抗外源性雌激素（己烯雌酚）的作用，而且还有促进子宫增重的作用；③ 于小鼠分娩后 24h 始灌胃给药（生化汤），每天 1 次，对小鼠产后子宫复旧有明显促进作用，给药 7d 后小鼠子宫重量明显减轻，胎盘点消失快，但对产后小鼠体重无明显影响。

(2) 对子宫组织形态的影响：本品可使己烯雌酚所致的子宫内膜增生的程度减轻，复层排列逐渐趋消失，多数动物的内膜基本恢复正常，子宫壁层的充血水肿与黏膜下腺体分泌也基本消失，肌层的单纯性肥大渐趋消失，糖原含量接近正常。

(3) 增强子宫平滑肌收缩：兔立体子宫实验结果表明，生化汤有明显增强子宫平滑肌收缩幅度和频率的作用。灌胃给药也有明显增强兔在体子宫平滑肌收缩幅度和频率的作用。

(4) 补血作用：小鼠灌胃生化汤，均能明显升高失血性血虚小鼠的红细胞及血红蛋白的含量。

(5) 其他作用：① 明显抑制体外血栓形成；② 灌胃给药，可改善急性"血瘀"模型大鼠的全血黏度、降低红细胞聚集指数；③ 抗炎及镇痛。

【毒理研究】经过水煎醇沉的生化汤，小鼠灌胃的最大耐受量为 49.2g/kg；腹腔注射给药的最大耐受量为 32.8g/kg，长期毒性（连续给大鼠灌胃 14d，大剂量组为 24.6g/kg），未发现有明显的毒性损害作用。

【临床应用】主要用于胎盘残留、人流及引产等阴道出血；子宫复旧不良，以及子宫内膜炎、子宫肌瘤及肥大症、宫外孕，产后尿留滞及产褥热见血虚挟瘀证候者。

【制剂与用法】大蜜丸，每丸重 9g。口服，每次 1 丸，每日 3 次。

【注意事项】① 血热而有瘀滞者忌用；② 本品具有养血祛瘀作用，即祛瘀血、化生新血之功，故名"生化"。宜用于产后受寒而有瘀滞者，不可作为产后养血调经的必用方。

宫血宁胶囊

【处方】 重楼。

本方主用于血热内扰证之恶露不尽,由单味重楼组成,重楼苦微寒,有清热解毒、消肿止痛、凉肝定惊作用。重楼含薯蓣皂苷元,具有收缩子宫、止血等功效。

【性状】 本品为胶囊剂,内容物为浅黄棕色至灰棕色的粉末;味苦。

【功能与主治】 凉血,收涩止血。用于崩漏下血、月经过多、产后或流产后宫缩不良出血及子宫功能性出血属血热妄行证者。

【药理作用】 主要有兴奋子宫、止血及抗炎作用。

(1)兴奋子宫:大鼠离体子宫实验结果表明,宫血宁对无孕及妊娠子宫均呈兴奋作用,表现为节律性收缩,其作用强度与剂量呈正相关,且大剂量极少出现强直性收缩。

(2)止血:小鼠断尾实验证明,宫血宁能显著缩短其出血和凝血时间;促进 ADP 诱导大鼠血小板聚集;促进家兔体外血栓的形成;对离体兔血管有显著收缩作用。

(3)抗炎:灌胃给药能显著抑制二甲苯致炎剂所致小鼠耳廓肿胀,亦即本品具有明显的非特异性抗炎作用。

【毒理研究】 给小鼠灌服煎剂 30～60g/kg,3d 内未见死亡。对小鼠喷雾,静脉注射本品乙醇及热水提取物(干燥后的粉末)均无中毒死亡。重楼皂苷小鼠口服 LD_{50} 为 2.68g/kg。

【临床应用】 主要用于血热内扰证之功能性子宫出血、月经过多症、产后宫缩不良、盆腔炎、宫内膜炎及避孕措施所致的子宫出血。

【制剂与用法】 胶囊剂,每粒装 0.13g。口服,每次 1～2 粒,每日 3 次。

【注意事项】 孕妇忌服。

孕康口服液

【处方】 山药、续断、黄芪、当归、白芍、补骨脂等。

本方主用于脾肾两虚证之胎漏、胎动不安。方中黄芪益气健脾;山药补脾胃、固精止带;当归、白芍活血化瘀、养血调经;补骨脂补肾益阴、暖宫安胎、固精止泄。方中诸药合用,共奏健脾固肾、养血安胎之功。

【性状】 本品为棕褐色的液体;气香,味苦、微甘。

【功能与主治】 健脾固肾,养血安胎。用于肾虚型和气血两虚型先兆流产和习惯性流产。

【药理作用】 实验研究表明,本品有保胎及松弛子宫平滑肌的作用。

(1)保胎:对采用针刺和注射缩宫素(催产素)引起流产的药理模型给予本品,结果显示,该口服液与生理盐水组比较有明显的保胎作用;同黄体酮比较无明显差异。

(2)对子宫收缩活动的影响:杜仲含多种木脂素类成分、杜仲胶,具有镇静、抑制子宫兴奋性的作用;当归含挥发油、阿魏酸,具有双向调节子宫功能。本品对小鼠离体子宫和家兔在位子宫均有明显的松弛作用,并能明显拮抗缩宫素和乙酰胆碱兴奋动物离体和在位子宫的作用。

【临床应用】 主要用于脾肾两虚证之先兆流产和习惯性流产等。

【制剂与用法】口服液,每支10ml。早、中、晚空腹口服,每次20ml,每日3次。2周为1个疗程。

产复康颗粒

【处方】益母草、当归、人参、黄芪、何首乌、桃仁、蒲黄、熟地、香附、昆布、白术、黑木耳。

本方主用于气血两虚证。方中人参大补元气、健脾安神;当归养血化瘀生新、两药合用,补气养血、活血祛瘀而生新共为主药。辅以黄芪助人参补气健脾;何首乌滋补肝肾、益精血;益母草、桃仁助当归活血祛瘀而生新。佐以蒲黄祛瘀止血;熟地滋肾补阴血、填精髓;香附行气解郁,活血止痛;昆布消痰散结、通利经脉;白术助人参、黄芪益气健脾;黑木耳补气血,止血。诸药合用,共奏补气养血、祛瘀生新、止痛止血之功。

【性状】本品为棕色的颗粒;味甜,微苦。

【功能与主治】补气养血,排瘀生新。用于产后出血过多、气血俱亏、腰腿酸软、倦怠无力等。

【药理作用】本方主要有提高免疫、增强造血功能、促进创面愈合、调节子宫收缩、改善微循环等作用。

(1)增强机体免疫功能:人参含的皂苷类、黄芪含的香豆素、何首乌含的磷脂类以及黑木耳含的木耳多糖等都具有增强机体免疫力,抗衰老作用。

(2)增强造血功能:何首乌含磷脂类、蒽醌类以及人参含皂苷类,均具有增强造血功能的作用。

(3)促进创面愈合:当归含的挥发油、阿魏酸,蒲黄含的黄酮苷类、甾醇类以及黑木耳含的木耳多糖具有抗炎、抑菌止血、促进溃疡愈合等作用。

(4)调节子宫收缩:益母草含水苏碱、益母草碱,具有兴奋子宫;当归具有双向调节子宫作用。

(5)改善微循环:方中益母草含的水苏碱、益母草碱具有改善心血管功能的作用。

【临床应用】主用于气血两虚证之原发性痛经,以及产后、人流术后、子宫内膜切除术后恢复期等妇科疾病等。

【制剂与用法】颗粒剂,每袋10g。开水冲服,每次20g,每日3次,5～7d为1个疗程,产褥期可长期服用。

【注意事项】高血压、外感及局部感染严重者禁用。

第三章

带下病及其他中成药

带下，就是指妇女阴道内分泌出一种黏腻或稀薄的液体，如带连绵不断，是妇科常见的一种症状。健康妇女平时阴道内常有少量液体流出，在月经前后以及妊娠初期，其量略有增加，无其他症状，这是属于正常现象，俗有"十女九带"之说。流出为白色黏液，如鼻涕或唾液，称为"白带"；其色黄而稠黏，称为"黄带"；其色淡红黏稠，似血非血，称为"赤带"。临床上多见白带，若见白带过多或其他颜色，伴有恶臭，须及早就医检查治疗。妇科检查往往发现有阴道炎、宫颈炎、盆腔炎等病变存在，而且常以滴虫性阴道炎、真菌性阴道炎、老年性阴道炎等为多见。

中医认为，带下病的病因主要是脾虚、肾虚肝郁、痰湿或湿热下注所致，但多见于"湿邪"为患——湿热入侵。正如现代医学所认识的，女性生殖器官炎症，是病原体侵入该部而致的炎症性反应，它可发生于生殖器官及其周围邻近组织的任何部位。致病原因是多方面的，主要是生物性的，其中以细菌性的最为多见（如链球菌、葡萄球菌、大肠埃希菌），其次滴虫性、真菌性亦常见；此外，还有如梅毒螺旋体、淋病奈瑟菌、病毒等所致。各病的带下特点不同，结合其他症状和病原体检查加以鉴别。

本章主要介绍治疗带下病的中成药。

妇炎净胶囊

【处方】苦玄参、地胆草、当归、鸡血藤、两面针等。

方中苦玄参清热燥湿；地胆草清热解毒、利水消肿；当归养血、补血、活血、调经；鸡血藤行血补血、通经活络、强筋；两面针清热解毒、祛风行利湿、活血消肿止痛。诸药伍用，共奏清燥湿、行气消炎止痛之功。

【性状】本品为胶囊剂，内容物为棕褐色的粉末；气微香，味苦。

【功能与主治】清热祛湿，调经止带。用于湿热蕴结所致的月经不调、痛经、附件炎、盆腔炎、子宫内膜炎。

【药理作用】主要有抗炎、镇痛作用。

（1）抗炎抗菌：苦玄参含的苦玄参苷类，地胆草含生物碱、黄酮类，以及两面针含两面针碱，均有抗菌、抗炎等作用。动物实验表明，本品可明显抑制二甲苯所致耳廓炎症和醋酸所致的腹腔急性炎症。

（2）镇痛：两面针含的两面针碱，具有解痉（直接作用于平滑肌）、镇痛的作用。动物实验表明，本品对醋酸（腹腔注射）所致的扭体反应有明显的抑制作用；可显著降低小鼠热板反应（提高热痛阈值）。

404

【临床应用】主要用于湿热下注证之妇科疾病,如附件炎、盆腔炎、子宫内膜炎与带下病等。也可用于湿热蕴结之慢性咽炎(属异病同治)。

【制剂与用法】胶囊剂,每粒 0.4g。口服,每次 3 粒,每日 3 次。连服 1 周为 1 个疗程。

【注意事项】孕妇慎用。

妇 炎 康 片

【处方】赤芍、土茯苓、三棱(醋炙)、川楝子(炒)、莪术(醋炙)、延胡索(醋炙)、芡实(炒)、当归、苦参、香附(醋炙)、黄柏、山药。

本方主用于湿热瘀滞证之带下病。方中赤芍活血化瘀、清热凉血、止痛;土茯苓除湿止带、清热解毒;两药合用,活血化瘀,清热解毒,祛湿止带,共为主药。辅以三棱、莪术破血行气、消积止痛;延胡索活血化瘀、调经止痛;芡实清热祛湿止带、益肾健脾。佐以当归养血活血、调经祛瘀;苦参清热燥湿;黄柏清热燥湿、泻火益阴;香附行气解郁、调经止痛。诸药合用,共奏活血化瘀,清热祛湿,消积止痛之功。

【性状】本品为糖衣片,除去糖衣后显黑棕色;气特异,味微苦。

【功能与主治】活血化瘀,软坚散结,清热解毒,消炎止痛。用于慢性附件炎、盆腔炎、阴道炎、膀胱炎、慢性阑尾炎、尿路感染。

【药理作用】本品主要有抗炎、抑菌作用。

(1)抗炎作用:当归含挥发油、阿魏酸,黄柏含小檗碱,赤芍含芍药苷,土茯苓含皂苷,莪术含挥发油以及香附挥发油含 α -香附酮,均具有抗炎作用。本品水煎剂对角叉菜胶引起的大鼠足跖肿胀有明显的抑制作用;对大鼠巴豆油气囊肿,有明显的抗渗出和抑制结缔组织增生作用。

进一步分析研究证明:妇炎康可使前列腺素 E_1(PGE₁)引起的大鼠毛细血管通透性增强而导致的皮肤着色面积明显减少,说明本品可降低毛细血管通透性,减少渗出,因而抑制炎症扩散,其作用强度仅次于氯苯那敏(扑尔敏)。本品对 5 -羟色胺、组胺引起的毛细血管通透性增强无明显影响。

(2)抑菌作用:体外实验证明,妇炎康对大肠埃希菌、β-链球菌及金黄色葡萄球菌有抑制作用,对于前两种抑菌圈直径为 7mm,对金黄色葡萄球菌抑菌圈直径为 12mm。

此外,动物实验观察表明,给大鼠口服妇炎康后,血中纤维蛋白溶解酶活性较对照组明显增强,而弱于尿激酶组,说明本品具有抗血凝作用("活血化瘀")。

【临床应用】主用于湿热瘀滞证之慢性盆腔炎、附件炎、宫颈炎、阴道炎。对慢性阑尾炎、尿路感染也有较好的疗效。

【制剂与用法】片剂,每片含丹参按原儿茶醛($C_7H_6O_3$)计算,不得少于 25μg。口服,每次 6 片,每日 3 次。

【注意事项】孕服慎用。

第四章

乳房病中成药

乳癖消片

【处方】昆布、海藻、夏枯草、丹皮、赤芍、蒲公英、玄参、漏芦、天花粉、红花、鸡血藤、三七、此用、不齐、地细。

本方主用于痰热瘀互结证之乳癖。方中昆布、海藻咸寒，软坚散结而消肿，共为主药。辅以夏枯草清肝火、散郁结；丹皮、赤芍清热凉血、祛瘀止痛，可退瘀热虚证；蒲公英清热解毒、软坚散结；天花粉、漏芦清热消乳房痈肿；红花活血通络、散瘀止痛。佐以鸡血藤、三七活血化瘀、通络消肿散结；鹿角温阳通络散结；木香行气解郁止痛；玄参凉血滋阴、泻火解毒；连翘清热解毒、消肿散结。诸药合用，共奏软坚散结、活血消痈、清热解毒之功。

【性状】本品为糖衣片，除去糖衣后显棕黑色；气微，味苦、咸。

【功能与主治】软坚散结，活血消痈，清热解毒。用于热痰热瘀互结所致的乳癖、乳痈，症见乳房结节、数量不等、大小形态不一、质地柔软，或产后乳房结块、红热疼痛；乳腺增生，乳腺炎见上述证候者。

【药理作用】全方主要具有抑制乳腺增生及雄激素样作用，抑制子宫以及抗炎、抗菌、增强免疫功能等作用。

1. 抑制乳腺增生及雄激素样作用

(1) 对雌激素引起乳腺增生模型的作用：小鼠腹腔注射雌二醇526mg/kg，第2天减半，连续6d，造成实验性乳腺增生。给药组在造型后第2天灌胃给药（剂量为15g/kg），连续20d。结果给药组囊肿明显减小，囊肿直径对照组为(1.14±0.5)mm，给药组为(0.6±0.4)mm，比对照组减少47.37%，说明本品对小鼠全乳腺增生有明显的抑制作用。实验证实，漏芦含挥发油，具有抑制乳腺增生的作用。

(2) 雄激素样作用：给去势雄性大鼠灌服本药，每天1次，连续15d，结果可见给药组前列腺明显增大（给热组为43.10±14mg，对照组为12.67±0.43mg），说明本药具有雄激素样作用。

2. 抑制子宫

(1) 抑制子宫肌瘤：长期给豚鼠肌肉注射外源性雌、孕激素，造成实验性子宫平滑肌瘤动物模型，观察本品对子宫肌瘤病理形态学的影响，结果显示给药组子宫平滑肌增厚小于对照组，且子宫组织形态学均有不同程度的改善，说明本品具有抑制雌孕激素诱发豚鼠子宫肌瘤的作用。

(2) 抑制子宫活动力：本品各剂量组在给药后20min和30min对家兔在体子宫收缩幅度、收缩频率和子宫活动力有明显抑制作用。

3. 其他作用

方中昆布、海藻均含碘，具有抗甲状腺肿的作用；夏枯草含枯草苷、齐墩果酸，具有抗菌、抗病毒、降血压的作用；赤芍含芍药苷、牡丹酚，具有抗血小板聚集、抗心肌缺血的作用；蒲公英含甾醇、皂苷，具有抗菌、抗病毒、提高机体免疫功能；天花粉含皂苷（约 1%）、天花粉蛋白，具有抗早孕的作用；天花粉提取物在体内能促进干扰素的产生；鸡血藤含鸡血藤醇、铁质、豆甾醇，具有补血、增强子宫节律性收缩、抑菌消炎的作用；三七含人参皂苷、三七皂苷，具有促进凝血、改善心血管功能、镇痛、抗炎、抑菌的作用；鹿角可作为鹿茸的代用品，但药力薄弱。

【毒理研究】雌性小鼠按 50g/kg 口服给药，每 3 小时 1 次，共给药 3 次，结果 24h 后无动物死亡，证明本药 LD_{50} 在 50g/kg 以上。

【临床应用】主要用于痰热瘀结证之乳腺增生病。

【制剂与用法】糖衣片，口服，小片每次 5～6 片，大片每次 8 片，每日 3 次。

【注意事项】孕妇慎服。

第五章

外用中成药

治糜灵栓

【处方】 儿茶、苦参、黄柏、枯矾、冰片。

本品主用于湿热下注证之宫颈炎、阴道炎。方中儿茶苦涩微寒、清热收湿、敛疮、止血为主药。辅以苦参苦寒、清热燥湿、杀虫止痒、利水消肿;黄柏苦寒、清热燥湿、解毒疗疮。佐以枯矾酸涩寒、燥湿止痒、解毒杀虫、敛疮祛腐、止血生肌;冰片辛苦寒、清热止痛。诸药合用,共奏清热解毒、燥湿收敛之功。

【性状】 本品为棕黄色的栓剂;气香。

【功能与主治】 清热解毒,燥湿收敛。用于宫颈糜烂、感染性阴道炎、滴虫性阴道炎属湿热带下证者。

【药理作用】 主要有抑菌、抗炎、促进伤口愈合等作用。

(1)抑菌:方中儿茶富含儿茶鞣酸、儿茶精,苦参含多种生物碱,具有抗细菌、抗真菌作用;苦参、黄柏含多种生物碱,以及枯矾主要成分为硫酸铝钾,冰片含龙脑,均具有抗菌、抗病原微生物等作用。管碟法测得治糜灵栓对革兰阳性球菌(溶血性链球菌、金黄色葡萄球菌)和革兰阴性菌(大肠埃希菌、铜绿假单胞菌、伤寒杆菌、痢疾杆菌)均有抑菌作用。

(2)抗炎:方中儿茶、苦参、黄柏、冰片等具有抗炎作用。对角叉菜胶性、鲜蛋清性、琼脂性足跖肿胀均有显著抑制作用。

(3)促进伤口愈合:枯矾主要成分为硫酸铝钾,具有收敛、止血的作用。

【毒理研究】 皮下注射治糜灵栓 LD_{50} 为 $(3.25\pm0.33)g/kg$。长期毒性试验,给大鼠隔天一次皮下注射治糜灵栓(大剂量为 $0.66g/kg$),连续21d,对大鼠生长,血象,肝、肾功能及主要脏器组织细胞形态均无明显影响,证明本品的安全性。

【临床应用】 本品主用于湿热下注证之子宫颈糜烂及阴道炎。

【制剂与用法】 栓剂,每枚3g。每次1枚,隔天上药1次,睡前用1:5 000高锰酸钾溶液清洗外阴部,然后直立,一脚踏在椅子上,将栓剂放入阴道顶端,10d为1个疗程;如分泌物异常者可继续用药至宫颈光滑为止。

【用意事项】 月经期可暂停应用。

洁尔阴洗液

【处方】 蛇床子、艾叶、独活、石菖蒲、苍术、薄荷、黄柏、黄芩、苦参、地肤子、茵陈、土荆皮、栀子、金银花。

本方主用于湿热下注证之阴道炎。方中蛇床子辛苦温,燥湿杀虫;苦参苦寒,清热燥湿,杀虫止痒;两药合用,清热燥湿,杀虫止痒,为主药。辅以黄柏、黄芩清热燥湿;独活祛风除湿;石菖蒲、苍术芳香化湿;土荆皮杀虫止痒。佐以艾叶温经止血;地肤子、茵陈清热利湿;栀子清热泻火;薄荷疏散风热;金银花清热解毒。诸药合用,共奏清热燥湿、杀虫止痒之功。

【性状】 本品为棕褐色的液体;气香。

【功能与主治】 清热燥湿,杀虫止痒。主治妇女湿热带下。症见:阴部瘙痒红肿,带下量多、色黄或如豆渣状,口苦口干,尿黄便结,舌红苔黄腻,脉弦数。适用于真菌性、滴虫性及非特异性阴道炎。

【药理作用】 主要有抗菌(细菌、真菌)、抗病毒、抗滴虫、抗炎,止痒等作用。

(1) 抗菌:方中蛇床子含挥发油、蛇床子素,黄柏、苦参含生物碱,艾叶、独活、石菖蒲、苍术含挥发油,土荆皮含土荆皮(甲、乙、丙)酸,地肤子含三萜皂苷、黄酮类等,均有抑制细菌、真菌的作用。

洁尔阴洗液体外抗菌谱广泛,对临床分离出来的常见需氧菌中18个属228株(其中革兰阳性菌40株,如金黄色葡萄球菌、链球菌等;革兰阴性菌182株,如大肠埃希菌、变形杆菌、阴沟杆菌、淋球菌等),真菌6株(如白色念珠菌、絮状表面癣菌等)均有良好的抗菌活性,对8个属42株厌氧菌有显著抑杀作用,并对痤疮丙酸杆菌的生长有明显的抑制作用。

从电镜观察可见,10%洁尔阴洗液能破坏真菌的细胞壁,胞质中结构变性乃至消失。

(2) 抗病毒:1%洁尔阴洗液对单纯疱疹病毒、艾滋病毒有较好的体外抑制作用。

(3) 抗滴虫:洁尔阴洗液对阴道滴虫有明显的抑制作用。

(4) 止痒:10%洁尔阴洗液能明显提高磷酸组胺所致豚鼠足背皮肤的致痒阈。

此外,实验观察结果表明,洁尔阴洗液还具有非特异性抗炎作用,能抑制毛细血管通透性,并促进机体免疫功能。

【临床应用】 主要用于湿热下注证的妇科炎症,包括真菌性、滴虫性及非特异性阴道炎。也可用于湿热证的皮肤病,如湿疹、寻常性痤疮、皮肤瘙痒症、脂溢性皮炎以及尖锐湿疣。

【制剂与用法】 洗剂,每瓶:① 60ml;② 120ml;③ 220ml。本品每毫升含1g生药。① 外阴、阴道炎:用10%浓度洗液(即取本品10ml加温开水至100ml混匀),擦洗外阴;用冲洗器将10%洁尔阴洗液送至阴道深部冲洗阴道,每日1次,7d为1个疗程。② 一般皮肤病:先湿润皮肤患处,再涂药液,揉搓3min以上,然后洗净。重症患者可直接涂搽患部。③ 痤疮:除局部(用20%～25%浓度)涂搽外,宜口服维生素 B_1、维生素 B_6 各10mg,每日3次,2周为1个疗程。

【不良反应】 偶见过敏反应(皮疹、皮炎)、轻度局部刺激性,调整浓度可消失。

【注意事项】 本品供外用,不得内服。

【备注】 尚有洁尔阴泡腾片(每片0.3g),配合冲洗阴道后,将片剂(1片)放入阴道后穹隆,每日1次,7d为1个疗程,可提高疗效。

妇科中成药主要药理作用及临床应用小结于表3-5-1中。

表 3 - 5 - 1　妇科中成药主要药理作用及临床应用

药　名	药理作用															临床应用
	扩张血管	抑制血小板凝聚	兴奋子宫	抑制乳腺增生	提高免疫	增强造血功能	改善微循环	促进创面愈合	保胎	激素样作用	止痒	促进伤口愈合	镇痛	抗菌抗炎	其他	
八珍益母丸	+	+		±	+							+	+			气血两虚证之月经不调、席汉综合征、色素性紫癜性皮肤病
乌鸡白凤丸	+	+	+	+	+						+	+				功能性子宫出血、产后恶露不尽、男子体虚、神经性耳鸣、前列腺增生、前列腺炎
艾附暖宫丸							+		+		+	+		+	解毒	痛经、白带多,以及腹痛、泄泻、原发性不孕症
固经丸	+		+										+	+		功能性子宫出血、慢性附件炎等女性生殖器官炎症
益母草流浸膏		+		+	+			+					+	+		月经过多、月经不调、产后子宫出血、子宫复原不全、恶露过多、痛经
痛经宝颗粒							+	+	+	+	+	+	+	+		寒凝血瘀证之痛经
生化丸								+	+		+			+		子宫复旧不良,以及子宫内膜炎、子宫肌瘤及肥大症、宫外孕、产后尿留滞
宫血宁胶囊							+	+		+	+			+	抗内毒素	功能性子宫出血、月经过多症、产后宫缩不良

续 表

药　名	药理作用															临床应用
	扩张血管	抑制血小板凝聚	兴奋子宫	抑制乳腺增生	提高免疫	增强造血功能	改善微循环	促进创面愈合	保胎	激素样作用	止痒	促进伤口愈合	镇痛	抗菌抗炎	其他	
孕康口服液						+			+	+						先兆流产和习惯性流产
产复康颗粒						+	+		+	+						先兆流产和习惯性流产
妇炎康片				+								+	+	+	利尿、补血	慢性盆腔炎、附件炎、宫颈炎、阴道炎
乳癖消片								+				+	+	+	抗风湿、抗血栓	乳腺增生病
治糜灵栓		+						+			+			+		子宫颈糜烂及阴道炎
洁尔阴洗液			+								+			+		真菌性、滴虫性及非特异性阴道炎，也可用于湿热证的皮肤病，如湿疹、寻常性痤疮、皮肤瘙痒症

＋示增强作用；±示双向调节作用。

【参考文献】

1. 杨艳燕,李珺,程智勇,等.八珍益母丸不同提取部分的补血作用研究.中国医药学报,1999,14(3):18-19

2. 吴跃进.乌鸡白凤丸的药理研究概况.2005,12(8):100-102

3. 陈颖丽,付萍,杨铭,等.艾附暖宫颗粒治疗痛经的药理作用研究.中药药理与临床,2003,19(5):6-9

4. 许晓波.固经丸治疗人流术后月经过多80例.辽宁中医杂志,2003,30(4):278

5. 杨明华,郭月芳,金祖汉,等.鲜益母草胶囊和益母草流浸膏对血液系统影响的比较研究.中国现代应用药学杂志,2002,19(1):14-16

6. 叶其正,沈明勤,罗宇慧,等.痛经宝颗粒制备工艺改进后镇痛作用比较的实验研究.江苏中医药,2005,26(6):52-53

7. 高淑婷,许天云.生化丸减少产后出血临床观察.内蒙古中医药,2005,1:8-9

8. 陆前,杨爱平.宫血宁胶囊治疗药物流产后出血198例临床观察.河北中医,2004,26

(2):147

9. 刘庆菊,黄传.芬回音必孕康口服液治疗先兆流产40例临床体会.医学文选,2005,24(2):223

10. 黄巧珍,苏桂栋.产复康在药物流产术后出血的应用效果.广东医学杂志,2004,25(6):712

11. 谢金晏,常冬梅.妇炎康治疗慢性盆腔炎56例.中国民间疗法,2004,12(3):54-55

12. 潘华,张弛.乳癖消片治疗乳腺增生症66例.陕西中医,2005,26(12):1327-1328

13. 朱秀云,曲维兰,卢孝梅.治糜灵栓治疗宫颈糜烂130例临床观察.山东医药,2006,46(5):57

14. 高翠娟.洁尔阴洗液治疗滴虫性阴道炎60例.现代中西医结合杂志,2004,13(13):1723-1724

(阮叶萍)

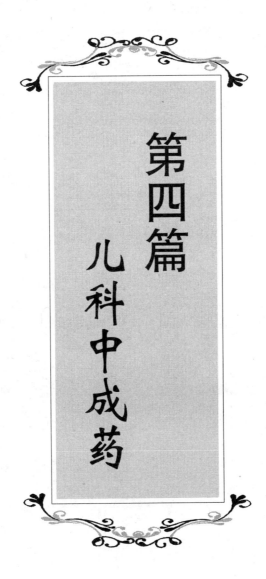

第四篇 儿科中成药

儿童发育期间,新陈代谢旺盛,血液循环时间短,吸收、排泄都比较快。由于一些器官和组织发育还不成熟,抵抗力弱,容易生病,对药物反应敏感,用药不当容易产生不良反应。由于中药作用相对缓和,副作用小,适宜儿童使用。本篇主要介绍常见儿科疾病的常用中成药。

第一章

感 冒

　　小儿感冒是学龄前儿童常发病和多发病,临床轻症主要表现为鼻流清涕、鼻塞、喷嚏、流泪、微咳或咽部不适。中医认为,小儿发生感冒是因为"形气不足,卫外不固,容易感受外邪"。根据小儿的生理特点,小儿感冒后表邪极易化热入里,所以既可以表现有感冒的表证,也会出现内热的症状。

　　根据病因和临床症状,可分为风寒感冒、风热感冒、暑湿感冒。若伴有兼证,则为感冒夹痰、感冒夹滞、感冒夹惊。

一、风热感冒

　　主要症状:怕风、有汗或无汗、头痛、结膜充血、鼻塞流脓涕、打喷嚏咳嗽、痰稠色白或黄、口渴咽痛、咽红或肿、舌质红、舌苔薄白或薄黄。

　　治则:疏风清热,宣肺解表。

二、风寒感冒

　　主要症状:多见于感冒初起,发热怕冷(以怕冷为主,甚至寒战)、精神倦怠、发热较轻、无汗或微汗、鼻塞流清涕、打喷嚏、咳嗽有痰、痰液青稀、咽喉发痒不欲饮、咽红不显著、舌苔薄白。

　　治则:疏风散寒,宣肺解表。

三、暑湿感冒

　　主要症状:多见于暑天的感冒,表现为高热无汗、头痛困倦、胸闷恶心、厌食不渴、呕吐或大便溏泄、鼻塞、流涕、咳嗽。舌质红,舌苔白腻或黄腻。清化湿热,解表宣肺。多因为夏季潮湿炎热,贪凉(如空调屋温度太低)或过食生冷,外感表邪而发病。

　　治则:祛暑解表,化湿和中

小儿解表颗粒
研制方

　　【处方】金银花、连翘、牛蒡子(炒)、蒲公英、黄芩、防风、紫苏叶、荆芥穗、葛根、人工牛黄。

　　本方主用于风热犯表证之小儿感冒。方中金银花、连翘辛凉透表,清热解毒,芳香辟秽,共为主药。辅以牛蒡子疏散风热、清利头目、解毒利咽;蒲公英清热解毒;葛根解肌发表、生津。佐以荆芥穗、防风祛风解表;紫苏叶发表散寒而解毒;黄芩清泄里热;牛黄清热豁痰,熄风止痉。各药合用,共奏宣肺解表、清热解毒之功。

【性状】本品为黄褐色的颗粒;味甜、微苦。

【功能与主治】宣肺解表,清热解毒。用于风热感冒、恶寒发热、头痛咳嗽、鼻塞流涕、咽喉痛痒。

【药理作用】主要有抗病毒、解热、抗炎等作用。

(1) 抗病毒:小鼠感染流感病毒前一天开始灌服本药,每日 2 次,连续 5d,与蒸馏水对照组比较,对流感病毒有显著的抑制作用。方中黄芩含黄芩苷、黄芩素,具有抗菌作用;蒲公英含甾醇、甾苷,具有抗菌、抗内毒素、增强免疫力的作用;紫苏叶含挥发油,有抑菌作用。

(2) 解热:对静脉注射伤寒副伤寒甲乙三联菌苗后的家兔,灌胃给予本药,以后每隔 1 小时测定肛温 1 次,以不同时间所测得肛温与基础肛温之差值,作为体温变化的指标,结果显示本药有较强的解热作用。方中金银花含绿原酸、异绿原酸,连翘含连翘醇苷,均具有解热抑菌作用;牛黄含胆酸、胆红素,具有解热镇痛、抗炎解痉、镇惊、强心的作用。

此外,实验研究还表明,本药有:① 非特异性消炎作用,能降低小鼠皮肤毛细血管通透性;显著抑制蛋清所引起的大鼠足跖肿胀;② 明显降低小鼠因醋酸刺激所引起的扭体反应的发生率,显示出较强的镇痛作用。

【临床应用】用于风热犯表证之小儿感冒初起的恶寒发热,头痛咳嗽,鼻塞流涕,咽喉痛痒。

【制剂与用法】颗粒剂,每袋装 8g。开水冲服,1~2 岁每次 4g,每日 2 次;3~5 岁每次 4g,每日 3 次;6~14 岁每日 8g,每日 2~3 次。

【注意事项】密封贮藏。

小儿热速清口服液
研制方

【处方】柴胡、黄芩、板蓝根、葛根、金银花、水牛角、连翘、大黄。

本方主用于风热毒邪证之小儿高热。方中黄芩清热泻火而解毒,为主药。辅以柴胡透表退热;板蓝根、金银花清热解毒。佐以连翘清热解毒;葛根解肌发表;水牛角清热凉血解毒;大黄泻火解毒。诸药合用,共奏清热解毒、泻火利咽之功。

【性状】本品为红棕色的澄清液体;气香,味甜、微苦。

【功能与主治】清热解毒,泻火利咽。用于小儿外感高热、头痛、咽喉肿痛、鼻塞、流涕、咳嗽、大便干结。

【药理作用】主要有解热、抗炎、镇痛等作用。

(1) 解热:在人工发热(肌注啤酒醇母)家兔,一次灌服本药,给药后 1h 体温开始下降,2h 可降至正常,第 6 小时稍有回升。

(2) 抗病毒:本药对流感病毒甲 1、甲 3 及乙型在鸡胚中的繁殖均有明显的抑制作用,其抑制作用与浓度成正比。

(3) 增强免疫功能:实验研究证明,本药可提高正常小鼠脾指数和胸腺指数;促进小鼠腹腔巨噬细胞对鸡红细胞的吞噬,使吞噬百分率及吞噬指数均提高。

此外,小儿热速清口服液还有非特异性抗炎,以及镇咳、祛痰作用。

【临床应用】主用于小儿外感风热毒邪证之高热等。

用小儿热速清口服液治疗发热(腋温 39℃ 以上),不超过 3d 的重型患儿 74 例,痊愈率 78%,总有效率 96%。在 24h 内完全退热者占 24.4%,48h 内退热者占 64.8%,72h 内退热者占 86.4%;其退热作用时间明显短于西药对照组。

【不良反应】偶见过敏性皮疹。

【制剂与用法】口服液,每支装 10ml。1 岁以内每次 2.5~5ml,1~3 岁每次 5~10ml,3~7 岁每次 10~15ml,7~12 岁每次 15~20ml,每日 3~4 次。

【注意事项】如病情较重或服药后 24h 疗效不明显者,可酌情增加剂量;药液出现沉淀可摇匀服用。

香苏正胃丸
清代《内廷法制丸散膏丹各药配本》

【处方】广藿香、紫苏叶、香薷、陈皮、厚朴(姜炙)、枳壳(炒)、砂仁、白扁豆(炒)、山楂(炒)、六神曲(炒)、麦芽(炒)、茯苓、甘草、滑石、朱砂。

本方主用于暑湿伤中证之小儿暑湿感冒。方中广藿香、香薷祛暑化湿、解毒散寒、辟秽和中为主药。辅以紫苏叶外散风寒、芳化湿浊;厚朴、枳壳行气除满、化湿和胃;陈皮、砂仁理气化滞和胃、降逆止呕。佐以白扁豆、茯苓健脾运湿、和中止泻、渗湿清暑;山楂、六神曲、麦芽健脾消食;滑石清心解暑热、渗湿利尿;朱砂重镇安神。甘草调和诸药,为使药。各药合用,共奏解表和中、消食行滞之功。

【性状】本品为黑褐色的大蜜丸;味微甜,略酸苦。

【功能与主治】解表和中,消食行滞。用于小儿暑湿感冒、停食停乳、头痛发热、呕吐泄泻、腹痛胀满、小便不利。

【药理作用】主要有解热,调节胃肠道功能,促进胃酸分泌,增强消化。

(1)解热、抗菌:方中香薷含挥发油,对引起急性胃肠炎和细菌性痢疾的沙门杆菌、志贺杆菌、致病性大肠杆菌及金黄色葡萄球菌等都有较强的体外抗菌活性,尤其对引起痢疾的志贺杆菌的杀灭作用十分明显。

(2)调节胃肠道功能:藿香含挥发油,对乙酰胆碱、氯化钡所致离体兔肠痉挛和番泻叶引起的腹泻次数和抑制冰醋酸引起的内脏绞痛均有解除和减少作用。广藿香的抗病原微生物相关实验结果表明,广藿香具有抗真菌、细菌、病毒等作用。广藿香水提物和挥发油 $10\mu g/ml$ 对沙门菌、大肠杆菌、志贺菌、金黄色葡萄球菌等均有一定抑制作用,对金黄色葡萄球菌作用明显强于肠道杆菌;厚朴含厚朴酚,具有松弛肌肉、抑制中枢神经、抗溃疡、抑菌的作用;枳壳含黄酮成分、挥发油,具有抗炎、解除平滑肌痉挛的作用;山楂含槲皮素、有机酸、维生素 C、维生素 B_2,具有促进消化、降血脂的作用;麦芽含淀粉酶、转化糖酶、催化酶,具有助消化、降血脂的作用;六神曲含有多种消化酶、维生素 B_1 等,具有助消化的作用;茯苓含茯苓聚糖,具有镇静、利尿的作用。

【临床应用】主用于暑湿伤中证之小儿感冒,兼有胃肠症状(厌食、腹泻),以及较频繁的水样或蛋花样粪便的小儿腹泻。

【制剂与用法】大蜜丸,每丸重 3g。口服,每次 1 丸,每日 2～3 次,温开水送服,周岁以内小儿酌减。

【注意事项】忌生冷油腻食物。

清热解毒口服液

【处方】石膏、金银花、玄参、地黄、连翘、栀子、甜地丁、黄芩、龙胆、板蓝根、知母、麦冬。

本方属疏风解表、清热解毒之方,主要用于上感、流感及各种小儿发热性疾患。方中金银花、连翘辛凉透表,清热解毒共为君药,栀子等清热解毒,泄热于外,为臣药。佐以地黄、玄参、石膏清热养阴;黄芩、龙胆、栀子清热去火;知母、麦冬清热养阴。甜地丁清热解毒,凉血消肿。诸药合用共奏清热解毒,辛凉解表,宣肺止咳之功。

【性状】本品为棕红色的液体;味甜、微苦。

【功能主治】清热解毒。用于治疗流感,上呼吸道感染及各种发热疾病。

【药理作用】主要有增强免疫、抑菌、抗炎、降热、抗病毒等作用。

(1) 增强免疫:对 CTX 免疫抑制小鼠,连续 7d 灌服本药,可以增加 IgG 含量及白细胞数量。能增加 DNCS 诱导小鼠的耳肿胀度,刺激 LPS 诱导小鼠 B 淋巴细胞增殖,对特异性细胞免疫和体液免疫功能具有一定的提高作用。

(2) 抑菌:固体法抗菌实验表明,本药对常见细菌有明显的抑制作用,尤其是对上呼吸道感染常见菌如金黄色葡萄球菌、白喉杆菌、肺炎双球菌等作用较强。

【毒理研究】按寇氏法求得小鼠口服给生药的 LD_{50} 为 (1145.50 ± 33.22) g/kg;腹腔注射的 LD_{50} 为 (157 ± 24.9) g/kg。

【临床应用】主要用于感冒、咽炎、扁桃体炎等上呼吸道感染、病毒感染及各种发热疾病。因小儿为纯阳之体,外感风热首犯肺胃,肺胃之邪不解,可迅速传入气分,正邪之争,引起高热,热而化躁伤津,故用清热解毒养阴之剂切中病机。

【不良反应】偶见红斑、丘疹、皮疹等药物性皮炎。

【制剂与用法】口服液每支装 10ml。口服,每日 3 次,每次 10～20ml;或遵医嘱。

【注意事项】密封,置阴凉处。

第二章

咳　嗽

咳嗽是小儿最常见的疾病,无论外感、内伤所致的肺失清肃而壅遏不宣者,均可发生咳嗽。尤其是春夏之交,温差较大,抵抗力稍差的小儿在此环境中很容易感冒而引起咳嗽、支气管炎、肺炎甚至哮喘,所以对小儿咳嗽应及时治疗,不可忽视。

治疗咳嗽的方法中医大致分为三种情况:

一、宣肺止咳法

用于咳嗽早期,还常伴有发热、鼻塞、流清涕、咽痒、刺激性咳嗽、少量白痰等症状,多属于感冒引起的咳嗽。

二、清肺化痰法

用于发病二三周、咳嗽、有黄痰、流黄鼻涕,孩子急躁爱哭、口渴、大便干结。多是气管炎、肺炎引起的咳嗽。

三、养阴润肺或健脾益肺法

这是中医治疗反复不愈咳嗽的两种常用方法。咳嗽数周不好,肺热伤阴,干咳少痰,咽喉干痛,食欲欠佳,大便干;或体虚多汗,咳嗽时轻时重,经常感冒,吃饭不好,大便不成形,属于脾胃不和、脾肺两虚证。应采取健脾益肺法。

3岁以下的小儿,他们的呼吸系统发育尚不成熟,咳嗽反射较差,如果此时家长一见小儿咳嗽,便给予止咳作用较强的西药,咳嗽虽暂时得以停止,但痰液不能顺利排出,而大量蓄积在气管和支气管内,会造成气管堵塞,引起缺氧、脉搏加快,严重者还可发生肺不张、心力衰竭等并发症;而且西药服后多有恶心、嗜睡、成瘾等不良反应。因此,小儿止咳宜选中成药。

解肌宁嗽丸(片)
清代沈金鳌《沈氏尊生书》

【处方】紫苏叶、前胡、葛根、苦杏仁、桔梗、半夏(制)、陈皮、浙贝母、天花粉、枳壳、茯苓、木香、玄参、甘草。

本方主用于风邪犯肺证的小儿咳嗽。方中葛根解肌清热发表,紫苏叶散寒解表宣肺,两者合用,宣肺解表为主药。辅以桔梗、苦杏仁宣肺、止咳化痰;前胡疏风散热、下气化痰。佐以浙贝母、天花粉、玄参润燥止咳化痰;半夏、陈皮、茯苓燥湿化痰;木香、枳壳理气止咳祛痰。甘草调和诸药为使药。各药合用,共奏解表宣肺、止咳化痰之功。

【性状】本品为黑绿色的大蜜丸;味微苦、辛。

【功能与主治】解表宣肺、止咳化痰。用于小儿感冒发热、咳嗽痰多。

【药理作用】主要有解热、抗菌、镇咳、祛痰、抗炎等作用。

(1) 抗菌:方中紫苏叶含挥发油(主要为紫苏醛),有抑菌作用;葛根含黄酮类物质、葛根素,有增强免疫、抗心律失常、抗心肌缺血作用。

(2) 镇咳、祛痰:浙贝母含浙贝母碱(贝母甲素)、去氢浙贝母碱(贝母乙素),有镇咳、祛痰、平喘作用;陈皮含挥发油、橙皮苷,有祛痰、平喘、抗过敏、利胆作用;苦杏仁含苦杏仁苷,水解成氰氢酸,有止咳平喘作用。

(3) 抗炎:甘草含甘草次酸,有解热、抗炎、肾上腺皮质激素样作用。

【临床应用】用于风邪犯肺证之小儿上呼吸道感染、急性支气管炎、支气管肺炎等见上还表现者。

【制剂与用法】① 丸剂:大蜜丸,每丸重 3g。口服,小儿周岁以内每次半丸,2～3 岁每次 1 丸,每日 2 次。② 片剂:每片 0.3g。口服,小儿周岁以内每次 1 片,2～3 岁每次 2 片,每日 2 次。

【注意事项】① 小儿应依据不同年龄采用不同服法,吞服困难者,可用水化服。② 忌生冷油腻。

小儿咳喘灵口服液
汉代《伤寒论》麻杏石甘汤化裁

【处方】麻黄、金银花、苦杏仁、板蓝根、石膏、甘草、瓜蒌。

本方主用于风热犯肺证之咳嗽。方中麻黄宣肺清热、解表、平咳喘,为主药。辅以苦杏仁降利肺气而平咳喘;金银花、板蓝根清热解毒、利咽。佐以石膏清泄肺胃之热以生津;瓜蒌清热化痰、利气宽胸。甘草调和诸药为使药。各药合用,共奏宣肺清热、止咳平喘之功。

【性状】本品为棕黄色的液体,味甜,有麻感。

【功能与主治】宣肺清热,止咳,祛痰,平喘。用于上呼吸道感染、气管炎、肺炎、咳嗽等。

【药理作用】主要有镇咳、平喘、抗炎作用。

(1) 镇咳:在猫身上,本药对电刺激喉返神经所致咳嗽有明显的抑制作用,其作用持续时间可达 4h。在小鼠,本药可延长 14% 氨水雾化诱发之咳嗽潜伏期,并使咳嗽次数减少,说明本药有中枢性镇咳作用。

(2) 平喘:离体气管实验结果表明,本药可降低组胺、乙酰胆碱所致的气管平滑肌收缩,并可使组胺雾化所致豚鼠喘息潜伏期明显延长。

此外,实验观察还表明,本药有抑菌、抗炎、退热等作用。

【毒理研究】毒性试验:小鼠对小儿咳喘灵口服液最大耐受量为 31.0g/kg。长期毒性试验:给大鼠连续灌服 2 个月(大剂量为 4g/kg),无血象、肝肾功能等异常反应,处死后各主要脏器肉眼及镜下观察未见明显异常改变。

【临床应用】用于风热犯肺证之急性支气管炎、支气管肺炎及上呼吸道感染等。

【制剂与用法】口服液,每支装 10ml。2 岁以内每次 5ml,3～4 岁每次 7.5ml,5～7 岁每次 10ml;每日 3～4 次。

第三章

小儿惊风

惊风又称惊厥,俗名抽风,是小儿时期常见的危重急症之一。任何季节都可能发生,以1~5岁的小儿为多见,年龄越小,发病率越高。临床上以抽搐伴神昏为其特征。西医称之为惊厥,是多种疾病临床症状之一。小儿感受时邪,化热化火,热极生风,或饮食不节,或误食不洁之物,郁结肠胃,痰热内蕴,蒙蔽心包,引动肝风,或暴受惊恐,心志不安,神散气乱,均可发为急惊风。小儿急惊失治误治,或大病久病之后,或禀赋不足,脾肾虚弱,均可使脏腑、阴阳、气血失调而成慢惊风。急惊风为热证实证,慢惊风为寒证虚证。

本病的主要治疗原则:急惊风的治疗以清热、豁痰、镇惊、熄风为基本方法;慢惊风的治疗以温中健脾、温阳逐寒、育阴潜阳、柔肝熄风为主。

小儿奇应丸

研制方

【处方】雄黄、朱砂、天竺黄、胆南星、天麻、僵蚕(麸炒)、冰片、黄连、雷丸、牛黄、琥珀、桔梗、蟾酥(酒制)、鸡内金(炒)。

本方主用于痰热动风证之小儿急惊风。方中牛黄清心解热毒、豁痰开窍、熄风定惊为主药。辅以天竺黄、胆南星清热化痰、开痰热之壅闭;天麻、僵蚕息风定惊止痉。佐以冰片清热止痛、开窍醒神;黄连清心降火、开心下痞、清热燥湿;琥珀镇惊安神;雷丸杀虫消积;鸡内金运脾消食;蟾酥止痛开窍、解毒杀虫;雄黄化痰辟秽解毒;桔梗宣肺止咳祛痰。诸药合用,共奏解热定惊、化痰止咳、消食杀虫之功。

【性状】本品为黄褐色的水丸;气芳香,味苦、微麻。

【功能与主治】解热定惊,化痰止咳,消食杀虫。用于小儿惊风发热、咳嗽多痰、食积、虫积。

【药理作用】本方主要有镇静抗惊、抗炎、解热、镇咳祛痰的作用。

(1)镇静抗惊:给小鼠灌服本品,能明显延长戊巴比妥钠阈下剂量的睡眠时间。小儿奇应丸可对抗戊四氮(致惊剂)引起的小鼠惊厥,降低惊厥发生率和死亡率。方中牛黄含胆酸、胆红素,有镇静、解热、抗惊厥作用;胆南星含总胆酸、胆红素,有抗惊厥作用;琥珀含琥珀酸,有中枢镇静、抗惊厥作用。

(2)抗炎、解热作用。麝香含麝香酮,有兴奋中枢神经("开窍")、抑菌、消炎作用。

(3)镇咳祛痰作用。

【毒理研究】毒性试验:小鼠灌服湖北产小儿奇应丸LD_{50}为(2.92 ± 0.2)g/kg;安徽产

的 LD_{50} 为 $(8.39\pm2.23)g/kg$。可能各地处方成分稍有不同,因而毒性有差异。

【临床应用】用于痰热动风证之小儿高热惊风、感冒咳嗽多痰、麻疹未透、疳疾等。

【制剂与用法】水丸,每小管 40 粒,每粒含药 5mg。口服,1 岁小儿每次 7 粒,2~3 岁 10 粒,4~6 岁 15~20 粒,7~9 岁 30 粒,10 岁以上 40 粒,不满周岁酌减。每日 3 次。

第四章

小 儿 积 食

　　小儿脏腑娇嫩,脾胃消化功能尚未健全。若饮食不知自节,或家长溺爱,以致乳食无度,或多吃香甜零食,或恣食肥甘生冷,或挑食、偏食,或饮食不洁等,其脾胃极易被饮食所伤。同时,小儿脾胃薄弱,又常易为六淫之邪所侵。因此,由脾胃功能失调所致疾患在儿科临床颇为多见,如伤食、疳疾、泄泻等。

　　1. 伤食　主要症状有不思乳食,肚腹胀满,嗳腐吞酸等。临床上常分为虚实两型,但都属于脾失健运所致。

　　(1) 实证:多因小儿贪食过饱、脾不运化、宿食停滞所致。症见饮食不振、脘腹胀痛、拒按,多伴有呕吐、腹泻,吐泻多为酸臭食物或奶瓣,烦躁啼哭,夜卧不安,手心发热,或身热夜重,舌苔厚腻,脉滑有力或指纹紫滞等。在治疗上以消食导滞为主,佐以健脾。

　　(2) 虚证:多因小儿脾胃虚弱,消化不良所致。症见不思饮食,食后脘腹胀满,大便溏薄,或乳食不化,或兼有呕吐,精神倦怠,身乏无力,面色青白或萎黄,唇舌淡红,脉细弱,或指纹青淡等。治疗用健脾养胃,佐以导滞。

　　2. 疳疾(疳积)　是指小儿消化不良、慢性营养障碍疾病。本病是儿童特有病证之一,多发于1~5岁小儿。主要由于乳食不节、喂养不当、损伤脾胃、营养失调所致,或因感染虫疾(以蛔虫为常见),以及其他慢性疾病日久不愈,致使脾胃虚损所致。一般分为食积型、脾胃虚损型及虫积型三种。

　　(1) 食积型:见面色暗黄、逐渐消瘦、疲倦无力、精神不振、乳食不香、脘腹胀满、食后呕吐、午后低烧、大便泻泄(有时干燥)、小便混浊或如米泔、手心发热、睡眠不宁等。治宜消积导滞。

　　(2) 脾胃虚损型:见肌肉极度消瘦,呈皮包骨状,皮肤枯燥,毛发稀疏,睡眠露睛,精神萎靡,啼哭无力,不思乳食,大便溏泻夹有不消化乳食,四肢不温等。治宜补脾养胃。

　　(3) 虫积型:本病多见于饮食卫生不良的儿童。症见面黄肌瘦,食欲反常,或嗜食不知饥饱,或不思乳食,或喜食泥土,肚腹膨胀,时觉阵痛,大便不调,有时排出蛔虫、睡眠磨牙等。

健 儿 散
经验方

　　【处方】明党参、山药、薏苡仁(炒)、麦芽、稻芽(炒)、鸡(鸭)内金(炒)。

　　本方主用于脾胃气虚证之小儿厌食。方中明党参和胃止呕,养阴润燥;鸡内金健脾消食。诸药合用,共起健胃养胃消积之功。

方中鸡内金含胃蛋白酶、淀粉酶、氨基酸,具有促进胃酸、胃液的分泌、推进胃运动的作用。

【性状】 本品为浅黄白色的粉末;气香,味淡。

【功能与主治】 调理脾胃,促进食欲。用于厌食、消瘦、消化不良。

【药理作用】 主要有促生长,调节肠胃功能等作用。

(1) 促生长:给大鼠喂饲本药,每日 2 次,连续 14d,体重平均增长数与对照组有显著差异,说明本药能明显促进大鼠体重的增长。与其他健脾方药相比,促进体重增长作用优于参苓白术散、肥儿散及多酶片。

(2) 恢复大黄性"脾虚证"大鼠的体重:在大黄性"脾虚证"模型大鼠(给予 15% 生大黄粉混悬液 7.5g/kg,每日 2 次,连续 7d),于停服大黄后,接着给予健儿散(30g/kg,每日 2 次,连续 14d),结果给药组体重回升较自然恢复组显著加快。

(3) 促进胰腺分泌和提高小肠吸收的作用。方中鸡内金含胃蛋白酶、淀粉酶、氨基酸,具有促进胃酸、胃液的分泌、推进胃运动的作用。

【临床应用】 主要用于脾胃气虚证之小儿厌食症。

用本方治疗 181 例厌食患儿,总有效率为 79.58%。另对 128 例患儿分治疗组和安慰剂对照组,结果治疗组总有效率为 81.25%,对照组为 21.88%,两组差异非常显著。

【制剂与用法】 颗粒剂,每袋装 5.5g。口服,3 岁以内每次 1/2 袋,每日 2 次;4～6 周岁每次 1/2 袋,每日 3 次;7～12 周岁每次 1 袋,每日 2 次;10 岁以上每次 1 袋,每日 3 次。

化积口服液
研制方

【处方】 茯苓(去皮)、海螵蛸、鸡内金(炒)、三棱(醋制)、莪术(醋制)、红花、槟榔、雷丸、鹤虱、使君子仁。

本方主用于食滞虫积胃肠证之疳积。方中茯苓、鸡内金健脾消食积为主药。槟榔、雷丸、鹤虱、使君子仁杀虫消积,且槟榔、使君子仁能下气导滞,以消脘腹胀满,除里急后重,共为辅药。佐以三棱、莪术、红花破血活血行气,消积化滞而止痛。诸药合用,共奏消积治疳之功。

【性状】 本品为黄棕色的澄清液体;气清香;味甜、微苦。

【功能与主治】 健脾导滞,化积除疳。用于小儿疳气型疳积(肠虫症)、腹胀腹痛、面黄肌瘦、消化不良等。

【药理作用】 主要有促进胃液分泌,增加总酸排出量及增强胃蛋白酶活性,促进整体肠蠕动及提高十二指肠收缩张力作用,活血化瘀,改善肠道微循环;麻痹或杀灭蛔虫、蛲虫、绦虫的作用。

【临床应用】 用于小儿肠寄生虫病等引起的"疳症"。

【制剂与用法】 口服液,每支装 10ml。周岁以内幼儿,每次 5ml,每日 2 次;2～5 岁儿童,每次 10ml,每日 2 次;5 岁以上儿童,每次 10ml,每日 3 次;或遵医嘱。

肥 儿 丸

宋代《太平惠民和剂局方》

【处方】肉豆蔻(煨)、木香、六神曲(炒)、麦芽(炒)、胡黄连、槟榔、使君子仁。

本方主用于小儿脾虚食积证之疳积与虫积。脾虚失运,故面黄体瘦、大便溏薄;食积化热,故发热口臭、食积生湿、湿热生虫;食滞虫积,气机失畅,则肚腹胀满。治宜健脾消食、清热驱虫。方中神曲、麦芽消食化积、健脾和中为主药。辅以胡黄连清热燥湿,治生虫之源;肉豆蔻、木香健脾止泻,行气止痛,配合神曲、麦芽健脾消食积。佐以槟榔、使君子下气驱虫、化积消疳。诸药合用,共奏健脾、消积、清热、驱虫之功效。

【性状】本品为黑棕色至黑褐色的大蜜丸;味微甜、苦。

【功能与主治】健胃消积,驱虫。用于小儿消化不良、虫积腹痛、面黄肌瘦、食少腹胀泄泻。

【药理作用】主要有助消化、驱虫和抗菌作用。

(1)助消化:方中六神曲含消化酶、维生素 B_1,具有助消化的作用;麦芽含淀粉酶、转化糖酶、催化酶、维生素 B_1,具有助消化、催乳、降血脂的作用;肉豆蔻含挥发油、脂肪油,具有抗炎、止泻、增进食欲、促消化的作用。

(2)驱虫:方中使君子仁有驱蛔作用,能麻痹蛔虫头部,有效成分为使君子酸钾。槟榔含总生物碱(0.3%~0.7%),主要为槟榔碱约占75%,具有驱绦虫的作用;与使君子合用,既增强驱蛔疗效,又可治蛔虫和绦虫的混合感染。

(3)抗菌:胡黄连有利胆和抑制多种病菌的作用。方中胡黄连含黄连素,具有保肝利胆、解痉、抗炎的作用;木香含挥发油,具有解痉、抗炎的作用。

【临床应用】用于脾虚食积虫积证之蛔虫、绦虫所引起的虫积腹痛、消化不良、食少、泄泻,面黄肌瘦等。

【制剂与用法】大蜜丸,每丸重3g。口服,每次1~2丸,每日1~2次;3岁以内的小儿酌减。

【注意事项】① 本品为驱虫消积药,不可作为补品长期服用,非因脾虚食积虫积所致消化不良不宜用。② 忌生冷、油腻食物。③ 与本品仅一字之差的"肥儿散"(具健脾和胃止泻的功效)宜加区别。

【备注】本品因消食积、健脾虚、清热驱虫,使正气渐复,病愈而体肥,故以"肥儿"命名。

小儿香橘丸

明代《婴童百问》

【处方】木香、陈皮、苍术(米泔炒)、白术(麸炒)、茯苓、甘草、白扁豆(去皮)、山药、莲子、薏苡仁(麸炒)、山楂(炒)、麦芽(炒)、六神曲(麸炒)、厚朴(姜炙)、枳实、香附(醋炙)、砂仁、半夏(制)、泽泻。

本方主用于脾虚食滞证之呕吐便泄。方中白术、茯苓益气健脾以补脾虚、健脾渗湿以止泻;山楂、麦芽、六神曲消食化滞以消积和胃。山药、莲子、薏苡仁、白扁豆健脾止泻;半夏、厚朴、枳实、香附、砂仁行气化滞、和胃止呕;泽泻利水渗湿以止泻;甘草助白术、茯苓益气健脾、调和诸药。诸药合用，共奏健脾和胃、消食止泻之功。

【性状】 本品为棕黄色的蜜丸；气香、味略甘甜。

【功能与主治】 健脾和胃，消食止泻。用于小儿饮食不节引起的呕吐便泻、脾胃不和、身热腹胀、面黄肌瘦、不思饮食。

【药理作用】 全方主要具有助消化、调节肠道平滑肌运动的作用。

（1）助消化：神曲、麦芽均含有淀粉酶和蛋白酶，可促进碳水化合物和蛋白质的分解。橘红能促进胃液的分泌，有助于消化；同时能使人唾液淀粉酶活性增高。神曲、麦芽均含多种消化酶，具有助消化的作用。

（2）调节肠道平滑肌运动：木香含挥发油（0.3%～3%）、生物碱，对肠道有轻度兴奋作用，肠痉挛时则有解痉的作用。其水提液对大鼠离体小肠呈现先兴奋后抑制，小剂量兴奋、大剂量抑制。橘红含柚皮苷、新陈皮苷、B族维生素，具有解痉、抗炎作用；青皮含挥发油、黄酮苷，具有促进消化液分泌、解除肠平滑肌痉挛的作用。

（3）抑菌：木香对伤寒杆菌、痢疾杆菌、多种真菌有一定的抑制作用。

【临床应用】 主用于脾虚食滞证之小儿消化不良、呕吐、泄泻、不思饮食，以及痢疾初起。

【制剂与用法】 大蜜丸；每丸重3g。口服，每次1丸，每日3次，周岁以内小儿酌减。

【注意事项】 ① 脾气虚弱无积滞者不宜用。忌瓜果冷饮。② 与启脾丸比较，止呕、消食作用较强，可用于脾虚型疳疾。

第五章

泄　泻

泄泻是以大便次数增多,粪质稀薄或如水样为特征的一种小儿常见病。西医称泄泻为腹泻,发于婴幼儿者称婴幼儿腹泻。本病以 2 岁以下的小儿最为多见。虽一年四季均可发生,但以夏秋季节发病率为高,秋冬季节发生的泄泻,容易引起流行。同时,腹泻又是引起小儿营养不良("疳积")的主要原因之一,因此本病在儿科占有重要地位。

小儿泄泻发生的原因,以感受外邪,内伤饮食,脾胃虚弱为多见。感受外邪小儿脏腑娇嫩,肌肤薄弱,冷暖不知自调,易为外邪侵袭而发病。内伤饮食小儿脾常不足,运化力弱,饮食不知自节,若调护失宜,乳哺不当,饮食失节或不洁,过食生冷瓜果或不消化食物,皆能损伤脾胃,而发生泄泻。脾胃虚弱先天禀赋不足,后天调护失宜,或久病迁延不愈,皆可导致脾胃虚弱。胃弱则腐熟失职,脾虚则运化失常,因而水反为湿,谷反为滞,清浊不分,合污而下,而成脾虚泻。

常见泄泻的类型和治法如下:

1. 食伤泄泻　主要症状为大便稀溏,夹有乳凝块或食物残渣,气味酸臭,或如败卵,脘腹胀满,便前腹痛,泻后痛减,腹痛拒按,嗳气酸馊,或有呕吐,不思乳食,夜卧不安,舌苔厚腻,或微黄。

治法:消食导滞。

2. 风寒泄泻　主要症状为大便清稀,多泡沫,臭气不甚,肠鸣腹痛,或伴恶寒发热,鼻流清涕,咳嗽,舌淡,苔薄白。

治法:疏风散寒,化湿和中。

3. 湿热泄泻　主要症状为大便水样,或如蛋花汤样,泻下急迫,量多次频,气味秽臭,或见少许黏液,腹痛时作,食欲不振,或伴呕恶,神疲乏力,或发热烦闹,口渴,小便短黄,舌红,苔黄腻,脉滑数。

治法:清热利湿。

4. 脾虚泄泻　主要症状为大便稀溏,色淡不臭,多于食后作泻,时轻时重,面色萎黄,形体消瘦,神疲倦怠,舌淡苔白,脉缓弱。

治法:健脾益气,助运止泻。

5. 脾肾阳虚泄泻　主要症状为久泻不止,大便清稀,完谷不化,或见脱肛,形寒肢冷,面色㿠白,精神萎靡,睡时露睛,舌淡苔白,脉细弱。

治法:补脾温肾,固涩止泻。

启 脾 丸
明代《古今医鉴》

【处方】人参、白术(炒)、茯苓、甘草、陈皮、山药、莲子(炒)、山楂(炒)、六神曲(炒)、麦芽(炒)、泽泻。

本方主用于脾胃气虚证之泄泻。方中人参益气健脾以补脾胃气虚为主药。辅以白术、茯苓益气健脾、渗湿止泻;山药、莲子健脾止泻。佐以山楂、神曲、麦芽消食化滞、健脾和胃;陈皮理气和胃、助运而消痞;泽泻清热利湿。甘草益气健脾、缓急止痛、调和诸药,为佐使之药。各药合用,共奏健脾和胃之功。

【性状】本品为棕色的大蜜丸;味甜。

【功能与主治】健脾和胃。用于小儿脾胃虚弱、消化不良、腹胀便溏。

【药理作用】本品主要有促进消化、调节胃肠功能之作用。

(1)促进消化:山楂含槲皮素、有机酸、维生素 B_2、维生素 C,具有促进消化、降血脂的作用;六神曲含有多种消化酶、维生素 B_1,具有助消化、开胃的作用;麦芽含有多种消化酶,具有促进消化、降血脂的作用。

(2)调节胃肠功能:白术、陈皮、茯苓、甘草和神曲对胃肠平滑肌功能有调节作用。其中陈皮含挥发油、橙皮苷,具有利胆、抗过敏的作用。

(3)抑菌:甘草、山楂、茯苓有抑菌作用,这对消化不良、肠内异常发酵所致的肠道感染,有良好防治作用。

(4)其他:人参含皂苷类,具有增强机体免疫力,对中枢神经系有双向调节作用,促进性腺和肾上腺皮质功能,刺激造血器官的作用;白术主含挥发油,具有强壮、降血糖、抗凝血的作用。

【临床应用】主要用于脾胃气虚证之慢性胃肠炎、小儿泄泻、消化不良、贫血等。

【制剂与用法】大蜜丸,每丸重3g。口服,每次1丸,每日2～3次;3岁以内小儿酌减。

【注意事项】忌食生冷、油腻、不易消化的食物。

小儿泻速停冲剂
研制方

【处方】地锦草、儿茶、乌梅、山楂(炒焦)、茯苓、白芍、甘草等。

方中乌梅生津、敛肠、安蛔;山楂炭行气散瘀;地锦草清热解毒、凉血止血;儿茶祛湿、生肌、敛疮。诸药合用,共奏健脾止泻、抗菌止痢、解痉止痛之作用。

【性状】本品为棕褐色的颗粒,味甜、微涩。

【功能与主治】清热利湿,健脾止泻,解痉止痛。用于治疗小儿泄泻、腹痛、纳差(尤适用于秋季腹泻及急、慢性腹泻)。

【药理作用】

动物实验研究证明:① 本品对小鼠大小肠和脾虚泄泻小鼠大小肠的蠕动有显著抑制作用,并有解痉止痛功效。② 能抑制轮状病毒和多种引起腹泻的病原菌,如大肠埃希菌、伤寒杆菌、痢疾杆菌、变形杆菌等。方中乌梅含多种有机酸,具有抑菌,促进胆囊、胆汁分泌的作用;地锦草含黄酮类、没食子酸,具有抗菌、止血的作用;儿茶含儿茶鞣酸(20%～50%),具有抗菌、止泻的作用。③ 有促进机体消化吸收功能,调整机体免疫功能。方中山楂炭含黄酮类成分及有机酸,具有促进消化、收敛止泻的作用。

【临床应用】用于小儿腹泻,尤其适用于秋季腹泻、轮状病毒性肠炎与急、慢性腹泻。有报道,小儿泻速停冲剂治疗小儿秋季轮状病毒性腹泻(小儿年龄 4 个月～3 岁)101 例,显效 84 例(83.17%),有效 9 例(8.91%),无效 8 例(7.92%),总有效率为 92.08%,且疗效优于病毒唑。

【制剂与用法】冲剂,每袋装:① 5g;② 10g。6 个月以下每次 1.5～3g;6 个月～1 岁每次 3～6g;1～3 岁每次 6～10g;3～7 岁每次 10～15g;7～12 岁每次 15～20g,均每日3～4 次。

【注意事项】① 有脱水者,可口服或静脉补液。② 病情较重或服用 1～2d 后,疗效不佳,可酌情增加剂量。③ 服药期忌食生冷、油腻食物。

香连止泻胶囊(片)

经验方

【处方】木香、黄连、枳实、白芍、厚朴(姜制)、槟榔。

本方主用于大肠湿热证之热痢。方中黄连清热燥湿、泻火解毒、解肠中之热毒为主药。辅以木香行气化滞而止痛;白芍柔肝理脾、调和气血,而止泻痢腹痛。佐以枳实行气化滞,消积除满;厚朴下气除胀、燥湿除满;槟榔行气导滞、消脘腹胀满,除里急后重。诸药合用,共奏清热燥湿、化滞止痢之功。

【性状】本品为胶囊剂,内容物显棕黄色的粉末;气香、味苦。

【功能与主治】清热祛湿,化滞止痢。用于肠中蕴热引起的红白痢疾、腹痛下坠、饮食无味、四肢倦怠。

【药理作用】主要有抑菌抗炎、抑制肠肌收缩、解热止痛和增强免疫的作用。

(1)抑菌抗炎:本品在体外能抑制福氏疾病杆菌的生长;在家兔小肠结扎段局部给药(95mg/ml),对肠段局部感染的福氏痢疾杆菌生长抑制率为 98%,能明显减轻被感染肠管段的炎症反应,脓性分泌物明显减少,肠管坏死程度减轻。方中木香、黄连、厚朴等对痢疾杆菌均呈抑制作用。方中木香含挥发油、生物碱,具有抗菌、解痉的作用;黄连含小檗碱、黄连碱,具有抗菌的作用。

(2)抑制肠肌收缩:本品对毛果芸香碱所致的离体回肠收缩幅度亦呈抑制作用。枳实含挥发油、黄酮类成分、对羟福林,具有调节胃肠节律性收缩的作用,且主要以抑制为主。厚朴含厚朴酚,具有松弛肌肉的作用。

(3)解热止痛:芍药苷和小檗碱对正常小鼠体温有降温作用,对人工发热的小鼠也有解热作用。对醋酸性扭体反应及热板法致痛(小鼠)均有抑制作用,表明本药有止痛功效。

(4)增强免疫:小檗碱在动物体内或体外均能增强白细胞吞噬金黄色葡萄球菌的能力,还能增强网状内皮系统的吞噬力;对细菌毒素有明显的解毒作用。芍药苷对免疫功能有显著的调节作用。

【毒理研究】毒性试验:用本品 102.4g(生药)/kg 给小鼠灌胃,7d 为一个疗程,此剂量为成人(70kg 体重)日用量(10.2g)的 700 倍,表明安全性大。

【临床应用】用于大肠湿热证之急性细菌性痢疾、急性肠炎之轻症。

【不良反应】少数病人服药后有轻度便秘,不经处理可自行消失。

【制剂与用法】胶囊剂。① 胶囊:口服,每次 2 粒,每日 2 次,连用 3～7d。③ 片剂:口服,每次 4 片,每日 2～3 次。

儿科中成药主要药理作用及临床应用小结于表 4-5-1 中。

表 4-5-1　儿科中成药主要药理作用及临床应用

药　名	药 理 作 用									临 床 应 用
	清热	解毒	抗菌	抗病毒	消食	止泻	止咳	平喘	解惊	其他	
小儿解表颗粒	+	+	+	+			+				风热感冒、恶寒发热、头痛咳嗽、鼻塞流涕、咽喉痛痒
小儿热速清口服液	+	+	+	+			+				小儿外感高热、头痛、咽喉肿痛、鼻塞、流涕、咳嗽、大便干结
香苏正胃丸	+	+	+	+	+					镇静	暑湿伤中证之小儿感冒,兼有胃肠症状(厌食、腹泻),以及较频繁的水样或蛋花样粪便的小儿腹泻
清热解毒口服液	+	+	+	+						增强免疫功能	流感、上呼吸道感染及各种发热疾病
解肌宁嗽丸(片)	+	+	+		+		+	+		抗炎	小儿感冒发热、咳嗽痰多
小儿咳喘灵口服液	+	+	+	+			+	+			上呼吸道感染、气管炎、肺炎、咳嗽等
小儿奇应丸	+				+		+		+	杀虫	小儿惊风发热、咳嗽多痰、食积、虫积
健儿散					+					促生长	厌食、消瘦、消化不良
化积口服液					+					杀虫	小儿疳气型疳积(肠虫症)、腹胀腹痛、面黄肌瘦、消化不良等
肥儿丸					+	+				杀虫	小儿消化不良、虫积腹痛、面黄肌瘦、食少腹胀泄泻
小儿香橘丸			+		+	+					脾虚食滞证之小儿消化不良、呕吐、泄泻、不思饮食,以及痢疾初起
启脾丸			+		+	+				增强免疫功能	脾胃气虚证之慢性胃肠炎、小儿泄泻、消化不良、贫血等

续 表

药 名	药理作用										临床应用
	清热	解毒	抗菌	抗病毒	消食	止泻	止咳	平喘	解惊	其他	
小儿泻速停冲剂	＋					＋	＋		＋		小儿泄泻、腹痛、纳差（尤适用秋季腹泻及急、慢性腹泻）
香连止泻胶囊（片）	＋	＋	＋			＋				止痛,增强免疫。	肠中蕴热引起的红白痢疾、腹痛下坠、饮食无味、四肢倦怠

＋示增强作用。

【参考文献】

1. 曹国建,阮学东.小儿热速清口服液致皮疹 1 例.药物流行病学杂志,2001,10(1):49

2. 丁晨旭,纪兰菊.香薷化学成分及药理作用研究进展.上海中医药杂志,2005,39(5):63-65

3. 肖翔林,龙膺西.近年来广藿香的研究概况.中药材,2004,27(6):456-459

4. 周可军,庄严.清热解毒口服液对免疫功能的影响.河南中医,1997,17(3):280-281

5. 王林,郭胜典,王宗伟,等.清热解毒口服液的药理研究.中成药,1997,13(7):24-25

6. 张雷,张振家,李中华,等.清热解毒口服液的研制及临床应用.中药材,2002,25(10):771-772

7. 解黎波.小儿清热解毒口服液致不良反应 2 例报告.中华医药学杂志,2003,2(8):75

8. 欧正武.化积口服液组方依据和疗效机理.现代儿科杂志,1997;2(2):122

9. 潘用再.小儿泻速停冲剂治疗秋季腹泻 101 例.中国中西医结合杂志,1995,15(1):56

（陆 红 张丽英 楼剑书）

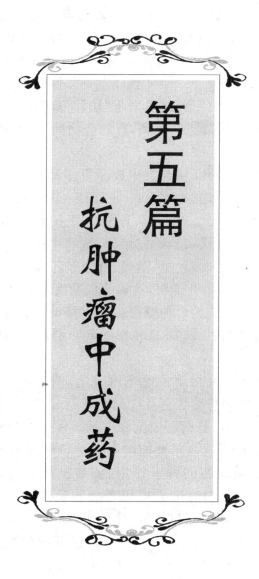

第五篇 抗肿瘤中成药

肿瘤是一类常见病,其中恶性肿瘤是目前危害人类健康最严重的疾病之一。肿瘤是机体在各种致瘤因素作用下,局部组织的细胞发生异常增生而形成的新生物,这种新生物常表现为局部肿块。一般说来,良性肿瘤对机体的影响较小,一般只起局部压迫、阻塞作用。但恶性肿瘤除压迫、阻塞作用外,还可引起如下危害:破坏组织器官的结构和功能,如骨肉瘤可引起病理性骨折,晚期肝癌破坏肝组织,引起肝功能损害等;出血和感染;疼痛;发热;恶病质等。

　　抗癌类中成药是指具有活血化瘀、软坚散结、清热解毒、增加免疫功能等作用,用于治疗及辅助治疗癌症的一类中药制剂。恶性肿瘤的药物治疗可以通过两方面起作用:一是直接杀灭肿瘤细胞,属于"祛邪"范畴;二是提高机体抗癌力,属扶助"正气"、调整"阴阳"的"扶正"范畴,有的药物则"扶正祛邪"兼备,总之,要使机体达到"阴阳平衡"。

　　另外,某些祛痰类中成药、补益类中成药等亦具有消肿散结抑癌之作用,已在有关章节介绍,此不在重述。

　　【功能】散结消肿、抗癌止痛、破血消瘀、扶正祛邪。

　　【药理学研究】根据现代实验研究结果,抗癌中成药主要具有抗癌、增强免疫、改善血液循环、消炎、生血、止血、镇痛、镇静等药理作用。将其归纳如下:

　　1. 抗肿瘤作用　现代研究证明,抗癌中成药大多对肿瘤细胞的代谢有明显的抑制作用。如复方斑蝥胶囊对肿瘤细胞有直接抑制作用;抗癌平丸诱导消化系统癌细胞发生细胞周期阻滞,抑制肿瘤细胞分裂增殖,使瘤体缩小或肿瘤细胞死亡消失等。

　　另有研究显示抗癌平丸可下调癌基因表达,诱导肿瘤细胞凋亡;华蟾素诱导细胞凋亡的分子生物学基础是它对抗凋亡基因 bcl-2 的表达有一定的抑制作用;猪苓多糖(PUPS)对 T_{24} 膀胱癌细胞 p53 基因表达有明显的调节作用。

　　2. 对免疫系统的作用　西黄丸能增强对单核细胞系统的激活作用。华蟾素注射液具有增强巨噬细胞的吞噬作用、提高机体免疫功能,抑制肿瘤细胞DNA、RNA 合成的功效。对晚期肿瘤患者细胞免疫功能具有一定增强作用。鸦胆子油乳注射液联合放疗不仅提高治疗效果,而且有保护骨髓和提高免疫功能。复方苦参注射液能对 B 淋巴细胞和 T 淋巴细胞的免疫功能有增强作用。乌头注射液能提高肿瘤化疗患者的巨噬细胞吞噬功能。

　　3. 减毒、增效作用　抗癌平丸与化疗、放疗合用有明显的减毒增效的作用,尤其适用于无法手术、对放化疗毒副作用不能耐受的肿瘤患者。艾迪注射液配合化疗治疗非霍奇金淋巴瘤(NHL)、晚期乳腺癌可明显提高化疗的疗效,减少化疗引起的骨髓抑制,保护患者骨髓的功能和免疫功能,提高患者对化疗的耐受性,改善患者的生活质量。复方斑蝥胶囊高剂量可明显增加环磷酰胺(CTX)的抗癌效果。华蟾素注射液与多种抗癌药物 5-氟脲嘧啶(5-Fu)、甲酰四氢叶酸钙(CF)、丝裂霉素(MMC)联合应用不会增加化疗药物毒性,而且对抗癌药物所致的免疫功能低下有一定的缓解和对抗作用。口服华蟾素注射液合并(^{60}Co)放射治疗中晚期食管癌患者,结果表明华蟾素合并放射治疗有协同治疗作用。猪苓多糖注射液与替加氟(FT-207)、CTX、5-Fu 伍用,可明显提高疗效,同时可避免单用 FT-207、CTX 或 5-Fu 所引起的免疫失调状态,增强机体抗癌能力。

4. 对造血系统的作用 抗癌平丸具有保护骨髓造血功能的作用,增加白细胞数,降低放疗、化疗及癌性毒素对造血系统的损伤。艾迪注射液可减少化疗引起的骨髓抑制,保护患者骨髓的功能和免疫功能,提高患者对化疗的耐受性,改善患者的生活质量。贞芪扶正颗粒对放化疗骨髓抑制所致白细胞、血小板和血红蛋白的降低有不同程度的改善作用。复方皂矾丸促进辐射损伤小鼠骨髓造血功能恢复,增加骨髓造血细胞,对粒巨噬细胞集落形成单位(GM-CFU)和幼红细胞集落形成单位(CFU-E)的生成有明显的促进作用,从而加速造血细胞的生成、分化、成熟,使萎缩的骨髓组织重建、再生。另外对辐射损伤小鼠造血功能有明显的保护作用。

5. 镇痛、镇静作用 华蟾素注射液可直接作用于中枢神经系统,提高痛阈。通过热板法、醋酸刺激扭体法试验记录表明,复方苦参注射液的镇痛作用强度与度冷丁相似;用电刺激法试验结果表明,小鼠的痛阈值可显著提高。复方乌头注射液中乌头碱给予小鼠静脉注射 200ml/kg 后痛阈提高 2.4 倍,60min 后提高 3 倍。

6. 抗菌、抗病毒作用 西黄丸对耐药葡萄球菌有效。华蟾素注射液能明显抑制鸭乙型肝炎病毒的复制并有较好的病理改善作用。白花蛇舌草有较强抗菌、抗病毒、消肿祛痛的作用,可广泛地用于各种感染性疾病。

7. 其他作用 艾迪注射液对放射性肺炎有明显的治疗作用。现代药理学研究发现,华蟾素注射液还具有升高白细胞、强心、升压、局麻、兴奋呼吸等功效。猪苓多糖注射液具有保肝、抗衰老作用。掌叶半夏尚具有催吐、泻下、对心血管作用及清除自由基的作用。

【临床应用】① 本类药物既具有抑癌祛邪,又有扶正温化的双重作用,广泛应用于肿瘤的临床治疗,如肝癌、肺癌、胃癌、恶性淋巴瘤、急性粒细胞型白血病、肠癌、食管癌、胰腺癌、卵巢癌、子宫内膜癌、宫颈癌等,并可抑制各种肿瘤如肝癌、肺癌、淋巴癌等的扩散。② 本类部分药物对各级癌痛均有缓解作用,对慢性痛、轻度痛、胀痛、隐痛效果好,尤其适用于消化系癌痛。③ 对于放、化疗等原因致骨髓造血功能损伤或造血功能低下等疾病引起的骨髓抑制有显著的保护作用。④ 联合放、化疗用于肿瘤的治疗,减轻放疗、化疗反应,促进正常功能的恢复。

【注意事项】① 孕妇忌用;② 阴虚火旺者不宜服用;③ 脓溃外泄,勿服;④ 不宜久服;⑤ 服药期间忌烟、酒及辛辣、生冷、油腻食物;⑥ 如正在服用其他药品,使用本品前请遵医嘱;⑦ 对本类中成药过敏者禁用;极少数患者可见急性荨麻疹、皮肤过敏、腹泻等过敏反应;服药期间忌茶水。

第一章

清热解毒类抗肿瘤中成药

清热解毒属中医祛邪治疗法则之一,多用抗恶性肿瘤热证、实证。经现代药理研究证明,这类药物有较广的抗菌谱,能抑制病毒,提高机体非特异性免疫力;对一些实验动物肿瘤有一定抑制作用;对癌细胞与白细胞也有杀伤活性,因而具有消炎、杀菌、抑癌、排毒和退热等作用。清热解毒药性凉而多具苦味,对身体虚弱,脾胃虚寒者不宜多用。

西黄丸(胶囊)
《外科证治全生集》

【处方】牛黄、麝香、乳香(醋制)、没药(醋制)。

本方主用于湿热毒瘀证之疮疡,为治疮疡阳证之方剂。方中牛黄(又称犀黄)长于清热解毒、化痰散结为主药。辅以麝香活血散结、消肿止痛。牛黄性凉、功偏解毒;麝香性温、通行十二经脉、开通闭塞、功兼活血;两者同用,相得益彰。牛黄得麝香之辛窜,则化痰能力更大;没药活血散瘀、止痛消肿。黄米面糊制丸,取其调养胃气,攻邪而不伤正气。诸药合用,清热解毒以消痰火,活血化瘀以消肿止痛,热毒得清,气行血畅,痰化肿消,诸症得愈;共奏清热解毒、和营消肿止痛之功。

【性状】水丸:色褐,气芳香,味微苦;胶囊剂:内容物为灰黄色的粉末,气芳香,味微苦。

【功能与主治】清热解毒散结,和营消肿止痛。用于毒瘀互结,痈疽疮疡,阴疽肿痛,多发性脓肿、淋巴结炎、寒性脓疡属上述证候者。多用于痈疽疔毒、瘰疬、流注、癌肿等的治疗。

【药理作用】

(1)抗炎、增强免疫功能:西黄丸能增强对单核细胞系统的激活作用。另方中麝香蛋白成分有明显的抗炎作用,并可能增加 IgM 抗体,在抗原 SRBC 存在下能使试验小鼠的脾脏明显增大。

(2)抗菌:西黄丸对耐药葡萄球菌有效。方中麝香含麝香酮,具有抑菌、抗炎的作用;乳香含树脂($60\%\sim70\%$)挥发油,没药含树脂($25\%\sim35\%$)挥发油,均具有抗炎、消肿的作用。

(3)抗肿瘤:麝香对离体小鼠艾氏腹水瘤(EAC)等癌细胞有抑制作用。抗白血病作用:本药体内实验对移植性 L7212 白血病小鼠接种后第 4、5、6 天的白细胞计数、白血病细胞百分比等均有统计学意义。抗肝癌作用:MTT 法检测含本药血清对体外培养肝细胞的抑制率达 39%。对肝癌细胞株 Bel-7402 有抑制作用,血清浓度与抑制率呈线性关系。

【临床应用】主要用于湿热毒瘀证之化脓性骨髓炎、颈动脉炎、淋巴结核、耐药金黄色葡萄球菌感染,以及肝癌、胆管癌、胰腺癌、乳腺增生、乳腺纤维瘤、乳腺癌、急性白血病等。

【不良反应】服用后偶有引起皮肤过敏者。

【制剂与用法】水丸：每 20 粒重 1g。口服，每次 3g，每日 2 次，温开水或黄酒送服。

【注意事项】① 孕妇忌用；② 阴虚火旺者不宜服用；③ 脓溃外泄，勿服；④ 不宜久服；⑤ 服药期间忌烟、酒及辛辣、生冷、油腻食物；⑥ 如正在服用其他药品，使用本品前请遵医嘱。

抗癌平丸

【处方】珍珠菜、藤梨根、香茶菜、肿节风、蛇莓、半枝莲、兰香草、白花蛇舌草、石上柏、蟾酥。

方中主药半枝莲，具有清热解毒、利水消肿和止血定痛的功效；白花蛇舌草有清热解毒、软坚散结及利水消肿，用于热毒蕴盛、痰湿交阻的胃肠道肿瘤。藤梨根清热解毒、祛风除湿和消肿止血，用于湿热阻滞之胃肠道肿瘤，有抗肿瘤和抑制肿瘤的作用；蛇莓清热解毒、消肿散瘀结，用于肝癌和肠癌等；石上柏有清热解毒、凉血止血，用于肝郁化火、热毒壅盛的肝癌；蟾酥具有破癰结、行水湿、化毒消肿、杀虫及通窍定痛，共奏清热解毒、散瘀止痛之功效。

【性状】本品为黑褐色的浓缩微丸；味苦。

【功能与主治】清热解毒、散瘀止痛。用于热毒瘀血壅滞肠胃而致的胃癌、食管癌、贲门癌、直肠癌等消化道肿瘤。

【药理作用】

（1）抗肿瘤作用：白花蛇舌草体外药理试验证明有抑制、杀死肝癌细胞及抗嗜菌体的作用，体内药理试验对 S180 有明显抑制作用，使癌细胞核分裂受抑制，瘤体变性坏死，癌组织周围有淋巴细胞与中性粒细胞浸润，淋巴结及肝脾中网状内皮细胞增生；香茶菜富含延命草素（Enmein），有抗肿瘤的作用，药理试验表明能延长小鼠接种艾氏腹水瘤后的生命；蛇莓药理试验表明对艾氏腹水癌肿及 S_{180} 有抑制作用。

抗癌平丸是通过抑制消化系统癌细胞的增殖、调节细胞免疫及体液免疫功能及促进肿瘤细胞逆转分化等环节达到防治的目的。其抗肿瘤的药理机制为：诱导消化系统癌细胞发生细胞周期阻滞，抑制肿瘤细胞分裂增殖，促使其分化，并阻碍肿瘤生长，可使瘤体缩小或肿瘤细胞死亡消失。通过消化系统癌细胞内信号传导系统，选择性抑制 Na^+-K^+-ATP 酶的活性，下调癌基因表达，诱导肿瘤细胞凋亡。

（2）对免疫功能的影响：可增加 $CD4^+$/$CD8^+$ 的比值，刺激网状内皮系统增生，增强吞噬细胞活力，提高免疫系统功能。控制原发灶的转移及转移灶的继续扩散，明显缓解临床症状，提高生存质量。

（3）减毒、增效作用：保护骨髓造血功能，增加白细胞数，降低放疗、化疗及癌性毒素对造血系统的损伤，与化疗、放疗合用有明显的减毒增效的作用，尤其适用于无法手术、对放化疗毒副作用无法耐受的肿瘤患者。

（4）其他作用：可改善机体代谢，保护心、肝、肾的功能。

【毒理研究】急性毒性实验：抗癌平丸小鼠灌胃给药的最大耐受量为 32.4g/kg，按体重计算，相当于临床人每日用量的 648 倍。

长期毒性实验：选用 SD 品系大鼠二种性别，三个剂量，最大剂量灌胃给药 8g/kg，约相当于临床人每日用量的 160 倍，进行了 3 个月周期的长期毒性试验，内容包括动物一般状况观察，血液学 6 项，血液生化 8 项，脏器系数 7 项，组织病理学 16 项检查及系统解剖检查。给药 3

个月后停药恢复2周。试验结果表明,3个月的长期毒性试验的各项检查均未发现异常,恢复期试验也未发现延迟性毒性反应。

【临床应用】抗癌平丸广泛应用于肿瘤临床,用于治疗各种恶性肿瘤,如肝癌、肺癌、胃癌、恶性淋巴瘤、急性粒细胞型白血病、肠癌、食管癌、宫颈癌等,都获得了不同程度的疗效,并可抑制各种肿瘤如肝癌、肺癌、淋巴癌等的扩散。

【制剂与用法】每瓶装1g。口服,每次0.5～1g,每日3次,饭后半小时服,或遵医嘱。

【注意事项】初服时可由少到多,逐步增加,如胃部有发胀感,可酌情减少;服药期间忌食霉菌类食物。

艾迪注射液

【处方】斑蝥、人参、黄芪、刺五加。

方中斑蝥以毒攻毒,破血散结,治疗各种癌肿;人参、黄芪、刺五加大补元气、补脾益肺、扶正固本、养血安神、补益肝肾。全方共奏清热解毒、消瘀散结之功。

【性状】本品为浅棕色的澄明液体。

【功能与主治】清热解毒、消瘀散结。用于原发性肝癌、肺癌、直肠癌、恶性淋巴瘤、妇科恶性肿瘤等。

【药理作用】

(1) 抗肿瘤作用:人参皂苷 Rg3 对裸鼠移植性肿瘤的生长有明显抑制作用,可把大量癌细胞阻滞在 G_1 期,使 S 期的细胞明显减少,增加细胞凋亡,诱导基因 p53、bcl-2 的作用。斑蝥素对小鼠腹水型肝癌及网织细胞肉瘤(ARS)人食管癌,贲门、肝、胃、肺、乳腺癌细胞均有明显的抑制作用,同时亦能促进骨髓造血干细胞向粒-单核细胞分化而使白细胞增加。多种研究显示,本品具有多方面的药理作用:① 对肿瘤细胞的直接杀伤作用;② 诱导肿瘤细胞凋亡;③ 抑制肿瘤血管新生;④ 逆转多药耐药;⑤ 骨髓保护;⑥ 免疫调节作用,诱导机体产生白介素、干扰素、肿瘤坏死因子等。

(2) 减毒、增效作用:研究表明,应用艾迪注射液配合化疗治疗 NHL、晚期乳腺癌可明显提高化疗的疗效,减少化疗引起的骨髓抑制,保护患者骨髓的功能和免疫功能,提高患者对化疗的耐受性,改善患者的生活质量。

另据研究表明,艾迪注射液能提高机体免疫力、减轻炎性细胞的趋化,对放射性肺炎有明显的治疗作用。

【毒理研究】小鼠灌胃给药 LD_{50},斑蝥悬液为 131mg/kg,水煎剂为 457.1mg/kg,斑蝥素腹腔给药的小鼠 LD_{50} 为 1.71mg/kg。

【临床应用】肝癌、肺癌、大肠癌、乳腺癌、胃癌、卵巢癌、食道癌、鼻咽癌、白血病、淋巴瘤及恶性淋巴瘤骨髓浸润等。

【不良反应】首次应用本品,偶有患者出现面红、荨麻疹、发热等反应,极个别患者有心悸、胸闷、恶心、呕吐、出血性皮疹及呼吸困难等不良反应。

【制剂与用法】注射液:每支 10ml。静脉滴注,每次 50～100ml,以 0.9%氯化钠或5%～10%葡萄糖注射液 400～450ml 稀释后使用,每日 1 次,30d 为一疗程。

【注意事项】孕妇忌用。

平消片（胶囊）
《金匮要略》

【处方】郁金、仙鹤草、五灵脂、白矾、硝石、干漆(制)、枳壳(麸炒)、马钱子粉。

方中马钱子粉清热解毒、止痛散结、通络为主药。辅以硝石清热软坚而泻火;五灵脂活血化瘀而止痛;郁金行气化瘀、解郁止痛。佐以枳壳行气解郁而止痛;白矾清热解毒、燥湿祛痰;干漆破瘀血、消积;仙鹤草解毒、收敛止血。诸药合用,共奏活血化瘀、止痛散结、清热解毒之功。

【性状】本品为糖衣片或薄膜衣片,除去包衣后显深灰色至黑灰色;气微香,味苦、涩。

【功能与主治】活血化瘀、止痛散结、清热解毒、扶正祛邪。对肿瘤具有一定的缓解症状、缩小瘤体、抑制肿瘤生长、提高人体免疫力、延长患者生命的作用。

【药理作用】

(1)抗肿瘤作用:治疗恶性肿瘤的机理主要是其具有抗肿瘤、改善微循环、增加免疫力、镇痛抗炎和减毒等五大作用,故可使肿瘤缩小,临床症状减轻,特别是可使疼痛减轻。由于消炎止痛、扶正补虚等作用,病人食欲增加和精神好转,疼痛减轻后睡眠改善,使生活质量改善。

(2)减毒、增效作用:平消胶囊亦能刺激骨髓,有一定生血作用。方中马钱子粉有效成分番木鳖碱有抑制癌细胞有丝分裂的作用。仙鹤草、五灵脂药理实验证明能抑制肿瘤细胞生长,提高细胞免疫和体液免疫,从而延长生存期,减少复发和远处转移的作用。

【毒理研究】醇提物小鼠口服 LD_{50} 平均可信限为 $3.84\pm0.48g/kg$,为成人日用量的 50 倍;醇提后残渣水提物 500 倍于临床用量时,未见小鼠死亡。醇提物中毒时小鼠可出现抽搐、惊厥,最后呼吸麻痹而死,时间均在给药后 24h 内。

【临床应用】平消胶囊是一种疗效较好的广谱抗癌药物,主用于热毒瘀结证之肿瘤,特别是对一些化疗不敏感的肿瘤,如胃癌、大肠癌、胰腺癌及骨肿瘤等病人。亦常用于食道癌、脑癌、鼻咽癌、肺癌、宫颈癌、肝癌、乳腺癌及卵巢恶性肿瘤等病人的治疗。

【制剂与用法】片剂:每片重0.23g。口服,每次4~8片,每日3次,连续用药3个月为1疗程。

【注意事项】可与手术治疗、放疗、化疗同时进行。

华蟾素注射液（口服液）

【处方】干蟾皮等。

本品是由中华大蟾蜍之阴干全皮经严格工艺提取而制成的注射用灭菌水溶液。《中华大辞典》记载蟾蜍:"性味辛、凉、有毒,能破癥结,行水湿,化毒,杀虫,定痛。治疗疮、发背、阴疽瘰疬、恶疮……"经现代研究,其作为一种抗癌辅助药物已取得了较好的疗效。

【性状】本品为黄色或橙黄色的澄清液体;气腥,味咸。

【功能与主治】抗癌、解毒、消肿、止痛。用于中、晚期乳腺癌、胃癌、肝癌、肺癌、卵巢癌、子宫内膜癌、宫颈癌、鼻咽癌、大肠癌、食道癌不适宜于手术和放疗的患者。亦用于慢性乙型肝炎等症。

【药理作用】

（1）抗肿瘤作用：华蟾素对体外培养的人肝癌 SMMC-7721 细胞及胃癌 MGC-803 细胞的生长有显著的抑制作用，使胃癌 MGC-803 细胞阻断于 S 期，使之不能进入 G_2/M 期，而影响细胞增殖。华蟾素对小鼠肝癌细胞 DNA 和 RNA 的生物合成有抑制作用，且该作用随剂量的增大而提高。应用自动化图像分析技术对经局部注射华蟾素中药制剂治疗的裸鼠人肝癌细胞核 DNA 含量进行定量测定，结果显示 DNA 含量明显低于对照组，也证实了 DNA 合成的抑制作用，其抑瘤生长率为 57.9%。

另外，华蟾素诱导细胞凋亡的分子生物学基础是它对抗凋亡基因 bcl-2 的表达有一定的抑制作用。

（2）增效、减毒作用：该药与多种抗癌药物 5-Fu、CF、MMC 联合应用不增强化疗药物毒性，而且对抗癌药物所致的免疫功能低下尚有一定的缓解和对抗作用。用小剂量 CF＋5-Fu＋MMC＋中药华蟾素注射液方案治疗，获得了 52% 近期疗效且毒性反应轻微。华蟾素联合 DF［顺铂（DDP）＋5-Fu］方案治疗晚期鼻咽癌有明显改善肿瘤本身的临床证候，具有良好的延长生存期作用。

对中晚期食管癌患者进行口服华蟾素注射液合并 ^{60}Co 放射治疗，结果表明，华蟾素可以提高中晚期食管癌放射治疗的效果，对局部控制率、梗阻症状改善情况和 1 年生存率均有明显的提高，证明华蟾素合并放射治疗有协同作用，可以增加中晚期食管癌放射治疗的疗效。另外，华蟾素亦可对放射治疗引起白细胞下降有预防作用。

（3）对免疫功能的影响：华蟾素注射液具有增强巨噬细胞的吞噬作用、提高机体免疫功能、抑制肿瘤细胞 DNA、RNA 合成的功效。对晚期肿瘤患者细胞免疫功能具有一定增强作用，使患者体内 NK 细胞活性以及 T 淋巴细胞亚群提高率均高于对照组，患者感染机会明显减少，对稳定病情、缓解症状、提高生存质量、延长生命等方面有较好的辅助作用。

（4）镇痛作用：其机制为：① 其所含吲哚类生物碱直接作用于中枢神经系统，提高痛阈；② 可渗透进入骨病灶，直接抑制肿瘤细胞或破骨细胞活性，减轻骨质破坏，从而止痛。

（5）抗病毒作用：动物实验已证实，华蟾素注射液能明显抑制鸭乙型肝炎病毒的复制并有较好的病理改善作用。

（6）现代药理学研究发现其还具有升高白细胞、强心、升压、局麻、兴奋呼吸等功效。

【毒理研究】 华蟾素口服液在小鼠、大鼠、家兔三种试验动物上均采用最大灌药量给药，24h 内总剂量超过临床用药量的 1000 倍以上，均安全。

【临床应用】 本方主用于湿热毒邪蕴盛证之肝癌；可治疗痈疽、肿痛、肿瘤、疳积腹胀、慢性气管炎等；与抗肿瘤化疗药物合用或单用于上述癌症的治疗；对于急性和慢性迁延性感染疾患也有一定的疗效。本品试用于寻常型银屑病的治疗，取得较好的疗效。

【不良反应】 ① 少数患者用药后有轻度恶心，在试用中个别患者因用量过大或 2 次用药间隔时间不足 6～8h，给药后 30min 可能出现发冷现象，但 10min 后即恢复正常。连续用药 3 个月以上亦未发现有蓄积性中毒现象。② 应用中偶可发生心律失常、过敏反应、荨麻疹、水疱样皮肤损害、注射部位的血管痉挛。

【制剂与用法】 注射液：① 2ml、② 5ml、③ 10ml。肌内注射，每次 2～4ml，每日 2 次；静脉滴注，每次 10～20ml，用 5% 葡萄糖注射液 500ml 稀释后缓缓滴注，用药 7d，休息 1～

2d,4 周为一疗程,或遵医嘱。口服,每次 10~20ml,每日 3 次,或遵医嘱。

【注意事项】应避免与兴奋心脏药物诸如安茶碱、异丙肾上腺素等配伍。心功能异常者慎用。

鸦胆子油乳注射液(口服液)

【处方】本品为鸦胆子油与乳化剂制成的灭菌乳状液。精制鸦胆子油、精制豆磷脂、甘油。

鸦胆子味苦、性寒,有小毒,归大肠、肝经。具有清热解毒、截疟、止痢、腐蚀赘疣之功。经现代药理学研究显示本品具有较好的抗肿瘤作用。

【性状】本品为乳白色的均匀乳状液体。

【功能与主治】抗癌药。用于肺癌、肺癌脑转移及消化道肿瘤。

【药理作用】

(1)抗肿瘤作用:鸦胆子油乳注射液属于细胞周期非特异性抗肿瘤药,可破坏肿瘤细胞生物膜结构;增强机体细胞免疫能力;增强自然杀伤细胞对肿瘤细胞的敏感性。与肿瘤细胞有较强的亲和力,对癌细胞的 S、G_2、G_0 期均有损伤或抑制,对癌细胞的 RNA、DNA 以及蛋白合成有显著抑制作用,干扰肽键的形成。

(2)增效、减毒作用:鸦胆子油乳与阿霉素(ADM)、DDP、MMC、5-Fu 等药物有协同作用,还可逆转马立克氏病(MD),对耐药肿瘤细胞株起到抑癌作用。

(3)对免疫功能的影响:鸦胆子油乳注射液联合放疗不仅提高治疗效果,而且能保护骨髓和提高免疫功能。

【临床应用】临床上主要用于中晚期食管癌、肝癌、胆管癌、胃癌、大肠癌、胰腺癌、乳腺癌、脑瘤、肺癌的治疗。

【不良反应】本品副作用较小。少数患者有油腻感、恶心、厌食、腹痛、皮疹、腹泻、脱发等不适反应;首次用药宜使用较低剂量,若无不良反应,2~3d 后可逐渐增加至最大剂量;对血管有轻微刺激作用,久用可致静脉炎或血栓形成;偶致过敏性休克及心律失常。

【制剂与用法】注射液:每支 10ml。注射液:静脉滴注,每次 10~30ml,每日一次(本品须加灭菌生理盐水 250ml,稀释后立即使用),30d 为一个疗程。

【注意事项】在脂代谢严重失调时(急性休克、急性胰腺炎、病理性高脂血症、脂性肾病变等患者)禁用;对本品过敏者禁用;孕妇、哺乳妇禁用;过敏体质者、心律失常患者慎用。本品出现分层现象者不能使用。本品成酸性,不可与碱性药物伍用(如 CTX),否则可发生沉淀。如有轻度静脉炎出现,可在注射本品前后适量输注 0.9%氯化钠注射液或 5%葡萄糖注射液,或对症处理。

第二章

活血化瘀类抗肿瘤中成药

活血化瘀类药物能减低血小板凝集,可以使癌细胞不易在血液中停留、聚集、种植,从而减少转移;能影响微循环,增加血管通透性,以改善实体瘤局部的缺氧状态,提高治疗敏感性,这样有利于药物、免疫淋巴细胞及其细胞毒素到达肿瘤部位,产生抗癌作用。有些药物能提高机体补体水平,增强机体免疫力,抑制纤维母细胞亢进的胶原合成作用,减少粗糙型纤维母细胞生成,因此可以预防或减少治疗引起的组织纤维化。

本类药物常适用于多种肿瘤,尤以消化系统肿瘤、子宫颈癌、白血病等。

复方斑蝥胶囊

【处方】斑蝥、人参、黄芪、刺五加、三棱、半枝莲、莪术、山茱萸、女贞子、熊胆粉、甘草。

方中以斑蝥以毒攻毒,破血散结,治疗各种癌肿;半支莲、熊胆清热解毒散结;莪术、三棱破血消瘀;为防止诸攻邪药物过猛伤正,有以人参、黄芪益气扶正;刺五加、山茱萸、女贞子补益肝肾;甘草调和诸药。诸药合用,共奏破血消瘀、攻毒蚀疮、益气养阴之功。

【性状】本品为胶囊剂,内容物为黄绿色至棕褐色的粉末;味微苦回甜。

【功能与主治】破血消癥、攻毒蚀疮。具有抗肿瘤、增强机体免疫、减小放化疗毒性等功能。用于原发性肝癌、肺癌、直肠癌、恶性淋巴瘤、妇科恶性肿瘤等。

【药理作用】

(1)抗肿瘤作用:复方斑蝥胶囊对肿瘤细胞有直接抑制作用,可明显抑制小鼠移植性肿瘤 S_{180} 的生长,降低瘤重,具有明显抗肿瘤功能。现代医学研究证实,斑蝥、半枝莲、莪术等均具有较好的抗肿瘤作用。莪术中含有对多种癌细胞具有杀伤作用的有效成分 β-榄香烯,其体外对原髓系白血病 HL-60 细胞株(HL-60),慢性髓系白血病 K-562 细胞株(K-562),体内对 EAC、S_{180} 等均有明显的抑制作用;此外 β-榄香烯还具有诱导 K-562 细胞凋亡的作用。

(2)减毒、增效作用:其在体内外均对小鼠 H_{22} 肝癌细胞(H_{22})可产生显著的抑瘤作用,高剂量可明显增加环磷酰胺的抗癌效果。

(3)对免疫功能的影响:人参中的人参皂苷、人参多糖等除对机体具有强壮和增强免疫力的作用外,对肿瘤细胞还有直接的抑制作用。刺五加皂苷(ASS)可促进体外培养胃癌细胞凋亡的作用明显强于维甲酸。黄芪多糖在体内可显著增强刀豆蛋白 A(ConA)诱导的淋巴细胞增殖,显著增加荷瘤小鼠脾细胞总数,可通过增强机体的免疫活性而提高抗肿瘤功能。

【毒理研究】斑蝥的小鼠给药急性半数致死量(LD_{50})为 $25\mu g/20g$,安全剂量为

$15\mu g/20g$。小鼠灌胃给药 LD_{50}，斑蝥悬液为 131mg/kg，水煎剂为 457.1mg/kg，斑蝥素腹腔给药的小鼠 LD_{50} 为 1.71mg/kg。

【临床应用】 复方斑蝥胶囊用于治疗原发性肝癌、肺癌、直肠癌、恶性淋巴瘤、妇科肿瘤（卵巢癌、子宫内膜癌、绒毛膜癌）等多种癌症。

【制剂与用法】 每粒装 0.25g。口服，每次 3 粒，每日 2 次。

【注意事项】 最宜于饭后半小时服用，忌辛辣、油腻。可同其他药物同时服用或遵医嘱。

复方天仙胶囊

【处方】 天花粉、威灵仙、白花蛇舌草、人工牛黄、龙葵、胆南星、乳香（制）、没药、人参、黄芪、珍珠（制）、猪苓、蛇蜕、冰片、麝香等 30 味。

方中天花粉味甘、微苦，性微寒，清热化痰、养胃生津、解毒消肿、补虚安中；威灵仙祛风湿、通经络、散结止痛；黄芪益气补虚损；人参性味甘温，大补元气、生津止渴、调营养胃；乳香活血祛瘀、消肿定通。诸药合用，可清热解毒、益气养血、软坚散结。

【性状】 本品为胶囊剂，内容物为棕褐色的粉末；味苦、涩。

【功能与主治】 清热解毒、活血化瘀、散结止痛。对食管癌、胃癌有一定抑制作用；配合化疗、放疗可提高其疗效。

【药理作用】

（1）抑瘤作用：本品能抑制多种移植性实体瘤，尤其是消化系统肿瘤，如 S_{180}、艾氏实体瘤、艾氏腹水瘤等，对体外培养的人癌细胞有直接杀伤作用，可抑制癌细胞 DNA 合成。

（2）对免疫系统作用的影响：本品能明显增加小鼠巨噬细胞吞噬功能，调动机体内部的非特异性功能，起到抑制肿瘤生长的作用；增加正常小鼠和荷瘤小鼠迟发型超敏反应；明显增加正常荷瘤小鼠巨噬细胞 E 玫瑰花结形成花环，证明本品可激活正常或荷瘤小鼠腹腔巨噬细胞 Fc 受体；对细胞免疫功能有一定保护和促进作用。

（3）抗溃疡作用：本品对盐酸-乙醇混合液所致小鼠急性黏膜损伤有良好的保护作用，且随着剂量的增加而增加；对利血平所诱发的小鼠溃疡有明显保护作用。

【临床应用】 清热解毒，散结止痛，补气养血，健脾和胃。主治胃、食道及肠癌。对脑肿瘤、骨瘤、肝癌、胆囊癌、胰腺癌、肾癌、膀胱癌、前列腺癌、恶性淋巴瘤、甲状腺癌、胃溃疡、胃炎等均有明显疗效。

【不良反应】 少数患者服药后出现恶心，不影响继续用药。

【制剂与用法】 每粒 0.25g。口服，每次 2～3 粒，每日 3 次。饭后半小时用蜂蜜水或温水送下（吞咽困难可将药粉倒出服用）。一月为一疗程。停药 3～7d 再继续服用。

【注意事项】 孕妇忌服；忌凉、硬、腥、辣食物；不宜与洋地黄类药物同用。

第三章

扶正固本类抗肿瘤中成药

本类药物具有补益滋养作用,对人体的各种虚证,具体地说,能改善血象和细胞免疫功能,促进网状内皮系统吞噬功能,调整机体免疫状态,增强对外界恶性刺激的抵抗力;加强激素调节功能,促进垂体-肾上腺皮质功能,提高环腺苷酸的相对值而抑制癌细胞生长,并有利于保护骨髓,增强放疗和化疗的效果,控制复发,达到抗癌、抑癌的作用。临床实践也证明恶性肿瘤患者恢复期给予扶正治疗后,一般状况、血象和非特异性细胞免疫功能均有一定程度的改善。扶正固本类药物多用于消化道肿瘤,其次用于抗肺癌、白血病、肝癌及妇科肿瘤,常与化学药物、放射治疗、外科手术等配合使用,既能提高机体免疫力,又可增强抗癌作用。

康莱特注射液(软胶囊)

【组成】精制薏苡仁油等。

本品是应用现代科学技术从传统中药薏苡仁中提取的有效抗癌成分制成的供静、动脉注射的新颖脂肪乳剂。

【性状】注射液:水包油型白色乳状液体。

【功能与主治】康莱特(KLT)注射液:益气养阴、消癥散结;用于不宜手术的气阴两虚、脾虚痰湿型,原发性非小细胞肺癌及原发性肝癌;配合放、化疗有一定的增效作用;对中、晚期肿瘤患者具有一定的抗恶病质和止痛作用。KLT软胶囊:益气养阴、消证散结;用于不宜手术的脾虚湿困型,气阴两虚型的原发型非小细胞肺癌及原发性肝癌。

【药理作用】

(1) 对细胞周期的影响:KLT 对 K-562 细胞周期有明显的影响,并存在剂量依赖性。其作用环节,主要是阻滞细胞周期中 $G_2 + M$ 时相细胞,减少进入 G_0、G_1 时相细胞,并导致 S 期细胞百分比下降,从而减少有丝分裂,抑制肿瘤细胞增殖。

(2) 诱导肿瘤细胞凋亡:$10\mu L/mL$ 浓度的 KLT 处理 6h 后,就可以诱导 K-562 细胞凋亡,KLT 剂量增加,可观察到细胞膜受损,PI 高染色,出现坏死的证据。应用形态学、流式细胞术、DNA 凝胶电泳、AnnexinV 标记等方法检测细胞凋亡发生,结果表明 KLT 对 HL-60 细胞有明显诱导凋亡作用。

(3) 对肿瘤细胞基因表达的影响:实验结果提示,KLT 的诱导肿瘤细胞凋亡可能是通过上调抑癌生长的 p53 基因表达和下调促进癌细胞生长的 bcl-2 基因表达实现的。

(4) 其他作用:KLT 对血管生成的影响:KLT 能明显抑制新生血管生成,加快血管进入衰退期,抑制作用明显优于维生素 E,说明抑制血管生成是康莱特抗肿瘤的途径之一。KLT 并可抗恶病质作用,调节细胞因子水平以及逆转多药耐药等多方面的作用,高效抑杀癌细胞,控制肿瘤生长和抗肿瘤转移等达到肿瘤治疗的目的。

【临床应用】临床上用于不宜手术的原发性非小细胞肺癌及原发性肝癌的治疗。

【不良反应】偶见脂过敏现象,如寒颤、发热、轻度恶心,使用3～5d后此症状大多可自行消失而适应。偶见静脉炎。

【制剂与用法】注射液:每瓶100ml/10g。缓慢静脉滴注200ml,每日1次,21d为一个疗程,间隔3～5d可行下一个疗程。联合放、化疗时,可酌减剂量。首次使用,滴注速度应缓慢,开始10min滴速应为20滴/min,20min后可持续增加,30min后可控制40～60滴/min。

【注意事项】过敏体质患者慎用。本品注射液不宜加入其他药物混合、配伍使用。如发现本品油、水分层(乳析)现象,严禁静脉使用。脂肪代谢严重失调者,如急性休克、急性胰腺炎、病理性高脂血症、脂性肾病变、严重肝硬化等患者禁用。孕妇禁用。

贞芪扶正胶囊(冲剂)

【处方】女贞子、黄芪等。

贞芪扶正颗粒由女贞子、黄芪组成。黄芪性味甘温,归脾、肺经,功能益气健脾,为补气之要药。女贞子性味甘、苦、凉,归肝、肾经,功能滋阴补肾,为养阴之珍品,两药配伍,共奏益气、滋阴、补肾之功。

【性状】本品为胶囊剂,内容物为深褐色粉末;味酸、微苦。

【功能与主治】补气养阴。用于久病虚损,气阴不足。配合手术、放射治疗、化学治疗,促进正常功能的恢复。

【药理作用】

(1)药理研究证实,贞芪扶正颗粒具有提高淋巴细胞功能,促进干扰素的产生,保护肾上腺皮质、骨髓和肝脏功能。临床作为放、化疗辅助用药,降低抗肿瘤放化疗药物的毒副反应等。

(2)临床观察结果显示:贞芪扶正颗粒对放、化疗骨髓抑制所致白细胞、血小板和血红蛋白的降低有不同程度的拮抗作用,对消化道及全身毒性反应症状如厌食、恶心、呕吐、乏力等有较好的减轻作用。

【毒理研究】小鼠腹腔注射2g/kg,水提取物组24h内未见毒副作用和死亡;于10s内尾静脉注射2g/kg水提取物组和3g/kg水提取物组未见死亡或毒副反应症状。

【临床应用】用于肿瘤,减轻放疗、化疗反应,促进正常功能的恢复。也可用于萎缩性胃炎的治疗。

【不良反应】少数病人在服药后有口干、口苦,无明显虚证的年轻患者可适当减量。

【制剂与用法】胶囊剂:每粒0.5g。口服,每次3～4粒,每日3次,或遵医嘱。

紫 金 龙 片

【组成】黄芪、当归、白英、龙葵等。

方中黄芪、当归益气补血,扶正固本;白英味苦、甘,性寒,归肝、胃经,具有清热解毒,祛风利湿退黄,利尿消肿之功。龙葵味微苦,性寒,有小毒,归肺、膀胱经,功擅清热解毒,活血消肿,利尿。主治痈肿、疔疮、胸水、腹水及多种肿瘤等。全方共奏益气养血、清热解毒、理气化痰之功。

【性状】椭圆形薄膜衣片,除去包衣后,显深棕色,味微苦,气微香。

【功能与主治】益气养血、清热解毒、理气化痰。本品为肺癌气血两虚兼瘀热证患者化疗的辅助用药,具有一定的改善临床症状、体力状况评分的作用,对免疫指标 NK 细胞、CD4 细胞等有改善作用,可减少 MVP(丝裂霉系+长春酰胺+顺铂)化疗方案所致的外周血象降低、肝肾功能损害及恶心呕吐、脱发等临床反应。

【药理作用】

(1) 抗肿瘤作用研究:本品对小鼠移植性肝癌(Heps)、Lewis 肺癌及 LA795 肺癌有一定的抑制作用,以 CTX 为阳性对照药,紫龙金片高、中、低(28g/kg、20g/kg 及 14g/kg)三个剂量组,重复试验三批。试验结果表明,紫龙金片对小鼠移植性实体瘤有明显的抑制作用,其中以中剂量组作用最明显。

(2) 免疫功能作用研究:紫龙金片显著增强诱导活化人淋巴细胞杀伤肿瘤细胞的作用,紫龙金片 3 个剂量组具有明显增强二硝基氯苯(DNCB)诱导小鼠(正常或荷瘤)迟发型超敏反应的作用,与对照组比均有非常显著差异;具有脾指数增加作用,表明该药具有增强细胞免疫的作用,并具有增强小鼠迟发型超敏反应的作用;可提高 T 淋巴细胞的增殖能力。

(3) 增效减毒作用研究:紫龙金片联合 CTX 明显的增效作用,应用昆明小鼠,接种 H_{22} 后,随机分为 3 组,每组 10 只,即空白对照组、CTX 组、低剂量的 CTX 加小剂量(8g/kg)的紫龙金片组,观察其增效作用。结果表明,紫龙金片联合 CTX 抑瘤率与单纯 CTX 比较明显提高。

紫龙金片对 CTX 的减毒作用:紫龙金片与 CTX 对照组比较试验表明紫龙金合用 CTX 时,对 CTX 所引起的白细胞数下降有明显的改善作用,并能明显抑制化疗药物引起的谷丙转氨酶升高而具有保护肝功能的作用。紫龙金片与 DDP 合用还可对 DDP 所引起的肾毒性有明显的减轻作用。

(4) 此外,紫龙金片可激活抑癌基因 p53、p21、R6 等,同时抑制抑癌基因 C-myc、C-H-ras 等作用。

【毒理研究】该药经中国医学科学院中医研究院与天津医学科学研究所分别进行了动物长期毒性试验。试验用 Wistar 大鼠,紫龙金片分为高、中、低三个剂量组,分别相当于成人临床用量的 60 倍、42 倍及 30 倍。空白对照组不给任何药物,给药组动物每日灌胃给药 1 次,连续给药 24 周后对各组部分动物采血作血液、肝、肾功能生化指标检测,然后解剖,并对主要器官计算脏器系数,进行病理观察。对所余部分动物在停药后 2 周(即恢复期观察)后同样进行上述指标的检测和观察,以考察有无后遗反应及恢复情况。试验结果表明,紫龙金片对大鼠的造血功能、肝肾功能、蛋白质、糖、胆固醇代谢等指标及主要脏器均未见毒副作用。

【临床应用】临床上本品用于肝癌、肺癌、胃癌、肾癌、乳腺癌、前列腺癌、骨癌及直肠、结肠癌等的治疗。

【制剂与用法】片剂：每片 0.65g。口服，每次 4 片，每日 3 次。与化疗同时使用。每 4 周为一个周期，2 个周期为一个疗程。

【注意事项】孕妇禁用。

复方皂矾丸

【处方】皂矾、西洋参、海马、肉桂、大枣（去核）、核桃仁。

本方由西洋参、海马、皂矾等多种名贵中药材制成，西洋参味苦、甘、凉，主要功能补肺降火、养胃生津，具有补气、生津、健脾胃、生血、防御外邪、促进生长发育之功效；海马味甘、温，入肾经，具有温肾壮阳、生髓、化结消肿、消癥瘕的功能；皂矾味酸、涩、寒，主要含有含水硫酸亚铁，入肝脾经，具有燥湿、杀虫、补血，纠正贫血之功效，全方共奏温肾健髓、生血、止血、益气养阴之功能。

【性状】本品为棕黑色至黑褐色的小蜜丸；气特异，味甜、微苦、微涩。

【功能与主治】温肾健髓、益气养阴、生血止血。用于再生障碍性贫血、白细胞减少症、血小板减少症、骨髓增生异常综合征及放疗和化疗引起的骨髓损伤、白细胞减少属肾阳不足、气血两虚证者。

【药理作用】本药主要是促进骨髓组织造血等作用。

（1）动物实验证实，复方皂矾丸促进辐射损伤小鼠骨髓造血功能恢复的机理可能是通过促进骨髓细胞 DNA 合成，促进骨髓细胞有丝分裂来完成的。本药能增加骨髓造血细胞，对粒巨噬细胞集落形成单位（GM-CFU）和幼红细胞集落形成单位（CFU-E）的生成有明显的促进作用，从而加速造血细胞的生成、分化、成熟，使萎缩的骨髓组织重建、再生。

（2）预防用药对外周血白细胞、红细胞、血小板及骨髓有核细胞数、骨髓粒-单祖细胞数及 CFU-E、红细胞爆式集落形成单位（BFU-E）数等均能减低辐射引起的下降幅度，对辐射损伤小鼠造血功能有明显的保护作用。

【临床应用】用于治疗由多种原因致骨髓造血功能损伤或造血功能低下类疾病、再生障碍性贫血、骨髓增生异常综合征（MDS）、慢性淋巴细胞白血病（CLL）及恶性肿瘤病人化疗，服用复方皂矾丸对放射线、化学药引起的骨髓抑制有显著的保护作用。

【用法与用量】小蜜丸（包活性炭衣），每丸重 0.2g。口服，每次 7~9 丸，每日 3 次。

【注意事项】饭后即服，服药期间忌茶水。

第四章

祛痰利湿类抗肿瘤中成药

中医的"痰"、"结"概念较广,所谓"痰"不单指呼吸道分泌的痰液,所谓"结"亦非单指淋巴结核或淋巴结炎,而且还指颈部、腋窝、腹股沟及皮下的一些肿块,包括这些部位的一些肿瘤或转移肿块。本类药物包括半夏、川贝、黄药子、天南星等十余种,它们具有祛痰液、消散结核及痞块等作用,经现代药理研究,制成抗癌中成药的有宫颈癌片(栓)等新药,临床上可与化学药物、放射治疗、外科手术等配合使用,以便增强疗效。

在利水化湿类药中有些物质,已发现对癌性胸水、癌性腹水及膀胱癌的治疗有效,在体外实验对肿瘤细胞也有抑制作用。因此,在肿瘤的临床治疗中,这类药也较常用,常用的中成药如猪苓多糖注射液(胶囊、片)等制剂。

宫颈癌片(栓)

【处方】 本品为掌叶半夏醇提取物制成的浸膏片。

本品由一味药物组成,半夏,辛、温、有毒,归脾、胃、肺经。本品有燥湿化痰、降逆止呕、消痞散结之功。其辛开温散,凡人体气机不利,导致痰湿为患,胶结黏稠,流注经络,蒙闭清窍等,本品为其主药。

【性状】 本品为糖衣片,除去糖衣后显黑褐色;味酸、微苦。

【功能与主治】 消肿散结。用于子宫颈癌及子宫颈癌前期病变。

【药理作用】

(1)抗肿瘤作用:掌叶半夏中提取分离出的总蛋白,1%生理盐水液每天给每只小鼠腹腔注射 0.1ml,对小鼠 S180 瘤株的抑制率为 50.1%～67.0%,经病理切片观察,实验组和对照组 S180 瘤块细胞在细胞坏死数、核分裂数和细胞变性数三个指标上均有显著性差别。掌叶半夏对卵巢癌细胞株 SKOV3、OVCAR、AO、3AO 均有程度不同的抑制作用。另外,掌叶半夏注射液对小鼠实验肿瘤 HCA 实体型(肝癌)及 U14(鳞状上皮型子宫颈癌移植小鼠者)均有不同程度的抑制作用。

(2)镇痛、镇静、抗惊厥作用:虎掌南星有明显的镇静作用,虎掌南星生、制品煎剂、浸剂均能协同阈下剂量的戊巴比妥钠产生催眠作用。

(3)对心血管作用:掌叶半夏碱乙(腺嘌呤合成品)对犬、猫及大鼠均有降压作用,而对心率无明显影响。掌叶半夏碱甲经静脉注射 0.3～10μg 对窦房率、心肌及乳头状肌收缩力均有抑制作用,其拮抗异丙肾上腺素的作用与普萘洛尔相似。

(4)其他作用:掌叶半夏尚具有催吐、泻下及清除自由基的作用。

【毒理研究】 动物试验表明,掌叶半夏胡芦巴碱毒性低;Shani 等报道,胡芦巴碱对小鼠

50mg/kg 经 21d 给药后,均未见毒性反应,其口服急性毒性 LD_{50} 为 5g/kg。

【临床应用】主要用于子宫颈癌及子宫颈癌前病变,亦用于卵巢癌等。

【不良反应】口服片剂有胃部不适、恶心等反应,个别患者用栓剂后有局部瘙痒和疼痛感。

【制剂与用法】片剂:每片含干浸膏 0.3g。口服,每次 2～3 片,每日 3 次,使用时须配合外用宫颈癌栓剂,每日 1～2 次,每次 1 枚。

【注意事项】片剂和栓剂需配合使用,以增强疗效。

猪苓多糖注射液(胶囊、片)

【处方】猪苓(Polyporus umbellalus)系真菌纲担子菌亚纲多孔菌科多孔菌属植物的菌核,从猪苓中提取的多糖(简称猪苓多糖,PUPS),加氯化钠制成的灭菌水溶液。

本品为一味猪苓组成,猪苓性平,味甘淡,归肾、膀胱经,具有利水渗湿之功。现代研究显示,猪苓含无晶形多糖类,以及微量元素等活性物质,有较好的利尿及增强机体免疫作用。

【性状】本品为淡黄棕色的澄明液体,微带乳光。

【功能与主治】本品能调节机体免疫功能,对慢性肝炎、肿瘤有一定疗效。与抗肿瘤化疗药物合用,可增强疗效,减轻毒副作用。

【药理作用】

(1)抗肿瘤作用:猪苓多糖注射液的作用机制除具有免疫激活作用外,还能降低磷酸二酯酶的活力,提高细胞内 cAMP 水平;可通过阻止 T_{24} 膀胱癌细胞由 S 期进入 G_2 期来抑制 T_{24} 膀胱癌细胞增殖作用及引起 T_{24} 膀胱癌细胞内 Ca^{2+} 水平的显著变化,而且这种变化主要表现在细胞核内,提示猪苓多糖可能有诱导细胞凋亡的作用。另外,PUPS 对 T_{24} 膀胱癌细胞 p53 基因表达有明显的调节作用。

(2)减毒、增效作用:PUPS 与 FT-207、CTX、5-Fu 伍用,结果表明,PUPS 与其他化疗药伍用能明显提高化疗药对小鼠移植肿瘤 S_{180}、Lewis 及 H_{22} 的抑瘤率,同时可避免单用 FT-207、CTX 或 5-Fu 所引起的免疫失调状态,增强机体抗癌能力。

(3)保肝作用:PUPS 有降低 ALT,促进病变肝脏的再生和修复,提高炎症细胞的活性及增强机体免疫力,促进抗体的形成等作用。

(4)抗衰老:每天腹腔注射猪苓多糖 0.2～0.4mg/只,连续 10d,能增加衰老模型小鼠体重,提高体温和胸腺系数,使其接近正常,还能降低衰老模型小鼠肝中过氧化脂质的含量,提高红细胞数量以及超氧化物歧化酶、过氧化氢酶的活力,均使其趋于正常水平。

(5)利尿作用:正常人和动物实验证实,猪苓有较强的利尿作用,可能是由于抑制了肾小管对电解质和水的重吸收所致。

(6)抑菌作用:猪苓醇提液对金黄色葡萄球菌、大肠杆菌有抑制作用。

【临床应用】用于正虚(免疫功能低下)的肿瘤如肺癌、食管癌、白血病、肝癌、宫颈癌、膀胱癌、肾癌等及各种肝炎、银屑病等。

【不良反应】极少数患者可出现消化道反应(如恶心、呕吐、满腹不适)及皮肤过敏、过敏性休克、关节炎、血管神经性水肿、阴道出血等不良反应。

【制剂与用法】注射液：每支装 2ml（含猪苓多糖 20mg）。肌内注射，每次 2～4ml，每日 1 次，小儿酌减或遵医嘱。

【注意事项】本品不可供静脉注射。对本品有过敏反应者禁用。

抗肿瘤中成药主要药理作用及临床应用小结于表 5-4-1 中。

表 5-4-1　抗肿瘤中成药主要药理作用及临床应用

抗肿瘤中成药分类	药　名	药理作用								临 床 应 用
		抗肿瘤	调节免疫	减毒增效	对造血系统的影响	镇痛	抗菌抗病毒	抗炎	抗氧化	
清热解毒类	西黄丸	+	+			+	+		+	肝癌、胆管癌、胰腺癌、乳腺增生及化脓性骨髓炎、颈动脉炎、淋巴结核等
	抗癌平丸	+	+	+						胃癌、食管癌、贲门癌、直肠癌等消化道肿瘤。
	华蟾素注射液	+	+		+	+	+			中晚期乳腺癌、胃癌、肝癌、肺癌、慢性乙型肝炎等
	鸦胆子油乳注射液	+	+							肺癌、肺癌脑转移及消化道肿瘤
	平消片	+	+	+	+					胃癌、大肠癌、胰腺癌及骨肿瘤
	艾迪注射液	+	+		+			+		原发性肝癌、肺癌、直肠癌、恶性淋巴瘤、妇科恶性肿瘤
活血化瘀类	复方斑蝥胶囊	+	+							原发性肝癌、肺癌、直肠癌、恶性淋巴瘤、妇科恶性肿瘤
	复方天仙胶囊	+	+							食管癌、胃癌
扶正固本类	复方皂矾丸		+		+					再生障碍性贫血、白细胞减少症、血小板减少症、放化疗引起的骨髓损伤
	贞芪扶正胶囊		+	+	+					减轻放、化疗反应，促进正常功能恢复
	紫金龙片	+	+	+	+					肺癌等患者化疗辅助治疗
	康莱特注射液	+	+	+		+				气阴两虚型的原发性非小细胞肺癌、原发性肝癌等
祛痰利湿类	宫颈癌片	+				+			+	子宫颈癌及子宫颈癌前期病变
	猪苓多糖注射液	+	+	+			+		+	调节机体免疫功能，用于肺癌、食管癌、白血病、肝癌、宫颈癌及各种肝炎

＋示增强作用。

【参考文献】

1. 陈奇.中成药名方药理与临床.北京：人民卫生出版社,1998：126-127

2. 李佩文.实用临床抗肿瘤中药.沈阳：辽宁科学技术出版社.2001：332-335

3. 柴瑞震.抗癌平丸治疗消化系统肿瘤药理实验与临床研究.中医药学刊,2003,(21)12：1999-2001

4. 杨玲.艾迪注射液联合化疗治疗晚期乳腺癌的临床观察.中国中西医结合杂志,2004,24(8)：755-756

5. 方建龙,赵安兰,朱智斌,等.平消胶囊治疗晚期恶性肿瘤278例临床观察.现代肿瘤医学,2003,11(4)：309-310

6. 肖震宇,周林,郭小青.华蟾素治疗骨转移癌疼痛的临床研究.赣南医学院学报,2004,24(6)：747

7. 培根.新编中药志.北京：化学工业出版社,2002：506

8. 汤涛,蒙凌华,陈凌际,等.鸦胆子油乳具有多药耐药逆转和拓扑异构酶Ⅱ抑制作用.中国药理学通报,2001,17(5)：534-539

9. 王俊学,王国俊.苦参碱及氧化苦参碱的药理作用及临床应用.肝脏,2000,5(2)：116-117.

10. 刘俊保,姚志伟.白花蛇舌草注射液对原发性肝癌的临床作用.医药论坛杂志,2004,25(15)：37,39

11. 裴慧荣,杨世英,李白强.复方斑蝥胶囊药效学实验研究.中国新医药,2004,3(8)：33-34

12. 肖扬,李颂文,任玮玮,等.复方皂矾丸对辐射损伤小鼠造血功能的影响.中药新药与临床药理,2004,15(6)：387-389

13. 尹天雷,刘天舒,韩育明.贞芪扶正颗粒治疗恶性肿瘤放化疗毒副反应120例总结.湖南中医杂志,2004,20(3)：1-2

14. 李大鹏.康莱特注射液抗癌作用机理研究进展.中药新药与临床药理,2001,12(2)：122-124

15. 朱铭伟,周抗美,丁声颂,等.掌叶半夏总蛋白对卵巢癌细胞株及人脐造血细胞的作用.上海医科大学学报,1999,26(6)：455

16. 曾星,章国来,梅玉屏,等.猪苓多糖对膀胱癌细胞癌基因蛋白表达的影响.中国肿瘤临床,2003,30(2)：81-83

（周大兴　常中飞）

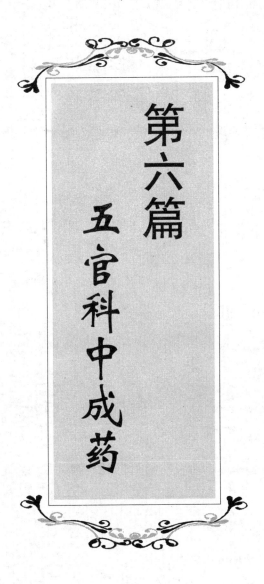

第六篇 五官科中成药

眼病中成药

眼睛,是人体的视觉器官,它与内在脏腑、经络密切相关。中医认为,五脏六腑的精气,皆上注于目,而与肝经关系更为密切,即所谓"肝开窍于目"。眼睛主要靠肝血滋养,如肝血不足,则视力模糊,甚至失明。

眼病,无论是虚证或实证,在治疗上大多从肝考虑。

1. 虚证 多因肝肾阴亏、气血不足、精气不能上荣于目所致,症状有视物昏花、看一如二、眼冒金星、头昏耳鸣,或眼球浑浊,或两眼干涩、迎风流泪等,治宜滋补肝肾,育阴明目。可服用石斛夜光丸、杞菊地黄丸等。

2. 实证 多因肝火内盛,兼挟风邪,风热相搏,上攻于目所致,症状有白睛红赤、灼热疼痛、怕日羞明、便秘尿赤等,治宜清泻肝火、宣散风热,可服明目上清片等。

用于点睛(外用)的中成药,在功用上主要是清热消炎、明目清翳、消肿止痛作用。用于青光眼、白内障的有珍视明滴眼液;用于针眼(麦粒肿)的涂敷药有眼敷膏。

石斛夜光丸
元代倪维德《原机启微》

【处方】石斛、人参、山药、茯苓、甘草、肉苁蓉、枸杞子、菟丝子、地黄、熟地黄、五味子、天冬、麦冬、苦杏仁、防风、川芎、枳壳(炒)、黄连、牛膝、菊花、蒺藜(盐炒)、青葙子、决明子、水牛角浓缩粉、羚羊角。

本方主用于肝肾阴虚证之内障眼疾。肝开窍于目,黑睛属肝,肝为藏血之脏,受血而能视;瞳神属于肾,肾为藏精之所,明精充足。升腾润养于目,则目视精明。肝肾精血不足之目疾,治宜滋补肝肾。方中天冬、麦冬、生地、石斛、五味子滋阴补肾、壮水以制火;熟地、枸杞子、菟丝子、肉苁蓉、牛膝益肝血、强肾精。人参、山药、茯苓、甘草益气健脾、滋生气血,升运精血于目,目得濡养则明。阴虚则阳亢,化热生风,以菊花、青箱子、决明子、白蒺藜、防风、杏仁清热祛风、平肝潜阳、退翳明目;羚羊角、黄连、水牛角清热凉血、清肝明目。川芎、枳壳行气活血、条达肝气,与养血补肝品同用,则肝和目明。诸药合用,共奏滋阴补肾、清肝明目之功。

【性状】本品为棕色的水蜜丸、棕黑色的小蜜丸或大蜜丸;味甜而苦。

【功能与主治】滋阴补肾,清肝明目。用于肝肾两亏、阴虚火旺引起的内障目暗,视物昏花。

【药理作用】具有抗炎、解热、镇痛、抑菌、解毒、增强机体免疫功能、降血压、提高机体适应性、提高视力等作用。

方中石斛含多种生物碱,具有解热、消炎、通便的作用;地黄、熟地含 β-谷甾醇、梓醇等有效成分,具有降血糖、抗炎、保肝的作用;麦冬含多种甾体皂苷,具有提高机体耐缺氧能力、降血糖、抑菌的作用;枸杞子含甜菜碱,具有提高免疫功能、增强造血功能、降血糖、保肝的作用;五味子含挥发油、五味子素,具有增强免疫功能、降低血清转氨酶的作用;牛膝皂苷及甾类化合物,具有抗炎、利尿、降压的作用;菟丝子含胆甾醇,具有提高淋巴细胞转化率、增强机体免疫功能的作用。全方主要具有增强机体免疫功能、补血、降血压、抗炎等作用。

【临床应用】主用于肝肾阴虚证之眼疾;有人试用于肝肾阴虚证之闭经、神经性头痛、高血压、耳鸣耳聋、青光眼、视网膜炎、脉络膜炎、更年期综合征等,取得较好疗效。

【制剂与用法】水蜜丸;小蜜丸;大蜜丸,每丸 9g。口服,水蜜丸每次 6g,小蜜丸每次 9g,大蜜丸每次 1 丸。每日 2 次。

【注意事项】忌食辛辣之物。

珍视明滴眼液

【处方】珍珠层粉水解液。

本方主用于肝肾阴虚证之视力疲劳,由单味珍珠层粉组成。珍珠层粉有平肝潜阳、明目去翳、清热解痉之功。

【性状】本品为微黄色的澄明液体;有冰片香味。

【功能与主治】明目去翳,清热解痉。用于治疗青光眼,防治青少年假性近视眼,并可作为眼的保健用药。

【药理作用】方中珍珠层粉含大量碳酸钙(90% 以上)、17 种氨基酸、多种微量元素,水解液以氨基酸、微量元素为主成分,具有消炎、促进创面愈合等作用。

(1)缩瞳:在体及离体兔瞳孔实验表明,珍视明滴眼液有一定的缩瞳作用,但不如 1% 毛果芸香碱眼药水明显。

(2)降低眼压:实验观察表明,本品有明显降低家兔正常眼压和水负荷(灌胃水负荷 10min 后)眼压升高作用,其效果与 0.5% 噻吗心安眼药水同样有效。

(3)防治白内障:对豚鼠实验性白内障(眼球后注射 D-半乳糖),珍视明滴眼液有明显的预防作用。

(4)抗炎、去翳:对用氢氧化钠溶液造成的豚鼠角膜浅层炎症("角膜翳"),用珍视明滴眼液治疗可缩短炎症及反应时间。对实验性家兔角膜溃疡本品有明显缩小溃疡面积作用。

(5)毒性试验:① 过敏试验:将豚鼠分成两组,隔日肌内注射珍视明滴眼液 0.5ml,共 3 次;第 1 组在首次注射后第 14 天腹腔注射 1ml 滴眼液,第 2 组在首次注射后第 21 天颈静脉注射 1ml 滴眼液,立即观察反应,结果都未出现用爪搔鼻、喷嚏、竖毛、抽搐、呼吸困难、大小便失禁、休克和死亡等过敏反应。② 刺激性试验:给家兔两眼分别用珍视明滴眼液及生理盐水各 2 滴滴眼,隔一定时间后,检查泪液分泌及结膜反应情况,结果与生理盐水为对照比较,泪液分泌和结膜反应均正常。③ 亚急性毒性试验:给小鼠每天滴眼 2 次,连续 15d 后,检查体重及肝脏均未见毒性反应。

【临床应用】主用于肝肾阴虚证之视力疲劳、青光眼、白内障、青少年假性近视眼等。

【制剂与用法】滴眼液,每支 8ml 或 15ml。滴于眼睑内,每次 1～2 滴,每日 3～5 次,必要时可酌情增加。

【注意事项】青少年假性近视视力提高后,不宜过早中断用药,应继续滴用本品一段时间,以巩固和提高疗效。

明目地黄丸(浓缩丸)

【处方】熟地黄、山茱萸(制)、牡丹皮、山药、茯苓、泽泻、枸杞子、菊花、当归、白芍、蒺藜、石决明(煅)。

方中重用熟地黄为君药,滋阴养血,补肾填精。臣以山茱萸补肾暖肝;山药健脾固精,二药与熟地黄相配,肝、脾、肾三阴同补,而以滋补肾阴为主。佐以枸杞子滋肾,养肝,明目;当归、白芍养血滋阴;石决明平肝潜阳,清肝明目;白蒺藜、菊花疏肝清热,祛风明目;牡丹皮清肝热;茯苓渗脾湿;泽泻汇肾浊。诸药配合,以补为主,补中有泻,共奏滋肾、养肝、明目之功。

【性状】本品为黑褐色至黑色的水蜜丸、黑色的小蜜丸或大蜜丸;气微香,味先甜而后苦、涩。

【功能与主治】滋肾,养肝,明目。用于肝肾阴虚,目涩畏光,视物模糊,迎风流泪。

【药理作用】主要有抗菌、抗炎、降血压作用。

【临床应用】用于治疗视神经萎缩、单纯性青光眼、视网膜病变、白内障(早期阶段)、角膜炎、干燥性老年性泪腺萎缩等。

【制剂与用法】① 丸剂:口服,水蜜丸每次 6g,或小蜜丸每次 9g,或大蜜丸每次 1 丸,每日 2 次。② 浓缩丸:口服,每次 8～10 丸,每日 3 次。

拨云退翳丸
元代倪维德《原机启微》

【处方】密蒙花、蒺藜(盐炒)、菊花、木贼、蛇蜕、蝉蜕、荆芥穗、蔓荆子、薄荷、当归、川芎、黄连、地骨皮、花椒、楮实子、天花粉、甘草。

本方主用于风热上扰证之胬肉攀睛。方中密蒙花、蒺藜散风热明目、清障退翳、清肝热为主药。辅以木贼、蛇蜕、蝉蜕、蔓荆子、菊花、薄荷、荆芥穗、花椒、川芎散风热、清障退翳膜,其中川芎尚能疏肝解郁、活血行气止痛。佐以黄连清肝热、泻火解毒;地骨皮凉血清肝热、降火;天花粉清肝热、消肿解毒;当归、楮实子养血而滋补肝肾。甘草调和诸药为使药。各药合用,共奏散风明目、清障退翳之功。

【性状】本品为黑褐色至黑色的大蜜丸;气芳香、味苦。

【药理作用】主要有抑菌、解热、抑制醛糖还原酶作用。

现代研究认为,醛糖还原酶是导致糖尿病性白内障的重要原因,密蒙花、蒺藜、菊花有明显抑制醛糖还原酶的作用。

【功能与主治】散风明目,清障退翳。用于目翳外障、视物不清、隐痛流泪。

【临床应用】主用于风热上扰证的外眼感染性目疾("风热、肝热")和白内障:① 聚星障、② 凝脂翳、③ 宿翳、④ 胬肉攀睛。

【制剂与用法】大蜜丸,每丸重 9g。口服,每次 1 丸,每日 2 次。

【注意事项】① 本品不适用于肝肾不足之白内障、昏花等。② 忌食辛辣刺激食物。

障翳散

【处方】 丹参、红花、茺蔚子、青葙子、决明子、蝉衣、没药、黄芪、昆布、海藻、关木通、炉甘石(水飞)、牛胆干膏、羊胆干膏、珍珠、琥珀、天然冰片、麝香、硼砂、海螵蛸、黄连素、核黄素、山药、荸荠粉、无水硫酸钙。

本方是中西药复方制剂,共由25味药组成。用于精气不足而致的老年性白内障、角膜翳等病。方中牛胆膏、羊胆膏、核黄素、山药、荸荠粉养阴明目、固本为主药;丹参、红花、没药、黄芪、炉甘石、青葙子、决明子、茺蔚子退翳明目、行气祛痰为辅药;珍珠、琥珀、硼砂、海螵蛸消障退翳,蝉衣祛风明目,昆布、海藻软坚散结,黄连素清热解毒,木通清热利水,无水硫酸钙收湿敛疮为佐药;麝香、冰片辛窜上达病所为使药。诸药合用,共奏养阴明目、退翳行滞、化瘀消障之功。

【性状】 本品为黄色粉末;气芳香。

【功能与主治】 行滞祛瘀,退障消翳。用于老年性白内障及角膜翳。

【药理作用】 珍珠(膏)可促进兔背实验性创面愈合(加快);冰片有一定局部止痛及缓和的防腐作用;可用于神经痛或消炎;麝香,《本草备要》载治目翳阴冷。

【制剂与用法】 外用。临用时,将本品倒入滴眼液用溶剂瓶中,摇匀后滴入眼睑内,每次2～3滴,每日3～4次。

【注意事项】 忌用量过多,不可点于下睑穹窿部,否则会损伤角膜。

眼疾中成药主要药理作用及临床应用小结于表6-1-1中。

表6-1-1 眼疾中成药主要药理作用及临床应用

药 名	药 理 作 用					临 床 应 用
	抗炎	抑菌	解热	镇痛	降血压	其 他	
石斛夜光丸	+	+	+	+	+	解毒、增强机体免疫功能、提高机体适应性、提高视力	肝肾阴虚证之眼疾,肝肾阴虚证之闭经、神经性头痛、高血压、耳鸣耳聋、青光眼、视网膜炎、脉络膜炎、更年期综合征
珍视明滴眼液	+					缩瞳、降低眼压、防治白内障、去翳、抗角膜溃疡	肝肾阴虚证之视力疲劳、青光眼、白内障、青少年假性近视眼
明目地黄丸(浓缩丸)	+	+			+		视神经萎缩、单纯性青光眼、视网膜病变、白内障(早期阶段)、角膜炎、干燥性老年性泪腺萎缩
拨云退翳丸		+	+			抑制醛糖还原酶作用	风热上扰证的外眼感染性目疾("风热、肝热")和白内障。① 聚星障;② 凝脂翳;③ 宿翳;④ 胬肉攀睛
障翳散	+			+		防 腐	老年性白内障、角膜翳

＋示增强作用。

第二章

耳鼻病中成药

（一）耳部疾病

耳是听觉器官。中医认为，肾开窍于耳，肾气通于耳；因肾主藏精，生髓，髓通于脑，脑有余则耳聪，髓海不足则耳鸣、耳聋。肝胆之气升发太过，则耳部胀痛或流脓。可见耳病与肾、肝胆有关。耳针可治疗内脏疾病，说明耳与内脏密切相关。

如肾阴不足，虚火上炎，常见症状有耳鸣、头晕，伴有目暗昏花、视物不清、体倦无力等，治疗宜滋肾养肝，可服耳聋左慈丸等。

急性中耳炎（中医称为"急性聤耳"），其病机多属热毒（包括肝胆之热），其发生与慢性消耗性病症、感冒或变态反应等有关。治疗上宜清泻肝胆实火，可服龙胆泻肝丸等。如耳底肿痛、耳痒流水、耳内流脓，可滴入耳炎液。

（二）鼻部疾病

鼻是嗅觉器官，是呼吸出入之门户，亦即鼻为肺之窍，因此，鼻病与肺有关。当外感风寒或风热，入肺化火，以至肺气壅塞，鼻窍不通（鼻塞），热郁日久，而造成鼻病。

"鼻渊"，即现代医学所称的鼻窦炎，是最常见的鼻病之一，其中更以上颌窦炎为最多，常见症状有鼻塞不通、流涕，鼻涕开始为稀薄如水黏液性，后渐转为黄厚脓性，有时涕中混有血液或腥臭之味，不闻香臭，头昏头胀，头额痛，常为持续性。全身症状可有发热但不严重，如继发于上呼吸道感染或急性鼻炎之后，常使原发病的发热加重或延长。治疗上宜清热疏风、宣肺通窍，可服辛芬颗粒（冲剂）、鼻炎片等。

慢性久病的鼻渊及鼻鼽（过敏性鼻炎）者，可服千柏鼻炎片等。体虚、反复感冒者，可服通窍鼻炎片等。鼻塞不通也可外治，用鼻通宁滴剂、鼻炎水等滴鼻。

耳聋左慈丸（浓缩丸）
《小儿药证直诀》

【处方】磁石（煅）、熟地黄、山药、山茱萸（制）、茯苓、牡丹皮、泽泻、竹叶柴胡。

本方主要用于肝肾阴虚证的耳鸣、耳聋，由六味地黄丸加煅磁石、竹叶柴胡组成。方中熟地滋阴补肾、填精益髓为主药。山茱肉补养肝肾，并能涩精；山药补益脾阴，亦能固精，共为辅药。三药合用，补肾肝脾三阴，以补肾阴为主，补其不足以治本。佐以泽泻利湿泄浊，并防熟地之滋腻恋邪；牡丹皮清泄相火，并防山茱肉之温涩；茯苓淡渗脾湿，助山药之健运；三药为"三泻"，渗湿浊、清虚热、平其偏胜以治标。又佐以磁石潜阳安神，聪耳明目；竹叶柴胡清热、疏肝解郁，以加强平肝之作用。诸药合用，共奏滋肾平肝之功。

【性状】本品为棕黑色、黑褐色的小蜜丸或大蜜丸；味甜、微酸。

【功能与主治】滋肾平肝。用于肝肾阴虚、耳鸣耳聋、头晕目眩。

【药理作用】主要有镇静、减轻庆大霉素耳毒性的作用。

(1) 镇静：柴胡、磁石、丹皮均有镇静作用；磁石还能抗惊厥。

(2) 减轻庆大霉素耳毒性：实验观察表明，耳聋左慈丸能减轻庆大霉素对豚鼠内耳听觉和前庭的毒性作用。

【临床应用】用于肾阴不足，肝阳上亢所致耳鸣、耳聋、头痛眩晕、目暗昏花、视物不清、心烦失眠等症，以及药物中毒性耳聋、神经性耳聋、老年性耳聋。

(1) 神经性耳鸣、耳聋：临床报道用本药治疗神经性耳鸣、耳聋 60 例，结果痊愈 8 例，显效 12 例，有效 26 例，总有效率 76.6%。

(2) 老年性耳聋：用耳聋左慈丸治疗老年性耳聋 30 例，耳鸣消失 12 例，减轻 13 例，无效 5 例，总有效率为 83.4%。

【制剂与用法】水蜜丸，每 20 粒重 3g；大蜜丸，每丸重 9g。① 丸剂：口服，水蜜丸每次 6g，小蜜丸每次 9g，大蜜丸每次 1 丸，每日 2 次。② 浓缩丸：口服，每次 8 丸，每日 3 次。

【注意事项】① 突发耳鸣、耳聋者禁用；② 本药只用于肝肾阴虚证之听力逐渐减退，耳鸣如蝉声者，不用于外耳、中耳病变而出现的耳鸣，例如外耳道异物阻塞等。③ 忌食辛辣食物。

【备注】感音性耳聋、老年性耳聋、耳源性眩晕等见前述症状均可服用本品。

通窍耳聋丸

【处方】柴胡、龙胆、芦荟、熟大黄、黄芩、青黛、天南星（矾炙）、木香、青皮（酒炙）、陈皮、当归、栀子（姜炙）。

方中以柴胡、木香、陈皮、青皮疏肝理气；配龙胆草、青黛、芦荟清泻肝火通便；天南星祛风开窍。诸药相合，共奏清泄肝热、润肠通便之功。

【性状】本品为白色光亮的水丸，除去包衣呈绿褐色；味苦。

【功能与主治】清肝泻火，通窍润便，用于肝经热盛，胸膈满闷，大便燥结。

【药理作用】抗炎：灌胃给药能明显抑制二甲苯所致小鼠耳廓肿胀和蛋清所致大鼠足跖肿胀；并可显著抑制异物所致大鼠的肉芽增生。

【临床应用】

(1) 耳聋：症见头目眩晕、口苦、烦躁易怒、大便干、小便黄等症。

(2) 耳疖：症见耳内疖肿，疼痛，心烦急躁，苔黄，脉弦滑。

【制剂与用法】水丸，每 100 粒重 6g。口服，每次 6g，每日 2 次。

【使用注意】孕妇忌服；忌食辛辣食物。

千柏鼻炎片

【处方】千里光、麻黄、卷柏、羌活、决明子、白芷、川芎。

方中千里光清热解毒为主药，辅以卷柏凉血活血，决明子清热祛风；佐以羌活、白芷祛风止痛，川芎祛风活血止痛，麻黄宣肺发表通窍。诸药合用，共奏清热解毒、活血祛风、宣肺通窍之功。

【性状】本品为糖衣片,除去糖衣后显棕黑色,味苦。

【功能与主治】清热解毒,活血祛风,宣肺通窍。用于风热犯肺、内郁化火、凝滞气血所致的伤风鼻塞、时轻时重、鼻痒气热、流涕黄稠,或鼻塞无歇、嗅觉迟钝、急性和慢性鼻炎、鼻窦炎。

【药理作用】方中千里光含多量毛茛黄素、千里光碱,具有广谱抗菌活性;麻黄含总生物碱0.3%(主成分为左旋麻黄碱),具有兴奋心脏、收缩血管作用,可减轻黏膜炎症;卷柏含黄酮、酚性成分,具有抗菌、止血的作用;羌活含挥发油、氨基酸(17种),具有解热、镇痛、抗炎的作用;川芎嗪能扩张血管,并能改善血液流变性。全方主要具有抗菌、抗炎等作用。

(1) 抗菌:千柏鼻炎片对金黄色葡萄球菌、甲乙型溶血性链球菌、肺炎球菌、白喉杆菌、大肠埃希菌、铜绿假单胞菌、白色念珠菌,均有不同程度的抑菌作用。其中对金黄色葡萄球菌、乙型溶血性链球菌的作用较强,对甲型链球菌、肺炎球菌和白喉杆菌作用次之。

(2) 抗炎、抗过敏:给豚鼠口服本品,结果显示对角叉菜胶引起的非特异性渗出炎症有显著抑制作用;对组胺和乙酰胆碱喷雾所致豚鼠哮喘也有抑制作用。

【临床应用】主要用于瘀热互结证之急性和慢性鼻炎、过敏性鼻炎、鼻窦炎,亦可用于咽喉炎等。

(1) 150例慢性肥厚型鼻炎患者,口服千柏鼻炎片每次4片,每日3次,治疗2周后,治愈显效者140例,显效率为73.68%,总有效率为88.95%。

(2) 150例过敏性鼻炎患者,口服千柏鼻炎片每次4片,每日3次,治疗1周后,治愈显效者106例,显效率为70.67%,总有效率为36.67%。

【制剂与用法】片剂:每片含量相当于总生药1g。口服,每次3~4片,每日3次。

【不良反应】曾报道1例,男,52岁,口服千柏鼻炎片引起胸痛、口干等不良反应。

鼻窦炎口服液

【处方】辛夷、荆芥、薄荷、桔梗、柴胡、苍耳子、白芷、川芎、黄芩、栀子、茯苓、川木通、黄芪、龙胆草。

方中以辛夷、柴胡清利头目,祛风散邪;荆芥、薄荷、柴胡祛风,清利头目;白芷、桔梗消肿排脓,龙胆草、黄芩、栀子清热解毒;黄芪托毒生肌;茯苓、川木通利水渗湿;川芎祛风止痛,上行头目。诸药合用,共奏宣通鼻窍、排脓止痛之功。

【性状】本品为深黄色至深棕褐色的液体;气芳香,味苦。

【功能与主治】通利鼻窍。用于鼻塞不通、流黄稠涕、急性和慢性鼻炎、副鼻窦炎等。

【药理作用】主要有抗菌、抗炎作用。

鼻窦炎口服液治疗家兔实验性急性化脓性上颌窦炎的结果表明,模型兔白细胞(WBC)计数及中性粒细胞(N)百分比增加,光镜下窦腔黏膜充血、水肿、纤毛脱落等。经鼻窦炎口服液低剂量治疗后,家兔白细胞(WBC)计数及中性粒细胞(N)百分比在正常范围,光镜下窦腔黏膜正常等,与青霉素Ⅴ钾相比,无显著性差异,说明鼻窦炎口服液的临床治疗量可消除急性化脓性鼻窦炎家兔全身及局部的炎症反应。

将鼻息肉组织在含有不同浓度的鼻窦炎口服液培养液中培养,并与对照组比较,观察鼻息肉组织块周围细胞生长及鼻息肉组织中EOS超微结构的改变情况。电镜下观察发现

EOS分泌颗粒密度降低,或呈空泡状、指纹状改变。

【临床应用】 本品为通利鼻窍之剂。临床用于慢性化脓性鼻窦炎,急、慢性鼻炎及感冒引起的鼻炎等,症见鼻塞不通,流黄稠涕等。鼻窦炎口服液可用于治疗化脓性鼻窦炎,对改善鼻腔通气,减少鼻腔分泌物,减轻头昏闷胀痛等主观症状有比较明显疗效;鼻道脓性引流物减少或消失,对缩小鼻甲等客观症状的改善有不同程度的疗效。

(1)用鼻窦炎口服液治疗鼻窦炎 768 例,其中痊愈 387 例(50.39%),显效 196 例(25.52%),好转 152 例(19.79%),无效 33 例(4.30%)。

(2)用鼻窦炎口服液治疗慢性化脓性鼻窦炎 180 例,总有效率达 95%。

【制剂与用法】 口服液,每支 10ml。口服,每次 10ml,每日 3 次,20d 为 1 个疗程。

【注意事项】 ① 用药后如感觉唇部麻木者,应停服。② 凡属鼻涕清稀的虚类证型患者忌用。

鼻炎片(糖浆)

【处方】 苍耳子、辛夷、防风、连翘、野菊花、五味子、桔梗、白芷、知母、荆芥、甘草、黄柏、麻黄、细辛。

方中苍耳子通鼻窍,发汗,祛风湿;辛夷散风热,通七窍不利,鼻塞流浊涕,鼻窦蓄脓;白芷发表祛风,活血排脓,生肌止痛;黄柏清热燥湿,泻火解毒;防风发表祛风,渗湿,解痉;荆芥发表祛风,利咽喉,清热散瘀。鼻炎片以专用药辛夷及解毒抗炎药,配以白芷、黄柏、防风、荆芥,诸药合用共奏祛风宣肺、清热解毒之功。

【性状】 本品为糖衣片,除去包衣后显棕色;气香,味苦。

【功能与主治】 祛风宣肺,清热解毒。用于急性和慢性鼻炎、副鼻窦炎。

【药理作用】 有抗炎、抗过敏作用。

鼻炎片灌胃给药能明显抑制二甲苯所致小鼠耳廓肿胀和蛋清所致大鼠足跖肿胀;并可显著抑制异物所致大鼠的肉芽增生,对组胺引起的毛细血管通透性增加和对小鼠被动皮肤过敏反应也有显著的抑制作用。

【临床应用】 本品为祛风宣肺、清热解毒之剂,临床上广泛用于急、慢性鼻炎,急、慢性副鼻窦炎,鼻息肉,过敏性鼻炎及萎缩性鼻炎等。

(1)急、慢性鼻炎:本品对急性鼻炎的疗效优于慢性鼻炎。感冒后引起分泌物增多、鼻道阻塞的患者,服 2～3d 即可见分泌物减少,通气改善,一般服药 5d 获痊愈。用鼻炎片治疗 200 例鼻炎、鼻窦炎的疗效结果表明,鼻炎与鼻窦炎急性期的显效率均高于慢性期;急性鼻炎的显效率最高(70.0%),慢性鼻炎的显效率最低(32.9%),提示临床应早期治疗。

(2)变应性鼻炎:鼻炎片治疗变应性鼻炎有较好疗效,能显著降低复发率。将 280 例随机分为两组,治疗组 200 例用鼻炎片,对照组 80 例用酮替芬及强的松治疗,分别于治疗结束后 1 个月、半年、1 年观察疗效。结果表明,治疗结束后 1 个月两组疗效比较无显著性差异($P>0.05$),治疗结束后半年、1 年两组比较显效率、总有效率均有显著性差异($P<0.05$)。

【制剂与用法】 糖衣片;薄膜衣片,每片重 0.5g。① 口服,每次 3～4 片(糖衣片)或 2 片(薄膜衣片),每日 3 次。② 糖浆:口服,每次 20ml,每日 3 次。

【注意事项】 ① 慢性鼻炎、过敏性鼻炎等病缠绵不愈,或鼻息肉而引起的鼻塞头痛应去医院就诊。② 用药后如感觉唇部麻木者,应停药。

辛 芩 颗 粒

【处方】细辛、黄芩、黄芪、白术、防风、桂枝、荆芥、苍耳子、石菖蒲、白芷。

方中细辛、桂枝、荆芥、防风发散风寒;苍耳子散风、通鼻窍,白芷祛风渗湿、活血消肿;黄芪、白术健脾化湿;石菖蒲芳香通鼻窍;黄芩清热燥湿、泻火解毒、止血。诸药合用,共奏益气固表、祛风通窍之功。

【性状】本品为灰褐色的颗粒;味甜、微苦。

【功能与主治】益气固表,祛风通窍。用于肺气虚证之鼻鼽(过敏性鼻炎)、鼻窒等症。

【药理作用】方中细辛含挥发油,具有镇静、抗炎的作用;黄芩含黄芩苷、黄芩素,具有抗菌、抗变态反应的作用;黄芪含黄酮类、皂苷、20 多种微量元素,具有增强机体免疫功能的作用;防风含挥发油、甘露醇,具有抗菌、抗炎、抗过敏的作用;苍耳子含苍耳苷、苍耳醇,具有抗菌、抗炎的作用;石菖蒲含挥发油,具有镇静、抗菌和增强免疫的作用。全方主要具有抗过敏、抗炎、抗菌的作用。

(1) 抗过敏:豚鼠口服辛芩颗粒后 1.5h,用 2%组织胺溶液超声雾化法引喘 30s,记录动物呼吸困难和窒息抽搐出现的潜伏时间;大鼠口服辛芩颗粒 3d 后,背部皮内注射 1%组织胺溶液 0.1ml/点,两点/只,立即尾静脉注射 1%伊文思蓝 0.5ml/100g,15min 后放血处死动物,测定背部注射点染料渗出量。结果 3.203g 生药/kg(按 50kg 体重计算约相当于临床每日用量的 5 倍)对组织胺性哮喘即有抑制作用,1.602g 生药/kg(按 50kg 体重计算约相当于临床每日用量的 2.5 倍)对组织胺性色素渗出已有抑制作用,并均与剂量有关,表明辛芩颗粒对过敏性介质组织胺有确切的对抗作用。

(2) 抑制大鼠颅骨鼓膜肥大细胞脱颗粒。取健康大鼠,体重 200g 左右,随机分成给药组和对照组,每组 7 只动物,被动皮肤过敏反应造模。给药组标本中见到肥大细胞,大部分不脱颗粒,细胞完整,轮廓清晰,对照组观察到的肥大细胞在被动过敏反应后,大部分出现破裂,并向外排出碱性颗粒。由此说明,辛芩颗粒能显著抑制肥大细胞脱颗粒。

辛芩颗粒对被动过敏反应和主动过敏反应均有较强的抑制作用,对变态反应的几个具体环节,如肥大细胞脱颗粒、过敏介质直接对效应器官的作用也显示出较明显的抑制作用。

【临床应用】主要用于肺气虚证之过敏性鼻炎、慢性副鼻窦炎、感冒(头痛鼻塞)等。

(1) 过敏性鼻炎:辛芩颗粒治疗 244 例过敏性鼻炎的疗效观察,12 岁以上患者每次服 5g,每日 3 次,连续 10d,15d 后复诊,结果总有效率达 88.1%。应用辛芩颗粒治疗过敏性鼻炎 367 例,每次 20g,每日 3 次(儿童酌减),20d 为一个疗程,结果显效 34 例(占22.9%),有效 210 例(占 57.2%),无效 73 例(占 19.9%),总有效率 80.1%。其中黏膜色泽苍白者的疗效比黏膜色泽红的疗效略好,血中嗜酸性粒细胞绝对值大于 300×10^6/L 者疗效较绝对值小于此值的略好。

由于辛芩颗粒作用环节比较多,可能还有对人体其他功能的调理作用,所以治疗过敏性鼻炎的总疗效比扑尔敏组高。

(2) 小儿鼻炎:观察口服辛芩颗粒治疗小儿急、慢性过敏性鼻炎的临床疗效及毒副作用。按每岁每次口服 1g,每日 4 次,连续用药 7~10d,结果治疗组总有效率为 96.7%,无明显不良反应；表明辛芩颗粒能改善小儿伤风鼻塞(急性鼻炎)、鼻窒(慢性鼻炎)、鼻鼽(过敏性鼻炎)的临床症状。

【制剂与用法】冲剂，每袋装 20g。开水冲服，每次 20g，每日 3 次，20d 为 1 个疗程。

【不良反应】偶有胃部轻微不适，适当对症处理后，多可继续服用。

通窍鼻炎片

【处方】苍耳子(炒)、防风、黄芪、白芷、辛夷、白术(炒)、薄荷。

方中以苍耳子、辛夷、白芷辛温祛风通窍；防风解表散风除湿；黄芪、白术益气健脾固表，起培土生金作用；薄荷辛散，引药上行以达鼻窍。诸药合用，共奏益气、祛风、通窍之功。

【性状】本品为糖衣片，除去糖衣后显黄棕色；气芳香，味微苦、辛凉。

【功能与主治】散风抗炎，宣通鼻窍。用于鼻渊、鼻塞、流涕、前额头痛、鼻炎、鼻窦炎及过敏性鼻炎。

【药理作用】本品具有显著的提高免疫功能作用，能使小鼠网状内皮系统功能增强；对绵羊红细胞免疫小鼠 PFC，NK，IL-2 的活性有非常显著提高作用。

【临床应用】本品系玉屏风散与苍耳子散之合方，具有益气、祛风、通窍的作用。临床主要用于肺气虚寒复感风邪型急性鼻炎、过敏性鼻炎、慢性鼻炎等鼻病。

(1) 过敏性鼻炎：症见遇冷或接触异味即打喷嚏，流清涕如水，暂时性嗅觉减退者，临床观察总有效率为 94.5%。

(2) 急、慢性鼻炎：症见鼻塞不通、遇寒加重、打喷嚏、流清涕者。临床观察总有效率为 90.2%。

【制剂与用法】糖衣片，每片含量相当于总生药 1.1g。口服，每次 5～7 片，每日 3 次。

【注意事项】① 外感风热，流清涕的鼻病患者忌用。② 慢性鼻炎、过敏性鼻炎等病缠绵不愈，或鼻息肉而引起的鼻塞头痛应去医院就诊。③ 用药后如感觉唇部麻木者，应停药。

耳鼻中成药主要药理作用及临床应用小结于表 6-2-1 中。

表 6-2-1　耳鼻中成药主要药理作用及临床应用

药　名	药理作用				临床应用
	抗菌	抗炎	抗过敏	其　他	
耳聋左慈丸(浓缩丸)				镇静、减轻庆大霉素耳毒性	耳鸣、耳聋、头痛眩晕、目暗昏花、视物不清、心烦失眠等症，以及药物中毒性耳聋、神经性耳聋、老年性耳聋
通窍耳聋丸		+			耳聋、耳疖
千柏鼻炎片	+	+	+		瘀热互结证之急性和慢性鼻炎、过敏性鼻炎、鼻窦炎，亦可用于咽喉炎
鼻窦炎口服液	+	+			慢性化脓性鼻窦炎，急、慢性鼻炎及感冒引起的鼻炎

续 表

药 名	药 理 作 用				临床应用
	抗菌	抗炎	抗过敏	其 他	
鼻炎片(糖浆)		+	+		急、慢性鼻炎,急、慢性副鼻窦炎,鼻息肉,过敏性鼻炎及萎缩性鼻炎
辛芩颗粒	+	+	+		肺气虚证之过敏性鼻炎、慢性副鼻窦炎、感冒(头痛鼻塞)、小儿鼻炎
通窍鼻炎片				提高免疫功能	肺气虚寒复感风邪型急性鼻炎、过敏性鼻炎、慢性鼻炎

＋示增强作用。

第三章

咽喉口齿疾病中成药

咽与食管相连,为胃之通道;喉与气管相连,为肺之通道。因此,咽喉之疾病与内脏(肺胃)、全身有密切的联系。引起咽喉病的因素很多,以外感风热、时疫温毒为多见;或因肺胃积热、火毒上炎所致。临床上常见的如咽炎、喉炎和扁桃体炎,这些疾病在急性期常同时出现。

(一)咽炎

中医称为"喉痹",有两种类型,一为风热喉痹,即急性单纯性咽炎,往往与伤风感冒同时存在,多见于冬春两季。咽部充血水肿,其色鲜红,吞咽疼痛,可伴有全身不适、恶寒、发热、头痛及四肢酸痛;炎症侵入喉,则声嘶、咳嗽。另一类型为阴虚喉痹("虚火喉痹"),即慢性咽炎。病程较长,常见症状以咽部干燥、痒、异物感为主,疼痛一般轻微,全身症状多不严重。

(二)喉炎

喉炎属于中医的"暴瘖"、"喉瘖",其症状以声音粗糙、嘶哑或失音为主,并有喉内干痒或微痛,干咳无痰或痰少黏稠。

(三)扁桃体炎

扁桃体炎是最常见的一种咽喉疾病,以儿童和少年为多见;春、冬两季最易发病。中医以其形状像乳头和蚕蛾而称为乳蛾。症见:扁桃体一侧或两侧红肿,或有黄白色脓样分泌物、灼热疼痛、吞咽困难等。

上述疾病,如因外感风邪引起,在急性发作时伴有发热、怕冷、头痛等症状者,在治疗上均宜宣散表邪为主,可服银翘解毒丸(片)等。如因热毒壅盛引起口舌、咽喉产生化脓性病变,治宜清热解毒为主,可服桂林西瓜霜、六神丸、喉证丸等。

(四)口齿疾病

口腔、牙龈疾病与脾、胃、心、肾有密切关系。凡脾胃积热,熏蒸于上,或心肾阴虚,虚火上炎,都能引起口腔、牙龈疾病。

1. 口疮 又称"口疳",相当于现代医学的疱疹性口炎(复发性口腔溃疡)。本病的主要症状为口腔黏膜反复出现溃疡,最常见于舌边、口唇、颊部黏膜,单个散在性溃疡,呈圆形或椭圆形,直径 2～3mm,底浅,边缘整齐,周围有红晕,疼痛,食物刺激疼痛加剧。经 7～8d 可自愈,不留瘢痕。常反复发作,轻者可数月发作一次,重者溃疡此愈彼起;而全身健康并无显著的改变。中医辨证分型,将本病分为实证和虚证。

(1)实证:多因过食辛辣食物,或外感风热之邪、脾胃实火上攻而致。溃疡红晕明显,疼痛剧烈,可伴有恶寒、发热、头痛、食欲不振、脉洪大、便秘、尿赤等症。治疗上可服桂林西瓜霜(胶囊)、清胃黄连丸、牛黄解毒片等以清热泻火；或喷以或外涂桂林西瓜霜等。

(2)虚证：多因思虑过度、睡眠不佳引起的心肾阴虚，虚火上炎。溃疡红肿不明显，疼痛轻微，无全身症状，但容易复发，缠绵不愈；常在情绪紧张、过度疲劳等诱因影响下复发。治疗宜滋阴降火，可服用知柏地黄丸、补心丹、清胃黄连丸等；或喷以或外涂桂林西瓜霜等。

2. 牙龈疾病 主要包括"风热牙疳"(溃疡性牙龈炎)、"牙痈"(急性牙槽脓肿)以及急性牙周炎。这些疾病主要症状都以牙龈红肿，疼痛明显，咀嚼困难，面颊肿胀，甚至溃烂出血为特征。多因胃经积热、复感风邪、风热相搏而致，多属实证。治疗宜清热疏风、消肿解毒。可服桂林西瓜霜(胶囊)、牛黄解毒丸、牛黄上清丸、清胃黄连丸等，或喷以桂林西瓜霜(散剂)，或外用牙痛药水等。

咽喉口齿疾病，除全身治疗外，患处局部治疗往往可发挥更佳疗效。例如，直接喷以或外涂桂林西瓜霜(散剂)、冰硼散等；口含西瓜霜润喉片、六神丸等；含漱金银花、甘草等水煎液或生理盐水。

桂林西瓜霜(胶囊、口含片)
清代顾世澄《疡医大全》

【处方】西瓜霜、硼砂(煅)、黄连、黄芩、黄柏、无患子果(炭)、山豆根、射干、浙贝母、青黛、冰片、大黄、甘草、薄荷脑。

本方主用于热毒内盛证之咽喉、口齿疾病，为肺胃热甚上炎或外感风热邪毒致病而设。方中西瓜霜咸寒，入肺脾胃经，清肺胃热而泻火，解毒散结，消肿止痛，是咽喉口齿传统良药，为主药。辅以黄芩、黄柏、大黄清热解毒，泻上、中、下三焦之火，且能清热益阴、燥湿止痒；硼砂味甘咸凉，入肺胃经，清热解毒，消肿化腐，软坚散结，是治疗咽喉肿痛、口舌生疮、牙龈溃腐等常用药。佐以苦寒之山豆根、射干、青黛、浙贝母、无患子果清热解毒，消肿利咽，亦为治咽喉肿痛、口舌生疮之常用药；冰片辛苦微寒，入心脾肺经，清热散结，消肿止痛，防腐生肌，开窍醒神；薄荷脑疏散风热，止痛止痒，凉爽口咽。甘草甘平，清热解毒，利咽止痛，并调和诸药，为佐使之药。各药合用，共奏清热解毒、消肿止痛、化腐生肌、利咽止痒之功。

【性状】本品为灰黄绿色的粉末；气香，味咸、甜、微苦而辛凉。

【功能与主治】清热解毒，消肿止痛。用于咽喉肿痛、口舌生疮、牙龈肿痛或出血、乳蛾口疮、小儿鹅口疮及轻度烫伤与创伤出血，急性和慢性咽喉炎、扁桃体炎、口腔炎、口腔溃疡。

【药理作用】主要有抗菌、抗炎、止痛、促进溃疡愈合等作用。方中西瓜霜含硫酸钠、多种氨基酸，具有抗炎消肿、利咽止痛的作用；黄连、黄柏均含小檗碱，黄芩含黄芩苷、黄芩素均具有抗菌、抗病毒、抗过敏等作用；青黛含靛蓝、靛玉红，具有抗菌、促进巨噬细胞吞噬功能的作用；冰片主成分为右旋龙脑，具有抗炎、温和的止痛作用。

(1)抗菌：抗菌谱较广，对金黄色葡萄球菌、甲乙型链球菌、变形杆菌、大肠埃希菌、铜绿假单胞菌、白色念珠菌等均有抑制作用。

(2)抗炎：能显著抑制巴豆油所致小鼠耳廓肿胀、大鼠棉球肉芽肿、角叉菜胶所致大鼠足跖肿胀，降低小鼠毛细血管通透性。

(3) 镇痛：能显著提高小鼠热板痛阈，抑制醋酸腹腔注射刺激肠系膜的扭体反应。

(4) 祛痰：能显著增加小鼠气管酚红排泄量。

(5) 促进溃疡愈合：以硝酸银烧灼口腔黏膜形成溃疡，给予桂林西瓜霜局部涂敷，可促进溃疡愈合加速（缩短愈合天数），与对照组比较差异明显。

【毒性研究】 小鼠灌胃 LD_{50} 为 $(1.3 \pm 0.12)g/kg$；大鼠长期毒性实验未见明显毒性反应。

【临床应用】 临床上常用于咽喉肿痛、口舌生疮、牙龈肿痛、口腔溃疡、急性和慢性咽喉炎、扁桃体炎、中耳炎、宫颈糜烂、阴痒等。

(1) 桂林西瓜霜喷剂治疗口腔溃疡 82 例，每日 3 次，每次喷溃疡创面覆盖位置，总有效率达 98.0%。其特点为见效快、治愈率高，尤对热毒内盛证候之咽喉口齿疾患疗效佳。

(2) 用桂林西瓜霜治疗婴幼儿湿疹 95 例，治愈 81 例，好转 14 例，总有效率为 100%。

桂林西瓜霜具有清热解毒、抗炎止痛的作用，用于治疗口腔黏膜风湿热病有良效。从治疗结果推知，本药还具有祛风渗湿止痒作用。

【制剂与用法】 散剂，喷瓶或瓶装，每瓶装 1、2、2.5、3g。本品每克含总生物碱以盐酸小檗碱（$C_{20}H_8ClNO_4$）计，不得少于 4.0mg。① 霜：外用，喷、吹或敷于患处，每次适量，每日数次；重症者兼服，每次 1～2g，每日 3 次。② 胶囊：每粒装 0.5g。口服，每次 2～4 粒，每日 3 次；外用，取内容物适量敷患处，每日数次。③ 口含片：每片重 0.4g。口含，每次 4 片，每日 5 次，5～7d 为 1 个疗程。

【备注】 近年应用桂林西瓜霜治疗下述疾患，取得良好疗效。

(1) 慢性非特异性结肠炎：用本品灌肠治疗 280 例，治愈率为 91.4%（256 例），总有效率 97.8%（274 例）；用法：先用生理盐水 80～150ml 加温至 38～42℃，然后加桂林西瓜霜 3～6g 混合，嘱患者先排空大便，取膝肘卧式，将涂有液体石蜡的 14 号导尿管缓缓插入肛门，直至乙状结肠，然后将药液缓缓注入，每晚睡前保留灌肠 1 次，15～30d 为 1 个疗程。

(2) 下疳：用本品喷敷治疗 40 例，全部治愈，用药每日 3～4 次，严重者可数次。

(3) 耳鼻湿疹并感染：用 1/1000 洁尔灭棉球清理病变部位结痂及渗液后，将本品喷于患处，每日 2 次，共治疗 32 例，痊愈 12 例，有效 17 例，总有效率为 90.6%，疼痛消失平均时间 2.3±0.9d。

(4) 阴痒：用本品喷阴道内外部位，喷至自觉有凉爽感即可，每日 3～4 次，7d 为 1 个疗程，治疗 12 例，其中 1 个疗程阴痒消失者 10 例，2 个疗程阴痒消失者 2 例。

(5) 阴道炎：用本品治疗 73 例，喷或将胶囊剂塞于阴道内，治愈率为 98.7%。

(6) 宫颈糜烂：患者 113 例，CO_2 激光术后用本品喷创面，治愈率为 72.6%（82 例），总有效率 95.6%（108 例）；对照组 CO_2 激光术后创面涂以 1% 龙胆紫与呋喃西林粉 98 例，治愈率为 65.3%，总有效率 84.7%。

(7) 下肢溃疡：治疗各种原因引起的 24 例下肢溃疡，总有效率为 100%，其中治愈率 87.5%。用法：向创面均匀喷洒桂林西瓜霜至完全覆盖，厚度约 0.5mm，消毒纱布包扎，隔日换药 1 次，直至治愈，使用方便，无不良反应。

(8) 其他：本品对中耳炎、鼻炎、腮腺炎、暗疮、热疮（单纯疱疹）、痔疮、皮肤溃疡、痱子、蚊虫叮咬等有良效。

【注意事项】不宜在用药期间同时服用温补性中药。脾虚便溏者慎用。咽痛伴风寒感冒,症见恶寒发热、无汗、鼻流清涕者慎用。喷或敷药时请不要呼吸,以防药粉进入呼吸道而引起呛咳。用药后半小时内不得进食、饮水。对本品过敏者禁用,过敏体质者慎用。孕妇及哺乳期妇女禁用。

西瓜霜润喉片

【处方】西瓜霜、冰片、薄荷油、薄荷脑。

本方主用于肺胃蕴热证之咽喉口齿疾病,为肺胃蕴热上炎或外感风热邪毒所致而设。方中西瓜霜咸寒,入肺脾胃经,清肺胃热而泻火,解毒散结,消肿止痛,为主药。辅以冰片辛苦微寒,入心脾肺经,清热散结,消肿止痛,防腐生肌,开窍醒神。薄荷油、薄荷脑疏散风热,解毒利咽,清凉止痛,引药入经,为佐使之药。诸药合用,共奏清音利咽、消肿止痛之功。

【性状】本品为淡红色的片;气芳香,味甜而辛凉。

【功能与主治】清音利咽,消肿止痛。用于防治咽喉肿痛、声音嘶哑、喉痹、喉痛、喉蛾、口糜、口舌生疮、牙痛、急性和慢性咽喉炎、扁桃体炎、口腔溃疡、口腔炎、牙龈肿痛等。

【药理作用】

(1) 抗菌:本品对革兰阳性和阴性需氧菌以及厌氧菌有明显的抗菌作用。

(2) 抗病毒:对流感病毒(FMI)与单纯疱疹病毒(HSV-1)及腺病毒(A_3)所致细胞病变有明显的抑制作用,能明显抑制 FMI、HSV-1 病毒在细胞内的增殖,能明显抑制 FMI 引起的小鼠肺部病变。

(3) 抗炎消肿:能明显对抗巴豆油所致小鼠耳廓炎症,明显抑制醋酸所致小鼠腹腔毛细血管通透性的升高;明显降低大鼠足跖角叉菜胶炎症的肿胀度;能明显抑制大鼠皮下棉球肉芽增生与蛋清性关节炎肿;能明显抑制去肾上腺大鼠足跖肿胀度(提示本品有直接抗炎作用);能抑制白细胞游走而减少大鼠急性胸膜炎的渗出液;对大鼠肾上腺中维生素 C、胆固醇含量无明显影响(提示本品抗炎作用不依赖于垂体-肾上腺皮质系统);能抑制大鼠炎症组织渗出物中组胺和 PGE_2 含量(提示本品对炎症介质有直接作用)。

(4) 镇痛:腹腔注射本品能明显抑制小鼠扭体反应的发生;给豚鼠背部皮内注射本品,对针刺皮肤局部有一定的止痛作用,持续时间约 80min。

(5) 提高机体免疫力功能:能明显增强正常小鼠腹腔巨噬细胞吞噬红血胞的百分率。

【毒性研究】小鼠 LD_{50} 为 10.67g/kg(相当于临床日用量的 635 倍),最大耐受量为 7.5g/kg(相当于临床日用量的 466 倍);大鼠长期毒性实验未见不良反应。

【临床应用】常用于咽喉肿痛、急性和慢性咽喉炎、扁桃体炎、口腔溃疡、口腔炎等。

据临床研究报道资料统计,西瓜霜润喉片治疗急慢性咽炎、扁桃体炎、喉炎、口腔溃疡、口腔炎等各类咽喉、口腔疾病13435例,其中痊愈8078例(60.1%),显效2666例(19.8%),有效2157例(16.1%),无效534例(4.0%),总有效率为96.0%。本品尤其对肺胃蕴热证候之咽喉口齿疾患疗效更佳。

【制剂与用法】口含片,每片重0.6、1.2g。含服,每小时含小片2~4片或大片1~2片。

复方草珊瑚含片

【处方】草珊瑚浸膏、薄荷脑、薄荷油。

本方主用于肺经风热证之喉痹。方中草珊瑚（肿节风、九节茶）清热解毒、消肿止痛为主药。辅以薄荷脑、薄荷油疏风清热、解毒利咽、清凉止痛。三药合用，共奏疏风清热、消肿止痛、清利咽喉之功。

【性状】本品为粉红色至棕红色的片；气香、味甜、清凉。

【功能与主治】疏风清热，消肿止痛，清利咽喉。用于治疗外感风热所致的风热型急性咽喉炎。

【药理作用】方中草珊瑚含挥发油、黄酮苷，具有抗菌、祛痰、平喘的作用；薄荷含挥发油（主要成分为薄荷脑），具有抗菌、抗病毒、抗炎、镇痛的作用。本品对咽喉炎、口腔感染的最常见病原菌，如金黄色葡萄球菌、溶血性链球菌等有较强抑菌作用。草珊瑚制剂所含琥珀酸有镇痛作用。

【临床应用】用于肺经风热证之急性和慢性咽炎、急性和慢性扁桃体炎；口腔疾病如牙龈炎、牙周炎及口腔溃疡等。

【制剂与用法】含片，每片重0.44g。含服，每次2片，每2小时1次，每日6次。

【不良反应】曾报道含服复方草珊瑚含片分别引起药疹、急性腹痛、严重荨麻疹、过敏反应、牙龈出血各1例。

清咽丸（片）
清代《兰台轨范》

【处方】桔梗、寒水石、薄荷、诃子（去核）、乌梅（去核）、青黛、冰片、硼砂（煅）、甘草。

本方主要用于热毒内盛证之喉痹。方中桔梗宣肺利咽为主药。辅以寒水石清热降火、利窍消肿，薄荷疏风散热、解毒利咽、清凉止痛，诃子降火利咽。佐以乌梅敛肺生津利咽；青黛清热解毒、利咽消肿；硼砂清热解毒、化腐利咽；冰片清热止痛、消肿利咽、化腐生肌。甘草清热解毒而利咽，调和诸药，为佐使之药。各药合用，共奏清热利咽之功。

【性状】本品为黑褐色的大蜜丸；气清凉，味甜、酸、微苦。

【功能与主治】清热，利咽。用于声哑失音。

【药理作用】方中桔梗含皂苷，具有镇咳祛痰的作用；寒水石为芒硝（含 Na_2SO_4）的天然晶体，具有利胆、泻下的作用，外治有抗炎、抗感染作用；薄荷含挥发油（主成分薄荷脑），具有抗菌、抗病毒、调整血管功能的作用；诃子富含鞣质（23.6%～37.36%），具有抗菌、收敛、抗炎、止泻的作用；乌梅含多种有机酸（枸橼酸、苹果酸、琥珀酸等），具有抗菌、抗过敏的作用；青黛含靛蓝、靛玉红，具有抗菌、促进巨噬细胞吞噬功能的作用；冰片含龙脑，具有温和的局部止痛与防腐的作用；煅硼砂（失去结晶水）含四硼酸钠，具有抗菌、抗炎的作用；甘草含甘草甜素、甘草次酸，具有抗炎、抗变态反应、皮质激素样作用及镇咳祛痰的作用。全方主要具有抗炎、抗菌、止痛等作用。

（1）抗炎：药理实验研究表明，清咽丸灌胃给药对小鼠耳廓炎症有明显抑制作用，随剂量增加而加强；同样对小鼠腹腔毛细血管通透性增加亦有明显抑制作用。

（2）抗菌：体外试验证明，本品对金黄色葡萄球菌、肺炎球菌、溶血性链球菌、铜绿假单胞菌、耐青霉素金黄色葡萄球菌等有抑制作用，随浓度增高而作用增强。

【毒理研究】将清咽丸按 18g/kg（相当于人剂量的 330 倍）给小鼠一次灌胃，观察 72h，未见动物出现异常反应。

【临床应用】主要用于热毒内盛证候之声音嘶哑、慢性咽炎、慢性喉炎、扁桃体炎。

据临床研究资料报道，清咽丸治疗 122 例咽炎的疗效观察，结果治疗组治愈率为 82.9%，总有效率为 97.1%。

【制剂与用法】大蜜丸，每丸重 6g。① 口服或含化，每次 1 丸，每日 2～3 次。② 片剂：口服，每次 4～6 片，每日 2 次。

【注意事项】风寒音哑者忌用。

健民咽喉片

【处方】玄参、麦冬、蝉蜕、诃子、桔梗、板蓝根、胖大海、地黄、西青果、甘草、薄荷油。

本方主用于虚火上炎证之喉痹。方中玄参清热解毒、凉血养阴、清咽利喉，麦冬清热养阴生津，合而清咽利喉、养阴生津、解毒平虚火为主药。辅以板蓝根清热解毒、凉血利咽，生地清热凉血、养阴生津，诃子降火利咽，蝉蜕疏风除热、利咽。佐以桔梗清肺利咽，薄荷脑疏风清热、解毒利咽、清凉止痛，西青果清热解毒、利咽生津，胖大海清肺利咽、解毒泻火。甘草清热解毒、利咽止痛、调和诸药，为佐使之药。各药合用，共奏清咽利喉、养阴生津、解毒泻火之功。

【性状】除去包衣后显黄褐色；有薄荷香气、味甜，具清凉感。

【功能与主治】清咽利喉、养阴生津、解毒泻火。用于咽喉肿痛、失音及上呼吸道炎症。

【药理作用】方中玄参含生物碱、氨基酸，具有抗菌、增强心肌耐缺氧能力的作用；生地含 β-谷甾醇、甘露醇，具有强心利尿、抗炎的作用；麦冬含多种甾体皂苷（麦门冬皂苷）、氨基酸，具有镇静、增强免疫功能的作用；桔梗含桔梗皂苷、微量元素，具有镇咳祛痰的作用；胖大海含戊聚糖、黏液质（果胶酸类）、胖大海素，具有改善黏膜炎症、泻下的作用；板蓝根含靛苷，具有抗菌、抗病毒的作用。全方主要具有抗炎、抑菌、止咳的作用。

（1）抗炎：健民咽喉片浸膏对二甲苯所致小鼠耳廓炎症和 5-羟色胺所致小鼠右后足肿胀均有明显抑制作用，表明本品对急性炎症渗出和水肿有显著抑制作用。

（2）抑菌：本品浸膏对乙型溶血性链球菌、肺炎链球菌及脑膜炎双球菌均有抑菌作用。

（3）扩张血管，改善微循环。

（4）局部麻醉：20%本品浸膏可阻断神经传导功能，抑制家兔角膜反射，这种局部麻醉作用，有利于减轻炎症所致的疼痛反射。

（5）增加家兔唾液及唾液总蛋白的分泌。

【临床应用】用于虚火上炎证之急性和慢性咽喉炎及嗓音保健。

应用本品治疗急性和慢性咽喉炎 316 例，每次口含 2～4 片，每隔 1 小时 1 次，直至含服 1～2 瓶，可见咽喉肿痛明显改善或治愈，总有效率为 95.9%。

【制剂与用法】素片、糖衣片或薄膜衣片，每素片重 0.6g。含服，每次 2～4 片，每隔 1 小时 1 次。

【使用注意】忌食辛辣之品。

冰 硼 散
《外科正宗》

【处方】冰片、硼砂、朱砂、玄明粉。

本方主用于实火上攻证之咽喉口齿病。方中冰片清热解毒、消肿止痛、化腐生肌为主药；辅以硼砂清热解毒、消肿化腐；佐以玄明粉清热泻火、消肿止痛，朱砂清心解毒、镇静安神。诸药合用，共奏清热解毒、消肿止痛之功。

【性状】本品为粉红色的粉末；气芳香，味辛凉。

【功能与主治】清热解毒，消肿止痛。用于热毒蕴结所致的咽喉疼痛、牙龈肿痛、口舌生疮。

【药理作用】方中冰片含龙脑，具有局部止痛、温和的防腐作用；硼砂含四硼酸钠，具有抗菌作用；朱砂主含硫化汞（HgS），具有抗菌作用；玄明粉含 Na_2SO_4，能抗炎消肿。全方主要具有抗菌、抗炎、止痛等作用。

（1）抗菌：体外试验表明，本方对金黄色葡萄球菌、白喉杆菌、大肠埃希菌、卡他球菌等有抑制作用。

（2）抗溃疡：利用机械损伤家兔口腔黏膜、金黄色葡萄球菌液连续感染的方法制备口腔溃疡动物模型。将形成口腔溃疡的家兔分为 3 组，分别给予（局部用药）冰硼散、冰硼（散）贴片和空白（糊精）对照组，观察溃疡愈合的用药天数，分别为（6.83±1.13）、（3.47±0.64g）及（9.25±0.76）d。所得结果表明，贴片对家兔溃疡的治疗作用，显著优于原制剂冰硼散，缩短疗程，且减少刺激性。

（3）抗炎、镇痛：冰片、玄明粉有抗炎、镇痛作用。

【临床应用】

（1）局部用药（吹敷）：治疗口腔溃疡、牙龈红肿、急性扁桃体炎、新生儿脐炎、脓疱疮、中耳炎、耳周湿疹、宫颈糜烂等。

（2）口服：治疗百日咳。

据临床研究资料报道，用冰硼散治疗 102 例带状疱疹，结果疼痛、皮疹 4d 消失 32 例，6d 消失 56 例，14d 消失 8 例，无效 3 例，总有效率达 97.1%。

【制剂与用法】散剂，每克含冰片不得少于 35mg，每瓶装 3g。① 吹敷患处，每次少量，每日数次。② 口服，2～4 岁每次 1g；4～7 岁每次 2g；8 岁以上每次 4g；均为每日 2 次。

【不良反应】① 曾报道冰硼散吹喉引致荨麻疹（1 例）。② 冰硼散引起新生儿中毒死亡（1 例）：新生儿患鹅口疮，用冰硼散治疗，每次 0.5g，每日 2 次，连用 7d 后患儿夜啼、烦躁不安，粪呈西红柿样，每日排便 3～4 次，并见皮疹、潜血（＋）；继续用药 3d，患儿发青紫、皮肤出现瘀点、瘀斑、潜血（＋），终至因循环衰竭（休克）而死。③ 冰硼散致严重过敏性口炎 1 例。④ 冰硼散致过敏性休克 1 例。

【注意事项】① 本品多为外吹辅佐药，对病情严重时应加内服药。② 虚寒性溃疡不宜用。③ 忌食辛辣食物。

清胃黄连丸（大蜜丸）
明代龚廷贤《万病回春》

【处方】黄连、石膏、桔梗、甘草、知母、玄参、地黄、牡丹皮、天花粉、连翘、栀子、黄柏、黄芩、赤芍。

本方主用于胃热伤阴证之咽喉口齿病。方中黄连清热泻火解毒、清胃热、泻胃火为主药。辅以石膏清胃热、清热生津，知母、玄参清热泻火、润燥生津，黄芩、黄柏清胃泻火、解毒疗疮，连翘清热解毒、消肿散结。佐以地黄凉血以清血中之热，养阴生津；牡丹皮凉血以泻血中伏热；天花粉消肿排脓、清热生津；栀子清胃泻火，引热下行而小便出；赤芍清热凉血、散瘀消肿而止痛。桔梗宣肺、利咽、排脓，并能引药行于胃；甘草和中泻火、清热解毒、调和诸药；两药共为佐使之药。诸药合用，共奏清胃泻火、解毒消肿之功。

【性状】本品为黄色至深黄色的水丸；味微苦。

【功能与主治】清胃泻火，解毒消肿。用于口舌生疮、齿龈、咽喉肿痛。

【药理作用】主要具有抗菌、抗炎、止痛、止血等作用。

方中黄连、黄柏均含小檗碱，具有广谱抗菌作用；黄芩含黄芩苷、黄芩素，具有抗菌、抗变态反应；生石膏含 $CaSO_4 \cdot 2H_2O$，解热镇静；桔梗含桔梗皂苷，解热镇痛、镇咳祛痰；知母含多种甾体皂苷，抗菌、解热、滋阴；地黄含 β-谷甾醇、甘露醇，强心、利尿、抗炎；牡丹皮含芍药苷、牡丹酚，解热、镇静、抗菌、抗炎；连翘含连翘酚、连翘苷，抗菌、抗病毒、解热、抗炎；栀子含栀子苷，护肝利胆、抗炎、抗菌。

（1）抗菌：本品对革兰阳性和阴性需氧菌以及厌氧菌有明显的抗菌作用。黄连、黄柏、黄芩、连翘、甘草、丹皮、天花粉、知母、栀子等对多种致病菌及病毒均有抑制作用。

（2）抗炎：能显著抑制巴豆油所致小鼠耳廓肿胀、大鼠棉球肉芽肿、角叉菜胶所致大鼠足跖肿胀。黄连、黄芩、连翘、桔梗、丹皮等都有抗炎消肿作用。

（3）止痛：能显著提高小鼠热板痛阈，抑制醋酸腹腔注射刺激肠系膜的扭体反应。栀子、丹皮有良好的止痛作用。

（4）止血：地黄具有止血作用。

【临床应用】本品为清胃泻火之剂，凡属胃火亢盛之证多可应用，临床上多用于治疗牙龈肿痛、口舌生疮、口臭、牙周炎等。

【制剂与用法】水丸，每袋装 18g。本品每克含黄连、黄柏以盐酸小檗碱（$C_{20}H_{18}ClNO_4$）计，不得少于 3.4mg。① 水丸：口服，每次 9g，每日 2 次。② 大蜜丸：每丸 9g，口服，每次 1～2 丸，每日 2 次。

【注意事项】① 孕妇慎用。② 脾胃虚寒及风寒牙痛、虚火牙痛龈肿出血者禁用。③ 忌食辛辣、油腻之品。

青　果　丸

【处方】青果、金银花、黄芩、北豆根、麦冬、玄参、白芍、桔梗。

方中以青果、金银花、北豆根清热解毒，利咽消肿；金银花疏散风热；麦冬、玄参养阴润喉；黄芩清上焦肺胃之热；桔梗宣肺化痰，利咽开音；白芍养阴和血。诸药合用，共奏清热利咽、消肿止痛之功。

【性状】本品为黑棕色的大蜜丸;味微苦。

【功能与主治】清热利咽,消肿止痛。用于咽喉肿痛,失声声哑,口舌干燥,肺燥咳嗽。

【药理作用】

(1)抗炎:能显著抑制巴豆油所致小鼠耳廓肿胀、角叉菜胶所致大鼠足跖肿胀。

(2)抗菌:体外对肺炎球菌、变形杆菌和肺炎克雷博杆菌有抑制作用。

【临床应用】

(1)急喉喑:症见声音粗糙、嘶哑、咽喉干燥、疼痛、咳嗽、白黏痰或微黄、咽喉红肿等风热犯肺之症。本品以清热利咽、消肿开音为主,一般用于喉阴虚有热或风热伤阴阶段。

(2)慢喉痹:症见咽喉干痛,灼热,多言后症状加重,呛咳无痰,频频求饮,饮量不多,午后症状明显的阴虚肺燥证候。本品以养阴清热、利咽止痛为主,兼以开音,一般用于肺燥阴虚、风热犯肺所致的咽喉肿痛、声嘶失声等证候。

【制剂与用法】丸剂,每丸重6g。口服,每次2丸,每天2次。

【注意事项】忌食辛辣。

清咽润喉丸

【处方】射干、山豆根、桔梗、僵蚕(麸炒)、栀子(姜炙)、牡丹皮、青果、金果榄、麦冬、玄参、知母、地黄、白芍、浙贝母、甘草、冰片、水牛角浓缩粉。

方中射干、山豆根、桔梗、青果、金果榄清热解毒,利咽消肿;麦冬、玄参、知母、地黄滋阴润喉;丹皮清热凉血;白芍酸甘化阴;僵蚕、浙贝母化痰散结;桔梗宣肺利咽,引药上行;栀子、水牛角、冰片清热解毒泻火;甘草调和诸药。诸药相合,共奏清热利咽、消肿止痛之功。

【性状】本品为黑褐色的大蜜丸;味甘、微苦而辛凉。

【功能与主治】清热利咽,消肿止痛。用于风热内壅,肺胃热盛,胸膈不利,口渴心烦,咳嗽痰多,咽喉肿痛,失声声哑。

【药理作用】抑菌、抗炎:实验结果表明,本品对甲醛所致大鼠足跖肿胀和二甲苯所致的耳廓肿胀有明显的抑制作用,对醋酸所致的小鼠腹腔毛细血管通透性增加有明显抑制作用。

【临床应用】

(1)急喉喑:症见声哑失声、咽喉肿痛、口渴、咳嗽黄痰、便秘等肺热壅盛之证。本品以清热泻火、利咽消肿为主,兼以养阴,一般用于急喉喑的肺热壅盛证。

(2)急喉痹:症见咽痛较剧、口渴多饮、咳嗽痰稠、质黏、发热、大便干、小便黄、舌红苔黄、脉数有力等肺胃实热证。

【制剂与用法】丸剂,每丸重3g。口服,温开水送服或含化,每次2丸,每日2次。

【使用注意】忌食辛辣食物。

清 宁 丸

【处方】大黄、绿豆、车前草、白术(炒)、黑豆、半夏(制)、香附(醋制)、桑叶、桃枝、牛乳、厚朴(姜制)、麦芽、陈皮、侧柏叶。

方中以大黄清热解毒,泄火通便;配绿豆、黑豆、车前草、桃枝辅助其清热解毒,消肿止痛;侧柏叶凉血清热,祛痰止咳;陈皮、半夏燥湿行气,化痰止咳;桑叶疏风清热,清肝明目;白术、麦芽健脾和胃,配厚朴、香附理气宽中除胀;牛乳生津润肠。诸药相合,共奏清热解毒、泻火通便、宣肺化痰、行气宽中之功。

【性状】本品为黑色的大蜜丸;味苦。

【药理作用】

(1) 解热:实验结果表明,本品对2,4-二硝基苯酚所致的发热反应有明显的抑制作用。

(2) 抗炎:实验结果表明,本品能明显抑制二甲苯所致小鼠耳廓肿胀和蛋清所致大鼠足跖肿胀。

【功能与主治】清热解毒,泻火通便。用于咽喉肿痛,口舌生疮,头晕耳鸣,目赤牙痛,腹中胀满,大便秘结。

【临床应用】

(1) 急喉痹:症见咽痛剧、口干渴、咳嗽、身热、便秘等,咽黏膜充血肿胀,咽侧红肿,咽后壁淋巴滤泡增生。

(2) 急乳蛾:症见咽痛较甚,吞咽困难,伴口渴身热、咳嗽、便秘等症。咽及扁桃体充血肿大,上有脓点或小脓肿。

(3) 口疮:症见口腔黏膜上数个脓点,灼热疼痛,伴口渴、便秘等。

(4) 暴风客热:症见白睛充血、肿胀、疼痛、眵多、羞明流泪。

(5) 胃火牙痛:症见牙及牙龈疼痛、牙龈红肿,咀嚼困难,伴身热、口渴、便秘等症。

【制剂与用法】大蜜丸,每丸重9g。口服,每次1丸,每日1~2次。

【使用注意】孕妇忌服。

清喉利咽颗粒

【处方】黄芩、西青果、桔梗、竹茹、胖大海、橘红、枳壳、桑叶、香附(醋制)、紫苏子、紫苏梗、沉香、薄荷脑。

方中以桔梗宣肺利咽,祛痰宽胸;黄芩清肺热;胖大海、青果清肺利咽,生津解毒;紫苏梗、香附、枳壳、沉香、橘红理气宽中,行气止痛,利膈化痰;竹茹清热化痰;薄荷、桑叶疏散风热,利咽解郁;苏子降气祛痰。诸药相合,共奏清热利咽、宽胸润喉之功。

【性状】本品为黄棕色颗粒;气香,味甜、微苦。

【功能与主治】清热利咽,宽胸润喉。用于风热外束,痰火上攻,咽喉肿痛,喉核红肿痛,咽干口渴等,急性咽炎、扁桃体炎及慢性咽炎急性发作见上述证候者。

【药理作用】

(1) 抗菌及抗病毒:本品在体内及体外都具有明显的抗菌、抗病毒作用,对多种细菌(白喉杆菌除外)均有不同程度的抑菌和杀菌作用,可明显降低致死量金黄色葡萄球菌和乙型溶血性链球菌感染小鼠的死亡率。在5~20g/kg剂量中对小鼠流感病毒性肺炎有明显的治疗作用。对流感病毒、柯萨奇病毒和腺病毒均有不同程度的抑制作用。

(2) 解热:实验结果表明,本品对2,4-二硝基苯酚所致的发热反应有明显的抑制作用。

（3）镇痛：实验结果表明,本品对化学因素和物理因素所致的疼痛均有不同程度的镇痛作用。

（4）抗炎：实验结果表明,本品对甲醛所致大鼠足跖肿胀和二甲苯所致的耳肿胀有明显的抑制作用,对醋酸所致的小鼠腹腔毛细血管通透性增加有明显的抑制作用。

（5）免疫调节：实验结果表明,本品对小鼠网状内皮系统的吞噬功能有一定的促进作用,对二硝基氯苯所致小鼠迟发性变态反应有明显的抑制作用。

【毒性研究】

（1）急性毒性试验：按毒理学试验的观察要求进行相关的实验观察,根据预试验情况,分组给药,小鼠高剂量组未见死亡,无法找出受试动物的最大致死量,因此无法测定出半数致死量(LD_{50})。试验改为动物最大耐受量（MTD）的测定,结果 MTD 为 96g／kg 体重,相当于成人每日用药量的 320 倍,受试动物无毒性表现,亦无一动物死亡,表明清咽利咽颗粒的日用量是安全的。

（2）长期毒性试验：大鼠每日经口灌胃给药 1 次（相当于临床日用量的 64 倍和 32 倍）,连续给药 3 周及可逆性观察 2 周,结果受试动物一般状态良好,3 组大鼠体重增长基本一致,血常规及血液生化检测均表明该制剂对受试动物造血系统、肝肾功能无不良影响,病理检查未见与毒性有关的病理变化,停药后无继发性毒性反应发生,表明按日用剂量长期服用是安全的。

【临床应用】

（1）风热喉痹：症见初起咽部干燥灼热,吞咽不利,其后疼痛逐渐加重,有异物阻塞感,咽部及喉核红肿,悬雍垂肿胀,喉底滤泡肿大,颔下淋巴结压痛,全身症见身热头痛、微恶风寒、口干喜冷、便干溲黄、苔黄脉数等风热表证及肺湿热盛之象。

（2）风热乳蛾：症见咽部疼痛逐渐加剧,吞咽不便,吞咽或咳嗽时疼痛加剧,咽喉干燥灼热感,喉核红肿,连及周围咽部,伴见发热恶寒、头痛鼻塞、咳嗽有痰等风热表证。

【制剂与用法】颗粒剂,每袋装 10g。开水冲服,每次 10g,每日 2～3 次。

【使用注意】脾肺虚寒者不宜使用。

清喉咽合剂
清代《重楼玉钥》

【处方】地黄、麦冬、玄参、连翘、黄芩。

本方主用于虚火上炎证的喉痹。方中地黄养阴生津、清热凉血而利咽为主药。辅以麦冬养阴生津、清热利咽,玄参滋阴降火。佐以连翘清热解毒、消肿散结;黄芩泻火解毒、清热燥湿。诸药合用,共奏养阴、清咽、解毒之功。

【性状】本品为棕褐色的澄清液体;味苦。

【功能与主治】养阴,清咽,解毒。用于局限性的咽白喉、轻度中毒型白喉、急性扁桃体炎、咽炎。

【药理作用】方中地黄含 β-谷甾醇、甘露醇,具有强心、利尿、抗炎的作用;麦冬含多种甾体皂苷（麦门冬皂苷）、氨基酸,具有镇静、增强免疫功能的作用;连翘含挥发性成分（10 余种萜类化合物）、连翘酚,具有抗菌、抗病毒、抗炎、解热、利尿的作用;黄芩含黄芩苷、黄芩素,具有广谱抗菌、抗炎、抗过敏、解热的作用。全方主要具有抗炎、抗菌等作用。

(1)抗菌:清喉咽合剂对金黄色葡萄球菌、甲型溶血性链球菌、变性杆菌、大肠杆菌、乙型溶血性链球菌、肺炎球菌、白喉杆菌有抑制作用或杀伤作用。

(2)解毒:清喉咽合剂对白喉毒素有解毒或减毒、中和作用。

(3)抗辐射损伤:对用 ^{60}Co 致死剂量照射的小鼠,本药可使其急剧下降的外周血白细胞明显回升外,可促进其骨髓造血干细胞功能的恢复。

(4)提高 T 淋巴细胞免疫功能:本药可提高 T 淋巴细胞免疫功能。

【毒理研究】给小鼠灌服合剂,最大剂量每只 0.8ml(小鼠体重为 23～28.5g),观察 3d 未见任何毒性作用;以每只 0.1、0.2、0.4ml 分别给 3 组小鼠腹腔注射,药物注射后立即出现伏地不动的抑制现象,小剂量组 1h 后开始恢复,每只 0.4ml 组 1d 后渐恢复正常。

【临床应用】

(1)局限性咽白喉:症见咽部红肿,附有点状假膜。

(2)轻度中毒型白喉:症见咽痛明显,假膜呈片状,伴有热声嘶、咳嗽等症。

(3)急性扁桃体炎:症见咽痛,吞咽困难,口干喜饮,干咳无痰。咽黏膜及扁桃体充血红肿,或上有少许脓点。舌红苔薄干,脉细数。

【制剂与用法】合剂,每毫升相当于原药材 1.23g。口服,第 1 次 20ml,以后每次 10～15ml,每日 4 次;小儿酌减。

【注意事项】忌辛辣腥味食物。

清火栀麦片

【处方】穿心莲、栀子、麦冬。

方中以穿心莲清热解毒;栀子泻火除烦,清热凉血;麦冬清心除烦,养阴生津。诸药相合,清热泻火、凉血解毒、消肿定痛。

【性状】本品为糖衣片,除去糖衣后,显褐绿色或黄褐色至棕褐色;味极苦。

【功能与主治】清热解毒,凉血消肿。用于咽喉肿痛,发热,牙痛,目赤。

【药理作用】抗炎:能显著抑制巴豆油所致小鼠耳廓肿胀、大鼠棉球肉芽肿、角叉菜胶所致大鼠足跖肿胀。

【临床应用】

(1)风热乳蛾:症见咽部疼痛,喉核红肿,痛连耳根及颌下,吞咽困难,全身症见发热、口渴口臭、便秘溲黄、舌红苔黄脉数等肺胃热盛之象。

(2)胃火牙痛:症见牙痛剧烈,牙龈红肿,肿连腮颊,头痛,口渴引饮,口臭,便秘,苔黄,脉洪数。

【制剂与用法】薄膜衣片,每片重 0.34 克。口服,每次 2 片,每日 2 次。

【使用注意】① 本品不宜久服。② 脾虚便溏、食少者忌服。

牛黄上清片
明代李梴《医学入门》

【处方】牛黄、薄荷、菊花、荆芥穗、白芷、川芎、栀子、黄连、黄柏、黄芩、大黄、连翘、赤芍、当归、地黄、桔梗、甘草、石膏、冰片。

方中牛黄清热解毒;配以轻清上浮之薄荷、菊花、荆芥穗、黄芩、连翘、桔梗、川芎疏散解热、利咽止痛;白芷散风化浊止痛;栀子、黄连、黄柏、大黄、石膏、冰片清热解毒,使热邪下行;赤芍、当归活血;甘草调和诸药。诸药相合,共奏清热泻火、散风止痛之功。

【性状】本品为糖衣片,除去糖衣后显棕褐色;味凉、苦。

【功能与主治】清热泻火,散风止痛。用于头痛眩晕,目赤耳鸣,咽喉肿痛,口舌生疮,牙龈肿痛,大便燥结。

【药理作用】活血化瘀:活血化瘀实验表明,牛黄上清软胶囊可显著抑制 ADP 诱导的血小板聚集,降低全血、血黏度,抑制体内血栓形成,并改善机体微循状态,显示出多角度的活血化瘀作用。

【临床应用】

(1)急乳蛾:症见咽喉肿痛,轻度吞咽困难,伴发热、恶寒、咳嗽、咯痰等风热外侵之证。本品以清热泻火、散风止痛为主,一般用于风热侵袭上焦的实热证候,即指乳蛾的初起病证。

(2)眩晕:症见头晕发胀,面红目赤,双耳发堵,舌红,苔薄黄,脉浮数等上焦风热证。

(3)口疮:症见口内疼痛,口疮量多,周围充血,口渴口臭,尿短黄,便秘,舌红苔黄,脉数。

【制剂与用法】片剂,口服,每次 4 片,每日 2 次。

【不良反应】据报道,患者使用本品致药疹及过敏性休克 1 例。患者使用本品 2h 后,额面、颈项部出现红色斑疹,并感瘙痒,5min 后斑疹消失,但额、眼睑及双侧面、两手腕浮肿,心慌,胸闷,随即晕倒,神志不清,即给予地塞米松 15mg 加维生素 E、白霉素等静脉滴注,用特非那定抗过敏后,症状缓解。

利咽解毒颗粒

【处方】板蓝根、连翘、金银花、山楂(炒焦)、牛蒡子、玄参、薄荷、桔梗、麦冬、僵蚕、大青叶、大黄、地黄、黄芩、天花粉。

方中以板蓝根清热解毒,凉血利咽;连翘、金银花辛凉透邪清热;薄荷疏散风热利咽;牛蒡子疏散风热,利咽散肿;黄芩善清上焦热;大青叶清热解毒;僵蚕祛风止痛,天花粉清热生津;地黄清热凉血,养阴生津;玄参清热解毒,凉血育阴;麦冬养阴清热;焦山楂消食化积,大黄泻下攻积;桔梗载诸药上行。诸药相合,共奏清热利咽、解毒养阴之功。

【性状】本品为棕黄色至棕褐色的颗粒;味甜,微苦。

【功能与主治】清肺利咽,解毒退热。用于外感风热所致的风热乳蛾,风热喉痹,痄腮,伴有咽痛、咽干、喉核红肿、发热恶寒等症,以及急性扁桃体炎、急性咽炎见有上述表现者。

【药理作用】

(1)抗炎:本品能显著抑制巴豆油所致小鼠耳廓肿胀。

(2)镇痛:本品能显著提高小鼠热板痛阈,抑制醋酸腹腔注射刺激肠系膜的扭体反应。

【临床应用】

（1）风热乳蛾：症见咽喉疼痛，喉核红肿，或有黄白色脓点，兼风热症状如头痛、鼻塞、咳嗽有痰、舌边尖红、苔薄白或微黄、脉浮数。

（2）风热喉痹：症见咽喉疼痛，咽部红肿，喉底或有颗粒突起，喉核肿胀不明显，兼见风热症状。

【制剂与用法】颗粒剂，每袋装 20g。开水冲服，每次 1 袋，每日 3～4 次。

【使用注意】忌食辛辣及过咸食物。

六　神　丸
清代雷大升《雷允上涌芬堂方》

【处方】牛黄、珍珠粉、麝香、雄黄、冰片、蟾酥。

本方主用于热毒内盛证。方中牛黄清热解毒为主药。辅以珍珠清热解毒、化腐生肌；麝香活血化瘀、消肿止痛、开窍醒神。佐以蟾酥、雄黄解毒、消肿止痛；冰片清热散结、消肿止痛、化腐生肌、开窍醒神。以上六药合用，共奏清热解毒、消肿止痛之功。

【性状】本品为黑色有光泽的小水丸，味辛辣。

【功能与主治】清热解毒，消肿止痛。用于烂喉丹痧、咽喉肿痛、喉风喉痈、单双乳蛾、小儿热疖、痈疡疔疮、乳痈发背、无名肿毒。

【药理作用】方中牛黄含胆酸、去氧胆酸、胆红素，具有解热镇痛、抗炎解痉、强心的作用；蟾酥含蟾毒配基类甾族化合物，具有强心、镇痛的作用；雄黄含 As_2S_3，具有抑菌作用；麝香含麝香酮、麝香肽，具有抗炎、强心的作用。全方主要具有解热镇痛、抑菌抗炎、强心解痉等作用。

（1）抗炎：六神丸的抗炎消肿效果约为氢化可的松的 6%；其中麝香、牛黄、蟾酥为抗炎的主要成分。

（2）抗菌、抗毒：六神丸（灌服）可明显减少大肠埃希菌内毒素静脉注射所引起的小鼠死亡率，具有明显的保护作用。其抗内毒素的机制之一可能与其膜稳定作用有关。

（3）增强非特异性免疫功能：给小鼠灌服六神丸（7d），能使腹腔巨噬细胞吞噬百分率及吞噬指数显著提高。

（4）强心：六神丸有显著的强心效果，组成药物除龙脑外，其余均能使心肌收缩增强。其中，蟾酥的强心效能为最强，作用与全方相近似，提示六神丸的显著强心作用主要来自蟾酥；麝香虽无直接强心作用，但具有 β 肾上腺素样增强作用；牛黄对离体心脏有收缩加强作用。

（5）调节血压：给家兔静脉注射不同剂量的六神丸溶液，小剂量时仅出现一过性血压下降，大剂量时血压先有短暂性下降，随即急剧上升，其持续时间随剂量增大而延长。

（6）黏膜表面麻醉：临床应用六神丸，施行扁桃体摘除手术取得成功；绝大部分病人仅用 30 粒，即可达到麻醉目的。

【临床应用】六神丸可内服，又可局部外用，主用于热毒内盛证。

（1）咽喉疾病：对急性和慢性咽炎效佳而对急性扁桃体炎疗效不满意。用于白喉应配合青霉素等。

(2) 牙龈炎、牙髓炎及牙痛(可用小棒黏着 1～2 丸放在痛牙的牙龈上),待药丸溶化,5～10min 局部麻木而牙痛消失,3d 无效者停用。有报道,用六神丸治疗 97 例口腔溃疡,经治疗 3d 后,痊愈 75 例(症状消失,溃疡愈合),好转 22 例(症状明显减轻,溃疡面缩小 70%),无效 3 例(症状无改善)。

(3) 带状疱疹:内服,每次 10 粒,每日 3 次。外敷,每次 10～60 粒,研细末,用适量食醋调成糊状,用棉签蘸药液涂敷,每日 3 次,至痊愈。有报道,治疗 54 例获满意疗效,其中,1d 痊愈者 31 例,2d 痊愈者 18 例,3d 痊愈者 4 例,4d 痊愈者 1 例,有效率 100%。

(4) 其他:用酒调成糊状,治疗静脉炎,每日换药 1 次,有一定疗效;与紫雪丹、紫金锭等配伍外用,治疗流行性腮腺炎有良效。

【制剂与用法】小水丸,每 1000 粒重 3.125g。① 口服:每日 3 次,温开水吞服。1 岁每次 1 粒,2 岁每次 2 粒,3 岁每次 3～4 粒,4～8 岁每次 5～6 粒,9～15 岁每次 8～9 粒,成人每次 10 粒。② 外用:可取十几粒用冷开水或米醋少许在食匙中化散,敷搽四周,每日数次常保潮润,直至肿退为止。如红肿已将出脓或已穿烂,切勿再敷。

【不良反应】

(1) 毒性反应:六神丸所含蟾酥、雄黄(化学成分为硫化砷)均有毒性,中毒反应多因过量服用而引起。归纳起来,中毒的症状有以下几方面:

1) 肠道反应:恶心、呕吐、腹泻,婴儿中毒可出现吐奶。

2) 循环系统反应:可出现四肢冰冷,末梢发绀,脉搏扪不到等。大部分出现心动过缓,心律不齐,严重者出现房室传导阻滞(死亡者多因Ⅲ度传导阻滞)及循环衰竭而死亡。心律失常是六神丸中毒最常见的体征之一,因而及时处理心律失常特别是Ⅲ度传导阻滞,是抢救六神丸中毒的关键。可视病情选用山莨菪碱、阿托品、异丙肾上腺素。一般认为六神丸引起的中毒与洋地黄表现相似,其解救可参考洋地黄类强心苷的中毒解救方法。

3) 呼吸系统反应:胸闷、气急、呼吸增快、浅表或不规则。曾报道 1 例患儿因呼吸衰竭而死亡。

4) 神经精神反应:可见烦躁不安、嗜睡或昏睡、神志不清。严重者可出现痉挛、抽搐或惊厥,新生儿可表现觅食、吮吸、拥抱反射均消失。曾报道(1 例)因过量内服并较长时间嚼化六神丸,导致局部神经损害而出现软腭麻痹。此外,严重中毒时还可见皮肤干燥、弹性差、脱水等酸中毒表现,甚至出现休克表现。

5) 造血系统反应:新生儿中毒死亡前 0.5h 曾出现鼻出血(1 例),有因过量服药 3h 后出现紫癜(1 例患儿)。

有人总结 11 例中毒者中,出生后 3～12d 者有 7 例,用药量为 10～30 粒;1.5～4 岁者 4 例,用药量为 4～100 粒;死亡的 4 例中,出生后 5～10d 者 3 例,4 岁者 1 例,用药量 10～45 粒;休克者 2 例,分别为 1.5 和 16 岁,用药量为 10～30 粒。据称,民间以本品给新生儿服用,认为有清"胎毒"、预防痱子和疮疖等功效。为了避免中毒,新生儿必须禁用六神丸。

(2) 过敏反应:以成人为多见,通常在 24h 之内发病,以过敏性药疹(麻疹样、猩红热型)为多见,其次为过敏性休克、喉头水肿。

（3）其他：有报道长期使用导致慢性砷中毒，可见皮肤严重角化、皲裂、色素沉着、肝功能损害等。

【注意事项】 ① 孕妇禁用，身体虚弱者慎用。② 六神丸中雄黄有一定毒性，学龄前儿童不宜含化。③ 切勿过量，服药期间忌烟、酒及辛辣食物。④ 与肾上腺素、麻黄碱、洋地黄类、西米替丁、阿托品、皮质激素类、硝苯吡啶（心痛定）、普罗帕酮（心律平）等合用，可致类似强心苷中毒的表现；与利血平、胍乙啶等合用，可引起严重的心动过缓及传导阻滞，还可诱导异位心律；与钙剂合用，作用相加，使毒性增强。⑤ 六神丸不宜与酶制剂（胃蛋白酶、胰酶、淀粉酶等）、硫酸亚铁、腌制食品同服，因雄黄所含硫化砷可与它们产生化学反应而使其疗效降低。

【备注】 ① 本品处方由六味药组成，因其功效显著，故名"六神丸"。② 有人试用本品治疗顽固性心房扑动（1例），每次30粒，每日3次，1周转变成窦性心律、频发早搏、Ⅰ度房室传导阻滞，继续服1周，心电图恢复正常。

六 应 丸

【处方】 丁香、蟾酥、雄黄、牛黄、珍珠、冰片。本方由六神丸化裁而成，方中以丁香取代麝香，其余5味与六神丸相同。

方中用雄黄、蟾酥抗炎解毒，配伍珍珠解毒生肌，牛黄对咽喉肿痛、腐烂、疔疮功效显著，又配以丁香与冰片协同发挥辛香走窜作用，并有温中暖胃功能，可减少雄黄、蟾酥对胃的刺激作用。

【性状】 本品为黑色有光泽的小丸，断面深黄色；味苦、辛，有麻舌感。

【功能与主治】 解毒，消肿，止痛。用于火毒内盛、乳蛾、喉痹、疖痈、疮疡、咽喉炎以及虫咬等。

【药理作用】 药理实验研究表明，六应丸主要有抗炎、解热、镇痛、抗菌、生肌、收敛等作用。

【毒理研究】 取小鼠30只，按体重随机分三组，按不同浓度六应丸混悬液给药，观察3d内动物死亡率，计算出 LD_{50} 为 $(1733\pm444)g/kg$。

【临床应用】 用于热毒内盛证之急性和慢性咽炎、化脓性扁桃体炎、慢性扁桃体炎、疮疡、疖、痱子、牙龈炎、鼻前庭及面部疖肿、外耳道炎、腮腺炎、急性乳腺炎等。

【制剂与用法】 微丸，常每5丸重19mg。① 口服，成人每次10丸，儿童每次5丸，婴儿每次2丸，每日3次。饭后服。② 外用，以冷开水或醋调敷患处。

【不良反应】 口服"六应丸"致急性消化道出血报告1例，男，14岁，口服"六应丸"10粒，10min后感胃部不适、恶心，随即呕吐，先为胃内容物，以后为血块及咖啡色样物，共计5次，伴腹痛。

金嗓散结丸

【处方】 马勃、莪术（醋炒）、金银花、桃仁（去皮）、玄参、三棱（醋炒）、红花、丹参、板蓝根、麦冬、浙贝母、泽泻、鸡内金（炒）、蝉蜕、木蝴蝶、蒲公英。

方中以三棱、莪术、桃仁、红花、丹参活血化瘀,疏通经络;配伍马勃、金银花、蒲公英、板蓝根清热解毒;玄参、麦冬润肺生津;浙贝母、泽泻、鸡内金利湿化痰,软坚散结;蝉蜕、木蝴蝶利咽开音。诸药合用,共奏清热解毒、活血化瘀、利湿化痰、润肺开音之功。

【性状】 本品为棕黑色的水蜜丸或大蜜丸;气微,味甘、微苦。

【功能与主治】 清热解毒,活血化瘀,利湿化痰。用于热毒蓄结,气滞血瘀而形成的慢喉瘖(声带小结、声带息肉、声带黏膜增厚)及由此而引起的声音嘶哑等症。

【药理作用】

(1) 抗炎、镇痛:实验结果表明,本品对二甲苯所致小鼠耳廓肿胀有明显的抑制作用,与对照组比较有显著差异;用高剂量(40mg/10g)、中剂量(20mg/10g)和吗啡对照组能明显延长痛阈值(热板法)。

(2) 活血化瘀:本品对人鼠肠系膜微循环的实验结果表明,本品可显著扩张人鼠肠系膜毛细血管,加快肠系膜毛细血管流动速度,并能使肠系膜毛细血管流动状态由给药前的泥石流状、絮状改变为线状流态。

【临床应用】 慢喉瘖:症见声音嘶哑,检查可见声带小结,声带息肉,声带黏膜增厚等。

用金嗓散结丸辅助治疗慢性咽喉炎102例,结果痊愈20例,显效42例,有效20例,无效20例,总有效率80.4%。

【制剂与用法】 水蜜丸,每10粒重1g;大蜜丸,每丸重9g。口服,水蜜丸,每次60~100粒;大蜜丸,每次1~2丸,每日2次。

【不良反应】 金嗓散结丸致皮肤过敏反应1例。

【使用注意】 ① 禁烟酒肥甘、生冷辛辣。② 对本品有过敏反应者禁用。

金嗓利咽丸

【处方】 茯苓、法半夏、枳实(炒)、青皮(炒)、胆南星、橘红、砂仁、豆蔻、槟榔、合欢皮、神曲(炒)、紫苏梗、生姜、蝉蜕、木蝴蝶、厚朴(制)。

方中以茯苓、法半夏、胆南星、橘红健脾化痰;枳实、青皮、槟榔、厚朴行气调中;砂仁、豆蔻芳香化湿;神曲、生姜和胃消食,苏梗、合欢皮疏肝理气;蝉蜕、木蝴蝶开音利咽。诸药合用,共奏健脾化痰、疏肝理气、利咽开音之功。

【性状】 本品为棕黑色的水蜜丸和大蜜丸;气微,味甘、微苦。

【药理作用】 抑菌:金嗓利咽丸在0.4g/ml浓度时,对甲、乙型溶血型链球菌和白色念珠菌有较好的抑菌作用;而在0.2g/ml浓度时抑菌效果差。无论何种浓度对肺炎链球菌无抑制作用。同时结果提示,金嗓利咽丸在高浓度时不但对细菌有一定抑制作用,而且对真菌类病源性白色念珠菌也有一定的抑制作用。

【功能与主治】 燥湿化痰,疏肝理气。用于咽部不适、咽部异物感、声带肥厚等属于痰湿内阻、肝郁气滞型者。

【临床应用】

(1) 梅核气:症见咽中异物感,如有物梗阻,咽之不下,吐之不出。

(2) 慢喉瘖:症见咽喉不适或微痛,伴咽中有痰,咳嗽,易于受凉、疲劳,多言后症状加重,甚或声音嘶哑,声带水肿、肥厚或有声带小结,声带息肉。用金嗓利咽丸治疗慢性咽炎

180例,结果痊愈115例,显效45例,好转15例,无效5例。

【制剂与用法】水蜜丸,每10粒重1g;大蜜丸,每丸重9g。口服,水蜜丸,每次60～120粒;大蜜丸,每次1～2片,每日2次。

【使用注意】忌食烟酒、肥甘、辛辣之物。

紫 金 锭
明代《外科正宗》

【处方】麝香、雄黄、山慈菇、千金子霜、红大戟、朱砂、五倍子。

本方中重用山慈菇清热解毒、化痰散结、消肿,麝香芳香开窍、行气止痛,两者共为主药。辅以千金子霜、红大戟逐痰消肿;佐以五倍子涩肠止泻,雄黄化痰、辟秽解毒,朱砂重镇安神。各药合用,具有开窍化痰、辟秽解毒、降逆止泻、消肿止痛之功。

【性状】本品为暗棕色至褐色的长方形或棍状的块体;气特异,味辛而苦。

【功能与主治】辟瘟解毒,祛痰开窍,消肿止痛。用于中暑、脘腹胀痛、恶心呕吐、痢疾泄泻、小儿痰厥;外用疗疮疖肿、疔腮、丹毒、喉风。

【药理作用】主要抗病原微生物、抗炎、镇痛、解痉、强心、利尿、抗肿瘤等作用。

方中麝香含麝香酮,具有开窍醒神、消肿止痛的作用;雄黄含二硫化砷,具有抗菌作用;红大戟含红大戟素A、B、C与蒽醌类,具有抗菌、泻下的作用;朱砂主含硫化汞,具有抗菌、镇痛的作用;五倍子富含鞣质,具有收敛止泻、止血、抗溃疡的作用。全方主要具有抗菌、抗炎消肿等作用。

(1)抗病原微生物:抗菌谱较广,对大肠杆菌、金黄色葡萄球菌、铜绿假单胞菌、白色念珠菌都有抑制或杀灭作用。麝香、雄黄、五倍子均有抗菌作用。五倍子还有抗病毒的作用。

(2)抗炎:能显著抑制巴豆油所致小鼠耳廓肿胀、大鼠棉球肉芽肿、角叉菜胶所致大鼠足跖肿胀。麝香、雄黄有抗炎的作用。

(3)强心、利尿:麝香有强心的作用;大戟有利尿的作用。

【临床应用】① 暑湿(头重如裹,胸脘闷胀,呃逆呕吐,便溏泄泻);② 扁桃体炎、咽喉炎;③ 腮腺炎、脑膜炎、带状疱疹;④ 阴道炎、宫颈糜烂;⑤ 疖毒、丹毒等。

有报道以紫金锭治急性咽炎169例,取紫金锭每次1g,每日3次,研粉含服,徐徐咽下,重者药量加倍,儿童减半,治愈162例,无效7例。运用紫金锭治疗宫颈糜烂118例,每次6片,研末涂于糜烂处,每日1次,10次为1疗程。治愈101例,显效10例,好转4例,无效3例。

【制剂与用法】锭剂,每锭重0.3g或3g。① 口服,每次0.6～1.5g,每日2次,磨服或捣碎冲服。小儿3岁以内每次0.3g,4～7岁每次0.6g,每日2次。② 外用,醋磨调敷患处。治疗腮腺炎用本品加六神丸醋调外敷,有良效。

【不良反应】紫金锭引起过敏反应1例。

【注意事项】孕妇,年老体弱者忌服,因方中红大戟苦寒有毒,山慈菇辛寒有小毒。

咽喉口齿中成药主要药理作用及临床应用小结于表6-3-1中。

表6-3-1 咽喉口齿中成药主要药理作用及临床应用

药 名	抗菌	抗病毒	抗炎	解热	镇痛	免疫调节	抗溃疡	强心	活血化淤	其他	临床应用
桂林西瓜霜(胶囊、口含片)	+		+		+		+			祛痰	咽喉肿痛、口舌生疮、牙龈肿痛、口腔溃疡、急性和慢性咽喉炎、扁桃体炎、中耳炎、宫颈糜烂、阴痒、婴幼儿湿疹
西瓜霜润喉片	+	+	+		+	+					咽喉肿痛、急性和慢性咽喉炎、扁桃体炎、口腔溃疡、口腔炎
复方草珊瑚含片	+	+	+		+					祛痰、平喘	肺经风热证之急性和慢性咽炎、急性和慢性扁桃体炎;口腔疾病,如牙龈炎、牙周炎及口腔溃疡
清咽丸(片)	+		+								热毒内盛证候之声音嘶哑、慢性咽炎、慢性喉炎、扁桃体炎
健民咽喉片	+		+							止咳、改善微循环、局部麻醉	虚火上炎证之急性和慢性咽喉炎及嗓音保健
冰硼散	+		+		+		+				口腔溃疡、牙龈红肿、急性扁桃体炎、新生儿脐炎、脓疱疮、中耳炎、耳周湿疹、宫颈糜烂、百日咳
清胃黄连丸(大蜜丸)	+		+		+					止血、镇咳	牙龈肿痛、口舌生疮、口臭、牙周炎
青果丸	+		+								急喉喑、慢喉痹
清咽润喉丸	+		+								急喉喑、急喉痹
清宁丸			+	+							急喉痹、急乳蛾、口疮、暴风客热、胃火牙痛
清喉利咽颗粒	+	+	+	+	+	+					风热喉痹、风热乳蛾
清喉咽合剂	+		+			+				解毒、抗辐射损伤	局限性咽白喉、轻度中毒型白喉、急性扁桃体炎
清火栀麦片			+								风热乳蛾、胃火牙痛
牛黄上清片									+		急乳蛾、眩晕、口疮
利咽解毒颗粒			+		+						风热乳蛾、风热喉痹

续　表

药　名	药理作用										临床应用
	抗菌	抗病毒	抗炎	解热	镇痛	免疫调节	抗溃疡	强心	活血化淤	其　他	
六神丸	+	+	+			+			+	调节血压、黏膜表面麻醉	咽喉疾病、牙龈炎、牙髓炎及牙痛、带状疱疹、静脉炎
六应丸	+		+	+	+					生肌、收敛	急性和慢性咽炎、化脓性扁桃体炎、慢性扁桃体炎、疮疡、疖、痱子、牙龈炎、鼻前庭及面部疖肿、外耳道炎、腮腺炎、急性乳腺炎
金嗓散结丸			+		+			+			慢喉喑
金嗓利咽丸	+										梅核气、慢喉痹
紫金锭	+		+					+		利尿、抗肿瘤	①暑湿；②桃体炎、咽喉炎；③腮腺炎、带状疱疹；④阴道炎、宫颈糜烂；⑤疖毒、丹毒

　　+示增强作用。

【参考文献】

1. 张振荣,刘新年,师允.耳聋左慈丸治疗神经性耳鸣、耳聋的临床观察.山东医药,1999,39(17):63

2. 许才章,任淑艳.中西医结合治疗老年性耳鸣30例.中国中西医结合耳鼻喉科杂志,1997,5(1):26

3. 熊大经,谢慧,刘平平,等.鼻窦炎口服液治疗家兔实验性上颌窦炎.中药新药与临床药理,2005,16(5):336

4. 曾凡波,崔小瑞,范颖,等.鼻炎片药效研究.中药药理与临床,2000,16(6):33

5. 谢琴,俞仲毅,华晓东,等.辛芩颗粒药效学研究.时珍国医国药,2001,12(5):402

6. 王端华,黄显贵.通窍鼻炎片对鼻炎、鼻窦炎的治疗效果分析.实用中西医结合临床杂志,2004,4(4):62

7. 邹节明,潘佐静,张家铨,等.桂林西瓜霜药效学及毒理研究.中国中西医结合耳鼻喉科杂志,2003,11(4):159

8. 黄英,华英.西瓜霜润喉片的药理作用和临床应用.中国中西医结合耳鼻喉科杂志,1997,5(2):96

9. 陈春英,曹中伟.冰硼散致过敏性休克1例.中华急诊医学杂志,2001,10(2):89

10. 蔡钟钦,姚治.清胃黄连片的药效学实验研究.中国中医药科技,2000,7(5):305

11. 王静,杨军,郑祖国.牛黄上清软胶囊活血化瘀作用的实验研究.中国实验方剂学杂

志,1999,5(5):35

12. 吴小米.六神丸治疗牙周炎及冠周炎100例.实用中医药杂志,2000,16(10):15

13. 朱和平.外敷治疗流行性腮腺炎200例.吉林中医药,2000,1:43

14. 付彬.金嗓散结丸药理研究、药效分析和临床观察.中国中医西结合耳鼻喉科杂志,1997,5(1):24

15. 钱备,魏明.周文茹.金嗓散结丸辅助治疗慢性咽喉炎102例体会.中华实用中西医杂志,2003,3(16):394

16. 金立玲.金嗓散结丸致皮肤过敏反应1例.现代应用药学,1997,14(3):58

17. 魏雪芳,林丽英.外用紫金锭抑菌试验的研究.中药材,2004,27(10):761

(李昌煜　陈红淑)

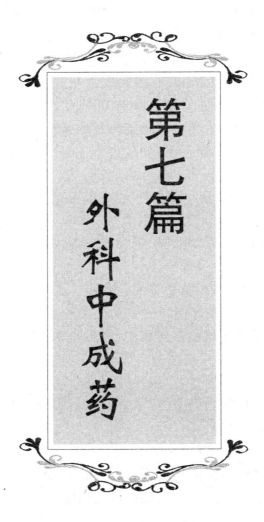

第七篇 外科中成药

与现代医学的分科不同,中医外科的治疗范围没有明确的界限。最早在《周礼》天官篇设有食医、疾医、疡医、兽医的制度,其中疡医掌肿疡、溃疡、金疡、折疡。"未溃为肿疡,已溃为溃疡",是指痈、疽、疖、流注等病。金疡是被刀、釜、剑、矢等物所伤;折疡是击扑、坠跌等所致的损伤,均归在疡医的范围。历代外科著作中都附有伤科疾病,在很长时间内,伤科隶属于外科学科。直至元朝危亦林著《世医得效方》,专辟正骨兼金镞科,才逐渐分立外科与伤科。唐宋之时,外科称疮肿科,明清一般称疮疡科。在明代汪机著的《外科理例》前序中才明确肯定外科的含义,其说"以其痈疽、疮疡皆见于外,故以外科名之",说明外科的名称是从痈疽、疮疡生于人体外部这个特点而来,也与内科相对而称为外科。从外科专书所载疾病来看,大多叙述人体外部的疾病,宋代东轩居士的《卫济宝书》载有痈、疽、疖、疔、痔疾、眼病等,元代齐德之《外科精义》载有皮肤病和化脓性疾病,《疮疡经验全书》载有痈、疽、疔毒、皮肤病、痔漏、咽喉、牙舌诸症等。因此,中医外科的范围包括生于人的体表,用肉眼可以直接诊察到的,有局部症状可凭的疾病,如痈、疽、疖、疔、发、流注、流痰、瘰疬、乳房病、瘿瘤、岩、皮肤病、肛肠病、虫兽咬伤、水火烫伤、眼、耳、鼻、咽喉(包括舌、唇、齿)等。

　　治疗外科疾病的中成药品种繁多,本章所述中成药按治疗乳腺病、疮疡、痔疮、外伤内服、外伤外用及毒蛇咬伤等进行介绍。主要药理作用如下:

　　1. 调节内分泌　治疗乳腺疾病的中成药大多具有调节内分泌的作用,或调节黄体酮分泌水平,或产生雄激素样作用,抑制乳腺增生。

　　2. 抗炎、抗菌作用　治疗疮疡的中成药多具有抗炎、抗菌作用,可有效缓解疮疡的临床症状。

　　3. 镇静、镇痛作用　大剂量的复方片仔癀软膏有明显的镇静作用,乳康片、紫金锭具有良好的镇痛效果。

　　4. 影响免疫功能　如意金黄散具有增强巨噬细胞的吞噬功能,可提高血清溶菌酶含量,对免疫功能有促进作用。梅花点舌丸能显著增加动物免疫器官重量,并促进抗体形成。生肌玉红膏可提高局部免疫力。

　　5. 抗肿瘤作用　西黄丸、梅花点舌丸具有抗白血病作用,小金丸、消痔灵注射液具有抗肿瘤作用。西黄丸还有诱导人肝细胞凋亡的作用。

第一章

乳腺病中成药

乳腺疾病是发生在乳房的各种疾病的总称。由于女性乳房有其特殊的生理功能,其发病率明显高于男性。故《妇科玉尺》说:"妇女之疾,关系最钜者,则莫如乳"。乳房疾病的发生,常因冲任失调、郁怒伤肝、忧思伤脾、劳伤心肾、气机逆乱而郁结于乳络;或先天遗传、禀赋不足、发育畸形及妊娠调养失宜;或饮食不节、湿热火毒内生、胃热上蒸;或外感六淫邪毒及感受特殊之毒;或跌扑损伤、刀圭创伤、瘀血阻络、痰湿凝聚或脓腐蕴结,导致乳房疾病的形成和发展。肿块性的乳房疾病多由肝肾不足,肺肾阴虚或肝郁化火,冲任失调、气滞血瘀所致;感染性的乳房病多由肝郁胃热,感受外邪,乳汁郁滞,久而化热,腐肉为脓所致。

乳 康 片

【处方】牡蛎、乳香、瓜蒌、海藻、黄芪、没药、天冬、夏枯草、三棱、玄参、白术、浙贝母、莪术、丹参、鸡内金(炒)。

方中牡蛎、夏枯草、海藻、浙贝母、瓜蒌疏肝泻火,化痰散结,乳香、没药、三棱、莪术、丹参活血破瘀止痛,黄芪、白术、鸡内金、天冬、玄参益气健脾养阴。主要用于肝郁气滞、痰瘀互结之乳腺增生症。

【功能与主治】疏肝解郁,理气止痛,活血破瘀,消积化痰,软坚散结,补气健脾。肝郁气滞,痰瘀互结之乳腺增生症。

【药理作用】本方有抗炎、镇静等作用。

(1) 抗炎:本品对二甲苯引起的耳廓肿胀,大鼠蛋清性足跖肿胀,大鼠棉球肉芽肿有明显的抑制作用。

(2) 镇痛:本品对醋酸诱发的小鼠扭体反应有良好的镇痛效果。

(3) 对血浆雌二醇、孕酮和泌乳素含量的影响:采用外源性性激素复制乳腺增生动物模型,30d 后采用外周血放免法检测 E_2、P 和 PRL,结果显示乳康片有降低血浆 E_2 的作用,且存在饱和现象,同时对孕酮有降低作用。

【毒理研究】小鼠一次性灌胃 12g/kg 乳康片悬浮液,观察 24h,小鼠活动正常,动物无死亡。本品对大鼠血清 LDH 和 EST 同工酶没有明显的影响,即该药对大鼠无直接损伤作用。小鼠口服 LD_{50} 为 33g/kg。

【临床应用】用于乳腺增生病。

【不良反应】轻度恶心呕吐等消化道不适,停药后很快消失。饭后服用可减轻不良反应。偶见过敏性紫癜。

【制剂与用法】片剂,每片重 0.3g(含生药 1.5g)。口服,每次 2~3 片,每日 2 次,饭后服用,20d 为 1 个疗程。间隔 5～7d,继续第 2 个疗程,亦可连续用药。

【注意事项】 孕妇慎用(前 3 个月内禁用),女性患者宜于月经来潮前 10～15d 开始服用。

乳 增 宁 片

【处方】 艾叶、淫羊藿、天冬、柴胡等。

方中柴胡行疏肝解郁之功,天冬养阴润燥,艾叶、淫羊藿有温肾散寒调经之效。

【性状】 本品为糖衣片,其内容物呈淡褐色;气微香,味苦。

【功能与主治】 疏肝解郁,调理冲任。用于肝郁气滞,冲任失调引起的乳痛症及乳腺增生等。

【药理作用】 抑制乳腺增生:家兔肌注雌二醇造成乳腺增生病模型,给药后观察乳头形态学、检测血清 IgA、cAMP、cGMP、雌激素水平,结果显示本品对雌二醇复制的家兔乳腺增生模型有明显的治疗作用,其疗效优于乳康片组,同时本品能提高家兔体液免疫与细胞免疫作用,调节雌激素水平,对 cAMP/cGMP 影响不大。

【临床应用】 主用于肝郁痰凝证之乳痛症、乳腺增生、乳胀乳少等。

【制剂与用法】 糖衣片,每片 0.5g。口服,每次 4～6 片,每日 3 次。20d 为 1 疗程,疗程间间隔 5d,连服 3 个疗程。

第二章

疮疡中成药

疮疡是各种致病因素侵袭人体后引起的体表化脓性疾病,包括急性和慢性两大类,是中医外科范围中最普遍、最常见的疾病。疮疡的致病因素分外感(外感六淫邪毒、感受特殊之毒、外来伤害等)和内伤(情志内伤、饮食不节、房室损伤等)两大类。外邪引发的疮疡,尤以热毒、火毒表现为最常见。风寒暑湿等引起的疮疡,有的初起并不都具有热毒、火毒的红热现象,病情发展至中期才显现。内伤引起的疮疡,大多因虚致病,且属慢性者居多,如肾虚络空,易为风寒痰浊侵袭,而成流痰;肺肾阴亏,虚火上炎,灼律为痰,而成瘰疬。由于饮食不节,内伤脾胃导致火毒内生而引起的疮疡,虽然有时正气尚未虚衰,但较之单为外邪侵袭所引起者严重,如消渴病合并疖、有头疽等。此即所谓从外感受者轻,因脏腑蕴毒而内发者重。以上各种致病因素侵入人体,引起局部气血凝滞,营卫不和,经络阻塞,产生肿痛症状。病情进一步发展,热胜肉腐,肉腐为脓,从而导致脓肿的形成。若疮疡毒邪炽盛,还可影响或侵犯脏腑,导致脏腑功能失调,轻则发热、口渴、便秘、溲赤等,重则恶心呕吐、烦躁不安、神昏谵语、咳嗽痰血等,甚则危及生命。

疮疡的治疗常须内治和外治相结合。轻浅的疮疡,有时单用外治也能获得痊愈。而严重病证,如走黄、内陷等,不仅需要内治、外治结合,还要配合西医西药治疗,并给予一定的支持疗法。总之,必须根据患者的体质、致病因素、病情轻重等辨证施治。

如意金黄散
《外科正宗》

【处方】姜黄、大黄、黄柏、苍术、厚朴、陈皮、甘草、生天南星、白芷、天花粉。

本方主用于湿热毒瘀证之疮疡。方中重用天花粉清热消肿排脓为主药。辅以姜黄破血行气、消肿止痛;黄柏、大黄清热燥湿,泻火解毒。佐以天南星燥湿化痰、消肿散结、祛风止痉;白芷消肿排脓、通窍止痛、散风除湿;苍术燥湿健脾祛风;厚朴、陈皮理气止痛。甘草清热解毒、缓急止痛、调和诸药,为佐使之药。各药合用,共奏清热解毒、化瘀除湿、消肿止痛之功。

【性状】本品为黄色至金黄色的粉末;气微香,味苦、微甘。

【功能与主治】清热解毒,消肿止痛。用于湿热毒瘀致肌肤所致疮疡肿痛、丹毒流注,症见肌肤红、肿、热、痛,亦可用于跌打损伤。

【药理作用】全方具有抑菌、止痛、抗炎、增强免疫等作用。

(1)抑菌:体外抑菌实验显示,本品对金黄色葡萄球菌、大肠杆菌、绿脓杆菌均有不同程度的抑制作用,对金黄色葡萄球菌作用最佳。

（2）止痛：本品能减少由冰醋酸引起的小鼠扭体次数，提高痛阈。大黄含蒽醌类化合物，具有镇痛、抗炎的作用。

（3）抗炎：药理实验显示本品有抗二甲苯所致小鼠耳廓肿胀的作用。姜黄所含姜黄素、大黄所含蒽醌类化合物均有抗炎作用。

（4）增强免疫：本品具有增强巨噬细胞吞噬功能，提高血清溶菌酶含量，促进淋巴细胞转化，降低毛细血管通透性。黄柏含小檗碱，具有提高免疫功能的作用。

【临床应用】用于治疗内痔便血、丹毒、静脉炎、乳腺增生、蜂窝组织炎、腮腺炎、脓性指甲炎、甲沟炎、原发性肝癌疼痛、风湿性关节炎、带状疱疹、麦粒肿、疖肿、眩晕、偏头痛、水火烫伤、跌打损伤等。

【不良反应】偶有出现过敏性皮疹。

【制剂与用法】散剂，每袋装 0、0、0、15g。外用，红肿、烦热、疼痛用清浆调敷；漫肿无头，用醋或葱酒调敷，亦可用植物油或蜂蜜调敷；每日数次。也可用 80% 凡士林调成软膏外敷患处，6～12h 换一次。

【注意事项】① 疮疡已破者勿用；② 外敷面积最好超过肿胀范围且中间留孔，以利透气；③ 注意切勿入口；④ 孕妇忌服。

泻毒散

【处方】大黄、黄连、黄芩。

方中黄芩泻肺热，黄连清心火，大黄荡涤肠胃之热，三药合用，共奏泻火解毒之功效。

【性状】本品为棕黄色粉末；气微，味苦。

【功能与主治】泻火解毒。用于疮疡初起，红肿热痛。

【药理作用】方中大黄对多种致病菌有抑制作用，较敏感的有金黄色葡萄球菌、淋球菌。对流感病毒、乙肝病毒也有一定的抑制作用。其抑菌的有效成分是游离苷元，机制主要是抑制细胞生物氧化酶系而抑制细菌糖代谢，抑制菌体核酸和蛋白质的生物合成。此外，大黄还能抑制炎症的渗出、肿胀和肉芽增生。黄连有较强的广谱抗菌作用，对痢疾杆菌、结核杆菌、金黄色葡萄球菌的作用最强，抗菌有效成分为小檗碱。其抗菌机理可能与抑制细菌呼吸及核酸、蛋白质的合成有关。黄芩的抗菌谱较广，对金黄色葡萄球菌、绿脓杆菌的作用较强。所含的黄芩素和黄芩苷是其主要的抑菌成分。

【制剂与用法】每袋装 80g。外用适量，用蜂蜜或醋调敷患处。

【注意事项】① 外敷患处宜保持湿度，用药不宜过厚。② 药品性状发生改变时禁止使用。

梅花点舌丸

【处方】牛黄、珍珠、麝香、蟾酥（制）、熊胆、雄黄、朱砂、硼砂、葶苈子、乳香（制）、没药（制）、血竭、沉香、冰片。

本方主用于热毒内盛证之疮疡痛肿初起。方中牛黄、珍珠清热解毒为主药。辅以麝香辟秽解毒、活血消痛、散瘀消肿止痛，又能开窍通闭；蟾酥解毒消肿、止痛开窍；熊胆清热解毒、消肿止痛；朱砂清热解毒，又能重镇安神。佐以雄黄辟瘟解毒杀虫；硼砂清热解毒化腐；葶苈子清热行水消肿；乳香、没药散瘀活血、消肿止痛、调气消痛；血竭散瘀止痛，且能芳香开窍。诸药合用，共奏清热解毒、消肿止痛之功。

【性状】本品为朱红色的包衣水丸，除去包衣后显棕黄色至棕色；气香，味苦、麻舌。

【功能与主治】清热解毒，消肿止痛。用于火毒内盛疔疮痈肿初起，咽喉、牙龈肿痛，口舌生疮，小儿惊风。

【药理作用】

(1) 增强免疫功能：梅花点舌丸能显著增加动物免疫器官重量，提高腹腔巨噬细胞吞噬功能，促进抗体形成，对正常生理状态或免疫功能低下的动物都有显著增强免疫功能的作用，是一种较强的免疫促进剂。

(2) 抗肿瘤作用：通过观察本药抗实验性肿瘤的治疗、预防和联合用药效果表明，对 S180 实体瘤的抑制率为 43.55％。对移植性肿瘤有预防效果，与 MMC 联合用药可提高抑瘤率。联合应用可使动物生存期延长，可明显减少丝裂霉素 C 引起的动物体重下降。

(3) 抗白血病作用：本品还能延长 L7212 白血病小鼠生存期，提高 GM-CFUC 的生长，明显抑制白血病细胞，对含有 41 条染色体的白血病细胞也有抑制作用。

【毒理研究】在毒性实验中，未见明显中毒现象。

【临床应用】本品聚虫石于一处，解毒消肿之力较强，主用于热毒内盛证阳证体实者：① 痈、蜂窝组织炎、严重之疖、乳腺炎等体表化脓性感染；② 急性扁桃体炎、急性咽喉炎；③ 口腔溃疡、舌炎等之疼痛难忍；④ 牙龈肿痛、牙周炎等。

【制剂与用法】水丸，每 10 丸重 1g。口服，每次 3 丸，每日 1～2 次；外用，用醋化开，敷于患处。

【注意事项】① 正虚体弱者慎服，孕妇禁服；② 按定量服用，不可多服。

【备注】临床还可应用于：① 带状疱疹：除内服之外，视疮面大小，取梅花点舌丸 1～2 粒，研碎和清茶少许，以消毒棉签或干净毛笔蘸药涂于局部，止痛神速，一般 1～3 次后局部干燥结痂痛止。② 癌性疼痛：适用于中等程度之癌痛，连服 1 周后，疼痛可得以控制。

小金丸（片）
《外科全生集》

【处方】麝香、木鳖子、制草乌、枫香脂、乳香、没药、五灵脂、当归、地龙、香墨。

本方主用于阳虚寒湿痰凝瘀阻经络证，为治阴证早期诸病的常用方。方中木鳖子祛风除湿、散痰结而解毒；制草乌温经止痛、祛风除湿；两药相配则散寒凝结消肿之力益彰，共为主药。辅以麝香、五灵脂、地龙散瘀化滞、走窜经络、通络开结、消肿止痛。佐以枫香脂、乳香、没药活血止痛、调气消痛；当归活血补血，使破瘀而不伤血；香墨黑色入血，消肿化痰。糯米糊为丸，取其养胃和中。各药合用，有温通祛瘀、化痰散结、祛风除湿、消肿止痛作用，共奏散结消肿、化瘀止痛之功。

【性状】本品为黑褐色的糊丸；气香，味微苦。

【功能与主治】散结消肿，化瘀止痛。用于痰气凝滞所致瘰疬、瘿瘤、乳岩、乳癖，症见肌肤或肌肤下肿块一处或数处，推之能动，或骨及骨关节肿大、皮色不变、肿硬作痛。

【药理作用】主要有抗菌、抗肿瘤作用。

（1）抗菌：对金黄色葡萄球菌、大肠埃希菌、溶血性链球菌、淋病奈瑟菌有抑菌作用。

（2）抗肿瘤：本品能明显降低 S180 小鼠的全血黏度，显著抑制肿瘤生长，而对小鼠体重增长无明显抑制作用。

【临床应用】本品可用于阳虚寒湿痰凝瘀阻经络证之化脓性骨髓炎、骨关节结核、多发性脓肿、聚合型痤疮、甲状腺肿瘤、颈淋巴结核、复发性腮腺炎、中晚期癌症、多发性神经纤维瘤、皮肤囊虫病、皮脂囊肿、淋巴肉瘤、脂肪瘤、梅毒引起的腹股沟淋巴结炎、乳房纤维瘤、腮腺混合瘤、舌下腺囊性瘤、肢端肥大症、男性乳房发育症、乳房小叶增生、乳房结核、带状疱疹等。

【不良反应】

（1）服药后，少数病例可见胃部不适、胃纳欠佳的副作用。

（2）外用，偶有皮肤过敏。

【制剂与用法】丸剂：① 每 10 丸重 6g；② 每 100 丸重 6g；③ 每 100 丸重 3g。① 丸剂：打碎后口服，每次 1.2～3g，每日 2 次；小儿酌减。② 片剂：每片重 0.3g；口服，成人每次 0.6g，重症者每次 1.2g，每日 2 次。

【注意事项】孕妇禁用。阴虚者慎用。

复方片仔癀软膏

【处方】片仔癀、蛇药片。

本方主用于湿热毒瘀证之疮痈。方中片仔癀清热解毒、消肿止痛，配以蛇药片，增强清热解毒、止痛消肿作用。两药合用，共奏清热解毒、消肿止痛之功。

【性状】本品为浅棕黄色的软膏；具特殊的油腻气。

【功能与主治】清热，解毒，止痛。用于病毒性、细菌性皮肤病，如带状疱疹、单纯疱疹、脓疱疮、毛囊炎、痤疮等。

【药理作用】片仔癀具有镇痛、抗炎、镇静、解痉、抗缺氧、抗高温、止血等作用。

（1）镇痛：能明显抑制冰醋酸引起的小鼠扭体反应，延长热板引起的痛反应潜伏期。

（2）抗炎：片仔癀能明显抑制小鼠因二甲苯引起的耳廓肿胀以及角叉菜胶引起的大鼠足关节肿胀，而且能抑制腹膜炎性渗出。

（3）镇静：大剂量 2.4g/kg 显示镇静作用。

（4）解痉：能抑制小鼠胃肠道推进。

（5）耐缺氧、抗疲劳、抗高温：能延长小鼠耐缺氧时间和游泳时间，有明显的抗高温作用。

（6）止血：能明显缩短凝血时间和凝血酶原时间。

【毒理研究】一次性给予片仔癀 2.4g/kg，观察 24h，无任何毒副作用发生。小鼠以 1.2g/(kg·d) 片仔癀连续灌胃 30d，未出现毒副反应。家兔皮肤涂药按临床应用 7% 浓度折算相当于 8g/kg，未见毒性反应；但对家兔皮肤有轻度刺激性，皮肤过敏反应试验阴性。

【临床应用】用于治疗脓疱疮、疖肿、毛囊炎、带状疱疹、单纯性疱疹、冻疮，显效率较高。而对脂溢性皮炎、痤疮、酒糟鼻等显效率较低。

【不良反应】部分试验者有缓慢而微弱的局部刺激作用,但比胶布引起者为轻,不致引起局部或全身性过敏反应。

【制剂与用法】软膏剂,每支装:① 5g;② 10g。外用,涂于患处,每日 2～3 次。

【注意事项】孕妇忌用。创口上忌涂。

生肌玉红膏
《外科正宗》

【处方】甘草、白芷、当归、紫草、血竭、轻粉。

本方主用于余毒未清证之疮疡。方中白芷消肿排脓解毒、通窍止痛为主药。辅以当归活血养血、止痛消肿;轻粉解毒攻毒,杀虫、逐水。佐以紫草清热凉血、解毒消肿、活血生肌;血竭祛瘀止痛、止血生肌。甘草清热解毒、缓急止痛、调和诸药,为佐使之药。各药合用,共奏解毒消肿、生肌止痛之功。

【性状】本品为紫红色的软膏;气微。

【功能与主治】解毒消肿,生肌止痛。用于疮疡肿痛、乳痈发背、溃烂流脓、浸淫黄水。

【药理作用】全方主要具有抗炎、提高局部免疫力、加速伤口愈合等作用。

(1)抗炎:能明显抑制伤口炎症灶血管通透性升高反应,但不影响白细胞从血管游出,且似有促进游出的倾向。方中轻粉含氧化汞,血竭含红色树脂(约 57 ％),具有抗炎、抑菌的作用;紫草含紫草素类成分,外用具有抗炎、抗菌、促进肉芽增生、创伤愈合的作用。

(2)提高局部免疫力:可激活创面巨噬细胞和腹腔巨噬细胞,提高胞内酶活性,同时释放免疫活性因子和淋巴因子直接参与机体免疫反应。

(3)改变伤口 pH 值:用药伤口 pH 值降低到 7.5 左右,有利于肉芽组织之生长。

(4)改善局部微循环:对创面毛细血管通透性有显著促进作用,其高峰表现在伤口愈合中期。通过调节创面肉芽组织中成纤维细胞生长因子(b-FGF),促进创面微循环。方中当归含挥发油,能扩张血管、改善微循环;甘草含甘草酸、甘草次酸、多种微量元素(Zn,Ca,Mg,Al,Mn,Cu 等),局部外用有促进血液循环及创面愈合的作用。

【临床应用】用于烧伤、外科手术切口愈合、肛门疾病、宫颈糜烂、急性淋巴结炎、血栓闭塞性脉管炎、带状疱疹。

【不良反应】用于溃疡伤口时有灼热感,极少数病人可引起皮肤变态反应。

【制剂与用法】软膏,每盒内装14g。疮面洗清后涂本膏,每日 1 次。

【注意事项】① 使用本方时,应忌食腥辣物;② 切勿入口。

第三章

痔疮中成药

痔是直肠末端黏膜下和肛管皮肤下的直肠静脉丛发生扩大、曲张所形成的柔软静脉团。男女老幼皆可得病,其中20岁以上的成年人占大多数。根据发病部位的不同,又可分为内痔、外痔和混合痔。

内痔是生于肛门齿线以上,直肠末端黏膜下的痔内静脉丛扩大、曲张所形成的柔软静脉团,是肛门直肠病中最常见的疾病,其特点是便血、痔核脱出、肛门不适感。多因脏腑本虚,静脉壁薄弱,兼因久坐久立,负重远行,或长期便秘或泻痢日久或临厕久蹲,或饮食不节,过食辛辣之品,都可导致脏腑功能失调,风燥湿热下迫,瘀阻魄门,瘀血浊气结滞不散,筋脉横解而生痔。日久气虚,下陷不能摄纳则痔核脱出。

外痔是指发生于肛管齿线之下,由痔外静脉丛扩大曲张或痔外静脉破裂或反复炎症纤维增生而成的疾病。其特点是自觉肛门坠胀、疼痛,有异物感。多因肛门裂伤、内痔反复脱垂或产育努力,导致邪毒外侵,湿热下注,使局部气血运行不畅,筋脉阻滞,瘀结不散,日久结为皮赘。

混合痔是指内、外痔静脉丛曲张,相互沟通吻合,使内痔部分和外痔部分形成一整体者。兼有内痔、外痔的双重症状。多因内痔反复脱出,或经产,负重努力,腹压增加,致筋脉横解,瘀结不散而成。

槐 角 丸
《太平惠民和剂局方》

【处方】槐角(炒)、地榆(炭)、黄芩、枳壳(炒)、当归、防风。

本方主用于大肠湿热证之便血与痔疮肿痛。大便下血证有肠风、脏毒之分,血清而色鲜者为肠风,血浊而暗者为脏毒,其病因是由于风热与湿热毒邪壅遏肠道、损伤经络、血渗外溢所致,治宜清肠凉血,兼以疏风行气。方中槐角苦寒、泻热清肠、凉血止血为主药。辅以地榆苦酸涩、性微寒、凉血止血、解毒敛疮;黄芩清湿热而泻火解毒以清肠。佐以防风疏肠中风邪,且能胜湿止痛;当归养血和血、引血归经,且能防诸药寒凉太过之弊。枳壳宽肠行气、顺遂肠胃腑气下行,为佐使药。诸药合用,既能凉血止血,又能疏风行气,寄清疏于收涩之内,寓行气于止血之中;共奏疏风、凉血止血之功。

【性状】本品为黑褐色至黑色的水蜜丸、小蜜丸或大蜜丸;味苦、涩。

【功能与主治】清肠疏风,凉血止血。用于血热所致的肠风便血、痔疮肿痛。

【药理作用】全方主要具有抗炎、镇痛、止血、抗菌、降脂等作用。

(1)抗炎:本品能抑制混合致炎液引起的小鼠耳廓肿胀,能明显抑制醋酸所致的小鼠腹腔毛细血管通透性的增加。地榆富含鞣质(约 17%),具有抗菌、抗炎作用。

(2)镇痛:本品能明显对抗醋酸所致小鼠的扭体次数增加,提高小鼠的热板所致痛阈值。

(3)止血:灌胃 7d 后能明显缩短小鼠断尾后的出血时间及体外玻片法凝血时间。方中槐角含多种黄酮及异黄酮化合物(槐花苷、槐花黄酮),能降低毛细血管通透性。

(4)抗菌:本品对口腔和呼吸道及肠道常见的金黄色葡萄球菌、大肠杆菌、绿脓杆菌、甲型、乙型链球菌、白色念珠菌及真菌均有一定的抗菌作用,其抑菌直径在 10~19mm 之间。黄芩含黄芩苷、黄芩素,具有抗菌作用。

(5)降脂:本品具有明显的降低高血脂作用。

【临床应用】大肠湿热证之痔疮(内痔、外痔、痔漏)便血肿痛者;也用于肛裂、慢性结肠炎及消化道(溃疡)出血(属风邪热毒或湿热者)。

【不良反应】偶有过敏反应。

【制剂与用法】水蜜丸;小蜜丸;大蜜丸每丸重 9g。口服,水蜜丸每次 6g,小蜜丸每次 9g,大蜜丸每次 1 丸,每日 2 次。

【注意事项】阳虚便秘、脾胃虚寒者不宜用。

脏 连 丸
明代《外科正宗》

【处方】黄连、黄芩、地黄、赤芍、当归、槐角、槐花、荆芥穗、地榆炭、阿胶。

方中黄芩、黄连、槐角、地榆清下焦湿热,治痔血;地黄、赤芍、当归、阿胶补血滋阴润燥;荆芥祛肠风而兼止血;诸药合用,共奏养阴清热、润肠止血之功。

【性状】本品为棕褐色至黑褐色的水蜜丸、黑褐色的小蜜丸或大蜜丸;味苦。

【功能与主治】燥湿解毒,疏风止血。用于肠热便血、肛门灼热、痔疮肿痛。

【药理作用】全方具有抗菌、止血的作用。

(1)抗菌作用:方中黄连对痢疾杆菌、结核杆菌、金黄色葡萄球菌有较强的抗菌作用,抗菌有效成分为小檗碱。其抗菌机理可能与抑制细菌呼吸及核酸、蛋白质的合成有关。黄芩所含的黄芩素和黄芩苷是其主要的抑菌成分,抗菌谱较广,对金黄色葡萄球菌、绿脓杆菌的作用较强。

(2)止血作用:槐花可缩短出、凝血时间,减少出血量,其止血作用,可能与其所含鞣质有关;或许与其所含芦丁收缩末梢小动脉及毛细血管括约肌有关,也可能系其所含芦丁改善毛细血管的脆性及异常的通透性有关。地榆的止血作用明显,生地榆、水提物、地榆炭、地榆制剂都可止血。研究证明,地榆水提物可使出血时间明显缩短。地榆中的鞣质类物质 3,3,4-三-O-甲基没食子酸具有很强的止血作用,其机理是由于增加血小板的活性。荆芥炭脂溶性提取物通过体内促凝血、抗纤溶和激活外源性凝血系统而发挥止血作用。

(3)促进造血:当归、阿胶有治疗贫血的作用。

【制剂与用法】水蜜丸;小蜜丸;大蜜丸,每丸重 9g。口服,大蜜丸每次 6~9g,小蜜丸每次 9g,大蜜丸每次 1 丸,每日 2 次。

【备注】原方有鲜猪大肠(去油)及黄连等,名"脏连丸";药典方无猪大肠,但仍沿用原名。

马应龙麝香痔疮膏
明代《马氏秘方》

【处方】 麝香、牛黄、珍珠、琥珀、冰片、炉甘石、硼砂。

本方主用于湿热瘀阻证之痔疮。方中麝香解毒消肿消痛、活血散瘀止痛、开窍通闭、软化缩回痔核；牛黄清热解毒、开窍散结。两药合用，清热解毒、活血化瘀、开窍通闭而醒神为主药。辅以珍珠清热解毒，去腐生肌而安神；琥珀活血化瘀、安神利湿。佐以炉甘石解毒、敛疮生肌、收湿止痒；硼砂清热解毒祛腐；冰片清热解毒、消肿止痛，并能开窍醒神。诸药合用，共奏清热解毒、活血化瘀、祛腐生肌之功。

【性状】 本品为淡灰黄色或粉红色的软膏；气香，有清凉感。

【功能与主治】 清热解毒，活血化瘀，去腐生肌。用于湿热瘀阻所致的各类痔疮、肛裂，症见大便出血，或疼痛、有下坠感；亦用于肛周湿疹等症。

【药理作用】 全方主要具有消炎、镇痛、止血作用。

(1) 抗炎：取本品 1g 涂于小鼠左耳，每鼠左右耳的重量差作为肿胀度，与空白基质作对照比较，本品能显著降低二甲苯所致的小鼠肿胀度。用本品 1g 均匀涂于小鼠腹部，实验仿 Harada 法，与对照组比较，对 HIST 所致小鼠皮内色素渗出有明显抑制作用。方中麝香含麝香酮，牛黄含胆酸、胆红素、钙盐及锌、镁、铁等离子，珍珠主含碳酸钙(91.72%)、多种微量元素，炉甘石主含碳酸锌，均具有消炎的作用。

(2) 镇痛：以本品 1g 涂于小鼠足掌，测定给药前后小鼠电致痛阈值。实验表明，给药小鼠电致痛阈值明显升高，说明本品能提高小鼠对疼痛刺激的耐受性，有明显的镇痛作用。冰片含龙脑，具有止痛作用。

(3) 对家兔实验性痔疮的治疗作用：对实验性造型痔疮家兔，一日给药一次，连续给药 3d，与对照组比较，其肛周肿胀率明显降低，说明本药对实验性痔疮有明显的治疗作用。

(4) 止血：将剪断的鼠尾置于本品中，与空白基质作对照比较，其出血时间明显缩短，说明本品有明显的止血作用。

【毒理研究】 大、小鼠灌胃给药，每日 3 次，每日剂量为 7.5g/kg，其 LD_{50} 均大于6.0g/kg。

【临床应用】 用于湿热瘀阻证之各类痔疮、肛裂、肛周湿疹等，或作为手术后辅助用药，可促进伤口愈合，预防术后感染。

【制剂与用法】 软膏，每支 10g。外用，取适量涂搽患处，一日换药一次。

【注意事项】 孕妇慎用或遵医嘱。

消痔灵注射液

【处方】 明矾、五倍子。

本方主用于大肠湿热证之痔疮。方中明矾(白矾)清热收湿、收敛止血、解毒化腐而止痒为主药；辅以五倍子清热降火、收湿敛疮而止血。两药合用，共奏收敛止血、清热收湿、解毒之功。

【性状】 本品为无色或微黄色的澄清液体。

【功能与主治】 收敛止血，清热收湿。用于内痔出血、各期内痔、静脉曲张性混合痔。

【药理作用】全方主要有抑菌、硬化、收缩血管、抗肿瘤等作用。

(1) 抑菌：倾注法、试管法试验，消痔灵原液或稀释 1/2 液，对大肠杆菌、副大肠杆菌、福氏痢疾杆菌、伤寒杆菌、绿脓杆菌有抑菌作用。方中明矾(白矾)主含硫酸铝钾，五倍子富含鞣质，都具有抗菌作用。

(2) 硬化(中度纤维化)作用：实验证实，注射消痔灵后产生无菌性致炎作用，组织发生中度纤维化。

(3) 小血管收缩和闭塞作用：DC-001 离体器官测定器测定消痔灵对动物主动脉有明显收缩作用($P<0.01$)。动物致炎试验表明，消痔灵对小血管致炎作用有柔和性，小静脉血栓形成，小动脉发生增生性内膜炎，血栓形成，血管闭塞。

(4) 抗肿瘤：合适剂量的消痔灵注射液经肝动脉灌注对大鼠移植性肿瘤有一定的抑制作用，能延长荷瘤大鼠的生存期。

【毒理研究】动物急性毒性实验表明，LD_{50} 为 $7.5\pm0.61ml/kg$。动物慢性毒性实验，每天皮下注射消痔灵 0.8ml/kg(相当于人体药用量的 2 倍)，连续给药 10d，测定后发现给药前、后 12d、24d GPT、BUN、Cr 值正常，心、肝、肾、脑活检、病理切片无异常发生。

【临床应用】主要用于大肠湿热证之内痔、直肠脱垂。近年临床推广应用于囊肿、息肉(如鼻息肉)、慢性炎症(如咽炎、鼻炎)、腋臭、血管瘤等。

【不良反应】(1) 感染出血：多见于注射后 2~3d，发生率约 2%。

(2) 疼痛与水肿：两者可同时发生，肛门轻度肿胀可于注射后 6~12h 自行消失。

(3) 继发手术后肛门狭窄：在内痔注射术后 20d，由于消痔灵的硬化萎缩作用而导致直肠黏膜黏连收缩失去弹性，会出现排便困难。

(4) 过敏反应：个别特异性体质病人会出现速发型过敏反应，应立即停药，并给予抗过敏药救治。

【制剂与用法】注射液，每支 10ml。肛门镜下内痔局部注射。

(1) 内痔出血，早期内痔：用本品原液注射至黏膜下层，用量相当于内痔的体积为宜。

(2) 中、晚期内痔和静脉曲张性混合痔：按 4 步注射法进行，第 1 步注射到内痔上方黏膜下层动脉区；第 2 步注射到内痔黏膜下层；第 3 步注射到黏膜固有层；第 4 步注射至齿线上方痔底部黏膜下层。第 1 步和第 4 步用 1% 普鲁卡因注射液稀释本品原液，使成 1:1。第 2 步和第 3 步用 1% 普鲁卡因注射液稀释本品原液，使成 2:1。根据痔的大小，每个内痔注入 6~13ml，总量 20~40ml。

【注意事项】内痔嵌顿发炎、皮赘性外痔忌用。严格遵守无菌操作，术后卧床休息 2~3d，剂量不宜过大。

消　痔　栓

【处方】龙骨(煅)、轻粉、冰片、珍珠(制)。

方中煅龙骨收敛涩肠止血为主药。冰片止痛；轻粉杀虫功毒，防治感染；珍珠生肌止血，共为辅药。

【性状】本品为灰白色栓剂；气辛、凉。

【功能与主治】收敛，消肿，止痛，止血。用于内外痔疮。

【药理作用】主要有抗炎、止血、镇痛、抑菌、治疗溃疡等作用。

(1)抗炎：对二甲苯所致小鼠耳廓肿胀有抑制作用。

(2)止血：可使小鼠断尾出血时间和凝血时间明显缩短，与对照组相比有显著差异。

(3)镇痛：对热刺激和醋酸所致小鼠疼痛有明显抑制作用，能增加痛阈。

(4)抑菌：体外抑菌实验表明对大肠杆菌、伤寒杆菌、福氏痢疾杆菌、白色葡萄球菌均有抑制作用。

(5)治疗溃疡：对乙酸所致的小鼠直肠溃疡有治疗作用。

【毒理研究】消痔栓灌胃给药的半数致死量（LD_{50}）为 1137.22mg/kg，半数致死量为有效量的 8 倍，因而其用药是可靠的。

【临床应用】可用于内、外痔，其应用指证为便血、肛门肿痛，如：

(1)内痔：主要症状为便血，二、三期内痔可有痔核脱出。便后自行回纳者为二期内痔，用手托方可回纳为三期内痔。本药可用于各期内痔，但对三期内痔疗效较一、二期差。

(2)外痔：可用于各种外痔，但主要用于静脉曲张性外痔、血栓性外痔及炎性外痔。对结缔组织外痔效果差。

(3)混合痔：混合痔为内、外痔相互沟通融合，使内、外痔形成一整体。临床上兼有内外痔的症状。

【制剂与用法】栓剂，每枚重2g。肛门用药，每次1枚，每日1次。

【注意事项】孕妇禁用。

第四章

外伤中成药

外伤是指由于外力因素(扭转、挫压、跌扑、暴力撞击等)引起肌体的皮下组织(肌肉、肌腱、韧带等)局部疼痛,功能障碍,行走坐卧艰难,甚至有瘀血肿胀、灼热、触痛等症状者。其治疗手段可有内服和外用两种。

第一节　外伤内服中成药

三七伤药片

【处方】三七、草乌(蒸)、雪上一枝蒿、冰片、骨碎补、红花、接骨木、赤芍。

本方主用于瘀血阻络证之跌打损伤与瘀血肿痛。方中三七活血散瘀、消肿止痛为主药。辅以草乌、雪上一枝蒿祛风除湿、温经通络、消肿止痛;红花活血散瘀止痛。佐以接骨木活血止痛、舒筋接骨;骨碎补强骨;舒筋止痛;赤芍散瘀止痛、凉血止血;冰片芳香走窜、开窍通闭、行气散瘀止痛。诸药合用,共奏舒筋活血、散瘀止痛之功。

【性状】本品为糖衣片,除去糖衣后,显棕褐色;味微苦。

【功能与主治】舒筋活血,散瘀止痛。用于跌打损伤、风湿瘀阻、关节痹痛、急性和慢性扭挫伤、神经痛见上述证候者。

【药理作用】全方主要具有镇痛、抗炎、止血的作用。

(1)镇痛:三七伤药片1.5795g/kg剂量对电刺激所致小鼠疼痛有抑制作用。实验证实,三七所含人参皂苷、三七皂苷具有镇痛的作用。冰片含龙脑,也有镇痛作用。草乌、雪上一枝蒿含乌头碱,具有镇痛、局部麻醉的作用。赤芍所含芍药苷具有镇痛的作用。

(2)抗炎:口服三七伤药片能明显抑制二甲苯所致的小鼠耳廓炎性肿胀;对于蛋清所致的大鼠足跖肿胀,也有明显的抑制效应,给药后2～4h作用最强。方中所含有的人参皂苷、三七皂苷、龙脑、柚皮苷、芍药苷等均有抗炎作用。

(3)止血:给小鼠灌服三七伤药片,有很好的促凝作用。

【毒理研究】三七伤药片小鼠1次灌胃给药,寇氏法计算 LD_{50} 为 5.06 ± 0.94g/kg 及其可信限为95%。

【临床应用】本品止痛效果显著,尤其对一般韧带扭伤、挫伤及其软组织损伤疗效明显,对伴有骨折的较重损伤止痛作用较慢。对慢性腰肌劳损止痛作用良好。对于胸胁挫伤或内部进伤,服此药后,疼痛可得到缓解。

【不良反应】皮肤红疹、胸闷、气短、眼花、周身不适、心慌,甚至出现窦性心动过缓或室上性心动过速,呼吸困难,严重者甚至死亡。

【制剂与用法】糖衣片,每片0.3g(含量相当于总药材1.654g)。口服,每次3片,每日3次,或遵医嘱。

【注意事项】本品药性强烈,应按规定量服用;孕妇忌用;有心血管疾患者慎用。

七 厘 散
《良方集》

【处方】血竭、红花、乳香(制)、没药(制)、麝香、冰片、儿茶、朱砂。

本方主用于瘀血阻络证的跌打损伤、外伤瘀血肿痛与出血。方中血竭活血化瘀、消肿止痛、止血生肌为主药。辅以红花、乳香、没药活血化瘀,乳香、没药善行气消肿止痛,助血竭化瘀消肿止痛之力;儿茶清热收敛、消肿止痛、止血生肌。佐以麝香、冰片辛香走窜、活血化瘀通络、消肿止痛;朱砂镇心安神,并可合儿茶、冰片清热解毒。诸药合用,共奏化瘀消肿、止痛止血之功。

【性状】本品为朱红色至紫红色粗粉末或易松散块状;气香,味辛、苦,有清凉感。

【功能与主治】化瘀消肿,止痛止血。用于跌打损伤、血瘀疼痛、外伤出血。

【药理作用】全方主要具有镇痛、止血、抗炎等作用。

(1)镇痛:小鼠热板法及腹腔醋酸扭体法实验证明,红花、血竭、乳香、没药等单味药均有镇痛作用。冰片主要是通过对感觉神经的局部作用(先轻微刺激)而产生止痛效果。对运动神经肌肉标本,冰片呈现阻断运动神经兴奋性的效应(个人观察资料)。

(2)止血:方中单味药血竭能改善微循环,使局部组织恢复正常凝血机制,从而产生止血效应,并通过抗纤维蛋白活化或纤溶酶作用而使血块迅速收缩变硬。临床证明,血竭用于拔牙止血、下颌骨及面部损伤出血,能迅速止血;单味乳香炒炭后具有止血作用。

(3)扩张血管:单味红花、血竭、乳香、没药均能扩张血管,改善血液循环,因而能化瘀止痛。

(4)抗炎:方中单味药红花、麝香、冰片、儿茶、没药均有一定抗炎作用。① 抑制组织炎症和肉芽肿形成;② 降低毛细血管通透性;③ 抑制白细胞游走;④ 收敛,单味儿茶外用有收敛作用,能使创面组织蛋白沉淀形成保护膜,防止异物和细菌侵入和血浆损失,使炎症创面受到一定限制。

(5)抗菌:体外试验结果表明,麝香、冰片、儿茶、血竭、没药均有抗菌作用。

(6)抗血栓:本方组成中,血竭、红花、没药可抑制血小板聚集,防止血栓形成,其中以血竭作用最为显著。

【临床应用】主要用于跌打损伤,如关节挫伤、皮肤青肿,以及外科疮疡、骨折(闭合性)、软组织损伤以及痈疖、丹毒、毛囊炎等。此外,有报道用于带状疱疹、痛经、乳腺增生、中耳炎、肠粘连性腹痛等。

【不良反应】个别病人出现大便秘结、过敏反应等不良反应。

【制剂与用法】散剂,每瓶装1.5、3g。① 口服,每次0.2~0.9g(有主张可内服1~1.5g),每日3次。温开水或黄酒送服。② 外用,以白酒调敷患处,或用干粉撒布伤口。

【注意事项】① 孕妇禁用。月经不调、行经期间慎用。② 本方含有朱砂(主成分为硫化汞)有镇静作用可辅佐止痛;但不宜与还原性物质(如硫酸亚铁、亚硝酸盐等)同用,以免生成有毒性的金属汞,引起汞中毒或药物性肠炎。③ 本品药力较强,故内服剂量不宜过大。

九 分 散

《春脚集》

【处方】马钱子粉(调制)、麻黄、乳香(制)、没药(制)。

本方主用于寒湿瘀阻证之跌打损伤、瘀血肿痛。方中马钱子粉通络止痛、散瘀消肿为主药。辅以乳香、没药活血散瘀,行气消肿止痛。佐以麻黄宣开腠理达表、解散寒湿、温经通络。四药合用,共奏活血散瘀、消肿止痛之功。

【性状】本品为黄褐色至深黄色的粉末,遇热或重压易黏结;气微香,味微苦。

【功能与主治】活血散瘀,消肿止痛。用于跌扑损伤,瘀血肿痛。

【药理作用】全方主要有抗炎、镇痛及兴奋中枢神经,增进血液循环等作用。

(1) 抗炎:用巴豆油致炎法,九分散灌胃给药,对小鼠耳廓肿胀有明显抑制作用。九分散可明显降低醋酸所致小鼠腹腔毛细血管通透性增加,表明九分散有明显的抗炎作用。

(2) 镇痛:用热板法与扭体法证明,九分散灌胃给药,可提高小鼠痛阈值,有明显的镇痛作用。

(3) 兴奋中枢:方中马钱子含士的宁(番木鳖碱)、马钱子碱,具有兴奋中枢神经、增进血液循环的作用;麻黄含麻黄碱、伪麻黄碱,具有兴奋 α,β-肾上腺素能受体而发挥拟肾上腺素作用。

(4) 药代动力学研究表明,本品所含毒剧药马钱子在体内吸收迅速,给药后 $10 \sim 20 min$ 达高峰(一室模型)。

【毒理研究】本方混悬液灌胃,小鼠 LD_{50} 为 $4.19 \pm 0.40 g/kg$。

【临床应用】主用于寒湿瘀阻证之跌打损伤,皮肉青紫肿痛,以及腰痛、坐骨神经痛、关节痛等。

【不良反应】服用过量或使用不当,可出现口唇麻木、舌僵等现象。此时应立即停药注意观察。

【制剂与用法】散剂,每包 2.5g,每包含马钱子以士的宁($C_{21}H_{22}N_2O_2$)计,应为 $4.5 \sim 5.5 mg$。① 口服:每次 2.5g,每日 1 次,饭后服。② 外用:以酒调敷,用于创伤青紫未破者。

【注意事项】① 本方所用马钱子必须经过炮制,否则易引起中毒,且不宜多服。② 高血压、心肾病患者及孕妇忌服,小儿及体弱者遵医嘱服用。③ 外伤破损出血者不可外敷,以免吸收中毒。

【备注】因马钱子原料含士的宁量颇不一致,应注意调整。

第二节 外伤外用中成药

双虎肿痛宁

【处方】 搜山虎、黄杜鹃根、生川乌、生草乌、生天南星、生半夏、樟脑、薄荷脑。

本方主用于瘀血阻络证之跌打损伤与寒湿瘀阻证之风湿骨痛。跌打损伤会造成筋肉、筋脉的损伤,导致气机不利,气血互阻,血瘀气滞,经脉不通,"不通则痛",则有局部肿胀、屈伸不利、活动受限等症;风湿痹痛者,常因风寒湿邪侵袭,流注肌肉、关节、经脉,使气血凝滞不行,"不通则痛",则有肌肉关节痹痛、肿胀或肢体麻木重着,活动受限等症。跌打损伤与风湿痹痛,两者病因、临床表现虽不相同,但有相似的病机,即气血阻滞于经脉,痹而不通,"不通则痛"。根据异病同治的原则,两者均可以"宣通"之法治之,即治宜化瘀行气、消肿止痛、舒筋活络之法,经脉通则胀痛除。方中搜山虎辛温,有毒,能散瘀消肿、舒筋活络、行气止痛;黄杜鹃根辛温,有大毒,能祛风除湿、散寒止痛;两药合用,化瘀行气、消肿止痛、舒筋活络、驱风除湿之功尤著为主药。辅以生川乌、生草乌辛、苦、热,有大毒,能祛风散寒,除湿止痛,并兼有麻醉作用;生半夏辛温,有毒,能散瘀消肿止痛;生天南星苦、辛温、有毒,能祛风通络、散寒除湿而止痛;四药合用,增强主药祛风散寒、散瘀消肿、除湿止痛作用。佐以樟脑散寒除湿、散瘀消肿、行气止痛;薄荷脑辛香走窜透骨、行气止痛。诸药合用,共奏化瘀行气、消肿止痛、舒筋活络、驱风除湿之功。

【性状】 本品为棕黄色至棕色的澄清液体;气微香。

【功能与主治】 化瘀行气,消肿止痛,舒筋活络,驱风除湿。用于跌打损伤、扭伤、摔伤、风湿关节痛等,并可用作骨折及脱臼复位等手术局部麻醉止痛。

【药理作用】 主要有抗炎、镇痛作用。

(1)抗炎消肿:本品能抑制巴豆油所致小鼠耳廓肿胀;促进大鼠砸伤性肿胀的消退,对豚鼠创伤性瘀斑消退有明显的促进作用。

(2)镇痛:能显著提高小鼠热板法致痛的痛阈值。

【毒理研究】 皮肤刺激实验表明,涂擦本品对完好皮肤安全,对破损皮肤无害。过敏性实验表明,本品对皮肤无局部过敏反应,也不产生全身性变态反应。急性毒性实验表明,毒性大,不可内服。

【临床应用】 主要用于外伤肌骨肿痛、风湿关节痛、骨质增生等痛症及手术局部止痛等,具有消肿止痛迅速的显著特点。

【制剂与用法】 酊剂,每瓶装25ml;每毫升相当于原药材0.36g。外用,每日3～4次,外擦患处。

【注意事项】 严禁内服。

【备注】 ① 主药名为搜山虎、毛老虎(黄花杜鹃根),故本品以"双虎"命名;② 有人外搽用于冻疮、牙痛等有良效;③ 有人将本品10～25 ml置于温水中,用于浸脚、沐浴,以促进疲劳消除、抗风湿骨痛、消除肿痛。

正 骨 水

【处方】 九龙川、木香、海风藤、土鳖虫、豆豉姜、猪牙皂、香加皮、莪术、买麻藤、过江龙、香樟、徐长卿、降香、两面针、碎骨木、羊耳菊、虎杖、五味藤、千斤拔、朱砂根、横经席、穿壁风、鹰不扑、草乌、薄荷脑、樟脑

木香行气调中止痛，土鳖虫、莪术、降香破血逐瘀，徐长卿祛风止痛，虎杖，草乌利湿定痛。诸药配伍，有较强的活血祛瘀，舒筋活络，消肿止痛之功。

【性状】 本品为棕红色的澄清液体；气芳香。

【功能与主治】 活血祛瘀，舒筋活络，消肿止痛。用于跌打扭伤、各种骨折、脱臼。运动前后搽用，能消除疲劳。

【药理作用】 主要有镇痛、抗炎作用。

(1) 镇痛：本品对电刺激、热刺激、甲醛、乙酸引起的疼痛均有良好的镇痛作用。

(2) 抗炎：对角叉菜胶所致的大鼠、小鼠足肿和5-HT所致的小鼠足肿有明显的抑制作用。

【制剂与用法】 酊剂，含挥发油不得少于9.5%；含乙醇量应为56%～66%。每瓶装：① 12ml；② 30ml；③ 45ml；④ 88ml。用药棉蘸药液轻搽患处；重症者用药液湿透药棉敷患处1h，每日2～3次。

【注意事项】 忌内服；不能搽入伤口；用药过程中如有瘙痒起疹，暂停使用。

东 乐 膏

【处方】 大黄、马钱子、乳香、没药等。

方中大黄活血祛瘀，乳香、没药消肿止痛，马钱子通络散结，诸药合用，瘀痛自除。

【性状】 本制剂为淡咖啡色的片状橡皮膏；气芳香。

【功能与主治】 活血祛瘀，清热散结，通络止痛。主治轻、中型闭合性软组织损伤。

【药理作用】 动物药理实验结果表明，东乐膏对小鼠热刺激（热板法）及化学性刺激（扭体法）均有良好的镇痛效果；小鼠耳肿法与大鼠足跖实验性炎症法均证明其消炎作用，而且对大鼠实验性软组织损伤模型有较好的修复效果。

【用法与用量】 硬膏剂，每贴大小6cm×6cm。外用，先将患处皮肤洗净擦干后，贴上硬膏剂；每日换药1次，7d为1个疗程。

【注意事项】 ① 开放性损伤禁用。② 偶有橡胶过敏反应者，停药即愈，无需处理。

【备注】 本品主用于瘀血阻络证之跌打损伤。

红药气雾剂

【处方】 三七、白芷、土鳖虫、川芎、当归、红花、冰片、薄荷脑等。

方中三七、白芷、当归补血活血，消肿止痛，土鳖虫破血逐瘀，川芎、红花活血行气，冰片、薄荷脑清热止痛。诸药合用，共奏活血逐瘀，消肿止痛之功。

【功能与应用】 活血逐瘀，消肿止痛。用于跌打损伤、局部瘀血肿胀、筋骨疼痛。

【药理作用】 主要具有抗炎、镇痛、影响微循环等作用。

（1）抗炎：对卡拉胶所致大鼠足跖肿胀、大鼠后肢烫伤水肿、对巴豆油所致的小鼠耳肿胀均有抑制作用。

（2）镇痛：对卡拉胶所致大鼠足背疼痛有抑制作用。

（3）影响微循环：有显著改善微循环作用。

【不良反应】偶有皮肤过敏。

【制剂与用法】气雾剂，每瓶装 30、50、60、100g。外用，喷于患处，每日 4～6 次。

【注意事项】外用药，切忌入口，皮肤破损处慎用。

【备注】本品主用于瘀血阻络证之跌打损伤。

跌打万花油

【处方】蔓荆子、野菊花、大蒜、葱、松节油、红花、薄荷脑、马钱子（炒）、樟脑油、金银花、九节茶、天南星、独活、防风、丁香、大黄、明矾等 86 种。

本方主用于寒湿瘀阻证之跌打损伤，由 86 种中草药组成。诸药合用，有舒筋活络、祛风除湿、消肿止痛、清热解毒、止血生肌的作用。

【性状】本品为棕红色的澄清油状液体；气芳香。

【功能与主治】止血止痛，消炎生肌，消肿散瘀，舒筋活络。用于治疗跌打损伤、撞击扭伤、刀伤出血、烫伤等。

【药理作用】主要有抗炎、抗菌、止痛、止血、改善微循环、促进伤口愈合、防腐等作用。

（1）抗炎：对小鼠毛细血管通透性有抑制作用；对大鼠甲醛性关节炎肿胀、小鼠巴豆油耳廓肿胀，局部涂抹有明显抑制作用，局部用药也能减少肉芽肿的发展。

（2）抗菌：方中多种中药如野菊花、大蒜、葱、大黄、金银花等均具有较广泛的抗菌作用。明矾有轻度抗铜绿假单胞菌作用。

（3）止痛（局部）：马钱子碱对感觉神经末梢有局部麻醉作用；丁香（油）等也有局部止痛作用。薄荷脑、松节油等刺激感觉神经末梢产生抗刺激作用而减少疼痛。

此外，本方尚有止血、改善微循环、促进伤口愈合、防腐等作用。

【临床应用】主要用于跌打损伤、烫伤、刀伤出血、鼻出血等。

【不良反应】可致过敏性皮炎。

【制剂与用法】油剂，每瓶装 20ml。外擦（或外敷）：涂擦患处、鼻出血者可取浸有跌打万花油脱脂药棉塞入出血的鼻孔。

【注意事项】忌口服。

克伤痛气雾剂（酊）

【处方】当归、川芎、红花、丁香、生姜、樟脑、松节油。

本方主用于血阻络证之跌打损伤肿痛。方中红花活血化瘀、止痛消肿为主药。辅以当归、川芎活血化瘀、行气通络而止痛。佐以丁香温经止痛；生姜散寒解表；樟脑芳香行气、通络止痛；松节油祛风止痛。诸药合用，共奏活血化瘀、消肿止痛之功。

【性状】本品为红棕色澄清液体；气芳香。

【功能与主治】活血化瘀,消肿止痛。主治急性和慢性软组织扭挫伤。

【药理作用】方中当归含挥发油、阿魏酸,具有扩张血管、抗炎、镇痛的作用、川芎含川芎嗪、挥发油,具有解痉、镇痛、扩张血管、抑菌的作用;红花含红花苷、红花黄色素,具有改善心血管功能、抗血栓形成的作用;丁香含挥发油(主成分为丁香酚),具有抗炎、止痛的作用;生姜含挥发油、维生素、氨基酸,具有抗炎、抗菌的作用;樟脑系自樟树中制得的挥发性固体物质,可刺激皮肤冷觉感受器而有清凉感,涂擦可增进局部血液循环,消除炎症;松节油为松属植物中渗出的油树脂经蒸馏或提取得到的挥发油,涂擦皮肤患处,促进血液循环,具有消炎、止痛作用。

本品能促进大鼠患部皮肤温度的恢复,促进患部肿胀消退、患部皮肤颜色恢复和功能恢复;能扩张微动脉、静脉,改变血流速度;对大鼠甲醛关节炎和蛋清关节炎效果显著。

【毒理研究】急性毒性试验表明,外用不造成动物死亡,安全系数大,小鼠一次口服LD_{50}为 12.16ml/kg。慢性毒性试验表明,小鼠每日灌胃,连续 30d,40 只动物死亡 6 只。皮肤刺激实验结果表明,该药对完整皮肤及破损皮肤均无刺激作用。过敏试验及光敏试验结果表明,家兔擦用本品不造成光敏反应,豚鼠使用本品无致敏作用。

【临床应用】主要用于急性和慢性软组织扭、挫伤。

【制剂与用法】酊剂:每瓶装 30、40、100ml。① 气雾剂:外用,取下帽,将瓶体上下振摇均匀后,揿压揿扭,距创面 20cm,喷射于患处,喷后可按摩至局部发热,每日 2～3 次。② 酊剂:外用适量,涂擦患处并按摩至局部发热,每次 2～3 次。

【注意事项】外用药。忌与口、眼及皮肤破损处接触。孕妇及酒精过敏者忌用。

第五章

毒蛇咬伤中成药

季德胜蛇药片

江苏南通蛇医季德胜祖传六代秘方

【处方】七叶一枝花、半边莲、蟾酥皮、蜈蚣、地锦草等多种中草药。

方中七叶一枝花（重楼）清热解毒、消肿止痛、凉肝定惊；半边莲清热解毒、利尿消肿；蟾酥皮解毒止痛、消肿利尿；蜈蚣通络止痛、息风止痉；地锦草清热解毒、凉血止血。全方诸药配合，共奏清热解毒、消肿止痛之功。

【剂型与规格】片剂，每片 0.4g。

【功能与主治】清热解毒，消肿止痛。用于毒蛇、毒虫咬伤。

【药理作用】本品主要有抗蛇毒、抗破伤风毒素、抗炎、镇静、抗病毒等作用。

（1）抗蛇毒：方中半边莲以及从中分离出的琥珀酸钠、延胡索酸钠、羟基苯甲酸钠均具有抗蛇毒作用。

（2）抗破伤风毒素：将破伤风毒素以硼酸盐缓冲液稀释 2000 倍。与 25% 蛇药片乙醇提取物及含 2% 吐温-80 的硼酸缓冲液各自等量混合，分别为实验组及对照组所用毒素，每鼠皮下注射，另设实验校正组，结果表明，蛇药片对破伤风毒素有直接破坏作用。在实验性小鼠破伤风模型上的实验表明，蛇药片乙醇提取物具有明显的治疗作用，可提高小鼠存活率，并可抑制破伤风症状的发展。

（3）抗炎：方中蟾酥具有抗炎作用。

（4）镇静：无论小鼠腹腔注射或口服蛇药片乙醇提取物，均能促进小鼠的睡眠。

（5）抗病毒：通过 MTT 法和空斑减数实验，季德胜蛇药片抗疱疹病毒 I 型治疗指数为 4.2，与阳性对照药阿昔洛韦相当；该药抗水痘带状疱疹病毒的治疗指数为 25，与阳性对照药物比较，治疗指数显著大于阿昔洛韦。

（6）其他：季德胜蛇药片对细菌脂多糖诱导大鼠急性肺损伤有一定保护作用，其作用机制可能与抑制 MMP-2、MMP-9 表达及活性有关。

【临床应用】主要用于毒蛇与毒虫（黄蜂、蜈蚣等）咬伤。本品也可用于流行性腮腺炎、带状疱疹、散发性脑炎、乙型肝炎、蚕豆黄病、癌性疼痛、肾病综合征、皮炎、疔毒、丘疹性荨麻疹等的治疗。

【不良反应】偶有过敏反应。

【制剂与用法】① 口服，第 1 次 20 片，以后每隔 6 小时续服 10 片，危重症者将剂量增加 30～40 片，并适当缩短服药时间。不能口服药者，可行鼻饲法给药。② 外用，被毒虫咬伤后，以本品和水外搽，即可消肿止痛。本品无禁忌证和毒副作用。

【注意事项】① 对蝮蛇咬伤除采用中西医结合治疗外,尚需及时引毒外流,有些病例还需用葡萄糖生理盐水静脉滴注、普鲁卡因封闭等治疗措施,可收到良好效果。② 治疗毒蛇咬伤,凡治疗过迟,已引起心力衰竭时,应进行强心治疗;如有其他并发症时,应施以其他治疗措施。

【备注】① 南通蛇药二号片为本品的改进片,药效较好;每次服药量小,每次服 5 片,每 6 小时一次,首次量加倍,但一次量不得超过 15 片。② 毒蛇咬伤应注意局部治疗,如结扎伤口近端,用小力挑开伤口,挤出伤口血液和毒汁等处理。

上海蛇药片(注射液)

【处方】穿心莲、墨旱莲等多种中草药。

方中穿心莲味苦性寒,具有解毒清热、凉血消肿之力,能解蛇毒,是为主药;墨旱莲性味甘酸、凉,有凉血止血之功,是为辅药。

【功能与主治】解蛇毒,消炎,强心,利尿,止血,抗溶血。用于蝮蛇咬伤,亦可用于五步蛇、眼镜蛇、银环蛇、蝰蛇、龟壳花蛇、竹叶青等毒蛇咬伤。

【药理作用】方中穿心莲的乙醇提取物经腹腔注射能显著延长眼镜蛇毒中毒小鼠的呼吸衰竭和死亡时间。其醇提物可引起实验犬的血压下降,此作用可被毒扁豆碱所增强,但可被阿托品所阻断,而不受抗组胺药及 β 受体阻断剂的影响。此提取物能抑制在位蛙心,阿托品也可阻断之。其还能使豚鼠回肠收缩,毒扁豆碱可增强该作用,而阿托品则阻断之,抗组胺药则不影响,提取物对蛙腹直肌无作用,可见穿心莲对烟碱受体无影响,而呈毒蕈碱样作用,这可能是其抗蛇毒作用的机制之一。

【临床应用】用于治疗各种毒蛇咬伤,因毒蛇性质不同,咬伤后的中毒反应亦不一样,但主要表现有头晕、头痛、寒战发热、四肢无力、恶心呕吐、全身肌肉酸痛、瞳孔缩小、肝脏肿大、黄疸、脉象迟或数。除采取各种有效措施进行抢救,局部进行缚扎和排毒外,并服用本品。

【制剂与用法】① 片剂:口服,第 1 次 10 片,以后每次 5 片,每 4 小时一次,如病情减轻者,每次 5 片,每日 3 ～4 次,危重病例酌情增服。② 注射液:适用于临床抢救,1 号注射液第 1 天每 4 小时肌注 1 支(2ml),以后每天 3 次,每次 1 支,一般总量约 10 余支。必要时可取 1～2 支,加入 5％～10％葡萄糖注射液 500ml 中滴注,或用 25％～50％葡萄糖注射液稀释后缓慢静脉推注。2 号注射液每 4 小时肌注 1 支(2ml),一般疗程 3～5d。

【注意事项】1 号注射液含强心苷,在使用过程中宜作心电图检查,心率低于 60/min 要及时停药,并酌情应用阿托品;抢救重症患者可适当增量,但要注意心率变化。

常用外科中成药的主要药理作用小结于表 7－5－1 中。

表 7－5－1　常用外科中成药的主要药理作用

药　名		主要药理作用								其 他 作 用
		抑制乳腺增生	抗炎	镇痛	抗菌	抗白血病	增强免疫	抗肿瘤	止血	抗蛇毒	
乳腺病	乳康片		+	+							降低血浆雌二醇及孕酮水平
	乳增宁片	+					+				
疮疡	如意金黄散		+	+	+		+				
	梅花点舌丸				+	+	+				
	小金丸				+		+				
	复方片仔癀软膏		+	+							镇静、解痉、耐缺氧、止血
	生肌玉红膏		+				+				改善局部微循环
痔疮	槐角丸		+	+	+				+		降脂
	马应龙麝香痔疮膏		+	+					+		
	消痔灵注射液				+			+			硬化、收缩血管
	消痔栓		+	+	+				+		治疗溃疡
外伤内服	三七伤药片		+	+					+		
	七厘散		+	+	+				+		扩血管、抗血栓
	九分散		+	+	+						
外伤外用	双虎肿痛宁		+	+							消肿
	正骨水		+	+							
	东乐膏		+	+							
	红药气雾剂		+	+							改善微循环
	跌打万花油			+	+				+		
	克伤痛气雾剂		+	+							
蛇药	季德胜蛇药片		+							+	镇静、抗病毒、抗破伤风毒素
	上海蛇药片		+						+	+	抗溶血

＋示增强作用。

【参考文献】

1. 邹节明，张家铨. 中成药的药理与应用. 上海：复旦大学出版社，2003
2. 李锦开等. 现代中成药手册. 北京：中国中医药出版社，2001

3. 赵国华,朱明军.最新中成药手册.郑州:中原农民出版社,1998

4. 陈馥馨等.新编中成药手册.北京:中国医药科技出版社,1998

5. 左言富,孙世发.简明中成药辞典.上海:上海科学技术出版社,2002

6. 张宏,王玉良.最新中成药手册.沈阳:辽宁科学技术出版社,1998

7. 杨思澍.新编中成药应用指南.北京:学苑出版社,2005

8. 杜佳林等.乳癖消片药效学研究.中药药理与临床,2002,18(4):34

9. 刘景衍等.乳康片致过敏性紫癜1例.中国现代应用药学杂志,2002,19(2):162

10. 田娟.乳增宁片治疗乳腺增生病的作用机制.中国基层医药,2006,13(1):160

11. 毛平等.如意金黄贴膏与如意金黄散消肿止痛功效的比较研究.中国实验方剂学杂志,2004,10(5):46

12. 林利华.如意金黄散的新用途.中医外治杂志,2004,13(4):36

13. 唐恺等.小金丸不良反应概述.中华现代内科学杂志,2006,3(5):573

14. 施裕新等.生肌红玉膏对小鼠机械性创面微循环影响的实验研究.江苏中医药,2005,26(11):68

15. 黄维震.生肌红玉膏临床运用举隅.河北中医,2005,27(3):203

16. 魏雪芳等.外用紫金锭抑菌试验的研究.中药材,2004,27(10):761

17. 陈菡等.槐角颗粒的主要药效学研究.安徽医药,2005,9(10):731

18. 康阿龙等.槐角丸的研究进展.时珍国医国药,2004,15(10):693

19. 赵生林等.应用消痔灵鼻腔注射治疗鼻出血360例临床观察.中华现代中西医杂志,2003,1(10):893

20. 杨金祖等.消痔灵注射液肝动脉灌注治疗大鼠移植性肝肿瘤的实验研究.上海中医药杂志,2005,39(7):48

21. 左进等.消痔栓抗炎消肿、止血镇痛的药理作用研究.甘肃中医,2005,18(4):37

22. 黄先菊等.消痔栓的急性毒性实验研究.湖北省卫生职工医学院学报,2003,2:6

23. 铁冰河.七厘散16新用.食品与药品,2005:20

24. 姬鸣.红药气雾剂致过敏1例.北京中医,2004,23(5):291

25. 何静等.季德胜蛇药片体外抗疱疹病毒的药效学研究.山东中医药大学学报,2006,30(3):258

26. 陶冬英等.季德胜蛇药片对大鼠急性肺损伤的保护作用.中华急诊医学杂志,2006,15(3):223

27. 林闻群.季德胜蛇药片致过敏反应1例报告.福建医药杂志,2004,26(1):161

（姚　立　童晔玲）

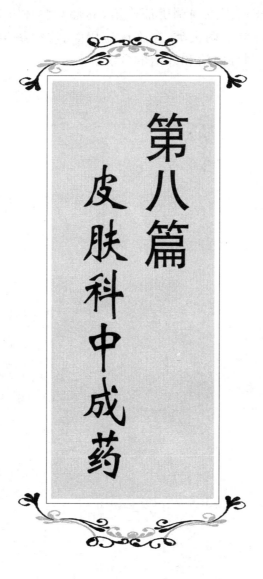

第八篇

皮肤科中成药

皮肤疾病,是指发生在人体表面的疾病,其发病往往不是单一原因引起的。临床针对不同的皮肤病,应根据其病因、性质和预后采取相应的预防和治疗措施,熟悉皮肤科各种内服药物疗法、外用药物疗法和物理疗法,针对不同的疾患合理选用。

祖国医学治疗皮肤疾患强调辨证论治,局部与整体并重。中医药治疗皮肤疾患的方法分内治与外治两大类,在临床应用时,应根据患者的体质、不同的致病因素和皮损形态,制订内治和外治的方法。

第一章

感染性皮肤病

感染性皮肤病通常是由细菌、病毒、真菌等微生物侵犯所致。

一、皮肤细菌感染可分为原发性或继发性

原发性感染常有特征性的形态和病程,开始由单一病原菌引起,发生在正常皮肤上。通常葡萄球菌易引起脓疱疮、毛囊炎、疖、痈等,链球菌易引起丹毒及蜂窝组织炎,诱发肾炎及关节炎等。继发性感染常发生在已有病变的皮肤上,见于特殊部位(如外耳)或特定类型的皮损(如溃疡),通常由革兰阴性菌(变形杆菌、假单胞菌、大肠杆菌)所致。

多种细菌均能致病,其致病率根据致病细菌的数量和毒力而定;亦与患者机体抵抗力低下、局部外伤、皮损、精神因素、过度疲劳、失眠、气候、环境卫生状况等有关。

常见疾病:脓疱疮、细菌性毛囊炎、疖与疖病、痈、蜂窝组织炎、化脓性汗腺炎、丹毒、臁疮、化脓性甲沟炎等。

二、病毒感染所致的皮肤病,由病毒直接或变态反应所致

由病毒直接侵犯皮肤,引起损害,如传染性软疣、寻常疣、带状疱疹、水痘。由病毒的抗原作用引起皮肤变态反应性皮疹,如挤奶人结节、猫抓病、小儿丘疹性肢端皮炎。

发病多因皮肤与病毒直接接触传染有关,如传染性软疣、尖锐湿疣;与特定体表部位有关,如带状疱疹;与患者的免疫功能异常等有关。

根据其临床特点大致可分为三型:

1. 新生物型　多由乳头状瘤空泡病毒引起,皮疹呈疣状增生,如各种疣(寻常疣、扁平疣、尖锐湿疣、传染性软疣等)。

2. 疱疹型　多由疱疹病毒与痘病毒引起,基本病变为水疱,如单纯疱疹、带状疱疹、水痘等。

3. 红斑发疹型　多由 RNA 病毒引起,皮疹以红斑、斑丘疹为主,如传染性红斑、婴儿玫瑰疹、麻疹、风疹等。

三、真菌感染可分为浅部真菌和深部真菌两大类

浅部真菌只侵犯毛发、表皮和甲板。浅部真菌病在我国极为普遍,常见的有头癣、体癣、股癣、手足癣、花斑癣和甲癣等。深部真菌主要侵犯内脏器官、骨骼及中枢神经系统,也可侵犯皮肤、黏膜。深部真菌病较常见的有孢子丝菌病、着色真菌病、放线菌病及隐球菌病等。念珠菌类则对皮肤、黏膜、指(趾)甲和内脏器官均可侵犯。

对人类致病的真菌不过几十种。由于广谱抗生素、皮质类固醇激素、免疫抑制剂和放射治疗的普遍应用以及各种器官移植手术、静脉营养、各种导管插入等诊疗技术的日益开展，一些条件致病菌如念珠菌、曲菌、毛霉菌等可乘机侵入人体，引起疾病，并有不断增多的趋势。

复方金银花冲剂
研制方

【处方】金银花、连翘、黄芩。

本方承古人"风淫于内，治以辛凉，佐以苦甘"之意，金银花味甘性寒；连翘味苦微寒；同具清热解毒、疏散风热、消痈散结而为君。黄芩苦寒，清热燥湿，泻火解毒为佐助。三药合用，共奏清热解毒、凉血消肿之功效。

【性状】本品为浅黄色的颗粒，味甜、微苦。

【功能与主治】清热解毒，凉血消肿。用于风热感冒、喉痹、乳蛾、目痛、牙痛及痈肿疮疖等症。

【药理作用】本方中金银花、连翘等有解热作用和明显的抗炎作用，对炎症早期的毛细血管通透性增高和渗出性水肿有明显抑制作用。在体外实验中金银花、连翘所含绿原酸、黄酮类物质（如木犀草素）、连翘酚、连翘脂苷对多种病毒和致病性细菌有抑制作用；黄芩的主要成分黄酮类化合物也对多种细菌、病毒、真菌等有显著抑制效果。

【临床应用】感冒、急性咽炎、急性化脓性毛囊炎、毛囊周围炎、痱毒等。

【不良反应】寒凉，易伤脾胃。

【制剂与用法】冲剂每包10g（相当于总药材3.5g）。开水冲服，每次10～20g，每日2～3次。

【注意事项】孕妇慎服。

疮 疡 膏
研制方

【处方】白芷、血竭、川芎、红花、当归、大黄、升麻、土鳖虫。

本方中白芷味辛温，具有消肿止痛排脓为君药，血竭、川芎、红花、当归、大黄等活血化瘀为臣，共奏消肿散结、活血化瘀、拔毒生肌之功效。用于外科疮疡痈疖由经络阻塞，气血凝滞而发病。气滞宜行气通络，血凝宜活血散瘀，无论有头无头，已成脓或未成脓均可贴敷。

【性状】本品为摊于纸上的黑膏药。

【功能与主治】消肿散结，活血化瘀，拔毒生肌。用于慢性下肢溃疡，乳腺炎及疖、痈。

【药理作用】白芷主要含白芷素、挥发油，对大肠杆菌、痢疾杆菌、绿脓杆菌等有抑制作用，对皮肤多种真菌也有抑制作用。血竭含树脂、树胶、血竭素，动物实验证明对多种皮肤真菌有抑制作用。大黄含蒽醌衍生物、鞣质，对金黄色葡萄球菌、溶血性链球菌、绿脓杆菌有抑制作用。当归含挥发油、水溶性生物碱，对痢疾杆菌、伤寒杆菌、大肠杆菌、溶血性链球菌等多种细菌有抑制作用,还能补血活血及镇痛。川芎含挥发油、生物碱,能扩张血管,有抑制大肠杆菌、绿脓杆菌的作用。红花含红花苷,对血管具有兴奋作用。

【临床应用】 疖、痈、蜂窝组织炎、乳腺炎等。

【不良反应】 可致皮肤过敏。

【制剂与用法】 每张净重 3 或 5g,加温软化,贴于患处。

【注意事项】 外用药切勿入口。孕妇忌用,皮肤过敏者慎用。

大败毒胶囊
研 制 方

【处方】 大黄、蒲公英、陈皮、木鳖子、白芷、天花粉、金银花、黄柏、乳香(制)、当归、赤芍、甘草、蛇蜕(酒炙)、干蟾(制)、蜈蚣、全蝎、芒硝。

大败毒胶囊的功能为清血败毒,消肿止痛。本方中蒲公英、金银花、天花粉、黄柏、白芷、木鳖子以清热解毒、燥湿排脓、消肿散结为主药。全蝎、蜈蚣、干蟾、蛇蜕以行水湿、破癥结、通络祛风、攻毒定痛。方中大黄、芒硝以泻热毒、破积滞、行瘀。辅以陈皮、乳香(制)、赤芍、当归、甘草以理气和血、燥湿化瘀、消肿止痛、调和诸药为其功。该药组方严谨,理论依据充实,研制精练,临床使用方便,疗效确切。

【性状】 本品为胶囊剂,内容物为黄褐色的粉末;气腥,味苦涩。

【功能与主治】 清热败毒,消肿止痛。用于脏腑毒热,血浊不清引起的梅毒、血淋、白浊、尿道刺痛、大便秘结、疥疮、痈疽疮疡、红肿疼痛。

【药理作用】 大败毒胶囊中各药抗菌谱较为广泛,对金黄色葡萄球菌、链球菌、绿脓杆菌、大肠杆菌、痢疾杆菌等菌属均具有较强的杀灭抑制作用。

【临床应用】 毛囊炎、疖、痈、疔、蜂窝织炎、乳腺炎等。

【不良反应】 腹泻,偶见过敏。

【制剂与用法】 胶囊每粒装 0.5g。口服,每次 5 粒,每日 4 次。

【注意事项】 孕妇忌服。

荆防败毒丸(散)
《医方简义》

【处方】 荆芥、防风、党参、甘草、桔梗、川芎、前胡、柴胡、枳壳、独活、羌活、土茯苓。

本方为《小儿药证直诀》中败毒散加减而成。败毒散原有发散风寒、疏导经络、行气活血之功,能治风寒湿邪郁于肌腠,发为疮疡,初起而脓未成,外见寒热无汗者。今减去人参,加荆芥、防风,去生姜、薄荷;制为丸药,更名为荆防败毒丸,其开肌腠、祛风寒之功更强,所以体实之人而见败毒散证者,用之尤宜,并治疮疡初起而有寒热无汗者。

【性状】 本品为黄褐色的水丸;气微清凉,味微苦。

【功能与主治】 清热散风,解毒消肿。用于流行性感冒、恶寒发热、头痛咳嗽、瘟毒发颐。

【药理作用】 主要有解热、镇痛、抗病毒、抗菌作用。

(1) 解热作用：荆防败毒散汤剂、丸剂、袋泡剂 0.56g/kg，灌胃 2 次，每次间隔 2h，对静脉注射伤寒菌苗 1.5ml/kg 致热大耳白兔，均于给药后 3h 有明显的降温作用，各剂型间无明显差异。

(2) 镇痛作用：荆防败毒散汤剂、丸剂、袋泡剂 3.0g/kg，灌胃，均能抑制腹腔注射 0.6% 醋酸 0.1ml/10g 所致小鼠扭体反应，抑制率分别为 27.8%、29.4% 及 46.9%，袋泡剂作用最强。上述相同剂量的三种制剂对热刺激引起的疼痛反应时间均有一定的延长作用，但无明显统计学意义。

(3) 抗病毒作用：荆防败毒散水煎液与流感病毒混合后接种鸡胚，或先将荆防败毒散水煎液注入鸡胚尿囊腔，30min 后接种流感病毒，或先将流感病毒接种鸡胚，30min 后注入药物，三种实验结果表明荆防败毒散水煎液均可抑制流感病毒的增殖。

(4) 抗菌作用：加味荆防败毒散方中单味中药除薄荷、生姜外，对金黄色葡萄球菌均有抑制作用，对所试革兰阴性菌抑制作用较差。而且，连翘、柴胡、枳壳对大肠埃希菌有抑制作用，连翘对铜绿假单胞菌亦有抑制作用；联合抑菌作用实验结果表明，多数被试中药之间对金黄色葡萄球菌的抑制均有不同程度的协同作用。

【临床应用】感冒、流行性腮腺炎、破伤风、丹毒等。

【不良反应】对肝肾功能有影响。

【制剂与用法】丸剂，每 10 粒重 1g。口服，每次 9g，每日 2 次。

【注意事项】肝病肾病患者慎服。

牛黄解毒丸（水丸）
《保婴撮要》

【处方】牛黄、雄黄、石膏、大黄、黄芩、桔梗、冰片、甘草。

本方以牛黄、大黄、黄芩、石膏清热解毒、泻火通便、清中、上焦热毒为君药；冰片、雄黄解毒清热、消肿为臣药；佐以桔梗，清咽利痰；使以甘草解毒、调和诸药。

【性状】本品为棕黄色的水丸；有冰片香气，味苦。

【功能与主治】清热解毒。用于火热内盛，咽喉肿痛，牙龈肿痛，口舌生疮，目赤肿痛。

【药理作用】主要有抗炎、解热、抗菌、镇痛等作用。

(1) 抗炎作用：本品对蛋清诱发小鼠足跖浮肿，巴豆油、对二甲苯诱发小鼠耳部炎症及对醋酸诱发小鼠腹腔炎症，均有明显的抑制作用。

(2) 解热作用：本品能对抗 2,4-二硝基酚引起的大鼠、家兔发热反应；能抑制霍乱菌苗致正常家兔体温升高。方中牛黄、桔梗有退热作用；石膏解热而不发汗，可能通过抑制产热中枢而起解热作用；甘草对发热的小鼠、大鼠均有退热作用，可抑制体温调节中枢对热原的反应，能降低机体对各种内毒素的反应性，抑制炎症反应的作用，均有助于解热。

(3) 抗菌作用：本方体外实验对革兰氏阳性球菌有较强的抑菌作用，对革兰阴性菌中变形杆菌在一定药液浓度下显现较强的抑菌作用。

(4) 镇静作用：本品可明显减少冰醋酸致小鼠扭体反应的次数；明显延长由热刺激引起小鼠疼痛反应的潜伏期。

（5）其他作用：本品尚有降压、促进胆汁分泌等作用。

【临床应用】咽喉肿痛、牙龈肿痛、口舌生疮、目赤肿痛、带状疱疹、原发性血小板增多症、阴道炎和胃炎等。

【不良反应】牛黄解毒片在临床应用中的不良反应有过敏反应、消化道出血、血小板减少、膀胱炎及药物性肝功能损害。

【制剂与用法】丸剂，每袋4g。口服，每次2g，每日3次。

【注意事项】孕妇禁用；体弱便溏者慎用；新生儿慎用。

清 凉 油
研制方

【处方】薄荷脑、薄荷油、樟脑油、樟脑、桉油、丁香油、桂皮油、氨水。

清凉油主要成分由薄荷、樟脑组成。薄荷清轻凉散，有清利头目、透疹的功效。樟脑气味清香，有提神、清脑开窍、避秽化浊、镇静止吐之效。

【性状】本品为淡黄色软膏；气芳香，对皮肤有清凉刺激感，在40℃以上熔化。

【功能与主治】清凉散热，醒脑提神，止痒止痛。用于感冒头痛、中暑、晕车、蚊虫蜇咬等。

【药理作用】薄荷脑、薄荷油主要含薄荷醇、薄荷酮、樟脑、樟脑油，桉叶油主要含1.8-桉叶素、α-蒎烯等，这些制品轻涂皮肤有清凉感，这是由于刺激冷觉感受器的作用，另还有轻度的局部麻醉作用。桉叶油还有抑制金黄色葡萄球菌及副伤寒杆菌作用。

【临床应用】感冒所致的头痛、鼻塞、蚊叮虫咬、轻度灼伤等。

【制剂与用法】每盒装3g。外用，需要时涂太阳穴或患处。

【注意事项】外用药切勿入口、入眼。

三 黄 膏
《外台秘要》

【处方】黄柏、黄芩、黄连、栀子。

热毒炽盛，迫血妄行，内则扰乱心神，外则腐化血肉、变生疮疡。故本方以黄连为主药，泻心火而解热毒，兼清中焦之热；辅以黄芩清泻上焦肺火，黄柏清泻下焦肾火，二药与黄连相配，性味均属苦寒，相辅相成，能大大增强清热解毒作用。再以栀子通泻三焦之火热，并能导热下行，使邪热从小便而去，合为佐使。三药合用，苦寒直折邪势，故火降而热毒解，诸症可愈。

【性状】本品为棕褐色的软膏，有油焦臭。

【功能与主治】清热解毒，消肿止痛。用于痈疡肿毒，红热焮痛，烫火灼伤。

【药理作用】

（1）抗炎作用：临床前动物实验结果提示，本品对巴豆油致小鼠耳廓肿胀和角叉菜胶致大鼠踝关节肿胀有一定的抑制作用。

（2）解热作用：本品对酵母致大鼠发热有一定的退热作用。

（3）肠蠕动推进作用：本品能加快正常小鼠和肠燥结型小鼠的肠蠕动。

(4) 抑菌作用：体外抑菌实验显示,本品对绿脓杆菌、大肠杆菌、肺炎链球菌等有一定的抑菌作用。

【临床应用】 急性皮肤病、疖病、痈疽、疔毒、水火烫伤、丹毒、急性淋巴管炎、淋巴结炎、体表浅部脓肿、急性蜂窝织炎等。

【制剂与用法】 膏剂。摊于纱布上贴于患处或直接涂患处。每隔一至二日换药1次。

【注意事项】 外用药切勿入口。

连翘败毒丸

《证治准绳》

【处方】 金银花、连翘、大黄、紫花地丁、蒲公英、栀子、白芷、黄芩、赤芍、浙贝母、桔梗、玄参、关木通、防风、白鲜皮、甘草、蝉蜕、天花粉。

本方功能清热解毒,消肿止痛。方中金银花、连翘清热解毒、消肿散结为君药。大黄、栀子、黄芩、木通清热泻火;蒲公英、地丁清热解毒;天花粉、玄参、浙贝母消肿散结;赤芍凉血解毒、活血化瘀共为臣药。佐以桔梗、防风、白芷、蝉蜕、白鲜皮疏风解表、祛风除湿。甘草调和诸药,以为使药。诸药相合,共奏清热解毒、消肿止痛之功效。

【性状】 本品为棕色的水丸;味甘苦。

【功能与主治】 清热解毒,消肿止痛。用于疮疖溃烂,灼热发烫,流脓流水,丹毒疱疹,疥癣瘙痒。

【药理作用】 连翘败毒丸能增强小鼠的迟发型超敏反应,提高小鼠细胞免疫功能。连翘败毒丸能使受损机体的 SOD 活性升高,并降低 LPO、ACP 浓度,提示该药具有保护肝线粒体和稳定溶酶体作用,实验显示连翘败毒丸可明显促进小鼠血清抗体生成和增强小鼠的迟发型超敏 DTH 反应,具有提高小鼠机体体液免疫和细胞免疫功能的作用。

【临床应用】 疱疹、疮、疖、丹毒等。

【不良反应】 过量可致急性肾功能衰竭。

【制剂与用法】 丸剂,每瓶装 30、60、120g。口服,每次 6g,每日 2 次。

【注意事项】 孕妇忌服。

抗病毒冲剂

经验方

【处方】 板蓝根、石膏、芦根、生地黄、郁金、知母、石菖蒲、广藿香、连翘等。

板蓝根性寒清热解毒力颇强,更以解毒散结擅长。连翘消痈散结,疏散风热。合用石膏、芦根清热生津,除烦止渴,生地、知母清热凉血,养阴润燥;郁金活血行气,凉血止痛。再佐以石菖蒲、广藿香化湿理气。诸药共用,共奏清热祛湿、凉血解毒之功。

【性状】 本品为浅色的颗粒;味甜、微苦。

【功能与主治】 清热祛湿,凉血解毒。用于风热感冒,温病发热及上呼吸道感染,腮腺炎,流行性出血结膜炎(红眼病)等病毒性感染疾患。

【药理作用】

（1）解热作用：通过动物实验的药效学研究,结果显示本品能明显降低由细菌内毒素致家兔发热模型的发热,可抑制三联菌苗所致家兔体温升高,具有清热解毒作用。

（2）抗病毒作用：本品用细胞培养法和鸡胚法均有抑制流感甲-Ⅲ型病毒、新城鸡瘟病毒和合胞病毒作用;临床前动物试验结果提示,本品对小鼠流行性感冒病毒性肺炎有保护作用,能有效抑制因流感病毒所致小鼠肺部病变和病毒增殖的肺部感染。

（3）抗炎作用：对蛋清致大鼠足跖肿胀、二甲苯所致小鼠耳廓肿胀、小鼠棉球肉芽肿和腹腔毛细血管通透性均有抑制作用。

（4）止痛作用：本品可减少醋酸致小鼠扭体次数。

【临床应用】风热感冒、流感、腮腺炎、风疹、疱疹、扁平疣等。

【不良反应】个别患者服用后可出现轻度恶心、腹泻。

【制剂与用法】颗粒（冲剂）。口服,每次 4g,每日 3 次,用开水冲服。

【注意事项】临床症状较重、病程较长或合并有细菌感染的患者应加服其他治疗药物。

脚 气 散
研制方

【处方】荆芥穗、白芷、枯矾。

方中荆芥辛温,归肺肝经,功能是发表散风,透疹消疮。白芷辛温,归肺胃经,功能解表散风、燥湿止痛、消肿排脓,尤长于散阳明经风湿之邪,擅治皮肤风湿瘙痒。枯矾酸、涩、寒,外用解毒杀虫,止痒敛疮。三药合用,共奏祛风燥湿、杀虫止痒之功效。

【性状】本品为浅黄色的粉末;气芳香。

【功能与主治】祛风燥湿,杀虫止痒。用于脚癣趾间糜烂,流黄水,刺痒难忍。

【药理作用】脚气散系纯中药制剂,实验研究证明,该药对临床常见的 5 种致病真菌菌株（白色念珠菌、絮状表皮癣菌、羊毛状孢子菌、石膏样毛癣菌和红色毛癣菌等）,在体外均有一定的抗菌活性,尤对表皮感染红色毛癣菌的模型动物有良好的治疗作用,对小芽孢癣菌也有一定的抑制作用。对动物完整和破损皮肤无刺激性作用。

【临床应用】脚癣、手癣等。

【制剂与用法】每袋装 12g。外用,取本品适量撒敷于患处。

【注意事项】外用药切勿入口。

复方土荆皮酊
研制方

【处方】10％土槿皮酊、苯甲酸、水杨酸。

土荆皮辛温有毒,归肺胃经。功能是杀虫止痒,治癣疥。

【性状】本品为淡棕色至棕红色的澄明液体。

【功能与主治】抑制表皮霉菌及止痒。用于手癣、脚癣、体癣等。

【药理作用】本品含具有抗真菌作用的二萜酸,土槿皮酸 A,B,C,C_2 等。土槿皮酊剂或醇浸出物对奥杜益小芽孢癣菌、铁锈色小芽孢菌、红色毛癣菌、玫瑰色癣菌、叠瓦癣菌、黄癣菌、絮状表皮癣菌、石膏样毛癣菌、白色念珠菌均有不同程度的抗菌作用。其中,尤以土槿皮酸的作用最强,抗菌范围也最广。

【临床应用】手癣、脚癣、体癣等。

【不良反应】对皮肤黏膜有刺激。

【制剂与用法】酊剂,每瓶装20ml。外用,涂于患处,每日1~2次,用药持续1~2周。

【注意事项】小儿不宜应用,皮肤局部如有继发性感染破裂或溃烂者,待愈后再用药。

癣药玉红膏
研 制 方

【处方】赤石脂、细辛、全蝎、斑蝥、雄黄、轻粉。

本方中赤石脂收涩敛疮生肌,佐以细辛,祛风杀虫。全蝎攻毒散结,通络止痛;斑蝥破血攻毒散结。另以轻粉大毒,外用攻毒、杀虫、敛疮。雄黄辛温有毒,长于杀虫。以上各药,多数有毒。功能是杀虫止痒,以毒攻毒,治疮癣等皮肤顽疾或有效验。

【性状】本品为粉红色的油膏;气香,微腥。

【功能与主治】杀虫止痒。用于干癣、顽癣、癫癣、桃花癣、头癣、体癣、牛皮癣。

【药理作用】赤石脂所含水硅铝收敛吸附,细辛醇浸液及挥发油体外实验有抑菌抗炎作用。全蝎毒、牛黄酸、斑蝥素、氯化亚汞、硫化砷镇痛、抗真菌、抗病毒。

【临床应用】干癣、顽癣、癫癣、桃花癣、头癣、体癣、牛皮癣。

【不良反应】对皮肤黏膜有损害。

【制剂与用法】每盒装12g。涂患处,用纱布轻扎,至起疱时将疱内水放出擦净。

【注意事项】外用药切勿入口。涂药后如皮肤已破,痛甚时,可改涂"白油膏"以起润肤、消肿止痛作用。年老及小儿不宜涂用。切勿入口,勿涂腋下与下身等处。

第二章

理化因素所致皮肤病

人体皮肤极易受各种外来物理的、化学的因素所侵害。

（1）机体受非正常温度的影响可分为低温或高温，高温所致的皮损与温度高低、作用时间有关，造成皮肤红斑、起疱、坏死，如烫伤、烧伤。低温使皮肤微循环障碍，如冻疮、冻伤。

（2）机体受化学物质的影响有强酸、强碱、腐蚀性刺激性物质所致皮肤损害，如灼伤、接触性皮炎、溃疡等。

（3）机体受射线影响使皮肤表层细胞脱水和蛋白质凝固，致皮肤产生日光性皮炎、放射性皮炎等。

（4）其他如机械损伤、局部磨擦所致的鸡眼、胼胝、慢性溃疡、疤痕疙瘩等。

疤痕止痒软化膏

研制方

【处方】复方五倍子浸膏、冰片、薄荷脑、樟脑、水杨酸甲酯。

五倍子解毒、消肿收湿、敛疮止血，《本草纲目》：五倍子有敛肺降火，……敛溃疮金疮……。冰片清热解毒、防腐生肌，樟脑消肿止痒，薄荷解毒散肿透疹，诸药合用达到活血柔皮、除湿止痒之功效。

【性状】本品为淡灰褐色的片状橡胶膏；气芳香。

【功能与主治】活血柔皮，除湿止痒。用于灼伤或手术后的增殖性疤痕等。

【药理作用】药理研究表明，五倍子含鞣质、树脂、脂肪，可使皮肤黏膜溃疡部位的组织蛋白质凝固而呈收敛作用，能使血液凝固而呈止血作用；并对绿脓杆菌、痢疾杆菌等有抗菌作用。薄荷挥发油中的主要成分薄荷醇与薄荷酮对皮肤均有刺激作用，薄荷醇应用于皮肤，由于刺激神经末梢感受器，首先产生冷的感觉，随后有轻微的刺灼感，此时皮肤温度并不降低，甚至略升高，且可缓慢透入皮内，引起长时间的充血，并反射性地引起深部血管变化，调整血管的功能，达到治疗作用。冰片、薄荷有抗菌作用。

【临床应用】增殖性疤痕、手术后疤痕、萎缩性疤痕、疤痕疙瘩、外伤性疤痕。

【制剂与用法】膏剂。按疤痕大小剪取本品，贴在疤痕表面，每二三日换药 1 次。

【注意事项】外用药切勿入口。

【备注】复方五倍子浸膏（处方）的调制方法为：五倍子 50g、威灵仙 500g、牡丹皮 250g、泽兰 250g（制法）四味粉碎成粗粉，加 90% 乙醇，加热回流 3 次，每次 1h，过滤，合并滤液，回收乙醇，减压浓缩至相对密度为 1.05～1.10（20℃）的浸膏即得。

长春烫伤膏
研制方

【处方】银朱、冰片、人发、龙骨、苦杏仁、大黄、火麻仁、黄连、虫白蜡、豆油。

方中银朱为水银与硫黄作原料,加热升华制成的赤色硫化汞,功能是攻毒、杀虫。冰片、大黄、黄连清热解毒,消炎止痛;苦杏仁、火麻仁润泽创面;龙骨、人发收敛止血。配合虫白蜡、豆油制成膏剂,便于涂擦外敷。

【性状】本品为红色黏稠状的半固体。

【功能与主治】消炎,止痛。用于烫伤,烧伤,化学灼伤。

【药理作用】银朱所含硫化汞,冰片含右旋龙脑、消旋龙脑,大黄蒽醌衍生物、大黄酸、大黄酚,黄连的多种生物碱等都具有抗菌、抗病毒、抗毒、抗炎、镇痛作用。

【临床应用】烫伤、烧伤、化学灼伤等。

【不良反应】对皮肤黏膜有刺激。

【制剂与用法】膏剂,每瓶装 75、500g。外用,涂敷患处,每日 1 次。

【注意事项】外用药切勿入口。

复方紫草油
研制方

【处方】紫草、冰片、忍冬藤、白芷。

《别录》中记载,紫草有通水道、疗肿胀满痛作用,清热凉血为治疗水火烫伤之要药;冰片清热解毒,防腐生肌;忍冬藤清热解毒,通经络;白芷解表散风,止痛燥湿,消肿排脓。

【性状】本品为紫红色的澄清液体;略具冰片香气。

【功能与主治】清热凉血,解毒止痛。用于水火烫伤。

【药理作用】紫草含乙酰紫草醌、紫草醌等,具有抗炎、抑菌及提高机体免疫力的作用,且有缓和的解热作用。白芷水煎剂对大肠杆菌、痢疾杆菌、伤寒杆菌、绿脓杆菌、变形杆菌有一定的抑制作用;水浸剂对奥杜盎小芽孢癣菌等致病真菌有一定抑制作用。冰片局部应用对感觉神经有轻微刺激,有一定的止痛及温和的防腐作用;较高浓度(0.5%)对葡萄球菌、链球菌、肺炎双球菌、大肠杆菌及部分致病性真菌等有抑制作用。

【临床应用】水火烫伤。

【制剂与用法】外用适量,涂擦患处,每日数次。

【注意事项】外用药切勿入口。

京万红软膏
研制方

【处方】地榆、地黄、当归、桃仁、黄连、木鳖子、罂粟壳、血余炭、棕榈、半边莲、土鳖虫、穿山甲、白蔹、黄柏、紫草、金银花、红花、大黄、苦参、五倍子、槐米、木瓜、苍术、白芷、赤芍、黄芩、胡黄连、川芎、栀子、乌梅、冰片、血竭、乳香、没药。

方中地榆、地黄、当归、桃仁、红花、川芎活血化瘀,黄连、黄柏、黄芩、苦参清热燥湿,紫草、大黄、赤芍、槐米凉血止血,栀子、半边莲、白蔹、金银花清热解毒,五倍子、苍术、白芷、木瓜、胡黄连收湿敛疮,血竭、乳香、没药、土鳖虫、木鳖子、穿山甲活血止痛、去腐生肌、散结消肿。罂粟壳、血余炭、棕榈、乌梅收敛止血。

【性状】 本品为深棕红色的软膏;具特殊的油腻气。

【功能与主治】 活血消肿,祛瘀止痛,解毒排脓,去腐生肌。用于水、火、电灼烫伤,疮疡肿痛,皮肤损伤,创面溃烂等。

【药理作用】

(1)抗菌:京万红对金黄色葡萄球菌、痢疾杆菌及部分真菌有明显抑制作用。

(2)促进烧伤创面愈合:在家兔背腰部(脱毛后)造成烧伤创面(圆形,直径 5cm),分组试验,用京万红软膏外敷创面,包扎处理,隔日换药。实验结果显示,京万红软膏对烧伤创面愈合有显著促进作用;创面的组织学观察结果显示,该药能促进表皮及其附属器(毛囊、皮脂腺)的发育。

【临床应用】 主用于热毒灼肤之烧伤、外伤及体表溃疡、冻伤溃烂、乳头皲裂、褥疮、婴儿脐炎等,有消炎、止痛、止血、促进伤口愈合等作用。

【不良反应】 对皮肤黏膜有刺激。

【制剂与用法】 软膏剂,每支 10g。用生理盐水清洗创面,涂敷本品或将本品涂于消毒纱布上,敷盖创面,用消毒纱布包扎,每日换药 1 次。

【注意事项】 对Ⅰ度和Ⅱ度烧、烫伤,用本药较为合适;若重度烧伤,可同时结合其他方法治疗。

第三章

皮疹湿疹类皮肤病

　　湿疹者,皮损多种,形态各异;因其总有糜烂流滋而有潮湿之证。湿疹是由多种内外因素引起的,过敏体质是本病的主要因素,与遗传有关,可随年龄、环境而改变。忧虑紧张、情绪激动、失眠、劳累等也可诱发或使病情加重,内分泌、代谢及胃肠功能障碍、感染病灶等也与发病有关。其外因有日光、寒冷、湿热、干燥、搔抓、摩擦、化妆品、肥皂、皮毛、染料、人造纤维等,还有鱼虾、蛋等也可使湿疹加重。

　　湿疹的特征是多形性皮损、弥漫性分布、对称性发作、剧烈的瘙痒、反复的发病,有演变成慢性的倾向。

　　湿疹可发生在身体任何部位,甚至泛发全身,但大多数发生于人体的屈侧、折缝,如耳后、肘窝、乳房下、阴囊、肛门周围等处。按其发病过程,可分为急性、亚急性和慢性3个类型。急性者,常皮损潮红、丘疹、水疱、脓疱、流液、结痂并存,瘙痒不堪;慢性者有鳞屑、苔癣化等损害;亚急性者介于两者之间。

　　中医常将湿疹分为风热湿热型和血虚风燥型两型。急性湿疹多见风热湿热型;血虚风燥见于慢性,其病程较长、反复发作、皮损颜色暗淡、浸润肥厚、色素沉着、血痂、脱屑等,伴有头昏乏力、腰酸肢软等。

黄 水 疮 散
《外科正宗》

　　【处方】 五倍子、枯矾、黄柏、槐米(炒)、白芷、轻粉、红丹。

　　方中五倍子据《本草纲目》载:"其味酸咸,能敛肺止血,化痰止渴收汗,其气寒,能散热毒疮肿;其性收,能除泻痢湿烂。"加黄柏、白芷、枯矾、炒槐米、轻粉、红丹组成。合而外用,有除湿拔干,解毒止痒之功。适用于皮肤溃烂,黄水浸淫,瘙痒不绝,舌红苔腻,脉弦滑之湿热并重或热轻湿重型急、亚急性湿疹。

　　【性状】 本品为黄红色的粉末,有香气。

　　【功能与主治】 除湿拔干,解毒止痒。用于各种湿疮,黄水疮,破流黄水,浸淫水已,痛痒不休。

　　【药理作用】 五倍子含鞣质、树脂、脂肪,可使皮肤粘膜溃疡部位的组织蛋白质凝固而呈收敛作用,能使血液凝固而呈止血作用;并对绿脓杆菌、痢疾杆菌等有抗菌作用。黄柏能抑制金黄色葡萄球菌、致病性真菌及病毒的生长,并能扩血管、解热、促进渗出液的吸收。枯矾含硫酸钾铝,有阻止黏膜分泌、收敛护肤、止血润滑的作用。轻粉含氯化亚汞,白芷含白芷素,两者用于局部均有较强的抑菌作用,能抑制金黄色葡萄球菌、绿脓杆菌、大肠杆菌的生长。红丹成分为氧化汞,抑杀细菌作用较强。槐米含云香苷,能增强毛细血管的抵抗力,改善血管壁的弹性,减少出血。

【临床应用】脓疱疮、急性泛发性湿疮、阴囊湿疹、丘疹性湿疹、耳部湿疹、接触性皮炎、药物性皮炎等。

【不良反应】对皮肤黏膜有刺激,可引起皮肤变态反应。

【制剂与用法】每袋装 12g。用香油调敷患处。

【注意事项】外用药切勿入口。忌食辛辣。

苦 参 片
研 制 方

【处方】苦参。

苦参据《别录》载:"除伏热肠澼,止渴,醒酒,小便黄赤,疗恶疮,下部䘌。"苦参性寒味苦,能清热燥湿,杀虫止痒。

【性状】本品为糖衣片,除去糖衣后显棕黄色;味苦。

【功能与主治】清热燥湿,杀虫。用于湿热蕴蓄下焦所致的痢疾、肠炎、热淋及阴肿阴痒、湿疹、湿疮等。

【药理作用】药理研究证实,苦参主要含苦参碱,具有抗病原微生物、升白细胞及抗肿瘤等作用。苦参碱对痢疾杆菌、大肠杆菌、乙型链球菌、皮肤真菌及滴虫均有抑制作用。苦参能使心率减慢,传导延长,心肌兴奋性降低。苦参碱对白细胞减少症有明显的治疗作用。苦参碱对移植性小鼠肉瘤 S_{180} 具有明显抑制作用。

【临床应用】急性及亚急性湿疹、脂溢性湿疹、皮炎、阴部湿疹等。

【不良反应】对胃肠道有刺激,可致皮肤过敏反应。

【制剂与用法】片剂,口服,每次 4～6 片,每日 3 次。

【注意事项】心率减慢者慎服,有胃肠道病变及脾胃虚寒者慎服。

湿 疹 散
研 制 方

【处方】蛇床子、马齿苋、侧柏叶、芙蓉叶、炉甘石(制)、陈小麦粉(炒黄)、珍珠母(煅)、大黄、甘草、黄柏、枯矾、冰片、苦参。

方中蛇床子据《日华子本草》载:"去阴汗,湿癣,齿痛,白带下。煎汤浴大风身痒。"侧柏叶、马齿苋、芙蓉叶、大黄、黄柏清热解毒,苦参、枯矾、珍珠母(煅)、冰片、炉甘石收敛燥湿,陈小麦粉(炒黄)、甘草调和诸药。诸药合用,既能收敛,抑制皮损之渗液,又能清热解毒,消肿止痛。

【性状】本品为淡黄绿色粉末;气芳香,味苦。

【功能与主治】清热解毒,祛风止痒,收湿敛疮。用于急、慢性湿疹,脓疱疮等,对下肢溃疡等皮肤病亦具有一定疗效。

【药理作用】黄柏含小檗碱、黄柏碱,局部应用有显著的抗菌效能,能抑制金黄色葡萄球菌、致病性真菌的生长,并有解热、扩血管、促进皮下渗液的吸收。珍珠母主要成分为碳酸钙及多种氨基酸,有营养组织细胞、收敛护肤、吸湿防腐的作用。马齿苋含维生素 B、维生素 C、维生素 A 及蒽醌苷,能营养细胞、减轻渗出,抑制多种细菌、致病性真菌及病毒的生长。蛇床子含甲氧基欧芹酚、挥发油,能抗滴虫,抑制真菌、病毒的生长。大黄、侧柏叶、冰片、芙蓉叶均对金黄色葡萄球菌、溶血性链球菌、绿脓杆菌有强抑制作用。炉甘石收敛止痒,润滑护肤。甘草具有抑制毛细血管的通透性、抗组胺、抗过敏、解毒镇痛作用。

【临床应用】 急慢性湿疹、脓疱疮、接触性皮炎、药物性皮炎、下肢静脉曲张性溃疡、毛囊炎等。

【制剂与用法】 每袋装 30g,取少许外敷患处。

【注意事项】 外用药切勿入口。

湿毒清胶囊
经验方

【处方】 地黄、当归、丹参、蝉蜕、苦参、白鲜皮、甘草、黄芩、土茯苓。

方中生地黄、丹参滋阴润燥,养血祛风,活血除烦;当归补血活血,取其"治风先治血、血行风自灭"之理;蝉蜕散风透疹;白鲜皮、苦参清热燥湿、祛风止痒。辅以黄芩清热燥湿、泻火解毒;土茯苓甘淡,清热利湿,加上甘草清热解毒,调和诸药。各药合用,共奏养血润燥、祛风止痒之功。

【性状】 本品为胶囊剂,内容物为棕黄色至黄褐色粉末;味微苦。

【功能与主治】 养血润燥,化湿解毒,祛风止痒。用于皮肤瘙痒症属血虚湿蕴皮肤证者。

【药理作用】 药理实验研究结果证明,湿毒清胶囊对右旋糖酐所致小鼠皮肤瘙痒有明显止痒作用;可明显提高组胺(一种过敏反应介质)致痒阈,抑制组胺引起的毛细血管通透性增加;并对大鼠被动皮肤过敏反应有明显的抑制作用;此外,对二甲基亚砜和巴豆油引起的动物耳肿胀有明显抑制作用;并能对抗非免疫性接触性荨麻疹。方中当归含挥发油、阿魏酸,具有抗贫血、改善微循环、增强免疫功能;黄芩含黄芩苷元,具有抗炎、抗过敏、解热的作用;丹参含丹参酮,具有扩张、改善心肌缺血、提高耐缺氧能力的作用;苦参含生物碱、多种黄酮类,具有增强免疫、抗菌、抗炎的作用;地黄含谷甾醇、甘露醇,具有抗炎、提高白细胞数、抗缺氧的作用;蝉蜕含大量甲壳质,具有镇静、抗过敏的作用;白鲜皮含白鲜碱、白鲜内酯,具有抗炎、提高免疫功能;甘草含甘草甜素、甘草次酸,具有抗炎、抗过敏的作用。全方主要具有抗炎、抗过敏等作用。

【临床应用】 皮肤瘙痒症、过敏性皮炎、急性湿疹、荨麻疹等。

【制剂与用法】 胶囊剂,每粒 0.5g。口服,每次 3～4 粒,每日 3 次。

【注意事项】 忌食辛辣、鱼腥厚味、酒类。

荨 麻 疹 丸
研制方

【处方】 白芷、防风、白鲜皮、薄荷、川芎、三棵针、赤芍、威灵仙、土茯苓、荆芥、亚麻子、黄芩、升麻、苦参、红花、何首乌、蒺藜（炒）、菊花、当归。

方中薄荷据《本草纲目》载："利咽喉口齿诸病，治瘰疬疮疥、风瘙癃疹。"合白芷、防风、荆芥发表散风，透疹消疮。三棵针、土茯苓、黄芩、菊花清热解毒，川芎、赤芍、红花、何首乌、当归养血活血，威灵仙、亚麻子、苦参、白鲜皮、蒺藜祛风燥湿止痒。各药合用，共奏清热祛风、除湿止痒之功。

【性状】本品为棕褐色的水丸；味苦。

【功能与主治】清热祛风，除湿止痒。用于风、湿、热邪而致的荨麻疹、湿疹、皮肤瘙痒等症。

【药理作用】薄荷含挥发油，主要成分为薄荷醇以及薄荷酮、异薄荷酮等。体外试验表明，薄荷煎剂对单纯性疱疹病毒、乙型链球菌、流行性腮腺炎病毒有抑制作用；对金黄色葡萄球菌、白色葡萄球菌、甲型链球菌、乙型链球菌、卡他球菌等有抑制作用。薄荷油外用，能刺激神经末梢的冷感受器而产生冷感，并反射性地造成深部组织血管的变化而起到消炎、止痛、止痒作用。防风、白芷、白鲜皮等所含酚类、多糖类、皂苷、白鲜碱、香豆精类化合物均具有抗炎、抑菌、抗病毒、发汗解热的作用。

【临床应用】荨麻疹、湿疹、皮肤瘙痒等症。

【制剂与用法】丸剂每袋10g。口服，每次10g，每日2次。

【注意事项】患者用药期忌饮酒类；少吃鱼、虾、鳖等，多吃蔬菜水果。

第四章

瘙痒性红斑鳞屑性皮肤病

皮肤瘙痒为一种皮肤瘙痒难忍,搔抓后引起抓痕、血痂、皮肤肥厚、苔藓化等皮损的常见病变。本病瘙痒呈阵发性,夜间为重。临床可分为泛发性和局限性两种。中医将瘙痒分为两型,即风热血热型和血虚肝旺型。风热血热型的特点是年轻人多发、病程短、遇热则可引起发作或使瘙痒加剧等;血虚肝旺型的特点是老年人多发、病程久,如情绪波动,可引起发作或瘙痒加剧。

乌蛇止痒丸
研制方

【处方】乌梢蛇、蛇床子、苍术、人工牛黄、牡丹皮、当归、防风、黄柏、人参须、蛇胆汁、苦参。

方中乌梢蛇入络搜风、除湿止痒;防风辛散走表,祛风止痒,而且质地甘润,祛风而不燥,为风药中之润剂,同为君药。臣以当归补血、行血、和阴润燥,以人参须补气健脾,使脾气健旺而补虚生血,此二药之用,体现了"治风先治血,血行风自灭"之意,用以治本。配以黄柏苦寒解毒、清热燥湿,苍术辛散苦燥、运脾燥湿,牡丹皮清热凉血、兼以行血,苦参清热燥湿、杀虫止痒,四药合用,以祛除湿热之邪为主,使湿热之邪不与风邪相搏,则邪去痒止,更佐以人工牛黄、蛇胆汁清热解毒,蛇床子祛风燥湿、杀虫止痒,以加强君药祛风清热除湿止痒之效,上述七药合为佐药,共奏养血祛风、除湿止痒之效。

【性状】本品为棕褐色的水丸;味苦。

【功能与主治】养血祛风,除湿止痒。用于皮肤瘙痒症、荨麻疹、妇女阴痒等瘙痒性皮肤病。

【药理作用】乌梢蛇含蛋白质及脂肪,本品之提取物有镇静、镇痛作用,并能直接扩张毛细血管,改善微循环。实验研究表明,本药有对抗磷酸组织胺诱发豚鼠皮肤痒作用,有抑制4-氨基吡啶诱发小鼠皮肤痒的作用,有抑制大鼠同种被动皮肤过敏反应的作用,有一定的抑制巴豆油引起小鼠耳肿胀的作用。

【临床应用】皮肤瘙痒症、荨麻疹、妇女阴痒等。

【制剂与用法】丸剂每袋10g。口服,每次10g,每日2次。

【注意事项】患者用药期忌饮酒类;少吃鱼、虾、鳖等,多吃蔬菜水果。

消风止痒颗粒
《外科正宗》

【处方】防风、蝉蜕、地骨皮、苍术(炒)、亚麻子、当归、地黄、关木通、荆芥、石膏、甘草。

该药为《外科正宗》之消风散加减而成。本方所治,是因风湿或风热之邪侵袭人体,浸淫血脉,郁于肌肤腠理之间而发,故见皮肤疹出瘙痒,或津水流溢。治宜疏风为主,辅以清热除湿。故方中以荆芥、防风、蝉蜕、亚麻子疏风透表为君,祛除在表风邪。配以苍术散风除湿,木通渗利湿热,更以石膏清热泻火,俱为臣药。风邪浸淫血脉,损伤阴血,故配以当归、生地、地骨皮以养血活血,滋阴润燥,是为佐药。生甘草清热解毒,调和诸药。诸药合用,共奏疏风养血、清热除湿之效。

【性状】本品为浅棕色颗粒或方形块状;气香,味甜。

【功能与主治】消风清热,除湿止痒。主治丘疹样荨麻疹,也用于湿疹、皮肤瘙痒症。

【药理作用】荆芥含挥发油其主要成分为右旋薄荷酮、消旋薄荷酮及少量右旋柠檬烯。荆芥水煎剂可增强皮肤血液循环,增加汗腺分泌,有微弱解热作用;对金黄色葡萄球菌、白喉杆菌有较强的抑菌作用,对伤寒杆菌、痢疾杆菌、绿脓杆菌和人型结核杆菌均有一定抑制作用。防风、蝉蜕所含生物碱、酚类、糖类、甲壳质、氨基酸、黄酮类均具有镇静、止痒、抗炎的作用。

【临床应用】丘疹样荨麻疹、湿疹、皮肤瘙痒症。

【不良反应】过量可致急性肾功能衰竭。

【制剂与用法】每袋装15g,每块15g。口服,1岁以内每日1袋,或1块;1至4岁每日2袋或2块;5至9岁每日3袋或3块;10至14岁每日4袋或4块;15岁以上每日6袋或6块。分2~3次服用;或遵医嘱。

【注意事项】服药期间忌食鲜鱼海腥、葱蒜辛辣等物。若有胃痛或腹泻,可暂停服药。

肤 痒 冲 剂
研制方

【处方】苍耳子(炒、去刺)、川芎、红花、白英、地肤子。

方中苍耳子祛风杀虫止痒,地肤子清热利湿止痒,据《别录》载:"去皮肤中热……散恶疮,疝瘕,强阴,使人润泽。"治风先治血,血行风自灭,佐以川芎、红花活血行气,增强止痒之功。另配以白英清热解毒。诸药合用,可祛风活血,除湿止痒,治疗皮肤瘙痒等疾病。

【功能与主治】祛风活血,除湿止痒。用于皮肤瘙痒症,湿疹、荨麻疹等瘙痒性皮肤病。

【性状】本品为黄棕色的颗粒;味甜、微苦。

【药理作用】苍耳子中的苍耳子苷、生物碱、苍耳醇等对金黄色葡萄球菌、乙型链球菌、肺炎双球菌有一定抑制作用。地肤子水浸剂对许兰黄癣菌、奥杜盎小芽孢癣菌等皮肤真菌均有不同程度的抑制作用。红花所含甘油酸酯类物质、红花苷、红花醌苷有抑菌抗炎、镇痛镇静、改善微循环的作用。

【临床应用】皮肤瘙痒症、荨麻疹、湿疹等。

【不良反应】苍耳子有毒,过量易致头晕嗜睡、肝肾功能损害。

【制剂与用法】冲剂,每袋装 9 或 18g。开水冲服,每次 9～18g,每日 3 次。

【注意事项】消化道溃疡病患者慎用。

复方青黛丸
研制方

【处方】青黛、乌梅、蒲公英、紫草、白芷、丹参、白鲜皮、建曲、贯众、土茯苓、马齿苋、萆薢、山楂(焦)、五味子(酒)。

方中青黛、蒲公英、马齿苋、土茯苓清热解毒、凉血消斑。《本经逢源》载:"青黛,泻肝胆,散郁火,治温毒发斑。"紫草、丹参凉血活血,白芷、白鲜皮祛风燥湿止痒,建曲、山楂(焦)、五味子(酒)和胃健脾,以御青黛等之过寒燥。

【性状】本品为深蓝色包衣的灰褐色水丸;气微,味微苦、酸。

【功能与主治】清热解毒,消斑化瘀,祛风止痒。用于进行期银屑病、玫瑰糠疹、药疹等。

【药理作用】

(1)对皮肤的影响:临床前动物实验结果提示,本品灌胃给药能减少处于雌激素期小鼠阴道上皮细胞有丝分裂指数,增加小鼠尾部鳞片的颗粒层形成数。

(2)止痒作用:本品能提高磷酸组胺对豚鼠的致痒阈值。

(3)其他作用:本品还具有杀菌、消炎、抗皮肤真菌、扩张血管、改善微循环等作用。

【临床应用】寻常型银屑病、玫瑰糠疹、药疹等。

【不良反应】

(1)个别患者服药后可出现胃部不适、腹痛、稀便等消化道症状。

(2)有致溃疡性结肠炎、缺血性结肠炎、猩红热样药疹、肝功能损害、中毒性肝炎、胃出血、便血、指甲变黑、剧烈腹泻等报道。

【制剂与用法】丸剂,每袋装 6g。口服,每次 6g,每日 3 次。

【注意事项】脾胃寒凉者慎服。

银 屑 灵
研制方

【处方】苦参、甘草、白鲜皮、防风、土茯苓、蝉蜕、黄柏、生地黄、金银花、赤芍、连翘、当归。

苦参、白鲜皮、土茯苓、黄柏、金银花、连翘、甘草为主药,以达清热解毒、燥湿止痒之功;又以防风、蝉蜕、当归、生地、赤芍为辅药,以达疏风止痒、活血化瘀之效。

【性状】本品为黑褐色稠厚的半流体;味甜、微苦。

【功能与主治】祛风燥湿、清热解毒、活血化瘀。用于银屑病。

【药理作用】

(1)抗炎:银屑灵具有明显的抑制小鼠巴豆油所致耳肿胀作用,且作用强度与剂量成正相关。

（2）抗休克：银屑灵抗豚鼠组胺性休克，3.0ml/kg 和 10.0ml/kg 两个剂量组的休克死亡数明显低于生理盐水对照组（3ml 组为 55.5％、10ml 组为 20％、生理盐水组为 75％）。

（3）抗瘙痒：银屑灵对右旋糖酐所致小鼠全身瘙痒的抑制作用，3.0ml/kg 和 10.0ml/kg 两个剂量组与生理盐水对照组有显著性差异（3.0ml 组为 6.8 次、10.0ml 组为 6.0 次、生理盐水组为 26.6 次）。

（4）抗变态反应：银屑灵对小鼠迟发型变态反应的抑制作用，3.0ml/kg 和 10.0ml/kg 剂量组与生理盐水对照组有非常显著之差异（3.0ml 组为 46％、10.0ml 组为 70％、生理盐水组为 0）。

【临床应用】银屑病等。

【制剂与用法】每瓶 100g。口服，每次 3g，每日 3 次，或遵医嘱。

【注意事项】忌食刺激性食物，孕妇慎用。

消　银　片
研制方

【处方】地黄、牡丹皮、赤芍、当归、苦参、金银花、玄参、牛蒡子、蝉蜕、白鲜皮、防风、大青叶、红花。

本方主用于风热血燥证之银屑病。方中生地清热凉血、养阴润燥、生津。辅以牡丹皮、赤芍清热凉血、活血化瘀；当归养血活血、化瘀止痛、润肠通便；玄参凉血滋阴润燥、泻火解毒；苦参清热燥湿、止痒、杀虫利尿；金银花凉散风热、清热解毒。以上各药合用，具有清热凉血、养血润燥、祛风止痒、解毒止痛、活血化瘀作用。佐以牛蒡子、蝉蜕疏散风热、解毒、止痒；白鲜皮清热燥湿、祛风解毒而止痒；防风解表祛风胜湿；大青叶清热解毒、凉血消斑；红花活血通络、散瘀止痛。诸药合用，共奏清热凉血、养血润燥、祛风止痒之功。

【性状】本品为糖衣片，除去糖衣后显棕褐色；味苦。

【功能与主治】清热凉血，养血润燥，祛风止痒。用于血虚风燥证，皮疹点滴状，基底鲜红色，表面覆有银白色鳞屑或鳞屑较厚，干燥，瘙痒。

【药理作用】主要有抗过敏及消肿抗炎作用。

（1）抗过敏：豚鼠灌胃给药，能明显延长喷雾组胺所致的哮喘反应潜伏期，也能明显延长注射牛血清致敏出现症状和死亡时间。

（2）抑制毛细血管通透性：小鼠灌胃本品 1～4g/kg，对二甲苯诱发的小鼠耳廓毛细血管通透性有明显抑制作用。

（3）抗炎：小鼠灌胃本品 4g/kg，对蛋清致小鼠足跖肿胀有显著抑制作用。

【临床应用】主用于风热血燥证之银屑病。

【制剂与用法】片剂，每片相当于中药饮片约 0.6g。口服，每次 5～7 片，每日 3 次，1 个月为 1 个疗程。

【注意事项】孕妇慎服或遵医嘱。

鱼鳞病片

研制方

【处方】白鲜皮、威灵仙、地黄、苍术、防风、蝉蜕、火麻仁、红花、桂枝、当归、川芎、甘草、苦参、麻黄、地肤子。

方中生地、当归、桂枝、红花、川芎养血活血通络,苍术、苦参、白鲜皮、地肤子、蝉衣、威灵仙、防风、麻黄、麻仁祛风润燥,甘草调和诸药。诸药合用,有养血润燥、祛风通络之功效。

【性状】本品为糖衣片,除去糖衣后显棕褐色;味苦。

【功能与主治】养血,祛风,通络。用于鱼鳞病。

【药理作用】鱼鳞病是一种以皮肤干燥粗糙,状若鱼鳞,形似蛇皮为特征的皮肤病。本病多与遗传有关,常有家族病史,累代不绝。本药治疗鱼鳞病可能与调节免疫功能,拮抗自由基对组织的损害,抗炎、抗过敏等机理有关。

【临床应用】鱼鳞病。

【制剂与用法】片剂,每片0.3g。口服,每次6～8片,每日3次,饭后半小时服;小儿酌减。半年为一个疗程。

【注意事项】孕妇及合并有其他疾病者忌服。

第五章

皮肤附属器疾病

清热暗疮丸
研制方

【处方】金银花、大黄浸膏、穿心莲浸膏、牛黄、蒲公英浸膏、珍珠层粉、山豆根浸膏、甘草、栀子浸膏。

本方由金银花、大黄浸膏、人工牛黄、蒲公英浸膏、珍珠层粉、山豆根浸膏、甘草、栀子浸膏、穿心莲组成,具有清热解毒、凉血散瘀之功效。以上诸药均为治疗肺胃热盛所致的痤疮的常用药,均有清热消肿的功效。清热暗疮丸散瘀消肿,适于暗结不去之顽固性痤疮。

【性状】本品为深棕色的浓缩丸,除去外衣显棕褐色;气微,味苦。

【功能与主治】清热解毒,凉血散瘀,泻火通腑。用于治疗痤疮、疖、痈等。

【药理作用】金银花主要成分为绿原酸类化合物及黄酮类物质;大黄所含蒽醌衍生物,穿心莲所含穿心莲内酯、去氧穿心莲内酯,蒲公英所含蒲公英甾醇、蒲公英素等,都有抗菌、抗炎、解热、增强免疫的作用。

【临床应用】痤疮、疖、痈等。

【不良反应】过量服用可致呕吐、腹泻。

【制剂与用法】丸剂,口服,每次2~4丸,每日3次,14d为一疗程。

【注意事项】孕妇、脾胃虚寒者慎用。

【备注】各种浸膏的制备:

(1)穿心莲、大黄浸膏:取穿心莲、大黄分别粉碎成粗粉,加乙醇热提两次,滤过提取液减压回收乙醇,干燥即得。

(2)蒲公英、栀子浸膏:取蒲公英、栀子分别粉碎成粗粉,加水热提两次,提取液减压浓缩至流浸膏,放冷,加入等量乙醇,搅匀,静置8h,取上清液减压回收乙醇,浓缩,干燥即得。

(3)山豆根浸膏:取山豆根粉碎成粗粉,加pH值为4的盐酸,温热(60℃)提取3次,滤过,合并滤液,浓缩至流浸膏,放冷,加入3.5倍乙醇搅匀,静置过夜,取上清液浓缩,干燥即得。

七宝美髯丸
《医方集解》

【处方】制何首乌、当归、补骨脂(盐水炙)、枸杞子、菟丝子、茯苓、牛膝。

方中重用何首乌补益阴血而乌须黑发,为治白发、脱发之要药;配枸杞、菟丝子、牛膝补肝肾,壮筋骨,固精止遗,使精不下泄而能上荣须发,当归、何首乌补血养肝,使肝血足而能乌须生发，茯苓淡渗利湿，健脾益肾。诸药合用，具有补肝肾、益精血、乌须发的作用。

【性状】本品为红棕色的大蜜丸；味微苦。

【功能与主治】补肝肾，益精血。用于肝肾两虚，须发早白，牙齿摇动，遗精盗汗，腰酸带下，筋骨痿弱，腰腿酸软，带下清稀等。

【药理作用】

(1) 抗衰老作用：本品对氢化可的松致肾阳虚动物模型具有抗衰老作用，能使红细胞内超氧化物歧化酶活性增高，并使脂质过氧化物形成明显减少，且存在剂量依赖关系，并使血红素溢出量明显增加，能显著增加对人胚肺二倍体细胞传代次数。

(2) 抗凝血作用：本品能明显延长家兔的出血时间和凝血时间，降低血小板数和血小板黏附功能，延长血小板、凝血 I、IV 因子时间。

(3) 其他作用：本品还能促进造血，增加动物血红蛋白和血清铁含量，提高其抗缺氧和抗疲劳能力、抗动脉硬化、降低血压、增强机体免疫力等作用。

【临床应用】白发、脱发。

【制剂与用法】丸剂，每丸重 9g。淡盐汤或温开水送服，每次 1 丸，每日 2 次。

白癜风丸
研制方

【处方】补骨脂、黄芪、红花、川芎、当归、香附、桃仁、丹参、乌梢蛇、紫草、白鲜皮、山药、干姜、龙胆草、白蒺藜。

白癜风又名白驳风，多由于气机不畅、气血不和、复感风邪、搏于肌肤、血不荣肤而致气滞血瘀而成。方中当归活血理气、养血通经为主药。桃仁、红花活血通经为辅药。丹参、紫草凉血活血；川芎、香附活血理气；补骨脂、干姜、山药、黄芪温中健脾益气以生血为佐药。白蒺藜、白鲜皮、乌梢蛇、龙胆草搜风外出为使药。诸药合用，共奏活血通经、理气行滞、养血祛风的作用。

【性状】本品为棕黑色的大蜜丸；味辛、微苦。

【功能与主治】益气行滞，活血解毒，利湿消斑，祛风止痒。用于白癜风。

【药理作用】方中补骨脂含有脂肪油、挥发油、树脂及补骨脂素、异补骨脂素、补骨脂甲素、补骨脂乙素等成分，有致光敏作用，内服或外涂皮肤，经日光或紫外线照射，可使局部皮肤色素沉着。此外，当归、桃仁所含的挥发油、当归酮、当归多糖、苦杏仁苷，红花中的二氢黄酮衍生物等物质有扩血管、改善微循环、抗氧化、抗炎等作用。

【临床应用】白癜风。

【制剂与用法】丸剂，每丸 6g。口服，每次 1 丸，每日 2 次。

生 发 酊
研制方

【处方】闹羊花、补骨脂、生姜。

方中闹羊花祛风通络，散瘀杀虫；补骨脂、生姜温补脾肾，助阳。

【性状】本品为棕色澄清液体；气香。

【功能与主治】温经通脉,用于班秃、脱发症。

【临床应用】班秃、各种脱发。

【不良反应】对皮肤黏膜有刺激作用。

【制剂与用法】酊剂,每瓶装 20ml。涂擦患处,每日 2～3 次。

【注意事项】外用药。本品有毒,切勿入口。

薯蓣丸
《金匮要略》

【处方】山药、人参、白术(麸炒)、茯苓、甘草、地黄、当归、白芍、川芎、阿胶、六神曲(麸炒)、大豆黄卷、大枣(去核)、苦杏仁(去皮、炒)、桂枝、柴胡、防风、干姜、桔梗、白蔹、麦冬。

薯蓣(山药)健脾胃、疗虚损,并主头面游风,头风眼眩,尤在泾称其"兼擅补虚祛风之长",为本方主药。参、术、苓、草、姜、枣补脾益气,地、芍、归、芎、麦冬、阿胶养血滋阴,这是配合薯蓣以补虚疗损。防风、白蔹、桂枝、柴胡升散走表,配合薯蓣以祛除风邪。余如桔梗、杏仁疏利气机,豆卷、六神曲化湿健脾,均为佐使药。总之,本方补中寓散、补而不滞,有补虚祛风之功。

【性状】本品为黄褐色的大蜜丸;味甜、微苦。

【功能与主治】调理脾胃,益气和营。用于气血两虚、脾肺不足所致之虚劳、胃脘痛、痹症、闭经、月经不调。

【药理作用】山药含薯蓣皂苷、薯蓣皂苷元、胆碱、维生素、甘露聚糖等,具有滋补、助消化、降血糖的作用。人参含多种以人参皂苷为主的生物活性物质,具有益智、抗衰老、抗疲劳、增强机体应激能力、调节内分泌等多种作用。

【临床应用】虚劳、闭经、月经不调、养颜润肤。

【制剂与用法】每丸重 3g。口服,每次 2 丸,每日 2 次。

黄精丸
《太平圣惠方》

【处方】黄精、当归。

方中黄精滋肾润肺、补脾益气,《本草纲目》载:"补诸虚,……填精髓。"当归补血、活血,《景岳全书·本草正》载:"当归,其味甘而重,故专能补血;其气轻而辛,故又能行血。补中有动,行中有补,诚血中之气药,亦血中之圣药也。"两药合奏补气养血之功。

【性状】本品为棕色的大蜜丸;气芳香,味微甜、略辛。

【功能与主治】补气养血。用于气血两亏,身体虚弱,腰腿无力,倦怠少食。

【药理作用】当归中的挥发油、阿魏酸、当归多糖、氨基酸等成分具有增强免疫、抗氧化、降血脂、抗血栓、增强造血功能等药理作用;黄精含吖丁啶羧酸、天门冬氨酸、高丝氨酸、毛地黄糖苷等成分,具有增强免疫、抗衰老、耐缺氧、抗疲劳、增强代谢等作用。

(1)抗氧化,提高机体抗自由基能力:本品水煎剂能明显提高小鼠红细胞及肝脏中超氧化物歧化酶活性,降低小鼠心肌和脑组织中脂褐素的含量。黄精口服液能显著降低心、肝脂质过氧化物生成,增加超氧化物歧化酶活力,且呈剂量依赖性,这表明本品能明显提高机体抗自由基能力,对抑制脂质过氧化物生成具有独特效力。黄精粗多糖能降低四氯化碳中毒小鼠肝组织中丙二醛含量,具有抗脂质过氧化作用。

(2)抗衰老:黄精煎剂20%浓度浸泡桑叶喂养家蚕,有延长家蚕幼虫期作用。其作用与本品抗氧化,提高机体抗自由基能力有关。

(3)抗白细胞减少:黄精根茎中所含混合多糖能明显对抗环磷酰胺所致小鼠外周血白细胞减少,亦能使免疫低下小鼠脾脏重量增加。其升白作用可能是通过促进脾脏间质细胞的增生,发挥代偿性髓外造血功能所致。

(4)降血脂,抗动脉粥样硬化:本品可使高脂血症大鼠的血清总胆固醇、血清甘油三酯降低,使实验性动脉粥样硬化兔的主动脉内膜上的斑块减少和冠状动脉粥样硬化程度减轻。

(5)降血糖:本品对四氧嘧啶小鼠高血糖病理模型有明显的降血糖作用,黄精甲醇提取物对正常及链脲霉素诱发的血糖升高小鼠均有降血糖作用,并能明显对抗肾上腺素所引起的血糖升高。其降糖作用可能与其抑制肝糖酵解系统的功能有关。

(6)增强免疫功能:黄精能提高机体免疫功能,促进DNA、RNA和蛋白质合成。本品对免疫功能低下病人的淋巴细胞转化有高度激发作用。复方可使小鼠胸腺重量显著增加,能提高动物脾脏T细胞总数和外源胸腺依赖抗原的体液免疫水平,增强细胞免疫功能。用^{60}Co照射90%的致死量后,给予小鼠黄精多糖,其脾脏增重显著,造血灶增多,脾、肝、心等器官的DNA含量增加。黄精粗多糖可使正常小鼠免疫器官重量增加。

【临床应用】养颜润肤、乌发、黄褐斑。

【制剂与用法】每丸重9g。口服,每次1丸,每日2次。

【注意事项】脾虚气滞者慎服。

第六章

其他皮肤病

狼疮丸

研制方

【处方】 金银花、连翘、蒲公英、黄连、生地黄、大黄（酒炒）、甘草、蜈蚣（去头尾足）、赤芍、当归、丹参、玄参、桃仁（炒制）、红花、蝉蜕、浙贝母。

狼疮丸由金银花、连翘、黄连、蒲公英等16味中药材组成，具有清热解毒、凉血、活血化瘀之功效，能够增加细胞免疫功能，提高机体抗病能力，降低循环免疫复合物的作用。

【性状】 本品为黑褐色的小蜜丸或大蜜丸；或为黑色水蜜丸，除去外衣显棕褐色或黑褐色；气微，味辛、涩、微苦。

【功能与主治】 清热解毒，凉血，活血化瘀，增加细胞免疫功能，提高机体抗病能力，降低循环免疫复合物。用于系统性红斑狼疮、系统性硬皮病、皮肌炎、脂膜炎、白塞氏病、结缔组织病。

【药理作用】 主要有抗炎、抗变态反应、抑菌等作用。

（1）抗炎：于致炎前1h给大鼠灌胃狼疮丸水煎浓缩膏（每克相当于生药7.86g，以下简称狼疮丸）19.2、11.5g/kg，对角叉菜胶引起的大鼠足肿胀有显著抑制作用。致炎前1h给大鼠灌胃狼疮丸11.5g/kg（以下连续给药，剂量均为11.5g/kg），致炎后每天给药1次，连续5d，对甲醛所致大鼠足肿胀有明显抑制作用，连续给药4d，非常显著地抑制霉菌素所致大鼠足肿胀。

（2）抗变态反应：于攻击前48、24、1h给大鼠灌胃狼疮丸，对大鼠PCA反应有明显抑制作用。两次致敏前2d及致敏后3d每天灌胃狼疮丸1次，对主动Arthus反应无明显影响，攻击前48、24、1h各给药1次明显抑制主动、被动Arthus反应。致敏前2d及致敏后14d每天给药1次，对结核菌素引起大鼠迟发型皮肤超敏反应无明显影响，攻击前48、24、1h和攻击后24h和给药1次，对该反应有显著抑制作用，同样致敏前2d及致敏后3d每天给药1次，对羊红血球引起小鼠迟发型超敏反应无明显影响，攻击前48、24、1h各给药1次有明显抑制作用。

（3）缩短优球蛋白溶解时间：每天给药1次，连续7d，明显缩短大鼠血浆优球蛋白溶解时间。

（4）抑菌：10％、5％、1％浓度狼疮丸对金黄色葡萄球菌、绿脓杆菌等8种细菌有不同程度的抑制作用。

【临床应用】 皮肌炎、系统性硬皮病、系统性红斑狼疮等。

【用法与用量】 丸剂。口服，小蜜丸每次10g，大蜜丸每次2丸，水蜜丸每次5.4g，每日2次；系统性红斑狼疮急性期一次服用量加1倍，每日3次。

【注意事项】 孕妇禁用。

活血解毒丸

研制方

【处方】乳香(醋炙)、没药(醋炙)、蜈蚣、黄米(蒸熟)、石菖蒲浸膏、雄黄粉。

方中乳香、没药活血行气止痛、消肿生肌,据《本草纲目》载:"散血消肿,定痛生肌。""乳香活血,没药散血,皆能止痛消肿生肌,故二药每每相兼而用。"蜈蚣攻毒散结,雄黄粉解毒杀虫,石菖蒲、黄米化湿和胃。

【性状】本品为黄褐色的糊丸;气微香,味辛、苦。

【功能与主治】解毒消肿,活血止痛。用于脏腑热毒、气血凝结引起的痈毒初起,乳痈乳炎,红肿高大,坚硬疼痛,结核,疔毒恶疮,无名肿毒。

【药理作用】乳香、没药含树脂(游离 α、β 乳香脂酸、α 及 β 罕没药酸)、树胶(阿糖酸的钙盐和镁盐)等对多种致病菌有抑制作用,有镇痛作用。雄黄含砷化物,雄黄水浸剂在试管内对多种皮肤真菌有抑制作用,用菖蒲、艾叶、雄黄合剂烟熏 2～4h 以上,对金黄色葡萄球菌、变形杆菌、绿脓杆菌均有杀灭作用。

【临床应用】乳腺炎、疖、痈、疔毒恶疮。

【不良反应】本药有毒,不可过量久服。

【制剂与用法】丸剂,每 100 粒重 5g。温黄酒或温开水送服,每次 3g,每日 2 次。

【注意事项】孕妇禁服,忌食辛辣厚味。

【备注】石菖蒲浸膏取石菖蒲,加水煎煮 2 次,第一次 2.5h,第二次 1.5h,合并煎液,滤过,静置 4h,取上清液,减压浓缩至相对密度为 1.20(50 ℃)的浸膏。

蟾 酥 锭

《外科正宗》

【处方】蟾酥(酒炙)、麝香、冰片、雄黄、朱砂、蜗牛。

方中蟾酥以解毒消肿止痛为主;配以雄黄解毒杀虫,清热消肿;朱砂、冰片、麝香活血散结止痛,诸药合用,共奏清热解毒、消肿止痛之功。用于由火热之毒为病,或因感受火热之气,或因昆虫咬伤,复经抓破染毒、蕴蒸肌肤,以致气血凝滞而成的痈疽疔疮。

【性状】本品为红色长椭圆形的锭;气香凉。

【药理作用】蟾酥主要成分蟾酥二烯内酯(华蟾蜍精、华蟾蜍它灵、蟾蜍它灵等)及吲哚系碱类成分具有局部麻醉、抗菌、抗炎、镇痛作用。雄黄含硫化砷等,对金黄色葡萄球菌、变形杆菌、绿脓杆菌具有杀菌作用。朱砂中的硫化汞具有解毒防腐、抗菌杀虫作用。麝香冰片中的麝香酮、右旋龙脑等成分均具有抑菌杀菌作用。

【功能与主治】活血解毒,消肿止痛。用于疔毒恶疮、痈疽发背、初起红肿坚硬、麻木疼痛、乳痈肿痛、蝎蜇虫咬、灼热疼痛等症。

【临床应用】疔毒恶疮、痈疽发背、乳痈肿痛、蝎蜇虫咬等。

【不良反应】本药有毒,不可过量。可引起皮肤变态反应。

【制剂与用法】锭剂,每锭重 3g。用醋研磨涂患处。

【注意事项】外用药切勿入口。忌食辛辣食物。

主要皮肤病中成药的药理作用和临床应用小结于表 8-6-1 中。

表 8 - 6 - 1　皮肤病中成药的药理作用和临床应用

类别	药名	药理作用													临床应用
		抗菌	抗病毒	抗真菌	解热	镇痛	改善免疫功能	止痒	扩血管	抗过敏	抗衰老	抗炎	抗肿瘤	抗变态反应	
感染性皮肤病	复方金银花冲剂	+	+	+	+		+					+			感冒、急性咽炎、急性化脓性毛囊炎、毛囊周围炎、疖毒
	疮疡膏	+		+											疔、痈、蜂窝组织炎、乳腺炎
	大败毒胶囊	+										+			毛囊炎、疖、痈、疔、蜂窝组织炎、乳腺炎
	荆防败毒丸(散)	+	+		+	+			+						感冒、流行性腮腺炎、破伤风、丹毒
	牛黄解毒丸(片)	+			+	+						+			咽喉肿痛、牙龈肿痛、口舌生疮、目赤肿痛、带状疱疹、阴道炎症
	清凉油	+							+						感冒所致的头痛、鼻塞、蚊叮虫咬、轻度灼伤
	三黄膏	+			+	+						+			疔、痛、疖、水火烫伤、丹毒、急性淋巴管炎、淋巴结炎、体表浅部脓肿、急性蜂窝组织炎
	连翘败毒丸	+	+				+					+		+	疱疹、疮、疖、丹毒
	抗病毒冲剂	+	+		+	+						+			风热感冒、流感、腮腺炎、风疹、疱疹、扁平疣
	脚气散			+								+			脚癣、手癣
	复方土荆皮酊			+				+							手癣、脚癣、体癣
	癣药玉红膏		+	+		+									干癣、顽癣、癞癣、桃花癣、头癣、体癣、牛皮癣

续表

类别	药名	抗菌	抗病毒	抗真菌	解热	镇痛	改善免疫功能	止痒	扩血管	抗过敏	抗衰老	抗炎	抗肿瘤	抗变态反应	临床应用
理化因素所致皮肤病	瘢痕止痒软化膏	+							+						增殖性瘢痕、手术后瘢痕、萎缩性瘢痕、疤痕挖痛、外伤性瘢痕
	长春烧伤膏	+	+			+						+			烫伤、烧伤、化学灼伤
	复方紫草油	+		+		+	+								水火烫伤
	京万红软膏	+				+						+			烧伤、外伤及体表溃疡、冻伤溃烂、乳头皲裂、褥疮、婴儿脐炎
皮疹湿疹类皮肤病	黄水疮散	+	+	+	+	+			+			+			脓疱疮、急性发性湿疮、阴囊湿疹、丘疹性湿疹、耳部湿疹、接触性皮炎、药物性皮炎
	苦参片	+		+		+				+			+		急性及亚急性湿疹、脂溢性湿疹、皮炎、阴部湿疹
	湿疹散	+	+	+					+			+			急慢性湿疹、脓疱疮、接触性皮炎、药物性皮炎、下肢静脉曲张性溃疡、毛囊炎
	湿毒清胶囊	+	+				+	+	+	+					反复性皮炎、过敏性皮炎、急性湿疹等
	荨麻疹丸	+	+		+			+	+	+		+		+	荨麻疹、湿疹、皮肤瘙痒

续 表

类别	药名	药理作用													临床应用
		抗菌	抗病毒	抗真菌	解热	镇痛	改善免疫功能	止痒	扩血管	抗过敏	抗衰老	抗炎	抗肿瘤	抗变态反应	
红斑鳞屑性瘙痒性皮肤病	乌蛇止痒丸							＋	＋	＋		＋			皮肤瘙痒症、荨麻疹、妇女阴痒
	消风止痒颗粒	＋			＋			＋		＋		＋			丘疹样荨麻疹、湿疹、皮肤瘙痒症
	肤痒症冲剂	＋		＋		＋		＋	＋			＋			皮肤瘙痒症、荨麻疹、湿疹
	复方青黛丸	＋		＋				＋	＋			＋			寻常型银屑病、玫瑰糠疹、药疹
	银屑灵	＋						＋				＋		＋	银屑病
	消银片									＋		＋			银屑病
	鱼鳞病片						＋								鱼鳞病
皮肤附属器疾病	清热暗疮丸	＋			＋		＋					＋			痤疮、疔、痈
	七宝美髯丸						＋				＋				脱发症、全秃、斑秃、脂溢和青壮年白发
	白癜风丸						＋								白癜风
	生发酊														斑秃、各种脱发
	薯蓣丸						＋				＋				虚劳、闭经、月经不调、润肤
	黄精丸					＋	＋				＋				润肤、黑发、黄褐斑
其他皮肤病	狼疮丸	＋								＋		＋		＋	皮肌炎、系统性硬皮病、系统性红斑狼疮
	活血解毒丸	＋		＋								＋	＋		乳腺炎、疖、痈、疔毒恶疮
	蟾酥锭	＋				＋						＋			疔毒恶疮、痈疽发背、乳痈肿痛、蝎蜇虫咬

＋示增强作用。

【参考文献】

1. 吴志华.皮肤性病学.广州：广东科学技术出版社,1997

2. 陈奇.中成药名方药理与临床.北京：人民卫生出版社,1998

3. 孙晓波,徐惠波.现代方剂药理与临床.天津：天津科技翻译出版公司,2005

4. 程兆盛等.现代中成药.南昌：江西科学技术出版社,1997

5. 邹节明.中成药的药理与应用.上海：复旦大学出版社,2002

6. 高益民.国家新药新制剂总览.北京：化学工业出版社,2006

7. 冷方南等.中国中成药优选.北京：中国医药科技出版社,1993

8. 雷正一,胡玉宁,张明理.常见病的中成药治疗.北京：中国中医药出版社,1994

9. 高学敏,李庆生.实用中成药.北京：科学出版社,1991

10. 李向中.中医方剂的药理及临床应用.北京：人民卫生出版社,1992

11. 赖天松.临床方剂手册.北京：人民卫生出版社,1992

12. 朱学骏.现代皮肤性病学诊疗手册.北京：北京医科大学、中国协和医科大学联合出版社,1994

（杨永华　宋利斌　杨李军）

索　引

Y

Z

图书在版编目(CIP)数据

中成药药理学/俞丽霞主编. —杭州：浙江大学出
版社,2007.7
面向 21 世纪高等医药院校精品课程教材
ISBN 978 - 7 - 308 - 05363 - 1

Ⅰ.中... Ⅱ.俞... Ⅲ.中成药—药理学—医
学院校—教材 Ⅳ.R286

中国版本图书馆 CIP 数据核字(2000)第 080910 号

中成药药理学

俞丽霞 主 编

丛书策划	阮海潮(ruanhc@163.com)
责任编辑	阮海潮 黄继红
出版发行	浙江大学出版社
	(杭州天目山路 148 号 邮政编码 310028)
	(E-mail：zupress@mail.hz.zj.cn)
	(网址：http://www.zjupress.com)
排 版	杭州大漠照排印刷有限公司
印 刷	杭州印校印务有限公司
开 本	787mm×1092mm 1/16
印 张	36
字 数	876 千
版印次	2007 年 7 月第 1 版 2007 年 7 月第 1 次印刷
印 数	0001—3000
书 号	ISBN 978 - 7 - 308 - 05363 - 1
定 价	54.00 元